实用中医疾病诊疗学

SHIYONG ZHONGYI JIBING ZHENLIAOXUE

主编 李其信 等

河南大学出版社

HENAN UNIVERSITY PRESS

·郑州·

图书在版编目（CIP）数据

实用中医疾病诊疗学 / 李其信等主编 . –– 郑州：
河南大学出版社 , 2022.3
ISBN 978-7-5649-5058-3

Ⅰ . ①实… Ⅱ . ①李… Ⅲ . ①中医诊断学②中医治疗
法 Ⅳ . ① R24

中国版本图书馆 CIP 数据核字 (2022) 第 046556 号

责任编辑： 刘利晓　聂会佳
责任校对： 林方丽
封面设计： 河南树青文化

出版发行： 河南大学出版社
　　　　　地址：郑州市郑东新区商务外环中华大厦 2401 号
　　　　　邮编：450046
　　　　　电话：0371-86059750（高等教育与职业教育出版分社）
　　　　　　　　0371-86059701（营销部）
　　　　　网址：hupress.henu.edu.cn
印　　刷： 广东虎彩云印刷有限公司
版　　次： 2022 年 3 月第 1 版
印　　次： 2022 年 3 月第 1 次印刷
开　　本： 880 mm × 1230 mm　1/16
印　　张： 28.75
字　　数： 932 千字
定　　价： 115.00 元

编委会

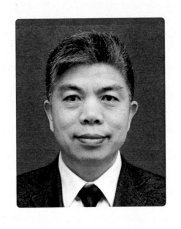

李其信

李其信，男，1964年8月出生。主任中医师，教授，硕士研究生导师。1987年毕业于广西中医药大学。系深圳市宝安区中医院，广州中医药大学第七临床医学院，男科主任，学科带头人。深圳市宝安区高层次人才，广东省老中医药专家传承工作室指导老师，深圳市第五批名中医药专家学术经验继承工作指导老师。现任中华中医药学会男科分会常务委员，中华中医药学会生殖医学分会常务委员，中国民族医药学会男科分会常务理事，中国医师协会中西医结合男科专业委员会常务委员，世界中医联合会男科专业委员会委员，广东省中西医结合学会男科专业委员会副主任委员，深圳市中医药学会理事，深圳市中医药学会生殖健康专业委员会主任委员，深圳市中医药学会男科专业委员会副主任委员，深圳市中医药学会不孕不育症专业委员会副主任委员。出身于中医药世家，长期致力于中医及中西医的临床和研究工作，先后到上海北京等地进修学习，师从我国著名的中医男科奠基人之一、北京中医药大学王琦院士，上海中医药大学附属岳阳中西医结合医院戚广崇教授等，20世纪90年代初提出了"平衡观念"是中医学的重要理论特征之一的学术思想，开发研制了治疗前列腺增生和慢性前列腺炎的"通癃启闭散"、治疗泌尿系结石的"逐石散"、治疗少弱精子不育症的"生精汤、强精汤"等系列方药及院内制剂。主持和参与国家、广东省、深圳市、深圳市宝安区等科研项目十余项。主编、参编《实用中医男科疾病诊疗》、《实用中医男科学》、《男性病外治法800种》、《实用临床全科诊疗学》等医学著作6部，发表论文40余篇。专业方向和重点研究领域中医内科、泌尿男科、中医生殖医学、不孕不育症。擅长诊治：中医内科，肺系病、脾系病、肾系病，失眠症、男女更年期综合征、亚健康调理、治未病等；泌尿男科，泌尿系结石、前列腺疾病、性功能障碍、精索疾病、附睾睾丸疾病、阴茎疾病、皮肤性病等；中医生殖医学，不育不孕症、复发性流产、妊娠呕吐、生殖保健等；中医妇科，不孕不育症、月经病、带下病（妇科炎症）、子宫脱垂、妇科杂病等。

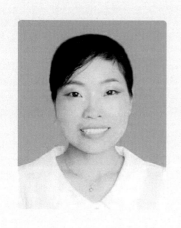

黄娜娜

　　黄娜娜，女，1983 年 11 月出生，河南周口人。毕业于广州中医药大学，中医内科学硕士，现工作于中山市中医院治未病中心，副主任医师。现任中山市健康科普专家库专家，广东省中医药学会治未病专业委员会委员，广东省针灸学会脑病专业委员会委员，中山市针灸学会理事等。长期从事治未病门诊的临床诊疗工作，擅长运用中医传统疗法防治慢性疾病，尤其在防治亚健康及体质调养方面积累了丰富经验，已主持市级科研课题一项，参与省市科研课题 5 项，并在国内核心杂志发表论文 8 篇。

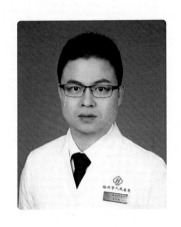

曾令斌

　　曾令斌，男，1978 年 8 月出生，广东梅县人。2003 年毕业于广州中医药大学中医学专业，现为梅州市人民医院中医科副主任中医师，从事临床工作近 20 年。曾先后师从全国名中医陈宝田教授、崔学教教授，擅长运用中医中药治疗神经系统疾病及男科疾病。在国内专业期刊发表论文多篇。

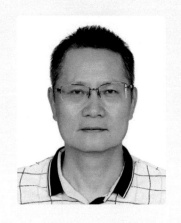

梁健忠

梁健忠，男，1965 年 10 月出生。毕业于广西中医学院医疗系中医医疗专业，现工作于广西壮族自治区梧州市红十字会医院，中医副主任医师。一直从事临床医疗工作，曾先后到广东省中医院内科，中山医科大学第一附属医院风湿免疫科进修学习，善于运用中医中药及中西医结合治疗各种内科杂症及风湿免疫类疾病。

前　言

中医学是研究人体生理、病理，以及疾病诊断、防治等的一门学科，有着数千年的悠久历史，是祖国人民在同疾病抗争过程中积累的宝贵经验，也是中华优秀文化的重要组成部分。在长期的医疗实践中，中医学逐渐形成了自己独特的理论体系，取得了卓越的临床疗效，成了一门理论与实践相统一且具有中国特色的生命科学，为中华民族的繁衍昌盛做出巨大的贡献。为了不断总结临床经验，继承和发扬中医学术成就，我们特组织全国数十名专家、学者，在广泛参阅国内中医文献的基础上，结合自身工作经验，编写了本书。

全书首先论述了中医学基础知识，涵盖阴阳五行、望闻问切、辨证论治等中医学基础内容；其次介绍了中医内科、妇科、儿科、男科、风湿免疫及精神内科临床常见疾病的诊疗；并简要介绍了临床常见疾病的中医药防治、中西医结合治疗、中医康复治疗，以及临床常见中医护理技术。本书力求条理清晰，结构合理，内容丰富，重点突出，通俗易懂，以突出中医学的特色和优势为主，同时，努力反映现代中医学科的新发展、新成就，希望能给相关医务工作者提供一些借鉴和帮助。

本书具体编写分工如下：

主编李其信（第一章第三～五节，第三章第三节，第五章第四～五节，第七章第八节，第八章，第九章，第十五章第三节），共计 12 万余字；主编黄娜娜（第四章第五～七节，第五章第一～三节，第六章第三～五节，第七章第一～七节），共计 10 万余字；主编曾令斌（第四章第三～四节，第十一章），共计 10 万余字；主编梁健忠（第十二章），共计 8 万余字；主编赵剑华（第二章，第十三章），共计 12 万余字；主编徐月琴（第一章第一～二节，第四章第一～二节，第五章第六～九节，第六章第一～二节），共计 6 万余字；主编李欢（第十四章），共计 5 万余字；主编尤士军（第十章），共计 5 万余字；副主编林俊（第十六章），共计 4.5 万余字；副主编朱彦生（第十五章第一～二节），共计 3.5 万余字；副主编邢舸（第三章第一～二节），共计 3 万余字；副主编徐小丽（第十七章），共计 1.5 万余字；副主编都业馨（第七章第九～十节），共计 2 万余字。

中医科学博大精深、源远流长，由于本书为集体执笔，编者较多，写作风格可能会有所不同，其中乏善之处，敬请各位读者批评指正。

编　者

2022 年 3 月

目　录

第一章

中医基础理论

第一节　阴阳学说

一、阴阳学说的主要内容

阴阳是中国古代哲学的基本范畴。阴阳学说认为：世界是物质的，物质世界是在阴阳二气的相互作用下滋生、发展和变化着的。阴阳学说是中医学的生理、病理、诊断和治疗等方面的理论基础，影响着中医学的形成和发展，指导着临床医疗实践。

（一）基本概念

阴阳，是对自然界相互关联的某些事物和现象对立双方的概括，它既可以代表两个相互对立的事物，也可以代表同一事物内部所存在的相互对立的两个方面。阴阳是指日光的向背。向日为阳，背日为阴。古人在长期生活实践中，注意到自然界存在着许多既密切相关，又属性相对的事物或现象，如寒与热、明与暗、动与静等。阴阳是用来分析、认识一切事物或现象的特点及其相互关系的。因此，阴阳是既抽象又规定了具体属性的哲学范畴。其具有普遍性、相关性、相对性的属性。

（二）阴阳的属性特征

古人从"向日""背日"这一原始的阴阳含义展开，认为：凡是运动的、外在的、上升的、温热的、明亮的、无形的、兴奋的、功能亢进的属"阳"，凡是相对静止的、内在的、下降的、寒冷的、晦暗的、有形的、抑制的、功能减退的属"阴"。

（三）阴阳之间的相互关系

阴阳学说的核心是阐述阴阳之间的相互关系，并通过这些关系来认识自然界万物生长、发展和变化的内在机制及规律。阴阳之间的关系是错综复杂的，其主要表现在以下几个方面。

1. 阴阳的对立制约

阴阳的对立制约又称阴阳相反。一方面指阴阳属性都是对立的、矛盾的，另一方面则是指在相互对立的基础上，阴阳还存在着相互制约的关系，对立的阴阳双方相互抑制、相互约束，表现出阴阳平衡、阴强则阳弱、阳胜则阴退等错综复杂的动态联系。

2. 阴阳的互根互用

古人称为阴阳相成，一是指凡阴阳皆相互依存、互为根本的关系，即阴和阳的任何一方都不能脱离对方而单独存在，阴阳双方互为另一方存在的前提条件。如热为阳，寒为阴，没有热，也就无所谓寒，阳（热）依阴（寒）而存，阴（寒）依阳（热）而在。二是指在相互依存的基础上，在一定范围内，双方表现出相互间不断滋生、助长、互用的特点。

3．阴阳的消长平衡

消，即减少、消耗；长，即增多、增长。阴阳的消长是指在某一事物中，阴阳双方相对或绝对的增多、减少变化，并在这种"阴消阳长""阳消阴长"或"阴阳俱长"或"阴阳俱消"的变化中维持着相对的平衡，从而达到"阴平阳秘"的生理状态。如果阴阳的相对平衡被破坏，形成阴阳的偏盛或偏衰，导致阴阳的消长失调，就会出现疾病的发生。

4．阴阳的相互转化

阴阳的相互转化是指阴阳对立的双方在一定的条件下，可以向其各自相反的方向转化，即阴可以转化为阳，阳也可以转化为阴。当阴阳消长过程发展到一定程度，超越了阴阳正常消长变化的限度（阈值），事物必然向其相反的方向转化。阴阳的转化，必须具备一定的条件，故有"重阴必阳，重阳必阴""寒极生热，热极生寒"之说。

二、阴阳学说在中医学中的应用

阴阳学说促进了中医学理论体系的形成，并贯穿于中医学理论的各个领域，用来说明人体的组织结构、生理功能、病理变化，指导养生保健和临床的诊断、治疗与疾病的预防。

（一）说明人体的组织结构

《素问·宝命全形论》说，"人生有形，不离阴阳"。人体组织结构的上下、内外、表里、前后各部分及内脏之间，无不包含着阴阳的对立统一。如：上部为阳，下部为阴。体表为阳，体内为阴。背为阳，腹为阴。外侧为阳，内侧为阴。皮肤在外为阳，筋骨在内为阴。六腑为阳，五脏为阴。五脏之间，心、肺为阳，肝、脾、肾为阴。具体到某一脏器还可继续划分阴阳，如心有心阴、心阳之分，肾有肾阴、肾阳不同等。

（二）说明人体的生理功能

人体的正常生命活动是阴阳双方保持对立统一的协调关系的结果。阴阳双方相互为用使机体内环境具有的相对稳定性和对外环境的适应性，从而维持着人体正常的生理功能和健康。如果阴阳不能相互为用而分离，人体就要患病，甚至死亡。所以说，"阴平阳秘，精神乃治；阴阳离决，精气乃绝"。

（三）说明人体的病理变化

中医把疾病的产生及其病理过程，看成是各种原因引起的机体内部阴阳偏盛或偏衰的过程，即阴阳失调。疾病的发生、发展取决于正气和邪气两方面因素的相互作用。正气是指整个机体对疾病的抵抗能力，邪气是指各种致病因素。二者均可用阴阳的属性来划分，用阴阳的消长失调来概括说明。正气包括阴液和阳气两部分；邪气也有阴邪和阳邪之分，如六淫致病因素中的寒、湿为阴邪，风、暑、热（火）、燥为阳邪。疾病的过程就是正邪斗争的过程，结果是引起机体的阴阳失调，概括起来主要有以下四类。

1．阴阳偏盛（胜）

阴阳偏盛，是指阴或阳任何一方高于正常水平、过于亢盛的病变。根据阴阳动态平衡的原理，一方太盛必然导致另一方的损伤。故有"阳盛则热，阴盛则寒"之说，即阳邪亢盛所致的疾病性质是热证，阴邪亢盛所致的疾病性质是寒证。

2．阴阳偏衰

阴阳偏衰，是指阴虚或阳虚，使阴或阳某一方低于正常水平的病变。所谓"阳虚则寒，阴虚则热"是说由于人体的阳气不足，导致寒由内生；而人体的阴液不足，所致的疾病性质为（虚）热证。阴虚则热与阳虚则寒所形成的病证属虚证。

3．阴阳互损

阴阳互损，即阴阳任何一方虚损到一定程度，都会导致另一方的不足。阳虚到一定程度时，不能化生阴液，出现阴虚的现象，称为"阳损及阴"；阴虚到一定程度时，不能化生、滋养阳气，出现阳虚的现象，称为"阴损及阳"。

4. 阴阳的转化

人体阴阳失调而出现的病理现象，还可在一定条件下，向着各自相反的方向转化。阴证可以转化为阳证，阳证可以转化为阴证。故《素问·阴阳应象大论》中指出，"重阴必阳，重阳必阴""重寒必热，重热必寒"。

（四）用于疾病的诊断

人体产生疾病的本质是阴阳失调。因此，阴阳学说用于疾病的诊断，就是运用阴阳来归纳疾病的各种征象，概括说明病变的部位、性质及各种症候的属性，为中医辨证总的纲领。故《素问·阴阳应象大论》中说："善诊者，察色按脉，先别阴阳"。

（五）用于疾病的治疗

由于疾病发生的本质是阴阳失调，所以中医治疗的基本原则是调整阴阳，补其不足、泻其有余，恢复阴阳的相对平衡。包括确定治疗原则、归纳药物性能和具体运用。

1. 确定治疗原则

（1）阴阳偏盛，损其有余：阴或阳的一方偏盛、亢奋，病理变化的关键是邪气盛，且尚未导致正气不足，此时属单纯的实证，故治疗时损其有余，也称"实者泻之"。

（2）阴阳偏衰，补其不足：阴或阳的一方虚损、不足，即病理变化的关键是正气虚，故治疗时补其不足，也称"虚则补之"。如果阴阳两虚，则应阴阳双补；若邪盛正虚，则应泻补兼施。

2. 归纳药物性能

药物有阴阳属性的区别。中医将药物的"四气""五味"和"升降浮沉"归纳为阴阳两种属性。

（徐月琴）

第二节 五行学说

五行学说属我国古代哲学的范畴。它认为宇宙间的一切事物都是由木、火、土、金、水五种物质所构成。事物的发展变化都是这五种物质不断运动和相互作用的结果。将这五种物质的属性和相互间的"生、克、乘、侮"规律，运用到中医学领域，阐述人体脏腑的生理、病理及其与外在环境的相互关系，从而指导临床诊断和治疗。

一、五行学说的主要内容

（一）基本概念

五行学说是指自然界的一切事物都是由木、火、土、金、水五种物质构成的，并以这五种物质的特性为基础，对自然界的事物、现象加以抽象、归纳、推演，用以说明物质之间的相互滋生、相互制约，不断运动变化，从而促进事物发生、发展规律的学说。

（二）五行的特性

水具有滋润、下行的特性，凡具有润泽、寒凉、向下特性的事物或现象归属于水；火具有炎热、向上的特性，凡具有温热、升腾特性的事物或现象归属于火；木具有伸展、能曲能伸的特性，凡具有升发、伸展、易动特性的事物或现象归属于木；金具有能柔能刚、变革、肃杀的特性，凡具有清静、沉降、变革、肃杀、收敛特性的事物或现象归属于金；土具有生长、生化的特性，凡具有长养、变化、承载特性的事物或现象归属于土。

（三）事物的五行归类

五行学说对事物属性的归类推演，是以天人相应为指导思想，以五行为中心，将自然界的各种事物和现象及人体的脏腑组织、生理现象、病理变化做了广泛的联系和研究，按照事物的不同性质、作用与形态，分别归属于木、火、土、金、水"五行"之中，借以阐述人体脏腑组织之间的生理、病理的复杂关系，以及人体与外界环境之间的相互关系。

1. 直接归类法

肝之性喜舒展而主升，故归属于木；心推动血液运行，温煦全身，故归于火；脾主运化，为机体提供营养物质，故归于土；肺主宣肃而喜清洁，故归于金；肾主水而司封藏，故归于水。

2. 间接推断演绎法

肝属木，肝与胆相表里，肝主筋，肝开窍于目，所以胆、筋、目等便随肝属木而被纳入木；心属火，心与小肠相表里，心主脉，心开窍于舌，故小肠、脉、舌等也被归于火等。

用五行的特性对事物属性进行归类，并不是说事物属性就是木、火、土、金、水本身。如木具有升发、伸展的特性，肝归属于木，是指肝具有疏通、舒展、调达、升发的特性，而且说明了肝与其他脏腑组织器官、情志及自然界多种事物或现象在属性上的某些内在的联系。

（四）五行的生克乘侮关系

1. 相生

所谓"相生"，是指五行中某一行事物对另一行事物具有促进、助长和滋生的作用。五行相生的次序是：木生火，火生土，土生金，金生水，水生木。

2. 相克

相克也称"相胜"，是指五行中某一行事物对另一行事物具有抑制、约束、削弱等作用。五行相克的次序是：木克土，土克水，水克火，火克金，金克木。

3. 相乘

相乘即乘虚侵袭，也就是相克太过，超越了正常的制约关系。如正常情况下木克土，它们维持着相对平衡状态，当木过度亢盛，或由于土本身不足，木因土虚而乘之，木对土的克制就会超过正常水平，二者间正常的制约关系遭到破坏。

4. 相侮

相侮即恃强凌弱之意。如正常情况下，金克木，当木过度亢盛，金不仅不能制约木，反而被木所克制；或由于金本身虚弱，木因其虚而反侮金。相侮的次序与相克相反。

二、五行学说在中医学中的应用

五行学说在中医学中不仅用于理论上的阐释，而且具有指导临床诊疗工作的实际意义。

（一）说明人体五脏的生理功能

木性曲直，枝叶条达，具有向上、向外、生长、舒展的特性；而肝喜条达舒畅，恶抑郁遏制，肝主疏泄，所以肝性属木。火性温热，其势炎上，具有蒸腾、炎热的气势；而心"禀阳气"，所以心性属火。土性敦厚，具有生化万物的特性；脾运化水谷，营养机体，所以说脾是气血生化的源泉，故脾性属土。金性清肃，收敛；而肺也具有清肃之性，肺气具有肃降功能，所以肺性属金。水性润下，有寒润、下行、闭藏的特性；而肾主闭藏，有藏精、主水等功能，所以肾性属水。

（二）说明人体脏腑间的相互关系

五脏的功能是互相联系的。运用五行生克制化的理论可说明脏腑生理功能的内在联系。

1. 五脏相互滋生

肝藏血以济心之阴血，故肝生心（木生火）；心阳温煦有助脾之运化，故心生脾（火生土）；脾运化精微上输于肺，故脾生肺（土生金）；肺金清肃下行以助肾纳气、主水，故肺生肾（金生水）；肾藏精以滋养肝之阴血，故肾生肝（水生木）等。

2. 五脏相互制约

肝之疏泄可以疏达脾气，令其不致壅塞，以助脾之运化，故肝制约脾（木克土）；脾之健运可以防止肾水泛滥，故脾制约肾（土克水）；肾水滋润上乘可防心火之亢烈，故肾制约心（水克火）；心阳温煦可防止肺金清肃太过，故心制约肺（火克金）；肺的肃降可防止肝之升发太过，故肺制约肝（金克木）等。

（三）说明人体脏腑间的病理影响

1. 相生（母子）关系的转变

相生（母子）关系的转变包括"母病及子"和"子病犯母"两个方面。

（1）母病及子：如肾属水，肝属木，水能生木，故肾为母脏，肝为子脏，若肾病及肝，即是母病及子。

（2）子病犯母：又称"子盗母气"，是指疾病的传变从子脏传及母脏。如肝属木，心属火，木能生火，故肝为母脏，心为子脏。心病及肝，即是子病犯母。

2. 乘侮（相克）关系的转变

乘侮（相克）关系的转变包括相乘和相侮（即反侮）两个方面。

（1）相乘是相克太过为病：一种是由于一方的力量过强，而致被克的一方受到过分克伐；另一种是由于被克的一方本身虚弱，不能承受对方的克伐，从而出现克伐太过的病理现象。如以木和土的相克关系而言，前者称为"木乘土"，后者称为"土虚木乘"。

（2）相侮即反克而致病：一种是由于一方太盛，不仅不受克己的一方所克制，而且对克己的一方进行反克；另一种是由于一方的虚弱，丧失克制对方的能力，反而受到被克一方的克制，从而也导致反克的病理现象。

（四）指导疾病的诊断和治疗

当内脏病变导致功能紊乱和相互关系失调时，可以反映到体表相应的组织器官，出现色泽、声音、形态、脉象等多方面的异常变化。根据五行归属及生克乘侮变化规律对病情做出判断，并运用生克制化乘侮规律，指导临床治疗，通过调整脏腑间的相互关系达到控制疾病转变的目的。

（徐月琴）

第三节 藏象学说

藏象学说是通过对人体的生理、病理现象的观察，研究人体脏腑等的生理功能、病理变化及其相互关系的学说。

一、内脏的分类及其区别

内脏的分类及其区别（表1-1）。

表1-1 内脏的分类及其区别

类别	内容	生理功能特点	形态特点
五脏	心，肝，脾，肺，肾	藏精化气生神 藏精气而不泻 满而不能实	主要为实体性器官
六腑	胆，胃，大肠，小肠，膀胱，三焦，心包络	传化物而不藏 实而不能满 以通降为用	多为管腔性器官
奇恒之腑	脑，髓，骨，脉，胆，女子胞（精室）	藏精气而不泻 不传化物 除胆外，无表里关系 除胆外，无阴阳五行配属关系	形态中空有腔，相对密闭

二、五脏

（一）心的主要生理功能及病理表现

（1）心主血脉：是指心气推动血液在脉中运行，流注全身，发挥营养和滋润作用。心主血脉的前提条件是心行血，指心气维持心脏的正常搏动，推动血液在脉中运行；心生血，是指心火将水谷精微"化赤"生血；心主脉，是指脉道的通畅，血液在脉中的正常运行，形成脉象。心主血脉的生理表现，主要从以下四个方面观察：面色红黄隐隐，红润光泽；舌质淡红；脉象和缓有力，节律均匀，一息四至；虚里搏动（指心尖）和缓有力，节律均匀，其动应手。其病理表现：心气虚，心血虚，血脉空虚可导致心悸不安，面色苍白或萎黄，舌质淡白，脉细弱微，虚里心悸不安；心血瘀，心血阻滞，可出现心绞痛症状，面色灰暗，唇青舌紫，脉结、代、促、涩，虚里闷痛。

（2）心藏神：主要是指心具有主宰人体五脏六腑，形体官窍的一切生理活动和人体精神意识思维活动的功能。而精神意识思维活动主要体现在五神（即神、魂、魄、意、志）、五志（即喜、怒、忧、思、悲）。五神、五志又分属五脏，但主宰是心。中医学中有心（属五脏）和脑（属奇恒之腑）等概念，但以心概脑。心主神志的生理表现，主要是精神饱满，反应灵敏。其病理表现有：①心不藏神。反应迟钝，健忘，神志亢奋，烦躁不安，失眠，谵语多梦。②神志衰弱。神志不和，萎靡不振；神志错乱和癫狂等，后者属现代医学重型精神病范畴。

（二）肺的主要生理功能和病理表现

（1）肺主宣发，指肺气向上升宣，向外布散。其生理作用如下：①通过呼吸运动，排除人体内浊气。②通过人体经脉气血运行，布散由脾转输而来的水谷精微，津液于全身，内至五脏六腑，外达肌腠皮毛。③宣发卫气，调节腠理开合，排泄汗液，并发挥抗邪作用。病理表现为肺失宣发：恶寒发热、自汗或无汗、胸闷、咳喘、鼻塞、流清涕，属现代医学"上感"的范畴。

（2）肺主肃降，指肺气向下通降或使呼吸道保持洁净。其生理作用如下：①通过呼吸运动，吸入自然界清气。②通过经脉气血运行，将肺吸入清气和由脾而来的水谷精微，津液下行布散。③通过咳嗽等反射性保护作用，肃清呼吸道内过多的分泌物，以保持其清洁。病理表现为肺气上逆，肺失肃降，胸闷，咳喘。

（3）肺主气，司呼吸。肺主气指肺具有主持呼吸之气，一身之气的功能概括。肺司呼吸，指肺具有呼浊吸清，实现机体内外气体交换的功能。其生理作用如下：①吸入自然界的清气，促进人体气的生成，营养全身。②呼出体内浊气。排泄体内废物，调节阴阳平衡。③调节人体气机的升降出入运动。病理表现为胸闷，咳喘，呼吸不利，呼吸微弱。

（4）肺主通调水道，指肺主宣发肃降功能对体内水液的输布排泄起着疏通和调节作用。水道指人体内水液运行的通道。肺主通调水道，其生理作用主要是调节体内水液代谢的平衡。机制主要是肺主宣发使津液向外，向上散布，濡养脏腑、器官、腠理、皮毛，呼浊和排汗，将部分水分和废物排出人体外。肺主肃降，使津液下行布散，濡养人体，使代谢后水液下行布散至膀胱，通过膀胱的气化作用生成尿液。病理表现为肺通调失职可出现痰饮水肿。

（5）肺朝百脉，助心行血。肺朝百脉指全身血液通过经脉聚会于肺并进行气体交换，再输布于全身。肺气宣发肃降具有协助心脏、助心行血、促进血液运动的作用。病理表现为肺气虚，血脉瘀滞，肺气宣降失调，胸闷，心悸，咳喘，唇青舌紫。

（6）肺主治节，指肺具有协助心脏对机体各个脏腑组织器官生理活动的治理调节作用，是肺的生理功能的概括。

（三）脾的主要生理功能和病理表现

（1）脾主运化水谷，指脾对饮食物的消化，化为水谷精气，以及对其的吸收、转输和散精作用。其生理机制：①脾协助胃消磨水谷。②脾协助胃和小肠把饮食物化为水谷精微。③吸收水谷精微转输到心肺，经肺气宣发肃降而布散全身经脉、气血运行布散全身。病理表现：主要表现为纳差，腹胀，便溏，四肢倦怠无力，少气懒言，面色萎黄，舌质淡白。

（2）脾主运化水液，指脾对水液的吸收、转输、布散作用。其生理机制：①脾吸收津液。②将津液转输到肺，通过肺的宣降而布散全身，起濡养作用，转输到肾、膀胱，经膀胱的气化作用而形成尿液。病理表现主要是脾虚失运而致水液停滞，表现为内湿，痰饮，水肿，带下，泄泻。

（3）脾主升清，指脾具有将水谷精微等营养物质吸收并上输入心肺头目，化生气血以营养全身的功能。其病理表现：①升清不及可出现眩晕，腹胀，便溏，气虚的表现。②中气下陷，腹部胀坠，内脏下垂，如胃下垂，脱肛，子宫下垂等。

（4）脾主统血，指脾有统摄血液在脉内运行，不使其逸出脉外的作用。其病理表现如下。脾不统血表现有脾气虚，出血，崩漏，尿血，便血，皮下出血等。

（四）肝的主要生理功能及病理表现

（1）肝主藏血，指肝具有贮藏血液、调节血量、防止出血的生理功能。病理表现如下：①机体失养，如头目失养，视物模糊，夜盲，目干涩，眩晕；筋脉失养，肢体拘急，麻木，屈伸不利；胞宫失养，月经后期，量少，闭经，色淡，清稀。②血证。肝血虚，肝火旺盛，热迫血行。③肝肾阴虚。肝阳上亢，阳亢生风，眩晕，上重下轻，头胀痛，四肢麻木。④月经过多，崩漏。

（2）肝主疏泄，指肝具有疏通、宣泄、升发、调畅气机等综合生理功能。病理表现：①疏泄不及。气郁，气滞，胸胁、乳房、少腹胀痛。②疏泄太过。气逆，面红目赤，心烦易怒，头目胀痛。气滞则血瘀，胸胁刺痛，痛经，闭经。气滞则水停，鼓胀水肿。肝失疏泄还可引起肝脾不调、肝胃不和致腹胀，恶心，呕吐，嗳气，反酸。肝胆气郁则口苦，恶心，呕吐，黄疸等。肝气郁结：闷闷不乐，多疑善虑，喜太息。肝气上逆：情志亢奋，急躁易怒，失眠多梦。肝失疏泄可引起气血不和，冲任失调，经带胎产异常，不孕不育。

（五）肾的主要生理功能及病理表现

（1）肾藏精：是指肾具有封藏精气、促进人体生长发育和生殖功能，以及调节机体的代谢和生殖活动的作用。

肾精包括先天之精和后天之精。先天之精指禀受于父母的生殖之精，后天之精即水谷精微和脏腑之精，二者之间的关系是后天之精依赖于先天之精活力资助，才能不断化生，先天之精依赖于后天之精的培育充养。肾精可化生肾气，肾气有助于封藏肾精。肾中精气按其功能类别可划分为肾阴、肾阳。肾阴是指肾中精气对各脏腑组织器官起滋养濡润作用的生理效应。肾阳指肾中精气对各脏腑组织器官起推动温煦作用的生理效应。其病理表现：①肾中精气不足，可导致生长发育障碍，生殖繁衍能力减弱，发生某些遗传性或先天性疾病。②肾阴阳失调，肾阳虚可致虚寒证，肾阴虚可致虚热证。

（2）肾主水液：指肾主持和调节人体的水液代谢平衡。人体代谢水液经三焦下行归肾，肾将含废物成分多的水液下注膀胱。通过肾及膀胱气化作用而排出体外，以维持体内水液代谢的平衡。病理表现：肾（阳）气虚（肾气不化）可致气化失常，导致水液代谢障碍，津液停滞，尿少，痰饮水肿，癃闭；津液流失（肾气不固），尿频，尿多。

（3）肾主纳气：指肾具有摄纳肺所吸入的清气，以防止呼吸表浅的作用。病理表现：呼吸表浅微弱，呼多吸少，动辄气喘。

三、六腑

（一）胆的生理功能

（1）藏泄精汁助消化。

（2）主决断，指胆在精神意识活动中具有准确判断做出决定的作用。

（二）胃的生理功能

（1）主受纳，腐熟水谷：指胃具有接受容纳饮食物，消化饮食物成为食糜，吸收水谷精微和津液的功能。

（2）胃主通降，以通降为和：指胃气下行降浊特点而言，主要是指胃受纳水谷并将食糜下传入小肠的作用，同时也概括了胃气协助小肠将食物残渣下传入大肠协助大肠传化糟粕的功能。

（三）小肠的生理功能

（1）主受盛化物：指小肠具有接受由胃下降的食糜并将其进一步消化，化为水谷精微的功能。

（2）主分清别浊：指小肠将食糜进一步分别为水谷精微、津液和食物残渣、剩余水分的功能。

（四）大肠的生理功能

主传化糟粕，具有接受食物残渣，吸收水分，将食物残渣化为粪便，排出大便的功能。

（五）膀胱的主要生理功能

膀胱的主要生理功能是贮藏津液，排泄小便。

（六）三焦的概念及生理功能

三焦的概念其一是指脏腑的外围组织，是分布于胸腹腔的大腑，又称孤腑，其主要功能是：①通行元气。元气通过三焦而至五脏六腑，推动和激发各脏腑生理功能活动。②决渎行水。具有疏通水道，通行水液的功能，是水液、津液运行输布的道路。

三焦的概念其二是指人体上、中、下三个部位及其相应脏腑功能的概括，上焦指横膈以上，即心、肺、心包络、头面部、上肢。中焦指横膈以下脐以上，包括脾、胃、肝等。下焦指脐以下，包括肝、肾、大小肠、膀胱、精室、女子胞、下肢。其中肝按功能特点可划归下焦，按部位分类划归中焦。三焦的主要生理功能："上焦如雾"，指上焦心肺布散全身津液，营养周身的作用，如同雾露弥散一样。"中焦如沤"，是指中焦脾胃消化饮食物，吸收水谷精微、津液的作用，如同酿酒一样。"下焦如渎"，是指胃、大肠、小肠、膀胱传导糟粕，排泄废物作用，如同沟渠必须疏通流畅。

四、脏与脏之间的关系

（一）心和肺

心和肺主要表现在气血互根互用。肺主气司呼吸，生成宗气，主宣降，肺朝百脉，助心行血，促进心主血脉的生理功能。心行血，肺脏得养，血为清气载体而布散全身，促进肺主宣降的生理功能。

（二）心和脾

心和脾主要表现在血液的化生、运行上的相辅相成。脾运化水谷精微，则心血充盈。心脏化赤生血，则脾得血养。脾主统血，防止血逸脉外，心气维持心脏的正常搏动，推动血行脉中。

（三）心和肝

心和肝主要反映在血液运行，精神活动的相辅相成。心气维持心脏的正常活动；肝主疏泄则气机条畅，促进血液运行，肝主藏血，调节人体部分血量，有助于血液的正常运行。在精神活动方面，心藏神，产生和主宰人的精神活动，调节人体脏腑生理功能，肝主疏泄，调畅人的精神情志活动，肝藏魂，主谋虑。

（四）心和肾

心和肾主要表现在心肾相交。肾阴上济于心，以滋心阴，则心火不亢，心火下降于肾，以温肾阳，则肾水不寒。

（五）肺与脾

肺与脾主要表现在气的生成，津液输布代谢的协同作用。脾为生气之源，脾主运化水谷精微功能旺盛，则水谷精气来源充足。肺为主气之枢，肺在自然界中吸入清气和脾主运化水谷精气，合称宗气。肺的宣降作用推动全身气血正常运行。在代谢方面，脾主运化水液，上输布于肺，经肺的宣降而输布全身，肺主宣降，通调水道，防止内湿痰饮。

（六）肺与肝

肺与肝主要表现在气机升降协调，气血运行的协同作用。肺主肃降，肝主升发，升降相因，则气机协调，肺朝百脉助心行血，促进气血运行，肝主疏泄，气机条畅，促进血液运行，肝主藏血，调节血量，有助于血液的正常运行。

（七）肺与肾

肺与肾主要表现在水液代谢，呼吸运动。脏阴互资的协同作用。肾主水液，升清降浊，肺主宣发肃降，通调水道，维持水液代谢平衡。肺司呼吸，肺主气，肾主纳气，摄纳肺从自然界吸入之清气，防止呼吸表浅，肾阴是一身阴液之根本，肾阴充养肺阴，肺主肃降下输清气，水谷精气，滋养肾阴。

（八）肝与脾

肝与脾主要表现在对饮食物消化。血液的生成运行方面的协同作用："土得木而达"，脾属土，肝属木，肝主疏泄，气机条畅，促进脾纳腐运化，促进脾升胃降，疏泄胆汁，进入小肠，有助消化。"木赖土以培之"，脾胃功能健旺，气血生化有源，促进肝藏血、藏魂。脾主运化水谷精微，气血生成有源，肝主疏泄，气机条畅，促进血液运行，肝主藏血，调节血量。脾主统血，防止血逸脉外。

（九）肝与肾

肝与肾主要表现在肝肾同源。肝藏血，肾藏精，精血同源于水谷精微，且精血互化。

（十）脾与肾

脾与肾主要表现在水液代谢中的协同作用（见前述）和先后天的资生促进作用。肾阳温煦脾阳，脾运化水谷精微充养肾精。

由于六腑是以传化物为其生理特点，故六腑之间的相互关系主要体现于饮食物的消化吸收和排泄过程中的相互联系和密切配合。

五脏与六腑之间的关系，实际上就是阴阳表里的关系，由于脏属阴，腑属阳，脏为里，腑为表，一脏一腑，一阴一阳，一里一表，相互配合，并有经脉相互络属，从而构成脏腑之间的密切联系。

（李其信）

第四节　气血津液学说

一、气

气是构成人体和维持人体生命活动最基本的物质。

（一）气的生成来源

先天之精气：是指肾中精气，来源于父母生殖之精。后天之精气：来源于饮食物，经脾胃化生之水谷精气和来源于自然界经肺吸入之清气。

（二）气的生理作用

气具有推动人体各脏腑组织器官生理功能的作用。气可促进精血、津液的化生，输布及其功能活动。

（三）气机

气机指气的运动。脏腑的气机规律：心气主降，肺气主宣发肃降，脾气主升，肝主升发，肾气主升，六腑都主降。气机失调的主要表现形式有气滞（郁）、气逆、气陷、气闭、气脱等。

（四）气的分类

（1）元气（原气）：元气是人体中最基本、最重要的根源于肾的气，其生成依赖于肾中精气所化生和水谷精气的充养，其分布形式是发源于肾，以三焦为通道，输布于全身。其主要生理功能：①推动人体生长发育和生殖。②促进和调节各脏腑、经络、组织生理功能活动。③决定体质强弱，具有抗病能力。

（2）宗气：宗气是指由肺吸入之清气和脾胃化生之水谷精气汇集于胸中结合而成。在一定程度上是心肺功能的代表。其分布积聚于胸中，贯注于心肺。向上出于肺，循喉咙而走息道，向下注入丹田，并注入足阳明之气街（相当于腹股沟部位）而下行于足，其贯入心者经心脏入脉，在胸中推动气血的运行。其主要生理功能：①走息道司呼吸。②贯心脉而行气血。③与人体视听言动等功能相关。

（3）营气：营气是行于脉中，具有营养作用之气。由于营气行于脉中化生为血，营气和血可分而不可离，故常称"营血"，营气和卫气相对而言。营气在脉中，卫气在脉外，在外者属阳，在内者属阴，故又称营阴。其生成主要由脾胃运化之水谷精气中的精纯柔和部分所化生，其主要功能是化生血液，营养全身。

（4）卫气：卫气是行于脉外之气，由脾胃化生水谷精气中剽疾滑利部分所化生。卫气行于脉外，白昼依赖体表手足三阳经脉，由头面部别行布散至肢端而不还流。夜晚从肾开始，依相克次序在五脏中运行。其主要生理功能：①护卫肌表抗御外邪。②启闭汗孔，调节体温。③温养脏腑，润养皮毛。④维持人体"昼精而夜瞑"的生理状态。

二、血

血是运行于脉中而循环流注于全身的富有营养和滋润作用的红色液体，是构成人体和维持人体生命活动的基本物质之一。其生成依赖于水谷精微化血，津液化血，精髓化血，与脾、胃、心、肝、肾密切相关。血行于脉中，运行于全身，环周不休，有节律地流动。心气充沛是维持血液循环的基本动力。肺朝百脉，助心行血和宗气的推动作用；肝主疏泄，促进血的运行和调节血量作用；脾主统血作用等是血液循环的基本条件。血的主要功能是润养和滋润全身，且血液是神志活动的主要物质基础。

三、津液

津液是人体一切正常水液的总称。在机体内除血液之外，其他所有的液体均属津液范畴，包括各脏腑组织的内在体液及其正常的分泌物。津液来源于饮食物。其生成、输布、排泄，与脾主运化水液，肾主水液，肺主通调水道，肝主疏泄，胃主纳腐，小肠分清别浊，大肠主津，膀胱贮藏津液，排泄小便，三焦的决渎功能等密切相关。其中与脾、肺、肾关系最为密切，而以肾最为重要。其排泄方式有汗、呼气、尿、粪。津液的生理功能：津液经孙络渗入血脉中化为血液滋润和濡养全身，通过排泄代谢废物而调节阴阳平衡，津液还是气之载体之一。

四、气血之间的关系

（一）气对血的作用

气为血之帅，是气对血的生成循行中的主导作用而言，对气的生血、行血、摄血作用的概括。气能生血是指水谷精微是血液生成的主要物质来源。气化作用是血液生成的动力。气能行血是指气的推动和温煦作用是血循行的动力。气能摄血是指气的固摄作用具有防止血逸脉外的功能。

（二）血对气的作用

血为气之母，是指血为气的物质基础和依附根源而言，是血能载气，血能养气的概括。血能载气是指血为气的载体，气依附于血，才不致浮散脱失，血能养气是指血不断为脏腑组织功能活动提供营养，血足则气充。

五、津血之间的关系

津血关系主要表现在津血同源，即同源于水谷精微，主要依赖于脾胃功能活动所化生，津和血之间可以互相转化。

六、气与津液的关系

气与津液的关系主要表现在气能生津，气能推动和激发脾胃功能，有助于脾胃运化水谷精微，津液源于水谷精气，故气是津液生成的物质基础和动力。气能行津，指气的运动变化是津液输布排泄的动力。气能摄津，是指气的固摄作用控制着津液的排泄。

（李其信）

第五节　经络学说

经络是经脉和络脉的总称，是人体运行全身气血，联络脏腑形体官窍，沟通上下内外的通道。经络学说是研究人体经络系统的组织结构、生理功能、病理变化及其与脏腑形体官窍、气血津液等相互关系的学说，是中医学理论体系的重要组成部分。

一、经络系统

经脉是人体气血循行的主要通道，经脉包括十二正经、奇经八脉和十二经别。经脉有固定的循行路线，且循行部位一般较深，多纵行分布于人体上下。十二正经包括手、足三阴经和手、足三阳经。奇经包括督脉、任脉、冲脉、带脉、阴跷脉、阳跷脉、阴维脉、阳维脉。十二经别是十二经脉的较大分支，起于四肢，循行于脏腑深部，上出于颈项浅部。

络脉也是经脉的分支，但多无一定的循行路径，纵横交错，网络全身，多布于人体浅表。络脉有别络、浮络和孙络之分，其中别络的主要功能是加强相为表里的两条经脉之间在体表的联系。

经络外连经筋和皮部，内络属脏腑，联系全身的组织、器官，散布于体表各处，同时深入体内，连属各个脏腑。经络的基本生理功能是运行全身气血，营养脏腑组织，联络脏腑器官，沟通上下内外，感应传导信息，调节功能平衡。

二、十二经脉

（一）经脉的命名与分布

经脉的命名主要是根据阴阳、手足、脏腑三个方面而定的。人体各部位按阴阳分类，脏为阴，腑为阳，内侧为阴，外侧为阳，手经循于上肢，足经循于下肢。阴经属脏，循行于四肢内侧，阳经属腑，循行于四肢外侧。

十二经脉命名及分布规律见表1-2。

表1-2　十二经脉命名及分布规律

			（前）	（中）	（后）
	阴经	手	肺	心包	心
		（内侧）	太阴	厥阴	少阴
		足	脾	肝	肾
十二经脉					
	阳经	手	大肠	三焦	小肠
		（外侧）	阳明	少阳	太阳
		足	胃	胆	膀胱

（二）走向规律

手之三阴，从胸走手；手之三阳，从手走头；足之三阳，从头走足；足之三阴，从足走腹胸。阴经向上，阳经向下。

（三）交接规律

阴阳经交于四肢末端，阳经交于头面部，阴经交于内脏，即手三阴经与手三阳经交于上肢末端，手三阳经与足三阳经交于头面部，足三阳经与足三阴经交于下肢末端，足三阴经与手三阴经交于内脏。

（四）表里关系

表里关系主要与脏腑的属络有关，如手太阴肺经，属肺络大肠；手阳明大肠经，属大肠络肺，其特点是四肢内外侧相对的两条经互为表里。如手太阴肺经分布于上肢内侧前部，手阳明大肠经分布于上肢外侧前部。

（五）流注次序

手太阴肺经示指端，手阳明大肠经鼻翼旁，足阳明胃经足大趾端，足太阴脾经心中，手少阴心经小指端，手太阳小肠经目内眦，足太阳膀胱经足小指端，足少阴肾经胸中，手厥阴心包经环指端，手少阳三焦经目外眦，足少阳胆经足大趾，足厥阴肝经肺中交于手太阴肺经。

三、奇经八脉

奇经八脉是督、任、冲、带、阴跷、阳跷、阴维、阳维脉的总称。其主要功能是加强十二经脉之间的联系，调节十二经脉气血，参与调节肝、肾、女子胞、脑、髓等重要脏器生理功能。其中督脉为阳脉之海，总督一身之阳经。任脉为阴脉之海，总督一身之阴经。冲脉为血海，调节十二经脉气血。

（李其信）

第二章

诊法

第一节 诊法的基本原理与运用原则

诊法，中医诊察和收集疾病有关资料的基本方法，包括望、闻、问、切四种，简称"四诊"。广义的中医诊法指诊断学的全部内容，如诊法、辨证和病案等。

一、基本原理

人体是一个有机的整体，人体皮、肉、脉、筋、骨、经络与脏腑息息相关，而以脏腑为中心，以经络通联内外，外部的征象与内在的脏腑功能关系密切，因而通过审察其外部征象，可以探求疾病的本质。具体包括以下几个方面。

（一）司外揣内

内是指机体在里的脏腑和疾病的本质，外是指疾病的外在表现，通过观察外表的现象，推测内脏的变化，认识病理本质，并解释外在的征象，即司外揣内。《灵枢·论疾诊尺》说："从外知内。"《灵枢·本脏》也云："视其外应，以知其内脏，则知所病矣。"通过充分运用四诊所收集的有关疾病的全部材料，进行科学的整理和归纳，以及分析、综合、推理、判断，可以抓住疾病的本质。所以《丹溪心法》说："欲知其内者，当以观乎外；诊于外者，斯以知其内。盖有诸内者形诸外。"它是中医诊法应用的一个基本原则，贯彻这一原则就可以正确处理表与里、现象与本质、局部与整体的辩证关系，从而做出正确诊断。

（二）见微知著

指通过局部或微小的变化识知整体，如《灵枢·五色》篇将人的面部各部分属于五脏，观察面部即可测知全身的病变，所谓"此五脏六腑肢节之部也，各有部分"。耳为宗脉之所聚，从耳郭不同部位的变化，可以反映全身各部的变化；眼目为五脏六腑之精气上注之所，故其不同部位的变化也可反映相应脏腑的变化情况。总之，由于机体的局部变化，蕴含着整体的生理和病理信息，从而对诊断全身疾病具有重要意义。

（三）知常达变

诊病时熟知正常，通过比较发现异常，以了解疾病的本质及变化的情况。《素问·玉机真脏论》说："五色脉变，揆度奇恒，道在于一。"即指出自然界的运动变化存在着一定的规律。在诊断疾病时，要注意从正常中发现异常，在对于正常状态认识的基础上，认识疾病的本质及变动的程度，也就是以我知彼，以观太过不及的诊断原理。

二、运用原则

（一）内外详察

人体是一个有机的整体，人与自然界具有统一性，因而应详细诊察机体的全面情况及其与自然的关系，并加以分析和综合。由于在疾病状态下，局部的病变可以影响全身，精神的刺激可以导致气机及形体的变化，脏腑的病变也能够造成气血阴阳的失常和精神活动的改变，因而任何疾病必然带有整体性的变化。

诊察患者，必须从整体上进行多方面的考察，要对病情进行详细的询问及检查，通过广泛而详细的临床资料收集，并对临床资料进行全面分析和综合判断，才能为正确的诊断打下基础。

（二）四诊合参

望、闻、问、切四诊之法，各有所长和特点，但也各有其局限性和不足，临床诊病必须全面收集临床资料，四诊合参，才能对病证做出准确判断。《素问·阴阳应象大论》："善诊者，察色按脉先别阴阳。审清浊而知部分；视喘息听音声而知病所苦；观权衡规矩而知病所主；按尺寸观浮沉滑涩而知病所生，以治无过，以诊则不失矣。"即强调了四诊合参的重要性。

（三）病证结合

"病"与"证"是两个不同的概念。辨病是对疾病的定性，是对疾病认识的深化，有利于从疾病的全过程和特征上认识疾病的本质；辨证是对疾病的进一步认识，重在从疾病当前的表现中明确病变的部位与性质。两者结合方能全面认识疾病，单纯辨病与辨证，均难以给予针对性、确切性的治疗。《医学阶梯》所说："论病不易，论证尤难。而证中论证，难之又难也。凡有病必有证，有证必有论，论清则证明，证明则病易疗。非可模棱两可，取效于疑似之间也。"强调了辨病与辨证的重要性。只有辨证与辨病相结合，才能准确认识疾病的发展变化规律，利用正确的治疗，预测疾病的预后。

（赵剑华）

第二节　望诊

望诊，是医生运用视觉观察患者的神色形态、局部表现、舌象、分泌物和排泄物色质的变化来诊察病情的方法。由于人体脏腑、气血、经络等变化，均可以反映于体表的相关部位或出现特殊表现，因而通过望诊能够认识和推断病情。望诊应在充足的光线下进行，以自然光线为佳。望诊须结合病情，有步骤、有重点地仔细观察，一般先诊察全身情况，再局部望诊，进而望排泄物和望舌。

一、全身望诊

全身望诊主要是望患者的精神、面色、形体、姿态等整体表现，从而对病性的寒热虚实、病情的轻重缓急，形成总体的认识。

（一）望神

神，广义是指高度概括的人体生命活动的外在表现，狭义是指神志、意识、思维活动。望神即是通过观察人体生命活动的整体表现来判断病情。神与精、气互相依存，相互为用，因而观察神之变化，可知正气存亡，脏腑盛衰，病情轻重，预后善恶。望神主要望面部的气色和眼神，形体的动静状态，以及精神意识、言语气息、对环境的反应等，其中望眼神最重要。

1. 得神

多见于精神充沛，神志清楚，表情自然，言语正常，反应灵活，面色明润含蓄，两目灵活明亮，呼吸匀畅，形体壮实，肌肉丰满等。提示正气尚足，脏腑功能未衰，病情较轻，预后良好。

2. 少神

多见于神气不足，精神倦怠，动作迟缓，气短懒言，反应迟钝，面色少华等。提示正气已伤，脏腑功能不足，多见于虚证。

3．失神

多见于神志昏迷，或烦躁狂乱，或精神萎靡；目睛呆滞或晦暗尤光，转动迟钝；形体消瘦，或全身浮肿；面色晦暗或鲜明外露；还可以见到呼吸低弱，或喘促鼻煽，甚则猝然仆倒，目闭口开，手撒遗尿，或撮空理线、循衣摸床等。提示正气大伤，脏腑功能虚衰，病情严重，预后较差。

4．假神

多见大病、久病、重病之人，精神萎靡，面色暗晦，声低气弱，懒言少食，病未好转，突然见精神转佳，两颊色红如妆，语声清亮，喋喋多言，思食索食等。提示乃病情恶化，脏腑精气将绝，预后不良。也称"回光返照""残灯复明"。

（二）望色

望色是指通过观察皮肤色泽变化以了解病情的方法。人体面部为十二经脉、三百六十五络的气血上注之处，是脏腑气血之外荣，因而望色能了解脏腑功能状态和气血盛衰情况。根据五行学说和藏象理论，五色配五脏，且五色变化能反映相应脏腑的精血盈亏，通过光泽的变化能了解神气的盛衰。此外，病邪性质及邪气部位等，也会通过色泽变化而有所反映。

1．常色

正常的面色与皮肤色，包括主色与客色。主色：终身不变的色泽。客色：受季节、气候、生活和工作环境、情绪及运动的因素影响所致气色的短暂性改变。我国健康人面色应是微黄透红，明润光泽。

2．病色

病色指人体在疾病状态下的颜色，包括五色善恶与五色变化。五色善恶主要通过色泽变化反映出来，提示病情轻重与预后吉凶。其中明润光泽而含蓄为善色，表示病情较轻，预后较佳；晦暗枯槁而显露为恶色，表示病情较重，预后欠佳。五色变化主要表现为有青、赤、黄、白、黑五色，主要反映主病、病位、病邪性质和病机。

（1）青色：主寒证、痛证、惊风、血瘀。青色五行属木，主病以肝经和厥阴经脉的病证为主，常见于面部、口唇、爪甲、皮肤等部位。青色为气血运行不畅所致，凡阴寒内盛而致经脉拘急，气机不畅，瘀血内阻，阳虚寒湿，热盛动风等均可出现。如小儿惊风，常见于眉间、鼻梁、口唇四周见青色；面、唇、爪甲青白为寒，青黑晦暗为阳虚，青紫多为阳气大衰；面见青黑多为寒痛证。鼻头色青多腹中疼痛。面色青，喜热饮，尿清长或腹满下利，多为腹中寒痛；口唇青灰，常为心阳不振，心血瘀阻等。

（2）赤色：主热。赤色五行属火，火热内盛，鼓动气血，充盈脉络所致，常见于颜面、唇、舌、皮肤等部位。主病有实热、虚热之分，前者多因热邪亢盛，后者多因阴虚火旺。外感温热，可见面赤、发热；里实热证可见高热、口渴、便秘、面赤；虚热常见面色苍白而两颧嫩红或潮红，多发于午后；虚损劳瘵，多见两颧潮红，午后潮热、盗汗、五心烦热等症；戴阳证则面红如妆，娇红带白，游移不定。

（3）黄色：主湿、虚、黄疸。黄色属土，多为脾失健运，水湿不化，或气血乏源，肌肤失养而致。常见于面部、皮肤及白睛等部位。面色黄白无泽、萎黄不华是脾肺气虚；妇人面色萎黄，常为经脉不调；面目虚浮淡黄，为脾虚湿阻之黄胖证；身目俱黄，鲜明如橘色为阳黄，证属湿热。黄色晦暗如烟熏为阴黄，证属寒湿。

（4）白色：主虚、寒、失血。白色属金，乃阳气虚衰，血行无力，脉络空虚，气血不荣所致。血虚者苍白无华；气虚者淡白少华；面色青白多为寒证；阳虚者色白无华而浮肿；阴虚者常面白而颧赤；猝然失血，面色苍白，多为气随血脱之危候。

（5）黑色：主肾虚、水饮、瘀血。黑色属水，为阳虚阴寒，水饮内泛，气血凝滞，经脉肌肤失养而致。其色可见黧黑、紫黑或青黑，多见于面部或口唇及眼眶。面色黧黑，唇甲紫暗，可见于心血瘀阻或肾阳虚证；甲唇色黑，发枯齿槁多为肾阴亏耗之重证；面色青黑多为寒证、痛证；黑色浅淡为肾病水寒。

（三）望形体

形体指患者的外形和体质。

1. 强弱

发育良好，形体壮实，皮肤润泽，是体质强壮的表现；发育不良，形体消瘦，皮肤枯槁，是体质虚弱的表现。

2. 胖瘦

胖瘦主要反映阴阳气血的偏盛偏衰。形体肥胖，皮肤细白，少气乏力，为形盛气虚之痰湿体质；形体干瘦，皮肤苍黄，肌肉削瘦，易躁易怒为阴血内热之多火体质。

（四）望动态

动态指患者的行、走、坐、卧、立等体态。

1. 动静

阳证、热证、实证者多以动为主，可见卧时面常向外，转侧时作，喜仰卧伸足，揭衣弃被，不欲近火，坐卧不宁，烦躁不安；阴证、寒证、虚证患者多以静为主，可见卧时面常向内，蜷缩成团，不欲转侧，喜加衣被，喜卧少坐。

2. 仰俯

呼吸气粗，咳嗽喘促，难予平卧，坐而仰首者，是肺有痰热，肺气上逆之实证；喘促气短，坐而俯首，动则喘甚，是肺虚或肾不纳气；身肿心悸，气短咳喘，喉中痰鸣，多为肾虚水泛，水气凌心射肺之证。

3. 抽搐

多为动风之象。手足拘挛，面颊牵动，伴有高热烦渴者，多为热盛动风先兆。伴有面色萎黄，精神萎靡者可为血虚风动；四肢抽搐，目睛上吊，眉间唇周色青灰，时发惊叫，牙关紧闭，角弓反张者，为破伤风；手指震颤蠕动者，多为肝肾阴虚，虚风内动。

4. 偏瘫

猝然昏仆，不省人事，偏侧手足麻木，运动不灵，口眼㖞斜，为中风偏枯。

5. 痿痹

关节肿痛，屈伸不利，沉重麻木或疼痛者多是痹证；四肢痿软无力，行动困难多是痿证。

二、局部望诊

局部望诊是在全身望诊的基础上，根据病情和诊断的需要，对患者的某些局部进行深入细致的观察，作为了解整体病变的方法。包括望头面、毛发、五官、躯体、皮肤和望小儿指纹。望局部情况时，要熟悉各部位的生理特征及其与脏腑经络的内在联系，把病理体征与正常表现相比较，并联系其与脏腑经络的关系。

（一）望头面

1. 望头部

头部过大过小均为异常，多由先天不足而致；囟门陷下或迟闭，多为先天不足或津伤髓虚；面肿者，或为水湿泛溢，或风邪热毒；腮肿者，多由风温毒邪，郁阻少阳；口眼㖞斜者，或为风邪中络，或为风痰阻络，或中风。

2. 望毛发

正常人，头发分布均匀，色黑润泽，是肾气充盛之象。头发稀疏脱落，干枯无泽，多为肾气亏虚，或精血不足；不规则片状脱发，多为血虚或血瘀；白发多为肝肾阴虚，气血不足；小儿发结如穗，干枯不荣，多为疳积之证。

（二）望五官

1. 望眼

眼部内应五脏，可反映五脏的情况。其中目眦血络属心，白睛属肺，黑睛属肝，瞳子属肾，眼胞属脾。望眼重点是望眼神，目光有神采，视物清楚，转动灵活为有神，提示无病或病浅易治；白睛暗浊，黑睛晦滞，或目光呆钝，视物模糊，转动不灵，或两眼上视，直视，为无神，说明病较重难治。

（1）色泽：目眦赤为心火，白睛赤为肺火，全目肿赤为肝火或肝经风热，眼睑红肿湿烂为脾胃湿热或肝胆湿热，白睛色黄为湿热或寒湿，白睛青蓝是肝风或虫积，目眦血络色淡白多为气血虚损，目眶黑为脾肾虚损、水湿为患。

（2）形态：眼目胀痛流泪可见肝经郁热；目窠浮肿，眼皮发亮多为湿象；目睛突出伴有喘息，多为肺胀，伴颈前肿物多为瘿肿；目窠内陷多因津液耗伤或气血不足；睡中露睛多为脾胃虚弱或小儿疳积；针眼（睑腺炎）或眼丹（眼睑腺囊肿），多为风热或脾胃蕴热；胬肉攀睛多为风热或湿热壅盛；眼生斑翳，视物障碍多见于热毒、湿热、痰火、外伤；两目上视、直视可见于肝风内动或精气衰竭；目睛呆滞无神，可见痰热内闭或元神将脱；两眼深陷，视物不见，真脏脉现多为阴阳离决之凶兆。

2. 望耳

耳主要反映肾与肝胆的情况。耳轮肉厚，色红明润为肾精充足或病浅易愈，肉薄干枯则为肾精不足；色淡白属寒，青黑属痛，焦黑为肾精亏耗之凶兆。耳肿痛多为邪气实；耳旁红肿疼痛可因风热外袭或肝胆火热；耳中疼痛，耳聋流脓者为胆经有热或肝胆湿热；久病血瘀可见耳轮甲错。

3. 望鼻

鼻主要反映肺与脾胃的情况。鼻端色青多为虚寒或腹痛，色赤多为脾肺热盛，色黄多为湿热，色白为气血不足，色黑为水气内停；鼻燥色黑可因热毒炽盛，鼻冷色黑为阴寒内盛；鼻肿为邪气盛，鼻陷为正气虚；鼻塞多涕为外感，涕清为风寒，涕浊为风热，久流浊涕，色黄稠黏，香臭不分多为鼻渊；鼻煽，发病急骤者为风热痰火或实热壅肺；鼻柱溃陷可见于梅毒；鼻柱崩坏，眉毛脱落多见于麻风病。

4. 望口唇

口唇主要反映脾胃的情况。色红明润为正常。唇色深红而干多为实证、热证，色淡而晦暗为虚证、寒证，唇色青紫多属寒凝、瘀滞、痛证，唇黑为脾胃将绝，久病唇黑预后不佳。唇舌糜烂，色白如苔多因脾胃湿热或阴虚火旺；口角㖞斜可见于中风；口噤不语为痉病；撮口唇青而抽搐多为肝木乘脾；小儿口疮，多为脾经郁热或消化不良。

5. 望牙龈

牙龈主要反映肾与胃的情况。牙龈色淡白为血虚；色深红或紫为热证；牙肿痛为胃火；不红而肿多属气虚或虚火伤络；咬牙磨齿者多为肝风内动，或惊厥之征；牙龈腐烂或牙齿脱落多为牙疳。

6. 望咽喉

咽喉主要反映肺胃与肾的情况。咽部红肿疼痛，为肺胃有热，兼见咽喉有灰白点膜，为肺胃热盛；迅速扩大，剥落则出血可见于白喉。

（三）望躯体

见瘿瘤者，为肝气郁结，气结痰凝；见瘰疬者，为肺肾阴虚，虚火灼津，或感受风火时毒，郁滞气血；项强者，或为风寒外袭，经气不利，或为热极生风；鸡胸者，多为先天不足，或后天失养；腹部深陷，多为久病虚弱，或新病津脱；腹壁青筋暴露者，多属肝郁血瘀。

（四）望皮肤

皮肤主要观察皮肤的外形变化及斑疹、痘疮、痈疽、疔疖等情况。

1. 望表皮

全身皮肤肿胀，或只有眼皮、足胫肿胀，按之有凹痕者，为水肿。若头面四肢不肿，只是腹部膨胀有振水声，或兼见皮肤有血痣者多为鼓胀；皮肤干瘪枯槁者是津液耗伤；小儿骨弱肌瘦，皮肤松弛多为疳积证；皮肤甲错者常为瘀血内阻。

2. 望斑疹

多为温热病邪热郁于肺胃，内迫营血所致。斑形如锦，或红或紫，平摊于肌肤，抚之不碍手消失后不脱皮，其有阴斑、阳斑之分；疹则色红，形如米粟，稍高于皮肤，摸之有碍手感，消失后脱皮，其有麻疹、风疹、瘾疹之别。斑疹均有顺逆之分，以其色红活润泽，分布均匀，疏密适中，松浮于皮面为顺证，预后良好；其色紫红稠密而紧束有根，压之不易退色，若色如鸡冠为逆证，预后不良。

3. 望痈毒疔疖

若皮肤赤色如涂丹砂，边缘清楚，热痛并作，或形如云片，上有粟粒小疹，发热作痒，渐及他位，或流水浸淫，皮肤破溃，或缠腰而发者多为丹毒；皮肤瘙痒小疹，夹杂脓疱，黄水淋漓者多为湿毒；若局部红肿热痛，高出皮肤，根部紧束者为痈；漫肿无头，坚硬而肤色不红者为疽；初起如粟米，根部坚硬，麻木或发痒，顶白痛剧者为疔；形如豆粒梅核，红热作痛，起于浅表，继而顶端有脓头者为疖。

（五）望排出物

排出物包括排泄物和分泌物。主要反映有关脏腑的盛衰和邪气的性质。

1. 望痰、涎、涕、唾

外感病邪，痰清有泡沫为风痰；色白清稀为寒痰；痰多色白，咳之易出多为湿痰；痰黄稠黏为热痰；痰少色黄，不易咳出，或痰夹血丝者是燥火；咳唾腥臭脓痰或脓血的是肺痈证；多涎喜唾可见于胃寒；劳瘵久咳，咳吐血痰多为虚火伤肺。

2. 望呕吐物

胃热则吐物稠浊酸臭，胃寒则吐物清稀无臭；食滞则呕吐酸腐；朝食暮吐，暮食朝吐，多为胃反；胃络伤则见呕血；呕吐黄绿苦水，多为肝胆湿热。

3. 望大便

虚寒之证大便溏薄，实热之证大便燥硬；便如羊粪为肠燥津枯；便黄如糜状，溏黏恶臭多为肠胃湿热；小儿绿便有泡多为消化不良或受惊吓；大便脓血，赤白相杂为下痢；便血色鲜红者是血热，色黑如漆为瘀血内积；先便后血，其色褐黑者，病多在脾胃，又称远血。先血后便，其色鲜红或深红者，病多在大肠与肛门，又称近血。

4. 望小便

小便清澈而长为寒，赤涩短少为热；其色黄甚可见于湿热证；小儿尿如米泔，多是食滞肠胃，内生湿热，或为脾虚；黄赤浑浊，或偶有砂粒为石淋，浑浊如米泔，淋沥而痛是膏淋，尿中有血色，热涩刺痛为血淋。

（六）望小儿指纹

望小儿指纹适用于3岁以内的小儿，与成人诊寸口脉具有相同的诊断意义。小儿指纹是手太阴肺经的分支，按部位可分为风、气、命三关。示指第一节为风关，第二节为气关，第三节为命关。正常指纹为红黄隐隐于示指风关之内。其临床意义可概括为纹色辨寒热，即红紫多为热证，青色主惊风或疼痛，淡白多为虚证；淡滞定虚实，即色浅淡者为虚证，色浓滞者为实证；浮沉分表里，即指纹浮显者多表证，指纹深沉者多为里证；三关测轻重，即指纹突破风关，显至气关，甚至显于命关，表明病情渐重，若直达指端称为"透关射甲"，为临床危象。

三、舌诊

舌诊历来为医者所重视，望舌对了解疾病本质，指导辨证论治有重要意义。望舌主要是观察舌质与舌苔的变化。舌质也称舌体，是舌的肌肉脉络组织。舌苔是附于舌面的一层苔垢，其由胃气上蒸而成。足太阴脾经、足少阴肾经、足厥阴肝经、手少阴心经均联于舌，说明脏腑经络与舌有密切关系，即脏腑的精气上荣于舌，其病变则可从舌质与舌苔变化反映出来。一般舌质反映正气情况，脏腑虚实、气血盈亏；舌苔反映邪气情况，病邪深浅，以及胃气存亡。通过望舌可以判断正气的盛衰，分辨病位的深浅，区别病邪的性质，推断病邪的进退。

望舌时应注意光线充足，以自然光线为佳。患者应自然伸舌，不可太过用力。医生应循舌尖、舌中、舌根、两旁顺序察看，并注意辨别染苔。

（一）正常舌

正常舌象可概括为淡红舌，薄白苔，即舌质淡红明润，胖瘦适中，柔软灵活；舌苔薄白均匀，干湿适中，不黏不腻，揩之不去。为气血充盛、脏腑功能健旺的表现。

（二）望舌质

1. 望舌神

舌神是判断疾病预后的关键。舌质红活明润为有神，说明津液充足，气血充盈，或病情轻浅，正气未伤；舌质干瘪晦暗为无神，说明津液亏乏，气血虚衰，正气已伤，病较危重的表现。

2. 望舌色

（1）淡白舌：舌色红少白多，色泽浅淡，多为阳气衰弱或气血不足，使血不盈舌，舌失所养而致。主虚证、寒证。舌淡白而胖嫩多为阳虚寒湿；淡白而瘦薄多为气血两虚。

（2）红舌：舌色鲜红或正红，多由热邪炽盛，追动血行，舌之血脉充盈所致。主热证。全舌深红，质粗有苔，甚至起芒刺者多为实热新病；舌红而舌心干燥可为热灼胃津；舌边红赤为肝胆有热；舌尖红起刺多为心火上炎；舌红而见紫色紫点多为血热发斑之象。舌质嫩红，少苔或无苔，多为阴虚发热。

（3）绛舌：舌色深红甚于红舌。主邪热炽盛，主瘀。实热者多为外感热病。舌绛而起刺为热入营血；绛而舌心干者是胃火热邪内伤津液；绛而干燥裂纹是热灼阴精；绛而苔黑者是实热盛极；舌绛而舌面黏腻，似苔非苔，为中焦秽浊，虚热者多为内伤杂病。舌绛少苔或无苔多为阴虚火旺；舌绛无苔，舌面光亮无津称为镜面舌，为内热阴液亏耗；舌绛不鲜，干枯而萎者，可见肾阴枯竭。舌绛色暗或有瘀斑、瘀点，是血瘀夹热；舌面红斑散在，可见热入血分，斑疹欲发。

（4）青紫舌：色淡紫无红者为青舌，舌深绛而暗是紫舌，两者常常并见。青舌主阴寒，瘀血；紫舌主气血壅滞，瘀血。舌色淡紫带青，嫩滑湿润，多为寒邪直中肝肾阴经，阴寒内盛；舌色深青，或舌边青，口干漱水不欲咽，可见气血凝滞，瘀血内停；舌色紫绛，干燥苔黄，多为瘀热闭阻，热毒炽盛；舌色深紫可见于热入血分，脏腑皆热；色紫暗晦而湿润，多为痰湿或瘀血；全舌青紫为重证血瘀；舌紫肿大可见于酒毒攻心。

3. 望舌形

（1）老嫩：虚实的关键。舌质粗糙，坚敛苍老，主实证或热证，多见于热病极期；舌质细腻，浮胖娇嫩，或边有齿痕，主虚证或寒证，多见于疾病后期。

（2）胖瘦：舌体肥大肿胀为胖肿舌，舌体瘦小薄瘪为瘦瘪舌。舌淡白胖嫩，苔白水滑，多为脾肾阳虚，水湿停留；舌红绛胖大，苔黄厚腻，多是脾胃湿热，痰浊停滞；舌赤肿胀而苔黄，乃热毒壅盛，心脾有热；舌胖嫩紫暗多为中毒证；舌瘦瘪淡红而嫩为心脾两虚，气血不足；舌瘦薄绛十多为阴虚热盛。

（3）芒刺：舌面有突起的星点，状如草莓，为热盛之象；舌有芒刺，色红而干为热入营血；舌有芒刺而紫绛而干为热甚伤阴；舌边芒刺为肝胆火盛；舌中有芒刺为胃肠热甚；舌尖红赤起刺为心火上炎。

（4）裂纹：舌面有裂沟，深浅不一，浅如划痕，深如刀割，常见于舌面的前半部及舌尖两侧，多因阴液耗伤；舌质红绛，少苔燥裂为热盛伤阴；舌淡红而嫩，有裂纹者多为肾阴不足或血虚阴亏；舌生裂纹细碎常见于年老阴虚。

（5）齿印：舌边有齿痕印称为齿痕舌，常与胖大舌并见，多属气虚或脾虚。舌质淡红胖嫩，舌边有齿痕，多为脾虚水湿内停；舌质淡白，苔白湿润而有齿痕，常为寒湿困脾。

（6）舌疮：以舌边或舌尖为多，形如粟粒，或为溃疡，局部红痛，多因心经热毒壅盛而成；疮不出舌面，红痛较轻，多是肝肾阴虚，虚火上炎所致。

（7）舌下络脉：舌尖上卷，可见舌底两侧络脉，呈青紫色。若粗大迂曲，兼见舌有瘀斑、瘀点，多为有瘀血之象。

4. 望舌态

（1）痿软：舌体痿软无力，伸卷不灵，多为病情较重。久病舌体痿软，舌色淡白，属气血两虚筋脉失养；痿软色绛，舌光无苔为肝肾阴液枯涸；突发舌体痿软，色红少津则为热灼阴液。

（2）强硬：舌体板硬强直，活动不利，言语不清，称舌强，为尤胃气之重证。舌强而干，舌色红绛多为热入心包，灼伤津液；舌强语謇，口眼㖞斜，半身不遂者，多为中风；舌灰胖而硬，多因痰浊阻滞。

（3）震颤：舌体震颤抖动，不能自已。舌色红绛，震颤明显，常因热极生风；舌色淡白，蠕蠕微动，多为虚风内动。

（4）歪斜：舌体伸出时，舌尖向左或向右偏斜，多为风中经络，或风痰阻络而致。

（5）卷缩：舌体卷缩，不能伸出，多为危重之证。舌卷缩而赤干，属热极伤阴；舌卷缩而淡白湿润，是阳气暴脱，寒凝经脉；舌胖黏腻而短缩多为痰浊内阻。

（6）吐弄：舌体伸出，久不回缩吐舌。舌体反复伸出舐唇，旋即缩回为弄舌。舌红吐弄为心脾有热；舌紫绛吐弄为疫毒攻心；小儿弄舌多是惊风先兆，或久病危候；先天不足，智能低下者，也可见弄舌。

（7）麻痹：舌体麻木，转动不灵，称为舌麻痹。常见于血虚风动或肝风夹痰等证。

（8）舌纵：舌体伸出，难以收回，称为舌纵。舌纵麻木可见于气血两虚；舌纵深红，口角流涎，口眼㖞斜，多为风痰或痰火扰心；舌纵不收，舌枯无苔，言语謇涩，多属危重凶兆。

（三）望舌苔

1. 苔质

（1）厚薄：透过舌苔能隐约见到舌质者为薄，不见舌质者为厚。苔质的厚薄可反映病邪的浅深和轻重。

苔薄者多邪气在表，病轻邪浅；苔厚者多邪入脏腑，病较深重。由薄渐厚，为病势渐增；由厚变薄，为正气渐复。

（2）润燥：反映津液之存亡。

苔润表示津液未伤；太过湿润，水滴欲出者为滑苔，主脾虚湿盛或阳虚水泛。苔燥多为津液耗伤，或热盛伤津，或阴液亏虚。舌质淡白，口干不渴，或渴不欲饮，多为阳虚不运，津不上承。

（3）腐腻：主要反映中焦湿浊及胃气的盛衰情况。

颗粒粗大，苔厚疏松而厚，易于刮脱者，称为腐苔，多因实热蒸化脾胃湿浊所致；颗粒细小，状如豆腐渣，边中致密而黏，中厚边或糜点如渣，可见于湿热或痰热；苔薄，刮之不脱者，称为腻苔，多为湿浊内蕴，阳气被遏所致；舌苔霉腐，见于胃体腐败之危象；舌苔白中夹红，腐黏如脓，多为内痈。苔厚腻色黄，滑腻而色白多为寒湿。

2. 苔色

（1）白苔：多主表证，寒证，湿证。

苔薄白为病邪在表，病情轻浅。苔薄白而滑，主外感风寒；苔白而厚，主湿浊内盛，或寒湿痰饮；苔白滑黏腻多主痰湿；若舌苔白如积粉，舌质红赤，则主湿遏热伏，或瘟疫初起；苔白燥裂，可见于湿瘟病邪热炽盛，暴伤津液。

（2）黄苔：多主里证，热证。

黄色越深，热邪越重。薄黄苔常为风热在表；舌苔黄滑，舌淡胖嫩，多为阳虚水湿不化；苔黄厚滑，多因湿热积滞；苔黄黏腻，为脾胃湿热或痰湿食滞；老黄焦裂或有芒刺，为里热盛极，耗伤气阴。

（3）灰苔：多主痰湿，里证。

舌苔反而润滑，为寒湿内阻或痰饮内停；舌苔灰而干燥，舌质红绛，为热炽津伤或阴虚火旺。

（4）黑苔：主里证，多见于病情较重者。

苔黑干焦而舌红，多为实热内炽；苔黑燥裂，舌绛芒刺，为热极津枯；苔薄黑润滑，多为阳虚或寒盛；苔黑生刺，望之虽燥，但渴不多饮，舌质淡白而嫩，多为假热真寒；舌中黑燥或黑刺，可见于阳明腑实证；苔黑坚敛而起刺者，多为津枯液涸。

3. 苔形

舌苔布满全舌者为全苔，分布于局部者为偏苔，部分剥脱者为剥苔。全苔主痰湿阻滞；苔偏舌之左右者，多属肝胆病证；苔剥多处而不规则称花剥苔，主胃阴不足；小儿苔剥，状如地图者，多见于虫积；舌苔光剥，舌质绛如镜面，为肝肾阴虚或热邪内陷。

（赵剑华）

第三节 闻诊

闻诊是通过听声音和嗅气味来诊察疾病的方法。人体的声音和气味，都是在脏腑生理和病理活动中产生的，因而能够反映出脏腑的变化情况。

一、听声音

（一）声音

实证和热证，声音重浊而粗、高亢洪亮，烦躁多言；虚证和寒证，声音轻清、细小低弱，静默懒言；声音重浊，或声音嘶哑，见于新病骤起，多为外感风寒或风热犯肺；见于久病形瘦体弱者，多肺肾阴亏，或虚劳之证。小儿惊呼阵发，尖利高亢，多见惊风；阵哭拒食，辗转不安，多因腹痛；小儿夜啼，可因惊恐、虫积、饥饱不调而致。呻吟不已，哀号啼叫，多为剧烈疼痛。神昏不醒，鼾声作响，手撒尿遗，多见于中风危候。

（二）语言

1. 谵语

神志不清，语无伦次，语意数变，声音高亢。多为热扰心神之实证。

2. 郑声

神志不清，声音细微，语多重复，时断时续。为心气大伤，精神散乱之虚证。

3. 独语

喃喃自语，喋喋不休，逢人则止。属心气不足之虚证，或痰气郁结清窍阻蔽所致。

4. 狂言

精神错乱，语无伦次，不避亲疏。多为痰火扰心。

5. 言謇

舌强语謇，言语不清。多见于中风证。

（三）呼吸

呼吸主要与肺、肾病变有关。呼吸声高，气粗而促，多为实证和热证；呼吸声低，气微而慢，多为虚证和寒证。呼吸急促而气息微弱，为元气大伤的危重证候。久病肺肾之气欲绝，可见虽气粗但呼吸不匀，或时断时续。

1. 喘

呼吸急促，甚则鼻煽，张口抬肩，难以平卧。实喘者，发作较急，呼吸喘促，胸满声高而气粗，呼出为快，多为病邪壅塞肺气；虚喘者，来势较缓，呼吸喘促，气怯声低，吸少呼多，气不得续，吸入为快，动则喘甚，为肾虚不纳气或肺气虚衰。

2. 哮

呼吸时喉中有哮鸣音。哮证有冷热之别，多时发时止，反复难愈。

3. 少气

呼吸微弱，气少不足以息，声低无力的症状。多为气虚而致。

4. 太息

时发长吁短叹，以呼气为主。太息后自觉宽舒，多为情志抑郁，肝不疏泄所致。

（四）咳嗽

有声无痰为咳，有痰无声为嗽，有痰有声为咳嗽。暴咳声哑为肺实；咳声低弱而少气，或久咳音哑，多为虚证；外感病多咳声重浊；咳嗽阵发，连声不绝，终止时作鹭鸶叫声，可为百日咳；小儿咳声嘶哑，如犬吠，可见于白喉。

（五）呕吐

胃气上逆，有声有物自口而出为呕吐，有声无物为干呕，有物无声为吐。虚证或寒证，呕吐来势徐缓，呕声低微无力；实证或热证，呕吐来势较猛，响亮有力。

（六）呃逆

气逆于上，自咽喉出，其声呃呃，不能自主，俗称"打呃"。虚寒者，呃声低沉而长，气弱无力；实热者，呃声频发，高亢而短，响而有力；新病呃逆，声响有力，多因邪客于胃；久病呃逆不绝，声低气怯，多为胃气衰败征兆。

二、嗅气味

（一）病体气味

1. 口气

酸馊者，是胃有宿食；臭秽者，是脾胃有热，或消化不良；腐臭者，可为牙疳或内痈。

2. 汗气

汗有腥膻味为湿热蕴蒸；腋下汗臭者，多为狐臭。

3. 痰涕气味

咳唾浊痰脓血，味腥臭者为肺痈；鼻流浊涕，黄稠有腥臭为肺热鼻渊。大便酸臭为肠有积；大便溏薄味腥为肠寒；矢气奇臭为宿食积滞；小便臭秽黄赤多为湿热；小便清长色白而无臭为虚寒。

4. 二便气味

大便酸臭为肠有积热，大便溏薄味腥为肠寒，矢气奇臭为宿食积滞，小便臊臭黄赤为湿热，小便清长色白为虚寒。

5. 经带气味

白带气味臭秽，多为湿热；带下清稀腥臊，多为虚寒。

6. 呕吐物气味

呕吐物清稀无臭味者，多属胃寒；气味酸臭秽浊者，多属胃热证；呕吐未消化食物，气味酸腐者，为食积。

（二）病室气味

有腐臭或尸臭气味，为脏腑衰败；尿臊味者，多见于水肿病晚期患者；有血腥臭气的是血证；有烂苹果味者可见于消渴重证。

（赵剑华）

第四节　问诊

问诊是医生通过对患者或陪诊者进行有目的的询问，了解疾病的起始、发展及治疗经过、现在症状和其他与疾病有关的情况，以诊察疾病的方法。

问诊包括询问一般情况、主诉、既往史、个人生活史、家族史等。更须围绕主诉重点询问现在证候。

一、问寒热

（一）恶寒发热

指恶寒与发热同时出现，多为外感病初期，是表证的特征。如恶寒重发热轻，为外感风寒的特征；发热重恶寒轻，为外感风热的特征；发热轻而恶风，多属外感风邪，伤风表证。

（二）但寒不热

患者只觉发热而不恶寒，多为里寒证。新病畏寒为寒邪直中，久病畏寒为阳气虚衰。

（三）但热不寒

高热不退，为壮热多里热炽盛；按时发热，或按时热盛为潮热（日晡潮热者，为阳明腑实证；午后潮热，入夜加重，或骨蒸痨热者，为阴虚）；午后热盛，身热不扬者见于湿温病；身热夜甚者，也可见于温热病热入营血。

（四）寒热往来

恶寒与发热交替而发，为正邪交争于半表半里，见于少阳病和疟疾。

二、问汗

汗液是阳气蒸化阴液出于腠理而成。问汗可辨邪正盛衰、腠理疏密和气血盈亏，主要诊察有无汗出、部位、时间、性质、多少等。

（一）表证辨汗

表实无汗，多为外感风寒；表证有汗，为表虚证或表热证。

（二）里证辨汗

汗出不已，动则加重者为自汗，多因阳气虚损，卫阳不同；睡时汗出，醒则汗止为盗汗，属阴虚内热；身大热大汗出，为里热炽盛，迫津外泄；汗热味咸，脉细数无力，为亡阴证；汗凉味淡，脉微欲绝者，为亡阳证；先恶寒战栗，继而全身大汗，为战汗，见于急性热病，正邪剧烈交争，为疾病转折点；汗出热退，脉静身凉为邪去正复之吉兆；汗出身热，烦躁不安，脉来急促为邪盛正衰之危候。

（三）局部辨汗

头汗可因阳热或湿热；额部汗出，脉微欲绝，为元阳离散，虚阳浮越之危象；半身汗出者，多无汗部位为病侧，可因痰湿或风湿阻滞，或中风偏枯；手足心汗出甚者，多因脾胃湿热，或阴经郁热而致。

三、问疼痛

（一）疼痛的性质

导致疼痛的病因病机不同，可使疼痛的性质及特点各异。凡新病疼痛，痛势剧烈，持续不解而拒按者为实证；久病疼痛，痛势较轻，时痛时止而喜按者为虚证。

疼痛伴有胀感者为胀痛，为气滞所致，见于胸胁为肝郁气滞，发于头部为肝阳上亢或肝火上炎；痛如针刺刀割者为刺痛，为瘀血所致；痛处走窜，病位游移者为游走痛，或为气滞，或为风胜；痛处固定者，发于胸胁脘腹多为血瘀，见于关节为痹证；冷痛者，常因寒邪阻络或阳虚所致；灼痛者，多因邪热亢盛；绞痛者，或有形实邪阻滞气机，或阴寒之邪凝滞气机；隐痛者，多为精血亏虚，或阳虚有寒；重痛者，常为湿邪困阻，气机不畅所致；酸痛见于肢体多为湿阻，见于腰膝多属肾虚。

（二）疼痛的部位

1. 头痛

痛连项背，病在太阳经；痛在前额或连及眉棱骨，病在阳明经；痛在两颞或太阳穴附近，为少阳经病；头痛而重，腹满自汗，为太阴经病；头痛连及脑齿，指甲微青，为少阴经病；痛在巅顶，牵引头角，气逆冲，甚则作呕，为厥阴经病。

2. 胸痛

多为心肺之病。常见于热邪壅肺，痰浊阻肺，气滞血瘀，肺阴不足及肺痨、肺痈、胸痹等证。

3. 胁痛

多与肝胆病关系密切，可见于肝郁气滞、肝胆湿热、肝胆火盛、瘀血阻络及水饮内停等病证。

4. 脘腹痛

其病多在脾胃。有寒热虚实之分，一般喜暖为寒，喜凉为热，拒按为实，喜按为虚。即可因寒凝、热结、气滞、血瘀、食积、虫积而发，也可由气虚、血虚、阳虚所致。

5. 腰痛

或为寒湿痹证，或为湿热阻络，或为瘀血阻络，或为肾虚所致。

6. 四肢痛

多见于痹证。风邪偏盛，疼痛游走者，为行痹；寒邪偏盛，剧痛喜暖者，为痛痹；湿邪偏盛，重着而痛者，为湿痹；热邪偏盛，红肿疼痛者，为热痹。足跟或胫膝酸痛气血亏虚，经气不利常见。

四、问饮食口味

主要问食欲好坏，食量多少，口渴饮水，口味偏嗜，冷热喜恶，呕吐与否等情况，以判断胃气有无及脏腑虚实寒热。

（一）食欲与食量

食少纳呆者，或为脾胃气虚，或为内伤食滞，或为湿邪困脾；厌食脘胀，嗳腐吞酸，多为食停胃脘；喜热食或食后常感饱胀，多是脾胃虚寒；厌食油腻，胁胀呕恶，见于肝胆湿热，横逆犯胃；消谷善饥者，多为胃火炽盛；伴有多饮多尿，可见于消渴；饥不欲食者，为胃阴不足，小儿嗜食异物，可见于虫积、疳积；食已即吐，其热较猛，多属胃中实火上逆；朝食暮吐，暮食朝吐，多因脾胃虚寒；吞咽艰涩，哽噎不顺，胸膈阻塞者，见于噎膈证；久病重病，厌食日久，突然思食、索食、多食，多为脾胃之气将绝之除中证，属回光返照之象。

（二）口渴与饮水

口渴可见于津液已伤，或水湿内停，津气不运；渴喜冷饮为热盛伤津；喜热饮者为寒湿内停，气化受阻；渴不多饮，或水入即吐者，可见于痰饮水湿内停，或湿热内困，水津不能上承；口干但欲漱水不欲咽者，多为瘀血之象；多饮多尿者，可见于消渴。

（三）口味

口苦多见于胃热胃火，或肝胆湿热；口淡多见于脾胃虚寒，或水湿内停；口甜多见于脾胃湿热；口酸多见于肝胃不和；口咸多见于肾虚内热；口腻多见于脾胃湿阻；口臭多见于胃火炽盛，或肠胃积滞；口腥多见于肺胃血络损伤，咳血呕血者；口有尿味可见于尿毒攻心。

五、问睡眠

主要有失眠与嗜睡。不易入睡，或睡而易醒不能再睡，或睡而不酣，易于惊醒，甚至彻夜不眠者为失眠，为阳不入阴，神不守舍所致。其原因有虚实之分，虚者或为心血不足，心神失养，或阴虚火旺，内扰心神；实证可由邪气内扰，或气机失调，或痰热食滞等所致。时时欲睡，眠而不醒，精神不振，头沉困倦者为嗜睡，实证多见于痰湿内盛，困阻清阳；虚证多见于阳虚阴盛或气血不足。

六、问二便

了解脾胃、大肠的寒热虚实和肺、脾、肾及膀胱情况。其要点主要是次数、便量、性状、颜色、气味及便时有无疼痛、出血等方面。

（一）问小便

主要通过小便的色、量辨别寒热虚实。

小便色黄赤而短少者，多属热证；尿色白而清长者，多属寒证；多尿、多饮而消瘦者，多为消渴；尿频量多而色白，为下焦虚寒；尿频、尿急而色赤，甚至尿血、尿痛，多为膀胱湿热；夜间遗尿或尿失禁，多为肾气不固，膀胱失约。尿频数而不畅，或尿流中断，有砂石排出者为石淋；老年人膀胱胀满，小便不利或癃闭，多因肾气虚弱，或血瘀湿热所致；产妇尿闭，常因血瘀或胞宫膨大压迫膀胱所致；重病之中癃闭无尿，或神昏遗尿，为阳气外脱，精气衰败之凶兆。

（二）问大便

主要有便次、便质、便感等不同寻常情况。

大便次数减少，质硬便难，或排便时间延长，称便秘，有寒热虚实之分。实热者，多腹胀满闷，痛而拒按，苔黄燥裂，为热邪炽盛，腑气不通；实寒者，多腹痛拒按，苔白身冷，为寒邪阻遏阳气，腑气不通；大便燥结，硬如羊粪，排便困难，常见于病久不愈、年老体弱、孕中产后，乃因气虚不足，阴血亏少，无水行舟所致。大便次数增加，一日数次或更多，便质溏稀或稀水状，称为泄泻，有寒热虚实之别。湿热泄泻，可见暴发泄泻，大便臭秽，腹痛肠鸣，肛门灼热；寒湿泄泻，可见泻如稀水，色淡黄而味腥臭；食滞泄泻，可见吐泻交作，吐物酸臭，泻下臭秽。

完谷不化，便稀溏薄，迁延日久，可见脾虚泄泻；大便脓血，下利赤白，多为痢疾；先便后血，血色暗紫稀薄，脘腹疼痛，为远血，多为胃脘出血或内有瘀血；先血后便，血色鲜红，为近血，常见于热伤脉络。大便时干时稀，多为肝郁脾虚，肝脾不调；大便先干后稀，多属脾胃虚弱。

肛门灼热者，多为大肠湿热；里急后重者，多为湿热痢疾，肠道气滞；排便不爽，或因湿热内蕴，或为饮食积滞；晨起腹痛泄泻，泄后痛减，多为肾阳虚泄泻，又称"五更泄"；肛门气坠，甚则脱肛，多属中气下陷。

七、问小儿及妇女

（一）问小儿

主要应了解出生前后的情况，以及预防接种、传染病史和传染病接触史，小儿常见致病因素有易感外邪、易伤饮食、易受惊吓等。

（二）问妇女

除常规问诊内容外，尤其应了解其月经、带下、妊娠、产育等情况。对于月经，主要了解末次月经、初潮或绝经年龄、月经周期、行经天数、经量、经色、经质，以及有无经闭或行经腹痛等情况。如月经先期或量多，多为脾不统血，或邪热迫血；月经后期或量少，多为血海不充，或气滞血瘀，或寒凝血瘀；痛经者，可因气滞、血瘀、寒凝、阳虚及气血两虚等所致。对于带下，主要了解色、量、质、气味等情况。如白带量多质稀如涕，淋漓不绝者，多为脾肾阳虚，寒湿下注。带下色黄，质黏臭秽，多属湿热下注。带下有血，赤白夹杂，多属肝经郁热，或湿热下注。

（赵剑华）

第五节　切诊

切诊包括脉诊、腹诊和肌肤切诊，是医生用手指触摸患者的一定部位，了解病情的诊察方法。

一、脉诊

脉诊又称切脉，是医生用手指触摸患者的动脉，根据脉动应指的形象，了解病情变化的一种方法。

（一）脉象的形成与脉诊的临床意义

中医脏象学说认为，心主血脉，心脏搏动把血液排入血管，形成脉搏。而血液行于脉中，除心主血脉的主导作用外，还必须由其他脏腑的协调配合才能正常。如肺朝百脉；脾胃为气血化生之源，脾主统血；肝藏血，主疏泄，以调节循环血量；肾藏精，精化血等。可见脉象的形成与各脏均有密切关系，因而，根据脉象的变化，可以了解疾病的病因、病位、病性、邪正关系、病情轻重及其预后情况。

（二）脉诊的部位和方法

1. 脉诊的部位

手腕部的寸口脉，其为手太阴肺经的原穴所在，是脉之大会，脏腑的生理和病理变化均能在这里有所反映。寸口脉分为寸、关、尺三部。通常以腕后高骨为标记，其内侧为关，关前（腕侧）为寸，关后（肘侧）为尺。一般为左手寸候心，关候肝胆，尺候肾；右手寸候肺，关候脾胃，尺候肾（命门）。

2. 切脉方法

脉诊时，以环境安静，气血平和为佳。体位应正坐或仰卧，手臂与心脏近于同一水平，前臂平伸，掌心向上，腕下垫脉枕。布指时，以中指定关位，示指切寸位，环指切尺位，三指呈弓形，指头平齐，以指腹切脉体，三指布指疏密，应根据患者手臂长短而调整。医生用轻指力切在皮肤上称为举，即浮取或轻取；用力不轻不重称寻，即中取；用重力切按筋骨间称为按，即沉取或重取。寸、关、尺三部，每部有浮、中、沉三种取法，合称"三部九候"。同时，医生的呼吸要自然均匀，以医生正常的一呼一吸的时间计算患者的脉搏至数。切脉的时间必须在50动以上。

（三）正常脉象

正常脉象又称平脉，其基本特点是：三部有脉，沉取不绝；一息四五至（相当于 60 ~ 80 次 / 分钟）；不浮不沉，不大不小，从容和缓，流利有力。即有胃、有神、有根。有胃即从容、和缓、流利为主要特点，反映脾胃运化功能的盛衰和营养状况的良好。有神以应指有力柔和、节律整齐为主要特点，反映病情轻浅或病虽重而预后良好。有根以尺脉有力，沉取不绝为特点，反映肾气充足，生机不息。平脉反映了机体气血充盈，脏腑功能健旺，阴阳平衡，精神安和的生理状态，是健康的标志。

由于人体内外诸多因素的影响，正常脉象可相应地发生生理性变化，如性别、年龄、体格、情绪、劳逸、饮食、季节气候、地理、环境等。但总以有胃、有神、有根者为平脉范围。此外，临床所见斜飞脉、反关脉均为脉道位置的变异，不属于病脉。

（四）常见病脉及主病

在历代脉学记载中，脉象种类及命名很不一致。如《脉经》提出二十四脉，《诊宗三昧》为三十二脉，《景岳全书》分为十六脉，《濒湖脉学》分为二十七脉，《诊家正眼》为二十八脉。各种脉象均有位、数、形、势的不同特点。现将临床常用的 14 种脉象及主病分述如下。

1. 浮脉

脉象：轻取即得，重按稍弱，脉搏显现部位表浅。

主病：主表证。浮而有力为表实证，浮而无力为表虚证。

说明：浮脉病位表浅，轻轻触及脉位的皮肤处，就可以感到脉搏的跳动，稍加重按脉搏应指反而减弱。浮脉主表证，为卫阳与邪气交争，脉气鼓动于外而致。也见于虚证，多因精血亏损，阴不敛阳或气虚不能内守，脉气浮散于外而致。内伤里虚见浮脉，为虚象严重。

2. 沉脉

脉象：轻取不应，重按始得，脉搏显现部位深。

主病：里证。沉而有力为表寒证，沉而无力为虚寒证。

说明：沉脉位居肌肉深部，近于筋骨处，轻取不应，重接方能明显。里实证可见于气滞血瘀、积聚等，为邪气内郁，气血困阻，阳气被遏，不能浮应于外而致，多脉沉而有力按之不衰。里虚证，为气血不足，阳气衰微，不能运行营气于脉外所致，多脉沉无力。

3. 迟脉

脉象：脉来缓慢，一息脉动不足四至（每分钟少于 60 次）。

主病：寒证。脉迟有力，为里实寒证。脉迟无力，为阳气衰微的里虚寒证。

说明：迟是以字数而言，一息不足四至，每分钟 60 次以下，迟脉主寒证，若脉迟无力，多因阳虚气弱，无力推动血液正常运行而致。若脉迟有力，多因寒凝血滞，气血运行缓慢而致。另外，热结肠道，腑气不通，脉气闭阻，亦可见到迟脉，但迟而有力。久经体育锻炼者，脉象迟而和缓有力，为健康的表现。

4. 数脉

脉象：脉来急促，一息脉来五至以上（每分钟多于 90 次）。

主病：热证。

说明：数是以字数而言，一息五至以上，每分钟超过 90 次，数脉主热证，若脉数而有力，多因邪热鼓动，气盛血涌，气血运行加速所致；数而无力，多因精血亏虚，虚阳外越，气弱，致血液运行加速而致。

5. 滑脉

脉象：往来流利，应指圆滑，如盘走珠。

主病：痰饮，食积，实热。

说明：滑脉的特点是指下如圆珠滚动，脉搏极其流利。为邪正交争，气血涌盛，脉行通畅所致。脉滑和缓者，可见于青壮年的常脉和妇人的孕脉。

6．涩脉

脉象：脉细行迟，往来艰涩不畅，如轻刀刮竹。

主病：气滞血瘀，伤精血少，痰食内停。

说明：涩脉脉搏艰涩，往来不流利。实证脉涩有力，多为有形之邪闭阻气机，脉道不畅而致；虚证脉涩无力，多因阴血亏虚，脉道不充而致。

7．洪脉

脉象：脉形宽大，状如波涛，来盛去衰。

主病：气分热盛。

说明：洪脉的脉形宽大，按之满指，状如波涛汹涌，来盛去衰。证属实证，乃邪热炽盛，正气抗邪有力，气盛血涌，脉道扩张而致。

8．细脉

脉象：脉细如线，应指明显，按之不绝。

主病：虚证劳损，湿证。

说明：细脉脉象细小如线，软弱无力，应指明显，按之不绝。虚证因营血亏虚，脉道不充，血运无力而致。实证暴受寒冷或疼痛，则脉道拘急收缩，细而弦紧。湿邪阻遏脉道则见脉象细缓。

9．濡脉

脉象：浮而细软。

主病：虚证，湿证。

说明：濡脉脉位表浅，轻取即得，细软无力，重按渐无。为气血不足所致，气血亏虚则脉浮而软，阴血不足则脉形细小。又主湿，湿邪内侵，机体抗邪，气血趋于肌表则脉浮，湿邪压抑脉道，则脉细而软。

10．弦脉

脉象：端直以长，如按琴弦，脉体的硬度大。

主病：肝胆病，痛证，痰饮，疟疾。

说明：弦为肝脉，以上诸因致使肝失疏泄，气机失常，经脉拘急而致；老年人脉象多弦硬，为精血亏虚，脉失濡养而致。此外，春令平脉亦见弦象。

11．紧脉

脉象：脉来绷急，紧张有力，屈曲不平，左右弹指，如牵绳转索。

主病：寒证，痛证，宿食。

说明：紧脉脉来绷紧有力，状如绞转紧张的绳索，指感比弦脉更加有力，主病为寒证，痛证，宿食等。乃邪气内扰，气机阻滞，脉道拘急紧张而致。

12．促脉

脉象：往来急促，数而时止，止无定数。

主病：阳盛实热，气血痰食郁滞，脏气衰微。

说明：促脉往来急促，时而出现无规律的间歇，间歇时间较短，止后复动。实证多为阳盛热实或邪实阻滞，见脉促有力。前者因阳热亢盛，迫动血行而脉数，热灼阴津，津血衰少，致急行血气不相接续，故脉有歇止。后者由气滞、血瘀、痰饮、食积等有形之邪阻闭气机，脉气不相接续而致；虚证多为脏气衰败，可见脉促无力。多因阴液亏耗，真元衰疲，气血不相接续而致。

13．结脉

脉象：脉来缓慢，时而一止，止无定数。

主病：主阴盛气结，寒痰瘀血，气血虚衰。

说明：结脉往来缓慢，时而出现无规律的间歇，间歇时间较短，止后即恢复搏动。实证者脉实有力，迟中有止，为实邪郁遏，被抑，脉气阻滞而致。虚证者脉虚无力，迟中有止，为气虚血衰，脉气不相顺接所致。

14．代脉

脉象：脉来迟缓力弱，时而一止，止有定数。

主病：脏气衰微，风证，痛证，惊恐，跌仆损伤。

说明：代脉往来缓慢，时而出现规律的间歇，间歇时间较长，良久恢复搏动。虚证多脉代而无力，良久不能自还，为脏气衰微，脉气不复所致。实证多脉代而有力，多为痹证、痛证、七情内伤、跌打损伤等邪气阻抑脉道，涩滞血行而致。

（五）相兼脉、真脏脉及主病

1．相兼脉

临床上，由于疾病常常由多种病因而致，因而脉象也常是兼夹出现，凡脉象由两种或两种以上复合构成者称为相兼脉，也称为复合脉。

相兼脉象的主病，往往就是脉象主病的综合，如浮紧脉多主外感风寒表实证，或风寒痹证；浮缓脉主外感风寒表虚证；浮数脉主表热证；浮滑脉多见于表证夹痰证；沉迟脉多主里寒证；沉涩脉多主阳虚寒凝血瘀证；沉缓脉主脾肾阳虚，水湿内停证；沉细数脉多主阴虚内热或血虚证；弦紧脉常见于寒滞肝脉，或肝郁气滞证；弦数脉多主肝郁化火夹痰，或肝胆湿热；弦细脉多主肝肾阴虚或血虚肝郁，或肝郁脾虚诸证；滑数脉多主痰热、湿热或食积；洪数脉主气分热盛证等等。

每种脉象均通过脉位、脉率、脉形、脉势体现出来，并因某一方面突出异常而命名。诊脉时，必须综合考察其变化，从而确认相兼脉象及主病，以正确地认识疾病。

2．真脏脉

真脏脉是指疾病危重期出现的脉象，以无胃、无神、无根为特点，又称败脉、死脉、绝脉等。

（六）脉症的顺逆与从舍

脉象和症状者是疾病的表现，两者通常对于病情的反映一致，即脉症相应。但也有脉症不相应，甚至相反的情况。一般脉症相应者为顺证，多易治；反之为逆证，预后较差。

临床上脉症相悖时，常有真假之别。在症真脉假时，须舍脉从症；而症假脉真时，须舍症从脉。

二、按诊

按诊是医生用手直接触摸或按压患者胸腹一定的部位，以了解局部冷热、润燥、软硬、压痛、肿块或其他异常变化，从而推断疾病部位、性质和病情轻重等情况的一种诊病方法。主要包括触、摸、按、叩四法。临床上多先触摸，后按压，由轻到重，由浅入深，先远后近，先上后下地进行诊察。

（一）按胸胁

按胸胁主要了解心、肺、肝的病变。前胸高起按之气喘者，为肺胀；胸胁按之胀痛者，多为痰热气结或水饮内停；胁下肿块，多属气滞血瘀；疟疾日久，胁下痞块为疟母。

（二）按虚里

按虚里虚里位于左乳下心尖搏动处，反映宗气的盛衰，若微动不显，多为宗气内虚；若动而应衣，为宗气外泄；若洪大不止或绝而不应，为危重之象；其动欲绝而无恶兆者，多为悬饮证。

（三）按脘腹

按脘腹主要审察有无压痛及包块。腹部疼痛，按之痛减，局部柔软者为虚证；按之痛剧，局部坚硬者为实证。右少腹疼痛拒按为肠痈。腹中包块固定不移，痛有定处，按之有形者，称为积，病在血分。若包块往来不定，痛无定处，聚散无常者，称为聚，病属气分。脐腹包块，起伏聚散，往来不定，按之指下蠕动者多为虫积。

（四）按肌肤

按肌肤主要了解寒热、润燥、肿胀等内容。肌肤灼热为热证，清冷为寒证。湿润多为汗出或津液未伤；干燥者多为无汗或津液已伤；肌肤甲错，为内有瘀血；按之凹陷，应手而起者为气胀，不能即起者为水肿。

（赵剑华）

第三章

辨证

第一节　八纲辨证

八纲，即阴、阳、表、里、寒、热、虚、实八类证候。八纲辨证是根据四诊所收集的资料，进行分析、综合，以概括病变的大体类别、部位、性质及邪正盛衰等方面的情况，从而将疾病归纳为阴证、阳证、表证、里证、寒证、热证、虚证、实证八类基本证候。八纲是分析疾病共性的辨证方法，是各种辨证的总纲，在诊断疾病的过程中，起着执简驭繁、提纲挈领的作用，它是根据患者整体证候表现的总和概括出来的辨证规律。

八纲各有其独特的内容，但由于疾病的错综复杂性，使得八纲之间又是相互联系、密不可分的。如辨别表里必须结合寒热虚实，辨别寒热也必须结合表里虚实等。在运用八纲辨证时，除要掌握八纲各自的特点，更要注意它们之间的相互联系而灵活运用，才能做出准确的辨证。

一、表里辨证

表里是辨别疾病病位内外和病势深浅的两个纲领，它是一个相对的概念。一般皮毛、肌腠、经络在外，属表；五脏六腑在内，属里。外邪犯表，多为疾病初起，一般比较轻浅；脏腑受病，多是病邪深入，一般比较深重。表里辨证，可了解疾病的轻重深浅及病理变化趋势，借以确立解表或攻里的治疗方法。

（一）表证

表证是六淫邪气经皮毛、口鼻侵入机体，病邪浅在肌肤的证候。表证是外感病邪的初期阶段，多具有起病急、病程短、病位浅的特点。

（1）证候：发热恶寒（或恶风寒），舌苔薄白，脉浮。常兼鼻塞流涕，头身痛，咳嗽等症状。

（2）分析：六淫邪气客于皮毛肌表，阻遏卫气不得宣发，故发热；卫气受遏，肌肤失于温煦，故恶寒或恶风；邪气郁滞经络，气血不畅，则头身痛；邪未入里，故舌象尚无变化，出现薄白苔；外邪袭表，正气奋起抗邪，脉气鼓动于外，故脉浮；肺主皮毛，鼻为肺窍，外邪从皮毛、口鼻而入，内应于肺，肺失宣肃，故出现鼻塞流涕、咳嗽。

（二）里证

里证是疾病深入于里（脏腑、气血、骨髓）所表现出的一类证候。多由表邪不解，内传于里，或外邪直中脏腑，或七情内伤、饮食劳倦等，使脏腑气血功能失调所致。里证包括的证候范围广泛，临床表现多种多样，但概括起来则以脏腑的证候为主。里证病程长，不恶风寒，脉象不浮，多有舌质、舌苔的变化，可以此与表证相鉴别。具体内容将在脏腑辨证部分介绍。

（三）表证和里证的关系

（1）表里同病：表证和里证同时在一个患者身上出现，多见于表证未解，邪已入里；或旧病未愈，复感外邪；或先见外感，又伤饮食；或病邪同时侵犯表里。临床表现出既有发热、恶寒、头痛、无汗等表证，又有腹胀、便秘、小便黄等里证。

（2）表里转化：在一定条件下，表证、里证可以互相转化，即"由表入里"和"由里出表"，这主要取决于正邪斗争的结果。机体正气不足，抵抗力减弱，或邪气过盛，或护理不当，或失治、误治等均可使表邪入里。若治疗及时，或护理得当，使正气渐复，抵抗力增强，则邪气也可由里出表。凡病邪由表入里，表示病势加重；病邪由里出表，则表示病势减轻。

二、寒热辨证

寒热是辨别疾病性质的两个纲领。寒证与热证反映了机体阴阳的偏盛与偏衰，辨寒热就是辨阴阳之盛衰。阴盛或阳虚的表现为寒证，阳盛或阴虚的表现为热证。辨别疾病的寒热属性，是确立治疗选用温热药或寒凉药的依据。

（一）寒证

寒证是感受寒邪，或阳虚阴盛，人体功能活动减退所表现出的证候。

（1）证候：各类寒证表现不尽一致，但一般都会出现恶寒喜暖，面色苍白，肢冷蜷卧，口淡不渴，小便清长，大便稀溏，痰、涎、涕等分泌物清稀，舌淡、苔白而润滑，脉迟或紧等。

（2）分析：阳气不足或外感寒邪，机体失于温煦，故形寒肢冷、面色苍白、肢冷蜷卧；阴寒内盛，津液不化，故口淡不渴；阳虚不能温化水液，以致痰、涎、涕、尿、粪便等分泌物或排泄物澄澈清冷；阳虚不化，寒湿内生，故舌淡、苔白而润滑；阳气虚弱，无力推动血液运行则脉迟；寒主收引，受寒则脉道收缩，故又见脉紧。

（二）热证

热证是感受热邪，或阳盛阴虚，人体功能活动亢进所表现出的证候。

（1）证候：各类热证表现不尽一致，但一般都会出现恶热喜凉，口渴喜冷饮，面红目赤，烦躁不宁，痰、涕黄稠，大便干结，小便短赤，舌红、苔黄而干，脉数等。

（2）分析：阳热偏盛，则恶热喜冷；热邪伤阴，津液被耗，故大便干结、小便短赤、口渴饮冷；火性上炎，故见面红目赤；热扰心神，则见烦躁不宁；津液被阳热煎熬，故痰、涕黄稠；舌红、苔黄为热证，舌干、少津为伤阴；阳热亢盛，加速血液运行，故见数脉。

（三）寒证与热证的鉴别

寒证与热证，不能孤立地根据某一症状做出判断，应对疾病的全部表现进行综合观察，尤其是寒热的喜恶、口渴与不渴、面色的赤白、四肢的温凉及二便、舌脉等方面的变化进行辨别（表3-1）。

表3-1　寒证、热证的鉴别

证型	寒热	口渴	面色	四肢	大便	小便	舌象	脉象
寒证	恶寒喜热	不渴	苍白	冷	大便清稀	小便清长	舌淡苔白腻	迟或紧
热证	恶热喜冷	渴喜冷饮	红赤	热	大便干结	小便短赤	舌红苔黄干	数

（四）寒证与热证的关系

寒证与热证虽有阴阳盛衰的本质区别，但又相互联系，它们既可在患者身上同时出现，表现为寒热错综复杂的证候，又可以在一定条件下互相转化，出现寒证化热、热证转寒，在疾病危重阶段，还会出现假象。寒证与热证同时并存，称为寒热错杂。临床可表现为上热下寒、上寒下热、表寒里热、表热里寒等。如患者既见胸中烦热、频欲呕吐，又见腹痛喜暖、大便稀薄等症即为上有热、下有寒的上热下寒证。

寒热同时并见，除了要分清表里上下经络脏腑之外，还要分清寒热孰多孰少和标本先后主次，这些区别对处方用药具有十分重要的意义。

先出现寒证，后出现热证，热证出现，寒证消失，是寒证转化为热证；先出现热证，后出现寒证，寒证出现，热证消失，是热证转化为寒证。

寒热证的互相转化，反映了邪正的盛衰。由寒证转化为热证，是人体正气尚盛，寒邪郁而化热；热证转化为寒证，多属邪盛正虚，正不胜邪。

在疾病的过程中，一般其本质与所反映的症状是一致的，即热证见热象，寒证见寒象。但在疾病发展到危重阶段，有时会出现与疾病本质相反的一些假象，如"寒极似热""热极似寒"，即所谓的真寒假热、真热假寒的证候，这些假象常出现在患者生死存亡的关键时刻，如不细察，易导致误诊。

真热假寒是内有真热而外见假寒的证候。其产生机制是内热过盛、格阴于外，也称"阳盛格阴"。临床表现为四肢厥冷、脉沉等似属寒证，但身寒不喜加衣被，脉沉而有力，并且见口渴喜冷饮、咽干口臭、谵语、小便短赤、大便燥结等热象。说明内热炽盛是真，外见寒象是假。

真寒假热是内有真寒而外见假热的证候。其产生机理是阴寒内盛、格阳于外，也称"阴盛格阳"。临床表现为身热、面红、口渴、脉大等似属热，但身热反欲盖衣被，口渴喜热饮，饮亦不多，脉大而无力，并且还可见到四肢厥冷、大便稀溏、小便清长、舌淡、苔白等寒象。说明阴寒内盛是真，外见热象是假。

三、虚实辨证

虚实是辨别邪气强弱和正气盛衰的两个纲领。虚指正气不足，实指邪气盛实。虚证主要取决于正气虚方面，实证主要取决于邪气盛方面。正如《素问·通评虚实论篇》所说，"邪气盛则实，精气夺则虚"。辨别疾病的虚实，是治疗疾病时确定扶正或祛邪的依据。

（一）虚证

虚证是指人体正气不足，脏腑生理功能衰退所表现出的证候。虚证的形成，有先天不足和后天失调两个方面，但以后天失调为主。如饮食失调，后天之本不固；或七情内伤，脏腑气血损伤；或房事过度，肾精耗损；或久病失治误治，正气受损等，均可成为虚证。根据气血阴阳虚损的程度不同，临床又分为气虚、血虚、阴虚、阳虚等。

1. 气虚证

气虚证是机体元气不足，全身或某一脏腑功能减退所表现出的证候。

（1）证候：疲倦乏力，少气懒言，语声低微，自汗，动则诸症加重，舌淡，脉虚弱无力。

（2）分析：元气不足，人体功能活动减退，故见疲倦乏力、少气懒言、语声低微；气虚卫表不固，故自汗出；劳则气耗，故在活动后诸症加重；气为血之帅，气虚血失鼓动及充盈，故舌淡，脉虚弱无力。

2. 血虚证

血虚证是指血液亏虚，不能濡养脏腑、经脉、组织、器官而出现的证候。

（1）证候：面色无华或萎黄，唇色淡白，爪甲苍白，头晕眼花，心悸失眠，手足麻木，妇女月经量少或闭经，舌质淡，脉细无力。

（2）分析：血虚不能上荣于头面，故面色无华或萎黄、唇淡、头晕眼花；血虚心失所养，则心悸失眠；血虚筋脉失养，则爪甲苍白、手足麻木；血虚冲任失充，故妇女月经量少或闭经；血虚不能上荣于舌则舌淡，脉管失于充盈则脉细无力。

3. 阴虚证

阴虚证是指机体阴精亏虚、阴不制阳、虚热内生所表现出的证候。

（1）证候：午后潮热，盗汗，颧红，咽干，五心烦热，小便短黄，大便干结，舌红、少苔，脉细数。

（2）分析：阴虚则内热，虚热内扰，故五心烦热、午后潮热、颧红；热逼津泄，故盗汗出；虚热伤津，则咽干、溲赤、便干；阴虚内热，故舌红、少苔，脉细数。

4．阳虚证

阳虚证是机体阳气不足，失于温煦推动，脏腑功能活动减退所表现出的证候。

（1）证候：形寒肢冷，面色苍白，神疲乏力，自汗，口淡不渴，小便清长或尿少浮肿，大便稀溏，舌淡胖、苔白，脉沉迟。

（2）分析：阳气不足，机体失于温煦，故形寒肢冷；阳气虚，无力推动气血运行，血不上荣则面色苍白，气虚失于鼓动则神疲乏力；阳气虚，腠理不固，故自汗出；阳虚则阴寒内生，水液不化，故口淡不渴、小便清长或尿少浮肿、大便稀溏；阳气虚，水湿内生，故舌淡胖、苔白；阳气虚，血运无力，故脉沉迟。

（二）实证

实证是指邪气过盛，脏腑功能活动亢盛所表现出的证候。实证的形成多由于外感六淫之邪亢盛，正邪剧争；或脏腑功能失调，致使痰湿、瘀血、宿食等病理产物停滞所致。由于邪气的性质及所在的部位不同，临床表现亦不尽一致。

（1）证候：一般常表现出发热，形体壮实，声高气粗，精神烦躁，胸胁脘腹胀满，疼痛拒按，大便秘结或热痢下重，小便不利或淋漓涩痛，舌苔厚腻，脉实有力等。

（2）分析：邪气盛，正气奋起抗邪，或阳热内盛，故发热；邪实正盛，故形体壮实、声高气粗；实热扰心，故精神烦躁；实邪停滞于脏腑，腑气不通，故胸胁脘腹胀满、疼痛拒按、大便秘结；湿热下注则热痢下重、小便淋漓涩痛；实邪停滞，气血壅盛，故舌苔厚腻，脉实有力。

（三）虚证与实证的鉴别

辨别虚实，主要看患者的形体盛衰、精神好坏、声音气息强弱、痛处喜按与拒按及二便、舌脉的变化（表3-2）。

表3-2　虚证、实证的鉴别

证型	病程	体质	声息	形态	疼痛	二便	舌象	脉象
虚证	久病	虚弱	声低息微	精神萎靡 身倦乏力 气弱懒言	疼痛喜按	大便稀溏	舌淡胖，少苔	虚细无力
实证	新病	壮实	声高息粗	精神兴奋 声高气粗	疼痛拒按	大便干结 小便短赤	苔厚腻	实而有力

（四）虚证与实证的关系

疾病是一个复杂的过程，由于体质、治疗、护理等诸因素的影响，使虚证与实证发生虚实夹杂、虚实转化等证候表现，临床上应加以细察。凡虚证与实证同时出现者，称为虚实夹杂。临床上有以实证为主而夹有虚证的，也有以虚证为主而夹有实证的，还有虚证与实证并重的。如肝硬化腹水患者，可见腹部胀大、青筋暴露、二便不利等实证表现，又有形体消瘦、气短乏力、脉沉细弦等虚证表现，这即是虚实夹杂证。

在疾病发展过程中，由于正邪相争，在一定条件下，虚证和实证还可相互转化，实证转化为虚证，虚证也可转化为实证。实证失治误治，或邪气久留、过盛伤及正气，可使实证转化为虚证。如外感热证，见高热、口渴、烦躁、脉洪大等实证，若日久不愈，邪气久留损伤正气，可见气短乏力、面色苍白、消瘦、脉细弱等虚证。虚证转化为实证，临床比较少见，多见的是先为虚证，而后转化为虚实夹杂证。主要由于正气虚，脏腑功能减退，致痰、食、血、水等病理产物凝结阻滞，而因虚致实。如心脾气虚证，见心悸气短，若久治未愈，可突然心痛不止，成为气虚血滞、心脉瘀阻的虚中夹实证。

四、阴阳辨证

阴阳是概括病证类别的一对纲领。阴阳是八纲辨证的总纲，即表、热、实属阳，里、寒、虚属阴。一切病证尽管千变万化，但总起来不外阴证与阳证两大类。

（一）阴证与阳证

阴证是体内阳气虚衰，或寒邪凝聚的证候，其病属寒、属虚。机体反应多呈衰退的表现。主要表现：精神萎靡不振，面色苍白，畏寒肢冷，气短声低，口不渴，便溏，小便清长，舌淡胖嫩、苔白，脉迟弱等。

阳证是体内热邪壅盛，或阳气亢盛的证候，其病属热、属实。机体反应多呈亢盛的表现。主要表现：精神烦躁不安，身热面赤，气壮声高，口渴喜冷饮，呼吸气粗，大便秘结，小便短赤，舌红绛、苔黄，脉洪滑实等。

（二）亡阴证与亡阳证

亡阴证与亡阳证是疾病过程中的危重证候，一般在高热大汗，或发汗太过，或吐泻过度，或失血过多等阴液或阳气迅速亡失的情况下发生。

亡阴证是指体内阴液过度消耗而表现出的阴液衰竭的病变和证候。临床主要表现为汗出而黏，呼吸短促，身热，手足温，烦躁不安，渴喜冷饮，面色潮红，舌红而干，脉细数无力。

亡阳证是指体内阳气严重消耗而表现出的阳气虚脱的病变和证候。临床主要表现为大汗淋漓，面色苍白，精神淡漠，身畏寒，手足厥逆，气息微弱，口不渴或渴喜热饮，舌淡，脉微欲绝。

亡阴可迅速导致亡阳，亡阳之后也可出现亡阴，只是先后主次不同而已。因此，临床上应分别亡阴亡阳的主次矛盾，才能及时正确地抢救。

五、八纲之间的相互关系

八纲在临床应用时，虽然每一纲各有其独特的内容，但八纲之间又是相互联系而不能分割的。如表证有表寒、表热、表虚、表实之别，里证同样有里寒、里热、里虚、里实之分，表里辨证还有表寒里热及表实里虚等错综复杂的变化。其他虚证、实证、热证、寒证也是如此。另外，表里、虚实、寒热在一定条件下，又是可以互相转化的。因此，在应用八纲辨证时，只有掌握八纲各自不同的证候特点，注意八纲之间的相兼、转化、夹杂、真假等情况，才能对疾病做出全面正确的判断。

（邢 舸）

第二节　脏腑辨证

脏腑辨证是根据脏腑的生理功能、病理表现，对疾病证候进行分析归纳，借以推究病机，判断病变部位、性质、正邪盛衰等情况的一种辨证方法，是临床各科的诊断基础，是中医辨证体系中的重要组成部分。

脏腑辨证，包括脏病辨证、腑病辨证、脏腑兼病辨证三个部分，其中脏病辨证是脏腑辨证的重要内容。

一、心与小肠病辨证

心的病证有虚有实。虚证多由于久病伤正、禀赋不足、思虑伤心等因素，导致心气、血、阴、阳的不足；实证多由于痰阻、火扰、寒凝、血瘀、气郁等引起。

（一）心气虚、心阳虚

心气虚、心阳虚是指心气不足、心阳虚衰所表现出的证候。本证多由于禀赋不足，久病体虚，或年高脏气亏虚所致。

1. 证候

心悸、气短，活动时加重，自汗，脉细弱或结代，为其共有症状。若兼面色无华，体倦乏力，舌淡、苔白则为心气虚；若兼形寒肢冷，心胸憋闷，舌淡胖或紫暗、苔白滑则为心阳虚。

2. 分析

心气虚、心阳虚，鼓动乏力，血液不能正常运行，强为鼓动，故心悸；心气虚，胸中宗气运转无力，故气短；动则耗气，故活动后心悸、气短加重；气虚卫外不固，则自汗；心气虚，鼓动无力，气血不能上荣，故面色无华、舌淡；气血虚弱，功能活动减退，故体倦乏力；气血不足，不能充盈脉管或脉气不相连续，故脉细弱或结代；心阳虚，心脉瘀阻，气血运行不畅，故心胸憋闷、舌紫暗；阳虚不能温煦周身，故形寒肢冷；阳虚寒盛，水湿不化，故苔白滑。

（二）心血虚、心阴虚

心血虚是指心血亏虚、心失濡养所表现出的证候；心阴虚是心阴血不足、虚热内扰所表现出的证候。本证多由久病耗伤阴血，或失血过多，或阴血不足，或情志不遂，耗伤心血、心阴所致。

1. 证候

心悸失眠，健忘多梦为其共有症状。若见面白无华，眩晕，唇舌色淡，脉细为心血虚；若见颧红，五心烦热，潮热盗汗，舌红少津，脉细数为心阴虚。

2. 分析

心阴（血）不足，心失所养，故心悸失眠、健忘多梦；心血不足，不能上荣及充盈于脉，故面白无华、眩晕、唇舌色淡、脉细；心阴虚，心阳偏亢，虚热内扰，故颧红、五心烦热、潮热盗汗、舌红少津、脉细数。

（三）心火亢盛

心火亢盛证是指心火炽盛、扰乱心神所表现出的证候。本证常因七情郁结、气郁化火，或六淫内郁化火，或嗜肥腻厚味及烟酒所致。

1. 证候

心胸烦热，失眠多梦，面赤口渴，便干溲赤，舌尖红苔黄，脉数有力；或口舌生疮，舌体糜烂疼痛；或狂躁谵语；或吐血衄血；或肌肤生疮，红肿热痛等。

2. 分析

心火炽盛，扰乱心神，轻则见心胸烦热、失眠多梦，重则为狂躁谵语；火热炽盛，灼津耗液，故见口渴、便干溲赤；心火上炎，故见面赤、舌尖红或口舌糜烂疼痛；心火炽盛，血热妄行，则见吐血衄血；心火内盛，火毒壅滞脉络，局部气血不畅，故见肌肤生疮、红肿热痛。苔黄、脉数有力，均为里热内盛的征象。

（四）心脉痹阻

心脉痹阻是指心脏在各种致病因素作用下导致闭阻不通所反映出的证候，常见因素有瘀血、痰浊阻滞心脉、寒凝、气滞等。

1. 证候

心悸怔忡，心胸憋闷疼痛，痛引肩背内臂，时发时止。若痛如针刺、舌紫暗或见瘀点、瘀斑、脉细涩或结代，为瘀血阻滞心脉；若体胖痰多、身重困倦、闷痛较甚、舌苔白腻、脉沉滑，为痰阻心脉；若剧痛暴作，得温痛缓，畏寒肢冷，舌淡红或暗红、苔白，脉沉迟或沉紧，为寒凝；若心胸胀痛，其发作与情志因素相关，舌淡红或暗红、苔薄白，脉弦为气郁。

2. 分析

本证多因正气先虚，阳气不足，心失温养，则心悸怔忡；阳气不足，血液运行无力，易诱发各种致病因素闭阻心脉，气血运行不畅而发生疼痛；手少阴心经之脉直行上肺，出腋下循内臂，故痛引肩背内臂，这是诊断心脉痹阻的主要依据。

瘀阻心脉的疼痛以刺痛为特点，伴见舌紫暗、紫斑、紫点，脉细涩或结代等瘀血内阻的症状；痰浊阻滞心脉的疼痛以闷痛为特点，患者多体胖痰多、身重困倦、舌苔白腻、脉象沉滑等痰浊内盛的症状；寒凝心脉的疼痛以疼痛剧烈、发作突然、得温痛缓为特点，并伴畏寒肢冷、舌淡苔白、脉沉细迟或沉紧等寒邪内盛的症状；气滞心脉的疼痛以胀痛为特点，其发作多与精神因素有关，并常伴胁胀、善太息、脉弦等气机阻滞的症状，气滞则影响血行，轻则舌淡红，重则舌暗红。

（五）痰迷心窍

痰迷心窍是指痰浊蒙闭心神所表现出的证候。本证多由七情所伤，肝气郁结，气郁生痰；或感受湿浊邪气，阻滞气机，使气结痰凝，痰浊闭阻心神所致。

1. 证候

面色晦滞，脘闷作恶，意识模糊，语言不清，喉有痰声，甚则昏不知人，舌苔白腻，脉滑；或精神抑郁，表情淡漠，神志痴呆，喃喃自语，举止失常；或突然仆地，不省人事，口吐痰涎，喉中痰鸣，两目上视，手足抽搐，口中作猪羊叫声。

2. 分析

湿浊阻滞气机，清阳不升，故见面色晦滞、脘闷作恶；心主神志，痰蒙心神则神志异常，出现意识模糊或昏迷、语言不清，或精神抑郁、表情淡漠、神志痴呆、喃喃自语、举止失常，或突然仆地、不省人事、手足抽搐；痰涎内盛，喉中痰涌，痰为气激，肝气上逆，故口吐痰涎、喉中痰鸣、口中作猪羊叫声、两目上视。苔白腻、脉滑，均是诊断痰湿的依据。

（六）痰火扰心

痰火扰心是指痰火扰乱心神所出现的证候。

1. 证候

发热气粗，面红目赤，痰黄稠，喉间痰鸣，躁狂谵语，舌红、苔黄腻，脉滑数；或见失眠心烦，痰多胸闷，头晕目眩；或神志错乱，哭笑无常，狂妄躁动，打人毁物。

2. 分析

痰火扰心，属外感热病者以发热、痰盛、神志不清为辨证要点；内伤杂病中，轻者以失眠心烦、重者以神志错乱为辨证要点。

外感热病，多因邪热亢盛，燔灼于里，炼津为痰，上扰心窍所致。里热蒸腾，充斥肌肤，故见发热；热邪上扰，故面红目赤；热盛，功能活动亢进，故呼吸气粗；热灼津为痰，则痰液发黄、喉间痰鸣；痰热扰心，则心神昏乱，故躁狂谵语；舌红、苔黄腻、脉滑数，均是痰火内盛之征。

内伤病中，痰火扰心，常见失眠心烦，若痰阻气道，则可见胸闷痰多；清阳被遏，可见头晕目眩；若剧烈精神刺激，可使气机逆乱，心火鸱张，灼津为痰，上扰心窍，心神被蒙，而表现为神志错乱、哭笑无常、狂妄躁动、打人毁物的狂证。

（七）小肠实热

小肠实热是指心火炽盛，移热小肠所表现出的证候。

1. 证候

发热口渴，心烦失眠，口舌生疮，小便涩赤不畅，尿道灼痛，尿血，舌红、苔黄，脉数。

2. 分析

心与小肠相表里，小肠有分别清浊的功能，使水液入于膀胱。心热下移小肠，故小便赤涩、尿道灼痛；热甚灼伤血络，故见尿血；心火炽盛，热扰心神则心烦失眠；热灼津液则口渴；热燔肌肤则发热；心火上炎，故口舌生疮。舌红、苔黄，脉数为里热之征象。

二、肺与大肠病辨证

肺的病证有虚实之分，虚证多见于气虚和阴虚；实证多见于风寒燥热等邪气侵袭或痰湿阻肺。

（一）肺气虚

肺气虚是指肺功能减退所表现出的证候。本证多因久病咳喘或气的生化不足所致。

1. 证候

咳喘无力，动则气短，痰液清稀，声音低怯，面色淡白，神疲体倦；或自汗畏风，易于感冒，舌淡苔白，脉虚。

2. 分析

肺气虚，宗气不足，呼吸功能减弱，故咳喘无力、动则气短、声音低怯；肺气虚，输布水液的功能减退，水液停聚于肺系，随肺气而上逆，故见痰液清稀；肺气虚，不能宣发卫气于肌表，腠理不密，卫表不固，故见自汗畏风、易于感冒。面色淡白、神疲体倦及舌淡苔白、脉虚均为气虚之征象。

（二）肺阴虚

肺阴虚证是肺阴不足，虚热内生所反映出的证候。本证多由久咳伤阴，或痨虫伤肺，或热病后期，肺阴损伤所致。

1. 证候

干咳无痰，或痰少而黏，口燥咽干，形体消瘦，午后潮热，五心烦热，盗汗颧红，甚则痰中带血，声音嘶哑。舌红少津，脉细数。

2. 分析

肺阴不足，内生虚热，肺为热蒸，气机上逆而为咳嗽；津为热灼，炼津成痰，故痰少质黏；虚热灼伤肺络，故痰中带血，肺阴虚，上不能滋润咽喉则口燥咽干、声音嘶哑，外不能濡养肌肉则形体消瘦；虚热内炽，故午后潮热、五心烦热；热扰营阴，故盗汗；虚热上扰则见颧红。舌红少津、脉细数，皆是阴虚内热之象。

（三）风寒束肺

风寒束肺证是感受风寒，肺气被束所表现出的证候。

1. 证候

咳嗽痰稀色白，鼻塞流清涕；或兼恶寒发热，无汗，头身痛，舌苔薄白，脉浮紧。

2. 分析

外感风寒，肺气被束不得宣发，逆而为咳；风寒犯肺，肺失宣肃，水液失于敷布，聚而为痰，寒属阴，故痰液稀白；鼻为肺窍，肺气失宣，鼻窍不畅，故鼻塞流清涕；寒邪客于肺卫，卫气被遏则恶寒，正气抗邪则发热，毛窍郁闭则无汗，营卫失和则头身痛。舌苔薄白、脉浮紧均为寒邪束表之征象。

（四）风热犯肺

风热犯肺证是由风热之邪侵犯肺系，卫气受病所表现出的证候。

1. 证候

咳嗽，痰黄稠，鼻塞流黄浊涕，口干咽痛，发热，微恶风寒，舌尖红、苔薄黄，脉浮数。

2. 分析

风热袭肺，肺失宣降，肺气上逆则咳嗽、鼻窍不利则鼻塞；热灼津液为痰，故痰黄稠、流黄浊涕；咽喉为肺之门户，风热上壅，故咽喉痛；邪热伤津则口干；肺卫受邪，卫气抗邪则发热，卫气被遏则恶风寒。舌尖红、苔薄黄，脉浮数均为风热外感之象。

（五）燥邪犯肺

燥邪犯肺证是燥邪侵犯肺卫所表现出的证候。多因秋令燥邪犯肺，耗伤肺津所致。

1. 证候

干咳无痰，或痰少而黏不易咳出，唇、舌、鼻、咽处干燥欠润，大便干结，或身热恶寒，胸痛咯血。舌红或干、苔白或黄，脉数或浮数。

2. 分析

燥邪耗伤肺津，肺失滋润，清肃失职，故干咳无痰或痰少而黏不易咳出；燥伤肺津，津液不布，故唇、舌、鼻、咽处干燥欠润，大便干结；燥邪袭肺，肺卫失宣，故有身热恶寒、脉浮之表证；燥邪化火，灼伤肺络，故见胸痛咯血。燥邪有凉燥、温燥之分，凉燥性近寒，故证似风寒，温燥性近热，故证似风热。若为温燥，则舌红、苔薄黄、脉数；若为凉燥，则舌干、苔薄白。

（六）热邪壅肺

热邪壅肺证是热邪内壅于肺，肺失宣肃所表现出的证候。多由温热之邪从口鼻而入，或风寒、风热之邪入里化热，内壅于肺所致。

1. 证候

咳嗽气喘，呼吸气粗，甚则鼻翕，咳痰黄稠，或痰中带血，或咳吐腥臭血痰，发热，胸痛，烦躁不安，口渴，小便短赤，大便秘结，舌红、苔黄腻，脉滑数。

2．分析

热邪炽盛，内壅于肺，炼津成痰，痰热郁阻，肺失宣降，故有咳嗽气喘、呼吸气粗、鼻煽、痰黄稠；痰热阻滞肺络，气滞血壅，脉络气血不畅，故发热胸痛；血腐化脓，则咳吐腥臭血痰；里热炽盛，津液被耗，故口渴、小便短赤、大便干结；热扰心神，则烦躁不安。舌红、苔黄腻，脉滑数均为里热或痰热的征象。

（七）痰湿阻肺

痰湿阻肺证是痰湿阻滞肺系所表现出的证候。常因脾气亏虚、水湿停聚，或久咳伤肺、肺不布津，或感受寒湿之邪，肺失宣降，水湿停聚所致。

1．证候

咳嗽痰多，痰黏色白易咳出，胸闷，甚则气喘痰鸣，舌淡、苔白腻，脉滑。

2．分析

痰湿阻肺，肺气上逆，故咳嗽痰多、痰黏色白易咳出；痰湿阻滞气道，肺气不利，故胸闷，甚则气喘痰鸣。舌淡、苔白腻，脉滑是痰湿内阻之征象。

（八）大肠湿热

大肠湿热证是湿热侵犯大肠所表现出的证候。多因感受湿热外邪，或饮食不节或不洁，暑湿热毒侵犯大肠所致。

1．证候

腹痛，泻泄秽浊；或下痢脓血，里急后重；或暴注下泄，色黄臭。伴见肛门灼热，小便短赤，口渴；或有恶寒发热，或但热不寒，舌红、苔黄腻，脉滑数。

2．分析

湿热蕴结大肠，气机阻滞，故腹痛；湿热熏灼肠道，脉络损伤，血腐为脓，故下痢脓血；湿热下注大肠，传导失职，故泄泻秽浊或暴注下泄、色黄臭；热灼肠道，故肛门灼热；水液从大便外泄，故小便短赤；热盛伤津，故口渴。若表邪未解，则可见恶寒发热；邪热在里，则但热不寒。舌红、苔黄腻，脉滑数均为湿热之象。

三、脾胃病辨证

脾和胃的病证，有寒热虚实之不同。脾病以阳气虚衰、运化失调、水湿痰饮内生、不能统血、气虚下陷为常见病变；胃病以受纳腐熟功能障碍、胃气上逆为主要病变。

（一）脾气虚

脾气虚证是脾气不足，运化失健所表现出的证候。本证多由饮食不节，或饮食失调，过度劳倦及其他急慢性疾病耗伤脾气所致。

1．证候

食少纳呆，口淡无味，腹胀便溏，少气懒言，肢体倦怠，面色萎黄，或水肿，或消瘦，舌淡苔白，脉缓弱。

2．分析

脾气虚弱，运化失健，故食少纳呆、口淡无味；脾虚水湿内生，脾气反为所困，故形成虚性腹胀；水湿不化，流注肠间，故大便溏薄或先干后溏；脾气虚，中气不足，故少气懒言；脾主肌肉四肢，脾气虚肢体失养，故见肢体倦怠；脾虚水湿浸淫肌表则见水肿；脾胃为后天之本，气血生化之源，脾虚化源不足，肌体失养，故面色萎黄、消瘦及舌淡苔白、脉缓弱。

（二）脾阳虚

脾阳虚证是脾阳虚弱，阴寒内盛所表现出的证候。本证多由脾气虚发展而来。

1．证候

腹胀纳少，脘腹冷痛，喜暖喜按，形寒肢冷，大便溏薄或清稀，或肢体困重水肿，或白带清稀量多，舌淡胖、苔白滑，脉沉迟无力。

2．分析

脾之阳气虚弱，运化失健，则腹胀纳少；阳虚阴寒内生，寒凝气滞，故脘腹冷痛、形寒肢冷，且喜暖喜按；脾阳气虚，水湿不化，流注肠中则大便溏薄或清稀，溢于肌肤四肢则肢体困重水肿，水湿下注，妇女带脉不固则白带清稀量多。舌淡胖、苔白滑，脉沉迟无力，均为脾阳气虚、水寒之气内盛之征象。

（三）中气下陷

中气下陷证是指脾气亏虚，升举无力而反下陷所表现出的证候。本证多由脾气虚发展而来，或久泻久痢、劳累过度所致。

1．证候

脘腹重坠作胀，食后益甚；或便意频数，肛门坠重；或久痢不止，甚或脱肛；或内脏下垂；或小便浑浊如米泔。伴头晕，气短乏力，肢体倦怠，食少便溏。舌淡苔白，脉虚弱。

2．分析

脾气虚，升举无力，内脏无托，故脘腹重坠作胀、便意频数、肛门坠重，甚或脱肛、内脏下垂；脾气虚陷，精微不能正常输布，固摄无权，故久痢不止，或小便浑浊如米泔；清阳不能上升头目，故头晕；中气不足，全身功能活动减退，故气短乏力、肢体倦怠、食少便溏、舌淡苔白、脉虚弱。

（四）脾不统血

脾不统血证是指脾气虚不能统摄血液所表现出的证候。本证多由久病，或劳倦伤脾，使脾气虚弱所致。

1．证候

便血、尿血、肌衄、鼻衄、齿衄，或妇女月经过多、崩漏等，常伴有头晕，神疲乏力，气短懒言，面色无华，食少便溏。舌淡，脉细弱。

2．分析

脾气虚，不能统摄血液，血不循经而行，故出现出血诸症；溢于胃肠为便血，溢于膀胱为尿血，溢于皮下为肌衄；脾失统血，冲任不固，故妇女月经过多，甚或崩漏；脾气虚，运化失健，故食少便溏；中气不足，机体功能活动减退，故神疲乏力、气短懒言、脉细弱；反复出血，营血虚少，肌肤失养，故面色无华、舌淡。

（五）寒湿困脾

寒湿困脾证是指寒湿内盛，脾阳受困而表现出的证候。多由饮食不节，过食生冷，淋雨涉水，居处潮湿，或内湿素盛所致。

1．证候

脘腹胀闷，食少便溏，泛恶欲吐，口黏不爽，头身困重；或肌肤面目发黄，黄色晦暗；或肢体水肿，小便短少。舌淡胖、苔白滑，脉濡缓。

2．分析

脾为湿困，运化失司，升降失常，故脘腹胀闷、食欲减退、泛恶欲吐；湿注肠中，则便溏；湿性黏滞重着，湿邪困阻，故头身困重、口黏不爽；脾为寒湿所困，阳气不宣，胆汁随之外泄，故肌肤面目发黄、黄色晦暗；中阳被水湿所困，水湿溢于肌肤，故肢体水肿；阳气被遏，膀胱气化失司，故小便短少。舌淡胖苔白滑、脉濡缓均为寒湿内盛之征象。

（六）脾胃湿热

脾胃湿热证是湿热蕴结脾胃所表现出的证候。常因感受湿热外邪，或过食肥甘厚味，使湿热蕴结脾胃，受纳运化失职所致。

1．证候

脘腹痞闷，恶心欲吐，口黏而甜，肢体困重，大便溏泻，小便短赤不利；或面目肌肤发黄，色泽鲜明如橘皮；或皮肤发痒；或身热起伏，汗出热不解。舌红、苔黄腻，脉濡数。

2. 分析

湿热之邪蕴结脾胃，受纳运化失职，升降失常，故脘腹痞闷、恶心欲吐；湿热上犯，故口黏而甜；湿性黏滞重浊，湿热阻遏，故肢体困重、大便溏泻、小便短赤不利；湿性黏滞，湿热互结，则身热起伏，汗出而不解；湿热内蕴脾胃，熏蒸肝胆，胆汁不循常道而外溢，故面目肌肤发黄、色鲜如橘皮，皮肤发痒。舌红、苔黄腻，脉濡数皆是湿热之征象。

（七）胃阴虚

胃阴虚证是胃阴亏虚所表现出的证候。多由于胃病久延不愈，或热病后期阴液未复，或素食辛辣积热于胃，或情志不遂，气郁化火等，使胃阴耗伤所致。

1. 证候

胃脘部隐痛，饥不欲食，口燥咽干，大便干结；或脘痞不舒；或干呕呃逆。舌红少津，脉细数。

2. 分析

胃阴不足，胃阳偏亢，虚热内盛，胃气不和，而致胃脘隐痛、饥不欲食；胃阴亏虚，上不能滋润咽喉、下不能濡润大肠，故口燥咽干、大便干结；胃失阴液滋润，胃气不和，故脘痞不舒；阴虚热扰，胃气上逆，故见干呕呃逆。舌红少津、脉细数均为阴虚内热之征象。

（八）胃火炽盛

胃火炽盛证是胃中火热炽盛所表现出的证候。多由素食辛辣油腻，化火生热；或情志不遂，气郁化火；或邪热内犯等所致。

1. 证候

胃脘部灼热疼痛，吞酸嘈杂；或食入即吐，渴喜冷饮，消谷善饥；或牙龈肿痛溃烂，齿衄，口臭，大便秘结，小便短赤。舌红、苔黄，脉滑数。

2. 分析

胃火内炽，煎灼津液，故胃脘部灼热疼痛、渴喜冷饮；肝经郁热，肝胃火盛上逆，故吞酸嘈杂、呕吐或食入即吐；胃火炽盛，腐熟水谷功能亢进，故消谷善饥；胃的经脉上络于牙龈，胃热上蒸，气血壅滞，故牙龈肿痛，甚至化脓溃烂；血络受损，血热妄行，故可见齿衄；胃中浊气上逆，故口臭；热盛伤津，肠道失润，故大便秘结；小便化源不足，则小便短赤。舌红、苔黄为热证；热则气血运行加速，故脉滑数而有力。

（九）寒滞胃脘

寒滞胃脘证是阴寒凝滞胃脘所表现出的证候。多由于脘腹部受凉，或过食生冷，或劳倦伤中，复感寒邪，以致寒凝胃脘所致。

1. 证候

胃脘冷痛，痛势较剧，遇冷加重，得热则减，口泛清水，畏寒肢冷，舌淡、苔白滑，脉迟或紧。

2. 分析

寒邪凝滞胃脘，络脉收引，气机郁滞，故胃脘疼痛，且疼痛较剧；寒为阴邪，得热则散，遇寒则更凝滞不行，故疼痛遇冷加重、得热则减；寒邪伤胃，胃阳被遏，水饮不化，随胃上逆，故口泛清水；阳气被遏，肢体失于温煦，故畏寒肢冷。舌淡苔白滑、脉迟或紧为寒邪内盛，阻滞气机之征象。

（十）食滞胃脘

食滞胃脘证是饮食物停滞胃脘不能腐熟所表现出的证候。多因饮食不节、暴饮暴食，或过食不易消化的食物，以致宿食停滞胃脘，阻滞气机所致。

1. 证候

胃脘胀闷，甚则疼痛，嗳腐吞酸，或呕吐酸腐食物，吐后胀痛得减，厌食；或矢气便溏，泻下物酸腐臭秽，舌苔厚腻，脉滑。

2. 分析

饮食停滞胃脘，气机阻滞，故胃脘胀闷疼痛；胃失和降而上逆，胃中腐败食物挟浊气上泛，故嗳腐吞酸或呕吐酸腐食物、厌食；吐后实邪得消，胃气通畅，故胀痛得减；若食浊下趋，积于肠道，则矢气便溏、泻下物酸腐臭秽；胃中浊气上腾，则舌苔厚腻；正气抗邪，气血充盛，故脉来滑利。

四、肝与胆病辨证

肝的病证有虚实之分，虚证多见于肝阴、肝血的不足；实证多见于气郁火盛及寒邪、湿热等侵犯，至于肝阳上亢、肝风内动，则多为虚实夹杂之证。

（一）肝气郁结

肝气郁结证是肝失疏泄，气机郁滞所表现出的证候。多因情志抑郁，或突然的精神刺激等因素，导致肝的疏泄功能失常所致。

1. 证候

情志抑郁易怒，胸胁脘腹胀闷窜痛，善太息；或咽部有梗阻感；或胁下痞块；妇女可见乳房作胀疼痛，痛经、月经不调，甚或闭经，脉弦。

2. 分析

肝主疏泄，调节情志。气机郁滞，经气不利，则肝不得条达疏泄，故情志抑郁；久郁不解，失其柔顺舒畅之性，故急躁易怒；肝脉布于胁肋，肝气郁结，气机不利，故胸胁脘腹胀闷窜痛、善太息；气郁生痰，痰随气逆，循经上行，搏结于咽，故咽部有梗阻感；肝气郁久，气病及血，气滞血瘀，则成癥瘕痞块；肝郁气滞，气血不畅，冲任失调，故妇女经前乳房作胀疼痛、痛经、月经不调，甚或闭经。脉弦为肝郁之象。

（二）肝火上炎

肝火上炎证是肝经气火上逆所表现出的证候。多因情志不遂，肝郁化火，或外感火热之邪所致。

1. 证候

头晕胀痛，面红目赤，急躁易怒，口苦咽干，失眠多梦，胁肋灼痛，耳鸣如潮，尿黄便秘，或吐血衄血。舌红苔黄，脉弦数。

2. 分析

火性上炎，肝火循经上攻于头目，气血涌盛于络脉，故头晕胀痛、面红目赤；肝火循经上扰于耳，故耳鸣如潮；肝胆互为表里，肝热传胆，胆气循经上溢，故口苦；肝火内盛，失于条达柔顺之性，故急躁易怒；肝火内扰心神，则失眠多梦；肝火内炽，气血壅滞肝络，故胁肋部灼热疼痛；热盛耗津，故尿黄便秘；热灼血络，血热妄行，故吐血衄血。咽干、舌红苔黄、脉弦数均为肝火内盛之征象。

（三）肝血虚

肝血虚证是指因肝藏血不足，导致肝血亏虚所表现出的证候。多因脾肾亏虚，生化之源不足；或慢性病耗伤肝血；或失血过多所致。

1. 证候

眩晕耳鸣，面白无华，爪甲不荣，夜寐多梦，两目干涩，视力减退或雀盲；或见肢体麻木，筋脉拘挛，手足震颤；妇女常见月经量少色淡，闭经。舌淡、苔白，脉细。

2. 分析

肝血虚不能上荣于头目，故眩晕、面白无华；肝主筋，肝血亏虚，血不养筋，则爪甲不荣，肢体麻木，筋脉拘挛，手足震颤；血虚，血不养神，故夜寐多梦；肝血虚，目失所养，故两目干涩，视力减退或雀盲；肝血虚，不能充盈冲任，故妇女月经量少色淡，或闭经。舌淡、苔白，脉细，均为血虚之征象。

（四）肝阴虚

肝阴虚证是指肝阴不足，虚热内扰所表现出的证候。多由情志不遂，气郁化火，或肝病、温热病后期耗伤肝阴所致。

1. 证候

头晕耳鸣，两目干涩，胁肋隐痛，视物模糊，五心烦热，潮热盗汗，咽干口燥，舌红少津，脉弦细数。

2．分析

肝阴不足，不能上滋头目，故头晕耳鸣，两目干涩，视物模糊；肝阴不足，肝络失养，故胁肋隐痛；阴虚则生内热，虚热内蒸，故五心烦热，潮热盗汗；阴液亏虚不能上润，故咽干口燥。舌红少津，脉弦细数为肝阴虚，虚热内炽之征象。

（五）肝阳上亢

肝阳上亢证是指肝失疏泄，肝气亢奋，或肝肾阴虚，阴不潜阳，肝阳偏亢，上扰头目所表现出的证候。多因肝肾阴虚，肝阳失潜，或恼怒焦虑，气郁化火，暗耗阴津，以致阴不制阳所致。

1．证候

头晕耳鸣，头目胀痛，面部烘热，急躁易怒，面红目赤，失眠多梦，口苦咽干，便秘，尿黄，舌红，脉弦有力或弦细数。

2．分析

肝失疏泄，肝气亢奋，或肝阴不足，阴虚阳亢，使肝阳上扰头目，故头晕耳鸣，头目胀痛，面部烘热；肝阳化火，火热上扰，故急躁易怒，面红目赤，失眠多梦，口苦咽干；阴虚内热，热灼津耗，故便秘尿黄。舌红，脉弦有力或弦细数均为肝肾阴虚，肝阳上亢之征象。

（六）肝风内动

肝风内动证是指患者出现眩晕欲仆、抽搐震颤等具有"动摇"特点的症状。临床常见的有肝阳化风、热极生风和血虚生风。

1．肝阳化风

肝阳化风证是肝阳亢逆无制而表现动风的证候。多因肝肾阴虚日久，肝阳失潜而暴发。

（1）证候：眩晕欲仆，头摇而痛，项强肢颤，语言謇涩，手足麻木，步履不稳；或猝然昏倒，不省人事，口眼㖞斜，半身不遂，舌强不语，喉中痰鸣。舌红，脉弦有力。

（2）分析：肝阳化风，肝风内旋，上扰头目，故天旋地转，眩晕欲仆，或头摇动不能自制；气血随风阳上逆，壅滞络脉，故头痛不止；肝主筋，肝风内动，故项强肢颤；足厥阴肝脉络舌本，风阳窜扰络脉，故语言謇涩；肝肾阴虚，筋脉失养，故手足麻木；风动于上，阴亏于下，上盛下虚，故步履不稳，行走漂浮；风阳暴升，气血逆乱，肝风挟痰上蒙清窍，心神昏聩，故猝然昏倒，不省人事；风痰窜扰络脉，患侧气血运行不利，弛缓不用，反受健侧牵拉，故半身不遂，口眼㖞斜而偏向一侧，不能随意运动；痰阻舌根，则舌体僵硬，舌强不语；痰随风升，故喉中痰鸣。舌红为阴虚之象，脉弦有力是风阳扰动的病理反应。

2．热极生风

热极生风证是热邪亢盛引动肝风所引起的抽搐等动风的证候，多由外感温热之邪，邪热鸱张，燔灼肝经所致。

（1）证候：高热烦渴，躁扰不宁，手足抽搐，颈项强直，甚则角弓反张，两目上翻，牙关紧闭，神志不清，舌红或绛，脉弦数。

（2）分析：热邪蒸腾，充斥肌肤，故高热；热传心包，心神愦乱，则神志不清、躁扰不宁；热灼肝经，津液受烁，筋脉失养，则见口渴，手足抽搐，颈项强直，角弓反张，两目上翻，牙关紧闭等筋脉挛急的表现；热邪燔灼营血，则舌红绛。脉弦数为肝经风热之征象。

3．血虚生风

血虚生风证是指血虚筋脉失养所表现出的动风证候。多由急慢性出血过多，或久病血虚所引起。

本证的证候、证候分析见"肝血虚"。

（七）肝胆湿热

肝胆湿热证是湿热蕴结肝胆所表现出的证候。多由感受湿热之邪，或过食肥甘厚腻，化湿生热所致。

1．证候

胁肋部胀痛或灼热，口苦厌食，呕恶腹胀，大便不调，小便短赤，舌红苔黄腻，脉弦数；或寒热往来；或身目发黄；或阴囊湿疹，瘙痒难忍；或睾丸肿胀热痛；或带下黄臭，外阴瘙痒等。

2. 分析

湿热蕴结肝胆，疏泄失职，气机郁滞，故胁肋胀痛或灼热；湿热熏蒸，胆气上溢，故口苦；湿热郁滞，则脾胃升降功能失常，故厌食、呕恶腹胀；湿热内蕴，湿偏重则大便稀溏，热偏重则大便干结；湿热下注，膀胱气化功能失常，故小便短赤。舌红、苔黄腻，脉弦数则为湿热内蕴肝胆之征象。湿热蕴结，枢机不利，正邪相争，故寒热往来；湿热熏蒸，胆汁不循常道而外溢，则身目发黄；肝脉绕阴器，湿热下注，故见湿疹，瘙痒难忍，或睾丸肿胀热痛，妇女带下黄臭，外阴瘙痒等。

（八）寒滞肝脉

寒滞肝脉证是指寒邪凝滞肝脉所表现出的证候。多因外感寒邪侵袭肝经，使气血凝滞而发病。

1. 证候

少腹胀痛，睾丸坠胀，或阴囊收缩，痛引少腹，遇寒加重，得热则缓，舌苔白滑，脉沉弦或迟。

2. 分析

足厥阴肝经绕阴器抵少腹，寒邪侵袭肝经，阳气被遏，气血凝滞，故少腹胀痛、睾丸坠胀；寒性收引，寒邪侵袭则筋脉拘急，故阴囊收缩，痛引少腹；寒凝则气血凝涩，得热则气血通利，故疼痛遇寒加剧，得热减缓，舌苔白滑，脉沉弦或迟均为寒邪内盛之征象。

五、肾与膀胱病辨证

肾为先天之本，内藏元阴元阳，只宜固藏，不宜泄露。肾为人体生长发育之根，脏腑功能活动之本，一有耗伤，则诸脏皆病；同时任何疾病发展到严重阶段，都可累及肾。所以肾病多虚证。肾病常见的有肾阳虚、肾气不固、肾不纳气、肾虚水泛、肾阴虚、肾精不足等证，膀胱则多见膀胱湿热证。

（一）肾阳虚

肾阳虚证是肾脏阳气虚衰所表现出的证候。多由素体阳虚，或年高肾亏，房劳伤肾等因素引起。

1. 证候

腰膝酸软，畏寒肢冷，尤以下肢为甚，头目眩晕，神疲乏力，面色苍白或黧黑；或阳痿不育，宫寒不孕；或大便溏泄，完谷不化；或尿少水肿，腰以下为甚，甚则全身水肿。舌淡胖、苔白，脉沉弱。

2. 分析

腰为肾之府，肾阳虚衰，不能温养腰府，故腰膝酸软；阳虚不能温煦肌肤，故畏寒肢冷；肾居下焦，阳气不足，阴寒盛于下，故两下肢发冷更为明显；阳气不足，心神无力振奋，故神疲乏力；气血运行无力，不能上荣于面，故面色苍白；肾阳极度虚衰，浊阴弥漫肌肤，则面色黧黑无泽；肾主生殖，肾阳虚，命门火衰，则生殖功能减退而见阳痿不育、宫寒不孕；肾阳虚，脾阳失于温煦，健运失司，故大便溏泄，完谷不化；肾阳虚，膀胱气化功能障碍，故尿少；水液内停，溢于肌肤则发水肿。肾居下焦，水湿下趋，故腰以下肿为甚。舌淡胖、苔白，脉沉弱均为肾阳虚衰，气血运行无力的表现。

（二）肾气不固

肾气不固证是肾气亏虚，固摄无权所表现出的证候。多因年高肾气亏虚，或年幼肾气未充，或房劳过度，或久病伤肾所致。

1. 证候

小便频数清长，或小便失禁，或尿后余沥不尽，或遗尿，或夜尿频多，滑精早泄，白带清稀，或胎动易滑。伴腰膝酸软，面白神疲。舌淡、苔白，脉沉弱。

2. 分析

肾与膀胱相表里，肾气虚膀胱失约，故小便频数清长、遗尿，甚至小便失禁；肾气虚，排尿无力，故尿后余沥不尽；夜间为阴盛阳衰之时，肾气虚，则阴寒更甚，故夜尿多。肾气虚，封藏失职，精关不固，故滑精或早泄；带脉不固，则带下清稀；任脉失养，胎元不固，故胎动易滑；肾气虚，气血运行无力，不能上荣面部，功能活动减退，故面白神疲；腰为肾之府，肾气虚腰部失于温养，故腰膝酸软。舌淡、苔白，脉沉弱是肾气虚衰之征象。

（三）肾不纳气

肾不纳气证是肾气虚衰，气不归元所表现出的证候。多由久病咳嗽、肺虚及肾，或年老体衰，肾气不足，或劳伤肾气等因素所致。

1. 证候

久病咳嗽，呼多吸少，气不得续，动则喘息益甚，自汗神疲，声音低怯，腰膝酸软，舌淡、苔白，脉沉弱。

2. 分析

肾气虚则摄纳无权，气不归元，故呼多吸少，气不得续，动则喘息益甚；肺气虚，卫外不固，故自汗；气虚功能活动减退，故神疲，声音低怯；腰为肾之府，肾虚腰部失于温煦，故腰膝酸软。舌淡、苔白，脉沉弱为气虚之征象。

（四）肾阴虚

肾阴虚证是肾脏阴液不足所表现出的证候。多由久病伤肾，或禀赋不足，房事过度，或过服温燥之品，或情志内伤，耗伤肾阴等因素所致。

1. 证候

腰膝酸痛，头晕耳鸣，失眠多梦，男子遗精，女子经少或经闭，或见崩漏，咽干舌燥，形体消瘦，潮热盗汗，五心烦热，溲赤便干，舌红少津，脉细数。

2. 分析

肾阴不足，髓海失充，骨骼失养则腰膝酸痛，脑髓空虚则头晕耳鸣。肾阴虚而精少，故见女子经少或闭经；虚热内扰精室则男子遗精，虚热迫血妄行则女子崩漏；肾阴不足，虚热内生，故咽干舌燥，失眠多梦，形体消瘦，潮热盗汗，五心烦热，溲赤便干。舌红少津，脉细数均为阴虚内热之征象。

（五）肾精不足

肾精不足证是肾精亏损所表现出的证候。多因禀赋不足、先天元气不充，或后天调养失宜，或房事过度，或久病伤肾所致。

1. 证候

发育迟缓，身材矮小，智力和动作迟钝，囟门迟闭，骨骼痿软；或男子精少不育，女子经闭不孕，性机能减退；或成人早衰，发脱齿摇，耳鸣耳聋，健忘恍惚，足痿无力，精神呆钝等。

2. 分析

肾主骨生髓，主生长发育，若肾精不足，则精虚髓少，不能充骨养脑，故见小儿五迟（立迟、行迟、发迟、语迟、齿迟）、五软（头软、项软、手足软、肌软、口软）；成年人则见早衰，发脱齿摇，耳鸣耳聋，健忘恍惚，足痿无力，精神呆钝等；肾藏精，主生殖，肾精亏少，则性功能减退，男子精少不育，女子经闭不孕。

（六）膀胱湿热

膀胱湿热证是湿热蕴结膀胱所表现出的证候。多由于外感湿热之邪，或饮食不节，内生湿热，下注膀胱所致。

1. 证候

尿频，尿急，尿道灼热疼痛，尿黄赤短少；或尿浑浊，或尿血，或尿有砂石，可伴有发热腰痛，舌红、苔黄腻，脉数。

2. 分析

湿热侵袭，热迫尿道，故尿频，尿急，尿道灼热疼痛；湿热内蕴，膀胱气化失司，故尿黄赤短少，尿液混浊；热伤血络，则尿血；湿热煎熬津液，渣滓沉结而成砂石，故尿中见砂石；湿热郁蒸，热淫肌肤，可见发热；膀胱与肾相表里，腑病及脏，湿热阻滞于肾，故见腰痛。舌红、苔黄腻，脉数均为湿热内蕴之征象。

六、脏腑兼病辨证

人体各脏腑之间在生理上相互滋生、相互制约。当某一脏或腑发生病变时，不仅表现出本脏腑的证候，同时，还时常影响到其他脏腑，致使多脏腑同时发生病变。凡两个以上脏腑相继或同时发生病变时，即为脏腑兼病。脏腑病证的传变，一般以具有表里、生克、乘侮关系的脏腑兼病容易发生。掌握脏腑病证的一般传变规律，对临床分析判断病情的发展变化具有重要意义。除具有表里关系的脏腑之病变在五脏辨证中已论述外，尚有其他脏与脏、脏与腑的兼病，现将常见的兼证述于下。

（一）心肺气虚

心肺气虚证是心肺两脏气虚所表现出的证候。多由久病咳嗽，耗伤心肺，或禀赋不足，年高体弱等因素引起。

1. 证候

心悸咳喘，气短乏力，动则尤甚，胸闷，咳痰清稀，面白无华，头晕神疲，自汗声怯，舌淡、苔白，脉沉弱或结代。

2. 分析

肺主呼吸，心主血脉，二者赖宗气的推动、协调。肺气虚，宗气生成不足，则心气亦虚；心气先虚，宗气耗散，亦可致肺气不足。心气不足，心的鼓动无力，故心悸、脉沉弱或结代；肺气虚弱，肃降无权，气机上逆，则为咳喘。气虚则气短乏力，动则耗气，故喘息亦甚。肺气虚，呼吸功能减退，故胸闷；肺气虚不能输布精微，水液停聚，故痰液清稀；气虚全身功能活动减退，气虚血弱不能上荣，故面白无华，头晕神疲，舌淡、苔白；卫外功能减退则自汗；宗气不足则声怯。

（二）心脾两虚

心脾两虚证是心血不足，脾气虚弱所表现出的证候。多由久病失调，或劳倦思虑，或慢性出血，以致心血耗伤，脾气受损。

1. 证候

心悸健忘，失眠多梦，食欲缺乏，腹胀便溏，神疲乏力，面色萎黄，或皮下出血，月经量少色淡，或崩漏，或经闭，舌淡，脉细弱。

2. 分析

心血不足，无以化气，则脾气亦虚；脾气虚弱，生血不足，或统血无权，血溢脉外，则又可致心血虚。心血不足，心神失养，故心悸健忘，失眠多梦；脾气虚，健运失司，故食欲缺乏，腹胀便溏。气血虚弱，血不上荣，机体功能活动减退，故面色萎黄，神疲乏力。脾气虚，失于统血，则皮下出血，崩漏；脾气虚，气血生化无源，故月经量少色淡，闭经。舌淡，脉细弱均为心脾两虚、气血虚弱之征象。

（三）心肾不交

心肾不交证是心肾水火既济失调所表现出的证候。多由久病伤阴，或房事不节，或思虑太过，情志郁而化火，或外感热病心火独亢等因素所致。

1. 证候

心烦失眠，心悸健忘，头晕耳鸣，咽干口燥，腰膝酸软，多梦遗精，五心烦热，舌红、少苔，脉细数。

2. 分析

肾水不足，不能上滋心阴，则心火偏亢；或心火亢于上，内耗阴精，致肾阴亏于下，使心肾阴阳水火既济失调，而成心肾不交的病理变化。肾水亏于下，心火亢于上，心神不宁，故心烦失眠，心悸；肾阴亏虚，骨髓不充，脑髓失养，故头晕耳鸣，健忘；腰为肾府，肾阴虚则腰失所充，故腰膝酸软；虚热内扰，精关不固，则多梦遗精。咽干口燥，五心烦热，舌红、少苔，脉细数均为阴虚内热之征象。

（四）心肾阳虚

心肾阳虚证是心肾两脏阳气虚衰，阴寒内盛，失于温煦所表现出的虚寒证候，多由久病不愈，或劳倦内伤所致。

1．证候

心悸怔忡，畏寒肢冷，小便不利，肢面水肿，下肢为甚，或唇甲淡暗青紫，舌青紫淡暗、苔白滑，脉沉细微。

2．分析

肾阳为机体阳气之根本，心阳为气血运行的动力。心肾阳虚，阴寒内盛，心失温养则心悸怔忡，不能温煦肌肤则畏寒肢冷；肾阳虚衰，膀胱气化失司，则小便不利，水液停聚，泛溢肌肤，则肢面水肿；而水液趋于下，故下肢肿甚；心阳虚，血液运行无力，血行瘀滞，故唇甲淡暗青紫。舌青紫淡暗，苔白滑，脉沉细微均为心肾阳气衰微，阴寒内盛，血行瘀滞，水气内盛之征象。

（五）肺脾气虚

肺脾气虚证是肺脾两脏气虚所表现出的证候。多由久病咳嗽，肺虚及脾，或饮食不节，劳倦伤脾不能输精于肺所致。

1．证候

久咳不止，痰多稀白，气短而喘，食欲缺乏，腹胀便溏，声低懒言，疲倦乏力，面色无华，甚则面浮足肿，舌淡、苔白，脉细弱。

2．分析

肺主一身之气，脾主运化，为气血生化之源。脾气虚不能输精于肺，终致肺气虚；肺气虚宣降失常，脾气受困，亦可致脾气虚。久咳不止，肺气受损，故咳嗽气短而喘；气虚水津不布，聚湿生痰，故咳痰多稀白；脾气虚，运化失司，故见食欲缺乏，腹胀便溏；脾肺气虚，气血虚弱，机体功能活动减退，故声低懒言，疲倦乏力，面色无华；脾不化湿，水湿泛滥，故面浮足肿。舌淡、苔白，脉细弱均为气虚之征象。

（六）肺肾阴虚

肺肾阴虚证是肺肾两脏阴液不足所表现出的证候。多因久咳肺阴受损，肺虚及肾；或肾阴亏虚，或房事伤肾，肾虚及肺所致。

1．证候

咳嗽痰少，或痰中带血，口燥咽干或声音嘶哑，腰膝酸软，形体消瘦，五心烦热，潮热盗汗，或遗精，月经量少，舌红、少苔，脉细数。

2．分析

肺肾阴液互相滋养，病理上无论病起何脏，均可形成肺肾阴虚之证候。肺肾阴虚，津液不能上承，肺失清润，故咳嗽痰少，口燥咽干或声音嘶哑；阴虚内热，热灼肺络，故咳痰带血；肾阴亏虚，失其濡养，故腰膝酸软；虚热内蒸，则五心烦热，潮热盗汗；肺肾阴虚，阴精不足，机体失养，故形体消瘦；虚热扰动精室则遗精；阴血不足则月经量少。舌红、少苔，脉细数则均为阴虚内热之征象。

（七）肝火犯肺

肝火犯肺证是肝火炽盛，上逆犯肺所表现出的证候。多因情志郁结，肝郁化火，肝经热邪上逆犯肺，肺失肃降所致。

1．证候

胸胁灼痛，急躁易怒，咳嗽阵作，痰黏量少色黄，甚则咳血，头晕目赤，烦热口苦，舌红、苔薄黄，脉弦数。

2．分析

肝性升发，肺主肃降，升降相配，则气机协调平衡。肝脉贯膈上肺，若肝气升发太过，气火上逆，则可循经犯肺，而成肝火犯肺证。肝郁化火，热壅气滞，故胸胁灼痛；肝气升发太过，失于柔顺之性，故急躁易怒；肝火上炎，则头晕目赤；郁热内蒸，胆气上溢，故烦热口苦；肝火犯肺，肺失肃降，气机上逆则为咳嗽；热灼肺津，炼津为痰，故痰黏量少色黄；火灼肺络，故咳血。舌红、苔薄黄，脉弦数均为肝火炽盛之征象。

（八）肝脾不调

肝脾不调证是肝失疏泄，脾失健运所表现出的证候。多由情志不遂，郁怒伤肝，或饮食不节，劳倦伤脾所致。

1. 证候

胁肋胀满窜痛，情志抑郁或急躁易怒，善太息，纳呆腹胀，便溏，肠鸣矢气，或腹痛欲泻，泻后痛减，舌苔白腻，脉弦。

2. 分析

肝之疏泄，有助于脾的运化；脾之运化，使气机通畅，亦有助于肝气的疏泄。肝失疏泄，气机郁滞，故胁肋部胀满窜痛，情志抑郁或急躁易怒；太息则气郁得畅，胀闷得舒，故善太息；脾失健运，气机郁滞，故纳呆腹胀；气滞湿阻，故便溏，肠鸣矢气；肝郁脾虚，气机失调，故腹痛欲泻；泻后气滞得畅，故泻后痛减。苔白腻，脉弦均为肝脾不调之征象。

（九）肝胃不和

肝胃不和证是肝失疏泄，胃失和降所表现出的证候。多由情志不遂，肝郁化火，横逆犯胃；或饮食伤胃，胃失和降，影响了肝的疏泄功能所致。

1. 证候

胸胁胃脘胀满疼痛，嗳气呃逆，嘈杂吞酸，烦躁易怒，舌红、苔薄黄，脉弦。

2. 分析

肝郁化火，横逆犯胃，肝郁气滞，故胸胁胃脘胀满疼痛；胃失和降，气机上逆，故嗳气呃逆；气郁于胃，郁而化火，故嘈杂吞酸；肝气郁滞，失于条达，故烦躁易怒。舌红、苔薄黄，脉弦为气郁化火之象。

（十）肝肾阴虚

肝肾阴虚证是肝肾两脏阴液不足所表现出的证候。多由久病失调，房事不节，情志内伤所致。

1. 证候

头晕耳鸣，视物模糊，失眠健忘，腰膝酸软，胁痛，咽干口燥，五心烦热，颧红盗汗，遗精，月经不调，舌红、少苔，脉细数。

2. 分析

肝肾阴液相互滋生，若肝阴不足，可下及肾阴，使肾阴不足，肾阴不足，不能上滋肝阴，亦可致肝阴虚，故肝肾两脏的阴液盈亏，往往表现为盛则同盛，衰则同衰。肝肾阴虚，肝阳上亢，故头晕耳鸣；虚热内扰，心神不宁，故失眠健忘；肝阴不足，肝脉和目系失养，故胁痛，视物模糊；阴虚内热，虚热内盛，故咽干口燥，五心烦热，两颧发红；热迫营阴，故盗汗；虚热内扰精室，则遗精；冲任脉隶属于肝肾，肝肾阴虚，冲任失调，故月经不调。舌红、少苔，脉细数均为阴虚内热之征象。

（十一）脾肾阳虚

脾肾阳虚证是脾肾两脏阳气亏虚所表现出的证候。多由脾肾久病，或久泻、久痢，或水湿久居等耗气伤阳所致。

1. 证候

面色苍白，畏寒肢冷，腰膝或小腹冷痛，久泻，久痢；或五更泄泻，下利清谷；或小便不利，面浮肢肿，甚则出现腹水。舌淡胖、苔白滑，脉沉细。

2. 分析

脾为后天之本，主运化，有赖于肾阳之温煦；肾为先天之本，温养全身脏腑组织，又赖脾精的供养。两脏任一脏虚久，均可病及另一脏，最终导致脾肾阳虚。脾肾阳虚，不能温煦形体，故面色苍白，畏寒肢冷；肾阳虚，腰部失于温养，阴寒内盛，气机凝滞，故腰膝、小腹冷痛；命门火衰，脾阳衰微，故久泻，久痢，或五更泄泻，下利清谷；阳气虚衰，气化不利，水湿内停，故小便不利，腹水；水湿泛溢肌肤，故面浮肢肿。舌淡胖、苔白滑，脉沉细均为阳虚阴盛，水湿内停之征象。

（邢　舸）

第三节 气血津液辨证

气血津液是脏腑正常生理活动的产物，受脏腑支配，同时它们又是人体生命活动的物质基础，一旦气血津液发生病变，不仅会影响脏腑的功能，亦会影响人体的生命活动。反之，脏腑发生病变，必然也会影响气血津液的变化。气血津液辨证可分为气病辨证、血病辨证和津液病辨证。

一、气病辨证

气病的常见证候，可以概括为气虚证、气陷证、气滞证和气逆证。

（一）气虚证

气虚证是指体内营养物质受损或脏腑功能活动衰退所出现的证候。

1. 症状

头晕目眩、少气懒言、疲倦乏力、自汗、活动时诸症加剧、舌淡、脉虚无力。

2. 病因病机

多由久病、饮食失调，或年老体弱等因素引起。

（二）气陷证

气陷证是气虚病变的一种，以气虚无力升举为主的证候。

1. 症状

头昏眼花、少气倦怠、腹部有坠胀感、脱肛或子宫脱垂等，舌淡苔白，脉虚弱。

2. 病因病机

气虚则脏腑功能衰减，出现清阳不升，气陷于下，升举无力，内脏下垂。

（三）气滞证

气滞证指体内某些部位或某一脏腑气机阻滞，运行不畅引起的病变证候。

1. 症状

闷胀、疼痛、时重时轻、走窜不定，得嗳气或矢气后胀痛减轻。

2. 病因病机

外感六淫，或内伤七情，或饮食劳倦，或跌仆闪挫等皆可引起气机不畅，出现气滞证。

（四）气逆证

气逆证指气上逆不顺而出现的病变证候。一般多见肺胃肝之气上逆。

1. 症状

肺气上逆主要以咳嗽喘息为特征，胃气上逆主要以呃逆、嗳气、恶心呕吐为特征，肝气上逆主要以头痛、眩晕、昏厥、呕血为特征。

2. 病因病机

外邪犯肺，或痰浊壅肺等致肺失宣降，故上逆为咳喘。外邪犯胃，或饮食积滞，或气郁等而致胃失和降，其气上逆，则呃逆、嗳气、呕吐。情志不遂，郁怒伤肝，肝气上逆，火随气升，故头痛、眩晕、昏厥、甚则呕血。

二、血病辨证

血病的常见证候，可概括为血虚证、血瘀证和血热证。

（一）血虚证

血虚证指机体内血液亏虚或其功能下降所引起的症状。

1. 症状

面色萎黄或苍白、唇色淡白、神倦乏力、头晕眼花、心悸失眠、手足麻木、妇女经量少、衍期甚或闭经，舌质淡、脉细无力。

2. 病因病机

久病耗伤，或病失血（吐、衄、便、溺血、崩漏等），或后天脾胃虚弱，生化不足等诸因皆能导致血虚。

（二）血瘀证

凡体内血行受阻，血液瘀滞，或血离子经而瘀阻于体内所引起的病变证候，均属血瘀证。

1. 症状

局部痛如针刺，部位固定，拒按，或有肿块，或见出血，血色紫暗，有血块，面色晦暗，口唇及皮肤甲错，舌质紫暗，或有瘀斑、脉涩等。

2. 病因病机

因气滞而血凝，或血受寒而脉阻，或热与血而相结，或外伤等血溢于经，导致瘀血内停，出现血瘀证。

（三）血热证

血热证即血分有热，或热入血分的症状。

1. 症状

心烦，躁扰发狂，口干喜饮，身热以夜间为甚，舌红绛，脉细数，或见吐、衄、便、尿血及斑疹等，妇女月经提前、量多、色深红等。

2. 病因病机

外感热邪侵入，或五志郁火等所致。血分热盛，心神受扰，故烦躁，甚则发狂；血属阴，热入于内，入夜交争甚，所以发热至夜尤甚；阴血受灼，则口干喜饮；热盛血耗，不能充盈于脉，故脉细数；热迫血妄行，血络受损，必见出血，妇人月经亦必见量多而提前等。

三、津液病辨证

各种原因所致水液代谢障碍，或津液耗损证候，均可称之为津液病。津液病变，一般可概括为津液不足和水液停聚两方面。

（一）津液不足证

津液不足证又称津伤证，是指津液受劫所致的病变证候。

1. 症状

唇、舌、咽喉、皮肤干燥，肌肉消瘦，口渴，便秘，尿少，舌红少津、苔薄黄，脉细数。

2. 病因病机

多因大汗、出血、吐泻、多尿及燥热灼伤津液等所致。

（二）水液停聚证

多由肺、脾、肾和三焦等脏腑功能失常，使津液代谢发生障碍，造成水湿潴留，而形成痰、饮、水肿等病证。积水成饮，饮凝成痰；痰者稠黏，饮者清稀。虽二者皆由津液停聚而致，但痰与饮临床表现却颇多差异。

1. 痰

痰证一般又分风痰、热痰、寒痰、湿痰和燥痰，临床表现各有特征。

（1）风痰：阴虚阳亢，风阳内动，嗜食肥甘，痰涎内盛，痰盛而动风。症见头晕目眩，喉中痰鸣，突然仆倒，口眼㖞斜，舌强不语，四肢麻木，偏瘫等。

（2）热痰：热邪入侵或阳气亢盛，炼液成痰，痰热互结而成。症见烦热，咳痰黄稠，喉痹，便秘，或发癫狂，苔黄腻，脉滑数等。

（3）寒痰：感受寒邪，或阴盛阳衰，水津结而成寒痰，或痰与寒结为病。症见畏寒厥冷，咳吐稀白痰，四肢不举，或骨痹刺痛，脉沉迟等。

（4）湿痰：脾虚不运，湿聚成痰，痰湿并而为病。症见胸痞，纳少，呕恶，痰多，身重困倦，脉濡滑，舌苔厚腻等。

（5）燥痰：燥邪内干，或热灼伤津化燥，炼液而成痰，燥与痰合而为病。症见咳痰黏稠如块如珠如线，量少，难咳，甚或痰中带血丝，口鼻干燥，咽干痛，便秘，脉细数而滑，舌干少津。

2．饮

饮证可分为痰饮、悬饮和溢饮。

（1）痰饮：中阳不振，水湿内停聚而成饮，留于胃肠。症见胸胁支满，胃脘有振水声，呕吐痰涎清稀，口不渴或渴不多饮，头目眩晕，心悸短气，苔白滑，脉弦滑等。

（2）悬饮：阳不化水，水饮留于胁肋。症见胁痛，咳唾更甚，转则呼吸牵引而痛，肋间胀满，气短息促，脉沉而弦。

（3）溢饮：阳气不振，脾肺输布失职，水湿成饮，流溢于四肢肌肉。症见肢体疼痛而沉重，甚则肢体水肿，小便不利，或见发热恶寒而无汗，咳喘痰多上逆，胸满气促，倚息不得平卧，水肿多见于面部，痰多而色白，苔白腻，脉弦紧。

（李其信）

第四章

脑系病证

第一节　中风

中风是以突然口眼㖞斜，言语不利，半身不遂，甚则突然昏仆，不省人事为特征的一种病证。因起病急骤，症状多端，变化迅速，与自然界风的致病特点相似，故名中风。

西医学中的脑出血、脑血栓形成、脑血管痉挛、面神经麻痹、面神经痉挛等病，可参照本篇辨证论治。

一、病因病机

（1）五志过极：七情所伤，气郁化火，肝阳暴张，气血上逆，上扰清窍而卒中。

（2）痰蒙清窍：饮食不节，嗜酒肥甘，饥饱失宜，使脾失健运，聚湿生痰，阻塞经脉，蒙蔽清窍乃猝然昏仆。

（3）水不涵木：年老精衰，或劳欲过度，肝肾阴亏，致使阴阳失调，水不涵木，肾阴亏于下，肝阳亢于上，阳化风动，气血上逆，发为中风。

（4）气虚邪中：久病体虚或禀赋不足，气血亏损，脉络空虚，风邪乘虚而入，痹阻经络而致㖞僻不遂。

二、辨证论治

临床将中风分为中经络和中脏腑两大类。中经络一般无神志改变而病轻，中脏腑有神志不清而病重。发病部位，一般来说，头晕脑涨，面部潮红者，病在肝；伴纳差，呕恶者，病在脾；兼腰膝酸软，耳鸣如蝉者，病在肾。确定病位后，再辨虚实。一般情况下，新病多实，久病多虚；体壮者多实，体弱者多虚。

治疗原则：实证当燥湿化痰，清肝降火；虚证宜益气生血，填精补髓。中经络者宜养血、祛风、通络；中脏腑者，闭证以祛邪通络为主，脱证以扶正固脱为主。

（一）中经络

1. 风邪入络

证候：突然口眼㖞斜，语言不利，流涎，甚则半身不遂，或兼恶寒发热，关节酸痛，舌苔薄白，脉浮弦或弦细。

治法：养血祛风，通经活络。

方药：牵正散加味。方中用白附子祛头面之风，僵蚕、全蝎祛风止痉。加川芎、当归、白芍养血祛风，有表证者加桑叶、菊花疏风解表，颈项部拘急麻木者加葛根、桂枝通阳散寒舒筋。

2. 风阳上扰

证候：平素头痛头晕，耳鸣目眩，失眠多梦，腰膝酸软，突然发生口眼㖞斜，舌强语謇，甚则半身不遂。舌质红、苔薄腻，脉弦细数。

治法：育阴潜阳，息风通络。

方药：镇肝熄风汤加减。方中用白芍、玄参、天麻养阴柔肝息风；龙骨、牡蛎、龟甲、代赭石镇肝潜阳；青蒿、川楝子、牛膝、甘草、生麦芽清泻肝热，和胃调中。头痛目眩较重者可加石决明、白蒺藜、夏枯草清肝定眩；面赤口苦，烦燥，苔黄，脉弦者加龙胆草、黄芩清肝利胆。

（二）中脏腑

1. 闭证

证候：突然昏仆，不省人事，牙关紧闭，口噤不开，两手握固，大小便闭，肢体强痉。根据热象的有无，闭证又分为阳闭与阴闭。阳闭除上述症状外，伴有面赤身热，烦躁不宁，手足温热，气粗口臭，舌苔黄腻，脉滑数。阴闭除上述症状外，伴有面白不烦，四肢不温，苔白腻，脉沉滑。

治法：阳闭宜清肝熄风，辛凉开窍；阴闭宜豁痰息风，辛温开窍。

方药：阳闭用至宝丹或安宫牛黄丸以辛凉开窍，阴闭宜用苏合香丸以温开透窍。口噤不开者插管鼻饲。

2. 脱证

证候：突然昏仆，不省人事，目合口张，鼻鼾息微，手撒肢冷，汗多，二便失禁，肢体瘫软，舌痿，脉微欲绝。

治法：益气回阳，扶正固脱。

方药：参附汤合生脉散。方中以人参、麦冬、五味子大补元气，附子回阳救逆。汗多不止者加生黄芪、龙骨、牡蛎、山萸肉敛汗固脱。

（三）后遗症

1. 半身不遂

证候：半身不遂，肢软无力，面色萎黄，苔薄白腻，脉细涩无力。

治法：补气养血，通经活络。

方药：补阳还五汤加减。方用黄芪补气，桃仁、当归、红花、赤芍、地龙养血活血化瘀，加全蝎、川牛膝、地鳖虫等通经活络。若上肢偏废者，加桑枝、桂枝通络；下肢软弱无力者，加川续断、桑寄生以补肾壮筋。

2. 语言不利

证候：舌强语謇，音暗失语，心悸气短，腰膝酸软，舌苔腻，脉弦滑。

治法：祛风除痰，宣窍通络。

方药：解语丹加减。方用天麻、全虫、胆南星、天竺黄息风祛痰，远志、菖蒲、郁金、木香利窍通络。兼气血不足者加人参、白术、茯苓、当归、白芍益气养血，肾虚者加紫河车、鹿茸、菟丝子、益智仁以填精补髓。

3. 口眼㖞斜

证候：口眼㖞斜，流涎，进食不便，舌歪语謇。

治法：祛风除痰，化瘀通络。

方药：牵正散加减。方中白附子、僵蚕、全蝎祛风化痰、通络。口眼抽动者加天麻、钩藤息风止痉，若兼气虚血瘀者合补阳还五汤加减。

三、针灸治疗

中风闭证，选十宣、太冲、劳宫针刺泻法；中风脱证，选灸关元，神阙（隔盐灸）；口眼㖞斜，加地仓、颊车、合谷、内庭针刺平补平泻；半身不遂，上肢选肩髃、曲池、外关、合谷；下肢选足三里、环跳、阳陵泉、承山；实证宜泻，虚证宜补。

四、注意事项

急性期患者宜卧床休息，同时密切观察病情，重点注意神志、瞳孔、气息、脉象等情况。若体温超过39℃，可物理降温。并注意保持呼吸道通畅，半身不遂的患者要注意转换体位，按摩，防止压疮发生。同时要鼓励患者活动肢体，促进功能的恢复。

中风一证，虽多能恢复神志，但后遗症十分普遍，且愈发愈重，因此做好预防十分重要。平时须注意：要保持心情愉快，做到恬淡虚无，精神内守，遇事泰然处之；饮食起居要有规律，避免甘肥及刺激性食物；对气候的急剧变化要注意调摄，防止过热，过冷；避免劳倦过度，严防跌仆；定时体检，以及时治疗，以减少中风发生。

（徐月琴）

第二节　痴呆

痴呆是多由髓减脑消或痰瘀痹阻脑络，神机失用而引起在无意识障碍状态下，以呆傻愚笨、智能低下、善忘等为主要临床表现的一种脑功能减退性疾病。轻者可见神情淡漠，寡言少语，反应迟钝，善忘等；重者为终日不语，或闭门独居，或口中喃喃，言词颠倒，或举动不经，忽笑忽哭，或不欲食，数日不知饥饿等。

《左传》对本病有记载，曰："成十八年，周子有兄而无慧，不能辨菽麦，不知分家犬"，"不慧，盖世所谓白痴。"晋代《针灸甲乙经》以"呆痴"命名。唐代孙思邈在《华佗神医密传》中首载"痴呆"病名。明代《景岳全书·杂证谟》有"癫狂痴呆"专篇，指出本病由多种病因渐致而成；临床表现具有"千奇百怪""变易不常"的特点；病位在心及肝胆二经；若以大惊猝恐，一时偶伤心胆而致失神昏乱者，宜七福饮或大补元煎主之；本病"有可愈者，有不可愈者，亦在乎胃气元气之强弱"。陈士铎《辨证录》立有"呆病门"，认为"大约其始也，起于肝气之郁；其终也，由于胃气之衰"，对呆病症状描述也甚详，且提出"开郁逐痰、健胃通气"为主的治法，用洗心汤、转呆丹、还神至圣汤等。《石室秘录》曰："治呆无奇法，治痰即治呆也。"王清任《医林改错·脑髓说》曰："高年无记性者，脑髓渐空。"另外，古人在中风与痴呆的因果关系方面也早有认识，《灵枢·调经论》曰："血并于上，气并于下，乱而善忘。"《临证指南医案》指出："中风初起，神呆遗尿，老人厥中显然。"《杂病源流犀烛·中风》进而指出："有中风后善忘。"是中医较早有关血管性痴呆的记载。

西医学诊断的老年性痴呆、脑血管性痴呆及混合性痴呆、代谢性脑病、中毒性脑病等，可参考本篇进行辨证论治。

一、病因病机

痴呆有因老年精气亏虚，渐成呆傻，亦有因情志失调、外伤、中毒等引起者。虚者多因气血不足，肾精亏耗，导致髓减脑消，脑髓失养；实者常见痰浊蒙窍、瘀阻脑络、心肝火旺，终致神机失用而致痴呆。临床多见虚实夹杂证。

（一）脑髓空虚

脑为元神之府，神机之源，一身之主，而肾主骨生髓通于脑。老年肝肾亏损或久病血气虚弱，肾精日亏，则脑髓空虚，心无所虑，精明失聪，神无所依而使灵机记忆衰退，出现迷惑愚钝，反应迟钝，发为痴呆。此类痴呆发病较晚，进展缓慢。

（二）气血亏虚

《素问·灵兰秘典论》："心者，君主之官，神明出焉。"《灵枢·天年》曰："六十岁心气始衰，苦忧悲。"年迈久病损伤于中，或情志不遂木郁克土，或思虑过度劳伤心脾，或饮食不节损伤脾胃，皆可致脾胃运化失司，气血生化乏源。心之气血不足，不能上荣于脑，神明失养则神情涣散，呆滞善忘。

（三）痰浊蒙窍

《石室秘录》云："痰气最盛，呆气最深。"久食肥甘厚味，肥胖痰湿内盛；或七情所伤，肝气久郁克伐脾土；或痫、狂久病积劳，均可使脾失健运，痰湿上扰清窍，脑髓失聪而致痴呆。

（四）瘀阻脑络

七情久伤，肝气郁滞，气滞则血瘀；或中风、脑部外伤后瘀血内阻，均可瘀阻脑络，脑髓失养，神机失用，发为痴呆。

（五）心肝火旺

年老精衰，髓海渐空，复因烦恼过度，情志相激，水不涵木，肝郁化火，肝火上炎；或水不济火，心肾不交，心火独亢，扰乱神明，发为痴呆。

总之，痴呆病位在脑，与肾、心、肝、脾四脏功能失调相关，尤以肾虚关系密切。其基本病机为髓减脑消，痰瘀痹阻，火扰神明，神机失用。其证候特征以肾精、气血亏虚为本，以痰瘀痹阻脑络邪实为标。其病性不外乎虚、痰、瘀、火。

虚，指肾精、气血亏虚，髓减脑消；痰，指痰浊中阻，蒙蔽清窍；瘀，指瘀血阻痹，脑脉不通；火，指心肝火旺，扰乱神明。痰、瘀、火之间相互影响，相互转化，如痰浊、血瘀相兼而致痰瘀互结；肝郁、痰浊、血瘀均可化热，而形成肝火、痰热、瘀热，上扰清窍；若进一步发展耗伤肝肾之阴，水不涵木，阴不制阳，则肝阳上亢，化火生风，风阳上扰清窍，使痴呆加重。虚实之间也常相互转化，如实证的痰浊、瘀血日久，损伤心脾，则气血不足，或伤及肝肾，则阴精不足，均使脑髓失养，实证由此转化为虚证；虚证病久，气血亏乏，脏腑功能受累，气血运行失畅，或积湿为痰，或留滞为瘀，又可因虚致实，虚实兼夹而成难治之候。

二、诊断

（1）痴呆是一种脑功能减退性疾病，临床以呆傻愚笨、智能低下、善忘等为主要表现。本病记忆力障碍是首发症状，先表现为近记忆力减退，进而表现为远记忆力减退。

（2）起病隐匿，发展缓慢，渐进加重，病程一般较长。患者可有中风、头晕、外伤等病史。

三、相关检查

神经心理学检查，颅脑 CT、MRI、脑电图、生化等检查，有助于明确病性。

四、鉴别诊断

（一）郁病

郁病是以情志抑郁不畅，胸闷太息，悲伤欲哭或胸胁、胸背、脘胁胀痛，痛无定处，或咽中如有异物不适为特征的疾病；主要因情志不舒、气机郁滞所致，多见于中青年女性，也可见于老年人，尤其是中风过后常并发郁病，郁病无智能障碍症状。而痴呆可见于任何年龄，虽亦可由情志因素引起，但其以呆傻愚笨为主，常伴有生活能力下降或人格障碍，症状典型者不难鉴别。

部分郁病患者常因不愿与外界沟通而被误认为痴呆，取得患者信赖并与之沟通后，两者亦能鉴别。

（二）癫证

癫证是以沉默寡言、情感淡漠、语无伦次、静而多喜为特征的精神失常疾病，俗称"文痴"，可因气、血、痰邪或三者互结为患，以成年人多见。痴呆则属智能活动障碍，是以神情呆滞、愚笨迟钝为主要表现的脑功能障碍性疾病。另一方面，痴呆的部分症状可自制，治疗后有不同程度的恢复；重证痴呆患者与癫证在临床证候上有许多相似之处，临床难以区分，CT、MRI 检查有助于鉴别。

（三）健忘

健忘是指记忆力差，遇事善忘的一种病证，其神识如常，晓其事却易忘，但告知可晓，多见于中老年患者；由于外伤、药物所致健忘，一般经治疗后可以恢复。而痴呆老少皆可发病，以神情呆滞或神志恍惚，不知前事或问事不知、告知不晓为主要表现，虽有善忘但仅为兼伴证，其与健忘之"善忘前事"有根本区别。

健忘可以是痴呆的早期临床表现，这时可不予鉴别，健忘病久也可转为痴呆，CT、MRI 检查有助于两者的鉴别。

五、辨证论治

（一）辨证要点

本病乃本虚标实之证，临床上以虚实夹杂者多见。本虚者不外乎精髓、气血；标实者不外乎痰浊、瘀血、火邪。无论为虚为实，都能导致脏腑功能失调及髓减脑消。因而辨证当以虚实或脏腑失调为纲领，分清虚实，辨明主次。

1. 辨虚实

本病病因虽各有不同，但终不出虚实两大类。虚者，以神气不足、面色失荣、形体枯瘦、言行迟弱为特征，并结合舌脉、兼次证，分辨气血、肾精亏虚；实者，智能减退、反应迟钝，兼见痰浊、瘀血、风火等表现。由于病程较长，证情顽固，还需注意虚实夹杂的病机属性。

2. 辨脏腑

本病病位主要在脑，但与心、肝、脾、肾相关。若年老体衰、头晕目眩、记忆认知能力减退、神情呆滞、齿枯发焦、腰膝酸软、步履艰难，为病在脑与肾；若兼见双目无神，筋惕肉𥆧，毛甲无华，为病在脑与肝肾；若兼见食少纳呆，气短懒言，口涎外溢，四肢不温，五更泻泄，为病在脑与脾肾；若兼见失眠多梦，五心烦热，为病在脑与心肾。

（二）治疗原则

虚者补之，实者泻之。补虚益损，解郁散结是其治疗大法。脾肾不足，髓海空虚之证，宜培补先天、后天，以冀脑髓得充，化源得滋；对于气郁血瘀痰滞者，气郁应开，血瘀应散，痰滞应清，以冀气充血活，窍开神醒。

（三）分证论治

1. 髓海不足

主证：耳鸣耳聋，记忆模糊，失认失算，精神呆滞。

兼次证：发枯齿脱，腰脊酸痛，骨痿无力，步履艰难，举动不灵，反应迟钝，静默寡言。

舌脉：舌瘦色淡或色红，少苔或无苔，多裂纹；脉沉细弱。

分析：肾主骨生髓，年高体衰，肾精渐亏，脑髓失充，灵机失运，故见精神呆滞，举动不灵，反应迟钝，记忆模糊，失认失算等痴呆诸症。肾开窍于耳，其华在发，肾精不足，故耳鸣耳聋，发枯易脱。腰为肾府，肾主骨，精亏髓少，骨骼失养，故见腰脊酸痛，骨痿无力、步履艰难；齿为骨之余，故齿牙动摇，甚则早脱。舌瘦色淡或色红，苔少或无苔，多裂纹，脉沉细弱为精亏之征象。

治法：补肾益髓，填精养神。

方药：七福饮加减。方中重用熟地滋阴补肾，营养先天之本；合当归养血补肝；人参、白术、炙甘草益气健脾，强壮后天之本；远志、杏仁宣窍化痰。本方填补脑髓之力尚嫌不足，应选加鹿角胶、龟甲胶、阿胶、紫河车、猪骨髓等血肉有情之品，还可以本方加减制蜜丸或膏剂以图缓治，或可用参茸地黄丸或河车大造丸补肾益精。

若肝肾阴虚，年老智能减退，腰膝酸软，头晕耳鸣者，可去人参、白术、紫河车、鹿角胶，加怀牛膝、生地黄、枸杞子、女贞子、制何首乌；若兼言行不一，心烦溲赤，舌质红，少苔，脉细而弦数，是肾精不足，水不制火而心火妄亢，可用六味地黄丸加丹参、莲子心、菖蒲等清心宣窍；也有舌质红而苔黄腻者，是内蕴痰热，干扰心窍，可加用清心滚痰丸去痰热郁结，俟痰热化净，再投滋补之品；若肾阳亏虚，症见面白无华，形寒肢冷，口中流涎，舌淡者，加热附子、巴戟天、益智仁、淫羊藿、肉苁蓉等。

2. 气血亏虚

主证：呆滞善忘，倦怠嗜卧，神思恍惚，失认失算。

兼次证：少气懒言，口齿含糊，词不达意，心悸失眠，多梦易惊，神疲乏力，面唇无华，爪甲苍白，纳呆食少，大便溏薄。

舌脉：舌质淡胖边有齿痕，脉细弱。

分析：心主神明，心之气血亏虚，神明失养，故见呆滞善忘，神思恍惚，失认失算等痴呆症状。心血不足，心神失养，故心悸失眠、多梦易惊；血虚不荣肌肤爪甲，故面唇无华、爪甲苍白。气虚则少气懒言，神疲乏力，倦怠嗜卧；脾气不足，胃气亦弱，故纳呆食少；脾气亏虚，水湿不化，故大便溏薄。气血亏虚，脉道失充，故脉细弱。

治法：益气养血，安神宁志。

方药：归脾汤加减。方中以人参、黄芪、白术、甘草补脾益气；当归养肝血而生心血；茯神、酸枣仁、龙眼肉养心安神；远志交通心肾而定志宁心；木香理气醒脾，以防益气补血之药滋腻滞气。

纳呆食少，加谷芽、麦芽、鸡内金、山楂等消食；纳呆伴头重如裹，时吐痰涎，头晕时作，舌苔腻，加陈皮、半夏、生薏苡仁、白豆蔻健脾化湿和胃；纳呆伴舌红少苔，加天花粉、玉竹、麦冬、生麦芽养阴生津；失眠多梦，加首乌藤、合欢皮；若舌质偏暗，舌下有青筋者，加入川芎、丹参等以养血活血；若伴情绪不宁，易忧善愁者，可加郁金、合欢皮、绿萼梅、佛手等理气解郁之品。

3. 痰浊蒙窍

主证：终日无语，表情呆钝，智力衰退，口多涎沫。

兼次证：头重如裹，纳呆呕恶，脘腹胀痛，痞满不适，哭笑无常，喃喃自语，呆若木鸡。

舌脉：舌质淡胖有齿痕，苔白腻；脉滑。

分析：痰浊壅盛，上蒙清窍，脑髓失聪，神机失运，而致表情呆钝、智力衰退、呆若木鸡等症。痰浊中阻，中焦气机不畅，脾胃受纳运化失司，故脘腹胀痛、痞满不适、纳呆呕恶。痰阻气机，清阳失展，故头重如裹。口多涎沫，舌质淡胖有齿痕，苔腻，脉滑均为痰涎壅盛之象。

治法：健脾化浊，豁痰开窍。

方药：洗心汤加减。方中党参、甘草培补中气；半夏、陈皮健脾化痰；附子助阳化痰；茯神、酸枣仁宁心安神，神曲和胃。

若纳呆呕恶，脘腹胀痛，痞满不适以脾虚明显者，重用党参、茯苓，可配伍黄芪、白术、山药、麦芽、砂仁等健脾益气之品；若头重如裹，哭笑无常，喃喃自语，口多涎沫以痰湿重者，重用陈皮、半夏，可配伍制南星、莱菔子、佩兰、白豆蔻、全瓜蒌、贝母等理气豁痰之品；痰浊化热，上扰清窍，舌质红，苔黄腻，脉滑数者，将制南星改用胆南星，并加瓜蒌、栀子、黄芩、天竺黄、竹沥；若伴有肝郁化火，灼伤肝血心阴，症见心烦躁动，言语颠倒，歌笑不休，甚至反喜污秽，或喜食炭灰，宜用转呆丹加味，本方在洗心汤基础上，加用当归、白芍柔肝养血，丹参、麦冬、天花粉滋养心胃阴液，用柴胡合白芍疏肝解郁，用柏子仁合茯苓、酸枣仁加强养心安神之力；属风痰瘀阻，症见眩晕或头痛，失眠或嗜睡，或肢体麻木阵作，肢体无力或肢体僵直，脉弦滑，可用半夏白术天麻汤；脾肾阳虚者，用金匮肾气丸，加干姜、黄芪、白豆蔻等。

4. 瘀血内阻

主证：言语不利，善忘，易惊恐，或思维异常，行为古怪。

兼次证：表情迟钝，肌肤甲错，面色黧黑，甚者唇甲紫暗，双目暗晦，口干不欲饮。

舌脉：舌质暗，或有瘀点瘀斑；脉细涩。

分析：瘀阻脑络，脑髓失养，神机失用，故见表情迟钝，言语不利，善忘，思维异常，行为古怪等痴呆症状。瘀血内阻，气血运行不利，肌肤失养，故肌肤甲错，面色黧黑，甚者唇甲紫暗。口干不欲饮，舌质暗或有、瘀点、瘀斑，脉细涩均为瘀血之象。

治法：活血化瘀，通络开窍。

方药：通窍活血汤加减。方中麝香芳香开窍，活血散结通络；桃仁、红花、赤芍、川芎活血化瘀；葱白、生姜合菖蒲、郁金以通阳宣窍。

如瘀血日久，血虚明显者，重用熟地黄、当归，再配伍鸡血藤、阿胶、鳖甲、蒸何首乌、紫河车等以滋阴养血；气血不足，加党参、黄芪、熟地黄、当归益气补血；气虚血瘀为主者，宜补阳还五汤加减；若见肝郁气滞，加柴胡、枳实、香附疏肝理气以行血；久病血瘀化热，致肝胃火逆，症见头痛、呕恶等，应加钩藤、菊花、夏枯草、栀子、竹茹等清肝和胃之品；若痰瘀交阻伴头身困重，口流涎沫，纳呆呕恶，舌紫黯有瘀斑，苔腻，脉滑，可酌加胆南星、半夏、莱菔子、瓜蒌以豁痰开窍；病久入络者，宜加蜈蚣、僵蚕、全蝎、水蛭、地龙等虫类药以疏通经络，同时加用天麻、葛根；兼见肾虚者，可加益智仁、补骨脂、山药。

5. 心肝火旺

主证：急躁易怒，善忘，判断错误，言行颠倒。

兼次证：眩晕头痛，面红目赤，心烦不寐，多疑善虑，心悸不安，咽干口燥，口臭口疮，尿赤便干。

舌脉：舌质红，苔黄；脉弦数。

分析：脑髓空虚，复因心肝火旺，上扰神明，故见善忘，判断错误，言行颠倒，多疑善虑等痴呆之象。心肝火旺，上犯巅顶，故头晕头痛；气血随火上冲，则面红目赤。肝主疏泄，肝性失柔，情志失疏，故急躁易怒。心肾不交则心烦不寐、心悸不安。口臭口疮、口干舌燥、尿赤便干为火甚伤津之象，舌质红、苔黄，脉弦数均为心肝火旺之候。

治法：清热泻火，安神定志。

方药：黄连解毒汤加减。方中黄连可泻心火，黄芩、栀子清肝火，黄柏清下焦之火。加用生地黄清热滋阴，菖蒲、远志、合欢皮养心安神，柴胡疏肝。本方大苦大寒，中病即止，不可久服，脾肾虚寒者慎用。

若心火偏旺者用牛黄清心丸，大便干结者加大黄、火麻仁。

六、预后转归

痴呆的病程一般较长。虚证患者，若长期服药，积极接受治疗，部分精神症状可有明显改善，但不易根治；实证患者，以及时有效地治疗，待实邪去，方可获愈。虚中夹实者，病情往往缠绵，更需临证调理，方可奏效。

（徐月琴）

第三节　癫狂

一、定义

癫病以精神抑郁，表情淡漠，沉默痴呆，语无伦次，静而少动为特征；狂病以精神亢奋，狂躁刚暴，喧扰不宁，毁物打骂，动而多怒为特征。癫病与狂病都是精神失常的疾病，两者在临床上可以互相转化，故常并称。

二、历史沿革

癫之病名最早见于马王堆汉墓出土的《足臂十一脉灸经》"数瘨疾"。癫狂病名出自《内经》。该书对于本病的症状、病因病机及治疗均有较详细的记载。

在症状描述方面，如《灵枢·癫狂》篇说："癫疾始生，先不乐，头重痛，视举，目赤，甚作极，已而烦心""狂始发，少卧，不饥，自高贤也，自辨智也，自尊贵也，善骂詈，日夜不休。"

在病因病机方面，《素问·至真要大论篇》说："诸躁狂越，皆属于火。"《素问·脉要精微论篇》说："衣被不敛，言语善恶，不避亲疏者，此神明之乱也。"《素问·脉解篇》又说："阳尽在上，而阴气从下，下虚上实，故狂癫疾也。"指出了火邪扰心和阴阳失调可以发病。《灵枢·癫狂》篇又有"得之忧饥""得之大恐""得之有所大喜"等记载。明确指出情志因素亦可以导致癫狂的发生。

《素问·奇病论篇》说："人生而有病癫疾者，此得之在母腹中时。"指出本病具有遗传性。

在治疗方面，《素问·病能论篇》说："帝曰：有病怒狂者，其病安生？岐伯曰：生于阳也。帝曰：治之奈何？岐伯曰：夺其实即已，夫食入于阴，长气于阳，故夺其食则已，使之服以生铁落为饮，夫生铁落者，下气疾也。"至《难经》则明确提出癫与狂的鉴别要点，如《二十难》记有"重阳者狂，重阴者癫"，而《五十九难》对癫狂二证则从症状表现上加以区别，其曰："狂癫之病何以别之？然：狂疾之始发，少卧而不饥，自高贤也，自辩智也，自倨贵也，妄笑好歌乐，妄行不休是也。癫疾始发，意不乐，僵仆直视，其脉三部阴阳俱盛是也。"对两者的鉴别可谓要言不烦。

汉代张仲景《金匮要略·五脏风寒积聚病脉证治》说："邪哭（作"人"解）使魂魄不安者，血气少也，血气少者属于心，心气虚者，其人则畏；合目欲眠，梦远行而精神离散，魂魄妄行。阴气衰者为癫，阳气衰者为狂。"对本病的病因做进一步的探讨，提出因心虚而血气少，邪乘于阴则为癫，邪乘于阳则为狂。

唐宋以后，对癫狂的证候描述更加确切，唐代孙思邈《备急千金要方·风癫》曰："示表癫邪之端，而见其病，或有默默而不声，或复多言而漫说，或歌或哭，或吟或笑，或眠坐沟渠，瞰于粪秽，或裸形露体，或昼夜游走，或嗔骂无度，或是蜚蛊精灵，手乱目急。"对癫狂采用针药并用的治疗方式。

金元时代对癫狂的病因学说有了较大的发展。如金代刘完素《素问玄机原病式·五运主病》说："经注曰多喜为癫，多怒为狂，然喜为心志，故心热甚则多喜而为狂，况五志所发，皆为热，故狂者五志间发。"元代朱丹溪《丹溪心法·癫狂篇》云："癫属阴，狂属阳……大率多因痰结于心胸间。"提出了癫狂的发病与"痰"有关的理论，并提出"痰迷心窍"之说，对于指导临床实践具有重要意义，也为后世许多医家所遵循。此时不仅对病因病机的认识更臻完善，而且从实践中也积累了一些治疗本病的经验。如治癫用养心血、镇心神、开痰结，治狂用大吐下之法。此外，《丹溪心法》还记有精神治疗的方法。

及至明清两代，不少医家对本病证治理法的研究多有心得体会。如明代楼英《医学纲目》卷二十五记有："狂之为病少卧，少卧则卫独行，阳不行阴，故阳盛阴虚，令昏其神。得睡则卫得入于阴，而阴得卫镇，不虚，阳无卫助，不盛，故阴阳均平而愈矣。"对《内经》狂病，由阴阳失调而成的理论有所发挥。再如李梴、张景岳等对癫狂二证的区别，分辨甚详。明代李梴《医学入门·癫狂》说："癫者异常也，平日能言，癫则沉默；平日不言，癫则呻吟，甚则僵卧直视，心常不乐"，"狂者凶狂也，轻则自高自是，好歌好舞，甚则弃衣而走，逾垣上屋，又甚则披头大叫，不避水火，且好杀人"。明代张介宾《景岳全书·癫狂痴呆》说："狂病常醒，多怒而暴；癫病常昏，多倦而静。由此观之，则其阴阳寒热，自有冰炭之异。"明代王肯堂《证治准绳》中云："癫者，俗谓之失心风。多因抑郁不遂……精神恍惚，言语错乱，喜怒不常。"这一时期的医家肯定了癫狂痰迷心窍的病机，治疗多主张治癫宜解郁化痰、宁心安神为主；治狂则先夺其食，或降其火，或下其痰，药用重剂，不可畏首畏尾。明代戴思恭《证治要诀·癫狂》提出："癫狂由七情所郁，遂生痰涎，迷塞心窍。"明代虞抟《医学正传》以牛黄清心丸治癫狂，取其豁痰清心之意。至王清任又提出了血瘀可病癫狂的论点，并认识到本病与脑有着密切的关系。如王清任《医林改错》癫狂梦醒汤谓："癫狂一证……乃气血凝滞脑气，与脏腑气不接，如同做梦一样。"清代何梦瑶《医碥·狂癫痫》剖析狂病病机为火气乘心，劫伤心血，神不守舍，痰涎入踞。清代张璐《张氏医通·神志门》集狂病治法之大成："上焦实者，从高抑之，生铁落饮；阳明实则脉伏，大承气汤去厚朴加当归、铁落饮，以大利为度；在上者，因而越之，来苏膏，或戴人三圣散涌吐，其病立安，后用洗心散、凉膈散调之；形证脉气俱实，当涌吐兼利，胜金丹一服神效……《经》云：喜乐无极则伤魂，魄伤则狂，狂者意不存，当以恐胜之，以凉药补魄之阴，清神汤。"

综上所述，历代医家则对癫狂的病因、病机、临床症状及治疗进行了较多的论述，对后世有较大的影响。

三、范围

癫病与狂病都是精神失常的疾患，其表现类似于西医学的某些精神病，精神分裂症的精神抑郁型，心境障碍中躁狂抑郁症的抑郁型、抑郁发作大致相当于癫病。精神分裂症的紧张性兴奋型及青春型、心境障碍中躁狂抑郁症的躁狂型、躁狂发作、急性反应性精神病的反应兴奋状态大致相当于狂病。凡此诸病出现症状、舌苔、脉象等临床表现与本篇所述相同者，均可参考本篇进行辨证论治。

四、病因病机

癫狂发生的原因，总与七情内伤密切相关，或以思虑不遂，或以悲喜交加，或以恼怒惊恐，皆能损伤心、脾、肝、胆，导致脏腑功能失调和阴阳失于平秘，进而产生气滞、痰结、火郁、血瘀等，蒙蔽心窍而引起神志失常。狂病属阳，癫病属阴，病因病机有所不同。如清代叶天士《临证指南医案》龚商年按："狂由大惊大恐，病在肝胆胃经，三阳并而上升，故火炽则痰涌，心窍为之闭塞。癫由积忧积郁，病在心脾包络，三阴蔽而不宣，故气郁则痰迷，神志为之混淆。"

癫狂发生的存在原发病因、继发病因和诱发因素。原发病因有禀赋不足，情志内伤和饮食不节；继发病因有气滞、痰结、火郁、血瘀等；诱发因素有情志失节，人事怫意，突遭变乱及剧烈的情志刺激。癫病起病多缓慢，渐进发展，癫病病位在肝、脾、心、脑，病之初起多表现为实证，后转换为虚实夹杂，病程日久，损伤心、脾、脑、肾，转为虚证。狂病急性发病，狂病病位在肝、胆、胃、心、脑，病之初起为阳证、热证、实证，渐向虚实夹杂转化，终至邪去正伤，渐向癫病过渡。

兹从气、痰、火、瘀四个方面对本病的病因病机列述如下。

（一）气机阻滞

《素问·举痛论篇》有"百病皆生于气"之说，平素易怒者，由于郁怒伤肝，肝失疏泄，则气机失调，气郁日久，则进一步形成气滞血瘀，或痰气互结，或气郁化火，阻闭心窍而发为癫狂。正如《证治要诀·癫狂》所说"癫狂由七情所郁，遂生痰涎，迷塞心窍"。

（二）痰浊蕴结

自从金元时代朱丹溪提出癫狂与"痰"有关的论点以后，不少医家均宗其说。如明代张景岳《景岳全书·癫狂痴呆》说："癫病多由痰气，凡气有所逆，痰有所滞，皆能壅闭经络，格塞心窍。"近代张锡纯《医学衷中参西录·医方》明确指出"癫狂之证，乃痰火上泛，瘀塞其心与脑相连窍络，以致心脑不通，神明皆乱"。由于长期的忧思郁怒造成气机不畅，肝郁犯脾，脾失健运，痰涎内生，以致气血痰结。或因脾气虚弱，升降失常，清浊不分，浊阴蕴结成痰，则为气虚痰结。无论气郁痰结或气虚痰结，总由"痰迷心窍"而病癫病。若因五志之火不得宣泄，炼液成痰，或肝火乘胃，津液被熬，结为痰火；或痰结日久，郁而化火，以致痰火上扰，心窍被蒙，神志遂乱，也可发为狂病。

（三）火郁扰神

《内经》早就指出狂病与火有关。如《素问·至真要大论篇》指出："诸躁狂越，皆属于火。"《素问·阳明脉解篇》又说："帝曰：病甚则弃衣而走，登高而歌，或至不食数日，逾垣上屋，所上之处，皆非其素所能也，病反能者何也？岐伯曰：四肢者，诸阳之本也，阳盛则四肢实，实则能登高也"，"帝曰：其妄言骂詈不避亲疏而歌者何也？岐伯曰：阳盛则使人妄言骂詈，不避亲疏而不欲食，不欲食故妄走也"。因阳明热盛，上扰心窍，以致心神昏乱而发为狂病。《景岳全书·癫狂痴呆》亦说："凡狂病多因于火，此或以谋为失志，或以思虑郁结，屈无所伸，怒无所泄，以致肝胆气逆，木火合邪，是诚东方实证也，此其邪盛于心，则为神魂不守，邪乘于胃，则为暴横刚强。"

综上所述，胃、肝、胆三经实火上升扰动心神，皆可发为狂病。

（四）瘀血内阻

由于血瘀使脑气与脏腑之气不相连接而发狂。如清代王清任《医林改错》说："癫狂一证，哭笑不休，詈骂歌唱，不避亲疏，许多恶态，乃气血凝滞，脑气与脏腑气不接，如同做梦一样。"并自创癫狂梦醒汤治疗本病。另外，王清任还创立脑髓说，其曰："灵机记性在脑者，因饮食生气血，长肌肉，精汁之清者，化而为髓"，"小儿无记性者，脑髓未满，高年无记性者，脑髓渐空"。联系本病的发生，如头脑发生血瘀气滞，使脏腑化生的气血不能正常地充养元神之府，或因血瘀阻滞脉络，气血不能上荣脑髓，则可造成灵机混乱，神志失常发为癫狂。

综上所述，气、痰、火、瘀均可造成阴阳的偏盛偏衰，而历代医家多以阴阳失调作为本病的主要病机。如《素问·生气通天论篇》说："阴不胜其阳，则脉流薄疾，并乃狂。"又《素问·宣明五气论篇》说："邪入于阳则狂，邪入于阴则痹，搏阳则为癫疾。"《难经·二十难》说："重阳者狂，重阴者癫。"所谓重阴重阳者，医家论述颇不一致。有说阳邪并于阳者为重阳，阴邪并于阴者为重阴；有说三部阴阳脉皆洪盛而牢为重阳，三部阴阳脉皆沉伏而细为重阴；还有认为气并于阳而阳盛气实者为重阳，血并于阴而阴盛血实者为重阴。概言之，两种属阳的因素重叠相加称为重阳，如平素好动、性情暴躁，又受痰火阳邪，此为重阳而病狂；两种属阴的因素重叠相加，称为重阴，如平素好静，情志抑郁，又受痰郁阴邪，此为重阴而病癫。此后在《诸病源候论》《普济方》及明清许多医家的著述中，也都说明机体阴阳失调，不能互相维系，以致阴虚于下，阳亢于上，心神被扰，神明逆乱而发癫狂。

此外，张仲景《伤寒论》尚有蓄血发狂的记载，应属血瘀一类；由于思虑太过，劳伤心脾，气血两虚，心失所养亦可致病。《医学正传·癫狂痫证》说："癫为心血不足。"癫狂病的发生还与先天禀赋有关，若禀赋充足，体质强壮，阴平阳秘，虽受七情刺激也只是短暂的情志失畅；反之禀赋素虚，肾气不足，复因惊骇悲恐，意志不遂等七情内伤，则每可引起阴阳失调而发病。禀赋不足而发病者往往具有家族遗传性，其家族可有类似的病史。

五、诊断与鉴别诊断

（一）诊断

1. 发病特点

本病发生与内伤七情密切相关，性格暴躁、抑郁、孤僻、易于发怒、胆怯疑虑等，是发病的常见因素；头颅外伤、中毒病史对确定诊断也有帮助。但其主要诊断依据是灵机、情志、行为三个方面的失常。所谓灵机即记性、思考、谋虑、决断等方面的功能表现。

2. 临床表现

本病的临床症状大致可分为四类，兹分述于后。

（1）躁狂症状：如弃衣而走，登高而歌，数日不食而能逾垣上屋，所上之处，皆非其力所能，妄言骂詈，不避亲疏，妄想丛生，毁物伤人，甚至自杀等，其证属实热，为阳气有余的症状。

（2）抑郁症状：如精神恍惚，表情淡漠，沉默痴呆，喃喃自语或语无伦次，秽洁不知，颠倒错乱，或歌或笑，悲喜无常，其证多偏于虚。为阴气有余的症状，或为痰气交阻。

（3）幻觉症状：幻觉是患者对客观上不存在的事物，却感到和真实的一样，可有幻视、幻听、幻嗅、幻触等症。如早在《灵枢·癫狂》就对幻觉症状有明确的记载："目妄见，耳妄闻……善见鬼神。"再如明代李梴《医学入门·癫狂》记有："视听言动俱妄者，谓之邪祟，甚则能言平生未见闻事及五色神鬼。"此处所谓邪祟，即为幻觉症状。

（4）妄想症状：妄想是与客观实际不符合的病态信念，其判断推理缺乏令人信服的根据，但患者坚信其正确而不能被说服。正如《灵枢·癫狂》所说："自高贤也，自辨智也，自尊贵也。"《中藏经·癫狂》也说："有自委曲者，有自高贤者。"此外，还可有疑病、自罪、被害、嫉妒等妄想症状。

这些临床症状不是中毒、热病所致，头颅 CT 及其他辅助检查没有阳性发现。

总之，癫病多见抑郁症状，呆滞好静，其脉多沉伏细弦；狂病多见躁狂症状，多怒好动，其脉多洪盛滑数，这是两者的区别。至于幻觉症状和妄想症状则既可见于癫病，也可见于狂病。

（二）鉴别诊断

1. 痫病

痫病是以突然仆倒，昏不知人，四肢抽搐为特征的发作性疾患，与本病不难区分。但自秦汉至金元时期，往往癫、狂、痫同时并称，常常混而不清，尤其是癫病与痫病始终未能明确分清，以及至明代王肯堂才明确提出癫狂与痫病的不同。如《证治准绳·癫狂痫总论》说："癫者或狂或愚，或歌或笑，或悲或泣，如醉如痴，言语有头无尾，秽洁不知，积年累月不愈"；"狂者病之发时猖狂刚暴，如伤寒阳明大实发狂，骂詈不避亲疏，甚则登高而歌，弃衣而走，逾垣上屋，非力所能，或与人语所未尝见之事"；"痫病发则昏不知人，眩仆倒地，不省高下，甚而瘈疭抽掣，目上视，或口眼㖞斜，或口作六畜之声"。至此已将癫狂与痫病截然分开，为后世辨证治疗指出了正确方向。

2．谵语、郑声

谵语是因阳明实热或温邪入于营血，热邪扰乱神明，而出现神志不清、胡言乱语的重症。郑声是指疾病晚期心气内损，精神散乱而出现神识不清，不能自主，语言重复，语声低怯，断续重复而语不成句的垂危征象。狂病与谵语、郑声在症状表现上是不同的，如《东垣十书·此事难知集·狂言谵语郑声辨》记有"狂言声大开自与人语，语所未尝见事，即为狂言也。谵语者，合目自语，言所日用常见常行之事，即为谵语也。郑声者，声战无力，不相接续，造字出于喉中，即郑声也"。

3．脏躁

脏躁好发于妇人，其症为悲伤欲哭，数欠伸，像如神灵所作，但可自制，一般不会自伤及伤害他人，与癫狂完全丧失自知力的神志失常不同。

六、辨证

（一）辨证要点

1．癫病审查轻重

精神抑郁，表情淡漠，寡言呆滞是癫病的一般症状，初发病时常兼喜怒无常，喃喃自语，语无伦次，舌苔白腻，此为痰结不深，证情尚轻。若病程迁延日久，则见呆若木鸡，目瞪如愚，灵机混乱，舌苔渐变为白厚而腻，乃痰结日深，病情转重。久则正气日耗，脉由弦滑变为滑缓，终至沉细无力。倘使病情演变为气血两虚，而症见神思恍惚，思维贫乏，意志减退者，则病深难复。

2．狂病明辨虚实

狂病应区分痰火、阴虚的主次先后，狂病初起是以狂暴无知，情感高涨为主要表现，概由痰火实邪扰乱神明而成。病久则火灼阴液，渐变为阴虚火旺之证，可见情绪焦躁，多言不眠，形瘦面赤舌红等症状。这一时期，分辨其主次先后，对于确定治法处方是很重要的。一般来说，亢奋症状突出，舌苔黄腻，脉弦滑数者，是痰火为主，而焦虑、烦躁、失眠、精神疲惫，舌质红少苔或无苔，脉细数者，是阴虚为主。至于痰火、阴虚证候出现的先后，则需对上述证候，舌苔、脉象的变化做动态观察。

（二）证候

1．癫病

（1）痰气郁结：精神抑郁，表情淡漠，寡言呆滞，或多疑虑，语无伦次，或喃喃自语，喜怒无常，甚则忿不欲生，不思饮食。舌苔白腻，脉弦滑。

病机分析：因思虑太过，所愿不遂，使肝气被郁，脾失健运而生痰浊。痰浊阻蔽神明，故出现抑郁、呆滞、语无伦次等症；痰扰心神，故见喜怒无常，忿不欲生，又因痰浊中阻，故不思饮食。苔腻、脉滑皆为气郁痰结之征。

（2）气虚痰结：情感淡漠，不动不语，甚则呆若木鸡，目瞪如愚，傻笑自语，生活被动，灵机混乱，甚至目妄见，耳妄闻，自责自罪，面色萎黄，便溏溲清。舌质淡，舌体胖，苔白腻，脉滑或脉弱。

病机分析：癫久正气亏虚，脾运力薄而痰浊益甚。痰结目深，心窍被蒙，故情感淡漠而呆若木鸡，甚至灵机混乱，出现幻觉症状；脾气日衰故见面色萎黄，便溏、溲清诸症。舌淡胖，苔白腻，脉滑或弱皆为气虚痰结之象。

（3）气血两虚：病程漫长，病势较缓，面色苍白，多有疲惫不堪之象，神思恍惚，心悸易惊，善悲欲哭，思维贫乏，意志减退，言语无序，魂梦颠倒。舌质淡，舌体胖大有齿痕，舌苔薄白，脉细弱无力。

病机分析：癫病日久，中气渐衰，气血生化乏源，故面色苍白，肢体困乏，疲惫不堪；因心血内亏，心失所养，可见神思恍惚，心悸易惊，意志减退诸症。舌胖，脉细是气血俱衰之征。

2．狂病

（1）痰火扰心：起病急，常先有性情急躁，头痛失眠，两目怒视，面红目赤，突然狂暴无知，情感高涨，言语杂乱，逾垣上屋，气力逾常，骂詈叫号，不避亲疏，或毁物伤人，或哭笑无常，登高而歌，弃衣而走，渴喜冷饮，便秘溲赤，不食不眠。舌质红绛，苔多黄腻，脉弦滑数。

病机分析：五志化火，鼓动阳明痰热，上扰清窍，故见性情急躁，头痛失眠；阳气独盛，扰乱心神，神明昏乱，症见狂暴无知，言语杂乱，骂詈不避亲疏；四肢为诸阳之本，阳盛则四肢实，实则登高、逾垣、上屋，而气力超乎寻常。舌绛苔黄腻，脉弦而滑数，皆属痰火壅盛，且有伤阴之势。以火属阳，阳主动，故起病急骤而狂暴不休。

（2）阴虚火旺：狂病日久，病势较缓，精神疲惫，时而躁狂，情绪焦虑、紧张，多言善惊，恐惧而不稳，烦躁不眠，形瘦面红，五心烦热。舌质红，少苔或无苔，脉细数。

病机分析：狂乱躁动日久，必致气阴两伤，如气不足则精神疲惫，仅有时躁狂而不能持久。由于阴伤而虚火旺盛，扰乱心神，故症见情绪焦虑，多言善惊，烦躁不眠，形瘦面红等。舌质红，脉细数，也为阴虚内热之象。

（3）气血凝滞：情绪躁扰不安，恼怒多言，甚则登高而歌，弃衣而走，或目妄见，耳妄闻，或呆滞少语，妄思离奇多端，常兼面色暗滞，胸胁满闷，头痛心悸，或妇人经期腹痛，经血紫黯有块。舌质紫黯有瘀斑，舌苔或薄白或薄黄，脉细弦，或弦数，或沉弦而迟。

病机分析：本证由血气凝滞使脑气与脏腑气不相接续而成，若瘀兼实热，苔黄，脉弦致，多表现为狂病；若瘀兼虚寒，苔白，脉沉弦而迟，多表现为癫病。但是无论属狂属癫，均以血瘀气滞为主因。

七、治疗

（一）治疗原则

1. 解郁化痰，宁心安神

癫病多虚，为重阴之病，主于气与痰，治疗以解郁化痰，宁心安神，补养气血为主要治则。

2. 泻火逐痰，活血滋阴

狂病多实，为重阳之病，主于痰火、瘀血，治疗宜降其火，或下其痰，或化其瘀血，后期应予滋养心肝阴液，兼清虚火。

概言之，癫病与狂病总因七情内伤，使阴阳失调，或气并于阳，或血并于阴而发病，故治疗总则以调整阴阳，以平为期，如《素问·生气通天论篇》所说："阴平阳秘，精神乃治。"

（二）治法方药

1. 癫病

（1）痰气郁结。

治法：疏肝解郁，化痰开窍。

方药：逍遥散合涤痰汤加减。药用柴胡配白芍疏肝柔肝，可加香附、郁金以增理气解郁之力，其中茯苓、白术可以健脾化浊。涤痰汤为二陈汤增入胆南星、枳实、人参、石菖蒲、竹茹而成，胆南星、竹茹辅助二陈汤化痰，石菖蒲合郁金可以开窍，枳实配香附可以理气，人参可暂去之。

单用上方恐其效力不达，须配用十香返生丹，每服1丸，日服2次，是借芳香开窍之力，以奏涤痰散结之功；若癫病因痰结气郁而化热者，症见失眠易惊，烦躁不安而神志昏乱，舌苔转为黄腻，舌质渐红，治当清化痰热，清心开窍，可用温胆汤送服至宝丹。

（2）气虚痰结。

治法：益气健脾，涤痰宣窍。

方药：四君子汤合涤痰汤加减。药用人参、茯苓、白术、甘草四君益气健脾以扶正培本，再予半夏、胆南星、橘红、枳实、石菖蒲、竹茹涤除痰涎，可加远志、郁金，既可理气化痰，又能辅助石菖蒲宣开心窍。

若神思迷惘，表情呆钝，症情较重，是痰迷心窍较深，治宜温开，可用苏合香丸，每服1丸，日服2次，以豁痰宣窍。

（3）气血两虚。

治法：益气健脾，养血安神。

方药：养心汤加减。方中人参、黄芪、甘草补脾益气；当归、川芎养心血；茯苓、远志、柏子仁、酸枣仁、五味子宁心神；更有肉桂引药入心，以奏养心安神之功。

若兼见畏寒蜷缩，卧姿如弓，小便清长，下利清谷者，属肾阳不足，应加入温补肾阳之品，如补骨脂、巴戟天、肉苁蓉等。

2．狂病

（1）痰火扰心。

治法：泻火逐痰，镇心安神。

方药：泻心汤合礞石滚痰丸加减。方中大黄、黄连、黄芩苦寒直折心肝胃三经之火，知母滋阴降火而能维护阴液，佐以生铁落镇心安神。礞石滚痰丸方用青礞石、沉香、大黄、黄芩、朴硝，逐痰降火，待痰火渐退，礞石滚痰丸可改为包煎。

胸膈痰浊壅盛，而形体壮实，脉滑大有力者，可采用涌吐痰涎法，三圣散治之，方中瓜蒂、防风、藜芦三味，劫夺痰浊，吐后如形神俱乏，当以饮食调养。阳明热结，躁狂谵语，神志昏乱，面赤腹满，大便燥结，舌苔焦黄起刺或焦黑燥裂，舌质红绛，脉滑实而大者，宜先服大承气汤急下存阴，再投凉膈散加减清以泻实火；病情好转而痰火未尽，心烦失眠，哭笑无常者，可用温胆汤送服朱砂安神丸。

（2）阴虚火旺。

治则：滋阴降火，安神定志。

方药：选用二阴煎加减，送服定志丸。方中生地黄、麦冬、玄参养阴清热，黄连、木通、竹叶、灯心草泻热清心安神，可加用白薇、地骨皮清虚热，茯神、炒酸枣仁、甘草养心安神。定志丸方用人参、茯神、石菖蒲、甘草，其方健脾养心，安神定志，可用汤药送服，也可布包入煎。

若阴虚火旺兼有痰热未清者，仍可用二阴煎适当加入全瓜蒌、胆南星、天竺黄等。

（3）气血凝滞。

治则：活血化瘀，理气解郁。

方药：选用癫狂梦醒汤加减，送服大黄䗪虫丸。方中重用桃仁合赤芍活血化瘀，还可加用丹参、红花、水蛭以助活血之力；柴胡、香附理气解郁；青陈皮、大腹皮、桑白皮、苏子行气降气；半夏和胃，甘草调中。

如蕴热者可用木通加黄芩以清之，兼寒者加干姜、附子助阳温经。大黄䗪虫丸方用大黄、黄芩、甘草、桃仁、杏仁、芍药、干生地黄、干漆、虻虫、水蛭、蛴螬、䗪虫。可祛瘀生新，攻逐蓄血，但需要服用较长时期。

（三）其他治法

1．单方验方

（1）黄芫花：取花蕾及叶，晒干研粉，成人每日服1.5～6 g，饭前一次服下，10～20日为1个疗程，主治狂病属痰火扰心者。一般服后有恶心、呕吐、腹泻等反应，故孕妇、体弱、素有胃肠病者忌用。

（2）巴豆霜：1～3克，分2次间隔半小时服完，10次为1个疗程，一般服用2个疗程，第1个疗程隔日1次，第2个疗程隔两日1次。主治狂病，以痰火扰心为主者。

2．针灸

取穴以任督二脉、心及心包经为主，其配穴总以清心醒脑，豁痰宣窍为原则，其手法多采用三人或五人同时进针法，狂病多用泻法，大幅度捻转，进行强刺激，癫病可用平补平泻的手法。

（1）癫病主方：①中脘、神门、三阴交。②心俞、肝俞、脾俞、丰隆。两组可以交替使用。

（2）狂病主方：①人中、少商、隐白、大陵、丰隆。②风府、大椎、身柱。③鸠尾、上脘、中脘、丰隆。④人中、风府、劳宫、大陵。每次取穴一组，四组穴位可以轮换使用。狂病发作时，可独取两侧环跳穴，用四寸粗针，行强刺激，可起安神定志作用。

3．灌肠疗法

痰浊蒙窍的癫病：以生铁落、牡蛎、石菖蒲、郁金、胆南星、法半夏、礞石、黄连、竹叶、灯心草、赤芍、桃仁、红花组方，先煎生铁落、礞石30分钟，去渣加其他药物煎30分钟，取汁灌肠。

4．饮食疗法

心脾不足者：黄芪莲子粥，取黄芪，文火煎10分钟，去渣，入莲子、粳米，煮粥。

心肾不交者：百合地黄粥。生地黄切丝，煮1～2分钟，去渣，入百合，粳米煮成粥，加蜂蜜适量。

八、转归及预后

癫病属痰气郁结而病程较短者，以及时祛除壅塞胸膈之痰浊，复以理气解郁之法，较易治愈；若病久失治，则痰浊日盛而正气日虚，乃成气虚痰结之证；或痰郁化热，痰火渐盛，转变为狂病。

气虚痰结证如积极调治，使痰浊渐化，正气渐复，则可以向愈，但较痰气郁结证易于复发。若迁延失治或调养不当，正气愈虚而痰愈盛，痰愈盛则症愈重，终因灵机混乱，日久不复成废人。

气血两虚治以扶正固本，补养心脾之法，使气血渐复，尚可向愈，但即使病情好转，也多情感淡漠，灵机迟滞，工作效率不高，且复发机会较多。

狂病骤起先见痰火扰心之证，急投泻火逐痰之法，病情多可迅速缓解；若经治以后，火势渐衰而痰浊留恋，深思迷惘，其状如癫，乃已转变为癫病。如治不得法或不及时，致使真阴耗伤，则心神昏乱日重，其证转化为阴虚火旺，若此时给予正确的治疗，使内热渐清而阴液渐复，则病情可向愈发展。如治疗失当，则火愈旺而阴愈伤，阴愈亏则火愈亢，以致躁狂之症时隐时发，时轻时重。

另外，火邪耗气伤阴，导致气阴两衰，则迁延难愈。狂病日久出现气血凝滞，治疗得法，血瘀征象不断改善，则癫狂症状也可逐渐好转。若病久迁延不愈，可形成气血阴阳俱衰，灵机混乱，预后多不良。

九、注意事项

癫狂之病多由内伤七情而引起，故应注意精神调摄。

（曾令斌）

第四节 痫病

痫病是指以短暂的感觉障碍，肢体抽搐，意识丧失，甚则仆倒，口吐涎沫，两目上视或口中怪叫，移时苏醒，醒后如常人为主要临床表现的一种反复发作性神志异常的病证，俗称"羊痫风""痫厥""胎病"，尤以青少年多发，男性多于女性。

痫病的有关论述首见于《内经》，如《灵枢·癫狂》记有："癫疾始生，先不乐，头重痛，视举，目赤，甚作极，已而烦心。"此后历代医家对其病因、症状及治疗都有丰富的论述。

《难经·五十九难》云："癫疾始发，意不乐，僵仆直视，其脉三部阴阳俱盛是也。"巢元方《诸病源候论》中将不同病因引起的痫病，分为风痫、惊痫、食痫、痰痫等，描述其发作特点为"痫病……醒后又复发，有连日发者，有一日三五发者。"陈无择《三因极一病证方论·癫痫方论》指出："癫痫病皆由惊动，使脏气不平，郁而生涎，闭塞诸经，厥而乃成。或在母胎中受惊，或少小感风寒暑湿，或饮食不节，逆于脏气。"朱丹溪《丹溪心法·痫》："无非痰涎壅塞，迷乱心窍。"《古今医鉴·五痫》指出："夫痫者有五等，而类五畜，以应五脏，发则猝然仆倒，口眼相引，手足搐搦，背脊强直，口吐涎沫，声类畜叫，食顷乃苏。"以上论述指出了惊恐、饮食不节、母腹中受惊、偶感风寒、痰涎等是致痫的主要病因。

《证治准绳·痫》指出痫病与卒中、痉病等病证的不同："痫病仆时口中作声，将醒时吐涎沫，醒后又复发，有连日发者，有一日三五发者。中风、中寒、中暑之类则仆时无声，醒时无涎沫，醒后不再复发。痉病虽亦时发时止，然身强直反张如弓，不如痫之身软，或如猪犬牛羊之鸣也。"

对于本病治疗，《扁鹊心书》记载："痫，中脘灸五十壮。"《备急千金要方》："痫之为病，目反、四肢不举，灸风府……又灸项上、鼻人中、下唇承浆，皆随年壮。"《临证指南医案·癫痫》：

"痫之实者，用五痫丸以攻风，控涎丸以劫痰，龙荟丸以泻火；虚者，当补助气血，调摄阴阳，养营汤、河车丸之类主之。"王清任则认为痫病的发生与元气虚"不能上转入脑髓"和脑髓瘀血有关，并创龙马自来丹、黄芪赤风汤治之。

现代医学的癫痫病，出现痫病的临床表现时，可参考本节进行辨证论治。

一、病因病机

痫病之发生，多由先天因素，七情所伤，痰迷心窍，脑部外伤或其他疾病之后造成脏腑功能失调，气机逆乱，阴阳失衡，元神失控所致，尤以痰邪作祟最为重要。心脑神机失用为本，风、痰、火、瘀致病为标，先天遗传与后天所伤是两大致病因素。

（一）先天因素

痫病始于幼年者，与先天因素密切相关。先天因素有两方面：一是如《素问·奇病论》中所说："因未产前腹内受损……或七情所致伤胎气"；二是父母禀赋不足，或父母本身患癫痫，导致胎儿精气不足，影响胎儿发育，出生后，小儿脏气不平，易生痰生风，导致痫病发作。

（二）七情失调

主要责之于惊恐。由于突受大惊大恐，"惊则气乱"，"恐则气下"，造成气机逆乱，进而损伤肝肾，致使阴不敛阳而生热生风，痫病发作。小儿脏腑娇嫩，元气未充，神气怯弱，或素蕴风痰，更易因惊恐而发生本病。正如《三因极一病证方论·癫痫叙论》指出："癫痫病，皆由惊动，使脏气不平。"

（三）痰迷心窍

过食醇酒厚味，以致脾胃受损，精微不布，湿浊内聚成痰；或劳伤思虑，脏腑失调，气郁化火，火热炼液成痰，一遇诱因，痰浊或随气逆，或随风动，蒙蔽心窍，壅塞经络，从而发生痫证。即如《丹溪心法》指出的"无非痰涎壅塞，迷闷孔窍"，故有"无痰不作痫"之说。

（四）脑部外伤

由于跌仆撞击，或出生时难产，均能导致颅脑受伤。外伤之后，气血瘀阻，血流不畅则神明遂失；筋脉失养，则血虚动风而发病。

此外，或因六淫之邪所干，或因饮食失调，或患他病之后，均可致脏腑受损，积痰内伏，一遇劳作过度，生活起居失于调摄，遂致气机逆乱而触动积痰，痰浊上扰，闭塞心窍，壅塞经络，发为痫病。

痫病病位主要责之于心肝，而与五脏均有关联。本病的发生，主要是由于风、火、痰、瘀等病理因素导致心、肝、脾、肾脏气失调，引起一时性阴阳紊乱，气逆痰涌，火炎风动，蒙蔽清窍，心脑神机失用所致。其中，心脑神机失用为本，风、火、痰、瘀致病为标，病理因素又总以痰为主。

二、诊断要点

（一）症状

（1）任何年龄、性别均可发病，但多在儿童期、青春期或青年期发病，多因先天因素或有家族史，每因惊恐、劳累、情志过极、饮食不节、头部外伤等诱发。

（2）痫病大发作，突然昏倒，不省人事，两目上视，四肢抽搐，口吐涎沫，或有异常叫声，移时苏醒，醒后除疲乏无力外，一如常人。

（3）痫病小发作，突然呆木，瞬间意识丧失，面色苍白，动作中断，手中物件落地，或头突然向前下垂，两目上视，多在数秒至数分钟恢复，清醒后对上述症状全然无知等。

（4）局限性发作可见多种形式，如口、眼、手等局部抽搐，而无突然昏倒，或凝视，或无语言障碍，或无意识动作等，多在数秒至数分钟即止。

（5）发作前可有眩晕胸闷等先兆。

（二）检查

脑电图呈阳性反应。

必要时做脑 CT、MRI 等相应检查，有助于诊断。

三、鉴别诊断

（一）中风

痫病重证应与中风相鉴别。痫证重证与中风均有突然仆倒、不省人事的主证，但痫证无半身不遂、口眼㖞斜等症，且醒后一如常人，而中风亦无痫证之口吐涎沫、两目上视或口中怪叫等症，醒后遗留偏瘫等后遗症状。

（二）厥证

两者均无后遗症，厥证除见突然仆倒，不省人事主证外，还有面色苍白、四肢厥冷，但无口吐涎沫、两目上视、四肢抽搐和口中怪叫之见症，临床上亦不难区别。

四、辨证

痫病主要辨别发病持续时间和间隔时间的长短，一般持续时间长则病重，时间短则病轻；间隔时间长则病轻，时间短则病重。确定病性属风、痰、热、瘀，辨证施治。

（一）发作期

1. 阳痫

证候：病发前多有眩晕，头痛而胀，胸闷乏力，喜欠伸等先兆症状，或无明显症状，旋即仆倒，不省人事，面色潮红或紫红，牙关紧闭，两目上视，项背强直，四肢抽搐，口吐涎沫或喉中痰鸣，或发怪叫，移时苏醒，除感疲乏、头痛外，一如常人，舌质红，苔黄腻，脉弦数或弦滑。

分析：此为癫痫大发作。先天不足或肝火偏旺，郁久化热，火动生风，煎熬津液，结而为痰，痰火阻闭心窍，则发痫病典型症状；舌质红，苔黄腻，脉弦滑或弦数，均为痰热壅盛之象。

2. 阴痫

证候：发痫则面色晦暗青灰而黄，手足清冷，双眼半开半合，昏聩偃卧，手足拘急，或抽搐时作，口吐涎沫，一般口不啼叫，或声音微小，或仅为呆木无知，不闻不见，不动不语，或动作中断，手中物件落地；或头突然向前倾下，又迅速抬起；或二目上吊数秒乃至数分钟即可恢复，病发后对上述症状全然无知，多一日频作十数次或数十次，醒后周身疲乏，或如常人，舌质淡，苔白腻，脉多沉细或沉迟。

分析：此为癫痫发作不典型者或癫痫小发作。饮食劳倦，脾胃受损，精微不布，湿浊内聚成痰；或久病不愈，气血亏虚，脏腑失调，痰湿内结，上蒙清窍，而致痫病诸证，痰湿尚未化热，故无热象；瘛疭频发，耗伤气血，故醒后周身疲乏；舌脉俱为痰湿之象。

（二）休止期

1. 痰火扰神

证候：急躁易怒，心烦失眠，气高息粗，痰鸣漉漉，口苦咽干，便秘溲黄，病发后，病情加重，甚则彻夜难眠，目赤，舌红，苔黄腻，脉多沉弦滑而数。

分析：过食醇酒厚味，聚湿成痰，痰浊郁久化热或肝郁化火，炼液为痰，痰火上扰清窍心神，故见急躁易怒，心烦失眠，气高息粗，痰鸣漉漉，口苦，甚则彻夜难眠，目赤；痰热伤津则咽干，便秘溲黄；舌脉俱为痰热之象。

2. 风痰闭阻

证候：发病前后多有眩晕、胸闷乏力等先兆症状，发作时猝然仆倒，昏不识人，喉中痰鸣，口吐白沫，手足抽搐，舌质红、苔白腻，脉多弦滑有力。

分析：痰浊上扰，清阳不展，则发作前后常有眩晕、胸闷乏力等症；肝风内动，肝气不畅，则情志不舒；风痰上涌，则痰多；苔白腻，脉滑，均为肝风挟痰浊之象。

3. 心脾两虚

证候：反复发痫不愈，神疲乏力，面色无华，身体消瘦，纳呆便溏，舌质淡，苔白腻，脉沉弱。

分析：反复发痫不愈，耗伤气血，不能濡养全身，上充于面，故神疲乏力，面色无华，身体消瘦；后天之本不运，则纳呆便溏；舌脉均为气血耗伤，痰浊留滞之象。

4．肝肾阴虚

证候：痫证频作，神思恍惚，面色晦暗，头晕目眩，两目干涩，耳轮焦枯不泽，健忘失眠，腰膝酸软，大便干燥，舌红苔薄黄，脉沉细而数。

分析：先天不足，或突受惊恐，造成气机逆乱，进而损伤肝肾，或痫证频发而耗伤肝肾，致使阴不敛阳，虚风内动，故痫证频作；肝肾精血不能上充，而脑为髓之海，肝开窍于目，肾开窍于耳，故神思恍惚，面色晦暗，头晕目眩，两目干涩，耳轮焦枯不泽，健忘失眠；肾虚则腰膝酸软；精血不足则阴液亏虚，肠道失濡，故见大便干燥；舌脉均为阴虚有热之象。

5．瘀阻清窍

证候：平素头晕头痛，常伴单侧肢体抽搐，或一侧面部抽动，颜面口角青紫，舌质暗红或有瘀斑，舌苔薄白，脉涩或弦。多继发于颅脑外伤、产伤、颅内感染性疾患或先天脑发育不全。

分析：瘀血阻窍或颅脑外伤等致平素头痛头晕，脑络闭塞，脑神失养，气血失调而肝风内动，痰随风动，常伴单侧肢体抽搐；风痰闭阻，心神被蒙，痰蒙清窍故而发病，舌苔脉象均为瘀血阻络之象。

五、治疗

本病治疗宜分标本虚实。频繁发作，以治标为主，着重清肝泻火，豁痰息风，开窍定痫；平时则补虚以治其本，宜益气养血，健脾化痰，滋补肝肾，宁心安神。

（一）中药治疗

1．发作期

（1）阳痫。

治法：开窍醒神，清热涤痰息风。

处方：黄连解毒汤或以此方送服定痫丸。

方中以黄芩、黄连、黄柏、栀子苦寒直折，清泻上、中、下三焦之火。定痫丸源于《医学心悟》，有豁痰开窍，息风止痉之功。方中贝母、胆南星苦凉性降，用以清化热痰，其中贝母甘润，使苦燥而不伤阴；半夏燥湿化痰；天麻熄风化痰。可加全蝎、僵蚕以助天麻息风止痉之功，朱砂、琥珀镇静安神，石菖蒲、远志宁心开窍。

（2）阴痫。

治法：开窍醒神，温化痰涎。

处方：五生饮加减。

方以生南星、生半夏、生白附子辛温燥湿祛痰，半夏降逆散结，川乌大辛大热，散寒除滞；黑豆补肾利湿。可加二陈汤以健脾除痰。

兼气虚者，加党参、黄芪、白术以补气；血虚者，加当归、丹参、首乌藤养血而不滋腻。

2．休止期

（1）痰火扰神。

治法：清肝泻火，化痰开窍。

处方：当归龙荟丸加减。

方中以龙胆草、青黛、芦荟直入肝经而泻肝火；大黄、黄连、黄芩、黄柏、栀子苦寒而通泻上、中、下三焦之火，其中尤以大黄推陈致新，降逆而不留邪，涤痰散结；配木香、麝香辛香走窜，通窍而调气，使清热之力益彰；又恐苦寒之药太过，以当归和血养肝。诸药相合，使痰火得泻，气血宣通，阴阳调顺，神安志宁而病向愈。可加茯苓、姜半夏、橘红，健脾益气化痰，以宏药力。

若大便秘结较重者，可加生大黄；若痰黏者可加竹沥水。

（2）风痰闭阻。

治法：平肝熄风，豁痰开窍。

处方：定痫丸。

方中天麻、全蝎、僵蚕平肝息风止痉，川贝母、胆南星、姜半夏、竹沥、石菖蒲涤痰开窍而降逆，琥珀、茯神、远志、辰砂镇心安神定痫，茯苓、陈皮健脾益气化痰，丹参理血化瘀通络。

若痰黏不利者，加瓜蒌；痰涎清稀者加干姜、细辛；若纳呆者可加白术、茯苓。

（3）心脾两虚。

治法：补益气血，健脾宁心。

处方：六君子汤合温胆汤加减。

方中以四君子汤健脾益气，陈皮、半夏、竹茹化除留滞之痰，枳实行气散结，姜枣养胃而调诸药。可加远志、酸枣仁、首乌藤以宁心安神。

食欲不振者加神曲、山楂、莱菔子行气消食导滞；体虚不盛者可酌加僵蚕、蜈蚣息风化痰，通络止痉；便溏者加焦薏苡仁、炒白扁豆、炮姜等健脾止泻。

（4）肝肾阴虚。

治法：滋养肝肾，平肝熄风。

处方：大补元煎加减。

方中以人参、炙甘草、熟地黄、枸杞子、山药、当归、山茱萸、杜仲益气养血，滋养肝肾；可加鹿角胶、龟甲胶养阴益髓；牡蛎、鳖甲滋阴潜阳。

若心中烦热者，可加竹叶、灯心草；大便秘结甚者，可加火麻仁、肉苁蓉。

（5）瘀阻清窍。

治法：活血祛瘀，息风通络。

处方：通窍活血汤加减。

方中赤芍、川芎、桃仁、红花活血祛瘀；麝香、老葱，通阳开窍，活血通络；地龙、僵蚕、全蝎息风定痫。

若兼痰热，可加竹沥、胆南星；兼肝火上扰，加菊花、石决明；兼阴虚，加麦冬、鳖甲；兼心肾亏虚，加党参、枸杞子、熟地黄。

（二）针灸治疗

1．发作期

（1）基本处方：水沟、后溪、合谷、太冲、腰奇。

水沟属督脉，后溪通督脉，二穴合用，通督调神；合谷配太冲，合称"四关"，可开关启闭；腰奇是治疗癫痫的经外奇穴。

（2）加减运用：主要有以下几种。

阳痫：加十宣或十二井穴（选3～5穴）点刺出血，以清热泻火、开关启闭。余穴针用泻法。

阴痫：加足三里、关元、三阴交以益气养血、温化痰饮，针用补法，余穴针用平补平泻法。

病在夜间发作：加照海以调阴跷，诸穴针用平补平泻法。

病在白昼发作：加申脉以调阳跷，诸穴针用平补平泻法。

2．休止期

（1）基本处方：百会、大椎、风池、腰奇。

百会、大椎同经相配，通督调神；风池位于头部，为脑之分野，足少阳经别贯心，经脉交会至百会，可疏调心脑神机；腰奇是治疗癫痫的经外奇穴。

（2）加减运用，主要有以下几类。

痰火扰神证：加行间、内关、合谷、丰隆以豁痰开窍、清热泻火，针用泻法。余穴针用平补平泻法。

风痰闭阻证：加本神、太冲、丰隆以平肝息风、豁痰开窍。诸穴针用泻法。

心脾两虚证：加心俞、脾俞以补益心脾、益气养血。诸穴针用补法。

肝肾阴虚证：加肝俞、肾俞、太溪以补益肝肾、潜阳安神，针用补法。余穴针用平补平泻法。

瘀阻清窍证：加太阳、膈俞以活血化瘀，太阳刺络出血。余穴针用泻法。

（3）其他。

耳针疗法：取脑、神门、心、枕、脑点，每次选2～3穴，毫针强刺激，留针30分钟，间歇捻针，隔日1次。或埋揿针，3～4日换1次。

穴位注射疗法：取足三里、内关、大椎、风池，每次选用2～3穴，用维生素B_1注射液，每穴注射0.5 mL。

（曾令斌）

第五节 神昏

神昏是以神志丧失且不易逆转为特征的一种病证，又称昏迷、昏不知人、昏谵、昏愦等。

神昏有程度不同，现代医学分为轻、中、重三度。祖国医学虽未明确分度标准，但从所用术语含义来看，大致有轻重之别。轻者称神识朦胧，时清时昧，重者昏谵、神昏、昏不识人、不知与人言等，最重者常称昏愦，或其状如尸、尸厥等。

神昏只是一个症，不作为病证名称理解，是很多疾病发展到危重阶段时所出现的一个共同病理反应。

现代医学中的昏迷，是由于大脑皮层和皮下网状结构发生高度抑制，脑功能严重障碍的一种病理状态。由急性传染性疾病、感染性疾病、内分泌及代谢障碍性疾病、水电解质平衡紊乱、中毒、物理性损害等引起的昏迷，可参照中医神昏辨证论治。

一、病因病机

（一）阳明腑实

感受寒邪，或温热、湿热之邪，入里化热，热与糟粕相合，结于胃肠，浊气上熏于心，扰于神明而神昏谵语。《伤寒论》中的神昏谵语，皆因阳明腑实所致。正如陆九芝所说："胃热之甚，神为之昏，从来神昏之病；皆属胃家。"温病中因阳明腑实而致昏迷的记载亦颇多。如《温病条辨·中焦篇》第六条："阳明温病，面目俱赤，肢厥，甚则通体皆厥，不瘛疭，但神昏，不大便七八日以外，小便赤，脉沉伏，或并脉亦厥，胸腹坚满，甚则拒按，喜凉饮者，大承气汤主之。"《温热病篇》第六条："湿热证，发痉，神昏笑妄，脉洪数有力，开泄不效者，湿热蕴结胸膈，宜仿凉膈散，若大便数日不通者，热邪闭结胃肠，宜仿承气急下之例。"阳明腑实是热性病发生昏迷的重要因素，因而通下法在救治昏迷患者中占有重要位置。

（二）热闭心包

热闭心包而产生昏迷的理论，是温病学首创，是温病学的一大贡献。除伤寒阳明腑实所造成的神昏之外，又提出了热闭心包的理论，为救治神昏开辟了新的途径。热闭心包有两个传变途径，一个转变途径是逆传，由卫分证不经气分，而直陷心营，阻闭心包，使神明失守而昏迷。这种逆传，往往是由于所感受有温热之邪毒力太盛，或素体阴虚，外邪易于内陷，或误治引起内陷，这就是叶天士所说的"逆传心包"。另一个传变途径是顺传，由卫分经气分，再传入心营而出现神昏，这种昏迷虽较逆传者出现较晚，但是由于邪热不解，对阴液的耗伤较重。

（三）湿热酿痰，蒙蔽心包

感受湿热之邪，湿热交蒸酿痰，痰浊蒙蔽心包，心明失守而神昏。这是叶天士所说的，"湿与温合，蒸郁而蒙蔽于上，清窍为之壅塞，浊邪害清也"。

湿为阴邪，热为阳邪，湿遏则热伏，热蒸则湿横，湿热郁蒸，最易闭窍动风，所以薛生白在《湿热病篇》中说"是证最易耳聋干呕，发痉发厥"，《湿热病篇》全篇中有许多条都记载了昏厥的症状。《温病条辨·上焦篇》第四十四条亦有"湿温邪入心包，神昏肢厥"的记载。至于吸收秽浊之气而昏迷者，亦有称为发痧者，其实质也是湿热秽浊之邪，如《温病条辨·中焦篇》第五十六条，"吸受秽湿，三焦分布，热蒸头胀，身痛呕逆，小便不通，神识昏迷，舌白不渴……"，《湿温病篇·十四条》，"温热证，初起即胸闷不知人，瞀乱大叫痛，湿热阻闭中上二焦……"，皆是由湿热秽浊之气而致昏迷者。

（四）瘀热交阻

由于湿热之邪入营血，煎熬阴液，则血行凝涩而成瘀血。热瘀交阻于心窍而神昏。或素有瘀血在胸膈，加之热邪内陷，交阻于心窍，亦可发生神昏，正如叶天士所说，"再有热传营血，其人素有瘀伤宿血在胸膈中，挟热而搏，其舌必紫而暗，扪之湿，当加入散血之品，如琥珀、丹参、桃仁、牡丹皮等。不尔，瘀血与热为伍，阻遏正气，遂变如狂发狂之证"。何秀山亦说，"热陷包络神昏，非痰迷心窍，即瘀阻心窍"（《重订通俗伤寒论》犀地清络饮，何秀山按）。

"热入血室"及"下焦蓄血"所产生的昏迷谵狂，其机制与瘀血交阻相似，只是交阻的部位不同而已。热入血室在胞宫，下焦蓄血者在膀胱（部位尚有争议），热入血室者，乃妇人于外感热病过程中，经水适来适断，热邪乘虚陷入血室，与血搏结，瘀热冲心，扰于神明，遂发昏狂。正如薛生白于《湿热病篇》第三十二条所说，"湿热证，经水适来，壮热口渴，谵语神昏，胸腹痛，或舌无苔，脉滑数，邪陷营分，宜大剂犀角、紫草、茜草、贯众、连翘、鲜菖蒲、银花露等味"。

伤寒下焦蓄血者，是因为太阳表证不解，热邪随经入腑，与血搏结而不行，瘀热冲心，扰乱神明，其人发狂。如《伤寒论》所说，"太阳病六七日，表证仍在，反不结胸，其人发狂者，以热在下焦，少腹当鞕满，小便自利者，下血乃愈，抵当汤主之"。

瘀热交阻的部位，虽然有在心、在胸膈、在下焦、在胞宫之异，但因心主血脉，血分之瘀热，皆可扰于心神而发昏谵或如狂发狂，其病机有共同之处。

（五）气钝血滞

外邪入里化热，病久不解，必伤于阴，络脉凝瘀，阴阳两困，气钝血滞，灵机不运，神识昏迷、呆顿。这种昏迷，薛生白在《湿热病篇》第三十四条中阐述得很清楚。他说："湿热证，七八日，口不渴，声不出，与饮食也不欲，默默不语，神识昏迷，进辛开凉泄、芳香逐秽，俱不效，此邪入厥阴，主客浑受，宜仿吴又可三甲散，醉地鳖虫、醋炒鳖甲、土炒穿山甲、生僵蚕、柴胡、桃仁泥等味。"薛生白在本条自注中，对气钝血滞的昏迷又做了进一步的解释，他说："暑热先伤阳分，然病久不解，必及于阴，阴阳两困，气钝血滞而暑湿不得外泄，遂深入厥阴，络脉凝瘀，使一阳不能萌动，生气有降无升，心主阻遏，灵气不通，所以神不清而昏迷默默也。破滞破瘀，斯络脉通而邪得解矣。"这种昏迷，在热病后期的后遗症多见，表现昏迷或呆痴、失语等。

（六）心火暴盛

素体肝肾阴虚，加之五志过极，或嗜酒过度，或劳逸失宜，致肝阳暴涨，阳升风动，心火偏亢，神明被扰，瞀乱而致昏迷。这一病机是由刘河间所倡导，他在《素问玄机原病式·火类》中说，"由于将息失宜，而心火暴甚，肾水虚衰，不能制之，则阴虚阳实，而热气拂郁，心神昏冒，筋骨不用，而卒倒无知也，多因喜怒思悲恐之五志有所过极而卒中者，由五志过极，皆为热甚故也。"

（七）正虚邪实

正气不足，邪气乘之，神无所倚而致昏迷，《灵枢·九宫八风篇》中说，"其有三虚而偏中于邪风，则为击仆偏枯矣"。击仆即猝然昏仆，如物击之速。《金匮要略·中风历节篇》说，"络脉空虚，贼邪不泻，……入于腑，即不识人，邪入于脏，舌即难言，口吐涎"。不识人，即昏迷之谓。《东垣十书·中风辨》说，"有中风者，卒然昏愦，不省人事，痰涎壅盛，语言蹇涩等证，此非外来风邪，乃本气自病也"。东垣之论，以气虚为主。

（八）痰蔽清窍

脾失健运，聚湿生痰，痰郁化热，蒙蔽清窍，猝然昏仆。

对中风昏仆，朱丹溪以痰立论，他在《丹溪心法·中风篇》说，"中风大率主血虚有痰，治痰为先，次养血行血"。

（九）肝阳暴涨，上扰清窍

暴怒伤肝，肝阳暴涨，气血并走于上，或夹痰火，上扰清窍，心神昏冒而卒倒不知。

《素问·生气通天论》曰："阳气者，大怒则形气绝，而血菀于上，使人薄厥。"

《素问·调经论》曰："血之与气，并走于上，则为大厥，厥则暴死，气复返则生，不返则死。"

张山雷根据上述经文加以阐发，著《中风斠诠》，强调镇肝潜阳，摄纳肝肾，故以"镇摄潜阳为先务，缓则培其本"。

二、诊断要点

（一）临床表现

临床神识不清，不省人事，且持续不能苏醒为特征。病者的随意运动丧失，对周围事物如声音、光等的刺激全无反应。

（二）鉴别诊断

1. 与癫痫相鉴别

癫痫，猝然仆倒，昏不知人，伴牙关紧闭、四肢抽搐、僵直，发作片刻又自行停止，复如常人，并有反复发作，每次发作症状相似的特点。而昏迷，可伴抽搐，亦可无抽搐僵直，一旦昏迷后，非经治疗则不易逆转，且无反复发作史。

2. 与厥证相鉴别

厥证，发作呈突然昏仆，常伴四肢厥冷，少有抽搐，短时间即可复苏，醒后无偏瘫、失语、口眼㖞斜等后遗症。且每次发作都有明显诱因，如食厥之因于食，酒厥之因于酒，暑厥之因于暑，气厥之因于气等。昏迷除外伤外，都是在原发病恶化的基础上发生的，神志复苏以后，原发病仍然存在。

3. 与脏躁相鉴别

脏躁往往在精神刺激下突然发病，多发于青壮年妇女，可表现为抽搐、失语、瘫痪、暴喘等多种状态，发作时神志不丧失，可反复发作，发作后常有情感反应，如哭笑不能抑制，或忧郁寡欢等，每次发作大致相似，与昏迷可资鉴别。

三、辨证论治

（一）闭证

1. 热陷心包

主证：昏愦不语，灼热肢厥，或伴抽搐、斑疹、出血、便干溲赤、面赤目赤，可因邪气大盛、正气不支而身热骤降、四肢厥冷、大汗淋漓、面色苍白。舌干绛而塞，脉细数而疾，或细数微弱。

治法：清心开窍，泄热护阴。

方药：清营汤加减。水牛角（先煎）30 ~ 50 g，生地黄、玄参、麦冬、丹参、连翘各 15 g，竹叶心 6 g，黄连 10 g，甘草 6 g。水煎服。

加减：抽搐者加羚羊角（先煎）5 g，钩藤 20 g，地龙 15 g。

2. 阳明热盛

主证：身热大汗，烦渴引饮，躁扰不安，渐至谵语神昏，四肢厥冷，面赤目赤。若成阳明腑实证，则大便鞭结，腹部坚满。舌红苔黄，脉洪大。甚则舌苔黄燥或干黑起芒刺，脉沉实或沉小而躁疾。

治法：清气泄热。

方药：大承气汤。大黄 15 g，芒硝、枳实各 12 g，厚朴 10 g，水煎服。

加减：口渴引饮者，加石膏 30 g、知母 15 g。

3. 湿热酿痰，蒙蔽心窍

主证：神志朦胧或时清时昧，重者亦可昏愦不语，少有狂躁，身热不扬，午后热甚，胸脘满闷。舌红苔黄腻，脉濡滑或滑数。

治法：宣扬气机，化浊开窍。

方药：菖蒲郁金汤加减。石菖蒲、郁金各 15 g，栀子、连翘、牛蒡子、牡丹皮、菊花各 12 g，竹沥（冲服）适量，姜汁（冲服）适量，玉枢丹（研冲）1 粒。水煎服。

4. 瘀热交阻

主证：昏谵或狂，胸膈窒塞疼痛拒按，身热夜甚，唇甲青紫。下焦蓄血者，少腹硬满急结，大便鞭，其人如狂。热入血室者，经水适来适断，谵语如狂，寒热如疟。舌绛紫而润，或舌塞短缩，脉沉伏细数。

治法：清热化瘀，通络开窍。

方药：犀地清络饮。犀角汁（冲）20 mL，粉牡丹皮 6 g，青连翘（带心）4.5 g，淡竹沥（和匀）60 mL，鲜生地黄 24 g，生赤芍 4.5 g，桃仁（去皮）9 粒，生姜汁（同冲）2 滴，鲜茅根 30 g，灯心草 1.5 g，鲜石菖蒲汁（冲服）10 mL。

5. 气钝血滞

主证：大病之后，神情呆痴，昏迷默默，口不渴，声不出，与饮食亦不欲，语言蹇涩，肢体酸痛拘急，胁下锥刺，肌肉消灼。舌黯，脉沉涩。

治法：破滞化瘀，通经活络。

方药：通经逐瘀汤。刺猬皮 9 g，薄荷 9 g，地龙 9 g，皂刺 6 g，赤芍 6 g，桃仁 6 g，连翘 9 g，金银花 9 g。

加减：血热，加山栀、生地黄；风冷，加麻黄、桂枝；虚热，加银柴胡、地骨皮；喘咳，加杏仁、苏梗。

6. 五志过极，心火暴盛

主证：素有头晕目眩，卒然神识昏迷，不省人事，肢体僵直抽搐，牙关紧闭，两手握固，气粗口臭，喉中痰鸣，大便秘结。舌红苔黄腻，脉弦滑而数。

治法：凉肝熄风，清心开窍。

方药：镇肝息风汤。怀牛膝 30 g，生赭石 30 g，川楝子 6 g，生龙骨 15 g，生牡蛎 15 g，生龟甲 15 g，生杭芍、玄参、天冬各 15 g，生麦芽、茵陈各 6 g，甘草 4.5 g。

7. 痰浊阻闭

主证：神识昏蒙，痰声辘辘，胸腹痞塞，四肢欠温，面白唇暗。舌淡苔白腻，脉沉缓滑。

治法：辛温开窍，豁痰息风。

方药：涤痰汤送服苏合香丸。半夏、胆星、橘红、枳实、茯苓、人参、菖蒲、竹茹、甘草、生姜、大枣。

（二）脱证

1. 亡阴

主证：神昏舌强，身热汗出，头汗如洗，四肢厥冷，喘促难续，心中儋儋，面红如妆，唇红而艳。舌绛干萎短，脉虚数或细促。

治法：救阴敛阳。

方药：生脉散加味。

人参（另炖）12 g，麦冬 20 g，五味子、山萸肉各 15 g，黄精、龙骨、牡蛎各 30 g。水煎服。

2. 阳脱

主证：神志昏迷，目合口开，鼻鼾息微，手撒肢厥，大汗淋漓，面色苍白，二便自遗，唇舌淡润，甚则口唇青紫，脉微欲绝。

治法：回阳救逆。

方药：参附汤。人参 15 g，制附子 12 g。水煎服。

四、预后

（1）昏迷患者，可以红灵丹、通关散等搐鼻取嚏，有嚏者生，无嚏者死，为肺气已绝。

（2）正衰昏迷，寸口脉已无，趺阳脉尚存者，为胃气未败，尚可生；若趺阳脉已无，为胃气已绝，胃气绝者死。

（3）厥而身温汗出，入腑者吉；身冷唇青，入脏者凶，指甲青紫者死。或醒或未醒，或初病或久病；忽吐出紫红色者死。

（4）口干、手撒、目合、鼻鼾、遗溺，为五脏绝，若已见一二症，唯大剂参、附，兼灸气海、丹田，间有活者。

（5）若高热患者，突然出现体温骤降，冷汗淋漓，四肢厥冷，脉微欲绝者，为邪气太盛，正气不支而亡阳，先急予参、附回阳。待阳复后可复热，当转而清热解毒。不可固守原方，继续扶阳。

（黄娜娜）

第六节　健忘

健忘是指以记忆力减退，遇事善忘为主要临床表现的一种病证，亦称"喜忘""善忘""多忘"等。

关于本病的记载，《素问·调经论》有载："血并于下，气并于上，乱而喜忘。"《伤寒论·辨阳明病脉证并治》有载："阳明证，其人善忘者，必有蓄血，所以然者，本有久瘀血。"自宋代《圣济总录》中称"健忘"后，本病名沿用至今。

历代医家认为本证病位在脑，与心脾肾虚损、气血阴精不足密切相关，亦有因气血逆乱、痰浊上扰所致。

宋代陈无择《三因极一病证方论·健忘证治》曰："脾主意与思，意者记所往事，思则兼心之所为也……今脾受病，则意舍不清，心神不宁，使人健忘，尽心力思量不来者是也。"

元代《丹溪心法·健忘》认为："健忘精神短少者多，亦有痰者。"

清代林佩琴《类证治裁·健忘》指出："人之神宅于心，心之精依于肾，而脑为元神之府，精髓之海，实记性所凭也。"明确指出了记忆与脑的关系。

清代汪昂《医方集解·补养之剂》曰："人之精与志，皆藏于肾，肾精不足则肾气衰，不能上通于心，故迷惑善忘也。"

清代陈士铎《辨证录·健忘门》亦指出："人有气郁不舒，忽忽有所失，目前之事，竟不记忆，一如老人之健忘，此乃肝气之滞，非心肾之虚耗也。"

现代医学的神经衰弱、神经官能症、脑动脉硬化等疾病，出现健忘的临床表现时，可参考本节进行辨证论治。

一、病因病机

本病多由心脾不足，肾精虚衰所致。

盖心脾主血，肾主精髓，思虑过度，伤及心脾，则阴血损耗；房事不节，精亏髓减，则脑失所养，皆能令人健忘。高年神衰，亦多因此而健忘。

故本病证以心、脾、肾虚损为主，但肝郁气滞、瘀血阻络、痰浊上扰等实证亦可引起健忘。

二、诊断要点

脑力衰弱，记忆力减退，遇事易忘。

现代医学的神经衰弱、脑动脉硬化，以及部分精神心理性疾病中出现此症状者，亦可作为本病的诊断依据。

三、辨证

健忘可见虚实两大类，虚证多见于思虑过度，劳伤心脾，阴血损耗，生化乏源，脑失濡养，或房劳，久病年迈，损伤气血阴精，肾精亏虚，导致健忘；实证则见于七情所伤，久病入络，致瘀血内停，痰浊上蒙。临床以本虚标实，虚多实少，虚实兼杂者多见。

（一）心脾不足

证候：健忘失眠，心悸气短，神倦纳呆，舌淡，脉细弱。

分析：思虑过度，耗心损脾。心气虚则心悸气短；脾气虚则神倦纳呆；心血不足，血不养神则健忘失眠；舌淡，脉细为心脾两虚之征。

（二）痰浊上扰

证候：善忘嗜卧，头重胸闷，口黏，呕恶，咳吐痰涎，苔腻，脉弦滑。

分析：喜食肥甘，损伤脾胃，脾失健运，痰浊内生，痰湿中阻，则胸闷，咳吐痰涎，呕恶；痰浊重着黏滞，故嗜卧，口黏；痰浊上扰，清阳闭阻，故善忘；苔腻，脉弦滑为内有痰浊之象。

（三）瘀血闭阻

证候：突发健忘，心悸胸闷，伴言语迟缓，神思欠敏，表现呆钝，面唇暗红，舌质紫暗，有瘀点，脉细涩或结代。

分析：肝郁气停，瘀血内滞，脉络被阻，气血不行，血滞心胸，心悸胸闷；神识受攻，则突发健忘，神思不敏；脉络血瘀，气血不达清窍，则表现迟钝；唇暗红，舌紫暗，有瘀点，脉细涩或结代均为瘀血闭阻之象。

（四）肾精亏耗

证候：遇事善忘，精神恍惚，形体疲惫，腰酸腿软，头晕耳鸣，遗精早泄，五心烦热，舌红，脉细数。

分析：年老精衰，或大病，纵欲致肾精暗耗，髓海空虚，则遇事善忘，精神恍惚；精衰则血少，上不达头，则头晕耳鸣；下不荣体，则形体疲惫；肾虚则腰酸腿软；精亏则遗精早泄；五心烦热，舌红，脉细数均为肾之阴精不足之象。

四、治疗

本病以本虚标实，虚多实少，虚实夹杂者多见。治疗当以补虚泻实，以补益为主。

（一）中药治疗

1. 心脾不足

治法：补益心脾。

处方：归脾汤加减。

本方具有补益心脾作用，用于心脾不足引起的健忘。

方中人参、炙黄芪、白术、生甘草补脾益气；当归身、龙眼肉养血和营；茯神、远志、酸枣仁养心安神；木香调气，使补而不滞。

2. 痰浊上扰

治法：降逆化痰，开窍解郁。

处方：温胆汤加减。

方中半夏、苍术、竹茹、枳实化痰泄浊，白术、茯苓、甘草健脾益气，加菖蒲、郁金开窍解郁。

3. 瘀血痹阻

治法：活血化瘀。

处方：血府逐瘀汤加减。

方中桃仁、红花、当归、生地黄、赤芍、牛膝、川芎化瘀养血活血，柴胡、枳壳、桔梗行气以助血行，甘草益气扶正。

4. 肾精亏耗

治法：补肾益精。

处方：河车大造丸加减。

方中紫河车大补精血，熟地黄、杜仲、龟甲、牛膝益精补髓，天冬、麦冬滋补阴液，人参益气生津，黄柏清相火。加菖蒲开窍醒脑，酸枣仁、五味子养心安神。

（二）针灸治疗

1. 基本处方

四神聪透百会、神门、三阴交。

四神聪透百会，穴在巅顶，百会属督脉，督脉入络脑，针用透刺法，补脑益髓，养神开窍；神门为心之原穴，三阴交为足三阴经交会穴，二穴相配，补心安神，以助记忆。

2．加减运用

（1）心脾不足证：加心俞、脾俞、足三里以补脾益心。诸穴针用补法。

（2）痰浊上扰证：加丰隆、阴陵泉以蠲饮化痰，针用平补平泻法。余穴针用补法。

（3）瘀血闭阻证：加合谷、血海以活血化瘀，针用平补平泻法。余穴针用补法。

（4）肾精亏耗证：加心俞、肾俞、太溪、悬钟以填精益髓。诸穴针用补法。

（三）其他针灸疗法

1．耳针疗法

取心、脾、肾、神门、交感、皮质下，每次取 2 ~ 3 穴，中等刺激，留针 20 ~ 30 分钟，隔日 1 次，10 次为 1 个疗程，或用王不留行籽贴压，每隔 3 ~ 4 天更换 1 次，每日按压数次。

2．头针疗法

取顶颞后斜线、顶中线、颞后线、额旁 1 线、额旁 2 线、额旁 3 线、枕上旁线，平刺进针后，快速捻转，120 ~ 200 次／分，留针 15 ~ 30 分钟，间歇运针 2 ~ 3 次，每日 1 次，10 ~ 15 次为 1 个疗程。

3．皮肤针疗法

取胸部夹脊穴，用梅花针由上至下叩刺，轻中等度刺激，每日或隔日 1 次，10 次为 1 个疗程。

五、转归预后

针刺和中药治疗本病有较好的疗效，如配合心理治疗则效果更佳。对老年人之健忘，疗效一般。本篇所述健忘，是指后天失养，脑力渐至衰弱者，先天不足，生性愚钝的健忘不属于此范围。

（黄娜娜）

第七节　百合病

百合病是一种以精神恍惚，欲卧不能卧，欲行不能行和食欲时好时差，以及口苦、尿黄、脉象微数为主要临床表现的疾病。其主要病机为心肺阴虚，常继发于热病之后或由情志不遂而引起。

一、历史沿革

百合病的病名，首见于汉代张仲景《金匮要略·百合狐惑阴阳毒病脉证治》："百合病者，百脉一宗，悉致其病也"，"意欲食，复不能食，常默默，欲卧不能卧，欲行不能行，饮食或有美时，或有不用闻食臭时，如寒无寒，如热无热，口苦，小便赤；诸药不能治，得药则剧吐利，如有神灵者，身形如和，其脉微数"。在治疗上，仲景以百合为专药，百合地黄汤为主方。这些论述和治法方药，一直为后世论百合病者所宗。

隋代巢元方《诸病源候论》把本病纳入伤寒范畴，认为是"伤寒虚劳大病之后不平复，变成斯疾"，即认为本病由热病后余邪未尽或虚劳大病后体虚未复而引起。自此至明代，大多医家沿袭仲景、巢氏之说，较少发挥。

迨至明清，《金匮要略》一书的注家渐多，不少注家根据自己所得，对百合病提出了新的见解。如百合病的命名问题，历来争议颇多，魏念庭《金匮要略方论本义》直截了当地说："即因用百合一味而瘳此疾，因得名也。"至其病机，尤在泾《金匮要略心典》云："此病多于伤寒热病前后见之。其未病而预见者，热气先动也。其病后四五日，或二十日，或一月见者，遗热不去也。"说明热邪是此病发病的关键，"热邪散漫，未统于经，其气游走不定，故其病亦去来无定"。他还指出，本病见症虽多，皆"不可为凭之象"，唯"口苦、小便赤、脉微数，则其常也"。

至其病因病机，《医宗金鉴·订正仲景全书》认为本病除因"伤寒大病之后余热未解，百脉未和"所致外，亦有因"平素多思不断，情志不遂，或偶触惊疑，卒临异遇"，而"形神俱病"者，明确指出本病的发生，与情志所伤有关。《医宗金鉴》还引李彬的注文，精辟地指出：心藏神，肺藏魄，由于神魄失守，故有此恍惚错妄之情。明确此病病位在心、肺。张璐《张氏医通》认为本病总属热蓄血脉，"阳火烁阴"之患，病位主要在心，并可累及上中、下、三焦。

治疗上主张"当随所禀虚实偏胜而调之"，对病久气阴两伤者，于仲景治法之外，另立生脉散一方，并谓养心宁神之品，亦可酌加；热盛者不妨兼用左金丸以折之。王孟英《温热经纬》则谓本病多系余热逗留肺经，但不一定皆在疫病之后，"凡温、暑、湿、热诸病之后皆有之"；其病理机制，王氏认为"肺主魄，魄不安则如有神灵"，主张以平淡之剂清其余热则病自已，亦属经验有得之言。这些论述说明清代医家对百合病的认识比前人更为深入，基本上抓住了百合病的实质。

二、范围

根据发病特点与临床表现，西医学的癔症、神经衰弱，尤其是于感染性疾病或其他疾病病程中出现的神经症与百合病比较相似者，可以参照本篇辨证论治。

三、病因病机

本病系由于伤寒温病，热灼阴伤，或虚劳大病，阴精亏虚，或忧思抑郁，阴血暗耗，以致阴虚内热，心神失养，虚火扰动，神志不宁而发病。其病位主要在心，与肺、脾、肝、肾有关，尤其与肺关系密切。

本病的病因病机，大致可分为以下几方面。

（一）伤寒温病，热邪伤阴

在伤寒或温病病程中，由于热邪太盛，或汗、下、吐用之失当，以致病去而阴虚未复；或热邪毒气伤气伤血；或病后余热未尽，熏灼心肺。心主血脉而藏神，肺主气、朝百脉而司治节，心肺阴虚，气血失调，神明无主，百脉失养，而为本病。

（二）大病久病，耗损气血

各种大病重病或久病虚劳，脏腑不调，精元耗伤，生化不足，气血亏虚，百脉失和，心神涣散，肺魄不安，诸症由生。

如《张氏医通》所说："百合病……由大病虚劳之后，脏腑不调所致。"

（三）情志不遂，忧思成疾

平素忧思不断，抑郁寡欢；或境遇不佳，不能自释，以致阴血暗耗，虚热内生，炼液成痰，扰乱心神，神气失于依附，以致行动、语言、饮食失常。

总之，百合病以热病大病之后，心肺阴虚，心神失养而发病者为多，但亦可因气血不足，或痰热内扰所致，百脉失和，心神不宁为病机关键。

四、诊断与鉴别诊断

（一）诊断

1. 发病特点

多继发于急性热病或大病重病之后，或因在较长时期内情志失畅而发病。

2. 临床表现

精神恍惚不安、默默无语、欲卧不能卧、欲行不能行、如寒无寒、如热无热、食欲或差或好等莫可名状的自觉症状，同时多兼有口苦、尿黄、脉细数等症。

（二）鉴别诊断

1. 郁证

郁证为情志怫郁，气机郁滞所引起的疾病的总称。两者相似之处在于，在病因方面，百合病亦有因情志所伤而致者；在症状上，郁证之郁郁寡欢，精神不振，不思饮食，神呆不寐等表现与百合病的"常默默""意欲食，复不能食""欲卧不能卧，欲行不能行"也有相近之处。但百合病与郁证无论病机本质，还是主要临床表现均有不同。

百合病多由阴虚内热而致，以精神恍惚，语言、行动、饮食似若不能自主，症象变幻无定为临床特点；郁证则属气机郁滞所生，诸如胁痛、胀满、嗳气等气机痹阻之象，症状较为确定。气郁化火，虽然也有口苦、口干、便秘、尿赤等表现，但气郁化火为实火，除上述表现外，还兼见面赤火升，烦躁易怒，胸胁胀痛，嗳气频频，均与百合病不同。

2. 不寐

不寐是指经常不能得到正常的睡眠，或不易入睡，或睡而易醒；这与百合病的"欲卧不能卧"等精神恍惚不安显然不同。当然百合病患者也可能出现不寐，但百合病的其他表现，则是不寐所没有的。

3. 脏躁

患者主要表现为悲伤欲哭，与百合病之精神恍惚不安，虽同属莫可名状之证，而表现各有不同。而且，百合病以口苦、小便赤等为特征性症状，而脏躁没有这类特征性表现。

4. 卑慄

卑慄系因心血虚而致的一种病证，《杂病源流犀烛》谓："卑慄，心血不足病也，与怔忡病一类。其症胸中痞塞，不能饮食，如痴如醉，心中常有所歉，爱居暗室，或倚门后，见人即惊避无地。"显然与百合病之"常默默""如有神灵者"不同。

五、辨证

（一）辨证要点

1. 临变不惑，把握本病特征

百合病的临床表现复杂，诸如"意欲食，复不能食，常默默，欲卧不能卧，欲行不能行，如寒无寒，如热无热"等，皆无可凭据之象，而且上述症状也非同时并见，因此颇难辨识。辨证时，应掌握本病恍惚迷离，不能自主的特点，结合口苦、小便赤、脉微数等征象，于无定中求"一定"，始能临变不惑，抓住重点。

2. 知常达变，分清阴阳虚实

仲景原著以本病未经汗、下、吐者为常，以误用汗、下、吐或虽未经误治而日久出现口渴、发热者为变。

仲景所论之"常""变"，皆属阴虚内热之证；究之实际，本病既有在病中或病后因痰热内扰而为病者，亦有因心肺气虚而为病者。故本篇所论之"常""变"。是以仲景所论之心肺阴虚内热证为常，以痰热内扰证、心肺气虚证为变。

（二）证候

1. 阴虚内热

症状：精神、饮食、行动有异于常人，如时而厌食不纳，时而又觉饮食甘美，或意欲进食，一旦食至，却又不能食；常沉默寡言，甚或不通问答；或欲卧而不能卧，或欲行而不能步；或自觉发冷或发热，实则无寒无热；口苦、小便短赤。舌红，脉微数。

病机分析：热病之后，余邪不解，或情志不遂，神思过用，心主神明，肺司治节，心伤则神气无所依附，故精神恍惚，迷乱无定；肺虚则治节不行，故行、坐、住、卧、饮食皆若不能自主；口苦、尿赤、脉虚数，均是心肺阴虚内热之象。

2. 痰热内扰

症状：精神、行动、饮食皆失常态；头痛而胀，心中懊恼，卧寝不安，面红。舌尖红，苔薄黄微腻，脉滑数。

病机分析：病后阴伤而余热不去，熏灼津液为痰，痰热扰于心肺，故心神不安，治节失常。面红、头胀痛，苔腻脉滑，皆属痰热内蕴之象。

3. 心肺气虚

症状：精神、行动、饮食皆若不能自主，自汗，头昏，短气乏力，少寐或多寐而睡不解乏。舌淡，有齿痕，脉弱，两寸脉模糊。

病机分析：心肺气虚，神气不充，治节不行，故恍惚迷乱，语言、行动、饮食、坐卧皆失常态；肺主皮毛，肺虚则皮毛不固而自汗出；心肺气虚，则短气、乏力；舌淡、脉弱，亦皆为气虚之象。

六、治疗

（一）治疗原则

1. 攻补兼施

百合病多属正虚邪恋，既不任攻伐，又虚不受补，用药失当，往往吐利皆至。因此选方用药，应以补虚不碍邪，去邪不伤正为基本原则，以甘润、甘平、甘淡为治疗大法。

2. 注重主方

百合病以百合为主药，以百合地黄汤为主方。故其治疗，可在专药专方基础上，随证施治，以期不离不泛。

3. 分辨阴阳

百合病虽以阴虚内热为多，但仍然有"见于阴"与"见于阳"的不同，临证要知常达变，随证治之。

（二）治法方药

1. 阴虚内热

治法：清心润肺。

方药：常用百合地黄汤为主方。本方以百合润肺清心，益气安神，生地黄养阴清热，煎以泉水（或新汲水），取引热下行之意。

方中生地黄用量较大，如经久煎至40分钟以上，即无泻利之弊。

渴者，加天花粉清热生津，或再加生牡蛎以潜阳固阴；发热，尿赤者，加知母、滑石、淡竹叶、鲜芦根，清热利尿；胃气上逆者加代赭石；虚烦不安，清而补之，加鸡子黄一枚搅匀，和入煎成之汤药中。

2. 痰热内扰

治法：清化痰热。

方药：苇茎汤加减。本方以苇茎清心肺之热而利小便，桃仁、冬瓜子、薏苡仁化痰、泻浊、开积，合为清化痰热瘀滞之方。

热盛者，加知母泻热清金；尿黄者，加竹叶、滑石；痰多者，加竹茹、川贝母；头痛者，加桑叶、菊花。阴虚而挟痰热者，用百合为主药，酌加麦冬、知母、苇茎、冬瓜子、川贝母、竺黄等，养阴清热，兼化痰浊。

3. 心肺气虚

治法：益气安神。

方药：甘麦大枣汤加味。本方养心气以宁神，益脾土而生金。临床运用时，常加百合、酸枣仁、玉竹、茯神、龙齿之类，俾神明得守，治节复常，则其病自已。

气阴均不足者，用生脉散加百合、浮小麦、大枣。

七、转归及预后

百合病是精神情志的病变，以心肺阴虚证最为常见，但亦间有痰热羁肺，心神被扰，或心肺气虚、神气不充而致病者。阴虚生内热，熏灼津液成痰；痰热久留不去，亦伤心肺之阴，故百合病在临床上每多虚实兼见。在治疗上，实不任攻，虚不受补，所以古人称本病为难治之证，多迁延难愈。

百合病的病情变化大，病程有长有短，故其愈期颇难预测。但如能得到正确的治疗与调养，预后一般较好。

八、预防

本病之发生，既然与精神因素有关，所以精神愉快，心胸开阔，至关重要。应尽可能地避免外界不良刺激，并合理地安排工作、学习和生活，使脑力劳动与适当的体育锻炼、体力劳动相结合。

此外，如患时令疾病，即使病情不重，也不可轻忽，应积极治疗，以防患于未然。以上这些措施，对预防百合病的发生，具有积极意义。

（黄娜娜）

第五章

肺系病证

第一节　感冒

感冒是感受触冒风邪，邪犯卫表而导致的常见外感疾病，临床表现以鼻塞、流涕、打喷嚏、咳嗽、头痛、恶寒、发热、全身不适、脉浮为其特征。

本病四季均可发生，尤以春冬两季为多。病情轻者多为感受当令之气，称为伤风、冒风、冒寒；病情重者多为感受非时之邪，称为重伤风。在一个时期内广泛流行、病情类似者，称为时行感冒。

早在《内经》即已有外感风邪引起感冒的论述，如《素问·骨空论》说："风者百病之始也……风从外入，令人振寒，汗出头痛，身重恶寒。"《素问·风论》也说："风之伤人也，或为寒热。"汉代张仲景《伤寒论·辨太阳病脉证并治》篇论述太阳病时，以桂枝汤治表虚证，以麻黄汤治表实证，提示感冒风寒有轻重的不同，为感冒的辨证治疗奠定了基础。

感冒病名出自北宋《仁斋直指方·诸风》篇。元代朱丹溪《丹溪心法·中寒二》提出："伤风属肺者多，宜辛温或辛凉之剂散之。"明确本病病位在肺，治疗应分辛温、辛凉两大法则。

及至明清，多将感冒与伤风互称，并对虚人感冒有进一步的认识，提出扶正达邪的治疗原则。至于时行感冒，隋代巢元方《诸病源候论·时气病诸候》中即已提示其属"时行病"之类，具有较强的传染性。如所述，"时行病者，春时应暖而反寒，冬时应寒而反温，非其时而有其气。是以一岁之中，病无长少，率相近似者，此则时行之气也"，即与时行感冒密切相关。

至清代，不少医家进一步强化了本病与感受时行之气的关系，林佩琴在《类证治裁·伤风》中明确提出了"时行感冒"之名。徐灵胎《医学源流论·伤风难治论》说："凡人偶感风寒，头痛发热，咳嗽涕出，俗谓之伤风……乃时行之杂感也。"指出感冒乃属触冒时气所致。

凡普通感冒（伤风）、流行性感冒（时行感冒）及其他上呼吸道感染而表现感冒特征者，皆可参照本节内容进行辨证论治。

一、病因病机

感冒是因六淫、时行之邪，侵袭肺卫，以致卫表不和，肺失宣肃而为病。

（一）病因

感冒是由于六淫、时行病毒侵袭人体而致病。以风邪为主因，因风为六淫之首，流动于四时之中，故外感为病，常以风为先导。

但在不同季节，每与当令之气相合伤人，而表现力不同证候，如秋冬寒冷之季，风与寒合，多为风寒证；春夏温暖之时，风与热合，多见风热证；夏秋之交，暑多夹湿，每又表现为风暑夹湿证候。但一般以风寒、风热为多见，夏令亦常夹暑湿之邪。至于梅雨季节之夹湿，秋季兼燥等，亦常可见之。再有遇时令之季，如旱天其情为火为热为燥，伤阴津，耗五脏之阴气血，其证为干燥竭液证，治多以润、清、凉育之，如冬旱、春旱、夏秋之旱都常出现，应按此调之。

若四时六气失常，非其时而有其气，伤人致病者，一般较感受当令之气为重。而非时之气夹时行疫毒伤人，则病情重而多变，往往相互传染，造成广泛的流行，且不限于季节性。正如《诸病源候论·时气病诸候》所言："夫时气病者，此皆因岁时不和，温凉失节，人感乖戾之气而生，病者多相染易。"

（二）病机

外邪侵袭人体是否发病，关键在于卫气之强弱，同时与感邪的轻重有关。《灵枢·百病始生》曰："风雨寒热不得虚，邪不能独伤人。"

若卫外功能减弱，肺卫调节疏解，外邪乘袭卫表，即可致病。如气候突变，冷热失常，六淫时邪猖獗，卫外之气失于调节应变，即每见本病的发生率升高。或因生活起居不当，寒温失调及过度疲劳，以致腠理不密，营卫失和，外邪侵袭为病。

若体质虚弱，卫表不固，稍有不慎，即易见虚体感邪。它如肺经素有痰热、痰湿，肺卫调节功能低下，则更易感受外邪，内外相引而发病。加素体阳虚者易受风寒，阴虚者易受风热、燥热，痰湿之体易受外湿。正如清·李用粹《证治汇补·伤风》篇说："肺家素有痰热，复受风邪束缚，内火不得疏泄，谓之寒暄。此表里两因之实证也。有平昔元气虚弱；表疏腠松；略有不慎，即显风证者。此表里两因之虚证也。"

外邪侵犯肺卫的途径有二，或从口鼻而入，或从皮毛内侵。风性轻扬，为病多犯上焦。故《素问·太阴阳明论》篇说："伤于风者，上先受之。"肺处胸中，位于上焦，主呼吸，气道为出入升降的通路，喉为其系，开窍于鼻，外合皮毛，职司卫外，为人身之藩篱。故外邪从口鼻、皮毛入侵，肺卫首当其冲，感邪之后，随即出现卫表不和及上焦肺系症状。因病邪在外、在表，故尤以卫表不和为主。

由于四时六气不同，以及体质的差异，临床常见风寒、风热、暑湿三证。若感受风寒湿邪，则皮毛闭塞，邪郁于肺，肺气失宣；感受风热暑燥，则皮毛疏泄不畅，邪热犯肺，肺失清肃。如感受时行病毒则病情多重，甚或变生他病。在病程中亦可见寒与热的转化或错杂。

一般而言，感冒预后良好，病程较短而易愈，少数可因感冒诱发其他宿疾而使病情恶化。对老年、婴幼儿、体弱患者及时感重症，必须加以重视，防止发生传变，或同时夹杂其他疾病。

二、诊查要点

（一）诊断依据

（1）临证以卫表及鼻咽症状为主，可见鼻塞、流涕、多嚏、咽痒、咽痛、周身酸楚不适、恶风或恶寒，或有发热等。若风邪夹暑、夹湿、夹燥，还可见相关症状。

（2）时行感冒多呈流行性，在同一时期发病人数剧增，且病证相似，多突然起病，恶寒、发热（多为高热）、周身酸痛、疲乏无力，病情一般较普通感冒为重。

（3）病程一般 3～7 天，普通感冒一般不传变，时行感冒少数可传变入里，变生他病。

（4）四季皆可发病，而以冬春两季为多。

（二）病证鉴别

1. 感冒与风温

本病与诸多温病早期症状相类似，尤其是风热感冒与风温初起颇为相似，但风温病势急骤，寒战发热甚至高热，汗出后热虽暂降，但脉数不静，身热旋即复起，咳嗽胸痛，头痛较剧，甚至出现神志昏迷、惊厥、谵妄等传变入里的证候。而感冒发热一般不高或不发热，病势轻，不传变，服解表药后，多能汗出热退，脉静身凉，病程短，预后良好。

2. 普通感冒与时行感冒

普通感冒病情较轻，全身症状不重，少有传变。在气候变化时发病率可以升高，但无明显流行特点。若感冒 1 周以上不愈，发热不退或反见加重，应考虑感冒继发他病，传变入里。时行感冒病情较重，发病急，全身症状显著，可以发生传变，化热入里，继发或合并他病，具有广泛的传染性、流行性。

（三）相关检查

本病通常可做血白细胞计数及分类检查，胸部 X 线检查。部分患者可见白细胞总数及中性粒细胞升高或降低。有咳嗽、痰多等呼吸道症状者，胸部 X 线摄片可见肺纹理增粗。

三、辨证论治

（一）辨证要点

本病邪在肺卫，辨证属表、属实，但应根据证情，区别风寒、风热和暑湿兼夹之证，还需注意虚体感冒的特殊性。

（二）治疗原则

感冒的病位在卫表肺系，治疗应因势利导，从表而解，遵《素问·阴阳应象大论》"其在皮者，汗而发之"之义，采用解表达邪的治疗原则。风寒证治以辛温发汗；风热证治以辛凉清解；暑湿杂感者，又当清暑祛湿解表。

（三）证治分类

1. 风寒束表证

恶寒重，发热轻，无汗，头痛，肢节酸疼，鼻塞声重，或鼻痒打喷嚏。时流清涕，咽痒，咳嗽，咳痰稀薄色白，口不渴或渴喜热饮，舌苔薄白而润，脉浮或浮紧。

证机概要：风寒外束，卫阳被郁，腠理闭塞，肺气不宣。

治法：辛温解表。

代表方：荆防达表汤或荆防败毒散加减。两方均为辛温解表剂，前方疏风散寒，用于风寒感冒轻证；后方辛温发汗，疏风祛湿，用于时行感冒，风寒夹湿证。

常用药：荆芥、防风、苏叶、豆豉、葱白、生姜等解表散寒，杏仁、前胡、桔梗、甘草、橘红宣通肺气。

若表寒重，头痛身痛，憎寒发热，无汗者，配麻黄、桂枝以增强发表散寒之功用；表湿较重，肢体酸痛，头重头胀，身热不扬者，加羌活、独活祛风除湿，或用羌活胜湿汤加减；湿邪蕴中，脘痞食少，或有便溏，苔白腻者，加藿香、苍术、厚朴、半夏化湿和中；头痛甚，配白芷、川芎散寒止痛；身热较著者，加柴胡、薄荷疏表解肌。

2. 风热犯表证

身热较著，微恶风，汗泄不畅，头胀痛，面赤，咳嗽，痰黏或黄，咽燥，或咽喉乳蛾红肿疼痛，鼻塞，流黄浊涕，口干欲饮，舌苔薄白微黄，舌边尖红，脉浮数。

证机概要：风热犯表，热郁肌腠，卫表失和，肺失清肃。

治法：辛凉解表。

代表方：银翘散或葱豉桔梗汤加减。两方均有辛凉解表，轻宣肺气功能，但前者长于清热解毒，适用于风热表证热毒重者，后者重在清宣解表，适用于风热袭表，肺气不宣者。

常用药：金银花、连翘、黑山栀、豆豉、薄荷、荆芥辛凉解表，疏风清热；竹叶、芦根清热生津；牛蒡子、桔梗、甘草宣利肺气，化痰利咽。

若风热上壅，头胀痛较甚，加桑叶、菊花以清利头目；痰阻于肺，咳嗽痰多，加贝母、前胡、杏仁化痰止咳；痰热较盛，咳痰黄稠，加黄芩、知母、瓜蒌皮；气分热盛，身热较著，恶风不显，口渴多饮，尿黄，加石膏、黄芩清肺泄热；热毒壅阻咽喉，乳蛾红肿疼痛，加青黛、玄参清热解毒利咽；时行感冒热毒较盛，壮热恶寒，头痛身痛，咽喉肿痛，咳嗽气粗，配大青叶、蒲公英、鱼腥草等清热解毒；若风寒外束，入里化热，热为寒遏，烦热恶寒，少汗，咳嗽气急，痰稠，声音嘶哑，苔黄白相兼，可用石膏和麻黄内清肺热，外散表寒；风热化燥伤津，或秋令感受温燥之邪，伴有呛咳痰少，口、咽、唇、鼻干燥，苔薄，舌红少津等燥象者，可酌配南沙参、天花粉、梨皮清肺润燥，禁用伍辛温之品。

3．暑湿伤表证

身热，微恶风，汗少，肢体酸重或疼痛，头昏重胀痛，咳嗽痰黏，鼻流浊涕，心烦口渴，或口中黏腻，渴不多饮，胸闷脘痞，泛恶，腹胀，大便或溏，小便短赤，舌苔薄黄而腻，脉濡数。

证机概要：暑湿遏表，湿热伤中，表卫不和，肺气不清。

治法：清暑祛湿解表。

代表方：新加香薷饮加减。本方功能清暑化湿，用于夏月暑湿感冒，身热心烦，有汗不畅，胸闷等症。

常用药：金银花、连翘、鲜荷叶、鲜芦根清暑解热，香薷发汗解表，厚朴、白扁豆化湿和中。

若暑热偏盛，可加黄连、山栀、黄芩、青蒿清暑泄热；湿困卫表，肢体酸重疼痛较甚，加豆卷、藿香、佩兰等芳化宣表；里湿偏盛，口中黏腻，胸闷脘痞，泛恶，腹胀，便溏，加苍术、白蔻仁、半夏、陈皮和中化湿；小便短赤加滑石、甘草、赤茯苓清热利湿。

感冒小结：体虚感冒应选参苏饮，血虚宜不发汗等补血解表。

四、注意事项

（一）在流行季节须积极防治

（1）生活上应慎起居，适寒温，在冬春之际尤当注意防寒保暖，盛夏亦不可贪凉露宿。

（2）注意锻炼，增强体质，以御外邪。

（3）常易患感冒者，可坚持每天按摩迎香穴，并服用调理防治药物。

冬春风寒当令季节，可服贯众汤（贯众、紫苏、荆芥各10 g，柴胡10 g，甘草3 g）；夏令暑湿当令季节，可服藿佩汤（藿香、佩兰各10 g，薄荷3 g，鲜者用量加倍）；如时邪毒盛，流行广泛，可用贯众、板蓝根、生甘草煎服。

（4）在流行季节，应尽量少去人口密集的公共场所，防止交叉感染，外出要戴口罩。室内可用食醋熏蒸，每立方米空间用食醋5～10 mL，加水1～2倍，加热熏蒸2小时，每日或隔日1次，空气消毒，以预防传染。

（二）治疗期间应注意条理

（1）发热者须适当休息。

（2）饮食宜清淡。

（3）对时感重症及老年人、婴幼儿、体虚者，须加强观察，注意病情变化，如高热动风、邪陷心包、合并或继发其他疾病等。

（4）注意煎药和服药方法。

汤剂煮沸后5～10分钟即可，过煮则降低药效。趁温热服，服后避风覆被取汗，或进热粥、米汤以助药力。得汗、脉静、身凉为病邪外达之象，无汗是邪尚未祛。出汗后尤应避风，以防复感。

（黄娜娜）

第二节　咳嗽

咳嗽是由六淫之邪侵袭肺系，或脏腑功能失调，内伤及肺，肺气不清，失于宣肃所成，临床以咳嗽，咳痰为主症的疾病。咳指有声无痰，嗽指有痰无声，咳嗽则是有声有痰之症也。

《素问·宣明五气论》："五气所病……肺为咳。"《素问·咳论》："五脏六腑皆令人咳，非独肺也。"《河间六书·咳嗽论》："咳谓无痰而有声，肺气伤而不清也，嗽为无声有痰，脾湿动而为痰也，咳嗽谓有声有痰……"《景岳全书》："咳嗽之要，止惟二证，何有二证？一曰外感，一曰内伤，而尽之矣。"

本病证相当于现代医学上的呼吸道感染，肺炎，急、慢性支气管炎，支气管扩张，肺结核，肺气肿等肺部疾病。

一、病因病机

(一) 外感咳嗽

六淫外邪，侵袭肺系，多因肺的卫外功能减弱或失调，以致在天气寒暖失常、气温突变的情况下，邪从口鼻或皮毛而入，均可使肺气不宣，肃降失司而引起咳嗽。由于四时主气的不同，因而感受外邪亦有区别。风为六淫之首，其他外邪多随风邪侵袭人体，所以，外感咳嗽有风寒、风热和燥热之分。

(二) 内伤咳嗽

内伤致咳的原因甚多，有因肺的自身病变；有因其他脏腑功能失调，内邪干肺所致。他脏及肺的咳嗽，可因嗜好烟酒，过食辛辣，熏灼肺胃；或过食肥甘，脾失健运，痰浊内生，上干于肺致咳；或由情志刺激，肝失条达，气郁化火，火气循经上逆犯肺，引起咳嗽。因肺脏自病者，常因肺系多种疾病迁延不愈，肺脏虚弱，阴伤气耗，肺的主气及宣降功能失常，而致气逆为咳。

外感咳嗽与内伤咳嗽可相互影响。外感咳嗽如迁延失治，邪伤肺气，更易反复感邪，咳嗽屡发，肺气日损，渐转为内伤咳嗽；而内伤咳嗽患者，由于脏腑虚损，肺脏已病，表卫不固，因而易受外邪而使咳嗽加重。

二、诊断与鉴别诊断

(一) 诊断

1. 病史

有肺系病史或有其他脏腑功能失调伤及肺病史。

2. 临床表现

以咳嗽为主要症状。

(二) 鉴别诊断

1. 哮病、喘证

哮病、喘证、咳嗽均有咳嗽的表现。哮病以喉中哮鸣有声，呼吸困难气促，甚则喘息不能平卧为主症，发作与缓解均迅速。喘证以呼吸困难，甚则张口抬肩，不能平卧为主要临床表现。咳嗽则以咳嗽、咳痰为主证。

2. 肺胀

肺胀除咳嗽外，还伴有胸部膨满，咳喘上气，烦躁心慌，甚则面目紫暗，肢体水肿，病程反复难愈。

3. 肺痨

肺痨以咳嗽、咯血、潮热、盗汗、消瘦为主证的肺脏结核病，具有传染性。X 线可见斑片状或空洞、实变等表现。

4. 肺癌

肺癌以咳嗽、咯血、胸痛、发热、气急为主要表现的恶性疾病，X 线检查可见包块，细胞学检查可见癌细胞。

三、辨证

(一) 辨证要点

首先辨外感与内伤。

外感咳嗽多是新病，发病急，病程短，常伴肺卫表证，属于邪实，治疗当以宣通肺气，疏散外邪为主，根据脉象、舌苔、痰色、痰质及咳痰难易等情况，辨明风寒、风热、燥热之不同，治以发散风寒，疏散风热，清热润燥等法。

内伤咳嗽多为久病，常反复发作，病程长，可伴见其他脏腑病证，多属邪实正虚，治疗当以调理脏腑，扶正祛邪，分清虚实主次处理。

（二）治疗要点

外感咳嗽治宜疏散外邪，宣通肺气为主。内伤咳嗽治宜调理脏腑为主，健脾、清肝、养肺补肾，对虚实夹杂者应标本兼治。

四、辨证论治

（一）风寒袭肺

1. 临床表现

咽痒咳嗽声重，咳痰稀薄色白；鼻塞流涕、头痛，肢体酸痛，恶寒发热，无汗；舌苔薄白，脉浮或浮紧。

2. 治疗原则

疏风散寒，宣肺止咳。

3. 代表处方

杏苏散：茯苓 20 g，杏仁、苏叶、法夏、枳壳、桔梗、前胡、生甘草各 10 g，陈皮 5 g，大枣 5 枚，生姜 3 片。

4. 加减应用

（1）咳嗽甚者加矮地茶、金沸草各 10 g，祛痰止咳。

（2）咽痒者加葶苈子、蝉衣各 10 g。

（3）鼻塞声重者加辛夷花、苍耳子各 10 g。

（4）风寒咳嗽兼咽痛，口渴，痰黄稠（寒包火），加花粉 20 g，黄芩、桑白皮、牛蒡子各 10 g。

（二）风热咳嗽

1. 临床表现

咳嗽频剧，咳声粗亢；痰黄稠，咳嗽汗出，咳痰不爽；发热恶风，喉干口渴，舌苔薄黄，脉浮数。

2. 治疗原则

疏风清热，宣肺止咳。

3. 代表处方

桑菊饮：芦根 20 g，桑叶、菊花、薄荷、杏仁、桔梗、连翘、生甘草各 10 g。

4. 加减应用

（1）肺热内盛者加黄芩、知母各 10 g，以清泻肺热。

（2）咽痛、声嘎者配射干、赤芍各 10 g。

（3）口干咽燥，舌质红，加南沙参、天花粉各 20 g。

（三）风燥伤肺

1. 临床表现

新起咳嗽，咳声嘶哑，咽喉干痛；干咳无痰或痰少而粘连成丝状，不易咳出或痰中带血丝；或初起伴鼻塞、头痛、微寒、身热等表证，舌质红干而少苔、苔薄白或薄黄，脉浮数或细数。

2. 治疗原则

疏风清肺，润燥止咳。

3. 代表处方

桑杏汤：沙参、梨皮各 20 g，浙贝母 15 g，桑叶、豆豉、杏仁、栀子各 10 g。

4. 加减应用

（1）津伤甚者加麦冬、玉竹各 20 g。

（2）热重者加石膏（先煎）20 g，知母 10 g。

（3）痰中带血丝加白茅根 20 g，生地黄 10 g。

（4）另有凉燥证乃由燥证加风寒证而成，可用杏苏散加紫菀、冬花、百部各 10 g 治之，以达温而不燥，润而不凉。

（四）痰湿蕴肺

1．临床表现

咳嗽反复发作，咳声重浊，胸闷气憋，痰色白或带灰色；伴体倦、脘痞、食少，腹胀便溏；苔白腻，脉濡滑。

2．治疗原则

燥湿化痰、理气止咳。

3．代表处方

二陈汤合三子养亲汤。

二陈汤：茯苓20 g，法夏、陈皮、生甘草各10 g。三子养亲汤：苏子15 g，白芥子10 g，莱菔子20 g。

4．加减应用

（1）寒痰较重者，痰黏白如泡沫者，加干姜、细辛各10 g，温肺化痰。

（2）脾虚甚者，加党参20 g，白术10 g，健脾益气。

（五）痰热郁肺

1．临床表现

咳嗽、气息粗促或喉中有痰声，痰稠黄、咳吐不爽或有腥味或吐血痰；胸胁胀满，咳时引痛，面赤身热，口干引饮，舌红，苔薄黄腻，脉滑数。

2．治疗原则

清热肃肺，化痰止咳。

3．代表处方

清金化痰汤：茯苓20 g，浙贝母15 g，黄芩、山栀、知母、麦冬、桑白皮、瓜蒌、桔梗、生甘草各10 g，橘红6 g。

4．加减应用

（1）痰黄而浓有热腥味者，加鱼腥草、冬瓜子各20 g。

（2）胸满咳逆、痰多、便秘者，加葶苈子、生大黄（先煎）各10 g。

（六）肝火犯肺

1．临床表现

气逆咳嗽，干咳无痰或少痰；咳时引胁作痛，面红喉干；舌边红，苔薄黄，脉弦数。

2．治疗原则

清肝泻火，润肺止咳化痰。

3．代表处方

黛蛤散加黄芩泻白散。

黛蛤散：海蛤壳20 g，青黛（包煎）10 g。黄芩泻白散：黄芩、桑白皮、地骨皮、粳米、生甘草各10 g。

4．加减应用

（1）火旺者加冬瓜子20 g，山栀、牡丹皮各10 g，以清热豁痰。

（2）胸闷气逆者加葶苈子10 g，瓜蒌皮20 g，以理气降逆。

（3）胸胁痛者加郁金、丝瓜络各10 g，以理气和络。

（4）痰黏难咳加海浮石、浙贝母、冬瓜仁各20 g，以清热豁痰。

（5）火郁伤阴者加北沙参、百合各20 g，麦冬15 g，五味子10 g，以养阴生津敛肺。

（七）肺阴虚损

1．临床表现

干咳少痰或痰中带血或咯血；潮热，午后颧红，盗汗，口干；舌质红、少苔，脉细数。

2. 治疗原则

滋阴润肺,化痰止咳。

3. 代表处方

沙参麦冬汤:沙参、玉竹、天花粉、白扁豆各20 g,桑叶、麦冬、生甘草各10 g。

4. 加减应用

(1)咯血者加白及20 g,三七15 g,侧柏叶、仙鹤草、阿胶(烊服)、藕节各10 g,以止血。

(2)午后潮热,颧红者加银柴胡、地骨皮、黄芩各10 g。

(3)肾不纳气,久咳不愈,咳而兼喘者可用参蛤散加熟地黄、五味子各10 g。

五、其他治法

(一)中成药疗法

(1)麻黄止嗽丸、小青龙糖浆适用于风寒袭肺咳嗽。

(2)桑菊感冒片、蛇胆川贝液适用于风热咳嗽。

(3)秋燥感冒冲剂、二母宁嗽丸适用于风燥咳嗽。

(4)半贝丸、陈夏六君丸适用于痰湿蕴肺咳嗽。

(5)琼玉膏、玄参甘桔冲剂适用于肺阴虚损咳嗽。

(6)千金化痰丸、三蛇胆川贝末适宜用于肝火犯肺咳嗽。

(7)双黄连口服液、清金止嗽丸适用于痰热郁肺咳嗽。

(二)针灸疗法

(1)选肺俞、脾俞、合谷、丰隆等穴,以平补平泻手法,每日1次,适用于脾虚痰湿咳嗽。

(2)选肺俞、足三里、三阴交等穴,针用补法,每日1次,适用于肺阴虚损咳嗽。

(3)选肺俞、列缺、合谷等穴,毫针浅刺用泻法,每日1次,适用于外感咳嗽。

(4)选肺俞、尺泽、太冲、阳陵泉等穴,以平补平泻手法,每日1次,适用于肝火犯肺咳嗽。

(三)饮食疗法

(1)以薏苡仁、山药各60 g,百合、柿饼各30 g,同煮米粥,每早、晚温热服食,适用于脾虚痰湿咳嗽。

(2)大雪梨1个,蜂蜜适量,去梨核入蜂蜜,放炖盅内蒸熟,每晚睡前服1个,适用于肺阴虚损咳嗽。

(3)新鲜芦根(去节)100 g,粳米50 g同煮粥,每日2次温服,适用于肺热咳嗽。

(4)百合30 g,糯米50 g,冰糖适量,煮粥早、晚温服,适用于肺燥咳嗽。

六、注意事项

(1)平素应注意气候变化,防寒保暖,预防感冒。

(2)易感冒者可服玉屏风散。

(3)加强锻炼,增强抗病能力。

(4)咳嗽患者饮食不宜过于肥甘厚味、辛辣刺激。

(5)内伤久咳者,应戒烟。

(黄娜娜)

第三节 哮病

哮病是由于宿痰伏肺,遇诱因引触,导致痰阻气道,气道挛急,肺失肃降,肺气上逆所致的发作性痰鸣气喘疾患。发时喉中哮鸣有声,呼吸气促困难,甚则喘息不能平卧。

一、病因病机

哮病的发生，乃宿痰内伏于肺，复因外感、饮食、情志、劳倦等诱因引触，以致痰阻气道，气道挛急，肺失肃降，肺气上逆所致。

（一）外邪侵袭

外感风寒或风热之邪；未能及时表散，邪气内蕴于肺，壅遏肺气，气不布津，聚液生痰而成哮病之因。

（二）饮食不当

饮食不节致脾失健运，饮食不归正化，水湿不运，痰浊内生，上干于肺，壅阻肺气而发哮病。

（三）情志失调

情志不遂，肝气郁结，木不疏土；或郁怒伤肝，肝气横逆，木旺乘土均可致脾失健运，失于转输，水湿蕴成痰浊，上干于肺，阻遏肺气，发生哮病。

（四）体虚病后

素体禀赋薄弱，体质不强，或病后体弱（如幼年患麻疹、顿咳，或反复感冒，咳嗽日久等）导致肺、脾、肾虚损，痰浊内生，成为哮病之因。若肺气耗损，气不化津，痰饮内生；或阴虚火盛，热蒸液聚，痰热胶固；脾虚水湿不运，肾虚水湿不能蒸化，痰浊内生，均成为哮病之因。

哮病的病理因素以痰为根本，痰的产生责之于肺不能布散津液，脾不能转输精微，肾不能蒸化水液，以致津液凝聚成痰，伏藏于肺，成为哮病发生的"夙根"。此后每遇气候突变、饮食不当、情志失调、劳累过度等诱因导致气机逆乱而发作。

二、辨证论治

（一）辨证要点

1. 辨已发未发

哮病发作期和缓解期临床表现不同，发作期以喉中哮鸣有声，呼吸气促困难，甚则喘息不能平卧等为典型临床表现。缓解期无典型症状，若病程日久，反复发作，导致身体虚弱，平时可有轻度哮症，而以肺、脾、肾虚损为主要表现，或肺气虚，或肺气阴两虚、或脾气虚、肾气虚、肺脾气虚、肺肾两虚等。

2. 辨证候虚实

哮病属邪实正虚之证，发作时以邪实为主，症见呼吸困难，呼气延长，喉中痰鸣有声，痰黏量少，咯吐不利，甚则张口抬肩，不能平卧，端坐俯伏，胸闷窒塞，烦躁不安，或伴寒热，苔腻，脉实。未发时以正虚为主，肺虚者，气短声低，咳痰清稀色白，喉中常有轻度哮鸣音，自汗恶风；脾虚者，食少，便溏，痰多；肾虚者，平素短气息促，动则为甚，吸气不利，腰酸耳鸣。

3. 辨痰性质

发作期痰阻气道，气道挛急，肺失肃降，以邪实为主，痰有寒痰、热痰、痰湿之异，分别引起寒哮、热哮、痰哮。一般寒哮内外皆寒，其证喉中哮鸣如水鸡声，咳痰清稀，或色白如泡沫，口不渴，舌质淡，苔白滑，脉浮紧；热哮痰热壅盛，其证喉中痰鸣如吼，胸高气粗，咳痰黄稠胶黏，咳吐不利，口渴喜饮，舌质红，苔黄腻，脉滑数。寒热征象不明显，喘咳胸满，但坐不得卧，痰涎涌盛，喉如曳锯，咯痰黏腻难出者，为痰哮。

（二）类证鉴别

喘证：喘证与哮病的病因病机不同，喘证由外感六淫，内伤饮食、情志，或劳欲、久病，致邪壅于肺，宣降失司所致，或肺不主气，肾失摄纳而成；哮病乃宿痰伏肺，遇诱因引触，致痰阻气道，气道挛急，肺失肃降而成。临床表现亦有明显区别，哮病与喘证都有呼吸急促的表现，但哮必兼喘，而喘未必兼哮。哮指声响言，喉中有哮鸣声，是一种反复发作的独立性疾病；喘指气息言，为呼吸气促困难，是多种急、慢性疾病的一个症状。

（三）治疗原则

发时治标，平时治本为哮病治疗的基本原则。发时攻邪治标，祛痰利气，寒痰宜温化宣肺，热痰当清化肃肺，痰浊壅肺应去壅泻肺，风痰当祛风化痰，表证明显者兼以解表；反复日久，正虚邪实者又当攻补兼顾，不可拘泥；平时扶正治本，阳气虚者应温补，阴虚者宜滋养，分别采取补肺、健脾、益肾等法，以冀减轻、减少或控制其发作。

（四）分证论治

1. 发作期

（1）寒哮。

证候：呼吸急促，喉中哮鸣有声，胸膈满闷如塞。咳不甚，痰少咳吐不爽，或清稀呈泡沫状，口不渴，或渴喜热饮，面色晦暗带青，形寒怕冷，或小便清，天冷或受寒易发，或恶寒、无汗、身痛。舌质淡、苔白滑。脉弦紧或浮紧。

治法：温肺散寒，化痰平喘。

方药：射干麻黄汤。若病久，本虚标实，当标本同治，温阳补虚，降气化痰，用苏子降气汤。

（2）热哮。

证候：气粗息涌，喉中痰鸣如吼，胸高胁胀。咳呛阵作，咳痰色黄或白，黏浊稠厚，咯吐不利，烦闷不安，不恶寒，汗出，面赤，口苦，口渴喜饮。舌质红，舌苔黄腻，脉滑数或弦滑。

治法：清热宣肺，化痰定喘。

方药：定喘汤。若病久痰热伤阴，可用麦门冬汤加沙参、冬虫夏草，川贝田、天花粉。

（3）痰哮。

证候：喘咳胸满，但坐不得卧，痰涎涌盛，喉如曳锯，咳痰黏腻难出。呕恶，纳呆。口粘不渴，神倦乏力，或胃脘满闷，或便溏，或胸胁不舒，或唇甲青紫。舌质淡或淡胖，或舌质紫暗或淡紫，舌苔厚浊，脉滑实或带弦、涩。

治法：化浊除痰，降气平喘。

方药：二陈汤合三子养亲汤。如痰涎涌盛者，可合用葶苈大枣泻肺汤泻肺除壅；若兼意识蒙眬，似清似昧者，可合用涤痰汤涤痰开窍。

2. 缓解期

（1）肺虚。

证候：气短声低，咳痰清稀色白，喉中常有轻度哮鸣音，每因气候变化而诱发。面色㿠白，平素自汗，怕风，常易感冒，发前喷嚏频作，鼻塞流清涕。舌质淡，苔薄白，脉细弱或虚大。

治法：补肺固卫。

方药：玉屏风散。

（2）脾虚。

证候：气短不足以息，少气懒言，平素食少脘痞，痰多，便溏，倦怠无力，面色萎黄不华，或食油腻易腹泻，或泛吐清水，畏寒肢冷，或少腹坠感，脱肛。舌质淡，苔薄腻或白滑，脉象细软。

治法：健脾化痰。

方药：六君子汤。若脾阳不振，形寒肢冷，便溏者，加桂枝、干姜或合用理中丸以振奋脾阳；若中气下陷，见便溏，少腹下坠，脱肛等，则可改用补中益气汤。

（3）肾虚。

证候：平素短气息促，动则为甚，吸气不利，劳累后喘哮易发。腰酸腿软，脑转耳鸣。或畏寒肢冷，面色苍白；或颧红，烦热，汗出粘手。舌淡胖嫩，苔白；或舌红苔少，脉沉细或细数。

治法：补肾摄纳。

方药：金匮肾气丸或七味都气丸。阴虚痰盛者，可用金水六君煎滋阴化痰。

（黄娜娜）

第四节　喘证

喘证以呼吸困难，甚则张口抬肩，鼻煽，难以平卧为特征，是肺系疾病常见症状之一，多由邪壅肺气，宣降不利或肺气出纳失常所致。

现代医学中的喘息性支气管炎、肺部感染、肺气肿、慢性肺源性心脏病、心源性哮喘等，均可参照本篇进行辨证治疗。

一、病因病机

（一）外邪犯肺

外感风寒、风热之邪，或肺素有痰饮，复感外邪，卫表闭塞，肺气壅滞，宣降失常，肺气上逆而喘。

（二）痰浊内蕴

恣食肥甘油腻，过食生冷或嗜酒伤中，脾失健运，湿浊内生，聚湿成痰，上渍于肺，阻遏气道，肃降失常，气逆而喘。

（三）久病劳欲

久病肺虚，劳欲伤肾，肺肾亏损，气失所主，肾不纳气，肺气上逆而喘。

二、辨证论治

喘证的辨证，重在辨虚实寒热。

实喘一般起病急，病程短，呼吸深长有余，气粗声高，脉有力；虚喘多起病缓慢，病程长，呼吸短促难续，气怯声低，脉无力；热喘胸高气粗，痰黄黏稠难咯，面赤烦躁、唇青鼻煽，舌红苔黄腻、脉数；寒喘面白唇青，痰涎清稀，舌苔白、脉迟。

治疗原则：实证祛邪降逆平喘，虚证培补摄纳平喘。

（一）实喘

1. 风寒束肺

证候：咳喘胸闷，痰稀色白，初起多兼恶寒发热，头痛无汗，身痛等表证，舌苔薄白，脉浮紧。

治法：祛风散寒，宣肺平喘。

方药：麻黄汤加减。方中麻黄、桂枝辛温发汗，散寒解表，宣肺平喘；杏仁、甘草降气化痰。若表寒不重，可去桂枝，即为宣肺平喘之三拗汤；痰白清稀量多起沫加细辛、生姜温肺化痰；痰多胸闷甚者加半夏、陈皮、白芥子理气化痰。

2. 风热袭肺

证候：喘促气粗，痰黄而黏稠，身热烦躁，口干渴，汗出恶风，舌质红，苔薄黄，脉浮数。

治法：祛风清热，宣肺平喘。

方药：麻杏石甘汤加减。方中麻黄、石膏相使为用疏风清热，宣肺平喘；杏仁、甘草化痰利气。若痰多黏稠、烦闷者加黄芩、桑白皮、知母、瓜蒌皮、鱼腥草，增强清热泻肺化痰之力；大便秘结者加大黄、枳实泻热通便；喘甚者加葶苈子、白果化痰平喘。

3. 痰浊壅肺

证候：喘咳痰多，胸闷，呕恶，纳呆，口黏不渴，舌淡胖有齿痕，苔白厚腻，脉缓滑。

治法：燥湿化痰，降逆平喘。

方药：二陈汤合三子养亲汤加减。方中陈皮、半夏、茯苓、甘草燥湿化痰，理气和中；莱菔子、苏子、白芥子化痰降逆平喘，二方合用效专力宏。若痰涌、便秘、喘不能卧加葶苈子、大黄涤痰通便。

（二）虚喘

1. 肺气虚

证候：喘促气短，咳声低弱，神疲乏力，自汗畏风，痰清稀，舌淡苔白，脉缓无力。

治法：补肺益气定喘。

方药：补肺汤合玉屏风散加减。方中人参、黄芪补益肺气；白术、甘草健脾补中助肺；五味子、紫菀、桑白皮化痰止咳，敛肺定喘；防风助黄芪益气护表。若兼见痰少质黏，口干，舌红少津，脉细数者，为气阴两虚。治宜益气养阴，敛肺定喘。方用生脉散加沙参、玉竹、川贝、桑白皮、百合养阴益气滋肺。

2. 肾气虚

证候：喘促日久，气不得续，动则尤甚，甚则张口抬肩，腰膝酸软，舌淡苔白，脉沉弱。

治法：补肾纳气平喘。

方药：七味都气丸合参蛤散加减。方中熟地黄、山茱萸、山药、牡丹皮、泽泻、茯苓、五味子补肾纳气；人参大补元气，蛤蚧肺肾两补，纳气平喘。

3. 喘脱

证候：喘逆加剧，张口抬肩，鼻煽气促，不能平卧，心悸，烦躁不安，面青唇紫，汗出如珠，手足逆冷，舌淡苔白，脉浮大无根。

治法：扶阳固脱，镇摄纳气。

方药：参附汤送服黑锡丹。方中人参、附子回阳固脱、救逆，黑锡丹降气定喘。

三、针灸治疗

（一）实喘

尺泽、列缺、天突、大柱，针刺，用泻法。

（二）虚喘

鱼际、定喘、肺俞，针刺，用补法，可灸。

（三）喘脱

定喘、肺俞、关元、神阙，灸法。

四、注意事项

饮食宜清淡而富有营养，忌油腻酒醪及辛热助湿生痰动火食物。室内空气要保持新鲜，避免烟尘刺激。痰多者要注意排痰，保持呼吸道通畅。慎起居，适寒温，节饮食，薄滋味，戒烟酒，节房事。适当参加体育活动，增强体质，保持良好的心态。

（李其信）

第五节　肺痈

肺痈是指由于热毒血瘀，壅滞于肺，以致肺叶生疮，形成脓疡的一种病证。临床表现以咳嗽、胸痛、发热、咳吐腥臭浊痰，甚则脓血相兼为主要特征。

一、病因病机

本病主要是风热火毒，壅滞于肺，热盛血瘀，蕴酿成痈，血败肉腐化脓，肺络损伤而致本病。

病位在肺，病理性质属实属热。

热壅血瘀是成痈化脓的病理基础。

（一）感受外邪

多为风热毒邪，经口鼻或皮毛侵袭肺脏；或因风寒袭肺，未得及时表散，内蕴不解，郁而化热，邪热薰肺，肺失清肃，肺络阻滞，以致热壅血瘀，蕴毒化脓而成痈。

（二）痰热内盛

平素嗜酒太过，或嗜食辛辣煎炸厚味，蕴湿蒸痰化热，熏灼于肺，或原有其他宿疾，肺经及他脏痰浊瘀热，蕴结日久，熏蒸于肺，以致热盛血瘀，蕴酿成痈。

二、辨证论治

（一）辨证要点

辨病程阶段，初期辨证总属实证，热证。

一般按病程的先后划分为初期、成痈期、溃脓期、恢复期四个阶段。初期痰白或黄，量少，质黏，无特殊气味；成痈期痰呈黄绿色，量多、质黏稠有腥臭；溃脓期为脓血痰，其量较多，质如米粥，气味腥臭异常；恢复期痰色较黄，量减少，其质清稀，臭味渐轻。

（二）类证鉴别

风温：风温起病多表现为发热、恶寒、咳嗽、气急、胸痛等，但肺痈之寒战、高热、胸痛、咯吐浊痰明显，且喉中有腥味，与风温有别。且风温经正确及时治疗，一般邪在气分而解，多在1周内身热下降，病情向愈。如病经1周，身热不退或更盛，或退而复升，咯咳浊痰，喉中腥味明显，应进一步考虑有肺痈之可能。

（三）治疗原则

肺痈属实热证，治疗以祛邪为总则，清热解毒，化瘀排脓是治疗肺痈的基本原则。初期治以清肺散邪；成痈期则清热解毒，化瘀消痈；溃脓期治疗应排脓解毒；恢复期对阴伤气耗者治以养阴益气，如久病邪恋正虚者，当扶正祛邪，补虚养肺。

（四）分证论治

1. 初期

证候：恶寒发热，咳嗽，胸痛，咳时尤甚。咳吐白色黏痰，痰量由少渐多，呼吸不利，口干鼻燥。舌质淡红，舌苔薄黄或薄白少津。脉浮数而滑。

治法：疏散风热，清肺散邪。

方药：银翘散加减。

2. 成痈期

证候：身热转甚，时时振寒，继则壮热，胸满作痛，转侧不利，咳吐黄稠痰，或黄绿色痰，自觉喉间有腥味。咳嗽气急，口干咽燥，烦躁不安，汗出身热不解。舌质红，舌苔黄腻。脉滑数有力。

治法：清肺解毒，化瘀消痈。

方药：《千金》苇茎汤合如金解毒散加减。

3. 溃脓期

证候：咳吐大量脓血痰，或如米粥，腥臭异常，有时咯血，胸中烦满而痛，甚则气喘不能卧。身热，面赤，烦渴喜饮。舌质红或绛，苔黄腻，脉滑数。

治法：排脓解毒。

方药：加味桔梗汤加减。

4. 恢复期

证候：身热渐退，咳嗽减轻，咯吐脓血渐少，臭味不甚，痰液转为清稀。精神渐振，食欲渐增，或见胸胁隐痛，不耐久卧，气短，自汗，盗汗，低热，午后潮热，心烦，口燥咽干，面色不华，形体消瘦，精神萎靡；或见咳嗽，咳吐脓血痰日久不净，或痰液一度清稀而复转臭浊，病情时轻时重，迁延不愈。舌质红或淡红，苔薄。脉细或细数无力。

治法：养阴益气清肺。

方药：沙参清肺汤或桔梗杏仁煎加减。

（李其信）

第六节 肺胀

肺胀是指以胸部膨满，憋闷如塞，喘息气促，咳嗽痰多，烦躁，心慌等为主要临床表现的一种病证。日久可见面色晦暗，唇甲发绀，脘腹胀满，肢体水肿。其病程缠绵，时轻时重，经久难愈，重者可出现神昏、出血、喘脱等危重证候。多种慢性肺系疾患反复发作，迁延不愈，导致肺气胀满，不能敛降。

现代医学的慢性阻塞性肺部疾患，常见如慢性支气管炎、支气管哮喘、支气管扩张、重度陈旧性肺结核等合并肺气肿及慢性肺源性心脏病、肺源性脑病等，出现肺胀的临床表现时，可参考本节进行辨证论治。

一、病因病机

本病的发生，多因久病肺虚，痰浊潴留，而至肺失敛降，肺气胀满，又因复感外邪诱使病情发作或加剧。

（一）久病肺虚

因内伤久咳、久哮、久喘、支饮、肺痨等慢性肺系疾患，迁延失治，以致痰浊潴留，壅阻肺气，气之出纳失常，还于肺间，日久导致肺虚，肺体胀满，张缩无力，不能敛降而成肺胀。

（二）感受外邪

久病肺虚，卫外不固，腠理疏松，六淫之邪每易反复乘袭，诱使本病发作，病情日益加重。

肺胀病变首先在肺，继则影响脾、肾，后期病及于心。外邪从口鼻、皮毛入侵，每多首先犯肺，导致肺气上逆而为咳，升降失常而为喘，久则肺虚，主气功能失常。若子耗母气，肺病及脾，脾失健运，则可导致肺脾两虚。母病及子，肺虚及肾，肺不主气，肾不纳气，则气喘日益加重，呼吸短促难续，尤以吸气困难，动则更甚。且肾主水，肾衰则不能化气行水，水邪泛溢肌表则肿，上凌心肺则喘咳心悸。肺与心脉相通，肺虚不能调节心血的运行，气病及血，则血瘀肺脉，肺病及心，临床可见心悸、发绀、水肿、舌质暗紫等症。心阳根于命门真火，肾阳不振，进一步导致心肾阳衰，可出现喘脱危候。

肺胀的病理因素主要为痰浊、水饮与血瘀。痰的产生，病初由肺气郁滞，脾失健运，津液不归正化而成；渐因肺虚不能化津，脾虚不能转输，肾虚不能蒸化，痰浊潴留益甚，喘咳持续难已。三种病理因素之间又可互相影响和转化，如痰从寒化则成饮；饮溢肌肤则为水；痰浊久留，肺气郁滞，心脉失畅则血滞为瘀；瘀阻血脉，"血不利则为水"。一般早期以痰浊为主，渐而痰瘀并见，终至痰浊、血瘀、水饮错杂为患。

肺胀的病性多属本虚标实，但有偏实、偏虚的不同，且多以标实为急。外感诱发时偏于邪实，平时偏于本虚。早期多属气虚、气阴两虚，病位以肺、脾、肾为主。晚期气虚及阳，或阴阳两虚，纯属阴虚者少见，病位以肺、肾、心为主。正虚与邪实多互为因果，阳虚致卫外不固，易感外邪，痰饮难蠲；阴虚致外邪、痰浊易从热化，故虚实诸候常夹杂出现，每致愈发愈频，甚则持续不已。

二、辨证论治

（一）辨证要点

1. 症状

以咳逆上气，痰多，喘息，胸部膨满，憋闷如塞，动则加剧，甚则鼻煽气促，张口抬肩，目胀如脱，烦躁不安等为主症。日久可见面色晦暗，面唇发绀，脘腹胀满，肢体水肿，甚或出现喘脱等危重证候。病重可并发神昏、动风或出血等症。有长期慢性咳喘病史，常因外感而诱发，病程缠绵，时轻时重；发病者多为老年，中青年少见。

2. 检查

体检可见桶状胸，胸部叩诊呈过清音，心肺听诊肺部有干、湿啰音，且心音遥远。X线检查见胸廓扩张，肋间隙增宽，膈降低且变平，两肺野透亮度增加，肺血管纹理增粗、紊乱，右下肺动脉干扩张，右心室增大。心电图检查显示右心室肥大，出现肺型 P 波等。血气分析检查可见低氧血症或合并高碳酸血症，PaO_2 降低，$PaCO_2$ 升高。血液检查红细胞和血红蛋白可升高。

（二）类症鉴别

肺胀与哮病、喘证均以咳而上气，喘满为主症，其区别如下。

1. 哮证

哮证是一种反复发作性的痰鸣气喘疾患，以喉中哮鸣有声为特征，常突然发病，迅速缓解，久病可致肺胀，而肺胀以喘咳上气、胸膺膨满为主要表现，为多种慢性肺系疾病日久积渐而成。

2. 喘证

以呼吸困难，甚至张口抬肩，不能平卧为主要表现，可见于多种急、慢性疾病的过程中。而肺胀是由多种慢性肺系疾病迁延不愈发展而来，喘咳上气，仅是肺胀的一个症状。

（三）分证论治

肺胀为多种肺病迁延不愈，反复发作而致，总属标实本虚，感邪发作时偏于标实，缓解时偏于本虚。偏实者须分清痰浊、水饮、血瘀。早期以痰浊为主，渐而痰瘀并重。后期痰瘀壅盛，正气虚衰，本虚与标实并重。偏虚者当区别气（阳）虚、阴虚。早期以气虚或气阴两虚为主，病位在肺、脾、肾。后期气虚及阳，甚则阴阳两虚，病变部位在肺、肾、心。

本病的治疗当根据标本虚实不同，有侧重地选用扶正与祛邪的不同治则。标实者，根据病邪的性质，分别采取祛邪宣肺，降气化痰，温阳利水，活血祛瘀，甚或开窍、息风、止血等法。本虚者，当以补养心肺，益肾健脾为主，或气阴兼调，或阴阳双补。正气欲脱时则应扶正固脱，救阴回阳。

1. 痰浊壅肺

证候：胸膺满闷，短气喘息，稍劳即重，咳嗽痰多，色白黏腻或呈泡沫，畏风自汗，脘痞纳少，倦怠无力，舌暗，苔薄腻或浊腻，脉稍滑。

分析：肺虚脾弱，痰浊内生，上逆于肺，肺失宣降，则胸膺满闷，咳嗽、痰多色白黏腻；痰从寒化饮，则痰呈泡沫状；肺气虚弱，复加气因痰阻，放短气喘息，稍劳即重；肺虚卫表不固，则畏风、自汗；肺病及脾，脾虚健运失常，故见脘痞纳少，倦怠无力；舌质暗，苔薄腻或浊腻，脉滑为痰浊壅肺之征。

治法：化痰降气，健脾益肺。

方药：苏子降气汤合三子养亲汤。二方均能降气化痰平喘，但苏子降气汤偏温，以上盛下虚，寒痰喘咳为宜；三子养亲汤偏降，以痰浊壅盛，肺实喘满，痰多黏腻为宜。其中，苏子、前胡、白芥子化痰降逆平喘；半夏、厚朴、陈皮燥湿化痰，行气降逆；白术、茯苓、甘草运脾和中。

若痰多，胸满不能平卧，加葶苈子、莱菔子泻肺祛痰平喘；症见短气乏力，易出汗，痰量不多者为肺脾气虚，酌加党参、黄芪、防风健脾益气，补肺固表；若因外感风寒诱发，痰从寒化为饮，喘咳，痰多黏白泡沫，见表寒里饮证者，宗小青龙汤意加麻黄、桂枝、细辛、干姜散寒化饮；饮郁化热，烦躁而喘，脉浮用小青龙加石膏汤兼清郁热。

2. 痰热郁肺

证候：咳逆，喘息气粗，胸部膨满，烦躁不安，痰黄或白，黏稠难咯，或伴身热微恶寒，微汗，口渴，溲黄便干，舌边尖红，苔黄或黄腻，脉滑数。

分析：痰浊内蕴，感受风热或郁久化热，痰热壅肺，故痰黄、黏白难咯；肺热内郁，清肃失司，肺气上逆，则喘咳气逆息粗，胸满；热扰于心，则烦躁；风热犯肺则发热微恶寒，微汗；痰热伤津，则口渴、溲黄、便干；舌红，苔黄或黄腻，脉数或滑数均为痰热内郁之象。

治法：清肺化痰，降逆平喘。

方药：越婢加半夏汤或桑白皮汤。越婢加半夏汤宣泄肺热，用于饮热郁肺，外有表邪，喘咳上气，目如脱状，身热，脉浮大者；桑白皮汤清肺化痰，用于痰热壅肺，喘急胸满，咳吐黄痰或黏白稠厚者。

若痰热内盛，痰黄胶黏，不易咯出者，加瓜蒌皮、鱼腥草、海蛤粉、象贝母、桑白皮等清热化痰利肺；痰鸣喘息，不得平卧者，加射干、葶苈子泻肺平喘；便秘腹满者，加大黄、芒硝，通腑泻热以降肺平喘；痰热伤津，口舌干燥，加天花粉、知母、芦根以生津润燥；阴伤而痰量已少者，酌减苦寒之品，加沙参、麦门冬等养阴。

3．痰蒙神窍

证候：神志恍惚，表情淡漠，谵妄烦躁，撮空理线，嗜睡神昏，或肢体瞤动，抽搐，咳逆喘促，咯痰不爽，舌质暗红或淡紫，苔白腻或淡黄腻，脉细滑数。

分析：痰迷心窍，蒙蔽神机，故见神志恍惚，表情淡漠，谵妄烦躁，撮空理线，嗜睡神昏；肝风内动，则肢体瞤动抽搐；痰浊阻肺，肺虚痰蕴，故咳逆喘促而咯痰不爽；舌质暗红或淡紫，乃心血瘀阻之征；苔白腻或淡黄腻，脉细滑数皆为痰浊内蕴之象。

治法：涤痰开窍，息风醒神。

方药：涤痰汤。本方可涤痰开窍，息风止痉。方中用二陈汤理气化痰；用胆南星清热涤痰，息风开窍：竹茹、枳实清热化痰利膈；菖蒲开窍化痰；人参扶正防脱。

若痰热较盛，烦躁身热，神昏谵语，舌红苔黄者，加黄芩、葶苈子、天竺黄、竹沥以清热化痰；肝风内动，抽搐加钩藤、全蝎、另服羚羊角粉以凉肝息风；瘀血明显，唇甲青紫加桃仁、红花、丹参活血通脉；如热伤血络，见紫斑、咯血，便血色鲜者，配清热凉血止血药，如水牛角、白茅根、生地黄、牡丹皮、紫珠草、地榆等。另外，可选用安宫牛黄丸清心豁痰开窍，每次1丸，日服2次。

4．阳虚水泛

证候：心悸，喘咳，咳痰清稀，面浮肢肿，甚则一身悉肿，腹部胀满有水，脘痞纳差，尿少，畏寒，面唇青紫，舌胖质黯，苔白滑，脉沉细。

分析：久病喘咳，肺脾肾亏虚，肾阳虚不能温化水液，水邪泛滥，则面浮肢肿，甚则一身悉肿，腹部胀满有水；水液不归州都之官，则尿少；水饮上凌心肺，故心悸，喘咳，咳痰清稀；脾阳虚衰，健运失职则脘痞纳差；脾肾阳虚，不能温煦则畏寒；阳虚血瘀，则面唇青紫；舌胖质暗，苔白滑，脉沉细为阳虚水泛之征。

治法：温肾健脾，化饮利水。

方药：真武汤合五苓散。真武汤温阳利水，五苓散健脾渗湿利水使水湿由小便而解，两方配伍，可奏温肾健脾、利尿消肿之功。方中用附子、桂枝温肾通阳，茯苓、白术、猪苓、泽泻、生姜健脾利水，赤芍活血化瘀。

若水肿势剧，上凌心肺，见心悸喘满，倚息不得卧者，加沉香、牵牛花、川椒目、葶苈子行气逐水；血瘀甚，发绀明显者，加泽兰、红花、丹参、益母草、北五加皮化瘀行水。

5．肺肾气虚

证候：呼吸浅短难续，声低气怯，甚则张口抬肩，倚息不能平卧，咳嗽，痰白如沫，咳吐不利，心慌胸闷，形寒汗出，面色晦暗，舌淡或暗紫，脉沉细数无力，或结代。

分析：久病咳喘，肺肾两虚，故呼吸浅短难续，声低气怯，甚则张口抬肩，倚息不能平卧；寒饮伏肺，肾虚水泛，则咳嗽痰白如沫，咯吐不利；肺病及心，心气虚弱，故心慌胸闷；阳气虚，则形寒；腠理不固，则汗出；气虚血行瘀滞，则面色晦暗，舌淡或暗紫，脉沉细数无力，或有结代。

治法：补肺纳肾，降气平喘。

方药：平喘固本汤合补虚汤。平喘固本汤补肺纳肾，降气化痰，补虚汤重在补肺益气。方中用党参、人参、黄芪、炙甘草补肺，冬虫夏草、熟地黄、胡桃肉、坎脐益肾，五味子敛肺气，灵磁石、沉香纳气归元，紫菀、款冬、苏子、法半夏、橘红化痰降气。

若肺虚有寒，怕冷，舌质淡，加肉桂、干姜、钟乳石温肺散寒；气虚瘀阻，颈脉动甚，面唇发绀明显者，加当归、丹参、苏木活血化瘀通脉；若肺气虚兼阴伤，低热，舌红苔少者，可加麦冬、玉竹、生地黄、知母等养阴清热。如见面色苍白，冷汗淋漓，四肢厥冷，血压下降，脉微欲绝等喘脱危象者，急用参附汤送服蛤蚧粉或黑锡丹补气纳肾，回阳固脱。病情稳定阶段，可常服皱肺丸。

另外，可选用验方，紫河车1具，焙干研末，装入胶囊，每服3g，适于肺胀之肾虚者。百合、枸杞子各 250 g，研细末，白蜜为丸，每服 10 g，每日 3 次，适于肺肾阴虚的肺胀。

三、针灸治疗

（一）基本处方

肺俞、太渊、膻中。

肺俞、太渊为俞原配穴法，宣通肺气，止咳平喘；气会膻中，调气降逆。

（二）加减运用

1. 痰浊壅肺证

加中脘、足三里、丰隆以健脾和中、运化痰湿。诸穴针用平补平泻法。

2. 痰热郁肺证

加大椎、曲池、丰隆以清化痰热，大椎、曲池针用泻法。余穴针用平补平泻法。

3. 痰蒙神窍证

加水沟、心俞、内关以涤痰开窍、息风醒神，针用泻法。余穴用平补平泻法。

4. 阳虚水泛证

加肾俞、关元、阴陵泉以振奋元阳、化饮利水。诸穴针用补法，或加灸法。

5. 肺肾气虚证

加肾俞、太溪、气海、足三里以滋肾益肺。诸穴针用补法，或加灸法。

（三）其他

1. 耳针疗法

取交感、平喘、肺、心、肾上腺、胸，每次取 2 ~ 3 穴，毫针刺法，中等刺激，每次留针 15 ~ 30 分钟，每日或隔日 1 次，10 次为 1 个疗程。

2. 保健灸法

经常艾灸足三里、关元、肺俞、脾俞、肾俞等穴，可增强抗病能力。

（徐月琴）

第七节　肺痨

肺痨是由于正气不足，感染痨虫，侵蚀肺脏所致的具有传染性的一种慢性虚弱性疾患，以咳嗽、咯血、潮热、盗汗及身体逐渐消瘦为其主要临床特征。因痨虫蚀肺，劳损在肺，故称肺痨。

肺痨之疾，历代医家命名甚多，概而言之有以其具有传染性而命名的，如"尸注""虫疰""劳疰""传尸""鬼疰"等，《三因极一病证方论》言："以疰者，注也，病自上注下，与前人相似，故曰疰"；有根据症状特点而命名者，如《外台秘要》称"骨蒸"、《儒门事亲》谓"劳嗽"等，而《三因极一病证方论》的"痨瘵"称谓则沿用直至晚清，因病损在肺较常见故后世一般多称肺痨。

历代医籍对本病的论述甚详，早在《内经》，对本病的临床特点即有较具体的记载，如《素问·玉机真脏论》云："大骨枯槁，大肉陷下，胸中气满，喘息不便，内痛引肩项，身热，脱肉破䐃……肩体内消。"《灵枢·玉版》篇云，"咳，脱形，身热，脉小以疾"，均生动地描述了肺痨的主症及其慢性消耗表现，而将其归属于"虚劳"范围。汉代张仲景《金匮要略·血痹虚劳病脉证并治》篇正式将其归属于"虚劳"病中，并指出本病的一些常见并发症，指出"若肠鸣、马刀挟瘿者，皆为劳得之"。华佗《中藏经·传尸》的"传尸者……问病吊丧而得，或朝走暮游而逢……中此病死之全，染而为疾"，已认识到本病具有传染的特点，认为因与患者直接接触而得病。唐代王焘《外台秘要·传尸》则进一步说明了本病的危害："传尸之候……莫问老少男女，皆有斯疾……不解疗者，乃至灭门。"唐宋时期，并确立了本病的病因、病位、病机和治则。如唐代孙思邈《千金方》认为"劳热生虫在肺"，首先提出了病邪为"虫"，把"尸注"列入肺脏病篇，明确病位主要在肺。与此同期的王焘《外台秘要》也提出"生肺虫，在肺为病"，认识到肺痨是由特殊的"肺虫"引起的。病机症状方面宋代许叔微《普济本事方·诸虫尸鬼注》提出本病"肺虫居肺叶之内，蚀入肺系，故成瘵疾，咯血声嘶"。《三因极一病证方论》《济生方》则都提出了"痨瘵"的病名，明确地将肺痨从一般虚劳和其他疾病中独立出来，更肯定其病因"内非七情所伤，外非四气所袭""多由虫啮"的病机。至元代朱丹溪倡"痨瘵至乎阴虚"之说，突出了病机重点。葛可久《十药神书》收载了治痨十方，为我国现存的第一部治痨专著。明代《医学入门》归纳了肺痨常见的咳嗽、咯血、潮热、盗汗、遗精、腹泻等六大主症，为临床提出了诊断依据。《医学正传》则提出了"杀虫"和"补虚"的两大治疗原则，至此使肺痨的病因、病机、症状、治则、治法、方药已趋于完善。

根据本病临床表现及其传染特点，肺痨与现代医学的肺结核基本相同，故凡诊断肺结核者可参照本病辨证论治。

一、病因病机

肺痨的致病因素，不外内外两端。外因系指传染痨虫，内因则为正气虚弱，两者相互为因，痨虫传染是不可或缺的外因，正虚是发病的基础。痨虫蚀肺后，耗损肺阴，进而演变发展，可致阴虚火旺，或导致气阴两虚，甚则阴损及阳。

（一）感染"痨虫"

痨虫感染是引起本病的主要病因，而传染途径是经口鼻到肺脏，本病具有传染性。当与患者直接接触，问病看护或与患者同室寝眠、朝夕相处，都可致痨虫侵入人体为害。痨虫侵袭肺脏，腐蚀肺叶，肺体受损，耗伤肺阴，肺失滋润，清肃失调而发生肺痨咳嗽；如损伤肺中络脉，血溢脉外则咯血；阴虚火旺，迫津外泄，则潮热、盗汗。《三因极一病证方论·痨瘵诸证》指出："诸证虽曰不同，其根多有虫。"明确提出痨虫传染是形成本病的唯一因素。

（二）正气虚弱

禀赋不足，或后天嗜欲无度，酒色不节，忧思劳倦，损伤脏腑，或大病久病之后失于调治，如麻疹、外感久咳及产后等，耗伤气血精液，或营养不良，体虚不复，均可致正气亏虚，抗病力弱，使痨虫乘虚袭人，侵蚀肺体而发病。《古今医统·痨瘵》云："凡人平素保养元气，爱惜精血，瘵不可得而传，惟夫纵欲多淫，苦不自觉，精血内耗，邪气外乘。"并提出"气虚血痿，最不可入痨瘵之门……皆能乘虚而染触"即是此意。

总之，本病病因是感染痨虫为患，而正虚是发病的关键。正气旺盛，虽然感染痨虫但可不一定发病，正气虚弱则感染后易于致病。另一方面感染痨虫后，正气的强弱不仅决定了病情的轻重，又决定病变的转归，这也是有别于其他疾病的特点。

本病的病位在肺。肺主气，司呼吸，受气于天，吸清呼浊。若肺脏本体虚弱，卫外不固，或因其他脏腑病变损伤肺脏，导致肺虚，则"痨虫"极易犯肺，侵蚀肺脏而发病。病机性质以阴虚为主，故临床上多见干咳，咽燥，以及喉痛声嘶等肺系症状。由于脏腑之间有互相资生和制约的关系，肺脏亏虚日久，必然会影响其他脏腑，其中与脾肾关系最为密切，同时也可涉及心肝。脾为肺之母，肺虚耗夺母气以自养，则致脾虚；脾虚不能化水谷为精微而上输以养肺，则肺脏益弱，故易致肺脾同病，土不生金，肺阴虚与脾气虚两候同时出现，症见神疲懒言、四肢乏力、食少便溏、身体消瘦等脾虚症状。肺肾相生，肾为肺之子，肺阴虚肾失滋生之源，或肾阴虚相火灼金，上耗母气，则可致肺肾两虚，相火内炽，常伴见骨蒸、潮热、咯血、男子遗精、女子月经不调等症状。若肺虚不能治肝，肾虚不能养肝，肝火偏旺，上逆侮肺，可见性急善怒，胁肋掣痛，并加重咳嗽、咯血。如肺虚心火乘客，肾虚水不济火，可伴见虚烦不寐、盗汗等症，甚则肺虚不能佐心治节血脉之运行，而致气虚血瘀，出现气短、心慌、唇紫等症。概括而言，初起肺体受损，肺阴耗伤，肺失滋润，病位在肺，继而肺脾同病，导致气阴两伤，或肺肾同病，而致阴虚火旺。后期脾肺肾三脏皆损，阴损及阳，元气耗伤，阴阳两虚。

二、诊断

（1）咳嗽、咯血、潮热、盗汗、身体明显消瘦为典型表现。不典型者诸症可以不必俱见，初起仅微有咳嗽、疲乏无力，身体逐渐消瘦，食欲缺乏，偶或痰中夹有少量血丝等。

（2）常有与肺痨患者的长期接触史。

三、相关检查

（1）肺部病灶部位呼吸音减弱，或闻及支气管呼吸音及湿啰音。

（2）X线胸片、痰涂片或培养结核菌、红细胞沉降率、结核菌素试验等检查有助于诊断。

四、鉴别诊断

（一）虚劳

同属于虚损类疾病的范围，病程较长。肺痨具有传染性，是一个独立的慢性传染性疾病；虚劳是由于脏腑亏损，元气虚弱而致的多种慢性疾病虚损证候的总称，不具有传染性。肺痨病位主要在肺，病机主在阴虚，而虚劳五脏并重，以脾肾为主，病机以气血阴阳亏虚为要。肺痨是由正气亏虚，痨虫蚀肺所致，有其发生发展及演变规律，以咳嗽、咯血、潮热、盗汗为特征；而虚劳缘由内伤亏损，为多脏气血阴阳亏虚，临床特征表现多样，病情多重。

（二）肺痿

肺痿是肺部多种慢性疾患后期转归而成，如肺痈、肺痨、久嗽、久喘等导致肺叶痿弱不用，俱可成痿，临床以咳吐浊唾涎沫为主证，不具传染性；而肺痨是以咳嗽、咳血、潮热、盗汗为特征，由传染痨虫所致具有传染性，但少数肺痨后期迁延不复可以转为肺痿。

（三）肺痈

肺痨和肺痈都有咳嗽、发热、汗出。但肺痈是肺叶生疮，形成脓疡，临床以咳嗽、胸痛、咳吐腥臭浊痰，甚则脓血相兼为主要特征的一种疾病，发热较高，为急性病，病程较短，病机是热壅血瘀，属实热证；而肺痨的临床特点是有咳嗽、咳血、潮热、盗汗四大主证，起病缓慢，病程较长，为慢性病，病机是以肺阴亏虚为主，具有传染性。

（四）肺癌

肺癌与肺痨都有咳嗽、咯血、胸痛、发热、消瘦等症状。但肺痨多发于中青年，若发生在40岁以上者，往往在青少年时期有肺痨史；而肺癌则好发于40岁以上的中老年男性，多有吸烟史，表现为呛咳、顽固性干咳，持续不愈，或反复咯血，或顽固性胸痛、发热，伴进行性消瘦、疲乏等。肺痨经抗结核治疗有效，肺癌经抗结核治疗则病情继续恶化。此外，借助西医诊断方法，有助于两者的鉴别。

五、辨证论治

（一）辨证要点

1. 辨病机属性

本病的辨证，须按病机属性，结合脏腑病机进行，故宜区别阴虚、阴虚火旺、气虚的不同，掌握与肺与脾肾的关系。临床一般以肺阴亏虚为主为先，如进一步演变发展，则表现为阴虚火旺，或气阴耗伤，甚或阴阳两虚。病变主脏在肺，以阴虚为主，阴虚火旺者常肺肾两虚，并涉及心肝；气阴耗伤者多肺脾同病；久延病重，由气及阳，阴阳两虚者肺、脾、肾三脏皆损。

2. 辨病情轻重

一般初起病情多轻，微有咳嗽，偶或痰中有少量血丝，咽干低热，疲乏无力，逐渐消瘦；继而咳嗽加剧，干咳少痰或痰多，时时咳血，甚则大量咯血，胸闷气促，午后发热，或有形寒，两颧红艳，唇红口干，盗汗失眠，心烦易怒，男子梦遗失精，女子月经不调或停闭，如病重而未能及时治疗，可出现音哑气喘，大便溏泄，肢体水肿，面唇发紫，甚至大骨枯槁，大肉陷下，骨髓内消，肌肤甲错。

3. 辨证候顺逆

肺痨顺证表现为虽肺阴亏虚但元气未衰，胃气未伤，饮食如恒，虚能受补，咳嗽日减，脉来有根，无气短不续，无大热或低热转轻，无痰壅咯血，消瘦不著。逆证表现为骨蒸发热，持续不解；胃气大伤，食少纳呆，便溏肢肿；大量咯血，反复发作，短气不续，动则大汗，大肉脱陷，声音低微；虚不受补，脉来浮大无根，或细而数疾。

（二）治疗原则

本病的治疗原则是补虚培元和治痨杀虫，正如《医学正传·劳极》所提出的"一则杀其虫，以绝其根本，一则补其虚，以复其真元"为其两大治则。根据患者体质强弱而分别主次，但尤需重视补虚培元，增强正气，以提高抗痨杀虫的能力。调补脏腑重点在肺，并应重视脏腑整体关系，同时兼顾补脾益肾。治疗大法应根据"主乎阴虚"的病机特点，以滋阴为主，火旺者兼以降火，如合并气虚、阳虚见证者，又当同时兼以益气或温阳。杀虫主要是针对病因治疗，选用具有抗痨杀虫作用的中草药。

（三）分证论治

1. 肺阴亏损

主证：干咳，咳声短促，咳少量黏痰，或痰中有时带血，如丝如点，色鲜红。

兼次证：午后自觉手足心热，皮肤干灼，咽干口燥，或有少量盗汗，胸闷乏力。

舌脉：舌边尖红，苔薄少津；脉细或兼数。

分析：痨虫蚀肺，损伤肺阴，阴虚肺燥，肺失滋润，清肃失调故干咳少痰，咳声短促，胸闷乏力；肺损络伤，故痰中带血如丝如点，色鲜红；阴虚生热，虚热内灼，故手足心热，皮肤灼热；阴虚津少，无以上承则口燥咽干，皮肤干燥；舌红，苔薄少津，脉细或兼数，为阴虚有热之象。

治法：滋阴润肺，清热杀虫。

方药：月华丸加减。本方功在补虚杀虫，养阴止咳，化痰止血，是治疗肺痨的基本方。方中沙参、麦冬、天冬、生地黄、熟地黄滋阴润肺；百部、川贝母润肺止咳，兼能杀虫；阿胶、三七止血和营；桑叶、菊花清肃肺热；山药、茯苓甘淡健脾益气，培土生金，以资生化之源。可加百合、玉竹滋补肺阴。若咳嗽频而痰少质黏者，可合甜杏仁、蜜紫菀、海蛤壳以润肺化痰止咳；痰中带血较多者，宜加白及、仙鹤草、白茅根、藕节等以和络止血；若低热不退，可配银柴胡、地骨皮、功劳叶、胡黄连等以清退虚热，兼以杀虫；若久咳不已，声音嘶哑者，于前方中加诃子皮、木蝴蝶、凤凰衣等以养肺利咽，开音止咳。

2. 阴虚火旺

主证：咳呛气急，痰少质黏，反复咯血，量多色鲜。

兼次证：五心烦热，两颧红赤，心烦口渴，骨蒸潮热，盗汗量多，形体日益消瘦，或吐痰黄稠量多，或急躁易怒，胸胁掣痛，失眠多梦，或男子遗精，女子月经不调。

舌脉：舌红绛而干，苔薄黄或剥；脉细数。

分析：肺虚及肾，肺肾阴伤，虚火内迫，气失润降而上逆，故咳呛、气急；虚火灼津，炼液成痰，故痰少质黏；若火盛热壅痰蕴，则咳痰黄稠量多；虚火伤络，迫血妄行故反复咯血，色鲜量多；肺肾阴虚，君相火旺，故午后潮热、颧红骨蒸、五心烦热；营阴夜行于外，虚火迫津外泄故盗汗；肾阴亏虚，肝失所养，心肝火盛故性急易怒、失眠多梦；肝经布两胁穿膈入肺，肝肺络脉失养，则胸胁掣痛；相火偏旺，扰动精室则梦遗失精；阴血亏耗，冲任失养则月经不调；阴精亏损，不能充养身体则形体日瘦；舌红绛而干，苔黄或剥，脉细数，乃阴虚火旺之征。

治法：补益肺肾，滋阴降火。

方药：百合固金汤合秦艽鳖甲散加减。百合固金汤功能滋养肺肾，用于阴虚阳浮，肾虚肺燥，咳痰带血，烦热咽干者。本方用百合、麦冬、玄参、生地黄滋阴润肺生津，当归、白芍、熟地养血柔肝，桔梗、贝母、甘草清热化痰止咳。秦艽鳖甲散滋阴清热除蒸，用于阴虚骨蒸，潮热盗汗等证。方中秦艽、青蒿、柴胡（用银柴胡）、地骨皮退热除蒸，鳖甲、知母、乌梅、当归滋阴清热，另加百部、白及止血杀虫。若火旺较甚，热象明显者，当增入胡黄连、黄芩苦寒泻火、坚阴清热；若咳痰黄稠量多，酌加桑白皮、竹茹、海蛤壳、鱼腥草等以清热化痰；咯血较著者，加牡丹皮、藕节、紫珠草、醋制大黄等，或配合十灰散以凉血止血；盗汗较著，加五味子、瘪桃干、糯稻根、浮小麦、煅龙骨、煅牡蛎等敛阴止汗；胸胁掣痛者，加川楝子、延胡索、广郁金等以和络止痛；烦躁不寐加酸枣仁、首乌藤、龙齿宁心安神；若遗精频繁，加黄柏、山茱萸、金樱子泻火涩精。服本方碍脾腻胃者可酌加佛手、香橼醒脾理气。

3. 气阴耗伤

主证： 咳嗽无力，痰中偶夹有血，血色淡红，气短声低。

兼次证： 神疲倦怠，食少纳呆，面色㿠白，午后潮热但热势不剧，盗汗颧红，身体消瘦。

舌脉： 舌质嫩红，边有齿印，苔薄，或有剥苔；脉细弱而数。

分析： 本证为肺脾同病，阴伤及气，清肃失司，肺不主气则咳嗽无力；气阴两虚，肺虚络损则痰中夹血，虚火不著故血色淡红；肺阴不足，阴虚内热，则午后潮热、盗汗、颧红；子盗母气，脾气亏损，肺脾两虚，宗气不足，故气短声低，神疲倦怠，面色㿠白；脾虚失运，故食少纳呆，聚湿成痰，则咳痰色白；舌质嫩红，边有齿印，脉细弱而数，苔薄或剥为肺脾同病，气阴两虚之象。

治法： 养阴润肺，益气健脾。

方药： 保真汤加减。本方功能补气养阴，兼清虚热。药用太子参、黄芪、白术、茯苓补益肺脾之气，麦冬、天冬、生地黄、五味子滋养润肺之阴，当归、白芍、熟地黄滋补阴血；陈皮理气运脾；知母、黄柏、地骨皮、柴胡滋阴清热。并可加冬虫夏草、百部、白及以补肺杀虫；若咳嗽痰白者，可加姜半夏、橘红等燥湿化痰；咳嗽痰稀量多，可加白前、紫菀、款冬、苏子温润止咳；咯血色红量多者加白及、仙鹤草、地榆等凉血止血药，色淡红者，可加山茱萸、阿胶、仙鹤草、参三七等，配合补气药，共奏补气摄血之功；若骨蒸盗汗者，酌加鳖甲、牡蛎、五味子、地骨皮、银柴胡等以益阴除蒸敛汗；如纳少腹胀，大便溏薄者，加白扁豆、薏苡仁、莲肉、怀山药、谷芽等甘淡健脾之品，并去知母、黄柏苦寒伤中及地黄、当归、阿胶等滋腻碍胃之品。

4. 阴阳两虚

主证： 咳逆喘息少气，痰中或夹血丝，血色暗淡，形体羸弱，劳热骨蒸，面浮肢肿。

兼次证： 潮热，形寒，自汗，盗汗，声嘶或失音，心慌，唇紫，肢冷，或见五更泄泻，口舌生糜，大肉尽脱，男子滑精阳痿，女子经少、经闭。

舌脉： 舌质光红少津，或淡胖边有齿痕；脉微细而数，或虚大无力。

分析： 久痨不愈，阴伤及阳，则成阴阳俱损，肺、脾、肾多脏同病之证，为本病晚期证候，病情较为严重。精气虚损，无以充养形体，故形体羸弱，大肉尽脱；肺虚失降，肾虚不纳，则咳逆、喘息、少气；肺虚失润，金破不鸣故声嘶或失音；肺肾阴虚，虚火内盛，则劳热骨蒸、潮热盗汗；虚火上炎则口舌生糜；脾肾两虚，水失运化，外溢于肌肤则面浮肢肿；病及于心，心失所养，血行不畅则心慌、唇紫；"阳虚生外寒"则自汗、肢冷、形寒；脾肾两虚，肾虚不能温煦脾土，则五更泄泻；精亏失养，命门火衰，故男子滑精阳痿；精血不足，冲任失充，故女子经少、经闭；舌质光红少津，或淡胖边有齿痕，脉微细而数，或虚大无力，乃阴阳俱衰之象。

治法： 温补脾肾，滋阴养血。

方药： 补天大造丸加减。本方功在温养精气，培补阴阳，用于肺痨五脏俱伤，真气亏损之证。方中人参、黄芪、白术、山药、茯苓补益肺脾之气，枸杞子、熟地黄、白芍、龟甲培补肺肾之阴，鹿角胶、紫河车、当归滋补精血以助阳气，酸枣仁、远志宁心安神。另可加百合、麦冬、阿胶、山茱萸滋补肺肾；若肾虚气逆喘息者，配冬虫夏草、蛤蚧、紫石英、诃子摄纳肾气；心慌者加丹参、柏子仁、龙齿镇心安神；见五更泄泻，配煨肉蔻、补骨脂补火暖土，并去地黄、阿胶等滋腻碍脾之品。阳虚血瘀唇紫水停肢肿者，加红花、泽兰、益母草、北五加皮温阳化瘀行水，咳血不止加云南白药。总之，阴阳两虚证是气阴耗伤的进一步发展，因下损及肾，阴伤及阳而致，病情深重，当注意温养精气，以培根本。

六、转归预后

肺痨的转归预后主要取决于患者正气的盛衰、病情的轻重和治疗是否及时。若肺损不著，正气尚盛，或诊断及时，早期治疗，可逐渐康复；若邪盛正虚，正不胜邪，或误诊失治，邪气壅盛，病情可加重，甚至恶化，由肺虚渐及脾、肾、心、肝，由阴及气及阳，形成五脏皆损。若正气亏虚，正邪相持，可致病情慢性迁延。从证候而言，初期主要为阴虚肺燥，若失治误治，一则向气阴耗伤转化，久治不愈阴损及阳，可成阴阳两虚，此时多属晚期证候；另有少数阴虚火旺者，伤及肺络，大量咯血可生气阴欲脱危候，预后不良。正如《明医杂著》说："此病治之于早则易，若到肌肉消灼，沉困着床，脉沉伏细数，则难为矣。"

（徐月琴）

第八节　肺痿

肺痿是指肺叶痿弱不用，临床以咳吐浊唾涎沫为主证，为肺脏的慢性虚损性疾患。《金匮要略心典·肺痿肺痈咳嗽上气病》中说："痿者萎也，如草木之萎而不荣。"用形象比喻的方法以释其义。

一、源流

肺痿之病名，最早记载于仲景的《金匮要略》。该书将肺痿列为专篇，对肺痿的主症特点、病因、病机、辨证均做了较为系统的介绍。如《金匮要略·肺痿肺痈咳嗽上气病脉证并治》说："寸口脉数，其人咳，口中反有浊唾涎沫者何？师曰：为肺痿之病。""肺痿吐涎沫而不咳者，其人不渴，必遗尿，小便数，所以然者，以上虚不制下故也。"隋代巢元方在《金匮要略》的基础上，对本病的成因、转归等作了进一步探讨。其在《诸病源候论·肺痿候》论及肺痿曰："肺主气，为五脏上盖，气主皮毛，故易伤于风邪，风邪伤于脏腑，而气血虚弱，又因劳役大汗之后，或经大下而亡津液，津液竭绝，肺气壅塞，不能宣通诸脏之气，因成肺痿也。"明确认为是外邪犯肺，或劳役过度，或大汗之后，津液亏耗，肺气受损，壅塞而成。并指出其预后、转归与咳吐涎沫之爽或不爽、小便之利或不利、咽燥之欲饮或不欲饮等都有关联，如"咳唾咽燥欲饮者，必愈；欲咳而不能咳，唾干沫，而小便不利者难治"。唐·孙思邈《千金要方·肺痿门》将肺痿分为热在上焦及肺中虚冷二类，认为"肺痿虽有寒热之分，从无实热之例"。清代李用粹结合丹溪之说，对肺痿的病因病机、证候特点作了简要而系统的归纳。如《证治汇补·胸膈门》说："久嗽肺虚，寒热往来，皮毛枯燥，声音不清，或嗽血线，口中有浊唾涎沫，脉数而虚，为肺痿之病。因津液重亡，火炎金燥，如草木亢旱而枝叶萎落也。"《张氏医通·肺痿》对肺痈和肺痿的鉴别，进行了分析比较，提出"肺痈属在有形之血……肺痿属在无形之气"。

综上所述，历代医家共同认识到肺痿是多种肺系疾病的慢性转归，故常与相关疾病合并叙述，单独立论者较少，并且提示肺痈、肺痨、久嗽、喘哮等伤肺，均有转化成为肺痿的可能。如明代王肯堂将肺痿分别列入咳嗽门和血证门论述，《证治准绳·诸气门》说："肺痿或咳沫，或咳血，今编咳沫者于此，咳血者入血证门。"《证治准绳·诸血门》还认为"久嗽咳血成肺痿"。戴原礼在《证治要诀·诸嗽门》中提到："劳嗽有久嗽成劳者，有因病劳久嗽者，其证往来寒热，或独热无寒，咽干嗌痛，精神疲极，所嗽之痰，或脓，或时有血，腥臭异常。"戴氏所指劳嗽之临床表现与肺痿有相似之处。陈实功在《外科正宗·肺痈论》中说："久嗽劳伤，咳吐痰血，寒热往来，形体消削，咯吐瘀脓，声哑咽痛，其候转为肺痿。"指出肺痈溃后，热毒不净，伤阴耗气，可以转为肺痿。唐代王焘《外台秘要·咳嗽门》引许仁则论云："肺气嗽经久将成肺痿，其状不限四时冷热，昼夜咳常不断，唾白如雪，细沫稠粘，喘息上气，乍寒乍热，发作有时，唇口喉舌干焦，亦有时唾血者，渐觉瘦悴，小便赤，颜色青白，毛耸，此亦成蒸。"说明肺痨久嗽，劳热熏肺，肺阴大伤，进一步发展则成肺痿；它如内伤久咳，或经常喘哮发作，伤津耗气，亦可形成肺痿。

在肺痿的治法方面，《金匮要略·肺痿肺痈咳嗽上气病脉证并治》对肺痿的治疗原则也作了初步的探讨，认为应以温法治之。清代李用粹《证治汇补·胸膈门》说："治宜养血润肺，养气清金。"喻嘉言《医门法律》对本病的理论认识和治疗原则做了进一步的阐述，此后，有的医家主张用他创制的清燥救肺汤治疗虚热肺痿。张璐在其《张氏医通·肺痿》按喻嘉言之论将肺痿的治疗要点概括为，"缓而图之，生胃津，润肺燥，下逆气，开积痰，止浊唾，补真气"，旨在"以通肺之小管""以复肺之清肃"。这些证治要点，理义精深，非常切合实用。

在肺痿的选方用药方面，《金匮要略》设甘草干姜汤以温肺中虚冷。唐代孙思邈《千金要方·肺痿门》指出虚寒肺痿可用生姜甘草汤、甘草汤，虚热肺痿可用炙甘草汤、麦门冬汤、白虎加人参汤，对《金匮要略》的治法，有所补充。清代李用粹《证治汇补·胸膈门》主张根据本病的不同阶段分别施治："初用二地二冬汤以滋阴，后用门冬清肺饮以收功。"沈金鳌《杂病源流犀烛·肺病源流》进一步对肺痿的用药忌宜等作了补充，他说："其症之发，必寒热往来，自汗，气急，烦闷多唾，或带红线脓血，宜急治之，切忌升散辛燥温热。大约此证总以养肺、养气、养血、清金降火为主。"可谓要言不烦。

二、病因病机

本病病因可分久病损肺和误治津伤两个方面，而以前者为主。病变机制为肺虚津气失于濡养所致。

（一）久病损肺

如痰热久嗽，热灼阴伤；或肺痨久嗽，虚热内灼，耗伤阴津；肺痈余毒未清，灼伤肺阴；或消渴津液耗伤；或热病之后，邪热伤津，津液大亏，以致热壅上焦，消灼肺津，变生涎沫，肺燥阴竭，肺失濡养，日渐枯萎。若大病久病之后，耗伤阳气；或内伤久咳，冷哮不愈，肺虚久喘等，肺气日耗，渐伤及阳；或虚热肺痿日久，阴伤及阳，亦可致肺虚有寒，气不化津，津液失于温摄，反为涎沫，肺失濡养，肺叶渐痿不用。此即《金匮要略》所谓"肺中冷"之类。

（二）误治津伤

因医者误治，滥用汗、吐、下等治法，重亡津液，肺津大亏，肺失濡养，发为肺痿。如《金匮要略·肺痿肺痈咳嗽上气病脉证并治》说："热在上焦者，因咳为肺痿，肺痿之病……或从汗出，或从呕吐，或从消渴，小便利数，或从便难，又被快药下利，重亡津液，故得之。"

综上，本病总由肺虚，津气大伤，失于濡养，以致肺叶枯萎。其病位在肺，但与脾、胃、肾等脏腑密切相关。脾虚气弱，无以生化、布散津液，或胃阴耗伤，胃津不能上输养肺，土不生金，均可致肺燥津枯，肺失濡养；久病及肾，肾气不足，气化失司，气不化津，或因肾阴亏耗，肺失濡养，亦可发为肺痿。

因发病机制不同，肺痿有虚热、虚寒之分。虚热肺痿，一为本脏自病所转归，一由失治误治，或它脏之病导致。因热在上焦，消亡津液，阴虚生内热，津枯则肺燥，肺燥且热，清肃之令不行，脾胃上输之津液转从热化，煎熬而成涎沫，或因脾阴胃液耗伤，不能上输于肺，肺失濡养，遂致肺叶枯萎。虚寒肺痿为肺气虚冷，不能温化布散脾胃上输之津液，反而聚为涎沫，复因治节无权，上虚不能制下，膀胱失于约束，而小便不禁。《金匮要略心典·肺痿肺痈咳嗽上气病》说："盖肺为娇脏，热则气灼，故不用而痿；冷则气沮，故亦不用而痿也。遗尿，小便数者，肺金不用而气化无权，斯膀胱无制而津液不藏也。"指出肺主气化，为水之上源，若肺气虚冷，不能温化，固摄津液，由气虚导致津亏，肺失濡养，亦可渐致肺叶枯萎不用。

三、诊断

（1）有反复发作的特点。
（2）有肺系内伤久咳病史，如痰热久嗽，或肺痨久咳，或肺痈日久，或冷哮久延等。
（3）临床表现以咳吐浊唾涎沫、胸闷气短为主证。

四、病证鉴别

肺痿为多种慢性肺系疾病转化而来，既应注意肺痿与其他肺系疾病的鉴别，又要了解其相互联系。

（一）肺痈

肺痿以咳吐浊唾涎沫为主证，而肺痈以咳则胸痛，吐痰腥臭，甚则咳吐脓血为主症。虽然多为肺中有热，但肺痈属实，肺痿属虚，肺痈失治久延，可以转为肺痿。

（二）肺痨

肺痨主症为咳嗽，咳血，潮热，盗汗等，与肺痿有别。
肺痨后期可以转为肺痿重症。

五、辨证

（一）辨证要点

主要辨虚热虚寒，虚热证易火逆上气，常伴咳逆喘息，虚寒证常见上不制下，小便频数或遗尿。

（二）辨证候

1. 虚热证

咳吐浊唾涎沫，其质较黏稠，或咳痰带血，咳声不扬，甚则音哑，气急喘促，口渴咽燥，午后潮热，形体消瘦，皮毛干枯，舌红而干，脉虚数。

病机分析：肺阴亏耗，虚火内炽，肺失肃降，则气逆咳喘。热灼津液成痰，故咳吐浊唾涎沫，其质黏稠。燥热伤津，津液不能濡润上承，故咳声不扬，音哑，咽燥，口渴。阴虚火旺，灼伤肺络，则午后潮热，咳痰带血。阴津枯竭，内不能洒陈脏腑，外不能充身泽毛，故形体消瘦，皮毛干枯。舌红而干，脉虚数，乃是阴枯热灼之象。

2. 虚寒证

咯吐涎沫，其质清稀量多，不渴，短气不足以息，头眩，神疲乏力，食少，形寒，小便数，或遗尿，舌质淡，脉虚弱。

病机分析：肺气虚寒，气不化津，津反为涎，故咳吐多量清稀涎沫。阴津未伤故不渴。肺虚不能主气，则短气不足以息。脾肺气虚则神疲食少。清阳不升故头眩。阳不卫外则形寒。上虚不能制下，膀胱失约，故小便频数或遗尿。舌质淡，脉虚弱，皆属气虚有寒之征。

3. 寒热夹杂证

虚热及虚寒证状可以同时出现，或虚热证状较多，或虚寒证状较多，如咳唾脓血，咽干口燥，同时又有下利肢凉、形寒气短等，即是上热下寒之证。其他情况亦可出现，可根据临床证候分析。

六、治疗

（一）治疗要点

治疗总以补肺生津为原则。虚热证，治当生津清热，以润其枯；虚寒证，治当温肺益气，而摄涎沫。寒热夹杂证，治当寒热平调，温清并用。

临床以虚热证为多见，但久延伤气，亦可转为虚寒证。治应时刻注意保护津液，重视调理脾肾。脾胃为后天之本，肺金之母，培土有助于生金；肾为气之根，司摄纳，温肾可以助肺纳气，补上制下。不可妄投燥热之药，以免助火伤津，亦忌苦寒滋腻之品碍胃，切勿使用峻剂驱逐痰涎，犯虚虚之戒。

（二）分证论治

1. 虚热证

治法：滋阴清热，润肺生津。

方药：麦门冬汤合清燥救肺汤加减。前方润肺生津，降逆下气，用于咳嗽气逆，咽喉干燥不利，咯痰黏浊不爽。后方养阴润燥，清金降火，用于阴虚燥火内盛，干咳痰少，咽痒气逆。

药用麦冬滋阴润燥；太子参益气生津；甘草、大枣、粳米甘缓补中；伍入半夏下气降逆，止咳化痰，以辛燥之品，反佐润燥之功；桑叶、石膏清泄肺经燥热；阿胶、麦冬、胡麻仁以滋肺养阴；杏仁、枇杷叶可化痰止咳。

如火盛，出现虚烦、咳呛、呕逆者，则去大枣，加竹茹、竹叶清热和胃降逆。如咳吐浊黏痰，口干欲饮，则可加天花粉、知母、川贝母清热化痰。津伤甚者加沙参、玉竹以养肺津。潮热加银柴胡、地骨皮以清虚热，退蒸。

2. 虚寒证

治法：温肺益气。

方药：甘草干姜汤或生姜甘草汤加减。前方甘辛合用，甘以滋液，辛以散寒。后方则以补脾助肺，益气生津为主。

药用甘草入脾益肺，取甘守津回之意；干姜温肺脾，使气能化津，水谷归于正化，则吐沫自止。肺寒不著者亦可改用生姜以辛散宣通，并取人参、大枣甘温补脾，益气生津。

另可加白术、茯苓增强健脾之功；尿频、涎沫多者加煨益智；喘息、短气可配钟乳石、五味子，另吞蛤蚧粉。

3．寒热夹杂证

治法：寒热平调，温清并用。

方药：麻黄升麻汤加减。本方温肺散寒与清热润肺并用，适合于寒热夹杂，肺失润降之咽喉不利，咳唾脓血等症。

药用麻黄、升麻以发浮热，用当归、桂枝、生姜以散其寒，用知母、黄芩寒凉清其上热，用茯苓、白术以补脾，用白芍以敛逆气，用葳蕤、麦冬、石膏、甘草以润肺除热。

七、单方验方

（1）紫河车1具，研末，每日1次，每服3 g，适用于虚寒肺痿。

（2）熟附块、淫羊藿、黄芪、白术、党参各9 g，补骨脂12 g，茯苓、陈皮、半夏各6 g，炙甘草4.5 g，适用于虚寒肺痿。

（3）怀山药30 g，太子参15 g，玉竹15 g，桔梗9 g，适用于肺痿气虚津伤者。

（4）百合30 g煮粥，每日1次，适用于虚热肺痿。

（5）银耳15 g，冰糖10 g，同煮内服，适用于虚热肺痿。

（6）冬虫夏草10～15 g，百合15 g，鲜胎盘半个，鲜藕50 g，隔水炖服，隔天1次，连服10～15次为1个疗程。

（7）新鲜萝卜500 g，白糖适量。将萝卜洗净切碎，用洁净纱布绞取汁液，加白糖调服。每天1次，常服。

（8）夏枯草15～25 g，麦冬15 g，白糖50 g。先将夏枯草、麦冬用水煎10～15分钟，再加白糖煮片刻，代茶饮，每天1剂，常服。适用于虚热肺痿。

八、中成药

（一）六味地黄丸

1．功能与主治

滋阴补肾。用于虚热肺痿。

2．用法与用量

口服，一次8粒，一日3次。

（二）金匮肾气丸

1．功能与主治

温补肾阳。用于虚寒肺痿。

2．用法与用量

口服，一次8粒，一日3次。

（三）补中益气口服液

1．功能与主治

补中益气，升阳举陷。用于肺痿脾胃气虚，见发热、自汗、倦怠等症者。

2．用法与用量

口服，一次1支，一日3次。

（四）参苓白术散

1．功能与主治

益气健脾，和胃渗湿。用于肺痿脾胃虚弱，见食少便溏，或吐或泻，胸脘胀闷，四肢乏力等症者。

2. 用法与用量

口服，一次 5 g，一日 3 次。

（五）琼玉膏

1. 功能与主治

滋阴润肺，降气安神。用于虚热肺痿。

2. 用法与用量

口服，一次 1 勺，一日 2 次。

九、其他疗法

艾条点燃，对准足三里穴，并保持一定距离，使局部有温热感、皮肤微红为度。艾灸时间一般为 10～15 分钟，每日 1 次。用于虚寒肺痿。

（徐月琴）

第九节　肺癌

一、定义

肺癌是指起源于支气管黏膜或肺泡细胞的恶性肿瘤。以咳嗽、咯血、发热、胸痛、气急为主要症状，晚期可能伴有肺外症状。

二、历史沿革

在中医古文献中未见肺癌的病名，但有不少类似肺癌的记载。根据本病的临床表现，肺癌可归属于中医学"咳嗽""咯血""胸痛""肺痈""肺痿""虚劳""痰饮"等范畴。古医籍中又有"肺积""息贲""肺壅"等称谓。

中医学早在春秋战国时期就对类似肺癌症状中的咳嗽咯血气急作了描述，《素问·咳论篇》曰："肺咳之状，咳而喘息有音，甚则唾血。"《素问·玉机真脏论篇》曰："大骨枯槁，大肉陷下，胸中气满，喘息不便，内痛引肩项，身热，脱肉破䐃，真脏见，十月之内死。"此描述极似肺癌晚期咳嗽、胸痛、发热诸症危重及恶病质状态。到了《难经》时，提出了与西医学肺癌相似的中医病名息贲，并明确了它的病位和症状，《难经·五十六难》谓："肺之积，名曰息贲，在右胁下，覆大如杯，久不已，令人洒淅寒热，喘咳，发肺壅。"

汉代张仲景描述的肺痿症状、病机和治法方药，以及采用养阴、甘温法治疗"肺痿"，对肺癌的病机证治具有指导意义。《金匮要略·肺痿肺痈咳嗽上气病脉证治七》云："肺痿吐涎沫而不咳者，其人不渴，必遗尿，小便数……此为肺中冷，必眩，多涎唾，甘草干姜汤以温之……大逆上气，咽喉不利，止逆下气者，麦门冬汤主之。"

宋代《济生方》对息贲的临床表现有了更详细的描述，如《济生方·积聚论治》云："息贲之状，在右胁下大如覆杯，喘息奔溢，是为肺积，诊其脉浮而毛，其色白，其病气逆背痛，少气喜忘，目瞑肤寒，皮中时痛，或如虱缘，或如针刺。"并提出息贲汤治疗肺积，定喘丹用于久咳喘促，经效阿胶丸治劳嗽咳血等具体方药。宋代《普济方》书中则载有治疗息贲、咳嗽喘促、胸胁胀满、咳嗽见血、胸膈壅闷、呕吐痰涎、面黄体瘦等肺癌常见症的方药。

金元时期李杲治疗肺积的息贲丸，所治之症"喘息气逆，背痛少气"类似肺癌症状。

明代张景岳《景岳全书·虚损》云："劳嗽，声哑，声不能出，或喘息气促者，此肺脏败也，必死。"此描述与晚期肺癌纵隔转移压迫喉返神经而致声嘶等临床表现相似，并指出其预后不良。

清代沈金鳌所著《杂病源流犀烛》对肺癌的病因病机和治疗都有了详细的记载，书中提到："邪积胸中，阻塞气道，气不得通，为痰……为血，皆邪正相搏，邪既胜，正不得制之，遂结成形而有块"；

"息贲，肺积病也……皆由肺气虚，痰热壅结也，宜调息丸、息贲丸，当以降气清热，开痰散结为主"。

总之，宋以前，古人对肺癌的症状、病机、辨证分型、方药已有初步认识；宋元明清，对肺癌的症状、病机、辨证分型、治法方药等均有广泛而深入的研究，其形成的理论与积累的经验对于今天我们研究肺癌有一定的指导意义。

三、病因病机

本病病位在肺，与脾肾密切相关，《素问·五脏生成篇》谓，"诸气者，皆属于肺"。或因禀赋，或因六淫，或因饮食，或因邪毒，导致肺失宣降，气机不利，血行瘀滞，痰浊内生，毒邪结聚而成。

（一）正气亏虚

禀受父母之先天不足，或后天失养，肺气亏虚，宣降失常，邪毒乘虚而入，客邪留滞，肺气贲郁，脉络阻塞，痰瘀互结而成肺积。如《活人机要》云："壮人无积，虚人则有之。"《医宗必读》谓："积之成也，正气不足，而后邪气踞之。"

（二）情志失调

七情内伤，气逆气滞，而气为血帅，气机逆乱，血行瘀滞；或思虑伤脾，脾失健运，聚湿生痰，痰贮于肺，肺失宣降，气滞血瘀，痰凝毒聚，局部结而成块。诚如《素问·举痛论篇》说："悲则心系急，肺布叶举，而上焦不通，荣卫不散……思则心有所存，神有所归，正气留而不行，故气结矣。"

（三）外邪犯肺

肺为娇脏，喜润而恶燥，燥热之邪最易伤肺，加之长期吸烟，"烟为辛热之魁"，燥热灼阴，火邪刑金，炼液为痰，形成积聚；或邪毒侵肺，肺为气之主，通于喉，开窍于鼻，直接与外环境相通，如废气、矿尘、石棉和放射性物质等邪毒袭肺，则肺之宣降失司，肺气郁滞不行，气滞血瘀，毒瘀结聚，日久而成癌瘤。清代吴澄《不居集》云："金性喜清润，润则生水，以滋脏腑。若本体一燥，则水源渐竭，火无所制，金受火燥，则气自乱而咳嗽，嗽则喉干声哑，烦渴引饮，痰结便闭，肌肤枯燥，形神虚委，脉必虚数，久则涩数无神。"

（四）饮食所伤

《素问·痹论篇》曰，"饮食自倍，肠胃乃伤"。脾为生痰之源，脾虚则水谷精微不能生化输布，致湿聚生痰，肺为贮痰之器，痰浊留于水之上源，阻滞肺络，痰瘀为患，结于胸中，肿块渐成。

本病的发病与痰、热、虚密切相关。肺失宣降，脾失健运，痰浊内生；"肺为娇脏，喜润而恶燥"，肺肾阴虚，肺叶失润，或"肺热叶焦"；肺气不足，肺脾肾虚，痰热互结，终成本病。

四、诊断

（一）发病特点

肺癌发病呈现城市化，中老年人多见，但近年来，发病年龄呈下降趋势，肺癌年轻化、女性化的趋势日益明显，与吸烟呈明显的相关性。本病起病缓慢，病情呈进行性加重，常因早期症状隐匿和缺少特异性而失治误治，延误时机。

（二）临床表现

肺癌的临床表现包括肺部和肺外两方面的症状和体征。

1. 肺内症状

咳嗽通常为肺癌较早出现的症状，患者可有干咳或咳吐少量黏稠白痰，或剧咳，热毒犯肺时可咳吐脓痰；咯血和血痰多为间断性反复少量血痰，血多于痰，色鲜红，偶见大咯血；胸痛早期通常表现为不定时的胸闷，压迫感或钝痛，有些患者难以描述疼痛的性质和部位，痛无定处，甚则胸痛剧烈或痛无缓解。有的周围型肺癌患者以胸胁痛、肩背痛、上肢痛等为首发症状；气急主要表现为活动后气急，肺癌晚期淋巴结转移压迫大支气管或隆突及弥漫性肺泡癌、胸腔积液、心包积液等则气急症状更为明显；发热多为肿瘤压迫或阻塞支气管后引起肺部感染，也可由于癌肿坏死毒素吸收而引起癌性发热，抗感染治疗效果不明显。

2. 肺外表现

主要是由于肿块压迫、侵犯邻近的组织、器官，远处转移及副癌综合征，如"类癌综合征"（表现为皮肤潮红、腹泻、水肿、喘息、心悸阵作等）、"库欣综合征"、"异位生长激素综合征"、"异位甲状旁腺综合征"、"异位促性腺激素综合征"、"肺性关节炎"等。

（三）影像学检查

肺部的 X 线、CT 及 MRI 的应用，使肺癌的定位及分期诊断有了很大的提高。

（四）细胞病理学诊断

包括痰液、纤维支气管镜刷检物、支气管吸出液及灌洗液、各种穿刺物的细胞学检查，是确诊肺癌的重要方法。经皮肺穿术可行细胞学或病理学诊断。

（五）血清学检查

目前仍在寻找对于肺癌敏感性高、特异性强的生物标志物，如单克隆抗体诊断肺癌及对肺癌患者染色体、癌基因的研究等。部分患者血清癌胚抗原（CEA）呈阳性。

五、鉴别诊断

（一）肺痨

肺痨与肺癌两者病位均在肺，均可见咳嗽、咯血、胸痛、消瘦。但肺癌还见气急，是在正气亏虚的基础上，气郁、瘀血、痰湿、邪毒互相搏结而成，病情发展迅速，难以治愈。肺痨病情发展缓慢，还可见潮热、盗汗，它是一种慢性传染性疾病，其病理主要是阴虚火旺。

（二）肺胀

肺胀是因咳嗽、哮喘等证日久不愈，肺脾肾虚损，气道滞塞不利，出现以胸中胀满，痰涎壅盛，上气咳喘，动辄加剧，甚则面色晦暗，唇舌发绀，颜面四肢水肿，病程缠绵，经久难愈为特征的疾病。肺癌之气喘肿胀之症虽然可见，但不是必具之症，病程较短，发展迅速，预后不良。

（三）喘证

喘证是以气息迫促为主要临床表现的一类疾病。作为一个症状，喘息可以出现在许多急、慢性疾病的过程中，多呈反复发作，经治症状缓解。肺癌的主要症状包括喘息气急，伴有咳嗽、咯血、发热、胸痛等症，经有效抗癌治疗或可缓解，但预后不良。

六、辨证

（一）辨证要点

1. 辨咳嗽

咳嗽是肺癌患者主要症状，咳而声低气怯者属虚；洪亮有力者属实。晨起咳嗽阵发加剧，咳嗽连声重浊，多为痰浊咳嗽；午后、黄昏咳嗽加重，或夜间时有单声咳嗽，咳声轻微短促者，多属肺燥阴虚；夜卧咳嗽较剧，持续难已，短气乏力者，多为气虚或阳虚咳嗽。

2. 辨咳痰

从痰可知疾病的盛衰及病邪虚实。痰少或干咳无痰者多属燥热、阴虚，痰多者常属痰湿、痰热、虚寒。痰白而稀薄者属风、属寒，痰黄而稠者属热，痰白而稠厚者属湿。

3. 辨咯血

咯血色鲜红、质地黏稠者，为实热证；血色淡红、质地清稀者，为虚证、寒证；血色暗红、夹有血块者，为瘀血。

4. 辨胸痛

胸痛突然，且剧烈难忍者，多属实证；起病缓慢，呈隐痛、绵绵而痛，且时间长久者，多为虚证。胀痛窜痛为气滞；针刺刀割样疼痛为血瘀。

5. 辨气急

气急或兼哮鸣，咳嗽痰白清稀，属寒；气急或兼哮鸣，咳嗽黄痰，或发热，属热；气急，胸闷痰鸣，痰多白黏或带泡沫状，为痰盛。喘促气短，言语无力，咳声低微，自汗怕风，为肺气虚；喘促日久，呼多吸少，动则喘息更甚，气不得续，汗出肢冷，畏寒，为肾气虚。

6. 辨发热

发热，或高或低，劳累发作或加重，为气虚发热；午后潮热，或夜间发热，手足心热，为阴虚发热；发热欲近衣，四肢不温，为虚阳外越；发热，热势随情绪变化起伏，烦躁易怒，为气郁发热；午后或夜晚发热，或身体局部发热，但欲漱水不欲咽，为瘀血发热；低热，午后热甚，身热不扬，为湿郁发热。

（二）证候

1. 肺郁痰瘀

症状：咳嗽不畅，咳痰不爽，痰中带血，胸肋背痛，胸闷气急，唇紫口干，便秘，舌暗红，有瘀斑或瘀点，苔白或黄，脉弦滑。

病机分析：肺主气，司呼吸，邪毒外侵，肺气郁闭，失于宣降，气机不利，血行瘀滞，痰浊内生，毒邪结聚于肺而成本病。肺气郁闭，失于宣降，痰浊凝聚则咳嗽不畅，咳痰不爽，胸闷气急；肺朝百脉，主治节，气滞血瘀，迫血妄行，损伤肺络，则痰中带血；气滞血瘀，不通则痛，故胸胁背痛；肺失宣降，津液失布，气机不畅故口干便秘；唇紫，舌暗，瘀斑（点）皆为血瘀之征；舌红，苔白或黄，脉弦滑皆为气郁痰阻之象。

2. 脾虚痰湿

症状：咳嗽痰多，咳痰稀薄，胸闷气短，疲乏懒言，纳呆消瘦，腹胀便溏，舌淡胖，边有齿痕，舌苔白腻，脉濡、缓、滑。

病机分析：脾气亏虚，失于运化，痰湿内生，上渍于肺故咳嗽痰多，咳痰稀薄；脾不健运，机体失养，故疲乏懒言，纳呆消瘦，腹胀便溏；脾失运化，痰湿内生，贮存于肺，肺失宣降，故胸闷气短；舌淡胖，边有齿痕，舌苔白腻，脉濡缓滑均为肺脾气虚夹痰湿的表现。

3. 阴虚痰热

症状：咳嗽痰少，干咳无痰，或痰带血丝，咳血，胸闷气急，声音嘶哑，潮热盗汗，头晕耳鸣，心烦口干，尿赤便结。舌红绛，苔花剥或舌光无苔，脉细数无力。

病机分析：肺阴亏虚，肺失濡润，虚热内生，肺气上逆，故咳嗽痰少，干咳无痰，胸闷气急；肺阴不足，清肃不行，阴虚火旺，火灼肺络故痰带血丝，咳血；肺阴亏虚，津液不布，肠道失养，故口干便结；潮热盗汗，头晕耳鸣，心烦尿赤均为阴虚内热之征；舌红绛，苔花剥或舌光无苔，脉细数无力为阴虚内热的表现。

4. 气阴两虚

症状：干咳少痰，咳声低微，或痰少带血，面色萎黄暗淡，唇红，神疲乏力，口干短气，纳呆肉削，舌淡红或胖，苔白干或无苔，脉细。

病机分析：咳声低微，神疲乏力，面色萎黄暗淡，短气，纳呆肉削为肺脾气虚之征；干咳少痰，或痰少带血，唇红口干，则属肺阴虚内热的表现；舌淡红或胖，苔白干或无苔，脉细亦为气阴两虚之征。

七、治疗

（一）治疗原则

1. 宣肺化痰为主

本病为各种原因致肺失宣降，气不利，痰浊内生而成。因此宣肺化痰为治疗的基本原则。

2. 治痰勿忘健脾

肺为贮痰之器，故治痰以治肺为主。而脾为生痰之源，故治痰常兼健脾。

3. 益气养阴勿忘滋肾

本病病久，伤及气阴，穷必及肾，引起肾阴亏损，肺叶失润，肺叶干焦，故益气养阴勿忘滋肾。

（二）治法方药

1. 肺郁痰瘀

治法：宣肺理气，化痰逐瘀。

方药：苇茎汤加减。方中苇茎甘寒轻浮，清肺泻热，冬瓜仁化痰排脓，桃仁活血行瘀，薏苡仁清肺破毒肿。四药合用，共奏清肺化痰、逐瘀排脓之功。加用浙贝母、猫爪草、山慈姑等化痰散结，桃仁、三七活血通络。

胸胁胀痛者加制乳香、制没药、延胡索，咯血者重用仙鹤草、白茅根、墨旱莲，痰瘀发热者加金银花、连翘、黄芩。

2. 脾虚痰湿

治法：健脾燥湿，理气化痰。

方药：六君子汤加减。方中党参、茯苓、白术、甘草健脾益气，半夏、陈皮祛痰化湿，浙贝母、猫爪草、山慈姑、生牡蛎、壁虎等豁痰散结。

痰涎壅盛者加牛蒡子，肢倦思睡者加人参、黄芪。

3. 阴虚痰热

治法：滋肾清肺，化痰散结。

方药：百合固金汤加减。方中百合、生熟地滋养肺肾阴液；麦冬助百合以养肺阴，清肺热，玄参助生熟地以益肾阴，降虚火；当归、芍药养血和营；贝母、桔梗散结化痰止咳；甘草调和诸药。

若咳血甚者，加侧柏叶、仙鹤草、白茅根以凉血止血；淋巴结转移者，加用白花蛇舌草、夏枯草等以加强散结之力；五心烦热者加知母、牡丹皮、黄柏以清热养阴；口干欲饮者加天花粉、天冬益肺胃之阴；大便干结者加生地黄、火麻仁润肠通便。

4. 气阴两虚

治法：益气养阴，化痰散结。

方药：大补元煎加减。方中人参大补元气，熟地黄、当归滋阴补血，人参与熟地相配，即是景岳之两仪膏，善治精气大耗之证；枸杞子、山茱萸滋补肝肾；杜仲温补肾阳；甘草助补益而和诸药。诸药配合，能大补真元，益气养阴，故景岳曾称此方为"救本培元第一要方"。加用浙贝母、猫爪草、山慈姑等化痰散结，桃仁、三七活血通络。

面肢水肿者加葶苈子、郁金行气利水，神志昏蒙者加全蝎、蜈蚣攻毒通络。

（三）其他治法

1. 古方

（1）息贲汤：半夏、吴茱萸、桂心、人参、桑白皮（炙）、葶苈（炒）。治肺之积，在右胁下，大如覆杯，久久不愈，病洒洒寒热，气逆喘咳，发为肺痈。

（2）定喘丹：杏仁、马兜铃、蝉蜕、煅砒。上件为末，蒸枣肉为丸，如葵子大，每服六七丸，临睡用葱白泡茶放冷送下。治男子妇人，久患咳嗽，肺气喘促，倚息不得睡卧。

（3）经效阿胶丸：阿胶、生地黄、卷柏叶、山药、大蓟根、五味子、鸡苏、柏子仁、人参、茯苓、百部、防风、远志、麦冬。上为细末，炼蜜为丸，如弹子大，每服一丸，细嚼，浓煎小麦汤或麦门冬汤咽下。治劳嗽，并咳血唾血。

（4）息贲丸：厚朴、黄连、干姜、白茯苓、川椒、紫菀、川乌、桔梗、白豆蔻、陈皮、京三棱、天冬、人参、青皮、巴豆霜。上除茯苓、巴豆霜各另研旋入外，为细末和匀，炼蜜丸，梧桐子大。治肺积，名息贲，在右胁下，大如覆杯，喘息气逆，背痛少气，喜忘目瞑，皮寒时痛。久不已，令人洒淅寒热喘嗽，发为肺壅，其脉浮而毛。

2. 中成药

（1）参一胶囊：由人参皂苷 Rg_1 单一成分组成。有培元固本、补益气血的功效。与化疗配合用药，有助于提高原发性肺癌、肝癌的疗效，可改善肿瘤患者的气虚症状，提高机体免疫功能。饭前空腹口服，每次2粒，每日2次，连续2个月为1个疗程。

禁忌：有出血倾向者忌用。

注意事项：火热证或阴虚内热证者慎用。

（2）鹤蟾片：由仙鹤草、干蟾皮、浙贝母、半夏、天冬、人参、葶苈子组成。具有解毒除痰、凉血祛瘀、消癥散结之功效。适用于原发性支气管肺癌、肺部转移癌，能改善患者的主观症状和体征，提高患者生存质量。每次6片，每日3次，温开水送服。

（3）小金丹：由麝香、当归、木鳖子、草乌、地龙、乳香、没药、墨炭、白胶香、五灵脂、马钱子组成，有散结消肿、化瘀止痛的功效。用于痰气凝滞所致的瘰疬、瘿瘤、乳岩、乳癖，症见肌肤或肌肤下肿块一处或数处，推之能动，或骨及骨关节肿大、皮色不变、肿硬作痛。每次1.2～3 g，每日2次，小儿酌减。

（4）梅花点舌丹：雄黄、牛黄、熊胆、冰片、硼砂、血竭、葶苈子、沉香、乳香、没药、麝香、珍珠、蟾酥、朱砂组成。能清热解毒，消肿止痛。用于火毒内盛所致的疔疮痈肿初起、咽喉牙龈肿痛、口舌生疮。口服，每次3粒，每日1～2次外用，用醋化开，敷于患处。

3. 针灸

（1）体针处方：以手太阴肺经前穴和肺的俞、募穴为主。肺俞、中府、太渊、孔最、膏肓、丰隆、足三里。

方义：病变在肺，按俞募配穴法取肺俞、中府调理肺脏气机、宣肺化痰；孔最为手太阴郄穴，配肺俞可宣通肺气；太渊为肺经原穴，本脏真气所注，配肺俞可宣肺化痰。膏肓为主治诸虚百损之要穴，具有理肺补虚之效。丰隆为豁痰散结要穴，加胃经合穴足三里，意在培补后天之本，培土生金，诸穴合用可收祛邪化痰、益气宣肺之功。

辨证配穴：肺郁痰瘀证加膻中、三阴交行气活血，健脾化痰。脾虚痰湿证加脾俞、阴陵泉健脾利湿化痰。阴虚痰热证加尺泽、然谷，肺经合穴尺泽，配肾经荥穴然谷，可清虚热而保阴津。气阴两虚加太溪、气海益气养阴。

随症配穴：胸痛加膻中、内关宽胸理气；胁痛加支沟、阳陵泉疏利少阳；咽喉干痒加照海滋阴利咽；痰中带血加鱼际清肺止血；咯血者，加阴郄、地机；盗汗加阴郄、复溜滋阴敛汗；肢体水肿、小便不利加阴陵泉、三阴交健脾利湿；肺癌放化疗后呕吐、呃逆加内关、膈俞；肺癌放化疗后白细胞减少加大椎、膈俞。

刺灸方法：常规针刺，平补平泻为主，虚证加灸。胸背部穴位不宜刺深。

（2）耳针：肺、气管、大肠、胸、肝、脾、神门、耳轮4～6反应点。针双侧，用中等刺激，留针10～20分钟，或用王不留行籽贴压。每日1次。

（3）穴位注射：大椎、风门、肺俞、膏肓、丰隆、足三里。每次取2～4穴，用胎盘针、胸腺素等药，注射量根据不同的药物及具体辨证而定。局部常规消毒，在选定穴位处刺入，待局部有酸麻或胀感后再将药物注入。隔日1次。

（4）拔罐：肺俞、膈俞、风门、膏肓。留罐5分钟，隔日1次。

（5）穴位贴敷：用白芥子、甘遂、细辛、丁香、川芎等研末调糊状，贴大椎、肺俞、膏肓、身柱、脾俞、膈俞等，用胶布固定，保留至皮肤发红，每星期1次，3次为1个疗程。尤适用于放化疗后。

（6）挑治：多用于实证，取胸区点、椎环点、背区点及压痛点、瘀点挑治。

4. 蟾酥膏外治

蟾酥、生川乌、蚤休、红花、莪术、冰片等组成，制成布质橡皮膏，外贴痛处，一般15～30分钟起效，每6小时更换1次，可连用1～3日。

八、转归及预后

本病初起者，肺气郁滞，络脉受损，常因邪毒、痰湿为患，以实为主，机体正气尚强，通过调治，病情或可好转；若未控制，邪毒伤正，肺脾气虚，遏邪乏权，邪毒可进一步向肺外传变，或流窜于皮下肌肤，或流注于脏腑筋膜，或着于肢节骨骼，淫髓蚀骨，或邪毒上扰清窍，甚至蒙蔽清窍。虚损加重，耗气伤阴，见面削形瘦，"大肉尽脱"等虚损衰竭之症，常预示着患者已进入生命垂危阶段。此外，"痰热"常为肺癌病理演变的一个侧面，其机制是多因痰瘀化热所致。一旦出现这种转化，临床治疗时，必须采取截断方法，以求得热象迅速控制，以阻断病情的急剧恶化。本病变证较多，常见变证有血证（咯血）、虚劳、喘证等。

肺癌的预后相对较差，其与组织学类型、病程与分期、肿瘤的部位、有无转移、患者的年龄及机体的免疫状态、综合治疗、精神、饮食等因素有关。近 20 年来，中国肺癌死亡率在全部恶性肿瘤中上升幅度最大，在大中城市已居首位。约 80% 患者在诊断后 1 年内死亡，中位生存期一般在 6 个月左右，肺癌总的 5 年生存率只有 5% ~ 10%，疗效尚不满意。

九、预防与调理

预防主要在于戒烟，防止空气污染，尤其是致癌物质的污染，改善劳动条件。对有职业性接触致病因素者及高发区人群进行定期健康检查。饮食方面注意营养均衡，防止过食辛燥之品伤及肺阴。慎起居，避风寒，适当锻炼，增强机体抵抗外邪的能力。

肺癌的调理首先是调理情志，涵养性情，做到"恬淡虚无，精神内守"，保持乐观积极健康的心理状态，并积极配合治疗。科学的生活包括调饮食，益脾胃；慎起居，适气候；炼体魄，避邪气等方面。要防止饮食不节和偏嗜，注意五味既可养人亦可伤人的辩证观，使饮食多样化，五谷杂粮合理调配，果蔬之类，注意摄取，素食、荤食，适度调整；起居有常，不妄作劳。"动""静"结合，"劳""逸"适度。采取适合自身的多样化的锻炼方式，如体育活动、健身操、练气功、打太极拳、跳舞蹈等，择其乐而从之，并要"练身"与"练心"有机结合，持之以恒。注意适应气候变化以"避邪气"；戒烟酒，避免不良环境的影响。

（徐月琴）

第六章

心系病证

第一节　胸痛

胸痛，又称"胸痹""真心痛"，是以胸部疼痛为主要临床表现的病证。

一般来说，胸痛多与心肺有关。

胸阳不足，气机阻滞是胸痛的主要病机。

西医学的冠状动脉粥样硬化性心脏病、胸膜炎、大叶性肺炎等疾病以胸痛为主证时，可参考本节辨证治疗。

一、病因病机

1. 气滞血瘀

情志所伤，气机郁结，气滞日久，血流不畅，则脉络瘀滞；或久病入络，气滞血瘀，心脉瘀阻，均可发为胸痛。

2. 胸阳痹阻

素体阳气不足，心肺气虚，或终日伏案少动，胸阳不展，气血运行不畅，外寒乘虚侵袭，以致阴寒凝滞，痹阻脉络；或饮食不节，或嗜酒成癖，以致脾胃损伤，聚湿成痰，阻滞胸阳，均可发生胸痛。

3. 痰热壅肺

肺中蕴热，或外感风热，热灼津液为痰，痰热结于胸中，气机痹阻，引起胸痛。

二、辨证论治

临证时，应详细询问胸痛的起因、部位、性质及先兆症状等，以鉴别胸痛的不同原因。

胸痛而兼见咳喘、痰多、身热者，多属痰热所致。

若疼痛部位固定、刺痛者，多属气滞血瘀。

若痛连肩背，兼见憋闷，甚则汗出肢冷者，多属胸痹。

胸痛的治疗，一般先予活血化瘀，或辛温通阳，或涤痰泻热，待病情缓解后，再行培补阳气，以善其后。

（一）心血瘀阻

1. 证候

胸部刺痛，固定不移，入夜更甚，时或心悸不宁，舌质紫暗，脉象沉涩。

2．证候分析

瘀血停着，血脉凝滞，不通则痛，故胸部刺痛，痛处不移。血属阴，夜间属阴，故疼痛入夜更甚。瘀血阻塞，脉络不通，心失所养，故心悸不宁。舌质紫暗，脉象滞涩乃瘀血内停之候。

3．治法

活血化瘀，通络止痛。

4．方药

血府逐瘀汤（生地黄、赤芍药、枳壳、牛膝、柴胡、当归、川芎、桃仁、桔梗、甘草、红花）加减。

（二）胸阳痹阻

1．证候

胸痛彻背，感寒痛甚，胸闷气短，心悸，甚则喘息不能平卧，面色苍白，自汗，四肢厥冷，舌苔白，脉沉细。

2．证候分析

诸阳受气于胸中而转行于背，阳气不运，气机阻痹，故见胸痛彻背，感寒则气机凝滞加剧而痛甚。胸阳不振，气机受阻，故见胸闷气短，心悸，甚则喘息不能平卧。阳气不足，失于温煦则面色苍白，四肢厥冷。阳气不固则自汗出。舌苔白，脉沉细，均为阳气不振之候。

3．治法

通阳宣痹，散寒化浊。

4．方药

当归四逆汤（当归、桂枝、芍药、细辛、甘草、通草、大枣）。若症见心痛彻背，背痛彻心，痛剧而无休止，身寒肢冷，喘息不得卧，脉象沉紧，为阴寒极盛，胸痹之重证，宜用乌头赤石脂丸（乌头、附子、蜀椒、干姜、赤石脂）合苏合香丸（白术、青木香、犀角、香附、朱砂、诃子、檀香、安息香、沉香、麝香、丁香、冰片、荜茇、苏合香油、熏陆香）。若胸痛短气，汗出肢冷，面色苍白，甚至昏厥，舌淡苔白，脉沉细无力，为阳气虚衰，心阳欲脱之征，应急服参附龙牡汤（人参、附子、龙骨、牡蛎）。

（三）痰热壅肺

1．证候

胸痛咳喘，咯痰黄稠，或见咳血，或咳痰腥臭，烦闷发热，舌苔黄腻，脉象滑数。

2．证候分析

痰热壅肺，气机不畅，故胸痛咳喘，咯痰黄稠。热伤肺络则咳血。瘀热内结成痈，则咳吐脓痰腥臭。热毒内灼，故烦闷发热。舌苔黄腻，脉象滑数，均为肺有痰热之征。

3．治法

涤痰泻热，宽胸开结。

4．方药

小陷胸汤（黄连、半夏、全瓜蒌）合千金苇茎汤（苇茎、薏苡仁、冬瓜仁、桃仁）。初起兼有风热表证者，可用银翘散（金银花、连翘、淡豆豉、牛蒡子、薄荷、荆芥穗、桔梗、甘草、竹叶、鲜芦根）或麻杏甘石汤（麻黄、杏仁、石膏、炙甘草）。

三、针灸治疗

（一）心血瘀阻

可选取膻中、巨阙、膈俞、阴郄、心俞穴，用泻法。每日1~2次。

（二）胸阳痹阻

可选取心俞、厥阴俞、内关、通里、肾俞（灸）、肺俞穴，用泻法兼灸。每日1~2次。

（三）痰热壅肺

可选取巨阙、膻中、郄门、太渊、丰隆、孔最穴，用泻法。每日 1 ~ 2 次。

（徐月琴）

第二节　心悸

心悸是以自觉心中跳动，心慌不安，甚则不能自主为特征的一种病证。或一过性、阵发性；或持续性，时间较长；或一日数发，或数日一发；或因惊恐、郁怒、激动、劳累而发。

西医学中的冠心病、风湿性心脏病、心力衰竭、心肌炎、心包炎、部分神经官能症及各种心律失常等以心悸为主证者，均可参考本篇辨证论治。

一、病因病机

1. 体质虚弱

先天禀赋不足，素体虚弱，或久病失养，或劳欲过度，造成气血阴阳亏虚，以致心失所养，发为心悸。

2. 饮食劳倦

恣食肥甘厚味，过度劳倦，使脾失健运，一则气血生化不足，心失所养；二则聚湿生痰，痹阻心脉，扰动心神，发为心悸。

3. 情志所伤

平素心虚胆怯，突受惊吓，惊动不已，难以自主，发为心悸。

4. 血脉瘀阻

风寒湿三气杂合而至，痹阻络脉日久，内舍于心，心脉不通；或肝气郁结、气滞血瘀，心脉阻滞，血行不畅，心失所养，发为心悸。

5. 水气凌心

脾肾阳虚，水谷转输气化失常，停聚成饮，上凌于心，心阳被遏，发为心悸。

二、辨证论治

心悸的辨证，首分虚实。虚证为脏腑气血阴阳亏虚所致，实证为痰饮、瘀血、火邪为患；再辨轻重，因惊恐、劳累而发，时作时止，不发时如常人，病情较轻；若终日悸动，稍劳尤甚，病情较重。

治疗原则：虚证补益气血，养心安神；实证化痰行气，活血化瘀。

（一）心虚胆怯

1. 证候

心悸，善惊易恐，坐卧不安，少寐多梦易醒，恶闻声响，舌苔薄白，脉虚数或细。

2. 治法

益气养心，安神宁志。

3. 方药

安神定志丸加减。方中龙骨镇惊安神，茯神、菖蒲、远志安神定志，人参益气养心，加琥珀、磁石、朱砂以增镇惊宁心之力。若伴有神疲乏力，自汗懒言，纳差，合用四君子汤以增益气养心之功；少寐加炒酸枣仁、首乌藤养血安神。

（二）心脾两虚

1. 证候

心悸气短，头晕目眩，面色无华，倦怠乏力，纳差，失眠健忘，舌淡苔白，脉细弱。

2. 治法

补血养心，益气安神。

3．方药

归脾汤加减。方中当归、龙眼肉补血养心；人参、黄芪、白术、甘草健脾益气；酸枣仁、茯神、远志宁心安神；木香理气醒脾，使补而不滞。若心动悸，脉结代者，可用炙甘草汤加减治疗，方用人参、炙甘草、大枣益气健脾；阿胶、地黄、麦冬滋养阴血；桂枝温通心阳；合则益气养血，复脉。

（三）阴虚火旺

1．证候

心悸不宁，少寐多梦，五心烦热，口干，盗汗，腰膝酸软，头晕目眩，耳鸣，舌红乏津，脉细数。

2．治法

养阴清热，宁心安神。

3．方药

黄连阿胶汤加减。方中黄连、黄芩苦寒清泄心火；阿胶、芍药、鸡子黄滋阴养血，共奏滋阴降火、交通心肾、清心定悸之功。临证时可加酸枣仁、珍珠母、龙骨安神定志。若心悸不宁，烦躁不安，加朱砂镇心安神；若阴虚火旺，而兼腰酸梦遗者，可用知柏地黄丸加减，以滋阴降火。

（四）心阳不振

1．证候

心悸不宁，胸闷气短，动则尤甚，形寒肢冷，自汗，面色苍白，舌淡苔白，脉细弱。

2．治法

温补心阳，安神定悸。

3．方药

桂枝甘草龙骨牡蛎汤加减。方中桂枝、甘草温补心阳，龙骨、牡蛎安神定悸。若形寒肢冷，加人参、附子温阳益气；若病情严重，汗出肢冷，面青唇紫，喘不得卧，为真阳欲脱之象，急煎服参附汤以回阳救逆。

（五）水饮凌心

1．证候

心悸眩晕，胸脘痞满，小便短少，或下肢浮肿，渴不欲饮，恶心吐涎，舌淡苔滑，脉弦滑。

2．治法

振奋心阳，化气行水。

3．方药

苓桂术甘汤加减。方中茯苓淡渗利水，桂枝、甘草通阳化气，白术健脾祛湿。若兼见恶心呕吐，加半夏、陈皮、吴茱萸降逆止呕；尿少肢肿者，加泽泻、猪苓、茯苓、防己、大腹皮利水消肿。若水肿甚、心惊、喘息不得卧者，合真武汤加减应用，以温阳利水。

（六）心血瘀阻

1．证候

心悸，胸闷，心痛如针刺，唇甲青紫，舌质紫暗，或有瘀点瘀斑，脉弦涩或结代。

2．治法

活血化瘀，理气通络。

3．方药

桃仁红花煎加减。方中桃仁、红花、丹参、赤芍、川芎活血化瘀，延胡索、香附、青皮理气通脉，生地黄、当归养血活血。若气滞血瘀者加柴胡、枳壳行气化滞，阳虚寒凝致瘀者加附子、桂枝通阳散寒，胸闷苔腻者加瓜蒌、薤白通阳散结、化痰宽胸。

三、针灸治疗

1．主穴

内关、心俞、神门。

2. 加减

心血不足，加脾俞、足三里，针刺补法；阴虚火旺加三阴交、肾俞，针刺补法；阳气虚弱加灸关元、足三里；痰热上扰加肺俞、尺泽、丰隆，针刺泻法。

四、注意事项

轻症患者，应避免剧烈活动及强体力劳动。重症患者，则应卧床休息，并严密观察病情，注意脉象变化，如有异常应及时处理。积极治疗原发病，饮食以清淡为主，忌烟、酒、茶。注意情志调节，防止一切诱发因素。保持心情愉快，饮食有节，起居有常，注意劳逸结合。

（徐月琴）

第三节　真心痛

真心痛是指以突然发作的剧烈而持久的胸骨下部后方或心前区压榨性、闷胀性或窒息性疼痛为临床表现特点的一种严重病症，是胸痹的进一步发展。疼痛可放射到左肩、左上肢前内侧及环指和小指，一般持续时间较长，常伴有心悸、水肿、肢冷、喘促、面色苍白、汗出、焦虑和恐惧感等症状，甚至危及生命。多因劳累、情绪激动、饱食、受寒等因素诱发。《灵枢·厥病篇》描述了真心痛的发作和预后，称："真心痛，手足青至节，心痛甚，旦发夕死，夕发旦死。"

现代医学的冠状动脉粥样硬化性心脏病、心肌梗死、心律失常、心源性休克等，出现真心痛的临床表现时，可参考本节进行辨证论治。

一、病因病机

真心痛病因病机和"胸痹"类同，与年老体衰，阳气不足，七情内伤，气滞血瘀，痰浊化生，寒邪侵袭，血脉凝滞等因素有关。如寒凝气滞，血瘀痰浊，闭阻心脉，心脉不通，可出现心胸疼痛（胸痹），严重者部分心脉突然闭塞，气血运行中断，可见心胸猝然大痛，而发为真心痛。

真心痛之病位在心，其本在肾。总的病机是本虚标实，本虚是发病基础，标实是发病条件，急性发作时以标实为主，总由心之气血失调、心脉痹阻不畅而致。

二、诊断要点

（一）症状

突然发作胸骨后感心前区剧痛，呈压榨性或窒息性疼痛。疼痛常可放射至左肩背和前臂，持续时间可长达数小时或数天，可兼心悸、恶心、呕吐等。

（二）检查

1. 心电图检查

根据 ST 段或 T 波的异常变化来判断心肌缺血的部位及程度，同时根据相应导联所出现病理性 Q 波及 ST 段抬高的表现，来确定心肌梗死的部位。

2. 胸部 X 线平片

胸部 X 线平片及冠状动脉造影有助于诊断。

三、辨证

本病病位在心，其本在肾，本虚标实是其发病的主要机制，而在急性期则以标实为主。

若心气不足，运血无力，心脉瘀阻，或心血亏虚，气血运行不利，可见心动悸，脉结代（心律失常）；若心肾阳虚，水邪泛滥，水饮凌心射肺，可出现心悸、水肿、喘促（心力衰竭），或亡阳厥脱，亡阴厥脱（心源性休克），或阴阳俱脱，最后导致阴阳离决。

（一）气虚血瘀

证候：心胸刺痛，胸部闷窒，动则加重，伴短气乏力，汗出心悸，舌体胖大，边有齿痕，舌质暗淡或瘀点瘀斑，舌苔薄白，脉弦细无力。

分析：元气素虚，无力推动血液运行，血行缓慢而滞涩，闭阻心脉，心脉不通，则心胸刺痛，胸部闷窒；动则耗气更甚，故短气乏力，汗出；气虚心搏加快，故心悸；舌体胖大，边有齿痕，苔薄白为气虚之象；舌质暗淡，有瘀点瘀斑为血瘀之征。

（二）寒凝心脉

证候：胸痛彻背，胸闷气短，心悸不宁，神疲乏力，形寒肢冷，舌质淡暗，苔白腻，脉沉迟，迟缓或结代。

分析：寒邪内侵，阳气不运，气机阻痹，故见胸痛彻背；胸阳不振，气机不利，故见胸闷气短，心悸不宁；阳气不足，上不荣头面，外不达四肢，故面色苍白，形寒肢冷；舌淡暗，苔白腻，脉沉迟缓或结代，均为寒凝心脉、阳气不运之候。

（三）正虚阳脱

证候：心胸绞痛，胸中憋闷或有窒息感，喘促不宁，心慌，面色苍白，大汗淋漓，烦躁不安或表情淡漠；重则神识昏迷，四肢厥冷，口开目合，手撒尿遗，脉疾数无力或脉微欲绝。

分析：阳气虚衰，胸阳不运，痹阻气机，血行瘀滞，故见胸憋闷、绞痛或有窒息感；少气不续，不能维持正常心搏，故心慌，喘促不宁；大汗淋漓，烦躁不安或表情淡漠，乃为阳脱阴竭；阳气消乏，清阳不升，或失血过多，血虚不能上承，故见神识昏迷；气血不能达四末，则四肢厥冷；营阴内衰，正气不固，故口开目合，手撒遗尿；脉疾数无力或脉微欲绝，乃亡阳伤阴之征。

四、治疗

本病在发作期必须选用有速效止痛作用之药物，以迅速缓解心痛症状。疼痛缓解后予以辨证施治，常以补气活血、温阳通脉为法。

（一）中药治疗

1. 气虚血瘀

治法：益气活血，通脉止痛。

处方：保元汤合血府逐瘀汤加减。

方中人参、黄芪补气益心，桃仁、红花、川芎活血祛瘀，赤芍、当归、牛膝养血活血，柴胡、枳壳、桔梗行气豁痰宽胸，生地黄、肉桂敛汗温阳定悸，甘草调和诸药。

另外，可选用速效救心丸，每日3次，每日4～6粒，急性发作时每次10～15粒。

2. 寒凝心脉

治法：温补心阳，散寒通脉。

处方：当归四逆汤加减。

方中当归补血活血；芍药养血和营；桂枝温经散寒；细辛祛寒除痹止痛；炙甘草、大枣益气健脾，通行血脉。

本证寒象明显，可加干姜、蜀椒、荜茇、高良姜；气滞加白檀香；痛剧急予苏合香丸，每服1～4丸。

3. 正虚阳脱

治法：回阳救逆，益气固脱。

处方：四味回阳饮加减。

方中以红参大补元气；附子、炮姜回阳；可加肉桂、山萸肉、龙骨、牡蛎温助心阳，敛汗固脱；加玉竹配炙甘草养阴益气。阴竭亡阳，合生脉散。

另可选用丹参滴丸，10～15粒，每日3次，或用参附注射液100 mL加5%葡萄糖注射液250 mL，静脉滴注。

（二）针灸治疗

1. 基本处方

内关、郄门、阴郄、膻中。

内关、郄门同经相配，郄门、阴郄二郄相配，更和心包之募膻中，远近相配，共调心气。

2. 加减运用

（1）气虚血瘀证：加脾俞、足三里、气海以益气通络。诸穴针用补法。

（2）寒凝心脉证：加心俞、厥阴俞、命门以温经祛寒、通络止痛。诸穴针用补法，或加灸法。

（3）正虚阳脱证：重灸神阙、关元以回阳救逆固脱。余穴针用补法。

3. 其他

（1）耳针疗法：取心、神门、交感、皮质下、内分泌，每次选 3 ~ 4 穴，强刺激，留针 30 ~ 60 分钟。

（2）电针疗法：取膻中、巨阙、郄门、阴郄，用连续波，快频率刺激 20 ~ 30 分钟。

（3）穴位注射疗法：取心俞、厥阴俞、郄门、足三里，每次选 2 穴，用复方丹参注射液或川芎嗪注射液，每穴注射 2 mL，每日 1 次。

（4）头针疗法：取额旁 1 线，平刺激，持续捻转 2 ~ 3 分钟，留针 20 ~ 30 分钟。

（黄娜娜）

第四节　多寐

多寐是指不分昼夜，时时欲睡，呼之能醒，醒后复睡的病证。西医的发作性睡病、神经官能症、精神病的某些患者，其症状与多寐类似者，可参考本证辨证论治。

一、诊断要点

（一）诊断

（1）不论白天黑夜，不分场合地点，随时可以入睡，但呼之能醒，但未几又已入睡。

（2）某些热性或慢性疾病过程中出现嗜睡，每为病程严重的预兆，不属本证范围。

（3）应与昏迷、厥证等相鉴别。昏迷是神志不清，意识丧失；厥证是呼之不应，四肢厥冷等。

（二）辨证分析

多寐主要是由于脾虚湿胜、阳衰、瘀血阻窍所致，其病理主要是由于阴盛阳虚。因阳主动，阴主静，阴盛故多寐。临床辨证主要是区分虚实，脾虚、阳衰为虚证，湿胜、瘀阻者为实证。治疗以健脾、温肾、祛湿、化瘀为主要治法。

二、辨证论治

（一）湿胜

1. 症见

多发于雨湿之季，或丰肥之人。胸闷纳少，身重嗜睡，苔白腻，脉濡缓。

2. 治法

燥湿健脾。

3. 方药

（1）主方：平胃散（陈师文等《太平惠民和剂局方》）加味。

苍术 15 g，厚朴 12 g，陈皮 6 g，藿香 12 g，薏苡仁 18 g，法半夏 12 g，布渣叶 12 g，甘草 6 g。水煎服。

（2）单方验方：藿香佩兰合剂（任达然验方）。

藿香、佩兰、苍术、川朴各 10 g，陈皮 6 g，法半夏、茯苓、石菖蒲各 10 g。水煎服。

（二）脾虚型

1. 症见

精神倦怠，嗜睡，饭后尤甚，肢怠乏力，面色萎黄，纳少便溏。舌淡胖苔薄白，脉虚弱。

2. 治法

健脾益气。

3. 方药

（1）主方：六君子汤（虞抟《医学正传》）加减。党参15 g，白术12 g，茯苓12 g，法半夏12 g，陈皮6 g，黄芪15 g，神曲10 g，麦芽20 g，甘草6 g。水煎服。

（2）中成药：补中益气丸，每次9 g，每日3次。

（3）单方验方：黄芪升蒲汤（刘国普验方）。处方：黄芪30 g，升麻9 g，茯苓15 g，白术12 g，石菖蒲12 g。水煎服。

（三）阳虚型

1. 症见

精神疲惫，整日嗜睡懒言，畏寒肢冷，健忘。舌淡苔薄，脉沉细无力。

2. 治法

益气温阳。

3. 方药

（1）主方：附子理中丸（陈师文等《太平惠民和剂局方》）加减。处方：熟附子12 g，干姜10 g，党参20 g，黄芪18 g，巴戟天12 g，升麻6 g，淫羊藿15 g，炙甘草6 g。水煎服。

（2）中成药。

附桂八味丸，每次9 g，每日3次。

（3）单方验方。

①附子细辛汤（何春水等《精选千家妙方》）。处方：熟附子15 g（先煎1小时），细辛、苍术、厚朴、陈皮各10 g，麻黄6 g。加水煎沸15分钟，滤出药液，再加水煎20分钟，去渣，两煎药液兑匀，分服，每日1剂。

②嗜睡方（陈耀庭验方）。处方：红参6 g（另煎），干姜、补骨脂各10 g，附子9 g，桂枝8 g，吴茱萸6 g，焦白术、炙甘草各12 g。水煎服。

（四）瘀阻型

1. 症见

头昏头痛，神倦嗜睡，病情较久，或有头部外伤病史。舌质紫暗或有瘀斑，脉涩。

2. 治法

活血通络。

3. 方药

（1）主方：通窍活血汤（王清任《医林改错》）加减。

赤芍15 g，川芎10 g，桃仁12 g，红花10 g，白芷10 g，丹参20 g，生姜10 g，葱白3条，大枣5枚。水煎服。

兼有气滞者，选加青皮10 g，陈皮6 g，枳壳12 g，香附10 g。兼有阴虚者，可选加生地黄15 g，牡丹皮10 g，麦冬12 g。兼有气虚者，可选加黄芪18 g，党参15 g。兼有阳虚者，选加肉桂6 g，熟附子10 g。兼有痰浊者，选加法半夏12 g，陈皮6 g，白芥子12 g。兼有热象者，可加黄芩、山栀各12 g。

（2）中成药：①盐酸川芎嗪片，每次2片，每日3次。②复方丹参片，每次3片，每日3次。

（3）单方验方：当归五灵脂合剂（隋殿军《当代中国名医秘验方精粹》）。当归、五灵脂、茺蔚子各12 g，黄芪20 g，蒲黄、赤芍、延胡索、没药各10 g，干姜8 g，小茴香、升麻、甘草各6 g。水煎服。

（黄娜娜）

第五节 不寐

不寐是以经常不能获得正常睡眠为特征的一类病证，主要表现为睡眠时间、深度的不足，轻者入睡困难，或寐而不酣，时寐时醒，或醒后不能再寐，重则彻夜不寐，常影响人们的正常工作、生活、学习和健康。

不寐在《内经》称为"不得卧""目不瞑"。认为是邪气客于脏腑，卫气行于阳，不能入阴所得。《素问·逆调论》记载有"胃不和则卧不安"。后世医家引申为凡脾胃不和，痰湿、食滞内扰，以致寐寝不安者均属于此。

汉代张仲景《伤寒论》及《金匮要略》中将其病因分为外感和内伤两类，提出"虚劳虚烦不得眠"的论述，至今临床仍有应用价值。《景岳全书·不寐》中将不寐病机概括为有邪、无邪两种类型。"不寐证虽病有不一，然惟知邪正二字则尽之矣。盖寐本乎阴，神其主也，神安则寐，神不安则不寐。其所以不安者，一由邪气之扰，一由营气不足耳。有邪者多实证，无邪者皆虚证。"

明代李中梓结合自己的临床经验对不寐证的病因及治疗提出了卓有见识的论述："不寐之故，大约有五：一曰气虚，六君子汤加酸枣仁、黄芪；一曰阴虚，血少心烦，酸枣仁一两，生地黄五钱，米二合，煮粥食之；一曰痰滞，温胆汤加南星、酸枣仁、雄黄末；一曰水停，轻者六君子汤加菖蒲、远志、苍术，重者控涎丹；一曰胃不和，橘红、甘草、石斛、茯苓、半夏、神曲、山楂之类。大端虽五，虚实寒热，互有不齐，神而明之，存乎其人耳。"

明代戴元礼《证治要诀·虚损门》又提出"年高人阳衰不寐"之论。清代《冯氏锦囊·卷十二》亦提出："壮年人肾阴强盛，则睡沉熟而长，老年人阴气衰弱，则睡轻微易知。"说明不寐的病因与肾阴盛衰及阳虚有关。

西医学的神经官能症、更年期综合征、慢性消化不良、贫血、动脉粥样硬化症等以不寐为主要临床表现时，可参考本节内容辨证论治。

一、病因病机

人之寤寐，由心神控制，而营卫阴阳的正常运作是保证心神调节寤寐的基础。每因饮食不节，情志失常，劳倦、思虑过度及病后、年迈体虚等因素，导致心神不安，神不守舍，不能由动转静而致不寐病证。

（一）病因

1. 饮食不节

暴饮暴食，宿食停滞，脾胃受损，酿生痰热，壅遏于中，痰热上扰，胃气失和，而不得安寐。《张氏医通·不得卧》阐述其原因："脉滑数有力不得卧者，中有宿滞痰火，此为胃不和则卧不安也。"此外，浓茶、咖啡、酒之类饮料也是造成不寐的因素。

2. 情志失常

喜怒哀乐等情志过极均可导致脏腑功能的失调，而发生不寐病证。或由情志不遂，暴怒伤肝，肝气郁结，肝郁化火，邪火扰动心神，神不安而不寐；或由五志过极，心火内炽，扰动心神而不寐；或由喜笑无度，心神激动，神魂不安而不寐；或由暴受惊恐，导致心虚胆怯，神魂不安，夜不能寐，如《沈氏尊生书·不寐》云，"心胆俱怯，触事易惊，梦多不祥，虚烦不眠"。

3. 劳逸失调

劳倦太过则伤脾，过逸少动亦致脾虚气弱，运化不健，气血生化乏源，不能上奉于心，以致心神失养而失眠。或因思虑过度，伤及心脾，心伤则阴血暗耗，神不守舍；脾伤则食少，纳呆，生化之源不足，营血亏虚，不能上奉于心，而致心神不安。如《类证治裁·不寐》说，"思虑伤脾，脾血亏损，经年不寐"。《景岳全书·不寐》云："劳倦、思虑太过者，必致血液耗亡，神魂无主，所以不眠。"可见，心脾不足造成血虚，会导致不寐。

4. 病后体虚

久病血虚，年迈血少，引起心血不足，心失所养，心神不安而不寐，正如《景岳全书·不寐》中说，"无邪而不寐者，必营气不足也，营主血，血虚则无以养心，心虚则神不守舍"。亦可因年迈体虚，阴阳亏虚而致不寐。若素体阴虚，兼因房劳过度，肾阴耗伤，阴衰于下，不能上奉于心，水火不济，心火独亢，火盛神动，心肾失交而神志不宁。如《景岳全书·不寐》所说："真阴精血不足，阴阳不交，而神有不安其室耳。"

（二）病机

不寐的病因虽多，但其病理变化，总属阳盛阴衰，阴阳失交。一为阴虚不能纳阳，一为阳盛不得入于阴。其病位主要在心，与肝、脾、肾密切相关。

因心主神明，神安则寐，神不安则不寐。而阴阳气血之来源，由水谷之精微所化，上奉于心，则心神得养；受藏于肝，则肝体柔和；统摄于脾，则生化不息；调节有度，化而为精，内藏于肾，肾精上承于心，心气下交于肾，则神志安宁。

若肝郁化火，或痰热内扰；神不安宅者以实证为主。心脾两虚，气血不足，或由心胆气虚，或由心肾不交，水火不济，心神失养，神不安宁，多属虚证，但久病可表现为虚实兼夹，或为瘀血所致。

不寐的预后，一般较好，但因病情不一，预后亦各异。病程短，病情单纯者，治疗收效较快；病程较长，病情复杂者，治疗难以速效。且病因不除或治疗不当，易产生情志病变，使病情更加复杂，治疗难度增加。

二、诊查要点

（一）诊断依据

（1）轻者入寐困难或寐而易醒，醒后不寐，连续3周以上，重者彻夜难眠。

（2）常伴有头痛、头昏、心悸、健忘、神疲乏力、心神不宁、多梦等症。

（3）本病证常有饮食不节，情志失常，劳倦、思虑过度，病后，体虚等病史。

（二）病证鉴别

不寐应与一时性失眠、生理性少寐、他病痛苦引起的失眠相区别。不寐是指单纯以失眠为主证，表现为持续的、严重的睡眠困难。若因一时情志影响或生活环境改变引起的暂时性失眠不属病态。至于老年人少寐早醒，亦多属生理状态。若因其他疾病痛苦引起失眠者，则应以祛除有关病因为主。

（三）相关检查

临床可检测多导睡眠图：①测定其平均睡眠潜伏期时间延长（长于50分钟）；②测定实际睡眠时间减少（每夜不足6.51小时）；③测定觉醒时间增多（每夜超过30分钟）。

三、辨证论治

（一）辨证要点

本病辨证首分虚实。虚证，多属阴血不足，心失所养，临床特点为体质瘦弱，面色无华，神疲懒言，心悸健忘。实证为邪热扰心，临床特点为心烦易怒，口苦咽干，便秘溲赤。次辨病位，病位主要在心。由于心神的失养或不安，神不守合而不寐，且与肝、胆、脾、胃、肾相关。如急躁易怒而不寐，多为肝火内扰；脘闷苔腻而不寐，多为胃腑宿食，痰热内盛；心烦心悸，头晕健忘而不寐，多为阴虚火旺，心肾不交；面色少华，肢倦神疲而不寐，多属脾虚不运，心神失养；心烦不寐，触事易惊，多属心胆气虚等。

（二）治疗原则

治疗当以补虚泻实，调整脏腑阴阳为原则。实证泻其有余，如疏肝泻火，清化痰热，消导和中；虚证补其不足，如益气养血，健脾补肝益肾。在此基础上安神定志，如养血安神，镇惊安神，清心安神。

（三）证治分类

1. 肝火扰心证

不寐多梦，甚则彻夜不眠，急躁易怒，伴头晕头胀，目赤耳鸣，口干而苦，不思饮食，便秘溲赤，舌红苔黄，脉弦而数。

证机概要：肝郁化火，上扰心神。

治法：疏肝泻火，镇心安神。

代表方：龙胆泻肝汤加减。本方有泻肝胆实火、清下焦湿热之功效，适用于肝郁化火上炎所致的不寐多梦，头晕头胀，目赤耳鸣，口干便秘之症。

常用药：龙胆草、黄芩、栀子清肝泻火，泽泻、车前子清利湿热，当归、生地黄滋阴养血，柴胡疏畅肝胆之气，甘草和中，生龙骨、生牡蛎、灵磁石镇心安神。

胸闷胁胀，善太息者，加香附、郁金、佛手、绿萼梅以疏肝解郁；若头晕目眩，头痛欲裂，不寐躁怒，大便秘结者，可用当归龙荟丸。

2. 痰热扰心证

心烦不寐，胸闷脘痞，泛恶嗳气，伴口苦，头重，目眩，舌偏红，苔黄腻，脉滑数。

证机概要：湿食生痰，郁痰生热，扰动心神。

治法：清化痰热，和中安神。

代表方：黄连温胆汤加减。本方清心降火，化痰安中，适用于痰热扰心，见虚烦不宁，不寐多梦等症状者。

常用药：半夏、陈皮、茯苓、枳实健脾化痰，理气和胃；黄连、竹茹清心降火化痰；龙齿、珍珠母、磁石镇惊安神。

不寐伴胸闷嗳气，脘腹胀满，大便不爽，苔腻脉滑，加用半夏秫米汤和胃健脾，交通阴阳，和胃降气；若饮食停滞，胃中不和，嗳腐吞酸，脘腹胀痛，再加神曲、焦山楂、莱菔子以消导和中。

3. 心脾两虚证

不易入睡，多梦易醒，心悸健忘，神疲食少，伴头晕目眩，四肢倦怠，腹胀便溏，面色少华，舌淡苔薄，脉细无力。

证机概要：脾虚血亏，心神失养，神不安舍。

治法：补益心脾，养血安神。

代表方：归脾汤加减。本方益气补血，健脾养心，适用于不寐健忘，心悸怔忡，面黄食少等心脾两虚证。

常用药：人参、白术、甘草益气健脾，当归、黄芪补气生血，远志、酸枣仁、茯神、龙眼肉补心益脾安神，木香行气舒脾。

心血不足较甚者，加熟地黄、芍药、阿胶以养心血；不寐较重者，加五味子、首乌藤、合欢皮、柏子仁养心安神，或加生龙骨、生牡蛎、琥珀末以镇静安神；兼见脘闷纳呆，苔腻，重用白术，加苍术、半夏、陈皮、茯苓、厚朴以健脾燥湿，理气化痰。若产后虚烦不寐，或老年人夜寐早醒而无虚烦者，多属气血不足，亦可用本方。

4. 心肾不交证

心烦不寐，入睡困难，心悸多梦，伴头晕耳鸣，腰膝酸软，潮热盗汗，五心烦热，咽干少津，男子遗精，女子月经不调，舌红少苔，脉细数。

证机概要：肾水亏虚，不能上济于心，心火炽盛，不能下交于肾。

治法：滋阴降火，交通心肾。

代表方：六味地黄丸合交泰丸加减。前方以滋补肾阴为主，用于头晕耳鸣，腰膝酸软，潮热盗汗等肾阴不足证；后方以清心降火，引火归原，用于心烦不寐，梦遗失精等心火偏亢证。

常用药：熟地黄、山萸肉、山药滋补肝肾，填精益髓；泽泻、茯苓、牡丹皮健脾渗湿，清泄相火；黄连清心降火；肉桂引火归原。

心阴不足为主者，可用天王补心丹以滋阴养血，补心安神；心烦不寐，彻夜不眠者，加朱砂、磁石、龙骨、龙齿重镇安神。

5. 心胆气虚证

虚烦不寐，触事易惊，终日惕惕，胆怯心悸，伴气短自汗，倦怠乏力，舌淡，脉弦细。

证机概要：心胆虚怯，心神失养，神魂不安。

治法：益气镇惊，安神定志。

代表方：安神定志丸合酸枣仁汤加减。前方重于镇惊安神，用于心烦不寐，气短自汗，倦怠乏力之症；后方偏于养血清热除烦，用于虚烦不寐，终日惕惕，触事易惊之症。

常用药：人参、茯苓、甘草益心胆之气，茯神、远志、龙齿、石菖蒲化痰宁心，镇惊安神，川芎、酸枣仁调血养心，知母清热除烦。

心肝血虚，惊悸汗出者，重用人参，加白芍、当归、黄芪以补养肝血；肝不疏土，胸闷，善太息，纳呆腹胀者，加柴胡、陈皮、山药、白术以疏肝健脾；心悸甚，惊惕不安者，加生龙骨、生牡蛎、朱砂以重镇安神。

四、注意事项

不寐属心神病变，重视精神调摄和讲究睡眠卫生具有实际的预防意义。《内经》云："恬淡虚无，真气从之，精神内守，病安从来。"积极进行心理情志调整，克服过度的紧张、兴奋、焦虑、抑郁、惊恐、愤怒等不良情绪，做到喜怒有节，保持精神舒畅，尽量以放松的、顺其自然的心态对待睡眠，反而能较好地入睡。

睡眠卫生方面，首先帮助患者建立有规律的作息制度，从事适当的体力活动或体育锻炼，增强体质，持之以恒，促进身心健康。其次养成良好的睡眠习惯。晚餐要清淡，不宜过饱，更忌浓茶、咖啡及吸烟。睡前避免从事紧张和兴奋的活动，养成定时就寝的习惯。另外，要注意睡眠环境的安宁，床铺要舒适，卧室光线要柔和，并努力减少噪声，去除各种可能影响睡眠的外在因素。

（黄娜娜）

第七章

脾胃病证

第一节　反胃

反胃是以脘腹痞胀，宿食不化，朝食暮吐，暮食朝吐为主要临床表现的一种病。

一、历史沿革

反胃又称胃反。胃反之名，首见于汉代张仲景《金匮要略·呕吐哕下利病脉证治》篇。宋代《太平圣惠方·治反胃呕吐诸方》则称之为"反胃"。其后亦多以反胃名之。

《金匮要略·呕吐哕下利病脉证治》中说："趺阳脉浮而涩，浮则为虚，涩则伤脾；伤脾则不磨，朝食暮吐，暮食朝吐，宿谷不化，名为胃反。"明确指出本病的病机主要是脾胃损伤，不能腐熟水谷。有关治疗方面，提出了使用大半夏汤和茯苓泽泻汤，至今仍为临床所常用。

隋代巢元方《诸病源候论·胃反候》对《金匮要略》之说有所发挥，将病因病机归纳为血气不足、胃寒停饮、气逆胃反，指出"荣卫俱虚，其血气不足，停水积饮，在胃脘则脏冷，脏冷则脾不磨，脾不磨则宿谷不化，其气逆而成胃反也"。

唐代王冰在《素问》注文中更将本病精辟总结为"食入反出，是无火也"。宋代《圣济总录·呕吐门》也说："食久反出，是无火也。"

金元时期，朱丹溪《丹溪心法·翻胃》提出血虚、气虚、有热、有痰之说，治法方药则更趋丰富全面。

明代张景岳对于反胃的病因、病机、辨证、治法、方药等有了系统性的阐发，他在《景岳全书·反胃》一节中说："或以酷饮无度，伤于酒湿，或以纵食生冷，败其真阳；或因七情忧郁，竭其中气；总之，无非内伤之甚，致损胃气而然。"又说："反胃一证，本属火虚，盖食入于胃，使胃暖脾强，则食无不化，何至复出……然无火之由，则犹有上中下三焦之辨，又当察也。若寒在上焦，则多为恶心或泛泛欲吐者，此胃脘之阳虚也。若寒在中焦，则食入不化，每食至中脘，或少顷或半日复出者，此胃中之阳虚也。若寒在下焦，则朝食暮吐，暮食朝吐，乃以食入幽门，丙火不能传化，故久而复出，此命门之阳虚也""虚在上焦，微寒呕吐者，惟姜汤为最佳，或橘皮汤亦可，虚在中焦而食入反出者，宜五君子煎、理中汤……虚在下焦而朝食暮吐……其责在阴，非补命门以扶脾土之母，则火无以化，土无以生，亦犹釜底无薪，不能腐熟水谷，终无济也。宜六味回阳饮，或人参附子理阴煎，或右归饮之类主之。此屡用之妙法，不可忽也""反胃由于酒湿伤脾者，宜葛花解酲汤主之，若湿多成热，而见胃火上冲者，宜黄芩汤或半夏泻心汤之类主之。"其中补命门火之说是他对本病治疗上的一大创见。

明代李中梓根据临床实际，进一步丰富了反胃的辨证内容。他在《医宗必读·反胃噎嗝》中说："反胃大都属寒，然不可拘也。脉大有力，当作热治，脉小无力，当作寒医。色之黄白而枯者为虚寒，色之红赤而泽者为实热，以脉合证，以色合脉，庶乎无误。"

清代李用粹《证治汇补·反胃》对七情致病认识较为深刻。他说："病由悲愤气结，思虑伤脾……皆能酿成痰火，妨碍饷道而食反出。"对反胃的病因病机，作了新的补充。清代陈士铎《石室秘录·噎嗝反胃治法》说："夫食入于胃而吐出，似乎病在胃也，谁知肾为胃之关门，肾病而胃始病。"这种看法，与张景岳补命门以扶脾土的观点基本相同。清代沈金鳌《杂病源流犀烛·噎塞反胃关格源流》言："反胃原于真火衰微，胃寒脾弱，不能纳谷，故早食晚吐，日日如此，以饮食入胃，既抵胃之下脘，复返而出也。若脉数，为邪热不杀谷，乃火性上炎，多升少降也。"同时指出："亦有瘀血阻滞者，亦有虫而反出者，亦有火衰不能生土，其脉沉迟者。"进一步丰富了对反胃病因病机的认识。

以上所引各家之说，从不同的方面对反胃做了阐述，使本病的辨证论治内容日趋完善。

西医学的胃、十二指肠溃疡病，胃、十二指肠憩室，急、慢性胃炎，胃黏膜脱垂症，十二指肠淤积症，胃部肿瘤，胃神经症等，凡并发胃幽门部痉挛、水肿、狭窄，或胃动力紊乱引起胃排空障碍，而在临床上出现脘腹痞胀，宿食不化，朝食暮吐，暮食朝吐等症状者，均可参照本篇内容辨证论治。

二、病因病机

反胃多由饮食不节，酒色过度，或长期忧思郁怒，损伤脾胃之气，并产生气滞、血瘀、痰凝阻胃，使水谷不能腐熟，宿食不化，导致脘腹痞胀，胃气上逆，朝食暮吐，暮食朝吐。

（一）脾胃虚寒

饥饱失常，嗜食寒凉生冷，损及脾阳，以致脾胃虚寒，不能消化谷食，终至尽吐而出。思虑不解，或久病劳倦多可伤脾，房劳过度则伤肾，脾伤则运化无能不能腐熟水谷；肾伤则命火衰微，不能温煦脾土，则脾失健运，谷食难化而反。

（二）痰浊阻胃

酒食不节、七情所伤、房室、劳倦等病因，均可损伤脾胃，因之水谷不能化为精微而成湿浊，积湿生痰，痰阻于胃，遂使胃腑失其通降下行之功效，宿食不化而成反胃。

（三）瘀血积结

七情所伤，肝胃气滞，或遭受外伤，或手术创伤等原因可导致气滞血瘀。胃络受阻，气血不和，胃腑受纳、和降功能不及，饮食积结而成反胃。

（四）胃中积热

多由于长期大量饮酒，吸烟，嗜食甘肥浓、膏粱厚味，经常进食大量辣椒等辛烈之品，均可积热成毒，损伤胃气，而成反胃之证。抑或痰浊阻胃，瘀血积结，郁久化热。邪热在胃，火逆冲上，不能消化饮食，而见朝食暮吐，暮食朝吐。此即《素问·至真要大论篇》病机十九条中所说"诸逆冲上，皆属于火""诸呕吐酸……皆属于热"之意。

由此可见，本病病位在胃，脾胃虚寒、不能腐熟水谷是导致本病的最主要因素，但同时与肝、脾、肾等脏腑密切相关。除气滞、气逆外，还有痰浊、水饮、积热、瘀血等病理因素共同参与发病过程，而且各种病因病机之间往往相互转化。痰浊、水饮多为脾胃虚寒所致；痰浊、瘀血等可使气虚、气滞、食停，同时也可郁久化热；诸因均可久病入络，而成瘀血积结。

三、诊断与鉴别诊断

（一）诊断

1. 发病特点

反胃在临床上较为常见，患者以成年人居多，男女性别差异不大，对老年患者要特别提高警惕，注意是否有癌肿等病存在。

2. 临床表现

本病一般多为缓起，先有胃脘疼痛，吐酸，嘈杂，食欲缺乏，食后脘腹痞胀等症状，若迁延失治或治疗不当，病情则进一步加剧，逐渐出现脘腹痞胀加剧，进食后尤甚，饮食不能消化下行，停积于胃腑，终致上逆而呕吐。其呕吐的特点是朝食暮吐，暮食朝吐，呕出物多为未经消化的宿食，或伴有痰涎血缕；严重患者亦可呕血。

患者每因呕吐而不愿进食，人体缺乏水谷精微之濡养，日见消瘦，面色萎黄，倦怠无力。由于饮食停滞于胃脘不能下行，按压脘部则感不适，有时并可触及包块；振摇腹部，可听到漉漉水声。

脉象，舌质，舌苔，则每随其或寒或热，或虚或实而表现不同，可据此作为进一步的辨证依据。

（二）鉴别诊断

1. 呕吐

从广义言，呕吐可以包括反胃，而反胃也主要表现为呕吐。但一般呕吐多是食已即吐，或不食亦吐，呕吐物为食物、痰涎、酸水等，一般数量不多。反胃则主要是朝食暮吐，暮食朝吐，患者一般进食后不立即呕吐，但因进食后，食物停积于胃腑，不能下行，至一定时间，则尽吐而出，吐后始稍感舒畅。所吐出的多为未经消化的饮食，而且数量较多。

2. 噎膈

噎膈是指吞咽时哽噎不顺，饮食在胸膈部阻塞不下，和反胃不同。反胃一般多无吞咽哽噎，饮食不下是饮食不能下通幽门，在食管则无障碍。噎膈则主要表现为吞咽困难，饮食不能进入贲门。噎膈虽然也会出现呕吐，但都是食入即吐，呕吐物量不多，经常渗唾痰涎，据此亦不难做出鉴别。

四、辨证

（一）辨证要点

1. 注意呕吐的性质和呕吐物的情况

反胃的主要特征是朝食暮吐，暮食朝吐，因此在辨证中必须掌握这一特点。要详细询问病史，例如呕吐的时间、呕吐的次数、呕吐物性状及多少等，这对于辨证很有价值。

2. 要细辨反胃的证候

反胃的辨证可概括为寒、热、痰、瘀四个主要证型。除从呕吐物的性质内容判断外，其他症状、脉象、舌质、舌苔、患者过去和现在的病史、身体素质等，均有助于辨证。

（二）证候

1. 脾胃虚寒

症状：食后脘腹胀满，朝食暮吐，暮食朝吐，吐出宿食不化及清稀水液，吐尽始觉舒适，大便溏少，神疲乏力，面色青白，舌淡苔白，脉细弱。甚者面色苍白，手足不温，眩晕耳鸣，腰酸膝软，精神萎靡。舌淡白，苔白滑，脉沉细无力。

病机分析：此证之主要病机是脾胃虚寒，即胃中无火。因胃中无火，胃失腐熟通降之职，不能消化与排空，乃出现朝食暮吐，暮食朝吐，宿食不化之症状，一旦吐出，消除停积，故吐后即觉舒适。《素问·至真要大论篇》云："诸病水液，澄澈清冷，皆属于寒。"患者吐出清稀水液，故云属寒，大便溏少，神疲乏力，面色青白，亦属脾胃虚寒；舌淡白，脉弱，均为阳气虚弱之征。其严重者面色苍白，手足不温，舌质淡白，脉沉细无力，为阳虚之甚；腰酸膝软，眩晕耳鸣属肾虚；精神萎靡属肾精不足神气衰弱之征。这些表现，是由肾阳衰弱，命火不足，火不生土，脾失温煦而致，此属脾肾两虚之征，较前述之脾胃虚寒更为严重。

2. 胃中积热

症状：食后脘腹胀满，朝食暮吐，暮食朝吐，吐出宿食不化及浑浊酸臭之稠液，便秘，溺黄短，心烦口渴，面红。舌红干，舌苔黄厚腻，脉滑数。

病机分析：朝食暮吐，暮食朝吐，宿食不化，是属反胃之症。《素问·至真要大论篇》说："诸转反戾，水液浑浊，皆属于热。"今患者吐出浑浊酸臭之液，故属于热证。内热消烁津液，故口渴便秘，小便短黄；内热熏蒸，故心烦，面红。舌红干，苔黄厚，脉滑数，皆为胃中积热之征。

3. 痰浊阻胃

症状：经常脘腹胀满，食后尤甚，上腹或有积块，朝食暮吐，暮食朝吐，吐出宿食不化，并有或稠或稀之痰涎水饮，或吐白沫，眩晕，心下悸。舌苔白滑，脉弦滑，或舌红苔黄浊，脉滑数。

病机分析：有形痰浊，阻于中焦，故不论已食未食，经常见脘腹胀满。呕吐白色痰涎水饮或白沫，乃痰浊之征；痰浊积于中焦，故可见上腹部积块；眩晕乃因痰浊中阻，清阳不升所致；心下悸为痰饮阻于心下；舌苔白滑，脉弦滑，是痰证之特征；舌红，苔黄浊，脉滑数者，是属痰郁化热的表现。

4. 血瘀积结

症状：经常脘腹胀满，食后尤甚，上腹或有积块，朝食暮吐，暮食朝吐，吐出宿食不化，或吐黄沫，或吐褐色浊液，或吐血便血，上腹胀满刺痛拒按，上腹部积块坚硬，推之不移。舌质暗红或兼有瘀点，脉弦涩。

病机分析：有形之瘀血，阻于胃关，影响胃气通降下行，故不论已食未食，经常见腹部胀满；吐黄沫或褐液，解黑便，皆由瘀血阻络，血液外溢所致；腹胀刺痛属血瘀；上腹积块坚硬，推之不移，舌暗有瘀点，脉涩等皆为血瘀之征。

五、治疗

（一）治疗原则

1. 降逆和胃

以降逆和胃为基本原则，阳气虚者，合以温中健脾，阴液亏者，合以消养胃阴，气滞则兼以理气，有瘀血或痰浊者，兼以活血祛痰。病去之后，当以养胃气、胃阴为主。如此，方能巩固疗效，促进健康。

2. 注意服药时机

掌握服药的时机，也是治疗反胃的一个关键。由于反胃患者，宿食停积胃腑，若在此时服药，往往不易吸收，影响药效。故反胃患者应在空腹时服药，或在宿食吐净后再服药，疗效较佳。

（二）治法方药

1. 脾胃虚寒

治法：温中健脾，和胃降逆。

方药：丁蔻理中汤加减。方中以党参补气健脾，干姜温中散寒；寒多以干姜为君，虚多以党参为君；辅以白术健脾燥温；甘草补脾和中，加白豆蔻之芳香醒胃，丁香之理气降浊，共奏温阳降浊之功。

吐甚者，加半夏、砂仁，以加强降逆和胃作用。

病久脾肾阳虚者，可在上方基础上，加入温补命门之药，如附子、肉桂、补骨脂、吴茱萸之类；如寒热错杂者，可用乌梅丸。

除上述方药之外，尚可用丁香透膈散或二陈汤加味。如《证治汇补·反胃》说："主以二陈汤，加藿香、蔻仁、砂仁、香附、苏梗；消食加神曲、麦芽；助脾加人参、白术；抑肝加沉香、白芍；温中加炮姜、益智仁；壮火加肉桂、丁香，甚者用附子理中汤，或八味丸。"又介绍用伏龙肝水煎药以补土，糯米汁以泽脾，代赭石以镇逆。《景岳全书·反胃》用六味回阳饮，或人参附子理阴煎，或右归饮之类，皆经验心得之谈，可供临床参考。

2. 胃中积热

治法：清胃泻热，和胃降浊。

方药：竹茹汤加减。方中竹茹、栀子清胃泄热，兼降胃气；半夏、陈皮、枇杷叶和胃降浊。

热重可加黄芩、黄连；热积腑实，大便秘结，可加大黄、枳实、厚朴以降泄之。

久吐伤津耗气，气阴两虚，表现反胃而唇干口燥，大便干结，舌红少苔，脉细数者，宜益气生津养阴，和胃降逆，可用大半夏汤加味。

《景岳全书·反胃》谓："反胃出于酒湿伤脾者，宜葛花解酒汤主之；若湿多成热，而见胃火上冲者，宜黄芩汤，或半夏泻心汤主之。"亦可随宜选用。

3．痰浊阻胃

治法：涤痰化浊，和胃降逆。

方药：导痰汤加减。方中以半夏、南星燥湿化痰浊，陈皮、枳实以和胃降逆，茯苓、甘草以渗湿健脾和中。

痰郁化热者，宜加黄芩、黄连、竹茹；若体尚壮实者可用礞石滚痰丸攻逐顽痰；痰湿兼寒者，可加干姜、细辛；吐白沫者，其寒尤甚，可加吴茱萸汤；脘腹痞满、吐而不净者可选《证治汇补》木香调气散（白豆蔻、丁香、木香、檀香、藿香、砂仁、甘草）行气醒脾、化浊除满。

吐出痰涎如鸡蛋清者，可加人参、白术、益智仁，以健脾摄涎。如《杂病源流犀烛·噎膈反胃关格源流》云："凡饮食入胃，便吐涎沫如鸡子白，脾主涎，脾虚不能约束津液，故痰涎自出，非参、术、益智不能摄也。"

4．瘀血积结

治法：祛瘀活血，和胃降浊。

方药：膈下逐瘀汤加减。方中以香附、枳壳、乌药理气和胃，气为血帅，气行则血行；复以川芎、当归、赤芍以活血；桃仁、红花、延胡索、五灵脂以祛瘀；丹皮以清血分之伏热。可再加竹茹、半夏以加强降浊作用。

吐黄沫，或吐血，便血者，可加降香、田七以活血止血；上腹剧痛者可加乳香、没药；上腹结块坚硬者，可加鳖甲、牡蛎、三棱、莪术。

（三）其他治法

（1）九伯饼：天南星、人参、半夏、枯矾、枳实、厚朴、木香、甘草、豆豉为末，老米打糊为饼，瓦上焙干，露过，每服一饼，细嚼，以姜煎平胃散下，此方加阿魏甚效。

（2）壁虎（即守宫）1～2只（去腹内杂物捣烂），鸡蛋1个。用法：将鸡蛋一头打开，装入壁虎，仍封固蒸熟，每日服1个，连服数日。

（3）雪梨1个、丁香50粒，梨去核，放入丁香，外用纸包好，蒸熟食用。

六、转归及预后

反胃之证，可由胃痛、嘈杂、泛酸等证演变而来，一般起病缓慢，变化亦慢。临床所分四证，可以独见，亦可兼见。

病初多表现为单纯的脾胃虚寒或胃中积热，其病变在无形之气，温之清之，适当调治，较易治疗。

患病日久，反胃频繁，除影响进食外，还可损伤胃阴，常在脾胃虚寒的同时并见气血、阴液亏虚；同时多为本虚而标实，或见寒热错杂，或合并痰浊阻胃或瘀血积结，其病变在有形之积，耗伤气血更甚，较难治疗。此时治疗时应注重温清同进，补泻兼施，用药平稳，缓缓图之。

久治不效，应警惕癌变可能。

年高体弱者，发病之时已是脾肾两亏，全身日见衰弱，四种证候可交错兼见，进而发展为真阴枯竭或真火衰微之危症，则预后多不良。

七、注意事项

要注意调节饮食，戒烟酒刺激之品，保持心情舒畅，避免房事劳倦。出现胃痛、嘈杂、泛酸之证者，应及时诊治，尽量避免贪食竹笋和甜腻等食品，以免变生反胃。得病之后，饮食宜清淡流质，避免粗硬食物；患者呕吐之时，应扶助患者以利吐出。药汁宜浓缩，空腹服。中老年患者一旦出现反胃，应注意排除癌肿可能。

（黄娜娜）

第二节 呃逆

呃逆是以喉间呃呃有声，声短而频，不能自控为主要临床表现的一种病证。古称"哕"，又称"哕逆"，俗称打嗝。

呃逆在《内经》中称"哕"，并阐发了其病机，《素问·宣明五气》篇曰："胃气上逆，为哕。"同时记载了三种简便的治疗方法，如《灵枢·杂病》云："哕，以草刺鼻，嚏而已；无息而立迎引之，立已；大惊之，亦可已。"至元·朱丹溪始称"呃"，《丹溪心法·呃逆》篇曰："古谓之哕，近谓之呃，乃胃寒所生，寒气自逆而呃上。亦有热呃，亦有其他病发呃者。"至明代统称"呃逆"，《景岳全书·呃逆》篇曰："而呃之大要，亦惟三者而已，则一曰寒呃，二曰热呃，三曰虚脱之呃。"对本病分类可谓提纲挈领。清代李用粹《证治汇补·呃逆》篇，将呃逆分为火、寒、痰、虚、瘀五种，并对每种呃逆的临床表现进行了较详细的论述，至今仍有一定的临床指导意义。

现代医学的单纯性膈肌痉挛、胃肠神经官能症、食管癌、胃炎、胃扩张、肝硬化晚期、脑血管病、尿毒症等疾病，以及胃、食管手术后或其他原因引起的膈肌痉挛，出现呃逆的临床表现时，可参考本节进行辨证论治。

一、病因病机

呃逆的病因多为饮食不当、情志不舒和正气亏虚等，或突然吸入冷空气而引发呃逆。其病机主要是胃失和降，胃气上逆，动膈冲喉。

（一）外感寒邪

外感寒邪，胃中吸入冷气，寒遏胃阳，气机不利，气逆动膈，上冲于喉，发出呃呃之声，不能自制。

（二）饮食不当

由于过食生冷，或因病而服寒凉药物过多，寒气蕴结中焦，损伤胃阳，胃失温煦，或过食辛辣煎炒之物，或醇酒厚味，或因病过用温补之剂，燥热内生，胃火炽盛，胃失和降，反作上逆，发生呃逆。

（三）情志不舒

因恼怒太过，肝失条达，气机不利，以致肝气横逆犯胃，胃失和降，气逆动膈。或因肝气郁结，不能助脾运化，聚湿生痰；或因忧思伤脾，脾失健运，滋生痰湿；或因气郁化火，灼津成痰；或素有痰饮内停，复因恼怒，皆可致逆气挟痰，上犯动膈而发生呃逆。

（四）体虚病后

禀赋不足，年老体弱，久病肾虚，或劳累太过耗伤中气，脾阳失温，胃气虚衰，清气不升，浊气不降，气逆动膈冲喉而发生呃逆。或过汗、吐、下，虚损误攻，妇人产后，或热病伤阴，使胃阴不足，失于润养，和降失职，虚火上炎动膈冲喉而发生呃逆。

呃逆之病位在膈，病变关键脏腑在胃，与肺、肝、脾、肾诸脏有关。膈位于肺胃之间，膈上为肺，膈下为胃，二脏与膈位置邻近，经脉又相连属。若肺失肃降或胃气上逆，皆可致膈间气机不利，逆气动膈，上冲喉间，发出呃呃之声。手太阴肺之经脉，起于中焦，下络大肠，还循胃口，上膈属肺，将胃、膈、肺三者紧密相连。另外，胃之和降，还赖于肝之条达，若肝气郁滞，横逆犯脾胃，气逆动膈，亦成呃逆。肺胃之气的和降，又赖于肾气的摄纳，若久病伤肾，肾失摄纳，则肺胃之气不能顺降，上逆动膈而发呃逆。可见呃逆病机关键在于胃失和降，胃气上逆，动膈冲喉。胃气上逆，除胃本身病变外，同时与肺气肃降，肾气摄纳，肝气条达之功能紊乱等均有关系。

二、诊断要点

（一）症状

自觉气逆上冲，喉间呃呃连声，声短而频，不能自制为主证，其呃声或高或低，发作间隔或疏或密，间歇时间不定。伴有胸膈痞闷，胃脘不舒，嘈杂灼热，腹胀嗳气，心烦不寐等症状。多与受凉、过食寒凉、辛辣，或情志郁怒等诱发因素有关。偶发性的呃逆，或病危胃气将绝时之呃逆，为短暂症状，不列为呃逆病。

（二）检查

X线胃肠钡透及内镜等检查有助于诊断。必要时检查肝肾功能、B超、心电图、CT等有助于鉴别诊断。

三、鉴别诊断

（一）嗳气

嗳气与呃逆同属胃气上逆之证，嗳气声音低缓而长，可伴酸腐气味，气排出后自感舒适，病势较缓，多在饱食、情志不畅时发病。而不同于呃逆喉间呃呃连声，声短而频，不能自制。

（二）干呕

干呕与呃逆同属胃气上逆之证，干呕患者可见呕吐之状，但有声无物，或有少量痰涎而无食物吐出。干呕之声为呕声，也不同于呃逆的呃呃连声，声短而频。

四、辨证

辨证时首先要分清功能性呃逆、病理性呃逆。若因受寒或肝郁出现短暂的呃逆，又无明显兼证，可不治自愈。非器质性病变引起的呃逆为功能性疾病，经治可愈。若呃逆反复发作，并有明显的兼证，或出现在其他慢性病症的过程中，可视为病理性呃逆，当辨证治疗。首先辨清此病的寒热虚实。寒者呃声沉缓有力，得热则减，遇冷加重，伴胃脘不适，苔白脉缓；热者呃声洪亮，声高短促，伴口臭烦渴，便秘溲赤，苔黄脉大；虚者呃声低长，时断时续，体虚脉弱；实者呃声洪亮，连续发作，脉弦有力等。

（一）胃寒气逆

1. 证候

呃逆声沉缓有力，得热则减，遇寒加重，喜食热饮，恶食冷饮，膈间及胃脘痞满不适，或有冷感，口淡不渴，舌质淡，苔白或白滑，脉象迟缓。多在过食生冷，受凉、受寒后发病。

2. 分析

由过食生冷或受凉等，致寒积中焦，胃气为寒邪阻遏，胃失和降，上逆动膈冲喉而成呃逆；胃中实寒，故呃声沉缓有力；胃气不和，故脘膈痞闷不适。得热则减，遇寒更甚者，是因寒气得温则行，遇寒则凝之故；口淡不渴，舌苔白，脉迟缓者，均为胃中有寒之象。

（二）胃火上逆

1. 证候

呃声洪亮，冲逆而出，口臭烦渴，多喜冷饮，尿黄便秘，舌红苔黄或黄燥，脉滑数。多在过食辛辣，或饮酒等后发病。

2. 分析

由于嗜食辛辣烤制及醇酒厚味之品，或过用温补药物，或素体阳盛再加辛辣等品，久则胃肠积热化火，胃火上冲，故呃声洪亮，冲逆而出；阳明热盛，灼伤胃津，故口臭烦渴而喜冷饮；热邪内郁，肠间燥结，故大便秘结，小便短赤；舌苔黄，脉滑数，均为胃热内盛之象。

（三）气逆痰阻

1. 证候

呃逆连声，呼吸不利，脘胁胀满，或肠鸣矢气，可伴恶心嗳气，头目昏眩，脘闷食少，或见形体肥胖，平时多痰，舌苔薄腻，脉象弦滑。常在抑郁恼怒后加重，情志舒畅时缓解。

2. 分析

因七情所伤，肝气郁结，失于条达，横犯脾胃，胃气上冲动膈而成呃逆；肝郁气滞，故胸胁胀满不舒；气郁日久化火，灼津成痰，或因肝木克脾，脾失健运，聚湿成痰，痰气互结，阻于肺则呼吸不利，阻于胃则恶心嗳气，阻于肠则肠鸣矢气；清气不升，浊阴不降，故见头目昏眩；舌苔薄腻，脉象弦滑，皆为气逆痰阻之象。

（四）脾胃虚寒

1. 证候

呃声低沉无力，气不得续，泛吐清水，面色苍白，手足欠温，伴有脘腹冷痛，食少乏力，或见腰膝无力，大便稀溏或久泻。舌淡苔白，脉沉细而弱。

2. 分析

若饮食不节或劳倦伤中，使脾胃阳气受损；或素体阳虚，脾胃无力温养，脾胃升降失调，则胃气上逆，故呃声低弱无力，气不得续。脾胃俱虚，运化无力，则食少乏力；阳虚则水饮停胃，故泛吐清水；若久病及肾，肾阳衰微，则腰膝无力，便溏久泻；手足不温，舌淡苔白，脉沉而细，均为阳虚之象。

（五）胃阴不足

1. 证候

呃声短促，气不连续，口干舌燥，烦渴少饮，伴不思饮食，或食后饱胀，大便干燥，舌质红少苔，或有裂纹，脉细而数。

2. 分析

由于热病或郁火伤阴，或辛温燥热之品耗损津液，使胃中津液不足，胃失濡养，难以和降，气逆扰膈，故呃声短促，虚则气不连续；胃阴耗伤不能上润，则见口干舌燥，烦渴少饮；脾胃虚弱，运化无力，故见不思饮食，食后饱胀；津液耗伤，大肠失润，故大便干燥；舌质红，苔少而干，脉细数，均为阴虚之象。

五、治疗

呃逆治疗当以和胃、降逆、平呃为主。但要根据病情的寒热虚实之偏重不同，分别以寒则温之，热则清之，实则泻之，虚则补之。若重病中出现呃逆，治当大补元气，或滋阴养液以急救胃气。

（一）中药治疗

1. 胃寒气逆

治法：温中散寒，降逆止呃。

处方：丁香散（《古今医统》）。方中丁香辛温，散寒暖胃为君，柿蒂味苦，下气降逆止呃为臣，二者相合，温中散寒，降逆止呃，两者相得益彰，疗效甚好，为临床治疗呃逆常用要药；佐以良姜温中散寒，宣通胃阳；使以炙甘草和胃益气。

若兼痰湿者，症见脘闷腹胀不舒，可加半夏、厚朴、陈皮等和降胃气，化痰导滞；兼表寒者，加苏叶、藿香以散寒解表，和胃降逆。

寒呃日久，中阳受伤可选用丁香柿蒂汤，以益气温中，降逆止呃；日久虚寒呃逆，可选用加味四逆汤，以补阳散寒，降逆止呃。

另可选用朴沉化郁丸，每次9g，每日2次，温开水送服；或用荜澄茄、良姜各等份，研末，加醋少许调服，每日1剂，连用3天。

2. 胃火上逆

治法：清热和胃，降逆止呃。

处方：竹叶石膏汤。方中竹叶、生石膏辛凉甘寒，清泻胃火为主药；佐以法半夏和胃降逆；人参、麦冬养胃生津；粳米、甘草益胃和中。

若胃气不虚者去人参，常加柿蒂、竹茹降逆止呃；便秘者则合小承气汤，用大黄、枳实、厚朴通利大便，釜底抽薪，此乃上病下治之法；若中焦积热日久伤阴，可选用清胃散以清泻胃火，凉血养阴，降逆止呃。

另可用左金丸，每次9g，每日2次，温开水送服；或用柿蒂、黄连各10g，水煎内服治疗热呃。

3. 气逆痰阻

治法：理气化痰，降逆止呃。

处方：旋覆代赭石汤方中旋覆花下气消痰，代赭石重镇降逆，二药相配，一轻一重，共成和降之功为主药；法半夏、生姜化痰和胃，佐以人参补中益气；甘草、大枣和中并引药归经。

如胃气不虚，可去人参、甘草、大枣，以防壅滞气机，加木香以行气止呃；若痰湿明显，可加陈皮、茯苓、浙贝母以醒脾化痰；若兼热象，可加黄芩、竹茹以清热化痰。

本型还可选用木香顺气丸，每次 6 g，每日 2 次，温开水冲服；疏肝丸，每次 1 丸，每日 2 次，温开水送服。

4. 脾胃虚寒

治法：温补脾胃，和中降逆。

处方：理中丸加减。方中干姜温中祛寒为主药；辅以人参、白术、炙甘草健脾益胃；加入刀豆甘温，温中下气，善治呃逆；丁香、白豆蔻辛温芳香，行气暖胃，宽膈止呃。

若寒甚者，加附子温中祛寒；肾阳不足者加肉桂、山萸肉等以温肾补脾。本型也可选用附子理中丸，每次 1 丸，每日 2 次，温开水送服。

5. 胃阴不足

治法：益气养阴，和胃止呃。

处方：益胃汤加减。方中沙参、麦冬、玉竹、生地黄、冰糖甘润养阴益胃，可酌加柿蒂、刀豆、枇杷叶等顺气降逆。全方合用以达益气养阴、和胃止呃之效。

若神疲乏力，气阴两虚者，可加沙参、白术、怀山药；若纳差腹胀加炒麦芽、炒谷芽等；若阴虚火旺，咽喉不利加石斛、芦根以养阴清热。

本型也可选用枇杷膏，每次 10 g，每日 3 次，温开水冲服；或用大补阴丸，每次 1 丸，每日 2 次，温开水送服。

（二）针灸治疗

1. 基本处方

取穴：膈俞、内关、膻中、中脘、足三里。

膈俞利膈止呃；内关宽胸利膈，畅通三焦气机；膻中宽胸理气，降逆止呃；中脘、足三里和胃降逆。

2. 加减运用

（1）胃寒气逆证：加梁门、气海以温胃散寒、疏通膈气、降逆止呃，针用补法，或加灸法。余穴针用平补平泻法，或加灸法。

（2）胃火上逆证：加内庭以清泻胃火、降逆止呃。诸穴针用泻法。

（3）气逆痰阻证：加太冲、阴陵泉以降逆化痰。诸穴针用平补平泻法。

（4）脾胃虚寒证：加关元、命门以温补中焦、和胃止呃，诸穴针用补法，或加灸法。

（5）胃阴不足证：加胃俞、三阴交以养阴止呃。诸穴针用补法。

3. 其他

（1）耳针疗法：取耳中、胃、神门、肝、心，毫针强刺激，留针 30 分钟，每日 1 次；也可采用耳针埋藏或用王不留行籽贴压法。

（2）拔罐法：取中脘、梁门、气海，或用膈俞、肝俞、胃俞，每次留罐 15～20 分钟，每日 1～2 次。

（3）穴位贴敷法：用麝香粉 0.5 g，放入神阙穴内，用伤湿止痛膏固定，适用于实证呃逆，尤其以肝郁气滞者取效更捷；或用吴茱萸 10 g，研细末，用醋调成膏状，敷于双侧涌泉穴，胶布或伤湿止痛膏固定，可引气火下行，适用于各种呃逆，对肝、肾气逆引起的呃逆尤为适宜。

（4）指压疗法：翳风、攒竹、内关、天突，任取 1 穴，用拇指或中指重力按压，以患者能耐受为度，连续按压 1～3 分钟，同时令患者深吸气后屏住呼吸，常能立即止呃；或取 T_2～L_1 双侧夹脊穴、肺俞～肾俞的膀胱经，先用拇指或掌根摩揉，再提捏膀胱经 3～5 遍，后用拇指点按双侧膈俞 1～2 分钟。

（黄娜娜）

第三节　泄泻

泄泻是指以大便次数增多，便粪稀薄或完谷不化，甚至泄出如水样为主要临床表现的一种病证，又称腹泻。古称大便溏薄而势缓者为泄，大便清稀如水而直下者为泻，现一般统称为泄泻。

《内经》中称本病为泄，有鹜泄、飧泄、濡泄、洞泄、溏泄、注下等名称，对其发病原因、病变部位等方面有详细的记载。病因方面主要责之于风、湿、寒、热、脾虚、饮食起居失宜及五运太过或不及等。如《素问·举痛论》曰："寒气客于小肠，小肠不得成聚，故后泄腹痛也。"《素问·至真要大论》曰："暴注下迫，皆属于热。"《素问·阴阳应象大论》："清气在下，则生飧泄……湿胜则濡泄。"在《素问·宣明五气》中明确指出泄泻的病位："大肠小肠为泄。"汉·张仲景将泄泻和痢疾统称为下利。《金匮要略·呕吐哕下利病脉证治第十七》中将本病分为虚寒、实热积滞和湿阻气滞三型，并且提出了具体证治。如"下利清谷，里寒外热，汗出而厥者，通脉四逆汤主之"，"气利，诃梨勒散主之"。指出了虚寒下利的症状，以及治疗当遵温阳和固涩二法。还对由于湿邪内蕴，阻滞气机，水气并下而致"下利气者"，提出"当利其小便"，以分利肠中湿邪，湿去气宜则利止。明·张景岳在《景岳全书·泄泻》篇中对本病的分型以暴泄、久泄为纲，对病因病机、病位治法等有更明确的论述；"泄泻之本，无不由于脾胃"，"泄泻之因，惟水火土三气为最"，"凡泄泻之病，多由水谷不分，故以利水为上策"。同时还阐明可利与不可利的适应证与禁忌证。清代李中梓在《医宗必读》中制订了淡渗、升提、清凉、疏利、甘缓、酸收、燥脾、温肾、固涩等治泻九法，指出："夫此九者，治泻之大法，业无遗蕴。至如先后缓急之权，岂能预设，须临证之顷，圆机灵变。"李氏之论述是对泄泻治疗学的一个里程碑性的总结，很有参考价值。清代对泄泻的认识已经日趋完善。对于久患泄泻者，叶天士提出"阳明胃土已虚，厥阴肝风振动"，故以甘养胃，以酸制肝，创泻木安土法治之。

现代医学凡因胃、肠、肝、胆、胰腺等消化器官发生功能性或器质性病变引起的腹泻，如急慢性肠炎、肠易激综合征、吸收不良综合征、肠道肿瘤、肠结核等，出现泄泻的临床表现时，可参考本节进行辨证论治。

一、病因病机

凡感受外邪、内伤饮食、情志不调、禀赋不足，以及久病脏腑虚弱等，均能导致脾虚湿盛，脾胃运化功能障碍，引起泄泻。

（一）外邪侵袭

六淫之中，风寒暑湿热均能损伤脾胃而引起泄泻，其中尤以湿邪最为多见。因脾喜燥而恶湿，外来湿邪最易困阻脾土，以致脾失健运，水谷混杂而下而发生泄泻。所以有"湿多成五泄"和"无湿不成泻"之说。其他风寒暑热诸邪，既可侵袭肺卫，从表入里，使脾胃升降失司；亦可直中脏腑，损伤脾胃，导致运化失常，清浊不分而泄泻。但常与湿邪相兼侵犯人体，损伤脾胃。如暑湿当令，湿热伤中，热迫大肠而泄泻等。

（二）饮食所伤

暑热时节，恣食生冷，或食入不洁之物，每易损伤脾胃；或饮食过量，宿食内停；或过食肥甘，呆胃滞脾，运化不能，亦可使脾胃受伐。脾胃既伤，传导失职，升降失调，水谷不能化生精微，反而变生湿滞而成泄泻。

（三）情志失调

忧思恼怒，精神紧张，以致肝气郁结，气机不畅，横逆犯脾；或忧思伤脾，土虚木乘，皆可使脾失健运，水谷精微不能吸收，遂致本病。

（四）禀赋不足

先天不足，禀赋虚弱，或素体脾胃虚弱，使脾胃不能受纳腐熟水谷，又不能运化转输精微，水谷糟粕混杂而下，乃成泄泻。

（五）病后体虚

"肾为胃关"，久病之后，损伤肾阳；或年老体衰，阳气不足，命门火衰，脾失温煦，运化无权，泄泻乃作。

泄泻之病位在肠，与脾、肝、肾关系密切。

泄泻之病机关键是湿邪困脾，脾失健运，肠道功能失司。病因虽多，但以湿邪为发病主要因素，且有寒湿、湿热之分，亦有外湿、内湿之别。外邪致病和饮食所伤者，起病多急；情志所伤及脏气虚弱者，起病多缓。另外，本病早期以实证为主，日久则以虚实夹杂证多见。

二、诊断要点

（一）症状

本病以便次增多，便质稀薄甚如水样；或便次不多，但便质清稀为主要表现。可伴有腹胀、腹痛、肠鸣、纳呆等症。急性暴泻，起病突然，病程短，可伴有恶寒、发热等症；慢性腹泻，起病缓慢，病程较长，反复发作，时轻时重。

（二）检查

急性泄泻，粪便病因学检查可查到致病菌、病毒或寄生虫，大便培养阳性或阴性。慢性泄泻，肠镜检查可发现结肠（尤其是乙状结肠）、直肠有黏液分泌物、充血、水肿或有溃疡出现，或偶有肿瘤存在。也可各种检查均无阳性反应。慢性泄泻还可考虑结肠钡剂灌肠或全消化道钡餐检查，以明确病变部位。肝、肾、胰、甲状腺等脏腑器官的病变也可造成泄泻，相关检查有助于明确诊断。

三、鉴别诊断

（一）痢疾

两者多发于夏秋季节，病变位置均在肠间。以腹痛，里急后重，泻下赤白黏液者为痢疾；以排便次数增多，粪便稀溏，甚至如水样者为泄泻。泄泻亦多有腹痛，但多与肠鸣脘胀同时出现，其痛便后即减；而痢疾之腹痛是与里急后重同时出现，其痛便后不减。

（二）霍乱

霍乱亦多发于夏秋之季，二者均有腹泻症状。但霍乱起病时常先出现突然腹痛，继则剧烈频繁的呕吐、泄泻并见为其特征，发病特点是起病急骤，变化迅速，病情凶险，若吐泻剧烈，则见面色苍白、目眶凹陷或发生转筋、腹中挛痛等危重症，预后不良。泄泻一般预后良好。

四、辨证

泄泻的辨证，首先辨别泄泻的寒热虚实。大凡病势急骤，脘腹胀满，腹痛拒按，泻后痛减，小便不利者，多属实证；凡病程较长，腹痛不甚，喜按，小便如常，口不渴者，多属虚证；粪便清稀如水，完谷不化者，多属寒证；粪便黄褐味臭，肛门灼热、泻下急迫，口渴善冷饮者，多属热证。其次区分轻重缓急，辨别泄泻的病变脏腑。急性泄泻（暴泻）发病急骤，病程较短，常以湿邪为主要表现；慢性泄泻（久泻）病程较长（一般认为病程在 2 个月以上），或迁延不愈，每因饮食不当或劳倦过度即复发，多以脾虚为主；泄泻反复不愈，每因情志不遂而复发，多为肝郁克脾之征；五更泄泻伴腰酸肢冷多为久病及肾或肾阳不足。如饮食尚好，津液损伤不明显，泄泻次数不多，多属轻证；若泄泻频作，或久泻滑脱，不纳饮食，津液耗损，甚至有亡阴亡阳之变者，则多属重症。

（一）暴泻

1. 寒湿困脾

证候：泄泻清稀，甚至如水样，腹痛肠鸣，脘闷食少，苔白腻，脉濡缓。若兼外感风寒，则恶寒发热，鼻塞头痛，肢体酸痛，舌质淡，苔薄白，脉浮。

分析：外感寒湿或风寒之邪，侵袭肠胃，或过食生冷，饮食不化，致脾失健运，升降失调，大肠传导失司，故清浊不分，大便清稀；寒湿内盛，肠胃气机受阻，则腹痛肠鸣；寒湿困脾，则脘闷食少；恶寒发热，鼻塞头痛、肢体酸痛等乃风寒外束之征；苔白腻、脉濡缓为寒湿内盛之象。

2．湿热中阻

证候：泄泻腹痛，泻下急迫，或泻下不爽，粪便黄褐而臭，肛门灼热，烦热口渴，小便短黄，舌苔黄腻，脉濡数或滑数。

分析：湿热之邪，或夏令暑湿伤及肠胃，传化失司，而发生泄泻，暴注下迫；湿热互结，阻滞肠腑，致肠腑气机不利，故泻而不爽，腹痛；湿热下注，故肛门灼热，粪便黄褐而臭，小便短黄；烦热口渴，舌苔黄腻，脉濡数或滑数，均属湿热内盛之征。

3．食滞肠胃

证候：腹痛肠鸣，泻下粪便臭如败卵，泻后痛减，伴有不消化之物，脘腹痞满，嗳腐酸臭，不思饮食，舌苔垢浊或厚腻，脉滑。

分析：饮食不节，宿食内停，阻滞肠胃，传化失常，故腹痛肠鸣，脘腹痞满；宿食郁久腐败生浊，若浊气上泛，则嗳腐酸臭；浊气下移，则泻下臭如败卵。泻后腐浊外泄，故腹痛减轻；舌苔厚腻，脉滑，是宿食内停之象。

（二）久泻

1．肝气乘脾

证候：腹痛肠鸣泄泻，每因情志不畅时发生，泻后痛减，素有胸胁痞闷胀满，嗳气少食，舌淡红，脉弦。

分析：情志不遂则肝气抑郁，疏泄不利，横逆犯脾，致脾运化无权，升降失常，清浊不分，故腹痛作泻；泻后肝气暂疏，气机稍畅，故泻后疼痛略减；肝气郁滞，则胸胁痞闷；肝不疏胃，则嗳气少食；舌质淡红，脉象弦为肝旺脾虚之象。

2．脾胃虚弱

证候：大便时溏时泻，完谷不化，稍进油腻之物，则大便次数增多，饮食减少，脘腹胀闷不舒，面色萎黄，肢倦乏力，舌淡苔白，脉细弱。

分析：脾虚则运化无权，水谷不化，清浊不分，故大便溏泄；脾阳不振，运化失常，则饮食减少，脘腹胀闷不舒，稍进油腻之物，则大便次数增多；久泻不止，脾胃虚弱，气血化源不足，故面色萎黄，肢倦乏力；舌淡苔白，脉细弱，乃脾胃虚弱之象。

3．肾阳亏虚

证候：泄泻多在黎明之前，腹部作痛，肠鸣即泻，泻后则安，形寒肢冷，腰膝酸软，舌淡苔白，脉沉细。

分析：肾阳虚衰，不能温养脾胃，加之黎明之前阳气未振，阴寒较盛，引起脾胃运化失常，气机不利，故黎明腹部作痛，肠鸣腹泻，又称为五更泻；泻后则腑气通利，故泻后则安；形寒肢冷，腰膝酸软，舌淡苔白，脉沉细，为脾肾阳气不足之征。

五、治疗

泄泻的治疗大法为运脾化湿。急性泄泻多以湿盛为主，重在化湿，佐以分利，在根据寒湿和湿热的不同，分别采用温化寒湿和清化湿热之法。夹有表邪者，佐以疏解；夹有暑邪者，佐以清暑；兼有伤食者，佐以消导。久泄以脾虚为主者，当以健脾。因肝气乘脾者，宜抑肝扶脾。因肾阳虚衰者，宜温肾健脾。中气下陷者，宜升提。久泄不止者，宜固涩。暴泄不可骤用补涩，以免关门留寇；久泄不可分利太过，以防劫其阴液。

（一）中药治疗

1．暴泻

（1）寒湿困脾。

治法：芳香化湿，解表散寒。

处方：藿香正气散。方中藿香辛温散寒，芳香化浊为主药；苍术、茯苓、半夏健脾除湿；厚朴、大腹皮理气散满，疏利气机；紫苏、白芷解表散寒。

若邪气偏重，寒热身痛，可加荆芥、防风，或用荆防败毒散；若湿邪偏重腹满肠鸣，小便不利，可用胃苓汤健脾利湿；若寒重于湿，腹胀冷痛者，可用理中丸加味。

（2）湿热中阻。

治法：清利湿热，调和肠胃。

方药：葛根黄芩黄连汤。方中葛根解肌清热，煨用能升清止泻；黄芩、黄连苦寒清热燥湿；甘草甘缓和中。

若湿偏重宜加薏苡仁、厚朴；夹食滞者加神曲、山楂、麦芽；如有发热、头痛、脉浮等风热表证，可加金银花、连翘、薄荷；如在夏暑期间，症见发热头重，烦渴自汗，小便短赤，脉濡数等，是暑湿入侵，表里同病，可用新加香薷饮合六一散以解暑清热，利湿止泻。

治疗湿热泄泻，当辨别湿多抑或热多。湿多者，用药则偏重于祛湿利尿；热多者，用药应偏重于清热，使湿热分利。

（3）食滞肠胃。

治法：消食导滞，调中理气。

方药：保和丸（《丹溪心法》）。方中神曲、山楂、莱菔子消食和胃，半夏、陈皮和胃降逆，茯苓健脾祛湿，连翘清热散结。

若食滞较重，脘腹胀满，可因势利导，据"通因通用"的原则，用枳实导滞丸，以大黄、枳实为主，推荡积滞，使邪有出路，达到祛邪安正的目的。

2．久泻

（1）肝气乘脾。

治法：抑肝扶脾。

方药：痛泻要方。方中白芍养血柔肝，白术健脾补虚，陈皮理气醒脾，防风升清吐泻。

若肝郁气滞、胸胁脘腹胀痛者，可加柴胡、枳壳、香附；若脾虚明显、神疲食少者，加黄芪、党参、白扁豆；脾气不健者可加茯苓、白扁豆、怀山药以益气健脾；若久泻不止，可加酸收之品，如乌梅、煨诃子等；若肝阴不足者加五味子、五倍子、木瓜酸敛柔肝；情绪不宁者，可加绿萼梅、郁金、合欢花、生龙骨、生牡蛎以解郁安神。

（2）脾胃虚弱。

治法：健脾益胃，和中止泻。

方药：参苓白术散。方中人参、白术、茯苓、甘草健脾益气，砂仁、陈皮、桔梗、白扁豆、怀山药、莲子肉、薏苡仁理气健脾化湿。

若脾阳虚衰，阴寒内盛，亦可用附子理中汤以温中散寒；若久泻不愈，中气下陷，而兼有脱肛者，可用补中益气汤，并重用黄芪、党参以益气升清止泻。

（3）肾阳亏虚。

治法：温肾健脾，固涩止泻。

方药：四神丸（《证治准绳》）加减。方中补骨脂温阳补肾，吴茱萸、肉豆蔻温中散寒，肉豆蔻、五味子收涩止泻。可加附子、炮姜温补脾肾。

若年老体弱，久泻不止，中气下陷，加黄芪、党参、白术益气健脾。亦可合桃花汤固涩止泻。

（二）针灸治疗

1．基本处方

取穴：天枢、大肠俞、上巨虚、神阙、三阴交。

天枢、大肠俞为俞募配穴，与大肠之下合穴上巨虚合用，调理肠腑而止泻；神阙穴居中腹，内连肠腑，无论急、慢性泄泻，灸之皆宜；三阴交健脾而兼调肝肾。

2．加减运用

（1）寒湿困脾证：加脾俞、阴陵泉以温中散寒、健脾化湿，阴陵泉针用平补平泻法。余穴针用补法，或加灸法。

（2）湿热中阻证：加合谷、内庭、阴陵泉以清利湿热，合谷、内庭针用泻法。余穴针用平补平泻法。

（3）食停肠胃证：加下脘、建里、内庭以消食导滞，针用泻法。余穴针用平补平泻法。

（4）肝气乘脾证：加期门、太冲以疏肝理气，针用泻法。余穴针用平补平泻法。

（5）脾胃虚弱证：加气海、脾俞、足三里以益气健脾。诸穴针用补法，或加灸法。

（6）肾阳亏虚证：加肾俞、命门、关元以温肾固本。诸穴针用补法，或加灸法。

3．其他

（1）耳针疗法：取大肠、小肠、交感、肺、神门、直肠下段，刺后埋针，每日治疗 1 次。

（2）刺络疗法：取曲池、委中、金津、玉液，湿热盛者加十二井穴或十宣穴。曲泽、委中用三棱针刺血 5 ~ 10 mL，金津、玉液、十二井或十宣穴用三棱针点刺出血，出血量以血色变为鲜红者为度。此法适用于湿热泄泻，亦可用于水泻脱水者。寒凝血瘀腹痛较甚者，亦可选曲泽、委中表面青筋隆起处刺血。

（3）穴位注射法：取中脘、天枢、足三里、大肠俞，用小檗碱注射液（此外还可用普鲁卡因注射液、维生素 B_1 注射液、硫酸阿托品注射液），每穴注入 0.5 ~ 1 mL，每周治疗 2 次。急、慢性腹泻均可采用本法治疗。

（黄娜娜）

第四节　便秘

一、概述

便秘即大便秘结不通。指排便时间延长，或虽有便意而排出困难者。便秘又有"便闷""肠结""脾约"等诸名。

便秘为肠道病变，其症状虽然比较单纯，但是病因却比较复杂，如肠胃积热、阴寒凝结、气机郁滞、气血阴津亏虚等，使大肠的传导功能失职，通降失常，糟粕内留，不得下行而导致大便秘结。由于便秘有虚实之分，寒热之别，因而治疗也各不相同，或清热通便，或润肠通便，或益气润肠，或养血润燥。

本篇所述的便秘可见于西医学的习惯性便秘、肠神经官能症，以及肛裂、痔疮、直肠炎等疾患引起的便秘。

二、辨证用药

（一）肠胃积热（热秘）

1．主要证候

大便干结，腹胀腹痛，按之不舒，小便短赤，面红身热，口干口臭，烦躁易怒，舌质红，苔黄燥，脉滑数。

2．治则

清热通腑润肠。

3．方药

麻子仁丸加减。火麻仁（打碎）15 g，杏仁 9 g，生大黄（后下）9 g，厚朴 6 g，枳实 10 g，白芍 9 g，白蜜（冲入）15 g。

大便干结、坚硬者，加芒硝；肝火旺、目赤易怒者，加山栀子、芦荟；痰热壅肺者，加瓜蒌仁、黄芩；口干舌燥者，加生地黄、玄参、麦冬。

（二）腑气郁闭（气秘）

1. 主要证候

大便秘结，欲便但排出困难，情志郁闷，嗳气频作，胁腹痞满，纳呆，舌苔薄腻，脉弦。

2. 治则

顺气导滞。

3. 方药

六磨汤加减。木香 9 g，乌药 9 g，沉香（研粉吞服）3 g，生大黄（后下）9 g，槟榔 12 g，枳实 12 g，柴胡 9 g。

情志郁闷者，加郁金、合欢皮；气郁化火，口苦咽干者，加黄芩、山栀子、龙胆草；虫积阻滞气机者，加雷丸、使君子；术后肠粘连者，加桃仁、赤芍；痰阻气闭者，加全瓜蒌、皂荚。

（三）气虚便秘

1. 主要证候

大便并不一定干硬，虽有便意，但临厕努挣乏力，难以排出，便而不爽，便后疲乏，面色㿠白，肢倦懒言，舌淡嫩，苔薄，脉弱。

2. 治则

益气润肠。

3. 方药

黄芪汤加减。黄芪 15 g，党参 12 g，橘皮 6 g，火麻仁 20 g，白蜜（冲服）20 g。

气虚下陷脱肛者，加人参、升麻、柴胡；肺气不足，气短懒言者，加五味子、麦冬、人参；气虚热结大便干硬者，加大黄、芒硝。

（四）血虚便秘

1. 主要证候

大便秘结，面色无华，头晕目眩，心悸健忘，唇舌淡，脉细弱。

2. 治则

养血润燥。

3. 方药

润汤丸加减。生地黄 12 g，当归 12 g，生何首乌 15 g，火麻仁 20 g，桃仁 10 g，枳壳 9 g。

血虚有热、口干心烦者，加玉竹、知母；大便干燥者，加白蜜、玄参；气血两亏者，加黄芪、太子参。

（五）阳虚寒凝便秘（冷秘）

1. 主要证候

大便艰涩，难以排出，腹中冷痛，小便清长，四肢不温，喜热怕冷，面色㿠白，腰膝酸冷，舌质淡，苔白润，脉沉迟。

2. 治则

温阳通便。

3. 方药

济川煎加减。肉苁蓉 15 g，当归 12 g，牛膝 9 g，泽泻 9 g，升麻 6 g，枳壳 10 g，肉桂（后下）3 g。

肾阳虚衰明显者，加熟地黄、山茱萸、硫黄。

三、单方验方

（1）生大黄 9 g，或番泻叶 15 g，开水冲泡后代茶饮服。适用于热结便秘。

（2）决明子 15 g，开水冲泡去渣，加适量蜂蜜后代茶饮用；或生何首乌 30 g，玉竹 15 g，水煎服；或蜂蜜 30 g，凉开水冲服。适用于肠燥便秘。

（3）槟榔 10 g，莱菔子 15 g，橘皮 5 g，水煎服。适用于食积气滞，便秘腹胀。

（4）肉苁蓉2份、沉香1份（共研细末），用麻子仁汁打糊为丸，每次服9g，每日2次。适用于阳虚便秘，腹中冷痛。

（5）黄芪、枳实、威灵仙各等份，共研细末，以蜂蜜为丸，每次服6～9g，每日2次。适用于年老体衰，排便困难者。

（6）当归（酒浸焙）、熟地黄各等份，研末后炼蜜为丸，每次服6～9g，每日2～3次。适用于阴血不足，肠燥便秘。

（7）蜣螂（去翅膀）炒黄后研末，每次3g，热酒送服。适用于便结不通。

（8）草乌研成极细末，以葱白1根，蘸草乌末纳入肛门，一纳即通。适用于大便不通。

（9）麦门冬15g，生地黄12g，玄参9g，水煎服。适用于津伤便秘。

（10）麻仁15g，紫苏子9g，水煎服。适用于老年人或产后津枯大便燥结。

四、药膳食疗

（1）蒸香蕉：香蕉2只去皮，加适量冰糖，隔水同蒸，每日2次，连服1周以上。适用于燥热便秘，心烦不安。

（2）五仁粥：芝麻、松子仁、胡桃仁、桃仁（去皮尖，炒）、甜杏仁各10g，粳米50g。将五仁混合，碾碎，加粳米一同煮粥服食。适用于气血两亏引起的习惯性便秘。

（3）蜂蜜萝卜汁：白萝卜1个、蜂蜜100g。将萝卜洗净，与蜂蜜共置碗内，隔水蒸约30分钟后，吃萝卜喝蜜糖水，每日2次。适用于大便秘结。

五、针灸治疗

（一）针法

大肠俞、天枢、支沟。

热秘者，加曲池、下巨虚；气秘者，加行间、中脘；冷秘者，加关元、气海；虚秘者，加足三里、肾俞、脾俞。

（二）灸法

甘遂末以生面糊调和，或巴豆肉捣为饼，填于脐中，上置艾炷灸；葱捣烂制成饼，贴于脐中，再以艾条温灸；隔姜灸或艾条悬灸天枢、支沟、大横。

六、推拿治疗

横擦八髎，按揉大肠俞、支沟、天枢。热秘者，按曲池、长强；气秘者，斜擦两胁，按揉章门、期门、肝俞；寒秘者，直擦背部、横擦肾俞；虚秘者，推肾俞、脾俞。

（黄娜娜）

第五节　痢疾

一、概述

痢疾为夏秋季之常见传染病之一，以腹痛、里急后重、下痢赤血为其主要特征，本病古时称为"肠澼""滞下"等。多由饮食不洁、伤及肠胃、湿热蕴积、邪毒滞留所致。临床可分为湿热痢、疫毒痢、寒湿痢、噤口痢、虚寒痢及休息痢等，治疗以清热化湿、凉血解毒、温化寒湿、降逆开噤、温下固脱及补气温中等法为主。

二、辨证用药

（一）湿热痢

1. 主要证候

腹痛、里急后重、下痢赤白相兼、便次频多、肛门灼热、小便赤涩，伴有发热口渴、烦躁不安，苔黄腻、脉滑数。

2. 治则

清热除湿解毒。

3. 方药

白头翁汤加味。白头翁 12 g，黄芩 9 g，黄连 5 g，黄柏 9 g，秦皮 9 g，当归 9 g，赤、白芍各 9 g，木香 9 g。

若有下血多加地榆炭、槐花炭；若食滞加枳术、山楂；若疫毒内盛而见壮热，腹痛剧烈可加金银花、赤芍、牡丹皮、生地黄；若面色苍白，四肢厥冷，汗出欲绝可加人参、附子、麦冬、五味子等品。

（二）寒湿痢

1. 主要证候

痢下白多赤少，或纯白稍黏冻，胸腹痞痛，头身困重，纳呆无力，苔白腻质淡，脉濡缓。

2. 治则

温中健脾，散寒化湿。

3. 方药

胃苓汤加味。苍术、白术各 9 g，厚朴 6 g，桂枝 9 g，茯苓 9 g，陈皮 6 g，木香 9 g，槟榔 9 g，炮姜 9 g。

（三）休息痢

1. 主要证候

下痢时发时止，缠绵难愈，食欲缺乏，神疲乏力，临厕里急后重，大便或硬或溏，时夹有黏液，或呈赤色，肛门重坠，苔腻质淡，脉濡软或虚大。

2. 治则

若痢疾休止期以补气健脾，并以导滞为主。

3. 方药

参苓白术散加减。党参 12 g，白术 12 g，茯苓 9 g，炙甘草 9 g，怀山药 9 g，莲子肉 9 g，炒白扁豆 9 g，薏苡仁 12 g，砂仁 6 g，陈皮 6 g，桔梗 6 g。

若在发作期，可参照以上分型论治。

（四）噤口痢

1. 主要证候

饮食不进，恶心呕吐，下痢赤白或纯血、腹痛或胸腹胀满，神倦肌瘦，舌苔黄腻，脉濡数。

2. 治则

和胃降浊，滋阴清热。

3. 方药

开噤散加减。黄连 6 g，石菖蒲 12 g，丹参 12 g，茯苓 9 g，陈皮 6 g，冬瓜子 9 g，荷叶蒂 9 g，陈米 30 g，半夏 9 g，大黄 9 g。若汤水难下，可先用玉枢丹磨冲少量服之，再服上方；若食入即吐，加吴茱萸、竹茹；胸腹胀满加藿香、厚朴；如痢下呕吐，舌红而干，脉细数，加石斛、沙参、麦冬；若呕吐频繁，汤水不进，加人参、麦冬等。

三、单方验方

（1）北山楂 15 g，乌梅 17 g，白头翁 3.3 g。先加水浸泡，再煎煮过滤，然后加糖 14 g，浓缩至

40 mL，成人每天 1 剂，连服 3 天，儿童 1～5 岁每日服 10 mL，6～10 岁服 20 mL，11～15 岁服 30 mL。预防细菌性痢疾。

（2）鲜苦瓜花 12 朵。捣取汁和蜜适量。赤痢加红曲 3 g，白痢加入六一散 10 g，开水冲服。治急性痢疾。

（3）巴豆（去油）2 粒，绿豆 6 粒，胡椒 6 粒，枣肉 4 枚。前三味用布包住，捣油加枣肉捣泥状，贴肚脐眼上。分 2 次贴完，12 小时更换，止痢快速。治红白痢疾。

四、药膳食疗

（1）苦瓜：生苦瓜 1 条。捣烂如泥，加糖 100 g 搅匀，2 小时后将水滤出，冷饮服；或用苦瓜藤叶，晒干研末，每次 6 g，每天 2 次。治菌痢。

（2）杏：青杏（将熟者）适量。用水洗净，去核，碾榨取汁，过滤去渣，文火烧浓缩或太阳晒浓缩（不可用金属器皿）如膏状，装瓶备用。治菌痢、急性肠炎。

（3）黄花菜：黄花菜 30 g，红糖 60 g。水煮熟服用，每天 2 次。治痢疾、便血、腹痛。

（4）白扁豆：白扁豆花 20 g，水煎服。治下痢脓血或赤白带下。

五、针灸治疗

（一）针法天枢，上巨虚

湿热痢加大肠俞、曲池、合谷，寒湿痢加三焦俞、阴陵泉，休息痢加脾俞、关元、血海，噤口痢加内关、中脘、足三里。

（二）耳针

大肠，小肠，胃，直肠下段，下脚端，神门。

六、推拿治疗

（1）推脐下任脉，胃经来回各五遍。

（2）重点点按关元、天枢、足三里、上巨虚各 5 分钟。

（黄娜娜）

第六节　噎膈

噎膈是指以吞咽食物梗噎不顺，重则食物不能进入胃腑，食入即吐为主要临床表现的一种病证。噎，指吞咽时梗塞不顺；膈，指格拒，食物不能下，下咽即吐。噎较轻，是膈之前期表现，在临床中往往二者同时出现，故并称噎膈。

膈之病名，首见于《内经》。《素问·阴阳别论》指出"三阳结，谓之膈"。《灵枢·上膈》曰："脾脉……微急为膈中，食饮之而出，后沃沫。"在《内经》的许多章节中还记述了本病证的病因、病位、传变及转归，认识到其发病与精神因素、阳结等有关，所病脏腑多在胃脘，对后世治疗启迪很大。隋朝对此病有进一步的认识，如巢元方《诸病源候论·痞噎病诸候·气膈候》中认为，"此由阴阳不和，脏气不理，寒气填于胸膈，故气噎塞不通，而谓之气噎"。并将噎膈分为气、忧、食、劳、思五噎；忧、恚、气、寒、热五膈。唐宋以后将噎膈并称，孙思邈《备急千金要方·噎塞论》引《古今录验》，对五噎的证候，做了详细描述："气噎者，心悸，上下不通，噎哕不彻，胸胁苦满。"至明清时期对其病因病机的认识较为全面，如李用粹在《证治汇补·噎膈》篇中曰。"有气滞者，有血瘀者，有火炎者，有痰凝者，有食积者，虽有五种，总归七情之变，由气郁化火，火旺血枯，津液成痰，痰壅而食不化也"。这些理论至今仍有重要的指导意义。

现代医学的食管癌、贲门癌及贲门痉挛、贲门弛缓、食管憩室、反流性食管炎、弥漫性食管痉挛、胃神经官能症等疾病，出现噎膈的临床表现时，可参考本节进行辨证论治。

一、病因病机

噎膈之病，主要为七情内伤，饮食不节，年老体弱等原因，致使气、痰、瘀相互交阻，日久津气耗伤，食管失于润养，胃失通降而见噎膈。

（一）七情内伤

由于忧思恼怒，情志不遂，肝郁气滞，肝气横犯脾胃，脾伤则气结，运化失司，水湿内停，滋生痰浊，痰气相搏，阻于食管，食管不利或狭窄而见噎膈；肝伤则气郁，气郁则血凝，瘀血阻滞食道，饮食噎塞难下而成噎膈。

（二）饮食不节

因过食肥甘辛辣燥热之品，或嗜酒过度，造成胃肠积热，则津伤血燥，以致食管干涩而成噎膈。或常食发霉、粗糙之品，损伤食管脾胃而致噎膈。

（三）久病年老

由于大病久病，或年老气虚，或阴损及阳，久则脾肾衰败，阳气虚衰，运化无力，浊气上逆，壅阻食管咽喉，则吞咽困难而成噎膈。

噎膈之病位在食管，属胃所主，其病变脏腑又与肝、脾、肾有密切关系，因三脏与胃、食管皆有经络联系。脾为胃行其津液，若脾失健运，可聚湿生痰，阻于食道。胃气之和降，赖于肝气之条达，若肝失疏泄，则胃失和降，气机郁滞，久则气滞血瘀，食管狭窄。中焦脾胃赖于肾阴的濡养和肾阳的温煦，若肾阴不足，失于濡养，或脾肾衰败，阳气虚弱，运化受阻，浊气上逆均可发为噎膈。

噎膈之病因病机复杂，但主要为七情内伤，饮食不节，日久则气郁生痰，气滞血阻，滞于食管而见噎膈；其次为年老体弱等原因，致阴津亏虚，气血枯燥，食管失于润养，干涩难下而见噎膈。但时常虚实交错，相互影响，互为因果，因而使病证极为复杂，病情缠绵难愈。

二、诊断要点

（一）症状

初起咽部或食道内有异物感，进食时有停滞感，继则咽下梗噎，重则食不得咽下或食入即吐。常伴有胃脘不适，胸膈疼痛，甚则形体消瘦，肌肤甲错，精神疲惫等。

（二）检查

口腔与咽喉检查，食管、胃的 X 线检查，食管与胃的内镜及病理组织学检查，食管脱落细胞检查及 CT 检查有助于早期诊断。

三、鉴别诊断

（一）梅核气

噎膈与梅核气两者均见吞咽过程中梗塞不舒的症状。梅核气自觉咽喉中有物梗塞，吐之不出，咽之不下，但饮食咽下顺利，无噎塞感，系气逆痰阻于咽喉所致。噎膈则饮食咽下暗梗阻难下，甚则不通。

（二）反胃

噎膈与反胃两者均有食入复出的症状，但反胃饮食能顺利咽下入胃，经久复出，朝食暮吐，暮食朝吐，宿谷不化，病证较噎膈轻，预后较好。

四、辨证

首先辨清噎膈的虚实。气滞血瘀，痰浊内阻者为实；津枯血燥，气虚阳弱者为虚。新病多实，或实多虚少；久病多虚，或虚中夹实。吞咽困难，梗塞不顺，胸膈胀痛者多实；食管干涩，饮食难下，或食入即吐者多虚。然而临证时，多为虚实相杂，应注意详辨。噎膈以正虚为本，夹有气滞、痰阻、血瘀等为标实。初起以标实为主，可见梗塞不舒，胸膈胀满、疼痛等气血郁滞之证。后期以正虚为主，出现形体消瘦，皮肤枯燥，舌红少津等津亏血燥之候；面色㿠白，形寒气短，面浮足肿等气虚阳微之症。临证时应仔细辨明标本的轻重缓急，利于辨证施治。

（一）气滞痰阻

1. 证候

咽食梗阻，胸膈痞满，甚则疼痛，随情志变化可加重或减轻，伴有嗳气呃逆，呕吐痰涎，口干咽燥，大便干涩，舌质红，苔薄腻，脉弦滑。

2. 分析

由于气滞痰阻于食管，食管不利，则咽食困难，胸膈痞满，遇情绪舒畅可减轻，精神抑郁则加重；气结津液不能上承，且郁热伤津，故口干咽燥；津不下润则大便干涩；痰气交阻，胃气上逆，则嗳气呃逆，呕吐痰涎；舌质红，苔薄腻，脉弦滑，为气郁痰阻，兼有郁热伤津之象。

（二）瘀血阻滞

1. 证候

吞咽梗阻，胸膈疼痛，食不得下，甚则滴水难进，食入即吐，或吐出物如赤豆汁，兼面色黯黑，肌肤枯燥，形体消瘦，大便坚如羊屎，或便血，舌质紫暗，或舌红少津，脉细涩。

2. 分析

血瘀阻滞食管或胃口，道路狭窄，故吞咽困难，胸膈疼痛，食不得下，食入即吐；久病阴伤肠燥，故大便干结，坚如羊屎；久瘀伤络，血渗脉外，则吐物如赤豆汁，或便血；长期饮食不入，化源告竭，肌肤失养，故形体消瘦，肌肤枯燥；面色黯黑，为瘀血阻滞之征；舌质紫暗，少津，脉细涩为血亏瘀结之象。

（三）津亏热结

1. 证候

进食时咽喉梗涩而痛，水饮可下，食物难进，或入食即吐，兼胸背灼痛，五心烦热，口干咽燥，形体消瘦，肌肤枯燥，大便干结，舌质红而干，或有裂纹，脉弦细数。

2. 分析

由于胃津亏耗，不能上润，故进食时咽喉梗涩而痛；热结痰凝，阻塞食管，故食物反出；热结灼阴，津亏失润，则口干咽燥，大便干结；胃不受纳，无以化生精微，故五心烦热，形体消瘦，肌肤枯燥；舌红而干，或有裂纹，脉弦细而数，均为津亏热结之象。

（四）脾肾阳衰

1. 证候

长期吞咽受阻，饮食不下，胸膈疼痛，面色㿠白，形瘦神衰，气短畏寒，面浮足肿，泛吐清涎，腹胀便溏，舌淡苔白，脉细弱。

2. 分析

噎膈日久，阴损及阳，脾肾阳衰，饮食无以受纳和运化，浊气上逆，故吞咽受阻，饮食不下，泛吐涎沫；脾肾衰败，化源衰微，肌体失养，故面色㿠白，形瘦神衰；阳气衰微，寒湿停滞，气短畏寒，面浮肢肿，腹胀便溏；舌淡苔白，脉细弱，均为脾肾阳衰之象。

五、治疗

噎膈的治疗在初期重在治标，宜以行气化痰、活血祛瘀为主；中、后期重在治本，以滋阴润燥、补气温阳为主。但本病表现极为复杂，常常虚实交错，治疗时应根据病情区分主次，全面兼顾。

（一）中药治疗

1. 气滞痰阻

治法：化痰解郁，润燥降气。

处方：启膈散。方中丹参、郁金、砂仁理气化痰，解郁宽胸；沙参、贝母、茯苓润燥化痰，健脾和中；荷叶蒂和胃降逆；杵头糠治卒噎。

痰湿较重可加瓜蒌、天南星、半夏以助化痰之力；若津液耗伤加麦冬、石斛、天花粉以润燥；若郁久化热，心烦口干者，加黄连、栀子、山豆根；若津伤便秘者加桃仁、蜂蜜以润肠通便。

2. 瘀血阻滞

治法：活血祛瘀，滋阴养血。

处方：通幽汤（《脾胃论》）。方中生地黄、熟地黄、当归身滋阴润肠，解痉止痛；桃仁、红花活血祛瘀，通络止痛；甘草益脾和中；升麻升清降浊。

若胸膈刺痛，酌加三七、丹参、赤芍、五灵脂活血祛瘀，通络止痛；胸膈闷痛，加海藻、昆布、贝母、瓜蒌软坚化痰，宽胸理气；若呕吐痰涎，加莱菔子、生姜汁以温胃化痰。

3. 津亏热结

治法：滋阴养血，润燥生津。

处方：沙参麦冬汤加减。方中沙参、麦冬、玉竹滋补津液；桑叶、天花粉养阴泻热；白扁豆、甘草安中和胃；可加玄参、生地黄、石斛以助养阴之力；加栀子、黄连、黄芩以清肺胃之热。

若肠燥失润，大便干结，可加当归、瓜蒌仁、生首乌润肠通便；若腹中胀满，大便不通，胃肠热盛，可用人参利膈丸或大黄甘草汤泻热存阴，但应中病即止，以免耗伤津液；若食道干涩，口燥咽干，可用滋阴清膈饮以生津养胃。

4. 脾肾阳衰

治法：温补脾肾，益气回阳。

处方：补气运脾汤（《统旨方》）加减。方中人参、黄芪、白术、茯苓、甘草补脾益气；砂仁、陈皮、半夏和胃降逆；加旋覆花降逆止呕；加附子、干姜温补脾阳；加枸杞子、杜仲温养肝肾，填充精血。若气阴两虚加石斛、麦冬、沙参以滋阴生津。

若中气下陷、少气懒言可用补中益气汤；若气血两亏、心悸气短可用十全大补汤加减。

在此阶段，阴阳俱竭，如因阳竭于上而水谷不入，阴竭于下而二便不通，称为关格，系开合之机已废，为阴阳离决的一种表现，当积极救治。

（二）针灸治疗

1. 基本处方

取穴：天突、膻中、内关、上脘、膈俞、足三里、胃俞、脾俞。天突散结利咽，宽贲门；膻中、内关宽胸理气，降逆止吐；上脘和胃降逆，调气止痛；膈俞利膈宽胸；足三里、胃俞、脾俞和胃扶正。

2. 加减运用

（1）气滞痰阻证：加丰隆、太冲以理气化痰，针用泻法。余穴针用平补平泻法。

（2）瘀血阻滞证：加合谷、血海、三阴交以行气活血，针用泻法。余穴针用平补平泻法。

（3）津亏热结证：加天枢、照海以滋补津液、泻热散结，针用补法。余穴针用平补平泻法。

（4）脾肾阳衰证：加命门、气海、关元以温补脾肾、益气回阳。诸穴针用补法，或加灸法。

3. 其他

（1）耳针疗法：取神门、胃、食道、膈，用中等刺激，每日1次，10次为1个疗程，或贴压王不留行籽。

（2）穴位注射疗法：取足三里、内关，用维生素 B_1、维生素 B_6 注射液，每穴注射 1 mL，每 3 天注射 1 次，10 次为 1 个疗程。

（黄娜娜）

第七节　呕吐

呕吐是指胃失和降，气逆于上，胃内容物经食管、口腔吐出的一类病证。古代医家认为呕吐有别，谓"有物有声为呕""有物无声为吐"。但呕与吐常同时发生，很难截然分开，故并称呕吐。呕吐可见于多种急慢性病证中，本篇讨论的是以呕吐为主症的病证。干呕、恶心病机相同，只是轻重有别，故合入本篇讨论。

《内经》对呕吐的病因论述颇详。如《素问·举痛论》曰："寒气客于肠胃，厥逆上出，故痛而呕也。"《素问·六元正纪大论》曰："火郁之发，民病呕逆。"《素问·至真要大论》曰："诸呕吐酸，暴注下迫，皆属于热""厥阴司天，风淫所胜……食则呕"；"少阴之胜……炎暑至……呕逆""燥淫所胜……民病喜呕，呕有苦""太阴之复，湿变乃举，体重中满，食饮不化，阴气上厥……呕而密默，唾吐清液。"认为呕吐可由寒气、火热、湿浊等引起。另外，还指出呕吐与饮食停滞有关，对肝、胆、脾在呕吐发生中的作用等都有论述，奠定了本病的理论基础。

在治疗上古代医家创立了许多至今行之有效的方剂，并指出呕吐有时是机体排除胃中有害物质的反应，如《金匮要略·呕吐秽下利病脉证治》曰："夫呕家有痈脓，不可治呕，脓尽自愈。"《金匮要略·黄疸病脉证并治》曰："酒疸，心中热，欲吐者，吐之愈。"这类呕吐常由痰水、宿食、脓血所致，不可止呕，邪去呕吐自止。

西医学的急慢性胃炎、胃黏膜脱垂症、贲门痉挛、幽门梗阻、十二指肠淤积症、肠梗阻、肝炎、胰腺炎、胆囊炎、尿毒症、颅脑疾病及一些急性传染病等，当以呕吐为主要表现时，可参考本篇辨证论治。

一、病因病机

胃主受纳和腐熟水谷，其气主降，以下行为顺，若邪气犯胃，或胃虚失和，气逆而上，则发生呕吐。《圣济总论·呕吐》曰："呕吐者，胃气上逆而不下也。"

（一）外邪犯胃

感受风寒湿燥火之邪，或秽浊之气，邪犯胃腑，气机不利，胃失和降，水谷随逆气上出，发生呕吐。正如《古今医统大全·呕吐哕》所言："无病之人猝然而呕吐，定是邪客胃府，在长夏暑邪所干，在秋冬风寒所犯。"由于感邪不同，正气之盛衰，体质之差异，胃气之强弱，外邪所致的呕吐，常因性质不同而表现各异，以寒邪致病居多。

（二）饮食不节

暴饮暴食，温凉失宜，或过食生冷油腻不洁之物，皆可伤胃滞脾，食滞内停，胃失和降，胃气上逆，发生呕吐。如《重订严氏济生方·呕吐论治》所曰："饮食失节，温凉失调，或喜餐腥脍乳酪，或贪食生冷肥腻，露卧湿处，当风取凉，动扰于胃，胃既病矣，则脾气停滞，清浊不分，中焦为之痞塞，遂成呕吐之患焉。"

（三）情志失调

恼怒伤肝，肝失条达，横逆犯胃，胃失和降，胃气上逆；或忧思伤脾，脾失健运，食停难化，胃失和降，亦可致呕。《景岳全书·呕吐》云："气逆作呕者，多因郁怒致动肝气，胃受肝邪，所以作呕。"

（四）脾胃虚弱

脾胃素虚，病后体虚，劳倦过度，耗伤中气，胃虚不能受纳水谷，脾虚不能化生精微，停积胃中，上逆成呕。《古今医统大全·呕吐哕》谓："久病吐者，胃气虚不纳谷也。"若脾阳不振，不能腐熟水谷，以致寒浊内生，气逆而呕；或热病伤阴，或久呕不愈，以致胃阴不足，胃失濡养，不得润降，而成呕吐。如《证治汇补·呕吐》所谓："阴虚成呕，不独胃家为病，所谓无阴则呕也。"

（五）其他因素

误食毒物或使用化学药物，伤及胃肠，加之情志因素及饮食调养失当，导致脾胃进一步损伤，脾胃虚弱、升降失常而出现恶心呕吐，脘腹胀满，纳呆，体倦乏力等症；后天之本受损，则气血化源不足，日久气阴亏虚。

呕吐的病因是多方面的，外感六淫，内伤饮食，情志不调，脏腑虚弱均可致呕。且常相互影响，兼杂致病。如外邪可以伤脾，气滞可以食停，脾虚或可成饮，故临床当辨证求因。

呕吐病位在胃，与肝、脾相关。胃气之和降，有赖于脾气的升清运化及肝气的疏泄条达，若脾失健运，则胃气失和，升降失职；肝失疏泄，则气机逆乱，胃失和降，均可致呕吐。

呕吐实者由外邪、饮食、痰饮等邪气犯胃，致胃失和降，气逆而发；虚者由气虚、阳虚、阴虚等正气不足，使胃失温养、濡润，胃气不降所致。一般说来，初病多实，呕吐日久，损伤脾胃，中气不足，由实转虚。基本病机在于胃失和降，胃气上逆。《景岳全书·呕吐》云："呕吐一证，最当详辨虚实，实者有邪，去其邪则愈；虚者无邪，则全由胃气之虚也。所谓邪者，或暴伤寒凉，或暴伤饮食，或因胃火上冲，或因肝气内逆，或以痰饮水气聚于胸中，或以表邪传里，聚于少阳阳明之间，皆有呕证，此皆呕之实邪也。所谓虚证，或其本无内伤，又无外感，而常为呕吐者，此既无邪，必胃虚也。或遇微寒，或遇微劳，或遇饮食少有不调，或肝气微逆，即为呕吐者，总胃虚也。"

二、诊断

（1）以呕吐食物、痰涎、水液诸物为主证，一日数次不等，持续或反复发作，常兼有脘腹不适，恶心纳呆，泛酸嘈杂等症。

（2）起病或急或缓，常有先恶心欲吐之感，多由气味、饮食、情志、冷热等因素而诱发，或因服用化学药物，误食毒物而致。

三、相关检查

（1）胃镜、上消化道钡餐透视可了解胃、十二指肠情况。

（2）血常规、血尿淀粉酶、腹部B超检查对确定胰腺及胆囊病变的性质有意义。

（3）腹部透视、头部CT或MRI检查以了解有无肠梗阻、颅脑占位性病变。

（4）若患者面色萎黄，呕吐不止，伴有尿少、水肿，应及时检查肾功能，以确诊肾功能不全所致呕吐。

（5）育龄期妇女，应做尿液检查，查妊娠试验。

（6）呕吐不止，需检查电解质，了解有无电解质紊乱。

四、鉴别诊断

（一）反胃

反胃多系脾胃虚寒，胃中无火，难于腐熟，食入不化所致。表现为食饮入胃，滞停胃中，良久尽吐而出，吐后转舒，即古人称"朝食暮吐，暮食朝吐"。而呕吐是以有声有物为特征，病机为邪气干扰，胃虚失和所致。实者食入即吐，或不食亦吐，并无规律，虚者时吐时止，但多吐出当日之食。

（二）霍乱

急性呕吐当与霍乱相鉴别。急性呕吐以呕吐为主，不伴腹泻；而霍乱则上吐下泻，或伴有腹痛如绞，吐泻剧烈者可出现肢冷、脉沉等危象。

（三）噎膈

呕吐与噎膈，皆有呕吐的症状。然呕吐之病，进食顺畅，吐无定时。噎膈的病位在食管，呕吐的病位在胃。噎膈之病，进食哽噎不顺或食不得入，或食入即吐，甚者因噎废食。呕吐大多病情较轻，病程较短，预后尚好。而噎膈多病情深重，病程较长，预后欠佳。

五、辨证要点

（一）辨可吐不可吐

降逆止呕为治疗呕吐的正治之法，但人体在应激反应状态下会出现保护性呕吐，使胃内有害物质排出体外，不需要运用止吐的方法。如胃有痰饮、食滞、毒物、痈脓等有害之物发生呕吐时，不可见呕止呕，因这类呕吐可使邪有出路，邪去则呕吐自止。甚至当呕吐不畅时，尚可用探吐之法，切不可降逆止呕，以免留邪，与应该止吐之证区别清楚。

（二）辨实与虚

因外邪、饮食、七情因素，病邪犯胃所致，发病急骤，病程较短，呕吐量多，呕吐物多酸腐臭秽，或伴有表证，脉实有力，多为实证；因脾胃虚寒，胃阴不足而成，起病缓慢，病程较长，呕而无力，时作时止，吐物不多，酸臭不甚，常伴有精神萎靡，倦怠乏力，脉弱无力，多为虚证。

（三）辨呕吐物

吐物的性质常反映病变的寒热虚实、病变脏腑等。如酸腐难闻，多为食积内腐；黄水味苦，多为胆热犯胃；酸水绿水，多为肝气犯胃；痰浊涎沫，多为痰饮中阻；泛吐清水，多属胃中虚寒，或有虫积；黏沫量少，多属胃阴不足。

（四）辨可下与禁下

呕吐之病不宜用下法，病在胃不宜攻肠，以免引邪内陷。且呕吐尚能排除积食、败脓等，若属虚者更不宜下，兼表者下之亦误，所以，仲景有"患者欲吐者不可下之"之训。但若确属胃肠实热，大便秘结，腑气不通，而致浊气上逆，气逆作呕者，可用下法，通其便，折其逆，使浊气下行，呕吐自止。

六、治疗

呕吐的治疗原则以和胃降逆为主。实者重在祛邪，根据病因分别施以解表、消食，化痰、降气之法，辅以和胃降逆之品，以求邪去胃安呕止。虚者重在扶正，分别施以益气、温阳、养阴之法，辅以降逆止呕之药，以求正复胃和呕止之功。虚实夹杂者，应适当兼顾治之。

（一）实证

1．外邪犯胃

主证：发病急骤，突然呕吐。

兼次证：常伴发热恶寒，头身疼痛，或汗出，头身困重，胸脘满闷，不思饮食。

舌脉：苔白，脉濡缓。

分析：外感风寒之邪，或夏令暑秽浊之气，动扰胃腑，浊气上逆，故突然呕吐，胸脘满闷，不思饮食；邪束肌表，营卫失和，故恶寒发热，头身疼痛；伤于寒湿，则苔白，脉濡缓。

治法：解表疏邪，和胃降逆。

方药：藿香正气散加减。

方中藿香辛散风寒，芳化湿浊，和胃悦脾；辅以半夏燥湿降气，和胃止呕；厚朴行气化湿，宽胸除满；苏叶、白芷助藿香外散风寒，兼可芳香化湿；陈皮理气燥湿，并能和中；茯苓、白术健脾运湿；大腹皮行气利湿；桔梗宣肺利膈；生姜、大枣和脾胃，共为佐药；使以甘草调和诸药。若风寒偏重，寒热无汗，可加荆芥、防风疏风散寒；若暑湿犯胃，身热汗出，可加香薷饮解暑化湿；如秽浊犯胃，呕吐甚剧，可吞服玉枢丹辟秽止呕；若风热犯胃，伴头痛身热，可用银翘散去桔梗之升提，加橘皮、竹茹清热和胃；若兼食滞，脘闷腹胀，嗳腐吞酸，可去白术、甘草，加神曲、鸡内金、莱菔子以消积导滞；若暑热犯胃，壮热口渴，可选用连朴饮。

2．饮食停滞

主证：呕吐酸腐，脘腹胀满，嗳气厌食，得食愈甚，吐后反快。

兼次证：大便或溏或结，气味臭秽。

舌脉：苔厚腻，脉滑实。

分析：食滞内阻，浊气上逆，故呕吐酸腐；食滞中焦，气机不利，故脘腹胀满，嗳气厌食；升降失常，传导失司，则大便不正常，化热与湿相搏，则便溏，热邪伤津，则便结；湿热内蕴，则苔厚腻，脉滑实。

治法：消食导滞，和胃降逆。

方药：保和丸加减。

方中山楂为主药，以消一切饮食积滞；辅以神曲消食健脾，莱菔子消食下气；佐以半夏、陈皮行气化滞，和胃止呕；茯苓健脾利湿和中；食积易化热，故佐连翘清热而散结。若积滞化热，腹胀便秘，可合小承气汤通腑泄热，使浊气下行，呕吐自止；若食已即吐，口臭干渴，胃中积热上冲，可用大黄甘草汤清胃降逆；若误食不洁、酸腐败物，而见腹中疼痛，欲吐不得者，可因势利导，用瓜蒂散探吐祛邪。

3. 痰饮内停

主证：呕吐多为清水痰涎，头眩心悸。

兼次证：胸脘痞闷，不思饮食，或呕而肠鸣有声。

舌脉：苔白腻，脉滑。

分析：脾不运化，痰饮内停，胃气不降，则胸脘痞闷，呕吐清水痰涎。水饮上犯，清阳之气不展，故头眩。水气凌心则心悸。苔白腻，脉滑，为痰饮内停之征。

治法：温化痰饮，和胃降逆。

方药：小半夏汤合苓桂术甘汤加减。

前方重在和中止呕，为治痰饮呕吐的基础方；后方重在健脾燥湿，温化痰饮。方中半夏、生姜和胃降逆，茯苓、桂枝、白术、甘草温脾化饮。若气滞腹痛者，可加厚朴、枳壳行气除满；若脾气受困，脘闷不食，可加砂仁、白豆蔻、苍术开胃醒脾；若痰浊蒙蔽清阳，头晕目眩，可用半夏白术天麻汤；若痰郁化热，烦闷口苦，可用黄连温胆汤清热化痰。另还可辨证选用二陈汤、甘遂半夏汤等。

4. 肝气犯胃

主证：呕吐吞酸，嗳气频作。

兼次证：胸胁胀满，烦闷不舒，每因情志不遂而呕吐吞酸更甚。

舌脉：舌边红，苔薄腻；脉弦。

分析：肝气不疏，横逆犯胃，胃失和降，因而呕吐吞酸，嗳气频作，气机阻滞，肝失疏泄，胸胁胀满，烦闷不舒；舌边红，苔薄腻，脉弦，为气滞肝旺之征。

治法：疏肝理气，和胃止呕。

方药：半夏厚朴汤合左金丸加减。

前方以厚朴、紫苏理气宽中，半夏、生姜、茯苓降逆和胃止呕；后者黄连、吴茱萸辛开苦降以止呕。若气郁化火，心烦口苦咽干，可合小柴胡汤清热止呕；若兼腑气不通，大便秘结，可用大柴胡汤清热通腑；若气滞血瘀，胁肋刺痛，可用膈下逐瘀汤活血化瘀。还可辨证选用越鞠丸、柴胡疏肝散等。

（二）虚证

1. 脾胃虚寒

主证：饮食稍有不慎，即易呕吐，大便溏薄，时作时止。

兼次证：胃纳不佳，食入难化，脘腹痞闷，口淡不渴，面色少华，倦怠乏力。

舌脉：舌质淡，苔薄白；脉濡弱。

分析：脾胃虚弱，中阳不振，水谷熟腐运化不及，故饮食稍有不慎即吐，时作时止，阳虚不能温布，则面白少华，倦怠乏力；中焦虚寒，气不化津，故口干而不欲饮。脾虚则运化失常，故大便溏薄。舌质淡，苔薄白，脉濡弱，乃脾阳不足象。

治法：益气健脾，和胃降逆。

方药：理中丸加味。

方中人参甘温入脾，补中益气；干姜辛热温中；白术燥湿健脾；炙甘草和中扶正，以达益气健脾，和胃降逆。若胃虚气逆，心下痞硬，干噫食臭，可用旋覆花代赭汤降逆止呕；若中气大亏，少气乏力，可用补中益气汤补中益气，升阳举陷；若病久及肾，肾阳不足，腰膝酸软，肢冷汗出，可用附子理中汤加肉桂、吴茱萸等温补脾肾。

2. 胃阴不足

主证：呕吐反复发作，时作干呕。

兼次证：呕吐量不多，或仅涎沫，口燥咽干，胃中嘈杂，似饥而不欲食。

舌脉：舌质红，少津；脉细数。

分析：胃热不清，耗伤胃阴，以致胃失濡养，气失和降，所以呕吐反复发作，时作干呕，似饥而不欲食。津液不能上承，故口燥咽干；舌质红少津，脉细数，为津液耗伤，虚中有热之象。

治法：滋养胃阴，降逆止呕。

方药：麦门冬汤加减。

方以人参、麦冬、粳米，甘草等滋养胃阴，半夏降逆止呕。若阴虚甚，五心烦热者，可加石斛、天花粉、知母养阴清热；若呕吐较甚，可加橘皮、竹茹、枇杷叶降气化痰止呕；若阴虚便秘，可加火麻仁、瓜蒌仁、白蜜润肠通便；阴虚呕吐者，去半夏加鲜芦根、刀豆子。

七、转归及预后

一般来说，实证呕吐病程短，病情轻，易治愈，虚证及虚实夹杂者，则病程长，病情重，反复发作，时作时止，较为难治。若失治误治，亦可由实转虚，虚实夹杂，由轻转重，久病久吐，脾胃衰败，化源不足，易生变证。所以，呕吐应及时诊治，防止后天之本受损。呕吐在其他各种病证过程中出现时也应重视。

（黄娜娜）

第八节　痞满

痞满是指以自觉心下痞塞，胸膈胀满，触之无形，按之柔软，压之无痛为主要症状的病证。按部位痞满可分为胸痞、心下痞等。心下痞即胃脘部。本节主要讨论以胃脘部出现上述症状的痞满，又可称胃痞。

一、病因病机

感受外邪、内伤饮食、情志失调等可引起中焦气机不利，脾胃升降失职而发生痞满。

（一）病因

1. 感受外邪

外感六淫，表邪入里，或误下伤中，邪气乘虚内陷，结于胃脘，阻塞中焦气机，升降失司，遂成痞满。如《伤寒论》曰："脉浮而紧，而复下之，紧反入里，则作痞，按之自濡，但气痞耳。"

2. 内伤饮食

暴饮暴食，或恣食生冷，或过食肥甘，或嗜酒无度，损伤脾胃，纳运无力，食滞内停，痰湿阻中，气机被阻，而生痞满。如《伤寒论》云："胃中不和，心下痞硬，干噫食臭""谷不化，腹中雷鸣，心下痞硬而满"。

3. 情志失调

抑郁恼怒，情志不遂，肝气郁滞，失于疏泄，横逆乘脾犯胃，脾胃升降失常，或忧思伤脾，脾气受损，运化不力，胃腑失和，气机不畅，发为痞满。如《景岳全书·痞满》言："怒气暴伤，肝气未平而痞。"

（二）病机

脾胃同居中焦，脾主运化，胃主受纳，共司饮食水谷的消化、吸收与输布。脾主升清，胃主降浊，清升浊降则气机调畅。肝主疏泄，调节脾胃气机。肝气条达，则脾升胃降，气机顺畅。上述病因均可影响到胃，并涉及脾肝，使中焦气机不利，脾胃升降失职，而发痞满。

痞满初期，多为实证，因外邪入里，食滞内停，痰湿中阻等诸邪干胃，导致脾胃运纳失职，清阳不升，浊阴不降，中焦气机阻滞，升降失司出现痞满；如外感湿热、客寒，或食滞、痰湿停留日久，均可困阻脾胃而成痞；肝郁气滞，横逆犯脾，亦可致气机郁滞之痞满。实痞日久，可由实转虚，正气日渐消耗，损伤脾胃，或素体脾胃虚弱，而致中焦运化无力；湿热之邪或肝胃郁热日久伤阴，阴津伤则胃失濡养，和降失司而成虚痞。因痞满常与脾虚不运、升降无力有关，脾胃虚弱，易招致病邪内侵，形成虚实夹杂、寒热错杂之证。此外，痞满日久不愈，气血运行不畅，脉络瘀滞，血络损伤，可见吐血、黑便，亦可产生胃痛或积聚、噎膈等变证。

总之，痞满的基本病位在胃，与肝脾的关系密切。中焦气机不利，脾胃升降失职为导致本病发生的病机关键。病理性质不外虚实两端，实即实邪内阻（食积、痰湿、外邪、气滞等），虚为脾胃虚弱（气虚或阴虚），虚实夹杂则两者兼而有之。因邪实多与中虚不运，升降无力有关，而中焦转运无力，最易招致病邪的内阻。

二、诊断要点

（一）诊断依据

（1）临床以胃脘痞塞，满闷不舒为主证，并有按之柔软，压之不痛，望无胀形的特点。

（2）发病缓慢，时轻时重，反复发作，病程漫长。

（3）多由饮食、情志、起居、寒温等因素诱发。

（二）相关检查

电子胃镜或纤维胃镜可诊断慢性胃炎并排除溃疡病、胃肿瘤等，病理组织活检可确定慢性胃炎的类型及是否有肠上皮化生、异型增生，X线钡餐检查也可以协助诊断慢性胃炎、胃下垂等，胃肠动力检测（如胃肠测压、胃排空试验、胃电图等）可协助诊断胃动力障碍、紊乱等，幽门螺杆菌（Hp）相关检测可查是否为Hp感染，B超、CT检查可鉴别肝胆疾病及腹水等。

三、病证鉴别

（一）痞满与胃痛

两者病位同在胃脘部，且常相兼出现。然胃痛以疼痛为主，胃痞以满闷不适为患，可累及胸膈；胃痛病势多急，压之可痛，而胃痞起病较缓，压无痛感，两者差别显著。

（二）痞满与鼓胀

两者均为自觉腹部胀满的病证，但鼓胀以腹部胀大如鼓，皮色苍黄，脉络暴露为主证；胃痞则以自觉满闷不舒，外无胀形为特征；鼓胀发于大腹，胃痞则在胃脘；鼓胀按之腹皮绷急，胃痞却按之柔软。如《证治汇补·痞满》曰："痞与胀满不同，胀满则内胀而外亦有形，痞满则内觉满塞而外无形迹。"

（三）痞满与胸痹

胸痹是胸中痞塞不通，而致胸膺内外疼痛之证，以胸闷、胸痛、短气为主证，偶兼脘腹不舒。如《金匮要略·胸痹心痛短气病脉证治》云："胸痹气急胀满，胸背痛，短气。"而胃痞则以脘腹满闷不舒为主症，多兼饮食纳运无力之症，偶有胸膈不适，并无胸痛等表现。

（四）痞满与结胸

两者病位皆在脘部，然结胸以心下至小腹硬满而痛，拒按为特征；痞满则在心下胃脘，以满而不痛，手可按压，触之无形为特点。

四、辨证论治

辨证要点：应首辨虚实。外邪所犯，食滞内停，痰湿中阻，湿热内蕴，气机失调等所成之痞皆为有邪，有邪即为实痞；脾胃气虚，无力运化，或胃阴不足，失于濡养所致之痞，则属虚痞。痞满能食，食后尤甚，饥时可缓，伴便秘，舌苔厚腻，脉实有力者为实痞；饥饱均满，食少纳呆，大便清利，脉虚无力者属虚痞。次辨寒热。痞满绵绵，得热则减，口淡不渴，或渴不欲饮，舌淡苔白，脉沉迟或沉涩者属寒；而痞满势急，口渴喜冷，舌红苔黄，脉数者为热。临证还要辨虚实寒热的兼夹。

治疗原则：痞满的基本病机是中焦气机不利，脾胃升降失宜。所以，治疗总以调理脾胃升降、行气除痞消满为基本法则。根据其虚、实分治，实者泻之，虚者补之，虚实夹杂者补消并用。扶正重在健脾益胃，补中益气，或养阴益胃。祛邪则视具体证候，分别施以消食导滞、除湿化痰、理气解郁、清热祛湿等法。

（一）实痞

1. 饮食内停证

脘腹痞闷而胀，进食尤甚，拒按，嗳腐吞酸，恶食呕吐，或大便不调，矢气频作，味臭如败卵，舌苔厚腻，脉滑。

（1）证机概要：饮食停滞，胃腑失和，气机壅塞。

（2）治法：消食和胃，行气消痞。

（3）代表方：保和丸加减。本方消食导滞，和胃降逆，用于食谷不化，脘腹胀满者。

（4）常用药：山楂、神曲、莱菔子消食导滞，行气除胀；制半夏、陈皮和胃化湿，行气消痞；茯苓健脾渗湿，和中止泻；连翘清热散结。

若食积较重者，可加鸡内金、谷芽、麦芽以消食；脘腹胀满者，可加枳实、厚朴、槟榔等理气除满；食积化热，大便秘结者，加大黄、枳实通腑消胀，或用枳实导滞丸推荡积滞，清利湿热；兼脾虚便溏者，加白术、白扁豆等健脾助运，化湿和中，或用枳实消痞丸消除痞满，健脾和胃。

2. 痰湿中阻证

脘腹痞塞不舒，胸膈满闷，头晕目眩，身重困倦，呕恶纳呆，口淡不渴，小便不利，舌苔白厚腻，脉沉滑。

（1）证机概要：痰浊阻滞，脾失健运，气机不和。

（2）治法：除湿化痰，理气和中。

（3）代表方：二陈平胃汤加减。本方燥湿健脾，化痰利气，用于脘腹胀满，呕恶纳呆之症。

（4）常用药：制半夏、苍术、藿香燥湿化痰，陈皮、厚朴理气消胀，茯苓、甘草健脾和胃。

若痰湿盛而胀满甚者，可加枳实、紫苏梗、桔梗等，或合用半夏厚朴汤以加强化痰理气；气逆不降，嗳气不止者，加旋覆花、代赭石、枳实、沉香等；痰湿郁久化热而口苦、舌苔黄者，改用黄连温胆汤；兼脾胃虚弱者加用党参、白术、砂仁健脾和中。

3. 湿热阻胃证

脘腹痞闷，或嘈杂不舒，恶心呕吐，口干不欲饮，口苦，纳少，舌红苔黄腻，脉滑数。

（1）证机概要：湿热内蕴，困阻脾胃，气机不利。

（2）治法：清热化湿，和胃消痞。

（3）代表方：泻心汤合连朴饮加减。前方泻热破结，后方清热燥湿，理气化浊，两方合用可增强清热除湿，散结消痞，用于胃脘胀闷嘈杂，口干口苦，舌红苔黄腻之痞满者。

（4）常用药：大黄泻热散痞，和胃开结；黄连、黄芩苦寒降泻热和阳；厚朴理气祛湿；石菖蒲芳香化湿，醒脾开胃；制半夏和胃燥湿；芦根清热和胃，止呕除烦；栀子、豆豉清热除烦。

若恶心呕吐明显者，加竹茹、生姜、旋覆花以止呕；纳呆不食者，加鸡内金、谷芽、麦芽以开胃导滞；嘈杂不舒者，可合用左金丸；便溏者，去大黄，加白扁豆、陈皮以化湿和胃。如寒热错杂，用半夏泻心汤苦辛通降。

4. 肝胃不和证

脘腹痞闷，胸胁胀满，心烦易怒，善太息，呕恶嗳气，或吐苦水，大便不爽，舌质淡红，苔薄白，脉弦。

（1）证机概要：肝气犯胃，胃气郁滞。

（2）治法：疏肝解郁，和胃消痞。

（3）代表方：越鞠丸合枳术丸加减。前者长于疏肝解郁，善解气、血、痰、火、湿、食六郁，后者消补兼施，长于健脾消痞，合用能增强行气消痞功效，适用于治疗胃脘胀满连及胸胁，郁怒心烦之痞满者。

（4）常用药：香附、川芎疏肝散结，行气活血；苍术、神曲燥湿健脾，消食化滞；栀子泻火解郁；枳实行气消痞；白术健脾益胃；荷叶升养胃气。

若气郁明显，胀满较甚者，酌加柴胡、郁金、厚朴等，或用五磨饮子加减以理气导滞消胀；郁而化火，口苦而干者，可加黄连、黄芩泻火解郁；呕恶明显者，加制半夏、生姜和胃止呕；嗳气甚者，加竹茹、沉香和胃降气。

（二）虚痞

1. 脾胃虚弱证

脘腹满闷，时轻时重，喜温喜按，纳呆便溏，神疲乏力，少气懒言；语声低微，舌质淡，苔薄白，脉细弱。

（1）证机概要：脾胃虚弱，健运失职，升降失司。

（2）治法：补气健脾，升清降浊。

（3）代表方：补中益气汤加减。本方健脾益气，升举清阳，用于治疗喜温喜按、少气乏力的胃脘胀满者。

（4）常用药：黄芪、党参、白术、炙甘草益气健脾，鼓舞脾胃清阳之气；升麻、柴胡协同升举清阳；当归养血和营以助脾；陈皮理气消痞。

若胀闷较重者，可加枳壳、木香、厚朴以理气运脾；四肢不温，阳虚明显者，加制附子、干姜温胃助阳，或合理中丸以温胃健脾；纳呆厌食者，加砂仁、神曲等理气开胃；舌苔厚腻，湿浊内蕴者，加制半夏、茯苓，或改用香砂六君子汤加减以健脾祛湿，理气除胀。

2. 胃阴不足证

脘腹痞闷，嘈杂，饥不欲食，恶心嗳气，口燥咽干，大便秘结，舌红少苔，脉细数。

（1）证机概要：胃阴亏虚，胃失濡养，和降失司。

（2）治法：养阴益胃，调中消痞。

（3）代表方：益胃汤加减。本方滋养胃阴，行气除痞，用于口燥咽干、舌红少苔之胃痞不舒者。

（4）常用药：生地、麦冬、沙参、玉竹滋阴养胃；香橼疏肝理脾，消除心腹痞满。若津伤较重者，可加石斛、花粉等以加强生津，腹胀较著者，加枳壳、厚朴花理气消胀；食滞者加谷芽、麦芽等消食导滞；便秘者，加火麻仁、玄参润肠通便。

五、预防调摄

（1）患者应节制饮食，勿暴饮暴食，同时饮食宜清淡，忌肥甘厚味、辛辣醇酒及生冷之品。

（2）注意精神调摄，保持乐观开朗，心情舒畅。

（3）慎起居，适寒温，防六淫，注意腹部保暖。

（4）适当参加体育锻炼，增强体质。

（李其信）

第九节　胃痛

胃痛是指以胃脘部近心窝处疼痛为主要临床表现的一种病证，又称胃脘痛。

《内经》对本病的论述较多，如《灵枢·邪气脏腑病形》曰："胃病者，腹膜胀，胃脘当心而痛。"最早记载了"胃脘痛"的病名；又《灵枢·厥病》云："厥心痛，腹胀胸满，心尤痛甚，胃心痛也。"所论"厥心痛"的内容，与本病有密切的关系。

《内经》还指出造成胃脘痛的原因有受寒、肝气不舒及内热等，《素问·举痛论》曰："寒气客于肠胃之间、膜原之下，血不得散，小络急引故痛。"《素问·六元正纪大论》曰："木郁之发，民病胃脘当心而痛。"《素问·气交变大论》曰："岁金不及，炎火通行，复则民病口疮，甚则心痛。"迨至汉代，张仲景在《金匮要略》中则将胃脘部称为心下、心中，将胃病分为痞证、胀证、满证与痛证，对后世很有启发。如"心中痞，诸逆心悬痛，桂枝生姜枳实汤主之。""按之心下满痛者，此为实也，当下之，宜大柴胡汤"。书中所拟的方剂如大建中汤、大柴胡汤等，都是治疗胃脘痛的名方。《仁斋直指方》对胃痛的原因已经认识到"有寒，有热，有死血，有食积，有痰饮，有虫"等不同。《备急千金要方·心腹痛》在论述九痛丸功效时指出，其胃痛有虫心痛、疰心痛、风心痛、悸心痛、食心痛、饮心痛、寒心痛、热心痛、去来心痛九种。

对于胃脘痛的辨证论治，《景岳全书·心腹痛》分析极为详尽，对临床颇具指导意义，指出："痛有虚实……辨之之法，但当察其可按者为虚，拒按者为实；久痛者多虚，暴病者多实；得食稍可者为虚，胀满畏食者为实；痛徐而缓，莫得其处者多虚，痛剧而坚，一定不移者为实；痛在肠脏，中有物有滞者多实，痛在腔胁经络，不干中脏，而牵连腰背，无胀无滞者多虚。脉与证参，虚实自辨。"除此之外，还须辨其寒热及有形无形。《丹溪心法·心脾痛》在论述胃痛治法时指出"诸痛不可补气"的观点，对后世影响很大，而印之临床，这种提法尚欠全面，后世医家逐渐对其进行纠正和补充。

《证治汇补·胃脘痛》对胃痛的治疗提出"大率气食居多，不可骤用补剂，盖补之则气不通而痛愈甚。若曾服攻击之品，愈后复发，屡发屡攻，渐至脉来浮大而空者，又当培补"，值得借鉴。

古代文献中所述胃脘痛，在唐宋以前医籍多以"心痛"代之，宋代之后，医家对胃痛与心痛相混谈提出质疑，至金元《兰室秘藏》首立"胃脘痛"一门，明确区分了胃痛与心痛，至明清时期胃痛与心痛得以进一步区别开来。如《证治准绳·心痛胃脘痛》就指出："或问丹溪言心痛即胃脘痛然乎？曰：心与胃各一脏，其病形不同，因胃脘痛处在心下，故有当心而痛之名，岂胃脘痛即心痛者哉！"《医学正传·胃脘痛》亦云："古方九种心痛……详其所由，皆在胃脘，而实不在于心也。"

现代医学的急、慢性胃炎，消化性溃疡，胃神经官能症，胃癌等疾病，以及部分肝、胆、胰疾病，出现胃痛的临床表现时，可参考本节进行辨证论治。

一、病因病机

胃痛的发生，主要责之于外邪犯胃、饮食伤胃、情志不畅和先天脾胃虚弱等，致胃气郁滞，胃失和降，不通则痛。

（一）外邪犯胃

外邪之中以寒邪最易犯胃，夏暑之季，暑热、湿浊之邪也间有之。邪气客胃，胃气受伤，轻则气机壅滞，重则和降失司，而致胃脘作痛。寒主凝滞，多见绞痛；暑热急迫，常致灼痛；湿浊黏腻，常见闷痛。

（二）饮食伤胃

若纵恣口腹，过食肥甘，偏嗜烟酒，或饥饱失调，寒热不适，或用伤胃药物，均可伐伤胃气，气机升降失调而作胃痛。尤厚味及烟酒，皆湿热或燥热之性，易停于胃腑伤津耗液为先，久则损脾。

（三）情志不畅

情志不舒，伤肝损脾，亦致胃痛。如气郁恼怒则伤肝，肝失疏泄条达，横犯脾胃，而致肝胃不和或肝脾不和，气血阻滞则胃痛；忧思焦虑则伤脾，脾伤则运化失司，升降失常，气机不畅也致胃痛。

（四）脾胃虚弱

身体素虚，劳倦太过，久病不愈，可致脾胃不健，运化无权，升降转枢失利，气机阻滞，而致胃痛；或因胃病日久，阴津暗耗，胃失濡养，或伴中气下陷，气机失调；或因脾胃阳虚，阴寒内生，胃失温养，均可导致胃痛。

胃痛与胃、肝、脾关系最为密切。胃痛初发多属实证，病位主要在胃，间可及肝；病久常见虚证，其病位主要在脾；亦有虚实夹杂者，或脾胃同病，或肝脾同病。

胃痛病因虽有上述不同，病性尚有虚实寒热、在气在血之异，但其发病机制有其共性，即所谓"不通则痛"。胃为阳土，喜润恶燥，主受纳、腐熟水谷，以降为顺。胃气一伤，初则壅滞，继则上逆，此即气滞为病。其中首先是胃气的壅滞，无论外感、食积均可引发；其次是肝胃气滞，即肝气郁结，横逆犯胃所造成的气机阻滞。另外，气为血帅，气行则血行，气滞日久，必致血瘀，也即久患者络之意；"气有余便是火"，气机不畅，可蕴久化热，火能灼伤阴津，或出血之后，血脉瘀阻而新血不生，致阴津亦虚，均可致胃痛加重，每每缠绵难愈。脾属阴土，喜燥恶湿，主运化，输布精微，以升为健，与胃互为表里，胃病延久，可内传于脾。脾气受伤，轻则中气不足，运化无权；继则中气下陷，升降失司；再则脾胃阳虚，阴寒内生，胃络失于温养。若胃痛失治误治，血络损伤，还可见吐血、便血等症。

二、诊断要点

（一）症状

胃脘部疼痛，常伴有食欲缺乏，痞闷或胀满，恶心呕吐，吞酸嘈杂等症。发病常与情志不遂、饮食不节、劳累、受寒等因素有关。起病或急或缓，常有反复发作的病史。

（二）检查

上消化道 X 线钡餐造影、纤维胃镜及病理组织学检查等，有助诊断。

三、鉴别诊断

（一）胃痞

二者部位同在心下，但胃痞是指心下痞塞，胸膈满闷，触之无形，按之不痛的病证。胃痛以痛为主，胃痞以满为患，且病及胸膈，不难区别。

（二）真心痛

心居胸中，其痛常及心下，出现胃痛的表现，应高度警惕，防止与胃痛相混。典型真心痛为当胸而痛，其痛多刺痛、剧痛，且痛引肩背，常有气短、汗出等症，病情较急，如《灵枢·厥病》曰："真心痛，手足青至节，心痛甚，旦发夕死，夕发旦死。"中老年人既往无胃痛病史，而突发胃脘部位疼痛者，当注意真心痛的发生。胃痛部位在胃脘，病势不急，多为隐痛、胀痛等，常有反复发作史。X 线、胃镜、心电图及生化检查有助鉴别。

四、辨证

胃痛的主要部位在上腹胃脘部近心窝处，往往兼见胃脘部痞满、胀闷、嗳气、吐酸、纳呆、胁胀、腹胀，甚至出现呕血、便血等症。常反复发作，久治难愈。至于临床辨证，当分虚实两类。实证多痛急拒按，病程较短；虚证多痛缓喜按，缠绵难愈，这是辨证的关键。

（一）寒邪客胃

证候：胃痛暴作，得温痛减，遇寒加重；恶寒喜暖，口淡不渴，或喜热饮，舌淡，苔薄白，脉弦紧。

分析：寒凝胃脘，气机阻滞，则胃痛暴作，得温痛减，遇寒加重；阳气被遏，失去温煦，则恶寒喜暖，口淡不渴，或喜热饮；舌淡，苔薄白，脉弦紧，为内寒之象。

（二）饮食伤胃

证候：胃脘疼痛，胀满拒按，嗳腐吞酸，或呕吐不消化食物，其味腐臭，吐后痛减，不思饮食，大便不爽，得矢气及便后稍舒，舌苔厚腻，脉滑。

分析：饮食积滞，阻塞胃气，则胃脘疼痛，胀满拒按；食物不化，胃气上逆，则嗳腐吞酸，或呕吐不消化食物，其味腐臭，吐后痛减；胃失和降，腑气不通，则不思饮食，大便不爽，得矢气及便后稍舒；舌质淡，苔厚腻，脉滑，为饮食内停之征。

（三）肝气犯胃

证候：胃脘胀痛，连及两胁，攻撑走窜，每因情志不遂而加重，善太息，不思饮食，精神抑郁，夜寐不安，舌苔薄白，脉弦滑。

分析：肝气郁结，横逆犯胃，肝胃气滞，故胃脘胀痛；胁为肝之分野，故胃痛连胁，攻撑走窜；因情志不遂加重气机不畅，故以息为快；胃失和降，受纳失司，故不思饮食；肝郁不舒，则精神抑郁，夜寐不安；舌苔薄白，脉弦滑为肝胃不和之象。

（四）湿热中阻

证候：胃脘灼热而痛，得凉则减，遇热加重。伴口干喜冷饮，或口臭不爽，口舌生疮。甚至大便秘结，排便不畅，舌质红，苔黄少津，脉滑数。

分析：胃气阻滞，日久化热，故胃脘灼痛，得凉则减，遇热加重，口干喜冷饮或口臭不爽，口舌生疮；胃热久积，腑气不通，故大便秘结，排便不畅；舌质红，苔黄少津，脉象滑数，为胃热蕴积之象。

（五）瘀血停胃

证候：胃脘疼痛，状如针刺或刀割，痛有定处而拒按，入夜尤甚。病程日久，胃痛反复发作而不愈，面色晦暗无华，唇暗，舌质紫暗或有瘀斑，脉涩。

分析：气滞则血瘀，或吐血、便血之后，离经之血停积于胃，胃络不通，而成瘀血，瘀血停胃，故疼痛状如针刺或刀割，固定不移，拒按；瘀血不净，新血不生，故面色晦暗无华，唇暗；舌质紫暗，或有瘀点、瘀斑，脉涩，为血脉瘀阻之象。

（六）胃阴亏耗

证候：胃脘隐痛或隐隐灼痛，伴嘈杂似饥，饥不欲食，口干不思饮，咽干唇燥，大便干结，舌体瘦，质嫩红，少苔或无苔，脉细而数。

分析：气郁化热，热伤胃津，或瘀血积留，新血不生，阴津匮乏，阴津亏损则胃络失养，故见胃脘隐痛；若阴虚有火，则可见胃中灼痛隐隐；胃津亏虚则胃纳失司，故嘈杂似饥，知饥而不欲纳食；阴液亏乏，津不上承，故咽干唇燥；阴液不足则肠道干涩，故大便干结；舌体瘦舌质嫩红，少苔或无苔，脉细而数，皆为胃阴不足而兼虚火之象。

（七）脾胃虚寒

证候：胃脘隐痛，遇寒或饥时痛剧，得温或进食则缓，喜暖喜按。伴面色不华，神疲肢怠，四末不温，食少便溏，或泛吐清水。舌质淡而胖，边有齿痕，苔薄白，脉沉细无力。

分析：胃病日久，累及脾阳。脾胃阳虚，故胃痛绵绵，遇寒或饥时痛剧，得温熨或进食则缓，喜暖喜按；气血虚弱，故面色不华，神疲肢怠；阳气虚不达四末，故四肢不温；脾虚不运，转输失常，故食少便溏；脾阳不振，寒湿内生，饮邪上逆，故泛吐清水；舌质淡而胖，边有齿痕，苔薄白，脉沉细无力，为脾胃虚寒之象。

五、治疗

治疗以理气和胃止痛为主，审证求因，辨证施治。邪盛以祛邪为急，正虚以扶正为先，虚实夹杂者，则当祛邪扶正并举。虽有"通则不痛"之说，但决不能局限于狭义的"通"法，要从广义的角度理解和运用"通"法。属于胃寒者，散寒即所谓通；属于血瘀者，化瘀即所谓通；属于食停者，消食即所谓通；属于气滞者，理气即所谓通；属于热郁者，泻热即所谓通；属于阴虚者，益胃养阴即所谓通；属于阳虚者，温运脾阳即所谓通。

（一）中药治疗

1. 寒邪客胃

治法：温胃散寒，行气止痛。

处方：香苏散合良附丸加减。

方中高良姜、吴茱萸温胃散寒，香附、乌药、陈皮、木香行气止痛。

如兼见恶寒、头痛等风寒表证者，可加苏叶、藿香等以疏散风寒，或内服生姜汤、胡椒汤以散寒止痛；若兼见胸脘痞闷，胃纳呆滞，嗳气或呕吐者，是为寒夹食滞，可加枳实、神曲、鸡内金、制半夏、生姜等以消食导滞，降逆止呕。若寒邪郁久化热，寒热错杂，可用半夏泻心汤辛开苦降，寒热并调。

中成药可选用良附丸、胃痛粉等。

2. 饮食伤胃

治法：消食导滞，和胃止痛。

处方：保和丸加减。

方中神曲、山楂、莱菔子消食导滞，茯苓、半夏、陈皮和胃化湿，连翘散结清热。

若脘腹胀甚者，可加枳实、砂仁、槟榔等以行气消滞；若胃脘胀痛而便闭者，可合用小承气汤或改用枳实导滞丸以通腑行气；胃痛急剧而拒按，伴见苔黄燥，便秘者，为食积化热成燥，则合用大承气汤以泻热解燥，通腑荡积。

中成药可选用加味保和丸、枳实消痞丸等。

3. 肝气犯胃

治法：疏肝解郁，理气止痛。

处方：柴胡疏肝散加减。

方中柴胡、芍药、川芎、郁金、香附疏肝解郁，陈皮、枳壳、佛手、甘草理气和中。

若胃痛较甚者，可加川楝子、延胡索以加强理气止痛作用；嗳气较频者，可加沉香、旋覆花以顺气降逆；反酸者加海螵蛸、煅瓦楞子中和胃酸。痛势急迫，嘈杂吐酸，口干口苦，舌红苔黄，脉弦或数，乃肝胃郁热之证，改用化肝煎或丹栀逍遥散加黄连、吴茱萸以疏肝泻热和胃。

中成药可选用气滞胃痛冲剂、胃苏冲剂等。

4. 湿热中阻

治法：清化湿热，理气和胃。

处方：清中汤加减。

方中黄连、栀子清热燥湿，制半夏、茯苓、草豆蔻祛湿健脾，陈皮、甘草理气和中。

湿偏重者加苍术、藿香燥湿醒脾；热偏重者加蒲公英、黄芩清胃泻热；伴恶心呕吐者，加竹茹、橘皮以清胃降逆；大便秘结不通者，可加大黄（后下）通下导滞；气滞腹胀者加厚朴、枳实以理气消胀；纳呆少食者，加神曲、谷芽、麦芽以消食导滞。

中成药可选用清胃和中丸。

5. 瘀血停胃

治法：理气活血，化瘀止痛。

方药：失笑散合丹参饮加减。

前方以五灵脂、蒲黄活血祛瘀，通利血脉以止痛；后方重用丹参活血化瘀，檀香、砂仁行气止痛。

若因气滞而致血瘀，气滞仍明显时，宜加理气之品，但忌香燥太过。若血瘀而兼血虚者，宜合四物汤等养血活血之味。若血瘀而兼脾胃虚衰者，宜加炙黄芪、党参等健脾益气以助血行。

中成药可选用九气拈痛丸。

6. 胃阴亏耗

治法：滋阴益胃，和中止痛。

处方：益胃汤合芍药甘草汤加减。

方中沙参、玉竹补益气阴；麦冬、生地黄滋养阴津；冰糖生津益胃；芍药、甘草酸甘化阴，缓急止痛。

若气滞仍著时，加佛手、香橼皮、玫瑰花等轻清畅气而不伤阴之品；津伤液亏明显时，可加芦根、天花粉、乌梅等以生津养液；大便干结者，加火麻仁、郁李仁、瓜蒌仁等润肠之品。若兼肝阴亦虚，症见脘痛连胁者，可加白芍、枸杞子、生地黄等柔肝之品，也可用一贯煎化裁为治。

中成药可选用养胃舒胶囊。

7. 脾胃虚寒

治法：温中健脾。

方药：黄芪建中汤加减。

方中以黄芪补中益气、饴糖益气养阴为君；以桂枝温阳气、芍药益阴血为臣；以生姜温胃、大枣补脾为佐；炙甘草调和诸药，共奏温中健脾，和胃止痛之功。

若阳虚内寒较重者，也可用大建中汤化裁，或加附子、肉桂、荜茇等温中散寒；兼泛酸者，可加黄连汁炒吴茱萸、煅瓦楞子、海螵蛸等制酸之品；泛吐清水时，可予小半夏加茯苓汤或苓桂术甘汤合方为治；兼见血虚者，也可用归芪建中汤治之。若胃脘坠痛，证属中气下陷者，可用补中益气汤化裁为治。

此外，临床上胃强脾弱，上热下寒者也不少见，症状除胃脘疼痛以外，还可见恶心呕吐，嗳气，肠鸣便溏或大便秘结，舌质淡，苔薄黄腻，脉细滑等。治疗时，可选用半夏泻心汤、黄连理中汤或乌梅丸等以调和脾胃，清上温下。

中成药可选用人参健脾丸、参苓白术丸等。

（二）针灸治疗

1. 基本处方

中脘、内关、足三里。

中脘、足三里募合相配，内关属心包经，历络三焦，通调三焦气机而和胃，三穴远近结合，共同调理胃腑气机。

2. 加减运用

（1）寒邪客胃证：加神阙、梁丘以散寒止痛，神阙用灸法。余穴针用平补平泻法。

（2）饮食伤胃证：加梁门、建里、璇玑以消食导滞。诸穴针用泻法。

（3）肝气犯胃证：加期门、太冲以疏肝理气，针用泻法。余穴针用平补平泻法。

（4）湿热中阻证：加阴陵泉、内庭以清利湿热，阴陵泉针用平补平泻法。余穴针用泻法。

（5）瘀血停胃证：加膈俞、阿是穴以化瘀止痛，针用泻法。余穴针用平补平泻法，或加灸法。

（6）胃阴亏耗证：加胃俞、太溪、三阴交以滋阴养胃。诸穴针用补法。

（7）脾胃虚寒证：加神阙、气海、脾俞、胃俞以温中散寒，神阙用灸法。余穴针用补法，或加灸法。

3. 其他

（1）指针疗法：取中脘、至阳、足三里等穴，以双手拇指或中指点压、按揉，力度以患者能耐受并感觉舒适为度，同时令患者行缓慢腹式呼吸，连续按揉 3 ～ 5 分钟即可止痛。

（2）耳针疗法：取胃、十二指肠、脾、肝、神门、下脚端，每次选用 3 ～ 5 穴，毫针浅刺，留针 30 分钟；或用王不留行籽贴压。

（3）穴位注射疗法：根据中医辨证，分别选用当归注射液、丹参注射液、参附注射液或生脉注射液等，也可选用维生素 B_1 或维生素 B_{12} 注射液，按常规取 2 ～ 3 穴，每穴注入药液 2 ～ 4 mL，每日或隔日 1 次。

（4）埋线疗法：取穴：肝俞、脾俞、胃俞、中脘、梁门、足三里。方法：将羊肠线用埋线针植入穴位内，无菌操作，每月 1 次，连续 3 次。适用于慢性胃炎之各型胃痛症者。

（5）兜肚法：取艾叶 30 g，荜茇、干姜各 15 g，甘松、山柰、细辛、肉桂、吴茱萸、延胡索、白芷各 10 g，大茴香 6 g，共研为细末，用柔软的棉布折成 15 cm 直径的兜肚形状，将上药末均匀放入，紧密缝好，日夜兜于中脘穴或疼痛处，适用于脾胃虚寒胃痛。

（都业馨）

第十节　腹痛

腹痛是指胃脘以下、耻骨毛际以上部位疼痛为主证的病证。感受六淫之邪，虫积、食滞所伤，气滞血瘀，或气血亏虚，经脉失荣等，均可导致腹痛。

一、历史沿革

腹痛首见于《内经》。其对腹痛的论述，多从寒热邪气客于肠胃立论。《素问·举痛论篇》谓："寒气客于肠胃之间，膜原之下，血不得散，小络急引故痛""热气留于小肠，肠中痛，瘅热焦渴，则坚干不得出，故痛而闭不通矣。"

《素问·气交变大论篇》还分别对雨湿、风气、燥气所致腹痛的症状作了描述。《灵枢·邪气脏腑病形》及"师传""胀论""经脉"等篇对感寒泄泻，肠鸣飧泄，胃热肠寒，热病挟脐急痛等腹痛亦有所论述。

汉代张仲景《金匮要略》在有关篇章中对腹痛，辨证确切，并创立了许多有效治法方剂。如《金匮要略·腹满寒疝宿食病脉证治》谓："病者腹满，按之不痛为虚，痛者为实，可下之。舌黄未下者，下之黄自去。"指出按之而痛者，为有形之邪，结而不行，其满为痛，并以舌黄作为实热积滞之征象，治当攻下。对"腹中寒气，雷鸣切痛，胸胁逆满，呕吐"的脾胃虚寒，水湿内停的腹满痛证及寒邪攻冲之证分别提出附子粳米汤及大建中汤治疗，而"心下满痛"及"痛而闭"则有大柴胡汤、厚朴三物汤，提示了热结、气滞腹痛的治法。此外"疮痈肠痈浸淫病脉证治"篇还对"肠痈"加以论治。以上，在理论与实践方面，均有很大的指导价值。

隋代巢元方《诸病源候论》将腹痛专立单独病候，分为急腹痛与久腹痛。该书"腹痛病诸候"篇谓："凡腹急痛，此里之有病""由府藏虚，寒冷之气客于肠胃膜原之间，结聚不散，正气与邪气交争，相击故痛""久腹痛者，藏府虚而有寒，客于腹内，连滞不歇，发作有时，发则肠鸣而腹绞痛，谓之寒中。是冷搏于阴经，令阳气不足，阴气有余也。寒中久痛不瘥，冷入于大肠，则变下利。"对病因、证候描述较之前人为详。

唐代孙思邈《备急千金要方》立"心腹痛门"，该书提出注心痛、虫心痛、风心痛、悸心痛、食心痛、饮心痛、冷心痛、热心痛、去来心痛等9种心痛名称，其中包括某些上腹部疼痛。孙氏列有治心腹痛及腹痛方十余首，如有治虚冷腹痛的当归汤方、腹冷绞痛的羊肉当归汤方、腹痛脐下绞结的温脾汤方等。包括了温中、化瘀、理气止痛等治法。此外还包括若干熨法和刺灸法，反映了治疗手段日趋丰富。王焘《外台秘要》对许多心腹痛方进行了收集，如该书载有《广济》疗心腹中气时之痛等症的桔梗散方，《肘后》疗心腹俱胀痛等症的栀豉汤方，《深师》疗久寒冷心腹绞痛等症的前胡汤方，《小品》疗心腹绞痛等症的当归汤方，《古今录验》疗心腹积聚寒中绞痛等症的通命丸方等，对急性腹痛提供了更多方剂。

宋代杨士瀛《仁斋直指方》对腹痛分寒热、死血、食积、痰饮、虫等，并对不同腹痛提出鉴别，如谓："气血、痰水、食积、风冷诸症之痛，每每停聚而不散，惟虫病则乍作乍止，来去无定，又有呕吐清沫之可验。"对临床辨证颇有裨益。

金元时期，李杲将腹痛按三阴经及杂病进行辨证论治，尤其强调腹痛不同部位分经辨治，对后世颇有启发。如谓中脘痛太阴也，理中汤、加味小建中汤、草豆蔻丸之类主之；脐腹痛，少阴也，四逆汤、姜附汤或五积散加吴茱萸主之；少腹痛，厥阴也，当归四逆汤加吴茱萸主之；杂证腹痛以四物苦楝汤或芍药甘草汤等为主方，并依据不同脉象进行加减。尤其李氏在《医学发明·泄可去闭葶苈大黄之属》，明确提出了"痛则不通"的病机学说，并在治疗上确立了"痛随利减，当通其经络，则疼痛去矣"之说，给后世很大的影响。

《丹溪心法》对腹痛以寒、积热、死血、食积、痰湿划分，尤对气、血、痰、湿作痛提出相应的用药，强调对老人、肥人应该根据不同体质施治，并提出初痛宜攻，久痛宜升消的治则，立"痛忌补气"之说。此外，朱氏对感受外邪作痛及伤食痛，颠仆损伤腹痛亦分列了处方。

明代《古今医鉴》在治法上提出，"是寒则温之，是热则清之，是痰则化之，是血则散之，是气则顺之，是虫则杀之，临证不可惑也"。《医学正传》亦提出"浊气在上者涌之，清气在下者提之，寒者温之，热者清之，虚者培之，实者泻之，结者散之，留者行之，此治法之大要也"等原则。

明代李梴《医学入门》对腹痛分证治疗及症状的描述则更加具体。如谓："瘀血痛有常处，或忧思逆郁，跌扑伤瘀，或妇女经来产后，恶瘀不尽而凝，四物汤去地黄，加桃仁、大黄、红花。又血虚郁火燥结阻气，不运而痛者，四物汤倍芍药加炒干姜，凡痛多属血涩，通用芍药甘草汤为主。"

《医方考》则对治疗腹痛的丁香止痛散、三因七气汤、桂枝加大黄汤等有效方剂的组成、功用、配伍、适应症状等加以解说，以便于临床运用。张景岳对腹痛虚实辨证，尤为精详，认为暴痛多由食滞、寒滞、气滞；渐痛多由虫、火、痰、血。明确提出"多滞多逆者，方是实证，如无滞运则不得以实论也"。并从喜按与否、痛徐而缓、痛剧而坚及脉象和痛的部位等方面辨证。可以看出这一时期对腹痛的病因、病机及治疗，无论理论实践，均有了进一步的深化和提高。

清代医家对腹痛证治疗更有发展。如《张氏医通》对腹痛证候方要详备。其谓感暑而痛，或泻利并作，用十味香薷饮；腹中常热作痛，此为积热，用调胃承气汤；七情内结心腹绞痛选用七气汤；酒积作痛曲药丸等皆逐一叙述，并载有大寒腹痛，瘀血留结腹痛等验案，其理法方药均可体现。

叶天士《临证指南医案》对腹痛记载了发疹腹痛。该书对腹痛辨证强调：须知其无形为患者，如寒凝、火郁、气阻、营虚及夏秋暑湿痧秽之类；所谓有形为患者，如蓄血、食滞、癥瘕、蛔蛲内疝及平素嗜好成积之类。对其治疗方法则是强调以"通"为主，如用吴茱萸汤、四逆汤为通阳泄浊法；左金丸及金铃子散为清火泄郁法；四七汤及五磨饮为开通气分法；穿山甲、桃仁、归须、韭根及下瘀血汤为宣通营络法，芍药甘草汤加减及甘麦大枣汤为缓而和法；肉苁蓉、柏子仁、肉桂、当归之剂及复脉加减为柔而通法。至于食滞消之，蛔扰安之，癥瘕理之，内疝平之，痧秽芳香解之，均理法方药具备，形成了较为完整的理论。而《医林改错》《血证论》对瘀血腹痛的治则方剂，更有新的创见。如王清任少腹逐瘀汤即为治疗瘀血腹痛的名方。

二、范围

腹痛也是一个症状，西医学多种疾病，如急性胰腺炎、胃肠痉挛、嵌顿疝早期、肠易激综合征腹痛、消化不良腹痛，以及腹型过敏性紫癜、腹型癫痫等引起的腹痛均可参考本篇辨证论治。

三、病因病机

腹痛病因很多，外感风、寒、暑、湿，或内伤饮食，或手术外伤等均可导致腹痛，总体均可归纳为气机阻滞，或脏腑失养两端。

（一）感受寒邪，阻逆为痛

外受寒邪风冷，侵袭于中，或寒冷积滞阻结胃肠，或恣食生冷太过；中阳受戕，均可导致气机升降失常，阴寒内盛作痛。

《素问·举痛论篇》指出："寒气客于脉外则脉寒，脉寒则缩蜷，缩蜷则脉细急，细急则外引小络，故猝然而痛。"又说："寒气客于肠胃，厥逆上出，故痛而呕也；寒气客于小肠，小肠不得成聚，故后泄腹痛矣。"均说明感受外寒与腹痛有密切的关系。

（二）素体阳虚，寒从内生

多有脾阳不运，脏腑虚而有寒；或因中阳虚馁，寒湿停滞；或因气血不足，脏腑失其温养而致腹痛。亦有房室之后为寒邪所中而导致阴寒腹痛者。

（三）饮食不节，邪滞内结

恣饮暴食，肥甘厚味停滞不化，误食腐馊不洁之物，脾胃损伤，为导致腹痛之因；里热内结，积滞胃肠，壅遏不通；或恣食辛辣，湿热食滞交阻，使气机失其疏利，传道之令不行而痛。此外暑热内侵，湿热浸淫使肠胃功能逆乱，亦可导致腹痛。

（四）情志失调，气滞不痛

情志怫郁，恼怒伤肝，肝失疏泄，气失条达，肝郁气滞，横逆攻脾，肝脾不和，气机失畅，可引起气滞腹痛。

正如《类证治裁·腹痛》云："七情气郁，攻冲作痛。"《证治汇补·腹痛》谓："暴触怒气，则两胁先痛而后入腹。"可见，情志失调、气机郁滞是产生腹痛的重要因素之一。

（五）跌仆创伤，瘀阻为痛

跌仆创伤，或腹部手术以致脏腑经络受损，气血瘀滞不通。如《丹溪心法·腹痛》说："如颠仆损伤而腹痛者，乃是瘀血。"血络受损，络脉不通，则腹部疼痛如针刺，痛处固定不移，痛而拒按。

总之，腹痛最主要的病机特点是"不通则痛"，或因邪滞而不通，或由正虚运行迟缓而不通。病机性质有虚有实。外邪侵袭、饮食不节、情志失调、跌仆创伤等因素导致腹内脏腑气机郁滞、血行受阻，或腹部经脉为病邪所滞，络脉痹阻，不通而痛，此属实痛。而素体阳虚，气血不足，脏腑失养所产生的腹痛，此属虚痛。与腹痛的相关病理因素有寒凝、湿热、瘀血、积食等。

腹痛之虚、实、寒、热、气、血之间常相互转化兼夹为病。如寒痛日久，郁而化热，可致郁热内结；气滞作痛，迁延不愈，由气入血，可致血瘀腹痛；实证腹痛，经久不愈，耗伤气血，可由实转虚，或虚实夹杂；虚痛感邪或夹食滞则成虚实夹杂，本虚标实之证。

四、诊断与鉴别诊断

（一）诊断

1. 发病特点

本病发作多以外感、劳作、饮食不节或情志郁怒等为诱因。

2. 临床表现

腹痛以脘以下、耻骨毛际以上部位疼痛为主要表现。急性发作时常伴有呕吐、腹泻、便秘、发热等症状。腹痛由癫病引起者，发作过程或中止后可出现意识障碍，嗜睡，腹部或肢体肌肉跳动或抽动，流涎，偏头痛和吞咽咀嚼动作表现。

（二）鉴别诊断

1. 胃脘痛

胃居上脘，其疼痛部位在胃脘近心窝处。而腹痛在胃脘以下，耻骨毛际以上的部位。胃脘痛多伴嗳气、吐酸、嘈杂或得食痛减，或食后痛增等特征。而腹痛常少有这些症状，但胃痛与腹痛因部位相近，关系密切，故临证时需谨慎鉴别。

2. 胁痛

胁痛的疼痛部位在一侧或双侧季胁下，很少有痛及脐腹及小腹者，故不难与腹痛相鉴别。

3. 淋证

淋证之腹痛，多属于小腹，并伴有排尿窘迫，茎中涩痛等症。

4. 痢疾、霍乱、癥积

痢疾之腹痛与里急后重、下痢赤白黏冻同见；霍乱之腹痛往往猝然发病，上吐下泻互见；癥积之腹痛与腹内包块并见，但有时也可以腹痛为首发症状，须注意观察鉴别。

5. 外科、妇科腹痛

内科腹痛常先发热，后腹痛，一般疼痛不剧，痛无定处，难以定位，压痛不明显，腹部柔软。而外科腹痛，一般先腹痛，后发热，疼痛较剧，痛有定处，部位局限，压痛明显，常伴有肌紧张或反跳痛。妇科腹痛多在小腹，常与经、带、胎、产有关。

五、辨证

（一）辨证要点

1. 注意分别腹痛的性质

（1）寒痛：寒主收引，寒气所客，则痛多拘急，腹鸣切痛，寒实可兼气逆呕吐，坚满急痛；虚寒则痛势绵绵。

（2）热痛：多痛在脐腹，痛处亦热，或伴有便秘、喜饮冷等症。

（3）瘀血痛：多痛而不移其处，刺痛，拒按，经常在夜间加剧，一般伴有面色晦暗，口唇色紫。

（4）气滞痛：疼痛时轻时重，部位不固定，攻冲作痛，伴有胸胁不舒，嗳气，腹胀，排气之后暂得减轻。

（5）伤食痛：多因饮食过多，或食积不化，肠胃作痛，嗳腐，痛甚欲便，得便则减。

（6）虚痛：一般久痛属虚，虚痛多痛势绵绵不休，可按或喜按。

（7）实痛：暴痛多属实。实痛多有腹胀，呕逆，拒按等表现。

2. 注意分别腹痛的部位

（1）少腹痛：腹痛偏在少腹，或左或右，或两侧均痛，多属于肝经症状。少腹痛偏于右侧，按之更剧，常欲蜷足而卧，发热，恶心，大便欲解不利，为"肠痈"。少腹近脐左右痛，按之有长形结块（按之大者如臂，如黄瓜，小者如指），劲如弓弦，往往牵及胁下，名为"疝瘕"。

（2）脐腹痛：肠内绞痛，欲吐不吐，欲泻不泻，烦躁闷乱，严重者面色青惨，四肢逆冷，头汗出，脉沉浮，名为"干霍乱"。时痛时止，痛时剧烈难忍，或吐青黄绿水，或吐出蛔虫，痛止又饮食如常，为"虫积痛"，多见于小儿。腹中拘挛，绕脐疼痛，冷汗出，怯寒肢冷，脉沉紧者，名为"寒疝"。

（3）小腹痛：小腹痛偏在脐下，痛时拘急结聚硬满，小便自利，甚至发狂，为下焦蓄血。

（二）证候

1. 实寒腹痛

症状：腹痛较剧烈，大便不通，胁下偏痛，手足厥逆。苔白，脉弦紧。

病机分析：寒实内结，升降之机痞塞，阳气不通，故腹胀或胁下痛；手足厥逆，为阳气不能布达之象；大肠为传导之官，寒邪积滞阻结于内，传化失司，故大便秘结；舌白为寒；脉弦主痛，紧主寒。

2. 虚寒腹痛

症状：腹中时痛或绵绵不休，喜得温按，按之则痛减，伴见面色无华、神疲、畏寒、气短等症。舌淡苔白，脉细无力。

病机分析：中阳虚寒，络脉不和，故腹中时痛或绵绵不休，寒得温散则痛减，虚痛得按则松；中虚不运化源不足，则面色无华，伴见气短神疲；中阳不足，卫外之阳亦虚，故形寒畏冷。舌淡苔白，脉来无力，均为虚寒之征。

3. 实热腹痛

症状：腹部痞满胀痛，拒按，潮热，大便不通，并见于口干渴引饮，手足汗出，矢气频转，或下利清水，色纯青，腹部作痛，按之硬满，所下臭秽。苔焦黄起刺或焦黑干燥，脉沉实有力。

病机分析：热结于内，腑气不痛，不通则痛，故腹痛拒按，大便不通，矢气频转；实热积滞壅结，灼伤津液，故口渴引饮，潮热，手足汗出；肠中实热积滞较甚，"热结旁流"，故下利清水。苔黄，脉沉实有力，均可实热之象。

4. 气滞腹痛

症状：腹痛兼胀闷不舒，攻窜不定，痛引少腹，嗳气则舒，情绪急躁加剧。苔薄白，脉弦。

病机分析：气机郁滞，升降失司，故腹痛且胀；病在气分，忽聚忽散，故攻窜不定，痛引少腹；嗳气后气机暂得疏通，故痛势稍减；若遇郁怒，肝气横逆，气聚为患，故痛势增重；脉弦为肝气不疏之象。

5. 瘀血腹痛

症状：少腹痛积块疼痛，或有积块不疼痛，或疼痛无积块，痛处不移。舌质青紫，脉涩。

病机分析：瘀血阻滞，阻碍气机，不通则痛，故无论积块之有无，而腹痛可见；瘀血入络，痹阻不移，故痛有定处。舌紫脉涩，皆为瘀血之象。

6. 食积腹痛

症状：脘腹胀满疼痛，拒按，嗳腐吞酸，厌食呕恶，痛甚欲便，得大便痛减，或大便不通。舌苔厚腻，脉滑有力。

病机分析：饮食不节或暴饮暴食，以至食积不化，肠胃壅滞，故腹痛，胀满拒按；胃失和降，浊气上逆，故厌食呕恶，嗳腐吞酸；食滞中阻欲得外泄，故得便痛减；传化失司，腑气不行，故大便不通。苔腻脉滑，均为食积内停之象。

六、治疗

（一）治疗原则

治疗腹痛，多以"通"字为法。但"通"者，绝非单指攻下通利。正如《医学真传》说："夫通则不痛，理也。但通之之法，各有不同，调气以和血，调血以和气，通也；下逆者使之上行，中结者使之旁达，亦通也；虚者助之使之通，寒者温之使之通，无非通之之法也。若必以下泄为通则妄矣。"明代龚廷贤提出"寒者温之，热者清之，虚者补之，实者泻之"的治疗原则。由此可见，具体施治时，应视其证候的虚实寒热，在气在血，予以不同的治法。

1. 注意补通关系

腹痛初起，邪实为主，元气未虚，当首推泻法，或祛邪，或导滞，或驱虫，通则不痛，所谓"痛随利减"。若妄投补气之法，必使邪留、食滞、虫积，气机不畅，腹痛益增。然久病体虚之人，可以温中补虚，缓急止痛之法，冀其中阳恢复，腹痛逐渐向愈。虚实夹杂者，审其虚实程度，或通利为主，或补虚为主，或攻补兼施，不可一味使用补气法。

2. 寒热实证各有侧重

寒实腹痛，因阴寒凝滞所致，有大便秘结者，虽可加大黄等荡除积滞，通里攻下，以救其急，切勿过度，以免日久伤正。实热腹痛，在泄热通腑基础上，可选用理气和中之品，如木香、白蔻仁、陈皮、姜半夏之属，有助通滞。

3. 暴痛重气、久痛在血

腹痛暴作，胀痛拒按，部位不定，乃气机阻滞所致。宜通利气机，通阳泄浊。腹痛缠绵不愈，痛如针刺，部位固定，或腹痛日久，邪滞经络，由气入血，血行不畅，气滞血瘀，正如叶天士所谓"久痛入络"。宜采用辛润活血通络之法，亦可加入理气之品，气血同治，冀气行则血行。

（二）治法方药

1. 寒实腹痛

治法：温里散寒，通便止痛。

方药：大黄附子汤加味。本方主在温散寒凝而开闭结，通下大便以除积滞，故用附子辛热以温里散寒治疗心腹痛。大黄荡除积结，细辛辛温宣通，散寒止痛，协助附子以增加散寒作用，共成温散寒凝，苦辛通降之剂。寒实积腹痛，在非温不能避其寒，非下不能去其实时，使用本方，最为恰当。

腹胀满，可加厚朴、木香以加强行气导滞作用；体虚而有积滞者，可用制大黄，以缓其峻下之力；如体虚较甚，可加党参、当归益气养血。恶寒腹痛，绵绵不已，手足厥冷者，亦可选五积散温通经脉。卒然心腹胀痛，痛如锥刺，口噤暴厥者，可用三物备急丸。

2. 虚寒腹痛

治法：温中补虚，缓急止痛。

方药：小建中汤加减。本方以桂枝温阳，芍药益阳，饴糖补脾缓急，生姜辛温散寒，炙甘草、大枣甘温补中。其中芍药倍炙草为芍药甘草汤，有缓急止痛之效。

若失血虚羸不足，腹中疼痛不止，或少腹拘急，痛引腰背，不能饮食，属营血内虚，可于本方加当归，名当归建中汤；若兼气虚，自汗，短气困倦者，本方加黄芪，名为黄芪建中汤。

若阴寒内盛，脘腹剧痛，呕不能食，上冲皮起，按之似有头足，上下攻痛，不可触近，或腹中辘辘有声，用大建中汤温阳逐寒，降逆止痛。

肠鸣腹痛，喜按喜温，大便溏泻或反秘结，小便清长，手足不温，脉沉细或迟缓，舌淡苔白滑，属太阴寒痛，用理中汤。若厥阴寒痛，肢厥，脉细欲绝，用当归四逆汤。若大肠虚寒，冷积便秘腹痛，用温脾汤，温补寓以通下导滞。男女同房之后，中寒而痛，属于阴寒，用葱姜捣烂炒热，熨其脐腹，以解其阴寒凝滞之气，并用理阴煎或理中汤服之。

3. 实热腹痛

治法：清热通腑。

方药：大承气汤加减。方中大黄苦寒泄热通便，荡涤肠胃；辅以芒硝咸寒泄热，软坚润燥；积滞内阻，每致气滞不行，故以厚朴，行气散结，消痞除满，使积滞迅速得以外泄，其痛自已。

若属火郁腹痛，时作时止，按之有热感，用清中汤，或二陈汤、金铃子散加栀子、黄连、芍药、郁金；合并于紫癜者，可再加牡丹皮、失笑散等。伤暑腹痛宜香薷散加生姜、木瓜。

4. 气滞腹痛

治则：疏肝解郁，理气止痛。

方药：四逆散加减。本方具疏肝行气解郁、调和肝脾之功。柴胡苦平，条达肝木而疏少阳之郁；芍药微苦寒，平肝止痛；枳实苦辛破积行滞；甘草性平，缓急而和诸药，共成疏肝理气，和中缓急之剂。本方加川芎、香附、枳实易枳壳，名柴胡疏肝散，兼有活血作用。

若腹痛拘急可加芍药甘草汤缓急止痛；若少腹绞痛，腹部胀满，肠鸣辘辘，排气则舒，或阴囊疝痛，苔白，脉弦，用天台乌药散加减，或选五磨饮子、立效散等。若寒气滞痛而腹满者，用排气饮加砂仁去泽泻。

5. 瘀血腹痛

治则：活血化瘀。

方药：少腹逐瘀汤加减。方中当归、川芎、赤芍养血和营，小茴香、肉桂、干姜温通下焦而止痛；生蒲黄、五灵脂、没药、延胡索活血化瘀，和络定痛。亦可选用活血汤和营通络止痛。

若瘀血积于腹部，连及胁间刺痛，用小柴胡汤加香附、姜黄、桃仁、大黄；若血蓄下焦，则季肋、少腹胀满刺痛，大便色黑，用手拈散加制大黄、桃仁，或用桃仁承气汤加苏木、红花。若合并癫痫者也可参照本型论治。

6. 食积腹痛

治则：消食导滞。

方药：枳术汤加木香、砂仁送服保和丸。本方重用枳实行气消痞，辅以白术健脾，加木香、砂仁醒胃宽中，送服保和丸以助消食导滞之功。

若胸腹痞满，下痢，泄泻腹痛后重，或大便秘结，小便短赤，舌红，苔黄腻，脉沉实等，可用枳实导滞丸。

（三）其他治法

1. 针刺

（1）腹痛取内关、支沟、照海、巨阙、足三里。

（2）脐腹痛取阴陵泉、太冲、足三里、支沟、中脘、关元、天枢、公孙、三阴交、阴谷。

（3）腹中切痛取公孙，积痛取气海、中脘、隐白。

2. 灸法

脐中痛、大便溏，灸神阙。

七、转归及预后

腹痛一证，病情复杂，如治疗不及时常可产生多种变证。如因暴饮暴食，进食大量肥甘厚味，或酗酒过度，致使湿热壅滞，宿食停滞，腑气不通，若治疗不及时，湿热蕴而化毒，气滞血瘀，腹痛益增，痛处固定拒按，腹肌紧张如板，痛引后背；因湿毒中阻，胃气上逆而呕吐频作；因湿热熏蒸而见黄疸、发热，可转为重症胆瘅、胰瘅，病情危急，预后难料。若腹痛日久，气机阻滞，血行不畅，气滞血瘀，邪滞经络，经久不散，可逐步形成积聚，预后欠佳。若虚寒腹痛，日久耗伤气血，脾胃中阳衰微，又可转为虚劳。

腹痛的预后尚取决于患者的体质、病程、病变的性质等因素。若感受时邪、饮食不节、情志抑郁，正气强盛，邪实不甚，治疗及时，则腹痛迅速缓解，预后较佳。若反复恼怒，肝郁气滞日久，或跌仆损伤、腹部手术后，血络受损，气滞血瘀，则腹痛时作时止，迁延难愈。

（都业馨）

第八章

肾系病证

第一节　水肿

水肿是体内水液潴留，泛滥肌肤，表现以头面、眼睑、四肢、腹背，甚至全身水肿为特征的一类病证。

本病在《内经》中称为"水"，并根据不同症状分为"风水""石水""涌水"。《灵枢·水胀》对其症状作了详细的描述，如"水始起也，目窠上微肿，如新卧起之状，其颈脉动，时咳，阴股间寒，足胫肿，腹乃大，其水已成矣。以手按其腹，随手而起，如裹水之状，此其候也"。

至于其病因病机，《素问·水热穴论》指出："勇而劳甚，则肾汗出，肾汗出逢于风，内不得入于脏腑，外不得越于皮肤，客于玄府，行于皮里，传为胕肿。""故其本在肾，其末在肺。"《素问·至真要大论》又指出："诸湿肿满，皆属于脾。"可见在《内经》时代，对水肿病的发病已认识到与肺、脾、肾有关。

对于水肿的治疗，《素问·汤液醪醴论》提出"平治于权衡，去菀陈莝……开鬼门，洁净府"的治疗原则，这一原则，一直沿用至今。

汉代张仲景对水肿的分类较《内经》更为详细，在《金匮要略·水气病脉证并治》以表里上下为纲，分为风水、皮水、正水、石水、黄汗五种类型。该书又根据五脏发病的机制及证候将水肿分为心水、肝水、肺水、脾水、肾水。在治疗上又提出了发汗、利尿两大原则："诸有水者，腰以下肿，当利小便，腰以上肿，当发汗乃愈。"

唐代孙思邈对于水肿的认识续有阐发，在《备急千金要方·水肿》中首次提出了水肿必须忌盐，并指出水肿有五不治。

唐代以后，对水肿的分类、论治继有发展。宋代严用和将水肿分为阴水、阳水两大类。《济生方·水肿门》说："阴水为病，脉来沉迟，色多青白，不烦不渴，小便涩少而清，大腹多泄……阳水为病，脉来沉数，色多黄赤，或烦或渴，小便赤涩，大便多闭。"这一分类法，区分了虚实两类不同性质的水肿，为其后水肿病的临床辨证奠定了基础。对于水肿的治疗，严用和又倡导温脾暖肾之法，在前人汗、利、攻的基础上开创了补法。此后，《仁斋直指方·虚肿方论》创用活血利水法治疗瘀血水肿。

明代李梴《医学入门·水肿》提出疮毒致水肿的病因学说，对水肿的认识日趋成熟。

水肿是多种疾病的一个症状，包括西医学中肾性水肿、心性水肿、肝性水肿、营养不良性水肿、功能性水肿、内分泌失调引起的水肿等。本节论及的水肿主要以肾性水肿为主，包括急慢性肾小球肾炎、肾病综合征、继发性肾小球疾病等。肝性水肿，是以腹水为主证，属于鼓胀范畴。其他水肿的辨治，可以参照本节内容。

一、病因病机

水肿一证，其病因有风邪袭表、疮毒内犯、外感水湿、饮食不节及禀赋不足、久病劳倦，形成本病的机制为肺失通调，脾失转输，肾失开阖，三焦气化不利。

（一）病因

1. 风邪袭表

风为六淫之首，每夹寒夹热，风寒或风热之邪，侵袭肺卫，肺失通调，风水相搏，发为水肿。此即《景岳全书·肿胀》篇所言："凡外感毒风，邪留肌肤，则亦能忽然水肿。"

2. 疮毒内犯

肌肤患痈疡疮毒，火热内攻，损伤肺脾，致津液气化失常，发为水肿。《济生方·水肿》云："年少血热生疮，变为水，肿满，烦渴，小便少，此为热肿。"正是指这种病因而言。

3. 外感水湿

久居湿地，冒雨涉水，湿衣裹身时间过久，水湿内侵，困遏脾阳，脾胃失其升清降浊之能，水无所制，发为水肿。正如《医宗金鉴·水气病脉证》曰："皮水，外无表证，内有水湿也。"

4. 饮食不节

过食肥甘，嗜食辛辣，久则湿热中阻，损伤脾胃；或因生活饥馑，营养不足，脾气失养，以致脾运不健，脾失转输，水湿壅滞，发为水肿。如《景岳全书·水肿》篇所言："大人小儿素无脾虚泄泻等证，而忽而通身水肿，或小便不利者，多以饮食失节，或湿热所致。"

5. 禀赋不足、久病劳倦

先天禀赋薄弱，肾气亏虚，膀胱开合不利，气化失常，水泛肌肤，发为水肿。或因劳倦过度，纵欲无节，生育过多，久病产后，损伤脾肾，水湿输布失常，溢于肌肤，发为水肿。

（二）病机

水不自行，赖气以动，水肿一证，是全身气化功能障碍的一种表现。

具体而言，水肿发病的基本病理变化为肺失通调，脾失转输，肾失开阖，三焦气化不利。其病位在肺、脾、肾，而关键在肾。病理因素为风邪、水湿、疮毒、瘀血。肺主一身之气，有主治节、通调水道、下输膀胱的作用。

风邪犯肺，肺气失于宣畅，不能通调水道，风水相搏，发为水肿。脾主运化，有布散水精的功能。外感水湿，脾阳被困，或饮食劳倦等损及脾气，造成脾失转输，水湿内停，乃成水肿。肾主水，水液的输化有赖于肾阳的蒸化、开阖作用。久病劳欲，损及肾脏，则肾失蒸化，开阖不利，水液泛滥肌肤，则为水肿。诚如《景岳全书·肿胀》指出："凡水肿等证，乃肺、脾、肾三脏相干之病。盖水为至阴，故其本在肾；水化于气，故其标在肺；水惟畏土，故其制在脾。今肺虚则气不化精而化水，脾虚则土不制水而反克，肾虚则水无所主而妄行。"

由于致病因素及体质的差异，水肿的病理性质有阴水、阳水之分，并可相互转换或夹杂。阳水属实，多由外感风邪、疮毒、水湿而成，病位在肺、脾。阴水属虚或虚实夹杂，多由饮食劳倦、禀赋不足、久病体虚所致，病位在脾、肾。阳水迁延不愈，反复发作，正气渐衰，脾肾阳虚，或因失治、误治，损伤脾肾，阳水可转为阴水。反之，阴水复感外邪，或饮食不节，使肿势加剧，呈现阳水的证候，而成本虚标实之证。其次，水肿各证之间亦互有联系。阳水的风水相搏之证，若风去湿留，可转化为水湿浸渍证。

水湿浸渍证由于体质差异，湿有寒化、热化之不同。湿从寒化，寒湿伤及脾阳，则变为脾阳不振之证，甚者脾虚及肾，又可成为肾阳虚衰之证。湿从热化，可转为湿热壅盛之证。湿热伤阴，则可表现为肝肾阴虚之证。此外，肾阳虚衰，阳损及阴，又可导致阴阳两虚之证。最后，水肿各证，日久不退，水邪壅阻经隧，络脉不利，瘀阻水停，则水肿每多迁延不愈。

水肿转归，一般而言，阳水易消，阴水难治。阳水患者如属初发年少，体质尚好，脏气未损，治疗及时，则病可向愈。此外，因生活饥馑、饮食不足所致水肿，在饮食条件改善后，水肿也可望治愈。若先天禀赋不足，或它病久病，或得病之后拖延失治，导致正气大亏，肺、脾、肾三脏功能严重受损，后期还可影响到心、肝，则难向愈。若水邪壅盛或阴水日久，脾肾衰微，水气上犯，则可出现水邪凌心犯肺之重证。若病变后期，肾阳衰败，气化不行，浊毒内闭，是由水肿发展为关格。若肺失通调，脾失健运，肾失开阖，致膀胱气化无权，可见小便点滴或闭塞不通，则是水肿转为癃闭，若阳损及阴，造成肝肾阴虚，肝阳上亢，则可兼见眩晕之症。

二、诊查要点

（一）诊断要点

（1）水肿先从眼睑或下肢开始，继及四肢全身。

（2）轻者仅眼睑或足胫水肿，重者全身皆肿；甚则腹大胀满，气喘不能平卧；更严重者可见尿闭或尿少，恶心呕吐，口有秽味，鼻衄牙宣，头痛，抽搐，神昏谵语等危象。

（3）可有乳蛾、心悸、疮毒、紫癜及久病体虚病史。

（二）病证鉴别

1. 水肿与鼓胀

二病均可见肢体水肿，腹部膨隆。

鼓胀的主证是单腹胀大，面色苍黄，腹壁青筋暴露，四肢多不肿，反见瘦削，后期或可伴见轻度肢体水肿。而水肿则头面或下肢先肿，继及全身，面色㿠白，腹壁亦无青筋暴露。鼓胀是由于肝、脾、肾功能失调，导致气滞、血瘀、水湿聚于腹中。水肿乃肺、脾、肾三脏气化失调，而导致水液泛滥肌肤。

2. 水肿阳水和阴水

水肿可分为阳水与阴水。

阳水病因多为风邪、疮毒、水湿。发病较急，每成于数日之间，肿多由面目开始，自上而下，继及全身，肿处皮肤绷急光亮，按之凹陷即起，兼有寒热等表证，属表、属实，一般病程较短，《金匮要略》之风水、皮水多属此类。

阴水病因多为饮食劳倦，先天或后天因素所致的脏腑亏损。发病缓慢，肿多由足踝开始，自下而上，继及全身，肿处皮肤松弛，按之凹陷不易恢复，甚则按之如泥，属里、属虚或虚实夹杂，病程较长，《金匮要略》之正水、石水多属此类。

（三）相关检查

（1）水肿患者一般可先检查血常规、尿常规、肾功能、肝功能（包括血浆蛋白）、心电图、肝肾B超。

（2）如怀疑心源性水肿可再查心脏超声、X线胸片，以明确心功能的级别。

（3）肾性水肿可再查24小时尿蛋白总量、蛋白电泳、血脂、补体C3、C4、免疫球蛋白、抗核抗体、双链DNA抗体、SM抗体、T_3、T_4、FT_3、FT_4。

（4）肾穿刺活检有助于明确病理类型，鉴别原发性或继发性肾脏疾病。

三、辨证要点

水肿病证首先须辨阳水、阴水，区分其病理属性。

阳水属实，由风、湿、热、毒诸邪导致水气的潴留；阴水多属本虚标实，因脾肾虚弱，而致气不化水，久则可见瘀阻水停。

其次应辨病变之脏腑，在肺、脾、肾、心之差异。最后，对于虚实夹杂，多脏共病者，应仔细辨清本虚标实之主次。

四、治疗

发汗、利尿、泻下逐水为治疗水肿的三条基本原则，具体应用视阴阳虚实不同而异。

阳水以祛邪为主，应予发汗、利水或攻逐，同时配合清热解毒、理气化湿等法；阴水当以扶正为主，健脾温肾，同时配以利水、养阴、活血、祛瘀等法。对于虚实夹杂者，则当兼顾，或先攻后补，或攻补兼施。

（一）阳水

1. 风水相搏证

证候：眼睑水肿，继则四肢及全身皆肿，来势迅速，多有恶寒，发热，肢节酸楚，小便不利等症。偏于风热者，伴咽喉红肿疼痛，舌质红，脉浮滑数。偏于风寒者，兼恶寒，咳喘，舌苔薄白，脉浮滑或浮紧。

证机概要：风邪袭表，肺气闭塞，通调失职，风遏水阻。

治法：疏风清热，宣肺行水。

代表方：越婢加术汤加减。本方有宣肺清热、祛风利水之功效，主治风水夹热之水肿证。

常用药：麻黄、杏仁、防风、浮萍疏风宣肺，白术、茯苓、泽泻、车前子淡渗利水，石膏、桑白皮、黄芩清热宣肺。

风寒偏盛，去石膏，加苏叶、桂枝、防风祛风散寒；若风热偏盛，可加连翘、桔梗、板蓝根、鲜芦根，以清热利咽，解毒散结；若咳喘较甚，可加杏仁、前胡，以降气定喘；如见汗出恶风，卫阳已虚，则用防己黄芪汤加减，以益气行水；若表证渐解，身重而水肿不退者，可按水湿浸渍证论治。

2. 湿毒浸淫证

证候：眼睑水肿，延及全身，皮肤光亮，尿少色赤，身发疮痍，甚则溃烂，恶风发热，舌质红，苔薄黄，脉浮数或滑数。

证机概要：疮毒内归脾肺，三焦气化不利，水湿内停。

治法：宣肺解毒，利湿消肿。

代表方：麻黄连翘赤小豆汤合五味消毒饮加减。前方宣肺利尿，治风水在表之水肿；后方清解热毒，治疮毒内归之水肿。二方合用共奏宣肺利水、清热解毒之功，主治痈疡疮毒或乳蛾红肿而诱发的水肿。

常用药：麻黄、杏仁、桑白皮、赤小豆宣肺利水，金银花、野菊花、蒲公英、紫花地丁、紫背天葵清热解毒。

脓毒甚者，当重用蒲公英、紫花地丁清热解毒；湿盛糜烂者，加苦参、土茯苓；风盛者，加白鲜皮、地肤子；血热而红肿，加牡丹皮、赤芍；大便不通，加大黄、芒硝；症见尿痛、尿血，乃湿热之邪下注膀胱，伤及血络，可酌加凉血止血之品，如石韦、大蓟、荠菜花等。

3. 水湿浸渍证

证候：全身水肿，下肢明显，按之没指，小便短少，身体困重，胸闷，纳呆，泛恶，苔白腻，脉沉缓，起病缓慢，病程较长。

证机概要：水湿内侵，脾气受困，脾阳不振。

治法：运脾化湿，通阳利水。

代表方：五皮饮合胃苓汤加减。前方理气化湿利水；后方通阳利水，燥湿运脾。两方合用共起运脾化湿，通阳利水之功，主治水湿困遏脾阳，阳气尚未虚损，阳不化湿所致的水肿。

常用药：桑白皮、陈皮、大腹皮、茯苓皮、生姜皮化湿行水，苍术、厚朴、陈皮、草果燥湿健脾，桂枝、白术、茯苓、猪苓、泽泻温阳化气行水。

外感风邪，肿甚而喘者，可加麻黄、杏仁宣肺平喘；面肿，胸满，不得卧，加苏子、葶苈子降气行水；若湿困中焦，脘腹胀满者，可加川椒目、大腹皮、干姜温脾化湿。

4. 湿热壅盛证

证候：遍体水肿，皮肤绷急光亮，胸脘痞闷，烦热口渴，小便短赤，或大便干结，舌红，苔黄腻，脉沉数或濡数。

证机概要：湿热内盛，三焦壅滞，气滞水停。

治法：分利湿热。

代表方：疏凿饮子加减。本方功用泻下逐水，疏风发表，主治水湿壅盛，表里俱病的阳水实证。

常用药：羌活、秦艽、防风、大腹皮、茯苓皮、生姜皮疏风解表，发汗消肿，使在表之水从汗而疏解；猪苓、茯苓、泽泻、木通、椒目、赤小豆、黄柏清热利尿消肿；商陆、槟榔、生大黄通便逐水消肿。

腹满不减，大便不通者，可合己椒苈黄丸，以助攻泻之力，使水从大便而泄；若肿势严重，兼见喘促不得平卧者，加葶苈子、桑白皮泻肺利水；若湿热久羁，亦可化燥伤阴，症见口燥咽干，可加白茅根、芦根，不宜过用苦温燥湿、攻逐伤阴之品。

（二）阴水

1. 脾阳虚衰证

证候：身肿日久，腰以下为甚，按之凹陷不易恢复，脘腹胀闷，纳减便溏，面色不华，神疲乏力，四肢倦怠，小便短少，舌质淡，苔白腻或白滑，脉沉缓或沉弱。

证机概要：脾阳不振，运化无权，土不制水。

治法：健脾温阳利水。

代表方：实脾饮加减。本方功效健运脾阳，以利水湿，适用于脾阳不足伴有湿困脾胃的水肿。

常用药：干姜、附子、草果、桂枝温阳散寒利水，白术、茯苓、炙甘草、生姜、大枣健脾补气，茯苓、泽泻、车前子、木瓜利水消肿，木香、厚朴、大腹皮理气行水。

气虚甚，症见气短声弱者，可加人参、黄芪以健脾益气；若小便短少，可加桂枝、泽泻，以助膀胱气化而行水。

又有水肿一证，由于长期饮食失调，脾胃虚弱，精微不化，而见遍体水肿，面色萎黄，晨起头面较甚，动则下肢肿胀，能食而疲倦乏力，大便如常或溏，小便反多，舌苔薄腻，脉软弱，与上述水肿不同。此由脾气虚弱，气失舒展，不能运化水湿所致。治宜益气健脾，行气化湿，不宜分利伤气，可用参苓白术散加减。水肿甚，大便溏薄，可加黄芪、桂枝益气通阳，或加补骨脂、附子温肾助阳。并适当注意营养，可用黄豆、花生佐餐，作为辅助治疗，多可调治而愈。

2. 肾阳衰微证

证候：水肿反复消长不已，面浮身肿，腰以下甚，按之凹陷不起，尿量减少或反多，腰酸冷痛，四肢厥冷，怯寒神疲，面色㿠白，甚者心悸胸闷，喘促难卧，腹大胀满，舌质淡胖，苔白，脉沉细或沉迟无力。

证机概要：脾肾阳虚，水寒内聚。

治法：温肾助阳，化气行水。

代表方：济生肾气丸合真武汤加减。济生肾气丸温补肾阳，真武汤温阳利水，二方合用适用于肾阳虚损，水气不化而致的水肿。

常用药：附子、肉桂、巴戟肉、淫羊藿温补肾阳，白术、茯苓、泽泻、车前子通利小便，牛膝引药下行。

小便清长量多，去泽泻、车前子，加菟丝子、补骨脂以温固下元。若症见面部水肿为主，表情淡漠，动作迟缓，形寒肢冷，治以温补肾阳为主，方用右归丸加减。病至后期，因肾阳久衰，阳损及阴，可导致肾阴亏虚，出现肾阴虚为主的病证，如水肿反复发作，精神疲惫，腰酸遗精，口渴干燥，五心烦热，舌红，脉细弱等。治当滋补肾阴为主，兼利水湿，但养阴不宜过于滋腻，以防伤害阳气，反助水邪。方用左归丸加泽泻、茯苓、冬葵子等。肾虚肝旺，头昏头痛，心慌腿软，肢瞤者，加鳖甲、牡蛎、杜仲、桑寄生、野菊花、夏枯草。如病程缠绵，反复不愈，正气日衰，复感外邪，症见发热恶寒，肿势增剧，小便短少，此为虚实夹杂，本虚标实之证，治当急则治标，先从风水论治，但应顾及正气虚衰一面，不可过用解表药，以越婢汤为主，酌加党参、菟丝子等补气温肾之药，扶正与祛邪并用。

3. 瘀水互结证

证候：水肿延久不退，肿势轻重不一，四肢或全身水肿，以下肢为主，皮肤瘀斑，腰部刺痛，或伴血尿，舌紫暗，苔白，脉沉细涩。

证机概要：水停湿阻，气滞血瘀，三焦气化不利。

治法：活血祛瘀，化气行水。

代表方：桃红四物汤合五苓散加减。前方活血化瘀，后方通阳行水，适用于水肿兼夹瘀血者或水肿久病之患者。

常用药：当归、赤芍、川芎、丹参养血活血，益母草、红花、凌霄花、路路通、桃仁活血通络，桂枝、附子通阳化气，茯苓、泽泻、车前子利水消肿。

全身肿甚，气喘烦闷，小便不利，此为血瘀水盛，肺气上逆，可加葶苈子、川椒目、泽兰以逐瘀泻肺；如见腰膝酸软，神疲乏力，乃为脾肾亏虚之象，可合用济生肾气丸以温补脾肾，利水肿；对气阳虚者，可配黄芪、附子益气温阳以助化瘀行水之功。

对于久病水肿者，虽无明显瘀阻之象，临床上亦常合用益母草、泽兰、桃仁、红花等药，以加强利尿消肿的效果。

（李其信）

第二节　淋病

淋病是由于饮食不节，劳欲久病等致肾与膀胱气化失司，水道不利所引起的以小便频急、淋漓不尽、尿道涩痛、小腹拘急、痛引腰腹为主要临床表现的一类病证。

淋之名称，始见于《内经》。华佗《中藏经》将淋证分为冷、热、气，劳、膏、砂、虚、实八种，为后世淋证的辨证施治奠定了基础。巢元方《诸病源候论》提出了淋证的主要病机为"肾虚膀胱热"，把淋证分为石、劳、气、血、寒、热七种。《肘后方》分为石、膏、气、劳、血五淋。《千金要方》《外台秘要》均以气、石、膏、劳、热为五淋。按照临床实际，因气淋、血淋、石淋、热淋、膏淋、劳淋均为常见之证，故本节以六淋分类。

现代医学的泌尿系感染、泌尿系结石、泌尿系肿瘤、乳糜尿等均可参照本节辨证施治。

一、病因

淋证多因饮食不节、外感湿热、情志郁怒、劳欲体虚所致。

（一）饮食不节

多食肥甘厚腻，或嗜酒太过，酿成湿热，下注膀胱，导致膀胱气化不利，形成淋证。

（二）外感湿热

女性下阴不洁，秽浊上逆，内犯膀胱，酿成湿热，而发生淋证。

（三）情志郁怒

忧思恼怒，肝气郁结，气滞膀胱或气郁化火，气火互结，膀胱气化不利而发为淋证。

（四）劳欲体虚

老年脏气亏虚，或久病多欲，肾气虚衰，或淋久不愈，反复发作，耗伤正气，脾肾两虚，膀胱气化无权，从而发生淋证。

二、病机

（一）基本病机

湿热蕴结下焦，膀胱气化不利是淋证初起的病机所在。热结膀胱，小便灼热刺痛则为热淋；湿热久蕴，煎熬尿液，尿中杂质结为砂石，石阻尿道，小便艰涩刺痛发为石淋；膀胱湿热，热盛灼络，迫血外溢，致小便涩痛有血，发为血淋；湿热阻肾，肾失分清泌浊，清浊相混，小便浑浊涩痛，发为膏淋。

脾肾两虚，膀胱气化无权是淋证久病的病机关键。脾气不足，气虚下陷，发为气淋；脾虚不能统血，血随尿出，发为血淋。肾阴不足，阴虚火旺，虚火扰络，络伤血溢，则为血淋；肾气虚衰，固涩无权，不能制约脂液，尿液浑浊如膏，发为膏淋；脾肾两虚，劳则气耗，遇劳即发，发为劳淋。

（二）病位

淋证的病位主在膀胱和肾，与肝、脾关系密切。

（三）病理性质

本病初起多实，以湿热为主。日久致正虚邪实，湿热耗伤气阴，形成气虚湿热、阴虚湿热。后期致阴阳两虚，以虚证为主。

（四）病机转化

各型淋证之间虚实可互相转化。如实证的热淋、血淋、气淋可转化为虚证的劳淋；反之虚证的劳淋，也可能转化为实证的热淋、血淋、气淋。其次某些淋证间可相互转化或同时并见，如热淋可转为血淋，血淋也可诱发热淋；又如在石淋的基础上，可并见热淋、血淋。

热淋、血淋初起，病情较重者可发生湿热弥漫三焦，热入营血，出现高热、神昏、谵语等危重证候。劳淋日久，脾肾衰败，肾亏肝旺，水不涵木，肝风上扰，出现头晕肢倦、恶心呕吐，不思纳食，烦躁不安，甚则昏迷抽搐等症。

三、诊断

（一）临床表现

小便频急，淋漓涩痛，小腹拘急，腰部酸痛为诊断淋证的主要依据。

（二）辅助检查

如尿常规、尿细菌培养、X线腹部摄片、肾盂造影、B超、膀胱镜等检查可明确诊断。

四、鉴别诊断

（一）癃闭

癃闭小便量少、排尿困难与淋证相似，但癃闭以排尿困难、小便点滴不通或点滴全无为特征，无尿痛，每日排尿总量低于正常。而淋证以小便频数疼痛为特征，每日排尿总量正常。

（二）尿血

血淋和尿血都有小便出血，尿色红赤，甚至尿出纯血等症状。其鉴别要点是有无尿痛。一般以痛者为血淋，不痛者为尿血。

（三）尿浊

尿浊虽然小便浑浊，白如泔浆，与膏淋相似，但排尿时无疼痛滞涩感，与淋证不同。

五、辨证要点

（一）辨明淋证的类别

小便频数短涩，滴沥刺痛，欲出未尽，小腹拘急，或痛引腰腹，为诸淋所共有。但各种淋证又有特征证候。石淋以小便排出砂石，或腰腹剧痛为主。膏淋以小便浑浊如米泔水，或滑腻如脂膏为主。血淋为尿血而痛。气淋以少腹胀满，小便艰涩，尿有余沥为主。热淋为小便灼热刺痛。劳淋为小便淋沥不已，遇劳即发。

（二）审察证候虚实

一般说来，初起或在急性发作阶段属实，以膀胱湿热、气滞不利为主，病位主在膀胱；久病多虚，病在脾肾，以脾虚、肾虚、气阴两虚为主。同一淋证中亦有虚实之别。如同属气淋，因气滞不利者属实，因气虚下陷者属虚；又如同属血淋，由于湿热下注，热盛伤络者属实，由于阴虚火旺，扰动阴血者属虚。

六、治疗原则

实则清利，虚则补益是治疗淋证的基本原则。实证以膀胱湿热为主者，治宜清热利湿；以热灼血络为主者，治宜凉血止血；以砂石结聚为主者，治宜通淋排石；以气滞不利为主者，治宜利气疏导。虚证以脾虚为主者，治宜健脾益气；以肾虚为主者，治宜补虚益肾。

淋证的治法，古有忌汗、忌补之说，验之临床实际，未必都是如此。淋证往往有恶寒、发热，此非外邪袭表，多因湿热郁蒸，少阳枢机不利所致，治当和解清热为法，无须发汗解表。因淋证多属膀胱有热，阴液常常不足，若发汗，则营阴愈耗，故有淋证忌汗之说。若淋证确由外感诱发，或素患淋证新感外邪，症见恶寒、发热、鼻塞流涕者，仍可运用辛凉解表发汗之剂。因淋证为膀胱有热，阴液不足，即使感受寒邪，亦容易化热，故应避免辛温助热之品。至于淋证忌补之说，是指实热证而言，若属脾肾亏虚者，健脾益气、补肾固涩之法自当应用。

七、分型论治

（一）热淋

症状：小便频急短涩，灼痛黄赤，小腹拘急胀痛，或伴腰痛，或寒热往来，口干口苦，恶心呕吐，大便秘结。

舌象：舌质红，苔黄腻。

脉象：脉濡数。

证候分析：湿热蕴结下焦，膀胱气化不利，则小便频急短涩，灼痛黄赤，小腹拘急；腰为肾之府，湿热伤肾故腰痛；若湿热内蕴，邪正相争，则寒热起伏，口苦，呕恶；热盛伤津，故大便秘结。苔黄腻，脉濡数为湿热内蕴之象。

治法：清热利湿通淋。

方药：八正散加减。方中萹蓄、瞿麦、木通、车前子、滑石通淋利湿；山栀、大黄清热泻火，甘草梢缓急止痛。

加减：大便秘结，腹胀，腑实内阻者，可用生大黄，加枳实通腑泄热；寒热往来者，可加小柴胡汤和解少阳；少腹拘急疼痛者，为湿热阻滞，气机不利，加青皮、乌药疏利下焦气机。

（二）石淋

症状：尿中时夹砂石，小便艰涩，排尿突然中断。或一侧腰腹绞痛难忍，少腹拘急，尿频急，色黄赤，或因痛甚而面色苍白，出冷汗，恶心呕吐，腰腹绞痛停止后，诸症随之消失，仅感腰部酸痛。

舌象：舌红，苔黄腻。

脉象：脉弦或弦数。

证候分析：湿热蕴结煎熬尿液，日久结成砂石，故尿中有砂石排出；若砂石较大，尿道阻塞，气机不通则腰腹绞痛，排尿中断；若痛甚，气机逆乱，阳气不能外达则见面色苍白，冷汗自出；气逆于胃，胃气上逆则见恶心呕吐。

治法：清热利湿，通淋排石。

方药：石韦散加味。方中石韦、冬葵子、滑石、瞿麦、车前子排石通淋。可加金钱草、海金沙、鸡内金加强排石之功效。

加减：腰腹绞痛剧烈者可加白芍药、延胡索、川楝子、甘草理气缓急止痛；尿中带血者，可加小蓟、生地黄、藕节凉血止血；腰部酸痛为主，结石盘踞日久不动者，可加王不留行、川牛膝、虎杖。

砂石久留不去，耗伤气血，见神疲乏力，气短懒言，面色不华，舌淡，脉细弱者，宜用二神散合八珍汤。耗伤肾阴，可见手足心热，舌红少津，脉象细数者，宜六味地黄丸合石韦散；肾阳不足者，宜金匮肾气丸合石韦散。

（三）气淋

症状：小便涩滞，淋漓不宣，少腹满痛者为实证；少腹坠胀，尿有余沥，面色㿠白者为虚证。

舌象：舌淡红，苔薄黄，为实，舌质淡，苔薄白，为虚。

脉象：脉沉弦者为实，脉虚细无力者为虚。

证候分析：情志郁怒，肝失条达，气机郁结，膀胱气化不利，则见小便涩滞不畅，少腹满痛；肝气郁滞，则脉象沉弦。中气不足，气虚下陷，则少腹坠胀，气虚不能摄纳，则尿有余沥；面色㿠白，舌淡，脉虚细无力，本属气虚之征。

治法：实证者予以疏肝行气，利尿通淋；虚证者予以健脾补中，益气升阳。

方药：实证者给予沉香散，虚证者给予补中益气汤。沉香散中沉香、陈皮利气，当归、白芍药柔肝，石韦、滑石、冬葵子、王不留行利尿通淋，甘草调和药性。补中益气汤中黄芪、人参、白术、炙甘草益气健脾，当归养血，陈皮理气，升麻、柴胡升举阳气。

加减：若实证兼胸胁胀满者可加青皮、郁金、乌药以疏调肝气，实证者兼气滞导致血瘀者可加红花、赤芍药、川芎、川牛膝、益母草活血利水，虚证兼肾气不足者可加杜仲、川断、菟丝子，脾虚纳呆食少者加砂仁、谷芽、麦芽。

（四）血淋

症状：小便频急，热涩刺痛，尿色深红，或夹血块，小腹胀满疼痛，或见心烦者为实；小便热涩刺痛减轻，尿色淡红，腰酸腿软，神疲乏力者为虚。

舌象：舌红苔黄为实，舌淡红，苔少为虚。

脉象：脉滑数者为实，脉细数者为虚。

证候分析：湿热下注膀胱，热盛伤络，迫血妄行，以致小便涩痛有血；血块阻塞尿路，故疼痛满急加剧；心火亢盛，则心烦；苔黄，脉数为实热之象。肾阴不足，虚火灼络，络伤血溢，则可见尿色淡红，涩痛不明显；腰酸腿软为肾虚之候。舌淡红，脉细数为虚热之象。

治法：实者，清热通淋，凉血止血；虚者，滋阴清热，补虚止血。

方药：实证者予以小蓟饮子，虚证者予以知柏地黄丸。小蓟饮子方中小蓟、生地黄，栀子清热、凉血、止血；蒲黄、藕节止血利尿；滑石、木通、竹叶清心火而利小便；当归引血归经，生甘草梢达茎中泻火而止痛。知柏地黄丸方中生地黄、怀山药、山萸肉滋补肝肾；牡丹皮、泽泻、茯苓健脾渗湿泻火；知母、黄柏清泻相火，凉血止血。

加减：实证血淋症状严重者可加黄芩、白茅根，增加清热止血之功；或有血块者加三七、川牛膝化瘀止血；虚证肝肾阴虚明显者，加女贞子、墨旱莲凉血止血；若兼有血虚者加白芍药、阿胶养血止血。

（五）膏淋

症状：实证者，小便混浊如米泔水，置之沉淀如絮状，上有浮油如脂，或夹凝块，或混血块、尿道热涩疼痛；虚证者，病久不已，反复发作，淋出如脂，涩痛反见减轻，但形体日渐消瘦，头昏乏力，腰酸腿软。

舌象：实证者，舌红苔黄腻；虚证者，舌淡苔腻。

脉象：实证者，脉虚数；虚证者，脉虚细无力。

证候分析：实证因下焦湿热，膀胱不利，脂液失其常道，故见小便浑浊如米泔，上有浮油如脂，尿道涩痛；因脂液外流，脉络失充，故脉象虚数。虚证因湿热蕴结日久，损伤肾气，下元不固，膀胱气化不利，脂液不循常道，故尿出如脂，涩痛不著；形体消瘦，头昏乏力，腰酸腿软，实为肾气虚衰之象。

治法：实证给予清热利湿，分清泄浊；虚证给予补肾固涩，健脾益气。

方药：实证者予以程氏萆薢分清饮，虚证者予以膏淋汤。程氏萆薢分清饮方中萆薢、石菖蒲分清泌浊；黄柏、车前子清热利湿；白术、茯苓健脾除湿；莲子心合石菖蒲交通心肾；丹参活血通脉，诸药合用清浊分，湿热去，络脉通，脂液重归其道。膏淋汤中山药、生地黄、芡实、党参补脾益肾，白芍、龙骨、牡蛎固摄脂液。

加减：实证小便热痛较甚者加龙胆草、木通；或小便有血凝块者，可加小蓟、藕节、白茅根凉血止血；虚证头昏乏力较甚者，加黄芪、升麻益气升阳；虚证若兼烦热、口干、脉细数者加龟甲、知母滋阴清热。

（六）劳淋

症状：小便淋沥不畅，涩痛不甚，淋漓不已，时作时止，遇劳即发，腰膝酸软，神疲乏力。

舌象：舌质淡，苔薄白。

脉象：脉细弱。

证候分析：诸淋日久，脾肾两虚，湿热留恋，膀胱气化无权，则小便淋沥不畅，涩痛不甚，淋漓不已；劳则气耗，故遇劳即发；神疲乏力，腰膝酸软，舌淡，脉细弱本为脾肾两虚之象。

治法：健脾益气，补肾固涩。

方药：无比山药丸。方中怀山药、茯苓健脾益气；泽泻利湿；山萸肉、熟地黄、巴戟天、肉苁蓉、菟丝子、杜仲、牛膝、五味子、赤石脂、益肾固涩，以助肾之气化。

加减：若湿热未尽，小便色黄而痛者，去巴戟天、赤石脂、肉苁蓉加木通、车前子清热利尿通淋；若腰酸软较甚者加续断、狗脊壮腰补肾。

（李其信）

第三节　尿浊

尿浊是指小便浑浊，白如泔浆，尿时无疼痛感为主证，其中尿出白如泔水者称白浊，而色赤者称赤浊。

尿浊主要见于现代医学的乳糜尿，另外也有少数结核、肿瘤等。

《素问·至真要大论》曰："诸转反戾，水液浑浊，皆属于热。"水液混浊包括尿液混浊。《中藏经》将小便混浊归在淋证门中，说："小便数而色白如泔。"称为冷淋，与此相反，"小便涩而赤色如血"称为热淋。《诸病源候论》列出《虚劳小便白浊候》，所以说巢元方首先列出白浊病名。

至元代《世医得效方》将本病称溺浊，且列出"心浊""脾浊""肾浊"等类型和病名，而朱丹溪更加明显地称为"赤白浊"，明代戴思恭著《证治要诀》，认为尿浊有赤白之别，而精浊也有赤白之别。

明代张介宾《景岳全书》对本病有详细的论述，在论证时将尿浊称之为"溺白"，而清代《证治汇补》又将本病称之为"便浊"。尿浊的产生，初起多由湿热，《医学正传·便浊遗精》说，"夫便浊之证，因脾胃之湿热下流，渗入膀胱，故使便溲或白或赤而浑浊不清也"。尿浊日久，可导致心、脾、肾受伤，《证治汇补·便浊》说，"又有思虑伤心者，房欲伤肾者，脾虚下陷者"。可根据虚实的不同，选用通利和补益等法。

一、病因病机

（一）多食肥甘

酿生湿热，湿热久蕴而成浊邪，浊气下流渗入膀胱而尿浑浊。湿浊化热损及血络而成赤浊。或酗酒嗜肥，抑郁暴怒，致使肝胆湿热内生，湿热流注下焦，浊气渗入膀胱，故而小便黄赤浑浊。

（二）脾虚下陷

脾虚下陷是浊证中的虚证，故反复发作，尤在疲劳时易复发。脾虚不能统摄精微故尿浊如泔水；脾虚不运则精微渗入膀胱故尿中油珠，光彩不定。病情加重则脾不统血，尿浊与血混而流出成赤浊。或因过食肥甘生冷之物，滞而不化等原因，皆令湿浊停聚，不得消散，凝而为痰，痰浊内蕴下注，致使清浊不泌，产生尿浊。

（三）思虑于遂，或劳欲过度，或淋病过用通利，损及心肾气阴

使虚火甚于上，肾水亏于下，心肾不交，水火失济。《丹溪心法》曰："人之五脏六腑，俱各有精，然肾为藏精之府，而听命于心，贵乎水火升降，精气内持。若调摄失宜，思虑不节，嗜欲过度，水火不交，精元失守，由是而为赤白浊之患。"

（四）劳倦淫欲过度，或久病不复，耗伤精气，致使肾阳衰微

命门火衰，犹釜底之无薪，气化不行，开合不利，膀胱虚冷，精气下流，故溺下白浊如凝脂。肾为水脏，内寓相火，肾阴亏损，阴不涵阳则相火亢盛，水道不清，故尿下黄浊。

二、诊断要点

尿浊的诊断依据。

（1）以尿道流出混浊尿液为主要特征，一般无排尿频急或尿道涩痛症状。

（2）临床上遇有白色浑浊尿液、豆浆或牛奶样尿液或有乳糜血尿患者，应注意做尿液乳糜试验（又称乙醚试验，即在尿液中加入乙醚便可澄清）以明确乳糜尿及乳糜血尿的诊断。

少数乳糜尿可因结核、肿瘤、胸腹部创伤或手术、原发性淋巴管疾病（包括先天性畸形）所致，偶见于妊娠、肾盂肾炎、包虫病、疟疾等。多由剧烈运动或进食脂肪餐等诱发，可结合病史和相关的实验室检查。

三、类证鉴别

（一）尿浊与膏淋

二者均有小便浑浊，其鉴别点在于尿痛与不痛，小便浑浊而痛者为膏淋，小便浑浊而不痛者为尿浊。清代叶桂《临证指南医案》说，"大凡痛则为淋，不痛为浊"。

（二）尿浊与精浊

清代何梦瑶《医碥》说，"有精浊，有便浊，精浊出自精窍，与便浊之出于溺窍者大异"。尿浊为尿出如米泔，有浑浊沉淀，尿涩不痛，或尿初尚清，旋即澄如白蜡。若热盛伤阴，血络受损，血从下溢，尿中可夹血丝、血块，其病变出自溺窍。精浊是指尿道口经常流出米泔样如糊状浊物，而小便并不混浊，且常伴有茎中灼热疼痛、尿频、尿急、尿痛等，或伴有会阴部重坠样疼痛，甚则可见腰骶部或尾骶部疼痛，其病变部位在精窍。

四、辨证论治

（一）辨证要点

1. 审病性

首先区分赤浊、白浊。白浊以小便浑浊，色白如泔浆为主证，赤浊以小便浑浊夹血为主证。《丹溪心法》说，"赤者湿热伤血分，白者湿热伤气分"。此言尿浊属于实证。《医学证传》说，"血虚热甚者，则为赤浊……气虚而热微者，则为白浊"。此言尿浊之属于虚证。

2. 察虚实

本病初起以湿热为多，属实证；病久则脾肾亏虚。

（二）治疗原则

本病初起湿热为多，治宜清热利湿，病久则脾肾虚弱，治宜补益脾肾，固摄下元。但补益之剂中亦可佐以清利，清利之剂中，又可兼以补益，必须做到清利而不伤阴，补益而不涩滞。

（三）分证论治

1. 湿浊下注

证候：突然小便浑浊，或白如米泔，或如泥浆或色赤，或停放后小便胶黏浑浊，胸闷不适，纳谷不馨，小便量较多无涩痛，舌苔腻或黄腻，脉濡数。

治法：清化湿浊。

方药：程氏萆薢分清饮化裁。萆薢、石菖蒲、黄柏各10 g，茯苓、白术、车前子各15 g，莲子心12 g，丹参6 g。若热重于湿，加栀子12 g，滑石10 g，车前草15 g。

若湿重于热，加苍术、厚朴各10 g，半夏、陈皮各12 g；湿浊下注表现为赤浊，拟清心火，导小肠火，主方用导赤散合四物二陈汤加滑石、小蓟等。尿赤如血，心烦易怒，舌质红，脉细数，提示湿火较甚，以四物汤加黄柏、知母、椿根皮、青黛。

2. 肝胆湿热

证候：小溲热赤浑浊，目赤肿疼，口苦心烦，常伴有阴肿、阴痒、阴湿，胸胁苦满，恶心呕吐，耳鸣耳聋，舌苔黄腻，脉象弦数或滑数。

治法：清利肝胆湿热。

方药：龙胆泻肝汤加减。龙胆草、黄芩各10 g，柴胡6 g，生地黄、当归、栀子各12 g，车前子、泽泻各10 g，甘草3 g。

湿热较重者，加萆薢、海金沙各10 g，白茅根15 g；阴痒阴肿者，加地肤子、白鲜皮各15 g；尿浑浊夹赤，加牡丹皮6 g，仙鹤草15 g，藕节10 g。

3. 脾虚下陷

证候：尿浊如米泔，如泥浆，如胶黏，如败絮或尿中杂有油脂，光彩不定。本症已反复发作或使用渗利之品病情反而加剧，尤在多食油腻、辛辣刺激食物及疲劳之后容易诱发。严重者发为尿赤浑浊如油珠。伴发小腹坠胀，尿意不畅，面色无华，神疲乏力，苔薄或舌质淡，脉缓。

治法：益气升清化浊。

方药：补中益气汤合苍术难名散加减。黄芪、党参、龙骨、白术各15 g，茯苓10 g，苍术、柴胡、陈皮各6 g，升麻、甘草各3 g，制川乌、补骨脂、茴香各10 g，龙骨15 g。

兼有湿热，加黄柏、萆薢各12 g，尿浊夹血者，酌加小蓟、藕节、墨旱莲各15 g；心脾两虚也可出现赤浊，责之于脾不统血，拟归脾汤加熟地黄、阿胶各10 g（又名黑归脾）施治。

4. 心虚内热

证候：小便赤浊，心中悸烦，多梦少寐，惊惕不安，健忘梦遗，夜卧盗汗，或心中嘈杂似饥，舌赤碎痛，或口舌生疮，脉细数。

治法：养心清热。

方药：清心莲子饮加减。石莲肉、黄芩各10 g，麦冬、地骨皮12 g。车前子、茯苓、人参、黄芪各15 g，甘草3 g。

阴虚火旺较重者，加知母、黄柏、生地黄各12 g；尿赤浊明显者，加仙鹤草、紫花地丁、白茅根各15 g。

5. 肾虚不固

证候：尿浊色白反复发作，日久不愈，形寒肢冷，腰脊酸软，下肢软弱，精神委顿，舌质淡，苔白，脉沉细。或尿浊色赤，反复发作，日久不愈，心烦口渴，夜寐不安，手足心发热，甚则盗汗，舌质红，舌苔少，脉细数，治法：益肾固涩。

方药：大补元煎加味。杜仲、熟地黄、怀山药、山茱萸、枸杞子各15 g，当归12 g，人参、郁金、菖蒲、萆薢各10 g，甘草5 g。

肾虚不固是尿浊的虚证，病程较长久，肾气不足势必发展为脾肾阳虚和心肾阴虚两个常见类型。

脾肾阳虚为主，常见白浊，可选无比山药丸合萆薢分清饮（萆薢、益智仁、石菖蒲、乌药）。心肾阴虚可表现为白浊，更常见赤白浊，可选坎离既济丸，见赤浊加小蓟饮子。

五、其他疗法

（一）单方验方

1. 射干汤

射干15 g，水煎，每天1剂，加入白糖适量，分3次，饭后服，清热利湿，治疗尿浊（乳糜尿）。

2. 飞廉莲子汤

飞廉45 g，石莲子30 g，怀山药15 g。三味共煎以代茶饮，每天1剂，以30天为1个疗程。本方清热利湿、健脾导浊，适用于膀胱湿热所致尿浊。

3. 冬葵萆薢散

冬葵子150 g，萆薢120 g，白糖80 g。将前两味药焙干为末，后加入白糖拌匀装瓶备用。每天早晚各服1次，每次3～5 g，温开水送服。本方清热利湿，适用于治疗血丝虫尿浊（乳糜尿）患者。

4. 苦参消浊汤

苦参30 g，熟地黄、山萸肉各15 g，怀山药、萆薢、车前子各20 g，石菖蒲、乌药、益智仁、炮穿山甲各10 g。水煎服，每天1剂。本方益肾养精，清利湿热，主治尿浊、膏淋。

5. 乳糜血尿汤

川断、当归、川牛膝各10 g，淡秋石、丹参、杜仲、生蒲黄（包煎）各15 g，益母草、黄芪、土茯苓、仙鹤草各30 g。水煎服，每天1剂。本方固肾益气，活血化瘀，主治乳糜血尿。

（二）药膳疗法

1. 大黄蛋

锦纹大黄研细末2 g，以鸡蛋1个，破顶入药，搅匀，蒸熟，空腹时食之，连服3天。主治赤白浊淋。

2. 荞麦鸡蛋

荞麦炒焦为末，鸡子白和为丸，梧子大，每天3次，每次9 g。本方又名"济生丹"，主治男子白浊。

3. 白糯丸

糯米500 g，白芷、石菖蒲各50 g，牡蛎100 g。研末，糯米粉和丸，木馒头煎汤吞服，每天3次，每次9 g。主治小便膏脂。

4. 韭菜子

韭菜子每天生吞10～20粒，盐汤下。主治梦遗溺白。

（李其信）

第四节　遗尿

遗尿是指在睡眠中小便自遗，醒后方知的疾病，也称尿床。临床上，以儿童为多见，成年男女也可以有此疾患。有些成年人因不好意思就诊，故常使病情拖延很长时间，造成治疗上十分困难。

现代医学认为，遗传、熟睡或做梦、精神因素、尿路病变、下尿路梗阻及不稳定性膀胱等均可引起遗尿。

《素问·宣明五气论》说，"膀胱不利为癃，不约为遗溺"。又《咳论》说，"膀胱咳状，咳而遗溺"。《灵枢·本输》说，"虚则遗溺，遗溺则补之"。遗溺与遗尿同。

遗尿一词最早见于《伤寒论》。在"辨阳明病脉证并治"中说，"三阳合病，腹满身重，难以转侧，口不仁，面垢，谵语遗尿"，又"辨太阳病脉证并治"中说，"若被下者，小便不利，直视失溲"。这种与高热昏迷联系在一起的"遗尿""失溲"，主要是指外感热病危重阶段出现的尿失禁，实际上是属于广义之遗尿。

狭义之遗尿也称尿床。最早见于隋代巢元方《诸病源候论·尿床候》，且巢氏有指出，"夫人有于睡眠不觉尿出者，是其禀质阴气偏盛，阳气便虚也"。唐代孙思邈《千金要方》把遗尿、遗溺、小便失禁、尿床并列为名。至《仁斋直指附遗方论》提出了遗尿和尿床的不同概念，认为，"出而不禁为之遗尿；睡里自出，谓之尿床"。此处遗尿实际上就是指小便不禁。

明代张介宾所称之遗溺亦是广义的。《景岳全书·遗溺》说，"遗溺一症，有自遗者，以睡中而遗失也；有不禁者，以气门不固而频数不能禁也；又有气脱于上，则下焦不约而遗失不知者"。又如清代何梦瑶《医碥·遗尿小便不禁》说："不知而出为遗；知而不能忍为不禁，比小便数为甚，故另为一类"。从内涵分析，"不知而出为遗"还包括睡熟中遗溺和昏迷中遗溺。

近代才把昏迷中的遗溺归入尿失禁，而遗尿只是指睡熟中的遗溺，即本篇所讨论之内容。

一、病因病机

根据历代医家所述，遗尿的病因病机可以归纳以下几个方面：①心肾虚热，心气亏损，或者心肾不交，每致传送失度，水液无制，而为遗尿。②肝肾积热，肾督经脉虚衰，失于固摄，肝气失于疏泄，无以调节尿道之开启，则为遗尿。③湿热蕴结于里，下注膀胱，膀胱失约，亦可导致遗尿。

遗尿的病因病机与五脏虚损关系密切。肺虚不能化气，脾虚中气下陷，心虚小肠传送失度，肝失疏泄而开启失常，最终使肾虚不能温化水液而尿出不知。

二、诊断要点

遗尿的诊断依据如下。

（1）3岁以上儿童，或成年人，在睡眠中小便自遗，或者有梦自遗，醒后方知。

（2）凡属功能性遗尿，中医有较好的疗效，但若经1个月左右的治疗，效果不显著者，应转西医进一步查明原因，以排除器质性病变。

三、类证鉴别

遗尿须与下列病证相鉴别。

（一）小便不禁

此为在平时清醒状态下，小便不随意流出。而一旦咳嗽较剧，直立过久，行走过多，心急，大笑，高声，惊吓时尿自出。大多数见于妇女及老年人。在昏迷时小便自遗亦属小便不禁，与睡熟中的小便尿床是容易鉴别的。

（二）膀胱咳

在咳嗽剧烈时，小便自遗，而咳嗽痊愈后，小便自遗亦见消失。

四、辨证论治

（一）辨证要点

1. 辨病程之长短

遗尿多见于儿童。随着年龄的增长，肾气渐充而自愈。乃至成年尚未愈者，这与体质素弱或与大病以后气血亏损有关。因此，病程之长短常能反映病情的一定变化。

如幼年病程短者，显系幼稚气阳未充。发病至年少者则为生长发育不够健全，理宜积极调理。而病程长于成年者，则为身体衰弱，气阳不能固守，当应积极治疗。所以，本病病程长者，病情多较重。

2. 辨寒热虚实

遗尿以五脏虚亏见多，故常表现出阳衰寒象，如形体怯冷，小便清长，腰脊酸软而感寒冷，肢末不温，或者见有大便稀溏，舌质淡，苔白，脉象沉细无力。而心肾不交则表现热象，如阴虚潮热，心烦，口咽干燥，手心足心烦热，小便短黄，舌质红，苔少或光，脉象细数。因湿热下注而表现热象，口苦口干，心烦呕恶，胸腹胀满，舌苔黄腻，脉象濡滑而数。病程中也可出现虚实互见，寒热错杂，应注意详辨施治。

（二）治疗原则

遗尿的治疗，虚则以补，热则以清为原则，当然须佐以固涩之品。但补益固涩，又以无实邪，湿热清为前提，有时清中固涩，常常互用，可见用药配伍得当是十分重要的。

（三）分证论治

1. 肾督虚损

证候：神疲怯寒，小便自遗，头晕眼花，腰膝酸痛，脊背酸楚，两足无力，舌淡苔白，脉细无力。

治法：补肾填精。

方药：菟丝子煎合缩泉丸加减。菟丝子、补骨脂各15 g，小茴香、桑螵蛸、覆盆子各10 g，益智仁、当归、乌药、山药各10 g。

若少腹不温，乏力恶寒，加制附子、肉桂各6 g；若脘腹作胀、纳食减少，加神曲、砂仁各10 g。

2. 心肾虚热

证候：夜寐遗尿，精神不振，形体消瘦，寐不安宁，心烦而溲数淋漓，舌苔薄，舌尖有红刺，脉沉细而数。

治法：补心肾，清虚热。

方药：桑螵蛸散。人参、茯神、远志各 15 g，菖蒲 12 g，龟甲、桑螵蛸、龙骨各 30 g。

若心肾不交，而夜寐不安者，可加交泰丸；若肾阴虚，而相火偏亢，加滋水清肝饮，另加益智仁、山药各 10 g，五味子 6 g。

3．湿热下注

证候：夜寐遗尿，小便频数，淋沥短涩，且有灼热感，舌偏红，苔薄腻，脉细滑而数。

治法：清利湿热。

方药：八正散加减。瞿麦、萹蓄、车前子各 10 g，大黄 6 g，山栀、滑石各 12 g，生草梢 5 g，灯心草、山药、桑螵蛸、菟丝子各 15 g。

若湿热较盛，加白茅根、石韦各 15 g；若湿热伤阴，加知母、黄柏、麦冬各 10 g。

五、其他疗法

（一）单方验方

1．蜂房

焙干研末，每服 3 ~ 5 g，加白糖少许，开水冲服，每天 2 次。

2．白薇散

白薇、白蔹、白芍各 30 g。以上各药捣细末为散，每于食前以粥饮调下 6 g。主要适用于湿热内盛或下注于膀胱之遗尿。

3．秘元丹

白龙骨 90 g，诃子 10 个去核，缩砂仁 30 g 去皮。上药为末，糯米粥丸梧桐子大，每服 50 g，空心盐酒下。适用于内虚里寒的遗尿。

4．遗尿汤

桑螵蛸、黄芪、龙骨各 15 g，肉桂 6 g，水煎服，每天 1 剂，分两次服。功效为补肾固肾。主治肾气不足、下元虚冷、膀胱失约所致遗尿。

5．固本止遗汤

党参、白术、菟丝子、枸杞子、当归各 6 g，黄芪、怀山药、五味子、覆盆子各 9 g，肉桂 2 g，小茴香 3 g。上药用于清水泡 20 分钟，再用文火煎 30 分钟，每剂煎 2 次。以上为 10 岁小儿用量，年龄小于 10 岁者酌减，大于 10 岁者酌增，每天 1 剂，将煎好的药液混匀，早晚各服 1 次。功效为益气健脾，温肾止遗。主治小儿及成人遗尿。

（二）食疗

（1）鸡肠散：黄雄鸡肠 4 具，切碎，净洗，炙令黄熟；肉苁蓉、苦参、赤石脂、白石脂、黄连各 150 g，捣烂同研匀细为散，每次服 6 g，酒调，食前服，白天服 2 次，睡前服 1 次。适用于肾气不固，而心火偏盛之遗尿。

（2）猪肚 1 具，莲子 150 g 同煮至稀烂后食用。主要适用于脾气不足之遗尿。

（3）洋参猪腰：西洋参、龙眼干各 15 g，猪腰 1 对。以上三样蒸熟后食用。治疗小儿遗尿。

（三）外治法

1．脐疗法

丁香、肉桂各 3 g。将两者研细，与米饭适量共捣成泥，做成小饼，每晚敷于肚脐上。功效为补火助阳。治疗遗尿。

2．针灸疗法

针刺气海、太渊、足三里、三阴交，用补法，并配合艾灸，每天 1 次，适用于脾肺气虚所致遗尿。

3．穴位埋线疗法

在百会穴行常规消毒，埋入 000 ~ 001 号羊肠线 2 mm，30 天 1 次，1 ~ 2 次即可。

（李其信）

第五节 癃闭

癃闭主要是由于肾和膀胱气化失司而导致尿量减少，排尿困难，甚则小便闭塞不通为主证的一种疾患。其中又以小便不利、点滴而短少、病势较缓者称为"癃"；以小便闭塞、点滴不通，病势较急者称为"闭"。癃和闭虽有区别，但都是指排尿困难，只有程度上的不同，因此多合称为癃闭。

一、病因病机

本病的发生，除与肾、膀胱密切相关外，还和肺、脾、三焦有关。若肺失肃降，不能通调水道；脾失转输，不能升清降浊；肾失蒸化，关门开合不利；肝郁气滞、瘀血阻塞影响三焦的气化，均可导致癃闭的发生。

（一）湿热蕴结

过食辛辣厚味，酿湿生热，湿热不解，下注膀胱，或湿热素盛，肾热下移膀胱，膀胱湿热阻滞，气化不利，而为癃闭。

（二）肺热气壅

肺为水之上源，热壅于肺，肺气不能肃降，津液输布失常，水道通调不利，不能下输膀胱；又因热气过盛，下移膀胱，以致上下焦均为热气闭阻，而成癃闭。

（三）脾气不升

劳倦伤脾，饮食不节，或久病体弱，导致脾虚而清气不能上升，则浊气难以下降，小便因而不利。

（四）肾元亏虚

年老体弱或久病体虚，肾阳不足，命门火衰，气不化水，是以"无阳则阴无以化"，而致尿不得出；或因下焦积热，日久不愈，耗损津液，以致肾阴亏耗，水府枯竭而无尿。

（五）肝郁气滞

七情所伤，引起肝气郁结，疏泄不及，从而影响三焦水液的运化及气化功能，致使水道通调受阻，形成癃闭。且从经脉的分布来看，肝经绕阴器，抵少腹，这也是肝经有病，导致癃闭的原因。

（六）尿路阻塞

瘀血败精，或肿块结石，阻塞尿路，小便难以排出，因而形成癃闭。

二、辨证要点

（1）小便不利，点滴不畅，或小便闭塞不通，尿道无涩痛，小腹胀满。
（2）多见于老年男性，或产后妇女及手术后的患者。

三、类证鉴别

淋证：淋证以小便频数短涩，滴沥刺痛，欲出未尽为特征，其小便量少，排尿困难与癃闭相似，但淋证尿频而疼痛，每天排出小便的总量多正常。癃闭无排尿刺痛，每日小便总量少于正常，甚则无尿排出。

四、辨证论治

若尿热赤短涩、舌红、苔黄，脉数者属热；若口渴欲饮、咽干、气促者，为热壅于肺；若口渴不欲饮、小腹胀满者，为热积膀胱；若时欲小便而不得出、神疲乏力者，属虚；若年老排尿无力，腰膝酸冷者，为肾虚命门火衰；若小便不利兼有少腹坠胀，肛门下坠者，为脾虚中气不足；若尿线变细或排尿中断、腰腹疼痛、舌质紫暗者，属浊瘀阻滞。

辨别虚实的主要依据：若起病较急，病程较短，体质较好，尿流窘迫，赤热或短涩，苔黄腻或薄黄，脉弦涩或数，属于实证；若起病较缓，病程较长，体质较差，尿流无力，精神疲乏，舌质淡，脉沉细弱，属于虚证。

治疗原则：癃闭的治疗应根据"腑以通为用"的原则，着眼于通。实证治宜清湿热、散瘀结、利气机而通水道；虚证治宜补脾肾、助气化、使气化得行，小便自通。此外，根据"上窍开则下窍自通"的理论，尚可应用开提肺气的治法，开上以通下，即所谓"提壶揭盖"之法治疗。若小腹胀急，小便点滴不下，内服药物缓不济急，应配合导尿或针灸以急通小便。

（一）实证

1. 膀胱湿热

（1）证候：小便点滴不通，或量少而短赤灼热、小腹胀满。口苦口黏，或口渴不欲饮或大便不畅。舌苔根黄腻，舌质红，脉濡数。

（2）治法：清热利湿，通利小便。

（3）方药：八正散加减。若兼心烦，口舌生疮糜烂者，可合导赤散。若湿热久恋下焦，又可导致肾阴灼伤，可改用滋肾通关丸加生地黄、车前子、牛膝等，以滋肾阴，清湿热而助气化；若因湿热蕴结日久，三焦气化不利，小便量极少或无尿，面色晦滞，胸闷烦躁，恶心呕吐，口中尿臭，甚则神昏谵语，舌暗红、有瘀点、瘀斑等，治宜降浊和胃，清热化湿，方用黄连温胆汤加大黄、丹参、车前子、白茅根、泽兰叶等。

2. 肺热壅盛

（1）证候：小便不畅或点滴不通、呼吸急促或咳嗽，咽干，烦渴欲饮。舌苔薄黄，脉滑数。

（2）治法：清肺热，利水道。

（3）方药：清肺饮。

3. 肝郁气滞

（1）证候：小便不通或通而不爽、胁腹胀满，多烦善怒。舌苔薄黄，舌红，脉弦。

（2）治法：疏调气机，通利小便。

（3）方药：沉香散加减。可合六磨汤加减。

4. 尿道阻塞

（1）证候：小便点滴而下，或尿如细线，甚则阻塞不通，小腹胀满疼痛，舌紫暗，或有瘀点、瘀斑，脉细涩。

（2）治法：行瘀散结，通利水道。

（3）方药：代抵当丸。

（二）虚证

1. 脾气不升

（1）证候：时欲小便而不得出，或尿量少而不爽利，小腹坠胀。气短，语声低微，精神疲乏，食欲缺乏，舌质淡，舌边有齿印，脉细弱。

（2）治法：升清降浊，化气利尿。

（3）方药：补中益气汤合春泽汤。若气虚及阴，脾阴不足，清气不升，气阴两虚，症见舌质红者，可改用补阴益气煎；若脾虚及肾，而见肾虚证候者，可加用《济生》肾气丸，以温补脾肾，化气利尿。

2. 肾阳衰惫

（1）证候：小便不通或点滴不爽，排出无力，畏寒怕冷，腰膝冷而酸软无力。面色㿠白，神气怯弱，舌质淡，苔白，脉沉细尺弱。

（2）治法：温补肾阳，化气利尿。

（3）方药：《济生》肾气丸为主方。若兼有脾虚证候者，可合补中益气汤或春泽汤同用。若因肾阳衰惫，命火式微，致三焦气化无权，浊阴内蕴，症见小便量少，甚至无尿、呕吐、烦躁、神昏者，治宜《千金》温脾汤合吴茱萸汤，以温补脾肾，和胃降浊。

（李其信）

第六节　关格

关格是以小便不通、呕吐不止为主要临床表现的病证。小便不通名曰关，呕吐不止名曰格，两者并见名曰关格。关格一般起病较缓，此前多有水肿、淋证、癃闭、消渴等慢性病史，渐进出现倦怠乏力，尿量减少，纳呆呕吐，口中气味臭秽及多种复杂兼证。晚期可见神昏、抽搐、出血、尿闭、厥脱等危候。

另有所述以大便不通兼有呕吐而亦称为关格者，不属本节讨论范围。

一、历史沿革

关格之名，始见于《内经》。其所论述的关格，一是指脉象，二是指病机。前者如《灵枢·终始》，其曰："人迎四盛，且大且数，名曰溢阳，溢阳为外格。"又曰："脉口四盛，且大且数者，名曰溢阴，溢阴为内关，内关不通死不治。人迎与太阴脉口俱盛四倍以上，命曰关格，关格者与之短期。"认为人迎与寸口脉均极盛，系阴阳离决的危象。后者如《灵枢·脉度》，其曰："阴气太盛，则阳气不能荣也，故曰关；阳气太盛，则阴气弗能荣也，故曰格；阴阳俱盛，不得相荣，故曰关格。关格者，不得尽期而死也。"旨在说明阴阳均偏盛，不能相互营运的严重病理状态。

汉代张仲景发展了《内经》的认识，《伤寒论·平脉法》谓："关则不得小便，格则吐逆。"明确提出关格的主要表现是小便不通和呕吐。并指出此证为邪气关闭三焦，而正气虚弱，不能通畅，既可见于急性疾病，也可见于慢性疾病，属于危重证候。

隋代巢元方《诸病源候论·大便病诸候》认为："大便不通谓之内关，小便不通谓之外格，二便俱不通，为关格。"所指有别于《伤寒论》，而其对病机阐述则遵从《内经》。此说一经提出，其影响沿至北宋。

唐代孙思邈《备急千金要方》把以上两说并列。王焘《外台秘要·卷二十七》补充了腹部痞块亦属于关格病的一个常见症状。

南宋张锐编著的《鸡峰普济方·关格》把上述概念合而为一，提出关格病为上有吐逆，下有大小便不通。并举例应用大承气汤有效，是对关格病较早的医案记载。

金元以后诸医家对关格概念，以宗仲景说者为多。针对关格一证的多种含义，明代张景岳《景岳全书·关格·论证》有专门阐释："关格一证，在《内经》本言脉体，以明阴阳离决之危证也，如'六节藏象论''终始篇''禁服篇'及'脉度''经脉'等篇，言之再四，其重可知。自秦越人三难曰：'上鱼为溢，为外关内格；入尺为覆，为内关外格。'此以尺寸言关格，已失本经之意矣。又仲景曰：'在尺为关，在寸为格；关则不得小便，格则吐逆。'故后世自叔和、东垣以来，无不以此相传。"同时，明清以来，对关格的病因认识、临床诊治及预后判断方面则有所发展。如王肯堂《证治准绳·关格》提出了临床应掌握"治主当缓，治客当急"的治疗原则。李用粹《证治汇补》指出："既关且格，必小便不通，且夕之间，陡增呕恶，此因浊邪壅塞三焦，正气不得升降，所以关应下而小便闭，格应上而呕吐，阴阳闭绝，一日即死，最为危候。"何廉臣则进一步提出"溺毒入血"理论，《重订广温热论》描述："溺毒入血，血毒上脑之候，头痛而晕，视力蒙眬，耳鸣耳聋，恶心呕吐，呼吸带有溺臭，间或猝发癫痫状，甚或神昏痉厥，不省人事，循衣摸床撮空，舌苔起腐，间有黑点。"不仅指出本病亦可见于急性热病，同时阐述了关格晚期或重症的证候学特征，均对临床有重要的指导意义。

二、范围

关格主要包括西医学所指各种原发性、继发性肾脏疾病引起的慢性肾衰竭。其他如休克、创伤及流行性出血热、败血症等疾病的晚期引起急性肾衰竭者，可参考本节内容进行辨证论治。

三、病因病机

关格是小便不通、呕吐和各种虚衰症状并见的病证，此由多种疾病发展到脾肾衰惫，浊邪壅塞所致。临证表现为本虚标实，寒热错杂，三焦不行，进而累及其他脏腑，终致五脏俱伤，气血阴阳俱虚。

（一）脾肾阳虚

水肿病程迁延，水湿浸渍，或饮食不调，脾失健运，湿浊内困，以致脾阳受损，生化无源；或因劳倦过度，久病伤正，年老体虚，以致肾元亏虚，命门火衰，肾关因阳微而不能开。脾肾俱虚，脏腑失养，故见神疲乏力，面色无华，纳呆泛恶，腰膝酸软，尿少或小便不通。脾肾阳气衰微，气不化水，阳不化浊，则湿浊益甚。末期精气耗竭，阳损及阴，而呈阴阳离决之势。《景岳全书·杂证谟·关格》谓："此则真阳败竭，元海无根，是诚亢龙有悔之象，最危之候也。"

（二）湿浊壅滞

脾肾虚损，饮食不能化为精微，而为湿浊之邪。湿浊壅塞，三焦不利，气机升降失调，故上而吐逆，下而尿闭。若属中阳亏虚，阳不化湿，湿浊困阻脾胃，则肢重乏力，纳呆呕恶，腹胀便溏，舌苔厚腻。若湿浊久聚，从阳热化，湿热蕴结中焦，胃失和降，脾失健运，则脘腹痞满，纳呆呕恶，口中黏腻，或见便秘。浊毒潴留上熏，则口中秽臭，或有尿味。湿浊毒邪外溢肌肤，症见皮肤瘙痒，或有霜样析出。湿浊上渍于肺，肺失宣降，肾不纳气，则咳逆倚息，短气不得卧。

（三）阴精亏耗

禀赋不足，素体阴虚，或劳倦久病，精气耗竭，阳损及阴，以致肾水衰少，水不涵木；水不济火，心肾不交；心脾两虚，水谷精微不化气血，则面色萎黄，唇甲色淡，心悸失眠；肝血肾精耗伤，失于滋养，则头晕耳鸣，腰膝酸软；阴虚火旺，虚火扰动，则五心烦热，咽干口燥。肾病日久累及他脏，乃至关格末期阴精亏耗，浊毒泛溢，五脏同病。肾病及肝，肝肾阴虚，虚风内动，则手足搐搦，甚则抽搐；肾病及心，邪陷心包，心窍阻闭，则胸闷心悸，或心胸疼痛，甚则神志昏迷。

（四）痰瘀蒙窍

脏腑衰惫，久病入络，因虚致瘀，或气机不畅，血涩不行，阻塞经脉，加之湿邪浊毒内蕴，三焦壅塞，气机逆乱，以致痰浊瘀血上蒙，清窍闭阻，神机失用，则神昏谵语，烦躁狂乱或意识蒙眬。

（五）浊毒入血

痰瘀痹阻，脉络失养，络破血溢；或湿浊蕴结，酿生毒热，热入营血，血热妄行，以致吐衄便血。此乃脾败肝竭，关格病进入危笃阶段。

（六）毒损肾络

失治误治，未能及时纠偏，酿生浊毒；或久服含毒药物，以致药毒蓄积，侵及下焦，耗损气血，危害肾络，进而波及五脏。

总之，关格多由各种疾病反复发作，或迁延日久所致。脾肾阴阳衰惫为其本，浊邪内聚成毒为其标，在病机上表现为本虚标实，"上吐下闭"。病变发展则正虚不复，由虚至损，多脏同病，最终精气耗竭，内闭外脱，气血离守，脏腑功能全面衰败。

四、诊断与鉴别诊断

（一）诊断

1. 发病特点

患者多有水肿、淋证、癃闭、消渴等基础病史，渐进出现关格见症。部分患者亦可由于急性热病、创伤、中毒等因素而突然致病。

关格一般为慢性进程，但遇外感、咳喘、泄泻、疮疡、手术等诱因引发，可致病情迅速进展或恶化。

2. 临床表现

关格临床表现为小便不通、呕吐和各种虚衰症状并见，兼症极为复杂。一般而言，关格前期阶段以脾肾症状为主，后期阶段则渐进累及多脏，出现危候。

早期阶段：在原发疾病迁延不愈的基础上，出现面色晦滞，神疲乏力。白天尿量减少，夜间尿量增多。食欲缺乏，恶心欲呕，晨起较为明显，多痰涎，或有呕吐。部分患者可有眩晕、头痛、少寐。舌质淡而胖，边有齿印，舌苔薄白或薄腻，脉沉细，或细弱。

中末期阶段：早期阶段诸般症状加重乃至恶化，恶心呕吐频作，饮食难进，口中气味臭秽，甚至有尿味。尿量减少，甚至少尿或无尿。或见腹泻，一日数次至十数次不等，或有便秘。皮肤干燥或有霜样析出，瘙痒不堪，或肌肤甲错，甚则皱瘪凹陷。或有心悸怔忡，心胸疼痛，夜间加重，甚至不可平卧。或胸闷气短，动则气促，咳逆倚息，面青唇紫，痰声辘辘。或有肢体抖动抽搐，甚至瘛疭。或有牙宣、鼻衄、咯血、呕血、便血，皮肤瘀斑、月经不调。或烦躁不宁，狂乱谵语，意识蒙眬。或突发气急，四肢厥逆，冷汗淋漓，神识昏糊，脉微欲绝等。本证阶段患者脉象以沉细、细数、结或代为主。

（二）鉴别诊断

1. 走哺

走哺以呕吐伴有大小便不通利为主证，相似于关格。但走哺一般先有大便不通，继之出现呕吐，呕吐物多为胃中饮食痰涎，或带有胆汁和粪便，常伴有腹痛，最后出现小便不通。故属实热证，其病位在肠，与关格有本质的区别。《医阶辨证·关格》说："走哺，由下大便不通，浊气上冲，而饮食不得入；关格，由上下阴阳之气倒置，上不得入，下不得出。"两者相比，关格属危重疾病，预后较差。

2. 转胞

转胞以小便不通利为临床主要表现，或有呕吐等症。但转胞为尿液潴留于膀胱，气迫于胞则伴有小腹急痛，其呕吐是因水气上逆所致，一般预后良好。

五、辨证

（一）辨证要点

1. 判断临床分期

关格病的早期表现以虚证为主，脾肾气虚、脾肾阳虚或气阴两虚表现较为突出，由于原发病变不同及个体差异，部分患者可见阴虚证。此时兼有浊邪，但并不严重。把握前期阶段对疾病预后至关重要，须有效控制病情，延缓终末期进程。否则阳损及阴，浊邪弥漫，正气衰败。关格后期阶段虚实兼夹，病变脏腑已由脾肾而波及心、肺、肝诸脏，浊邪潴留，壅滞三焦，病趋恶化，以致出现厥脱等阴精耗竭、孤阳离别之危象。

2. 详审原发病证

根据临床普遍规律，脏腑虚损程度与原发疾病密切相关。原发病为本，继发病为标，不同病因对脏腑阴阳气血构成不同程度的损伤，寒化伤阳，热化伤阴，至病变晚期由于机体内在基础不一，从而呈现不同的证候趋向。如：水肿反复发作而致关格者，多以脾肾阳虚为主，很少单纯属于阴虚；淋证迁延而致关格者，由于病起于下焦湿热，湿可化热，热可伤阴，故常有阴虚见症。关格由癃闭发展而致者，转归差异很大。癃闭病因复杂，或外因感受六淫疫毒，或内因伤于饮食情志劳倦，以及砂石肿物阻塞尿路，湿热、气结、瘀血阻碍为病，涉及三焦。一般而言，渐进起病的虚性癃闭而致关格者，多以气虚、阳虚见证为先，其余者往往阴阳俱虚、寒热错杂。消渴的病机基础是肺燥、胃热、肾虚交互为病，病程经久，耗气伤阴，致关格阶段多属气阴两伤，阴阳俱虚。

3. 区别在气在血

关格早期阶段病在气分，后期阶段病入血分。分辨在气在血须脉症互参，其中最重要的有两点：一是兼夹风寒、风热、寒湿、湿热等各种诱发因素，病在上焦肺卫和中焦脾胃者，多在气分。可伴有发热，恶寒，或咽喉干痛，咳嗽痰黄，或尿痛淋漓，或泄泻腹胀等。若病及心肝，则多属血分。二是不论有否外邪，凡见各种出血症状，表明病在血分，可使气血更虚，脾肾耗竭。

4. 明辨三焦病位

关格病情危重，证候复杂，辨察三焦病位是论治的关键问题。本病后期由于浊邪侵犯上中下三焦脏腑各有侧重，预后不同。浊邪侵犯中焦为关格必见之证，症状又有浊邪犯胃、浊邪困脾之别。病在上焦心肺，临床表现为气急，倚息不能平卧，呼吸低微，心悸胸痛，甚则神昏谵语。浊邪侵犯下焦肝肾，临床以形寒肢冷，四肢厥逆，烦躁不安，抽搐瘛疭为特点。

在关格的后期阶段，根据三焦病位可预察转归。偏于阳损者，多属命门火衰，不能温运脾土，故先见脾败，后见肝竭；偏于阴损者，多属肾阴枯竭，肝风内动，故先见肝竭，而后见脾败。至于心绝和肺绝等多数见于脾败或肝竭之后。浊邪侵犯上焦下焦，则关格病进入危重阶段，随时均可产生阴阳离决之象。

（二）证候

1. 脾阳亏虚

症状：纳呆恶心，干呕或呕吐清水，少气乏力，面色无华，唇甲苍白，晨起颜面虚浮，午后下肢水肿，尿量减少，形寒腹胀，大便溏薄，便次增多。舌质胖淡，苔薄白，脉濡细或沉细。

病机分析：脾阳不振，气血生化无源，气不足则少气乏力；血不足则面色无华，唇甲苍白；中运失健，湿浊内生，则尿少水肿，腹胀便溏；浊邪上逆，则恶心呕吐；脉濡细，苔薄舌质淡为脾阳虚的征象。

2. 肾阳虚衰

症状：腰酸膝软，面色晦滞，神疲肢冷，下肢或全身水肿，少尿或无尿，纳呆泛恶或呕吐清冷。舌质淡如玉石，苔薄白，脉沉细。

病机分析：下元亏损，命门火衰，脏腑失于温煦濡养，则腰酸膝软，面色晦滞，神疲肢冷，舌淡，脉沉而细；肾阳衰微，气不化水，阳不化浊，则湿浊潴留，壅塞水道，泛滥肌肤而为水肿；肾关因阳微而不能开，则少尿或无尿。

3. 湿热内蕴

症状：恶心厌食，呕吐黏涎，口苦黏腻，口中气味臭秽，脘腹痞满，便结不通。舌苔厚腻，脉沉细或濡细。

病机分析：脾胃受损，纳化失常，湿浊内生，壅滞中焦。湿浊困脾，则脘腹痞满，纳呆厌食，舌苔厚腻，脉沉细或濡细；浊邪犯胃，胃失和降，故恶心呕吐；湿浊化热，则口苦黏腻，口中气味臭秽，便结不通。

4. 肝肾阴虚

症状：眩晕目涩，腰酸膝软，呕吐口干，五心烦热，纳差少寐，尿少色黄，大便干结。舌淡红少苔，脉弦细或沉细。

病机分析：阴精亏耗，肾水衰少，水不涵木，肝肾失于滋养，则眩晕目涩，腰酸膝软，纳差少寐，舌淡红少苔，脉弦细或沉细；阴虚火旺，虚火扰动，则五心烦热，咽干口燥，尿少色黄，大便干结。

5. 肝风内动

症状：头痛眩晕，手足搐搦或肢体抽搐，纳差泛恶，尿量减少，皮肤瘙痒，烦躁不安，甚则神昏痉厥癫痫，尿闭，舌抖或卷缩，舌干光红，或黄燥无津，脉细弦数。

病机分析：关格末期，肾病及肝，肝肾阴虚，肝阳上亢，则头痛眩晕，舌干光红，或黄燥无津，脉细弦数；浊毒阻闭心窍，则舌抖卷缩；浊毒泛溢，虚风内动，则肢体搐搦，皮肤瘙痒；阴分耗竭，阴不敛阳，阳越于外，故见烦躁不安，甚则神昏痉厥。

6. 痰瘀蒙窍

症状：小便短少，甚则无尿，胸闷心悸，面白唇暗，恶心呕吐，痰涎壅盛或喉中痰鸣，甚则神识昏蒙，气息深缓。舌淡苔腻，脉沉缓。

病机分析：脏腑衰惫，浊毒壅塞，气机逆乱，瘀血阻滞经脉，以致痰浊瘀血上蒙，清窍闭阻，神机失用，则诸症蜂起。

7. 浊毒入血

症状：烦躁或神昏谵语，尿少或尿闭，呕吐臭秽，或见牙宣、鼻衄、咯血、呕血、便血、皮肤瘀斑，或有发热，大便秘结。舌干少津，脉细弦数。

病机分析：关格病进入危笃阶段，肾病及心，邪陷心包，或脾败肝竭，浊毒入营动血，络破血溢，以致吐衄便血，烦躁神昏。

8. 阳微阴竭

症状：周身湿冷，面色惨白，胸闷心悸，气急倚息不能平卧，或呼吸浅短难续，神昏尿闭。舌淡如玉，苔黑或灰，脉细数，或结或代，或脉微细欲绝或沉伏。

病机分析：肾者元气之根，水火之宅，五脏之阴非此不能滋，五脏之阳气非此不能发。肾阳衰微，阳损及阴，阴耗血竭，阴不敛阳，虚阳浮越，终至阳微阴竭，气脱阳亡，阴阳离决。

六、治疗

（一）治疗原则

1. 治主当缓，治客当急

本病脾肾衰惫为其本，浊毒内聚为其标。前者为主，后者为客。脏腑虚损为渐进过程，不宜峻补，而需长期调理，用药刚柔相兼，缓缓图之。湿浊毒邪内蕴，宜及时祛除继发诱因，尽力降浊排毒，以防发生浊毒上蒙清窍，阻塞经脉，入营动血或邪陷心包之变。

2. 虚实兼顾，把握中焦

关格是补泻两难的疾病。根据病程演变规律，早期宜侧重补虚，兼以化浊；后期阶段，浊邪弥漫，正气衰败，治疗宜虚实兼顾，用药贵在灵活。本病临床累及三焦脏腑虽有侧重，但浊毒壅滞中焦则贯彻病程始终，故把握中焦为治疗要务。上下交损，当治其中。其时患者尽管正气虚衰，若强用补益亦难以受纳，且更易助长邪实，加重病情。故调理脾胃，化浊降逆，缓解呕恶，增进饮食，才能为下一步治疗提供条件。

（二）治法方药

1. 脾阳亏虚

治法：温中健脾，化湿降浊。

方药：温脾汤合吴茱萸汤加减。方中附子、干姜温运中阳，人参、甘草、大枣益气健脾，大黄降浊，吴茱萸温胃散寒，下气降逆，生姜和胃止呕。

本方为补泻同用之法，适用于脾胃虚寒，浊邪侵犯中焦，以致上吐下闭者。大黄攻下降浊是权宜之计，以便润为度，防止久用反伤正气。

此外，人参的选用应注意原发病的内在基础，如关格由水肿发展而来，以红参为宜；若关格的本病为淋证、癃闭、血尿、肾痨，为阴损及阳，兼有湿热者，选用白参较为适当。

阳虚水泛而为水肿者，治宜健脾益气，温阳利水，化裁黄芪补中汤或防己黄芪汤，以人参、黄芪益气补中，白术、苍术、防己健脾燥湿，猪苓、茯苓、泽泻、陈皮利水消肿，甘草和中。其中，生黄芪益气利水而无壅滞中满之弊，治疗水肿较为适宜。脾虚湿因而泛恶者，可用理中丸加姜半夏、茯苓利湿和胃。若湿抑中阳较著，可加用桂枝，师《金匮要略》防己茯苓汤法。

2. 肾阳虚衰

治法：温补肾阳，健脾化浊。

方药：《济生》肾气丸化裁。方中肉桂、附子温补肾阳，地黄、怀山药、山茱萸滋养脾肾，茯苓、牡丹皮、泽泻、车前子、牛膝化湿和络，引药下行。

肾阳亏损而水肿较重者，选用真武汤，兼有中焦虚寒者，配伍干姜、肉豆蔻、吴茱萸温运中阳。呕吐明显者，加用生姜、半夏。肾阳虚衰者，往往肾阴亦亏，在应用温肾药时，应了解关格病的原发疾病及肾阴、肾阳虚损的情况。

若原发疾病有湿热伤阴基础乃至阴损及阳，温肾药物宜选用淫羊藿、仙茅、巴戟天等温柔之品，或选用右归饮，寓温肾于滋肾之中。若肾脏畸形，命火衰微，水湿潴留于肾，以致肾脏肿大，腹部瘕积者，治宜温补肾阳，同时配伍三棱、莪术、生牡蛎、象贝母等活血祛瘀软坚之品。

3. 湿热内蕴

治法：清化湿热，降逆止呕。

方药：黄连温胆汤化裁。方用陈皮、半夏、竹茹、枳实、茯苓、黄连清化湿热，配用生姜一味降逆止呕。

浊邪犯胃，和胃降逆化浊法的常用方剂尚有小半夏汤、旋覆代赭汤等，后者降逆止呕的作用较强。亦可加大黄通导腑气，使浊邪从大便而出。

4. 肝肾阴虚

治法：滋养肝肾，益阴涵阳。

方药：杞菊地黄丸化裁。方用地黄、山茱萸滋养肝肾，怀山药补脾固精，茯苓、泽泻渗湿，牡丹皮凉肝泄热，枸杞子、菊花滋补肝肾，平肝明目。肝肾阴虚，肝阳偏亢，易引动肝风，可配伍钩藤、夏枯草、牛膝、石决明平肝潜阳，降泻虚火，以防虚风内动。本病兼夹湿热浊毒，用药不宜滋腻，以免滞邪碍胃。

5. 肝风内动

治法：平肝潜阳，息风降逆。

方药：镇肝息风汤化裁。方用龙骨、牡蛎、代赭石镇肝降逆，龟甲、芍药、玄参、天冬柔肝潜阳息风，牛膝引气血下行以助潜降，合茵陈、麦芽清肝舒郁。若出现舌干光红，抽搐不止者，宜用大定风珠，方用地黄、麦冬、阿胶、生白芍、麻仁甘润存阴；龟甲、鳖甲、牡蛎育阴潜阳；五味子配甘草，酸甘化阴，滋阴息风。

6. 痰瘀蒙窍

治法：豁痰化瘀，开窍醒神。

方药：涤痰汤化裁。本方适用于痰瘀蒙窍而偏于痰湿者，方中半夏、陈皮、茯苓健脾燥湿化痰；胆南星、竹茹、石菖蒲化痰开窍。

若属痰瘀蒙窍而偏于痰热者，用羚羊角汤。该方以羚羊角、珍珠母、竹茹、天竺黄清化痰热，石菖蒲、远志化痰开窍，夏枯草、牡丹皮清肝凉血。

以上二方化瘀力稍嫌不足，宜酌情配伍丹参、赤芍、蒲黄、桃仁、三七等化瘀之品。

痰瘀浊毒内盛，上蒙清窍而致神昏者，治宜利气开窍醒神。可用醒脑静或清开灵静脉滴注，或鼻饲苏合香丸。关格进入神昏危笃阶段，小便不通，治以开窍急救时，尤应注意禁用含毒药物，以免药毒蓄积，危害肾脏。

7. 浊毒入血

治法：解毒化浊，宁络止血。

方药：犀角地黄汤、清宫汤化裁。适用于痰浊化热，热入血分而致鼻衄、咯血等出血证。组方宜以水牛角、生地黄、赤芍等解毒清热、凉血止血为主药，或酌情配合应用至宝丹或紫雪丹。治疗血证，要掌握"治火、治气、治血"基本原则，酌情选用收敛止血、凉血止血、活血止血药物。严密观察病情变化。

8. 阳微阴竭

治法：温扶元阳，补益真阴。

方药：地黄饮子化裁。方用附子、肉桂、巴戟肉、肉苁蓉、地黄、山茱萸温养真元，摄纳浮阳；麦冬、石斛、五味子滋阴济阳；石菖蒲、远志、茯苓开窍化浊。若出现呼吸缓慢而深，肢冷形寒，汗出不止，命门耗竭者，急宜温命门之阳，参附注射液静脉滴注。若正不胜邪，心阳欲脱，急用参麦注射液静脉滴注敛阳固脱。

凡浊邪侵犯上焦心肺，或下焦肝肾，为关格进入末期危重阶段，口服药物无法受纳者，应采用中西医结合的方法进行抢救。

（三）其他治法

1. 单方验方

（1）冬虫夏草：临床一般用量 3～5 g，水煎单独服用或另煎兑入汤剂中，亦可研粉装胶囊服用。20 日为一个疗程，连服 3～4 个疗程。

（2）地肤子汤：地肤子 30 g，大枣 4 枚，加水煎服，每日 1 剂，分 2 次服完。具有清热利湿止痒功效，适用于关格皮肤瘙痒者。

2. 针灸治疗

主要选穴为中脘、气海、足三里、三阴交、阴陵泉、肾俞、三焦俞、关元、中极、内关。每次选主穴 2 ~ 3 个，配穴 2 ~ 3 个。可根据病情需要选择或增加穴位。虚证用补法，实证用泻法，留针20 ~ 30 分钟，中间行针 1 次，每日针刺 1 次，10 次为 1 个疗程。

3. 灌肠疗法

降浊灌肠方：生大黄、生牡蛎、六月雪各 30 g，浓煎 200 ~ 300 mL，高位保留灌肠。2 ~ 3 小时后药液可随粪便排出。每日 1 次，连续灌肠 10 日为 1 个疗程。休息 5 天后，可再继续一个疗程。适用于关格早中期。

4. 药浴疗法

药浴方：由麻黄、桂枝、细辛、附子、红花、地肤子、羌活、独活等组成。将药物打成粗末，纱布包裹煎浓液，加入温水中，患者浸泡其中，使之微微汗出，每次浸泡 40 分钟，每日 1 次，10 ~ 15 日为1 个疗程。

七、转归及预后

本病为多种疾病渐进而来，病程发展趋势为由轻渐重，由脾肾受损而致五脏俱伤，正虚则邪实，邪盛则正衰，形成恶性循环。关格的转归和预后，取决于脾肾亏损程度和浊邪壅滞部位。若病限脾胃，邪在中焦，而治疗调摄得当，且避免复感外邪，尚可带病延年；若病变累及他脏，浊毒凌心射肺，入营动血，引动肝风，甚则犯脑蒙窍，最终正不胜邪，则预后较差。

（李其信）

第九章

妇科疾病

第一节　多囊卵巢综合征

一、概述

多囊卵巢综合征（PCOS）是一种发病多因性、临床表现多态性，以长期无排卵及高雄激素血症为特征的女性内分泌紊乱性疾病之一。临床主要表现为月经稀发、闭经、不规则阴道出血、多毛、肥胖、不孕、双侧卵巢增大并发多囊性变等。本病属于中医学"闭经""月经后错""不孕""崩漏""月经失调""癥瘕"等范畴，临床以多囊卵巢综合征导致的闭经、不孕症尤为多见，且难以治愈。

二、病因病机

该病以肥胖、不孕、闭经为特征。元代朱丹溪在《丹溪心法》中指出："若是肥盛妇人，禀受甚厚，恣于酒食之人，经水不调，不能成胎，谓之躯脂满溢，闭塞子宫，宜行湿燥痰。""痰积久聚多，随脾胃之气以四溢，则流溢于肠胃之外，躯壳之中，经络为之壅塞，皮肉为之麻木，甚至结成窠囊，牢不可破。"之后，多数医家也有论述。

中医学认为，月经来潮及其周期节律与肾密切相关，《校注妇人良方》有言"肾气全盛，冲任流通，经血既盈，应时而下，否则不通"，故该病多因肾功能失调所致。肾阴虚，天癸不足，久则阴损及阳，阳失温煦；脾气不足，则湿邪杂生，久则为痰，痰湿聚集，百病丛生。女子多郁，《医贯》云："七情内伤，郁而生痰。"肝郁气滞则易于导致痰湿凝聚，气郁痰凝，久病致瘀，癥瘕乃成。血瘀益深，闭经愈顽，则受孕益艰。总之，该病发生的病机关键在肾虚，病理因素主要为痰湿、瘀血和气郁；所涉脏腑以肾、脾、肝、心四脏为主。

三、诊断

1. 病史

本病多发于青春期月经初潮，逐渐出现月经稀少、闭经或月经频发、淋漓不尽等症状。

2. 症状

症状主要为闭经，绝大多数为继发性闭经；由月经失调和无排卵导致的不孕；可见不同程度的多毛，以阴毛为主，如阴毛浓密延及肛周、腹股沟等，唇口可见细须；出现额面部痤疮、肥胖，以及黑棘皮症等。

3. 检查

（1）基础体温测定：表现为单相，月经周期后半期体温无升高。

（2）妇科检查：外阴阴毛较密，阴道通畅，子宫大小正常或略小，双附件无明显异常。

（3）实验室与 B 超检查：双侧卵巢均匀性增大。卵巢四周或散在多个囊性卵泡（≥ 10 个），直径 2 ～ 9 mm。

（4）内分泌测定：睾酮或游离睾酮水平升高，睾酮水平通常不超过正常范围上限的 2 倍；血清 FSH 偏低；LH 升高，LH/FSH ≥ 2。

尿 –17 酮皮质类固醇水平正常或轻度升高；正常提示雄激素源于卵巢，升高则提示肾上腺功能亢进。

对肥胖患者还要进行空腹血糖、血清胰岛素水平和口服葡萄糖耐量试验（OGTT）。

本病目前采用的诊断标准：①月经稀发或闭经或不规则子宫出血。②高雄激素表现或雄激素血症。③卵巢有多囊改变，一侧或双侧卵巢出现直径 2 ～ 9 mm 的卵泡 ≥ 12 个，或卵巢直径 ≥ 10 mm。以上 3 项中符合 2 项，并排除以下疾病即可确诊。

四、鉴别诊断

1. 卵巢肿瘤

当血清睾酮值 > 6.29 nmol/L，应排除产生激素的卵巢肿瘤，可以用 B 超、CT、MRI 等协助诊断。

2. 肾上腺皮质增生或肿瘤

血清硫酸脱氢表雄酮值大于正常上限 2 倍或 18.2 μmol/L 时，注意与肾上腺皮质增生或肿瘤相鉴别。肾上腺皮质增生患者血 17- 羟孕酮明显升高，促肾上腺皮质激素（ACTH）兴奋试验反应亢进，地塞米松抑制试验抑制率 ≤ 0.70；肾上腺皮质肿瘤患者则对这两项试验均无明显反应。

3. 卵泡膜细胞增殖症

临床症状和内分泌征象与 PCOS 相似，但患者比 PCOS 更肥胖，男性化更明显。血清硫酸脱氢表雄酮正常，LH/FSH 比值可正常。腹腔镜下可见卵巢皮质黄素化的卵泡膜细胞群，皮质下无类似 PCOS 的多个小卵泡。

五、治疗

治疗原则以补肾健脾、清肝疏肝、涤痰化瘀、软坚散结为主。

（一）辨证论治

1. 肾虚痰湿证

辨证要点：月经延后，量少渐至闭经，不孕，乳房发育差，身体肥胖，多毛，腰膝酸软，倦怠嗜睡，淡苔薄白，脉沉细。

治法：补肾化痰，活血调经。

方药：左归丸（《景岳全书》）加减。

熟地黄、山药、山茱萸、枸杞子、鹿角霜、菟丝子、杜仲、当归、半夏、浙贝母等。

中成药：①六味地黄丸，每次 10 丸，每日 2 次，口服。②左归丸，每次 10 丸，每日 2 次，口服。

2. 脾虚痰湿证

辨证要点：月经后期，量少甚至闭经，带下量多，婚久不孕，形体肥胖，多毛，头昏，胸闷，喉间痰多，四肢倦怠无力，大便溏薄，舌体胖大，色淡，苔厚腻，脉沉滑。

治法：化痰除湿，通络调经。

方药：苍附导痰丸（《万氏妇人科》）加减。

苍术、香附、胆南星、枳壳、制半夏、陈皮、茯苓、甘草。

中成药：二陈丸，每次 16 丸，每日 3 次，口服。

3. 气滞血瘀证

辨证要点：月经延后，或量少不畅，经行腹痛拒按，伴有血块，甚者出现闭经，偶或崩漏，月经量多，婚后不孕，精神抑郁，胸胁胀满，舌质紫暗，或有瘀点，脉沉弦或沉涩。

治法：理气活血，化瘀调经。

方药：膈下逐瘀汤（《医林改错》）加减。

当归、川芎、赤芍、桃仁、红花、枳壳、延胡索、五灵脂、牡丹皮、乌药、香附、甘草。

中成药：血府逐瘀口服液，每次 1 支，每日 3 次，口服。

4. 肝郁化火证

辨证要点：月经稀发，量少或闭经，或月经先后无定期，或月经频发，经量增多，或经行无期，婚久不孕，形体壮实，毛发浓密，面部痤疮，行经时伴乳房胸胁胀痛，性情急躁，口干喜冷饮，大便秘结，舌红或见边尖红，苔薄白，脉弦数。

治法：疏肝解郁，清热泻火。

方药：丹栀逍遥散（《女科撮要》）加减。

牡丹皮、栀子、当归、白芍、柴胡、白术、茯苓、炙甘草、川牛膝。

中成药：丹栀逍遥丸，每次 10 丸，每日 3 次，口服。

（二）针灸治疗

（1）针刺促排卵取穴：关元、中极、子宫、三阴交。可同时辨证配穴。

一般从月经中期开始（月经第 10 天或 14 天），每日 1 次，连续 3 天，每次留针 20 分钟，平补平泻法，或用电针 30 分钟。观察 7 ~ 10 天，若基础体温（BBT）仍未上升者，可重复 2 个疗程。若 B 超检查卵泡成熟而不破裂者，可加肾俞穴。肥胖者，加丰隆、脾俞。

（2）艾灸取关元、中极、足三里、三阴交，每次 2 ~ 3 穴，7 次为 1 个疗程。促使卵泡发育。

（3）穴位注射：取关元、气海、肾俞、脾俞、三阴交、太溪、足三里。用胎盘组织液，或维生素 B_1 或当归注射液，根据卵泡发育情况选药。每穴注入 0.4 mL 左右，每次 3 ~ 4 穴，隔日 1 次。

（4）耳针取肾上腺、肾、内分泌、卵巢、神门。压豆（王不留行），每次 3 ~ 4 穴，每周 2 ~ 3 次。

（三）饮食治疗

（1）莱菔子茶：莱菔子 20 g，沸水冲泡，加盖焖 15 分钟后饮用。莱菔子行气化痰，适用于痰湿盛的多囊卵巢综合征。

（2）菊花山楂茶：甘菊花、丹参、茶叶放入茶具中备用，山楂洗净，去核切成薄片，放入上述茶器中，将沸水倒入茶器中，闷 5 分钟即可饮用。活血化瘀，疏肝理气。适用于肝郁化火型多囊卵巢综合征。

（3）枸杞薏仁粥：枸杞子 15 g，薏苡仁、山药各 30 g，草豆蔻 10 g，大米 50 g，红糖适量。将枸杞子、薏苡仁、山药、大米洗净，共煮粥，粥将成时，下布包的草豆蔻，并加入红糖适量，煮片刻即可。去布包，趁热服，适用于肾虚痰湿型。

（李其信）

第二节　子宫内膜异位症

一、概述

子宫内膜异位症是指具有生长功能的子宫内膜组织，出现在子宫腔以外的身体其他部位，并且生长、浸润、反复出血，或者引起疼痛、不孕及结节包块等。异位内膜可侵犯全身任何部位，但绝大多数位于盆腔内，因此通常称作盆腔子宫内膜异位症。本病多发于 25 ~ 45 岁，是常见的一种妇科病和难治性疾病。根据其临床症状，中医一般将其归属于"痛经""癥瘕""不孕""月经不调"等范畴。

二、病因病机

本病的基本病机为瘀血内结，迫血妄行。而导致瘀血的原因有很多，一般不外乎气滞、寒凝、热迫等。瘀血阻滞胞络胞脉，致使冲任血脉不通，不通则痛，故伴随痛经的症状；瘀血内聚，阻遏气机，故有经行发热之症；瘀血与痰浊互结，日久成癥瘕，癥瘕使胞络胞脉粘连，从而出现不孕之症；如果影响了冲、任二脉的功能，则会出现月经不调之症。总之，胞脉瘀阻是其基本病机，所涉脏腑以肝、肾、脾为主，主要病理因素为瘀血。

三、诊断

1. 病史

有继发性、渐进性痛经史，月经愆期，不孕及性交痛等。

2. 症状

不同部位的子宫内膜异位引起的症状不同，如异位病灶位于泌尿系统，常表现出经期尿频、尿痛、尿急并可见血尿等症状；如病灶位于腹部，则会出现经期腹部瘢痕疼痛，并可在瘢痕深处触及包块，经后期疼痛渐减等。

3. 妇科检查

子宫是否存在后倾、固定，子宫后壁下段、骶骨韧带等是否可触及质硬的触痛结节；双侧附件是否可扪及囊性偏实包块。

4. 辅助检查

（1）腹腔镜检查：是诊断子宫内膜异位症最准确的方法。看到典型的子宫内膜异位症病灶，即可确诊。

（2）实验室检查：血清 CA125、抗子宫内膜抗体（EMAB）检测有助于该病的诊断，但无特异性。

四、鉴别诊断

1. 子宫腺肌病

二者均出现痛经，但子宫腺肌病的痛经以下腹正中疼痛剧烈，并伴随子宫均匀性增大，质硬。该病可与子宫内膜异位症并存。此外，子宫腺肌病的疼痛在行经期间，或经行期甚至月经停止后的一段时间，而子宫内膜异位症痛经多发生在经前 1 ~ 2 日和行经初期。

2. 盆腔炎性包块

一般有盆腔感染史，该病疼痛无明显周期，非经期亦可出现疼痛，抗感染治疗有效。

3. 卵巢恶性肿瘤

早期无明显症状，疼痛持续不绝，与月经周期无关联，有腹胀、腹水等严重症状，病情发展迅速。必要时腹腔镜或剖腹探查可鉴别。

五、治疗

本病的病机为瘀血内结，迫血妄行，总以活血化瘀为主。但根据病情随月经周期出现规律性变化，采用"分期论治"之法，经期以"活血祛瘀，理气止痛"为主，以达"急则治其标"；在经前期以"调气活血化瘀"为治疗大法，以治其本。

（一）辨证论治

1. 肾虚瘀结证

辨证要点：经血量多少不定，血色紫暗，有血块，小腹坠痛，疼痛剧烈，腰膝酸软，腹冷，大便溏泄，面色无华，四肢怕冷，舌质紫，边有瘀点，苔薄白，脉沉细。

治法：益肾助阳，祛瘀止痛。

方药：助阳消癥汤（名老中医夏桂成经验方）加减。丹参、川断、赤芍、杜仲、紫石英、广木香、延胡索、五灵脂、生山楂、肉桂（后下）、石打穿。

2. 气滞血瘀证

辨证要点：胸闷烦躁，精神抑郁，经前乳房胀痛，经行少腹胀痛加剧，经血紫红，有血块，脉弦细或弦。

治法：疏肝行气，活血祛瘀。

方药：少腹逐瘀汤（《医林改错》）加减。小茴香、干姜、延胡索、没药、当归、川芎、官桂、赤芍、蒲黄、五灵脂。

中成药：血府逐瘀胶囊，每次4粒，每日3次，口服。

3. 寒凝血瘀证

辨证要点：经行之前或经行之时伴小腹坠胀冷痛，拒按，得热则减，月经量少，经行不畅，伴有血块，血色暗，面青白，舌暗，苔白，脉沉紧。

治法：温经散寒，祛瘀止痛。

方药：温经汤（《金匮要略》）加减。吴茱萸、当归、赤芍、川芎、人参、桂枝、阿胶、牡丹皮、生姜、半夏、麦冬、甘草、延胡索。

中成药：①桂枝茯苓胶囊，每次4粒，每日3次，口服。②艾附暖宫丸，每次6 g，每日3次，口服。

4. 热灼血瘀证

辨证要点：经行时自觉发热或体温升高，少腹灼痛，得热则剧；经行不畅，伴有血块，色紫红，质黏稠；口苦咽干，大便秘结；舌质红，瘀斑明显，苔薄黄，脉弦。

治法：清热和营，化瘀止痛。

方药：清热调血汤（《古今医鉴》）加减。牡丹皮、黄连、生地黄、当归、白芍、川芎、红花、桃仁、莪术、香附、延胡索、薏苡仁、败酱草、红藤。

5. 气虚血瘀证

辨证要点：平素气虚，形体消瘦，经行前后期小腹疼痛，伴肛门坠胀，面色少华，神疲气短；月经量多或少，血色偏淡或正常，伴有少许血块，苔薄白，脉细涩。

治法：益气健脾，活血化瘀。

方药：理冲汤（《医学衷中参西录》）加减。黄芪、党参、白术、山药、天花粉、知母、三棱、莪术、鸡内金。

（二）中医外治

1. 中药灌肠

三棱15 g，莪术15 g，蒲黄15 g，五灵脂10 g，延胡索15 g，血竭10 g，赤芍15 g。加水1000 mL浓煎成100 mL，保留灌肠，每日1次，3个月为1个疗程，经期停用。用于各证型的子宫内膜异位症。（《实用中医妇科学》）

2. 敷贴法

当归、土鳖虫、三七、沉香各等份，麝香少许，黄酒适量。

用法：上四味共研细末，黄酒调糊，加入麝香适量，用消毒棉球裹药适量，贴敷于阴道后穹隆结节处，24小时，隔日1次，经期停用，1个月经周期为1个疗程。

功效：活血化瘀，行气止痛。适用于各种子宫内膜异位症。

3. 敷脐法

肉桂10 g，吴茱萸10 g，细辛10 g，延胡索10 g，乳香10 g。

用法：上药共研极细末，于月经来潮前3天，用药粉2~3 g，置于阳和膏中涂匀，贴敷脐部。2天换药1次，经净3天后停用，连续3个月经周期为1个疗程。

功效：温经散寒，化瘀止痛。适用于寒凝血瘀及气滞血瘀型子宫内膜异位症。

（三）针灸治疗

取关元、中极、合谷、三阴交等穴位，气滞血瘀者，经前用泻法；寒凝者，用艾灸。

（四）饮食疗法

1. 莲子僵蚕汤

莲子 100 g，僵蚕 100 g，白木耳 10 g，冰糖适量。莲子、僵蚕洗净，白木耳洗净后用温开水泡 6 小时。将以上原料放入煲内，加水适量，猛火煲开后用小火炖 3 小时，莲子熟烂即可食用。

功用：温经散结，活血化瘀。适用于寒凝血瘀型子宫内膜异位症。

2. 丝瓜红糖汤

老丝瓜 250 g，红糖适量。丝瓜洗净切碎，水煎汤，加红糖适量，热服。

功用：清热、祛湿、化瘀。适用于瘀热互结型子宫内膜异位症。

（李其信）

第三节　黄体功能不全

一、概述

黄体功能不全（luteal phase defect，LPD）是指卵巢排卵后形成的黄体发育不全，过早退化，萎缩不全，孕激素分泌不足和子宫内膜分泌不良引起的月经失调和生育功能缺陷综合征。中医学无黄体功能不全的病名，根据临床症状，归属于"月经先期""经期延长""不孕""胎漏""胎动不安""滑胎"等范畴。

古籍中未见有此病名的描述，随着西医对此病名的提出，中医药对此病的认识也不断发展和丰富，从发病机理、治则治法、辨证分型论治等方面积累了大量经验。自20世纪80年代开始，有临床医家开始采用古方自拟经验方或辨证论治来治疗此病。20世纪90年代，北京中医医院研究了坤宝3号，进一步探索出治疗黄体功能不全的专方专药。到目前为止，经过几十年的临床研究总结，中医在此病的病因病机、治则治法方面已形成较为完善的理论。而现今不少临床医家运用现代科研方法探讨中药复方、单味药对女性生殖轴功能的影响颇多，且深入到细胞分子水平。

二、病因病机

中医学认为，肾主生殖，为天癸之源、冲任之本，肾中精气盛衰主宰着人体生育及生殖功能的盛衰。黄体期是肾阳充盛、血海满盈的时期，与肝、肾、气血、冲任关系密切。故肾虚是导致本病的主要病机，其中以肾阳虚为多见。临床常见的病因病机有肾阳虚、气血亏虚、肝郁气滞、瘀血阻络。

1. 肾阳虚

肾为先天之本，主生殖，若先天肾气不足，或房劳多产，冲任亏损，致肾阳虚，命门火衰，冲任失于温煦，故见月经先期，宫寒不孕。

2. 气血亏虚

素体脾胃虚弱或思虑、饮食损伤脾胃，气血化生不足，或大病久病之后，元气必伤，气血不足，"五脏之伤，穷必及肾"，致肾阳虚，胞宫失温煦，寒积冲任，凝滞胞脉，血海充盈延迟而致月经后期，难以受孕。

3. 肝郁气滞

素体情绪抑郁，七情所伤，肝气郁结，疏泄不及，则月经后期；疏泄太过，则月经先期；肝失疏泄，太过与不及交错，血海蓄溢与胞宫藏泻失常，则月经先后不定期。

4. 瘀血阻络

情志不遂，肝气郁结；或经行产后，感受外邪，阻滞气机，或手术、异物所伤，瘀血内留胞宫，旧血阻滞冲任，新血不得归经，以致经前出血淋漓不净。

三、诊断

1. 临床表现

月经周期缩短，月经频发，不孕或流产，流产多发生在妊娠早期。

2. 实验室检查

在月经第 18 ~ 28 天测血清孕激素＜ 10 ng/mL。

3. 基础体温测定

每天晨起测口温，显示体温上升缓慢，或升高温度＜ 0.3℃，或高温波动＞ 0.1℃，或高温维持时间＜ 12 天。

4. 诊断性刮宫

在月经周期第 21 ~ 22 天进行，取子宫内膜进行组织学检测，内膜分泌不良，即内膜时相少于正常 2 天以上。

四、鉴别诊断

1. 排卵功能障碍

表现为月经周期紊乱，经期长短不一，经量时多时少，甚至大出血；基础体温显示无双相改变；B 超监测排卵未见优势卵泡；诊刮内膜组织学测定显示增生期改变。

2. 黄体萎缩不全

表现为月经周期正常，但经期延长，出血量较多；基础体温测定显示体温下降缓慢；月经第 5 天行诊断性刮宫，仍显示有分泌期改变。

五、治疗

（一）辨证论治

确定黄体功能不全的诊断后，根据病机认识现证，分清证的属性，从而分证论治。根据本病的发病机制，特别应注意有无肾的阴阳失衡、肝的疏泄失常、气血运行失调等证候，在审证求本中当掌握辨证要点，结合四诊辨证论治。

1. 肾阳虚证

辨证要点：经前阴道少量出血，色暗红，或婚久不孕，测基础体温上升缓慢，高温期短，有波动；伴有腰膝冷痛，大便溏薄，小便清长；舌淡，苔薄白，脉沉细或沉迟。

治法：温肾壮阳，调补冲任。

方药：右归丸（《景岳全书》）加减。制附子、肉桂、熟地黄、山药、山茱萸、枸杞子、菟丝子、鹿角胶、当归、杜仲。

中成药：①右归胶囊，每次 4 粒，每日 3 次，口服，连服 3 个月。②麒麟丸，每次 6 ~ 9 g，每日 3 次，口服，连服 3 个月。③定坤丹，每次 3.5 ~ 7 g，每日 3 次，口服，连服 3 个月。

2. 气血亏虚证

辨证要点：经前阴道少量出血，色淡红，或月经频发，经量少或多，色淡，质稀，或婚久不孕，测基础体温上升缓慢，高温期短，有波动；伴神疲乏力，头晕眼花，心悸气短，面色萎黄；舌淡，苔薄，脉细弱。

治法：补益气血，养血调经。

方药：八珍汤（《正体类要》）加减。当归、白芍、川芎、熟地黄、党参、白术、茯苓、甘草。

中成药：①八珍颗粒，每次 3.0 g，每日 3 次，口服，连服 3 个月。②十全大补丸，每次 6 g，每日 3 次，口服，连服 3 个月。③人参养荣丸，每次 1 丸，每日 2 次，口服，连服 3 个月。

3. 肝郁气滞证

辨证要点：经前阴道少量出血，色淡红，或平素月经规律，伤于情志后，月经频发，或婚久不孕，测基础体温上升缓慢，高温期短，有波动；伴精神抑郁，胸胁胀痛，食欲减退；舌暗红，苔薄黄，脉弦细或弦数。

治法：疏肝解郁，补肾调经。

方药：柴胡疏肝散（《景岳全书》）加减。柴胡、枳壳、香附、陈皮、芍药、川芎、炙甘草。

中成药：①逍遥丸，每次 8 丸，每日 3 次，口服。②七制香附丸，每次 6 g，每日 2 次，口服，连服 3 个月。

4. 瘀血阻络证

辨证要点：经前阴道出血，时下时止，或淋漓不净，色紫暗有块，甚至有膜样组织排出；或有小腹刺痛；舌质紫暗，苔薄白，脉涩或细弦。

治法：活血化瘀调经。

方药：桃红四物汤（《医宗金鉴》）加减。

桃仁、红花、当归、川芎、白芍、熟地黄、川牛膝、益母草。

中成药：①血府逐瘀口服液，每次 10 mL，每日 3 次，口服，连续 3 个月，经期停药。②少腹逐瘀颗粒，每次 1.6 g，每日 3 次，口服，连续 3 个月，经期停药。

（二）针灸治疗

穴位：关元、大赫、中极、肾俞、商丘、三阴交、足三里。经后期，配太溪、照海；排卵期，配太冲、血海、内关；黄体期，配气海、血海；月经期，配合谷、太冲。

方法：平补平泻法，每次行针 5 ~ 10 秒，针刺有酸麻胀痛感觉，得气即可，留针 30 分钟，每周 3 次。

（三）饮食治疗

（1）多进食含植物类激素的食物，如山药、红薯、板栗等。

（2）《金匮要略》提到生姜羊肉汤，此汤对调补女性黄体功能很有好处。

（3）红枣、桂圆、枸杞子对补益气血很有好处，月经干净后，可常喝红枣桂圆枸杞水。

（4）黑米和糯米，对补益气血有好处，可以黑米合糯米熬粥，加适量红糖。

（李其信）

第四节 卵巢早衰

一、概述

卵巢早衰（premature ovarian failure，POF）是指妇女在 40 岁以前因某种原因引起的闭经、不孕、低雌激素及促性腺激素水平升高为特征的一种疾病。中医学中并无"卵巢早衰"病名，多归属于"闭经""经水早断""早发绝经"等范畴。

《素问·上古天真论》曰："女子七岁，肾气盛……七七，任脉虚，太冲脉衰少，天癸竭，地道不通，故形坏而无子也。"指出了女子正常绝经的年龄应在 49 岁左右。故而古籍指出"年未至七七而经水断者"属"年未老而经水断"。

有关女子闭经最早见于《黄帝内经》，《素问·阴阳别论》称"女子不月"，《素问·评热病论》谓"月事不来"。

《妇人大全良方》《陈素庵妇科补解》提出了"月水先闭"和"先期经断"的概念，清代《傅青主女科》则称之为"经水早断""年未老经水断"。

历代对妇女月经先闭的病因病机研究颇多，最早在《素问·阴阳别论》中提到了"二阳之病发心脾，有不得隐曲，女子不月"，认为脾胃功能及精神情志与月经不至有直接关系，这也是最早对此病的病因病机认识。汉代《金匮要略·妇人杂病脉证并治》则提出了气血虚弱、肝郁气滞也是月经停闭的重要因素。宋金时期的《仁斋直指方·妇人论》认为："经脉不行，其候有三：一则血气盛实、经络过闭……一则形体憔悴、经脉涸竭……一则风冷内伤，七情内贼，以致经络痹满。"清代《傅青主女科》则提出"年未老经水断"应从肾论治，提出了"经本于肾""经水出于肾"的观点。

二、病因病机

此病的病机主要有"血枯"和"血隔"两种类型，前者为虚证，后者为实证。血枯者以补其虚，血隔者以通其阻。临床常见的病机有肾气亏虚、阴虚血燥、气血虚弱、气滞血瘀、痰湿阻滞。

1. 肾气亏虚

肾为先天之本，主生殖，若先天禀赋不足、肾气亏虚，天癸匮乏，则冲脉不盛、任脉不通而经水早断；或房事不节，或流产多次，损伤肾亏，精血匮乏，则冲任失养、血海不足而致经水早断。

2. 阴虚血燥

素体阴虚精亏，或产后大失血伤阴，或盆腔手术致营阴亏乏，阴虚则火旺，灼伤津血，血海枯竭则致经断。

3. 气血虚弱

素体脾胃虚弱或思虑、饮食损伤脾胃，气血化生不足，营血亏虚，肝肾失养、冲任不充，血海空虚，无血可下而致经闭。

4. 气滞血瘀

素体情绪抑郁，七情所伤，肝失疏泄，气为血帅，气结则血滞，瘀血阻于冲任，血行不畅，故经闭不行。

5. 痰湿阻滞

素体脾虚或饮食伤脾胃，脾主运化，脾虚则运化失司，痰湿聚生，阻于冲任二脉，使血不得下行而致经水早断。

三、诊断

卵巢早衰的诊断标准是40岁以前出现的至少4个月以上的闭经，并有2次以上 FSH > 40 U/L（两次检查间隔1个月以上），雌二醇水平 < 73.2 pmol/L。病史、临床表现及辅助检查有助于该病的诊断。

1. 病史

详细的病史采集，包括初潮年龄、月经情况、闭经的年限，有无诱因，有无药物使用史，有无家族史，有无放化疗、卵巢手术史等。

2. 临床表现

闭经是卵巢早衰的主要临床表现，常可并见烘热、汗出、烦躁、记忆力减退、失眠等表现。

3. 实验室检查及其他辅助检查

血清激素水平测定显示 FSH 水平升高、雌激素水平下降是卵巢早衰患者最主要的特征和诊断依据。一般 FSH > 40 U/L，雌二醇水平 < 73.2 pmol/L。

多数卵巢早衰患者盆腔超声检查，可显示卵巢中无卵泡，卵巢和子宫体积缩小。

四、鉴别诊断

1. 卵巢储备功能不足

此病有月经稀发，偶有闭经表现。实验室检查中血清激素水平测定显示 FSH 升高，但 FSH 多高于10 U/L 而低于40 U/L；而超声检查子宫和卵巢体积正常，卵巢中可见卵泡，但窦卵泡数少于5个。

2. 多囊卵巢综合征

此病有月经稀发，甚至闭经，临床表现中可见肥胖、毛发重、痤疮等，实验室检查血清激素水平测定显示雄激素水平升高或正常，FSH 多在正常范围，LH/FSH > 2.5；超声检查可显示双侧卵巢多囊样改变，直径小于1 cm 的卵泡数在12个以上。

3．高催乳素血症

此病常表现为月经量少，稀发，甚至闭经，偶伴有乳头溢液。实验室检查中血清激素水平显示 PRL 高于正常范围，E_2 常较低，而 FSH、LH 多在正常范围内；超声检查子宫、附件未见异常。

五、治疗

（一）辨证论治

治疗上当首辨虚实，若为虚证则不可急于通经，当以"补"为首，调节脏腑阴阳功能，待气血平衡，再酌以行血通经。若为实证，则当辨明"血滞"之因，血瘀者活血化瘀，痰湿阻滞者"健脾除湿，化痰阻滞"。经脉通达，血行有序，月经自然复行有期。

1．肾气亏虚证

辨证要点：40 岁或以前断经，月经稀少渐至闭经，或忽然停经，B 超显示双侧卵巢偏小，未见小卵泡，子宫体积小；伴有腰腿酸软，头晕耳鸣，倦怠乏力，夜尿频多；舌淡暗，苔薄白，脉沉细。

治法：补肾益气，调理冲任。

方药：归肾丸（《景岳全书》）加减。熟地黄、山药、山茱萸、茯苓、当归、枸杞子、杜仲、菟丝子。

中成药：①定坤丹，每次 7 g，每日 2 次，口服，连服 3 个月。②麒麟丸，每次 6 ~ 9 g，每日 3 次，口服，连服 3 个月。

2．阴虚血燥证

辨证要点：40 岁或以前断经，月经稀少渐至闭经，或忽然停经，B 超显示双侧卵巢偏小，未见小卵泡，子宫体积小；五心烦热，失眠盗汗；舌红，少苔，脉细数。

治法：养阴清热，补肾调经。

方药：左归丸（《景岳全书》）加减。熟地黄、山药、山茱萸、枸杞子、川牛膝、菟丝子、鹿角胶、龟甲胶。

中成药：①左归丸，每次 9 g，每日 3 次，口服，连服 3 个月。②大补阴丸，每次 6 g，每日 3 次，口服，连服 3 个月。③坤泰胶囊，每次 4 粒，每日 3 次，口服，连服 3 个月。

3．气血虚弱证

辨证要点：40 岁或以前月经周期延迟，量少，色淡红，质稀，渐至经闭不行，B 超显示双侧卵巢偏小，子宫体积小；伴神疲乏力，头晕眼花，心悸气短，面色萎黄；舌淡，苔薄，脉细弱。

治法：益气养血调经。

方药：人参养荣汤（《太平惠民和剂局方》）加减。人参、黄芪、白术、茯苓、陈皮、甘草、熟地黄、当归、白芍、五味子、远志、肉桂。

中成药：①八珍颗粒，每次 3.5 g，每日 3 次，口服，连服 3 个月。②十全大补丸，每次 6 g，每日 3 次，口服，连服 3 个月。③复方阿胶浆，每次 20 mL，每日 2 次，口服，连服 3 个月。

4．气滞血瘀证

辨证要点：40 岁之前月经突然停闭不行，伴胸胁、乳房胀痛，精神抑郁，少腹胀痛拒按，烦躁易怒；舌紫暗，有瘀点，脉弦涩。

治法：理气活血，祛瘀通经。

方药：膈下逐瘀汤（《医林改错》）加减。当归、川芎、赤芍、桃仁、枳壳、延胡索、五灵脂、牡丹皮、乌药、香附、甘草。

中成药：①红花逍遥片，每次 4 片，每天 3 次，连服 3 个月。②血府逐瘀口服液，每次 10 mL，每日 3 次，口服，连服 3 个月。

5．痰湿阻滞证

辨证要点：40 岁之前月经延后，量少，色淡，质黏腻，渐至月经停闭；伴形体肥胖，胸闷泛恶，神疲倦怠，纳少，痰多，或带下量多；舌质淡，苔白腻，脉滑。

治法：燥湿化痰，活血调经。

方药：苍附导痰丸（《叶天士女科诊治秘方》）加减。茯苓、半夏、陈皮、甘草、苍术、香附、南星、枳壳、生姜、神曲。

中成药：二妙丸配合红花逍遥片。①红花逍遥片，每次 4 片，每天 3 次，连服 3 个月，经期停药。②二妙丸，每次 9 g，每日 3 次，口服，连服 3 个月，经期停药。

（二）中医外治

1. 中药保留灌肠

（1）方法：药液温度 38℃，患者侧卧位，将灌肠管缓慢插入肛管内，深度 14 cm 左右，将 100 mL 药液缓慢推注。月经干净 3 天开始，连续 3 个月，经期停用。

（2）方药：二仙汤加减（《中医方剂临床手册》）。仙茅、淫羊藿、巴戟天、当归、盐知母、盐黄柏。

2. 耳穴压豆

将王不留行籽置 0.5 cm² 胶布上并贴压神门、卵巢、脑点、肝、脾、肾、内分泌等耳穴，胶布固定，同时用指尖间断按压耳穴，以患者略感胀、沉重刺痛为度，每次每穴点压 20 下，每日 3 次，每周 3 次，连续 3 个月。

（三）针灸治疗

取穴：关元、命门、中极、肾俞、三阴交、子宫、血海、太溪、肝俞、脾俞。

方法：关元、命门、中极、肾俞用补法，其余穴位均采用平补平泻法，得气后留针 30 分钟，每隔 15 分钟行针 1 次。

（四）饮食治疗

（1）补充类雌激素性食物，如富含大豆异黄酮的豆制品、蜂王浆等食物。

（2）多摄入富含蛋白质的食物，如牛奶、鱼、虾等。蛋白质关系着人体组织的建造、修复及免疫功能的维持。

（3）多进食新鲜水果。水果中富含的维生素 C、维生素 E 都是抗衰老的最佳物质。

（李其信）

第五节　排卵障碍性不孕

排卵障碍是不孕症较常见的因素，多伴月经不调或闭经、崩漏，往往是生殖内分泌疾病的综合表现。

一、诊断

（一）无排卵

1. 病史

注意月经初潮年龄及周期、经期和经量的情况，多数有月经稀发、周期紊乱、经量减少，甚或闭经、阴道不规则流血等病史。如属于继发性不孕，应注意有无产后出血、哺乳期过长等情况。如曾经避孕，要了解避孕的方法，尤其是有无长期使用避孕药。如有子宫内膜异位症、子宫肌瘤等病史，要询问既往的治疗方法，如药物抑制排卵、介入治疗、手术治疗等都可能影响卵巢功能。

2. 临床表现

多数有月经的异常，包括月经后期、先期、先后无定期、月经过少、过多、闭经、崩漏等，也可以表现为月经基本正常但无排卵。

3. 检查

（1）基础体温：多数为单相型。滤泡黄素化未破裂综合征可表现为不典型双相。

（2）宫颈黏液：少或黏稠，不出现蛋清样的黏液，涂片未出现羊齿叶状结晶。

（3）生殖内分泌激素：月经周期 2～5 日测定早卵泡期基础值，如 FSH 升高表明卵巢储备能力下降；如 FSH ≥ 40 U/mL，伴 E_2 低水平，表明卵巢功能衰退；如基础 LH/FSH ≥ 2，T 升高，考虑为多囊卵巢综合征；PRL 升高则属于高催乳素血症，应进一步检查是否垂体疾病。

（4）排卵监测：B 超连续监测卵泡发育、成熟和排卵。优势卵泡直径应达到 18 mm 以上，并有排卵的声像表现。如 LH 高峰后 2 日卵泡仍持续生长，而后逐渐缩小，应考虑为卵泡黄素化不破裂；如两侧卵巢均有超过 10 个直径在 10 mm 以下的小卵泡，应考虑为多囊卵巢综合征。

（二）黄体不健

1. 病史

多数有月经频发、经期延长等病史，或有复发性流产史。

2. 临床表现

可有月经先期、月经过少或过多、经期延长，也可表现为月经后期，或周期、经期正常。

3. 检查

（1）基础体温：高温相持续时间 < 12 日，或体温上升幅度 < 0.3℃，或在高温相体温波动。黄体中期黄体酮 < 31.8 mmol/L。

（2）激素测定：黄体中期血清 E_2、P 水平偏低。

（3）子宫内膜组织学检查：黄体中期子宫内膜呈分泌期腺体分泌不足，或较正常落后 2 日以上。

二、辨证论治

排卵障碍的病机主要是冲任损伤。多由肾虚、痰湿内阻、肝经郁火（或湿热）、肝气郁结（或肝郁肾虚）导致冲任损伤，胞宫功能失常，不能摄精成孕。治疗以调理冲任为大法，具体治法应根据辨证施以补肾益精，养血调经；或燥湿涤痰，活血调经；或清肝泄火，涤痰软坚；或疏肝解郁，养血调经；或补肾疏肝。通过调理冲任，调养胞宫以促排卵健黄体。

（一）肾虚证

肾为先天之本，元气之根，肾藏精主生殖；任主胞胎，任脉系于肾。禀赋不足，肾气亏损，或房事不节，久病伤肾，肾气暗耗，冲任虚衰，胞脉失养，不能摄精成孕；肾阳不足，命门火衰，冲任失于温煦，宫寒不孕；肾阴不足，精血亏损，胞失滋润，甚或阴虚火旺，血海蕴热，冲任失调而致不孕。

1. 临床证候

婚久不孕，月经初潮推迟，或经行紊乱或先后不定，量少色淡，或月经稀发，或闭经，腰脊酸痛，头晕目眩，神疲乏力，耳鸣，眼眶暗黑，舌淡红，苔薄白，脉细软。偏于阳虚则形寒肢冷，四肢欠温，少腹寒冷，或小便频，大便溏，舌淡胖，苔薄白，脉细软；偏于阴虚则兼咽干口燥，五心烦热，大便干结，舌红，苔薄或少苔，脉细数。基础体温呈单相，或虽双相但黄体不健，多见于子宫发育不良、排卵功能障碍的多囊卵巢综合征、卵巢发育不全、卵巢早衰、月经失调、月经稀发、闭经等病证。

2. 辨证依据

（1）先天肾气不足，冲任亏损病史。

（2）婚久不孕，月经失调，月经稀发，闭经，腰脊酸痛，头晕目眩，耳鸣乏力，眼眶暗黑。

（3）舌淡红，苔薄白，脉细软。

3. 治疗原则

补肾益精，养血调经。

4. 方药

（1）归肾丸合五子衍宗丸（《摄生众妙方》）。菟丝子、覆盆子、五味子、枸杞子、车前子。

偏于阳虚者，合右归丸；偏于阴虚者，合左归丸；子宫发育不良者，加紫河车、海马、龟甲等血肉有情之品，合当归、茺蔚子补肾活血以促排卵和助子宫发育。

（2）毓麟珠（《景岳全书》）去川椒，加淫羊藿。人参、白术、茯苓、白芍、川芎、炙甘草、当归、熟地黄、菟丝子、杜仲、鹿角霜、川椒。

（二）痰湿内阻证

寒湿外侵，困扰脾胃，劳倦内伤，或脾虚气弱，水湿内聚，蕴而化痰，或肾虚气化失司，痰湿内生，流注下焦，滞于冲任，壅阻胞宫，不能摄精成孕。

1. 临床证候

不孕，月经失调，稀发或稀少，甚则闭经，形体渐胖，肢体多毛，面色㿠白，胸闷纳减，喉中多痰，嗜睡乏力，头晕目眩，白带增多，大便不实，脉濡滑，舌淡略胖，苔白腻。多见于多囊卵巢综合征。

2. 辨证依据

（1）体胖痰多。

（2）不孕，月经稀发或稀少，甚则闭经，肢体多毛，嗜睡乏力。

（3）舌淡胖，苔白腻，脉濡滑。

3. 治疗原则

燥湿涤痰，活血调经。

4. 方药

苍附导痰丸加当归、川芎或黄芪、淫羊藿。

肾虚腰酸者，加熟地黄、山茱萸、川断、菟丝子、仙茅、巴戟天；多毛者，加玉竹、黄精、何首乌；卵巢增大者，加皂角刺、浙贝母；嗜睡乏力者，加礞石、石菖蒲；形寒怕冷者，加熟附子、肉桂。

（三）肝经郁火（或湿热）证

素体肝火偏旺，或过食辛辣燥热助阳之品，或情志不遂，肝郁化火，火灼阴伤，冲任失调不能摄精成孕。

1. 临床证候

月经稀发或稀少，或闭经，或经行频发，经来难净，毛发浓密，面赤唇红，面部痤疮，性急易烦易怒，口干喜饮，大便干结，小便黄，舌尖边红，苔黄，脉弦数。

2. 辨证依据

（1）素体肝旺，或情志内伤史。

（2）月经稀发或稀少，或闭经，或经行频发。

（3）毛发浓密，面赤唇红，面部痤疮，性急易烦易怒，口干喜饮，大便干结，小便黄。

（4）舌尖边红，苔黄，脉弦数。

3. 治疗原则

清肝泻火，涤痰软坚。

4. 方药

（1）丹栀逍遥散选加浙贝母、皂角刺、夏枯草、郁金。

（2）龙胆泻肝汤。

（四）肝郁证

女子以血为本，肝主藏血，喜疏泄条达，冲脉隶属于肝，司血海，为机体调节气血的枢纽。肝血不足，冲任失养，或七情所伤，情志抑郁，暴怒伤肝，疏泄失常，气血不和，冲任不能相资而不孕。

1. 临床证候

婚久不孕，月经失调，先后不定，经量不多，或经行不畅，经前乳房胀痛，胸胁胀痛，或有溢乳，少腹胀痛，情志抑郁，多思善太息，舌暗红，苔薄白或微黄，脉弦。多见于经前期综合征、溢乳－闭经综合征、高催乳素血症、黄体不健等病证。

2. 辨证依据

（1）平素精神抑郁，或有情志创伤史。

（2）不孕，经前乳房胀痛，或胁肋少腹胀痛，月经不调，闭经，或溢乳。

（3）舌暗红，苔薄或薄微黄，脉弦。

3．治疗原则

疏肝解郁，养血调经。

4．方药

（1）开郁种玉汤（《傅青主女科》）加合欢皮、柴胡。

白芍、香附、当归、白术、牡丹皮、茯苓、天花粉。

（2）肝郁及肾，子病及母，发展为肝郁肾虚，可致开合失司，排卵功能障碍，尤多见黄体不健，治宜补肾疏肝调经，方选定经汤（《傅青主女科》）。

菟丝子、白芍、当归、熟地黄、山药、白茯苓、炒芥穗、柴胡。

三、其他疗法

（1）促排卵汤（《罗元恺论医集》）：菟丝子、巴戟天、淫羊藿、当归、党参、炙甘草、枸杞子、熟附子、熟地。

罗元恺认为"检查如属无排卵者，多属以肾阳虚为主，而兼肾阴不足，治以温肾为主而兼滋阴，可于经净后服促排卵汤约12剂，以促进其排卵"。

（2）以调补肝肾为主的中药周期疗法，用于肝肾两虚之闭经。

第1阶段：滋补肝肾，养血调经方。菟丝子、党参、枸杞子、黄精、山茱萸、桑寄生、当归、白芍、川芎。从假设的月经第1日开始服，共7日。

第2阶段：补肾助阳方。上方加淫羊藿、锁阳、巴戟天、阳起石、肉苁蓉。月经第8日开始服，共7日。

第3阶段：补肾疏肝理气方。上方加柴胡、香附、郁金、佛手。月经第15日开始服，共7日。

第4阶段：通经活血方。当归、赤芍、川芎、丹参、鸡血藤、益母草、泽兰、牛膝。月经第22日开始服，共服7日。

（3）以"补肾－活血化瘀－补肾－活血调经"立法的中药周期疗法，用于肾虚夹瘀证。

①肾阳衰惫，冲任虚损型。

促卵泡汤：仙茅、淫羊藿、当归、山药、菟丝子、巴戟天、肉苁蓉、熟地黄。

促排卵汤：当归、丹参、茺蔚子、桃仁、红花、鸡血藤、续断、香附、桂枝。

促黄体汤：阿胶、龟甲、当归、熟地黄、何首乌、菟丝子、续断、山药。

活血调经汤：当归、熟地黄、丹参、赤芍、泽兰、川芎、香附、茺蔚子。

②肾阴不足，冲任郁热型。

促卵泡汤：女贞子、墨旱莲、丹参、山药、菟丝子、熟地黄、肉苁蓉、何首乌。

促排卵汤：丹参、赤芍、泽兰、熟地黄、枸杞子、桃仁、红花、薏苡仁、香附。

促黄体汤：丹参、赤芍、泽兰、熟地黄、枸杞子、熟地黄、何首乌、肉苁蓉、菟丝子。

活血通经汤：丹参、赤芍、泽兰、熟地黄、茯苓、茺蔚子、当归、香附。

子宫发育不良者，加小剂量雌激素周期治疗。

用于排卵功能障碍、黄体功能不佳患者。

（李其信）

第六节　输卵管性不孕

输卵管性不孕多因管腔粘连而导致机械性阻塞，或因盆腔粘连导致迂曲，或影响输卵管的蠕动功能和伞端的拾卵功能，使卵子无法与精子会合所致。输卵管因素引起的不孕症占女性不孕的1/3。临床多见于慢性输卵管炎导致输卵管阻塞、输卵管结核、子宫内膜异位症或盆腔手术后输卵管粘连，以及输卵管发育不全等。

一、诊断

（一）病史

可有盆腔炎、结核病史，或有人工流产术、清宫术等宫腔操作史，或有痛经。

（二）临床表现

可有下腹疼痛，或腰骶疼痛，或肛门坠胀痛，在经行前后、劳累或性交后加重，或有带下异常、月经不调、痛经等，也有少数患者除不孕外，并无任何自觉症状。

（三）检查

1. 妇科检查

部分患者有子宫抬举痛、摇摆痛；子宫固定，或有压痛；附件可增粗、增厚，或有包块，并有压痛；或子宫直肠陷凹及宫骶韧带触及痛性结节。

2. 输卵管通畅试验

子宫输卵管造影或输卵管通液，或腹腔镜下输卵管通液检查，显示输卵管阻塞，或通而不畅，或迂曲、积液等。

二、辨证分析

输卵管阻塞的形成主要是瘀血阻滞，脉络闭阻不通，使两精不能相搏而致不孕。血瘀的形成，可因经期产后摄生不慎，感受寒邪，血遇寒凝而成瘀；或感受热邪，血受热灼而成瘀；或情志抑郁，肝气郁结，气滞血瘀；或先天禀赋不足，房劳多产伤肾气，气虚运血无力而成瘀；或因手术创伤，直接损伤胞宫、胞脉，使气血失和，聚而成瘀。由于病程较长，往往虚实夹杂。需根据月经、带下的情况，结合全身症状与舌脉辨证。治疗大法以活血通络为主，可辅以外治，必要时配合手术治疗。

（一）气滞血瘀证

精神抑郁，肝郁气结，疏泄失常，胞络不通，血行不畅，冲任不能相资，以致不孕。

1. 临床证候

继发不孕，或婚久不孕，平时少腹胀痛或刺痛，月经先后不定期，经行不畅，经色紫暗夹血块，经前乳房胀痛，心烦易怒，精神抑郁，舌紫暗或有瘀斑瘀点，苔薄白，脉弦细。

2. 辨证依据

（1）素性抑郁。

（2）继发不孕或婚久不孕，月经先后不定期，少腹、乳房胀痛。

（3）心烦易怒，精神抑郁，舌紫暗或有瘀斑瘀点，苔薄白，脉弦细。

3. 治疗原则

理气疏肝，化瘀通络。

4. 方药

膈下逐瘀汤加路路通。

心烦易怒者，加郁金、合欢皮。

（二）寒凝瘀滞证

经期产后或流产后摄生不慎，感受寒邪，血遇寒凝而成瘀，瘀血阻滞冲任，精血不能相汇，以致不孕。

1. 临床证候

继发不孕或婚久不孕，月经后期量少，色暗，有血块，带下量多质稀，少腹冷痛，得温则舒，大便溏薄，小便清长，舌淡，苔薄白，脉沉细或沉滑。

2. 辨证依据

（1）经行产后摄生不慎，感受寒邪。

（2）继发不孕或婚久不孕，月经后期量少，色暗，有血块，少腹冷痛。

（3）带下量多质稀，大便溏薄，小便清长，舌淡，苔薄白，脉沉细或沉滑。

3. 治疗原则

温经散寒，祛瘀通络。

4. 方药

少腹逐瘀汤加鸡血藤、地鳖虫。

下腹冷痛者，加紫石英、乌药；带下量多者，加芡实、补骨脂。

（三）湿热瘀阻证

经行产后，摄生不慎，感受湿热邪气，湿热蕴结，或血受热灼而成瘀，瘀血阻滞，冲任不能相资，以致不孕。

1. 临床证候

婚久不孕，月经先期，或经期延长，量多质稠，色鲜红或紫红，夹有血块，带下量多色黄，少腹疼痛，经行尤甚，面红身热，口苦咽干，大便干结，小便短赤，舌红，苔薄黄或黄腻，脉弦数或滑数。

2. 辨证依据

（1）经行产后摄生不慎，房劳不洁。

（2）继发不孕或婚久不孕，月经先期，或经期延长，量多质稠，有血块，少腹疼痛。

（3）带下量多色黄，口苦咽干，大便干结，小便短赤，舌红，苔薄黄或黄腻，脉弦数或滑数。

3. 治疗原则

清热祛湿，活血调经。

4. 方药

解毒活血汤加败酱草、薏苡仁、泽泻、皂角刺。

腹痛明显者，加川楝子、延胡索；大便干结者，加枳实、大黄。

（四）肾虚血瘀证

先天禀赋不足，或堕胎小产、房劳不节损伤肾气，气虚运血无力而成瘀，瘀血阻滞，精血不能相汇，以致不孕。

1. 临床证候

继发不孕，或婚久不孕，月经量多或淋漓不净，色淡暗，有血块，神疲乏力，腰膝酸软，面色晦暗，头晕目眩，时有少腹隐痛，舌淡，苔薄白，脉沉细。

2. 辨证依据

（1）先天禀赋不足，或多次堕胎小产，房劳不节。

（2）继发不孕或婚久不孕，月经量多或淋漓不净，色淡暗，有血块，时有少腹隐痛。

（3）腰膝酸软，面色晦暗，头晕目眩，舌淡，苔薄白，脉沉细。

3. 治疗原则

补肾益气，活血祛瘀。

4. 方药

宽带汤（《傅青主女科》）加炮穿山甲、鸡血藤。

巴戟天，补骨脂，白术，人参，麦冬，熟地黄，杜仲，肉苁蓉，白芍，当归，五味子，莲子。月经量多或淋漓不净者，加川继断、鹿角霜；头晕目眩者，加制何首乌、枸杞子。

三、其他疗法

（一）中成药

（1）桂枝茯苓胶囊：每次3粒，每日3次，经期停服。用于瘀血阻滞、寒湿凝滞者。

（2）大黄䗪虫胶囊：每次4粒，每日3次。经期停服。用于瘀血阻滞者。

（3）经带宁胶囊：每次3片，每日3次。用于湿热瘀阻者。

（二）外治

可采用中药保留灌肠、中药外敷、中药离子导入等方法（参见慢性盆腔炎）。

（1）复方丹参注射液 20 mL，加入 5% 葡萄糖注射液 500 mL，静脉滴注，7 ~ 10 日为 1 个疗程。

（2）清开灵注射液 30 mL，加入 5% 葡萄糖注射液 500 mL，静脉滴注，每日 1 次，7 ~ 10 日为 1 个疗程。

（李其信）

第七节　免疫性不孕

女性卵巢功能正常、输卵管通畅，配偶精液正常而未受孕者，以往归于原因不明性不孕症。近 20 年来，对生殖免疫调节的研究发现与不孕相关的免疫学因素主要为抗精子抗体（ASAb）、抗透明带抗体（抗卵巢抗体）等。在原因不明性不孕症中相当大的部分属于免疫性不孕。

一、诊断

根据中国中西医结合学会妇产科专业委员会 1991 年制订的女性不孕症诊疗标准，凡符合不孕症的诊断，临床及各项检查除外排卵功能障碍、子宫内膜异位症、输卵管炎、子宫腺肌病、宫腔粘连等引起的不孕，血清或宫颈黏液 ASAb 阳性，或抗透明带抗体阳性，则可确诊为免疫性不孕。此外，性交后试验每高倍视野下宫颈黏液中有力前进的精子 < 5 个；精子 – 宫颈黏液接触试验见与宫颈黏液接触面的精子不活动或活动迟缓，可作为参考指标。

（一）病史

应详细询问，了解有无经期性交、盆腔炎、宫颈炎病史，或配偶有生殖道炎症病史。

（二）临床表现

可有月经异常，带下异常，腰骶疼痛，或性交后出血。部分患者除不孕外，并无症状。

（三）检查

1. 妇科检查

部分患者有宫颈糜烂、息肉，接触性出血；子宫固定，抬举痛；两侧附件增厚或输卵管增粗、压痛等。

2. 实验室检查

凡是符合不孕症诊断的患者，在常规检查后未发现异常，已排除排卵障碍、输卵管阻塞、男性精液异常等情况，应做免疫学检查以了解有无免疫学因素存在。

（1）ASAb 测定：可采用酶联免疫法（ELISA）、免疫珠试验（IBT）、混合抗球蛋白试验（Mar test）、精子制动试验（SIT）等方法检测血清、宫颈黏液或男性精浆的 ASAb。目前多数医院采用 ELISA 法，并可以测定 Ig 类型，血清中主要是 IgG 和 IgM，宫颈黏液或男性精浆中主要是 IgG 和 IgA。

（2）抗卵巢抗体（AOAb）测定：采用 ELISA 法检测。但敏感度不高，未能定量，仅可作临床诊断的参考。

（3）性交后试验：排卵期性交后 2 ~ 8 小时取宫颈黏液涂片，每高倍视野下有 20 个活动精子属于正常。如活动精子 < 5 个，则提示局部有免疫异常。

（4）精子 – 宫颈黏液接触试验：排卵期取宫颈黏液和配偶精液，分别置一滴于玻片，镜下观察，如在宫颈黏液接触面的精子不活动或活动迟缓，提示有免疫异常。

如宫颈有炎症，或黏液黏稠，或白带常规检查有白细胞等均不宜进行性交后试验或精子 – 宫颈黏液接触试验。

二、辨证分析

抗精子抗体是引起免疫性不孕的最常见的原因。女性 ASAb 的产生主要与免疫反应的个体差异、配偶精液中缺乏免疫抑制因子、生殖道感染及在生殖道黏膜损伤的情况下性交有关。ASAb 可引起精子凝集，降低精子的活动能力。IgA 类 ASAb 能使精子呈现"震颤现象"，从而抑制精子穿透宫颈黏液，并可能干扰精子获能，影响顶体酶的释放，阻碍顶体反应的发生。

抗卵巢 / 透明带抗体干扰生育的机制可能是封闭透明带上的精子受体，干扰精子与透明带的结合，影响精子穿透透明带；并使透明带变硬而影响着床。

免疫性不孕的辨证主要根据症状与舌脉，对没有明显症状的患者可根据月经、带下的表现进行辨证。

（一）邪瘀内结证

经期、产后血室正开，如不节房事，引致邪毒内侵，损伤血络，瘀毒内阻，冲任不畅，精不循常道，变为精邪，与血搏结，凝聚成瘀，阻滞冲任；或素有带下病，湿热蕴结，流注于肝经、冲任，使冲任不得相资，胎孕难成。

1. 临床证候

婚后不孕，或下腹胀坠，或腰骶酸痛，或带下量多，色黄质稠，或交接出血，口干，大便不爽或便秘，舌红，苔黄或腻，脉弦数。

2. 辨证依据

（1）有经期、产后不节房事，或宫颈炎、盆腔感染史。

（2）下腹胀坠，或腰骶酸痛，或带下量多，色黄质稠，或交接出血，口干，大便不爽或便秘。

（3）舌红，苔黄或腻，脉弦数。

3. 治疗原则

清热活血。

4. 方药

龙胆泻肝汤加牡丹皮、地骨皮。

日久伤阴，肝阴不足，虚火亢盛，心烦失眠，渴不欲饮者，去当归，加沙参、墨旱莲、白芍、郁金。

（二）阴虚夹瘀证

素体虚弱，或情志抑郁，五志化火，肾精耗损，冲任不充，胞脉失养，阴虚内热，灼伤精血，瘀热内结，使精不循常道，与瘀热相搏结，冲任不能相资，难以孕育。

1. 临床证候

月经先期，或经期延长，量少，色鲜红或紫暗，有小血块，口干咽燥，心烦失眠，舌边尖红，苔少，脉细数。

2. 辨证依据

（1）素体阴虚，或情志抑郁。

（2）月经先期，或经期延长，量少，色鲜红或紫暗，有小血块，口干咽燥，心烦失眠。

（3）舌边尖红，苔少，脉细数。

3. 治疗原则

滋阴降火，佐以活血。

4. 方药

（1）知柏地黄丸加丹参、郁金、甘草。

月经量少，经行不畅者，加益母草、桃仁；大便秘结者，加玄参、生地黄、桃仁。

（2）肝肾阴虚，而瘀热不甚，治宜滋养肝肾，用五子衍宗丸（《证治准绳》）。菟丝子，覆盆子，五味子，枸杞子，车前子。

（三）脾虚夹湿证

素体脾虚，或脾肾气虚，水湿内蕴；或房事不节，湿邪乘虚而入，邪与血相搏结，形成湿浊、痰瘀，阻于冲任，不能摄精成孕。

1. 临床证候

月经量多，色淡暗，或经期延长，或腹痛隐隐，带下增多，色白黏稠，大便溏薄，神疲乏力，舌淡暗，苔薄白，脉细缓。

2. 辨证依据

（1）素体虚弱。

（2）月经量多，色淡暗，或经期延长，或腹痛隐隐，带下增多，色白黏稠，大便溏薄，神疲乏力。

（3）舌淡暗，苔薄白，脉细缓。

3. 治疗原则

升阳化湿，佐以活血。

4. 方药

助阳抑抗汤（经验方）。黄芪，党参，鹿角片，丹参，赤芍，白芍，茯苓，川芎，山楂。

三、其他疗法

（一）外治

（1）复方黄柏液：将浸透药液的带线棉球置于宫颈处，保留6～8小时后自行拉出，每日1次，连续10日为1个疗程，经期停用。用于邪瘀内结证，合并宫颈炎者。

（2）博性康药膜：每次1片，纳入阴道，连续10日为1个疗程，经期停用。用于邪瘀内结证，合并宫颈炎者。

（二）隔绝疗法

性交时使用避孕套，避免精子抗原再次进入其免疫系统，使抗体效价逐渐下降。6个月为1个疗程。用于ASAb阳性者。

（李其信）

第八节　心因性不孕

在不孕夫妇中，有10%～15%经各种临床及病理检查不能确定病因，社会心理因素在其发病及病程演变中起着重要的作用，则属于心因性不孕，具有可缓解和复发倾向。不孕患者存在复杂的心理威胁和情绪紧张。不孕可导致精神情绪变化，反过来精神情绪的变化又影响受孕，如得不到心理治疗，不能控制自身感受和情感，则将进一步影响治疗的效果。

中医学认为女子的情绪状态与生育有很大的关系，《大生要旨》云："种子求嗣"，必须"毋伤于思虑，毋耗其心神，毋意弛于外而内虚，毋志伤于内而外驭……"《景岳全书·妇人规》也云："产育由于血气，血气由于情怀，情怀不畅则冲任不充，冲任不充则胎孕不受。"《济阴纲目·求子门》云："凡妇人无子，多因七情内伤，致使血衰气盛，经水不调……不能受孕。"陈修园在《女科要旨》云："妇人无子，皆由经水不调者，皆由内有七情之伤……"指出心理失调，肝气郁结，情志不达，冲任失和，则不能摄精成孕。《傅青主女科》云："盖子母相依，郁必不喜，喜必不郁也。其郁而不能成胎者，以肝木不舒，必下克脾土而致塞……则胞胎之门必闭，精即到门，亦不得其门而入矣。"说明情绪不佳可致生殖功能紊乱，影响受精而致不孕。

一、诊断

（一）病史

详细询问病史，尤其注意社会生活因素、家庭、婚姻、性生活、有无精神刺激、环境变迁及其他原因。精神情绪稳定性及涉及自主神经系统功能失调的某些陈诉，如肩酸、便秘、头重、潮红、蚁行感和皮肤症状等。

（二）临床表现

婚后多年不孕夫妇，常无明显症状，经系统检查，双方未发现器质性病变及生殖功能异常的，应详细询问，并用心理量表做生活事件的调查，可有下面的临床心理特征。

1. 焦虑心理

不孕早期常紧张不安，消极焦虑。

2. 耻辱心理

因不能生子女感到自卑无能，被歧视耻笑，心情烦闷、抑郁、悲伤，羞于见人。

3. 绝望心理

对不孕的检查而未得出异常的诊断结果时，患者常有挫折感、失落感，或有绝望之念。

4. 性功能障碍

由于不孕，患者往往自认为在社交和性方面都是缺乏吸引力的、孤立无援的，所以常出现性欲下降、性反应能力和性快感降低等性功能障碍。

5. 假孕体验

主要在暗示性强或病症性格者中多见。可有妊娠反应、停经、腹部隆起，甚至自感胎动等，临床检查均正常。

（三）检查

1. 不孕症专科检查

生殖器官、排卵功能、输卵管、免疫功能等无异常。

2. 心理学试验

包括精神分析及脑电图、皮肤电阻反应及指尖容积波形测定等其他检查。

3. 自主神经系统功能检查

包括眼球压迫试验、颈动脉压迫试验、自主神经张力测定及肾上腺素、Mecholyl（乙酸胆碱前体，拟副交感神经剂及血管舒张剂）等药物试验。

二、辨证分析

心因性不孕的发病因素十分复杂，社会因素、心理因素与生物学因素往往交织在一起，共同起作用。社会压力、工作挫折、家庭关系紧张等生活事件对心身疾病起激发作用；人格特征、情绪状态和童年精神创伤等内在因素可影响患者对外部不良刺激的反应，从而导致心身障碍。

中医学认为情志与脏腑关系密切，情感活动是以五脏精气作为物质基础的。肝主疏泄，脾为气血生化之源，肾主生殖。抑郁忿怒，肝气郁结，疏泄失常，气血不和，冲任不能相资，以致不孕。反过来，婚久不孕的过度忧郁又往往是导致肝的疏泄功能失常，而加重不孕。忧思不解，损伤脾气，脾虚血少，血海不充，可致月经不调，乃至不孕。惊恐过度，肾气虚损，冲任失养，不成摄精成孕，而导致不孕。此外，肝郁日久，血行不畅，瘀血阻滞，两精不能结合，以致不孕。

（一）肝气郁结证

抑郁忿怒，肝郁气结，疏泄失常，气血不和，冲任不能相资，以致不孕。

1. 临床证候

经期先后不定，经来少腹胀痛，经行不畅，量少色暗，有小血块，经前乳房胀痛，胸胁不舒，精神抑郁，或烦躁易怒，舌质正常或暗红，苔薄白，脉弦。

2. 辨证依据

（1）素性抑郁。

（2）经期先后不定，经来少腹、乳房胀痛。

（3）精神抑郁，或烦躁易怒，舌质正常或暗红，苔薄白，脉弦。

3. 治疗原则

舒肝解郁，调经助孕。

4. 方药

开郁种玉汤。

（二）脾虚血少证

忧思不解，损伤脾气，气血生化乏源，血海不充，可致闭经、崩漏、月经不调等，乃至不孕。

1. 临床证候

神疲乏力，食欲不佳，食后腹胀，月经不调，量或多或少，色淡质薄，带下量多，少腹下坠，头晕心悸，面色萎黄，四肢不温，大便溏薄，面目浮肿，下肢水肿，舌淡边有齿痕，苔薄白，脉虚弱。

2. 辨证依据

（1）忧思不解病史，或有闭经、崩漏、月经不调等病史。

（2）月经不调，量或多或少，色淡质薄，带下量多。

（3）纳呆神疲，面色萎黄，舌淡边有齿痕，苔薄白，脉虚弱。

3. 治疗原则

益气补血，健脾助孕。

方药：归脾汤。

（三）肾气不足证

悲伤、惊恐过度，肾气虚损，冲任失养，不成摄精成孕，而导致不孕。

1. 临床证候

月经后期，量少色淡，质稀，或月经稀发、闭经，面色晦暗，腰酸腿软，性欲淡漠，头晕耳鸣，精神疲倦，小便清长，大便不实，舌淡，苔白，脉沉细或沉迟。

2. 辨证依据

（1）惊恐过度病史，或有崩漏、闭经病史。

（2）月经后期，量少色淡，质稀，或月经稀发、闭经。

（3）面色晦暗，腰酸腿软，性欲淡漠，头晕耳鸣，精神疲倦，舌淡，苔白，脉沉细或沉迟。

3. 治疗原则

补肾益气，调经助孕。

方药：毓麟珠（方见排卵障碍性不孕）加紫河车、丹参、香附。

（四）瘀血阻滞证

肝郁日久，血行不畅，瘀血阻滞胞脉，两精不能结合，以致不孕。

1. 临床证候

月经后期，量少或多，色紫黑，有血块，经行不畅，或少腹疼痛，经时加重拒按，舌紫暗或有瘀点，脉细弦。

2. 辨证依据

（1）素性抑郁，情怀不畅病史。

（2）月经后期，量少或多，色紫黑，有血块，经行不畅，或少腹疼痛，经时加重拒按。

（3）舌紫暗或有瘀点，脉细弦。

3. 治疗原则

活血化瘀，调经助孕。

方药：少腹逐瘀汤。

三、其他疗法

（一）针灸

（1）肾虚证取关元、气海、三阴交、足三里、肾俞，隔日1次。

（2）脾虚血少证取任脉、中极、关元、冲脉、大赫、三阴交、血海、脾俞，在行经第1日即埋针。有促排卵作用。

（3）瘀血阻滞证取关元、归来、水道、曲骨、三阴交、外陵，隔日1次。

（4）耳针取屏间、卵巢、子宫、肝、肾，每次2～4穴，每日1次，10日为1个疗程。

（二）心理治疗

心因性不孕涉及了人与社会，人与人，以及疾病和患者之间的关系，从调节心理和躯体的平衡入手，从身心两个方面治疗，从而达到整体治疗的目的。

（1）建立良好的医患关系：不孕妇女身心蒙受着极大的痛苦，表现为心情烦躁、焦虑、心神不定等。医院的环境、人际关系及作息时间都与家里不同，需要医生细心了解患者的心理活动和病情。在治疗中应同情和关怀患者，建立和谐、融洽的医患关系，仔细倾听她们的意见，给她们讲解性知识，预测排卵期。指导她们性交次数应适度，保持愉快情绪，消除因情绪引起的性功能障碍。

（2）夫妻同治：不孕是夫妇双方的问题，应对双方进行诊治。当夫妇一同就诊时，他们的焦虑可能会少些。医生和不孕夫妇一起讨论他们的期望，讲解有关疾病的发生、发展、经过和治疗前景，指导他们学会自我消除紧张状态，自我松弛，对待人生、对待婚姻和生育要有正确的态度，使他们在精神上得到安慰和情绪上的稳定。

（3）小组治疗：医生可与多名不孕夫妇共同讨论有关不孕的知识，并回答他们的各种疑问，鼓励他们之间相互交流各自的感受和治疗过程，减轻精神压力，帮助他们逐渐打破恶性心理循环。同时还应告诉他们做好心理准备，以便完成各项检查和治疗，以及可能的治疗失败。

（4）必要时给予暗示疗法、音乐疗法、催眠疗法、气功疗法及辅助用药，以调整心态，化解困境，减轻或消除各种心理症状。如在心情烦躁、忧郁时，可以欣赏优美抒情的轻音乐或喜爱的戏曲唱段，以消除紧张的情绪。也可以看戏、跳舞，到花丛中漫步或旅游等，改善生活环境，暂时忘掉生活中的烦恼。还可以做气功、打太极拳及按摩等活动，以放松肌肉，缓解紧张的情绪，对神经内分泌紊乱所致的不孕颇有裨益。

（三）辅助用药

对处于应激状态及自主神经系统功能失调的妇女，给予精神安定、镇静药及自主神经阻断剂等有一定疗效，可于排卵期前后酌情服用精神安定、镇静药。

（李其信）

第十章

儿科疾病

第一节　胎黄

　　胎黄又称"胎疸"，西医学称"新生儿黄疸"，以小儿出生后皮肤面目出现黄疸为特征，包括了新生儿血清胆红素增高的一系列疾病，分为生理性黄疸和病理性黄疸。生理性胎黄不需要治疗，病理性胎黄轻者预后较好，重者预后较差，遗留后遗症，甚者危及生命。

　　胎黄首先见于《诸病源候论·小儿杂病诸论》。"小儿在胎，其母脏有湿热，气有热，熏蒸于胎，至生下小儿遍体皆黄，谓之胎疸也。"指出了发黄的原因与孕母的体质、胎热及湿热等因素有关。

一、病因病机

　　本病的病因多为湿热熏蒸、寒湿阻滞、瘀积发黄、感受邪毒。

　　本病的基本病机：湿郁发黄。

　　胎黄的出现主要与湿密切相关。无论是湿热还是寒湿内蕴，或外感邪毒，或肝胆经络不畅等病因，影响肝胆正常疏泄，导致胆汁外溢，皆可发生胎黄。由于孕母内蕴湿热，传于胎儿所致。小儿脏腑娇嫩、形气未充，感受湿热之邪未能输化，蕴结脾胃，阻滞气机，脾不健运，肝失疏泄，胆汁外溢而致面目、皮肤发黄之症。湿与热交蒸，阳明热盛，热为阳邪，故黄色鲜明，属阳黄；寒湿阻滞多由婴儿禀赋不足，脾阳本虚或孕母内蕴之湿内传胎儿；或出生后为湿邪所侵；或因阳黄失于治疗，迁延日久，脾阳受困，气机不畅，胆汁外溢，发为胎黄。寒湿为阴邪，故黄色晦暗，属阴黄之候；瘀积发黄多由于小儿禀赋虚弱，湿热内阻，气机不畅，肝胆疏泄失常，气血淤滞，胆汁瘀积而发黄。其黄色深而暗，肚腹胀满，胁肋下有积聚痞块，腹壁青脉暴露，属阴黄范畴。此外，还可由于先天缺陷，胆道不通或阻塞，胆汁不能循经疏泄，瘀积于里，横溢肌肤，导致胎黄；小儿脏腑娇嫩，卫外不固，极易感受邪毒。在胎内或产后，邪毒或由皮肤黏膜，或由脐部入侵，感邪之后迅速蔓延，内蕴肝胆，外泄肌肤，或直入营血，耗血动血。若热毒炽盛，内陷厥阴，则猝然发黄，伴神昏抽搐等急黄的危证。

二、临床表现

　　婴儿出生后，皮肤、面目、小便呈现黄色，有生理性、病理性之分。

　　1. 生理性胎黄

　　大部分出生后 2～3 天出现黄疸，于 4～6 天最重，足月儿出生后 10～14 天消退，早产儿延迟至 21～28 天消退。食欲良好，睡眠正常，不伴有其他临床症状。

2．病理性胎黄

黄疸出现时间或早或迟，发展快、程度较重，或持续时间长，或退而复现。伴有精神倦怠、嗜睡，或睡眠不宁，不欲吮乳，大便或呈灰白色。

三、诊断

1．病史

有不顺产史，临产前有感染用药史、输血史、家族史。

2．典型的临床表现

病理性胎黄黄疸出现较早（出生24小时内），发展快，黄疸明显，或消退后再次出现，或黄疸出现较迟，但持续不退，肝脾大，精神倦怠，不欲吮乳，大便或呈灰白色。

3．实验室检查

（1）血清胆红素、黄疸指数显著增高。

（2）尿胆红素阳性，以及尿胆原试验阳性或阴性。

（3）母子血型测定可诊断母子血型不合引起的溶血性黄疸。

（4）肝炎综合征应做肝炎相关抗原抗体系统检查。

四、鉴别诊断

胎黄首先要区别生理性胎黄和病理性胎黄。病理性胎黄再区分溶血性黄疸、阻塞性黄疸、肝细胞性黄疸。

1．溶血性黄疸

出生后24小时内即出现黄疸，第1周内黄疸很快加剧，并有贫血、肝脾大，重者出现水肿，并发心力衰竭，严重者引起胆红素脑病。常见于新生儿ABO溶血等病。

2．阻塞性黄疸

黄疸持续不退，大便呈灰白色，食欲不振，出生体重偏低，肝脾大。多见于胆管闭锁、胆汁淤积综合征。

3．肝细胞性黄疸

出生后1～3周出现，大便颜色变浅，伴有厌食、体重不增，肝脏轻、中度肿大。实验室检查结合胆红素与非结合胆红素均增高。多由乙肝病毒等引起。

4．新生儿败血症及其他感染

新生儿感染，特别是较严重的细菌感染时，可伴有黄疸、精神萎靡、反应差、厌食及体温改变。

5．胆红素脑病

早期表现嗜睡、吸吮反射减弱，经过半天到11天进入痉挛期，两目凝视、眨眼，阵发性肌张力增高，重者角弓反张，时有尖叫，多数患儿因呼吸衰竭或肺出血死亡。若能度过痉挛期，两天后进入恢复期，吸吮力和对外界反应逐渐恢复，呼吸好转，痉挛消失。后遗症状一般在2个月以后才出现，表现为手足徐动，眼球运动障碍，听力障碍，智能障碍，牙釉质发育不全。

五、辨证治疗

（一）辨证要点

1．辨病因

湿热熏蒸，病程短，黄色鲜明，舌红，苔黄，指纹红紫；寒湿阻滞，病程长，黄色晦暗，舌淡，苔腻指纹色淡；邪毒发黄，颜色深黄较显，发热，烦躁，呕吐，神昏抽搐，舌红绛，苔黄糙，指纹紫滞，直透三关；瘀积发黄，黄疸日益加重，右胁下痞块，唇舌紫黯有瘀斑瘀点，指纹沉滞。

2．辨轻重虚实

轻者仅见面目、皮肤发黄，精神饮食尚可；重者可见黄疸急剧加重，胁下痞块迅速增大，甚则神昏抽搐。寒湿阻滞病程长，中阳不振，瘀积发黄，伴腹胀青筋显露，多属于虚中夹实之证。湿热熏蒸所致胎黄，病程短多属于实证。

3．辨性质

以黄疸出现的时间、程度、消退情况，结合全身症状区别生理性、病理性黄疸。

（二）治疗原则

1．基本治则

祛湿退黄。

2．具体治法

生理性黄疸能自行消退，不需治疗。病理性黄疸的治疗，以利湿退黄为基本法则。根据阳黄与阴黄的不同，分别治以清热利湿退黄和温中化湿退黄，气滞血瘀证以化瘀消积为主。由于初生儿脾胃薄弱，故治疗过程中尚须顾护后天脾胃之气，不可过用苦寒之剂，以防苦寒败胃，克伐正气。

（三）分证论治

1．湿热熏蒸

主要证候：面目、皮肤发黄，颜色鲜明如橘子皮色，精神疲倦，不欲吮乳，口干，重则烦躁不安，呕吐腹胀，大便秘结，小便深黄，舌质红，苔黄腻，指纹红紫。

治法：清热利湿退黄。

（1）常用中成药：茵栀黄颗粒。

（2）简易药方：茵陈蒿汤加减。

基本方：茵陈 10 g，栀子 10 g，大黄 6 g。

加减：腹胀呕吐者加半夏、竹茹降逆止呕；厚朴、枳壳理气导滞；口渴唇红加生地黄、牡丹皮、玄参、赤芍凉血清热；热重者加虎杖；湿重者去大黄，加滑石清热利湿；或改用茵陈四苓散；黄疸日见加重兼气血不和者可加柴胡、牡丹皮、赤芍、当归调和气血。

2．寒湿阻滞

主要证候：面目、皮肤发黄，颜色晦暗，或黄疸日久不退。精神萎靡，四肢欠温，不思乳食，恶心呕吐，大便溏薄灰白，小便深黄，甚则腹胀。舌质淡，苔白腻，指纹色淡。

治法：温中化湿退黄。

（1）常用中成药：茵栀黄颗粒、附子理中丸。

（2）简易药方：茵陈理中汤加减。

基本方：茵陈 10 g，黑附子 3 g，干姜 9 g，白术 10 g，甘草 6 g。

加减：寒重者加附子温阳；湿重，大便溏薄者加苍术、白术、薏苡仁、泽泻、车前子；肝脾大者加三棱、莪术、当归；纳呆者加砂仁、茯苓。

3．瘀积发黄

主要证候：面目、皮肤发黄，颜色较深而晦暗无华，日见加重。腹部胀满，食少纳呆易吐。胁下痞块，质硬，青筋暴露；或见瘀点瘀斑，衄血。小便黄短，大便灰白。唇舌暗红，舌见瘀点，指纹青紫沉滞。

治法：化瘀消积，利湿退黄。

（1）常用中成药：茵栀黄颗粒、血府逐瘀口服液。

（2）简易药方：茵陈蒿汤合血府逐瘀汤加减。

基本方：茵陈 10 g，栀子 10 g，大黄 6 g，生地黄 10 g，桃仁 9 g，红花 9 g，当归 10 g，川芎 6 g，赤芍 10 g，柴胡 10 g，桔梗 6 g，枳壳 10 g。

加减：血瘀见斑者加牡丹皮、仙鹤草凉血行瘀，以利于黄疸消退。

4．邪毒胎黄

主要证候：皮肤、面目发黄出现较迟，颜色深黄鲜明，逐渐加重，伴有发热起伏，神萎嗜睡，气促喘急，尖声哭叫，拒食或呕吐，大便溏泄，皮肤瘀斑，神昏抽搐，角弓反张。舌质红绛，苔黄，指纹青直透三关。

治法：清热息风，祛湿退黄。

（1）常用中成药：茵栀黄颗粒、茵栀黄注射液。

（2）简易药方：茵陈蒿汤合羚角钩藤汤加减。

基本方：茵陈 10 g，栀子 10 g，大黄 6 g，羚羊角粉（代）0.3 g，钩藤 10 g，天麻 10 g，石决明 9 g，黄芩 10 g。

加减：大便溏泄者加车前草；抽搐神昏者加紫雪丹、安宫牛黄丸，清心开窍，息风解痉；皮肤瘀斑者加生地黄、牡丹皮、紫草凉血解毒。

六、临证心得

1. 健运脾胃

为本病治疗之大法，可统称为"运脾法"。小儿初生时期有其独特的生理特点，运化和吸收的能力有一定的限度，故应施运脾法以启动运化脾土，使脾土恢复应有功能，加强运化水湿的能力，则水湿无以停留积聚。以此治疗胎黄的方法为"启运脾土法"，方用茵陈白术汤加减：茵陈、太子参各 3 g，白术 6 g，茯苓、薏苡仁各 5 g，甘草 2 g。

2. 活血化瘀

常用药物：赤芍、郁金、炮穿山甲（代），可以缩短黄疸时间。

3. 清热化湿

新生儿多湿多热，可以选用茵陈、栀子、大黄清热利湿，茯苓、泽泻淡渗利湿。

（尤士军）

第二节　硬肿症

硬肿症是新生儿期的一种特有疾病，因先天禀赋不足，后天遇寒而发病。临床以全身或局部皮肤肌肉发凉发硬，体温不升，兼有水肿为特征，常见于出生 1 周以内的新生儿，其中早产、体弱及合并感染的婴儿易罹患，寒冷地区和季节发病率高。若硬肿面积大，全身症状重，有严重感染、肺出血者，预后较差，死亡率高。

本病属中医古籍中的胎寒、五硬、血瘀等的范畴。临床上硬肿症初起局部发病，逐渐深及其他部位。治疗上古代医家多以温阳救逆、活血化瘀为原则。

一、病因病机

本病的病因不外内外两因。内因多为先天不足，气血未充，元阳不振，这在早产儿、低体重儿中尤为明显。外因则为护理、保暖不当，感受外邪而致发病。感邪以寒邪为主。本病的病位在皮肤。本病的基本病机为寒凝血瘀。寒为阴邪，最易伤及人的阳气，寒邪直中脏腑，伤及脾肾之阳气，阳气不能温煦肌肤四末，故身冷肢厥，体温不升。脾阳不振，运化失调，水湿停滞则水肿。寒凝则气滞血凝，故肌肤僵硬、颜色紫黯，口唇肢端发青。严重血瘀者可导致血不循经而外溢，则出现肺出血。阳气极衰、正气不支可见气息微弱，全身冰冷，脉微欲绝的危象。

二、临床表现

1. 一般表现

反应低下，吮乳差，哭声低弱，活动减少。体温低于 35℃，重症可低于 30℃，四肢或全身冰凉，心率减慢，有些轻症、感染和夏季发病者可不出现低体温。皮肤硬肿为对称性，依次为双下肢、臀部、面颊、双上肢、全身。严重时肢体僵硬，不能活动，胸部受累可呼吸困难。

2. 多器官功能损害

早期心率较慢，微循环差，严重的可出现休克、心力衰竭、弥散性血管内凝血、肺出血、肾衰竭。

三、诊断

1. 病史

发病处于寒冷季节，环境温度过低或保暖不当史；严重感染史、早产儿或足月小儿；窒息、产伤等所致的摄入不足或能量供给低下。

2. 典型的临床表现

新生儿尤其是早产儿发生皮肤硬肿而冷，或伴不吃，不哭，反应低下。体温不升或低下（35℃以下），四肢或躯干皮肤冰冷。皮肤肿硬，先从小腿、大腿外侧开始，继而累及臀部、面颊、上肢，甚至波及全身，皮肤紫暗不能用手捏起。硬肿多局限于患处，一般不波及眼睑、阴囊等皮下组织松弛处。

3. 实验室检查

动脉血气，血电解质，血糖，肌酐，血常规，心电图，胸部 X 线片。

四、鉴别诊断

1. 新生儿水肿

全身或局部水肿，但不破、无体温低，病程短，病情轻，大多可自行消退。

2. 新生儿皮下坏疽

多见于寒冷季节，有难产与使用产钳分娩史，多发生在身体受压部位（枕、背、臀部），伴有发热、哭闹，局部皮肤发硬、边界不清楚，局部皮肤先破后软、颜色由暗红变黑色、逐渐坏死，有出血、溃疡、可融合成大片坏疽。

五、辨证治疗

（一）辨证要点

1. 辨轻重

根据硬肿范围、体温、精神状态和全身情况来区别，可分为轻、中、重型。

2. 辨虚、寒、瘀

全身冰冷，僵卧少动，反应极差之重症多属脾肾阳衰；患儿反应尚可，全身欠温，四肢凉，肌肤硬肿之轻症多属寒凝血涩。

3. 辨别急症

患儿面色青紫，口鼻出血，脉微欲绝属危重之象，常可危及生命。

（二）治疗原则

1. 基本治则

温阳消肿。

2. 具体治法

阳气虚衰则益气逐寒，温阳消肿；寒凝血瘀则活血温经通络为主。

（三）分证论治

1. 阳气虚衰

主要证候：全身冰冷，僵卧少动，面色灰暗，昏昏嗜睡，哭声低怯，仰头取气，吮乳无力，肌肤肿硬，范围较广，唇白舌淡，指纹淡滞或隐伏不显。

治法：益气逐寒，温阳消肿。

（1）常用中成药：生脉注射液。

（2）简易药方：参附汤加味。

基本方：人参 10 g，附子 3 g。方药应浓煎，吸吮困难可用滴管频频滴入患儿口中。本证还可用真武汤、阳和汤加减治疗。

加减：肾阳衰者加鹿茸，研细末调，服以补肾壮阳；呼吸不匀者加僵蚕、石菖蒲、胆南星、郁金，通利开窍；水肿明显、小便不利者加四苓散，通利小便、利水消肿；心率慢、脉微弱者用生脉饮注射液静脉滴注，以益气强心复脉。

2. 寒凝血涩

主要证候：面色紫暗，全身肌肤欠温，四肢发凉，硬肿多局限在臀、小腿、臂、面颊等部位，皮肤不易捏起，色暗红或青紫，严重者口鼻出血，唇舌暗红，指纹紫暗。

治法：温阳化瘀。

（1）常用中成药：复方丹参注射液。

（2）简易药方：当归四逆汤加减。

基本方：桂枝 10 g，细辛 2 g，当归 10 g，芍药 10 g，甘草 10 g，大枣 10 g。

加减：若血瘀严重者可加桃仁四物汤，四物汤补血活血，桃仁、红花活血化瘀；寒甚者加干姜、附子以温阳散寒；皮肤硬肿甚者加郁金、鸡血藤活血行瘀。阳气虚者加人参、黄芪益气和血，以助活血化瘀。

六、临证心得

新生儿硬肿症是由阳气不营于四末，以致头项四肢等处缺乏气血濡养而成，或于寒冷季节风邪侵袭所致。《黄帝内经》云"诸暴强直，皆属于风"，故治疗方法总宜温阳活血，调气疏风。本病注意保暖保温，寒冷季节出生的小儿应注意保暖，1 周以内的新生儿应经常检查皮肤的软硬情况。

（尤士军）

第三节　肺炎

小儿肺炎是因感受外邪，导致肺气闭塞，出现发热、咳嗽、喘促、鼻煽为主证的肺系疾病，是小儿时期最常见的疾病之一，尤其以婴幼儿在冬春季节发病率最高。由于本病近年来发病率呈上升趋势，极易引起流行，且并发症多，易于复发，病死率较高，对小儿的健康威胁较大，故已被世界卫生组织列为全球三种重要儿科疾病之一，国家卫生健康委也将小儿肺炎列为儿科重点防治的四病之一。

一、病因病机

本病外因主要责之于风邪侵肺。内因责之于小儿正气虚损。本病病位主要在肺，常累及脾，亦可内窜心肝。若正气不足，而致邪毒内陷，更可出现各种危急的证候，或致病情缠绵不愈。

本病的基本病机为肺气闭塞。小儿感受风邪，从皮毛而入，内归于肺。风邪束肺，郁而化热，火热炎肺，肺失宣肃，出现发热、咳嗽、气喘、鼻煽等症。外感风邪有夹寒夹热不同，小儿"体禀少阳"，阳气偏亢，感邪之后极易化热化火，导致毒热炽盛，熏灼于肺，肺热炎炎，宣肃失司，则壮热烦渴，咳喘气促。外邪犯肺，肺气闭郁，郁而化热，炼液生痰，形成痰热；或脾虚生痰，郁而化热，形成痰热，上贮于肺，阻塞肺络，肺气郁闭则壮热，咳喘，喉中痰声辘辘。肺主气而朝百脉，心主血而运行营阴，气为血之帅，血为气之母，气行则血行，气滞则血滞。肺气闭塞，则血流不畅，脉道壅滞，故严重病例常有颜面苍白，口唇、指甲、舌质发紫等气滞血瘀之证。如果正不胜邪，心血瘀阻加重，心失所养，造成心气不足，可导致心阳不振之变。而心血瘀阻，心气不足，心阳不振，则血脉不得温运，又会加重血瘀和肺气闭塞，往往造成病理上互为因果的恶性循环，最终导致阳气暴脱。如果治疗恰当，调护适宜，病邪渐退，正气虚弱。若肺脾之气受损明显，常致肺脾气虚证。

二、临床表现

肺炎多发生于婴幼儿，发病多较急剧，本病临床症状不一。典型的小儿肺炎临床以发热、咳嗽、痰壅、气促、鼻煽为主要症状；轻证肺炎可只有低热、咳嗽，而无气促、鼻煽等症状；重症肺炎临床上除见有典型肺炎的特征外，还可见有呼吸困难，张口抬肩，面色苍白，口唇、爪甲青紫等。新生儿患本病，常常以不乳、精神萎靡、口吐白沫等症状为主。患有佝偻病，重度营养不良等体弱患儿可不发热或体温低于正常。变证则见脉搏疾数，肝脏增大，抽搐昏迷等。

三、诊断

（1）有外感病史或传染病史。

（2）起病较急，轻者发热咳喘，喉间痰多，重者高热不退、呼吸急促、鼻煽，严重者出现烦躁不安等症状，发展为变证可出现面色苍白、青灰或唇甲青紫，四肢不温或厥冷，短期内肝脏增大。或持续壮热不已，神昏谵语，四肢抽搐。初生儿、素体气阳不足的小婴儿上述部分症状可不典型。

（3）肺部听诊可闻及细湿啰音，常伴干啰音，或管状呼吸音。

（4）辅助检查。

①胸部 X 线：肺纹理增多、紊乱，可见小片状、斑片状阴影，或见不均匀的大片状阴影。

②血常规：细菌性肺炎白细胞总数和中性粒细胞增多；病毒性肺炎白细胞总数正常或降低，淋巴细胞可增多。

③病原学：细菌培养、呼吸道病毒检测、肺炎支原体检测等，可获得相应的病原学诊断，病原特异性抗原或抗体检测常有早期诊断价值。

四、鉴别诊断

1. 急性支气管炎

以咳嗽为主，一般无发热或仅有低热，肺部呼吸音粗糙或有不固定的干、湿啰音。婴幼儿全身症状重，因气管狭窄，易致呼吸困难，有时与肺炎不易区分，应按肺炎处理。

2. 肺结核

婴幼儿活动性肺结核的症状及 X 线影像改变与支气管肺炎有相似之处，但肺部啰音常不明显。应根据结核接触史、结核菌素试验、血清结核抗体检测、胸部 X 线片及抗生素治疗后的反应等加以鉴别。

3. 支气管异物

吸入异物可致支气管部分或完全阻塞而导致肺气肿或肺不张，易继发感染，引起肺部炎症。但根据异物吸入史，突然出现呛咳及胸部 X 线检查可予以鉴别，必要时可行支气管纤维镜检查。

五、辨证治疗

（一）辨证要点

1. 辨风寒、风热

感受风寒多为感邪之初，多伴有恶寒发热、鼻塞、打喷嚏、流清涕、口不渴、咽不红等证候。感受风热多伴有发热、打喷嚏、流浊涕、咽红、口渴、舌红、脉浮数等证候。

2. 辨痰重、热重

痰重表现为喉间痰鸣，呼吸喘急，甚则胸高闷满，呼吸困难，苔多厚腻，属痰重；热重表现为高热羁留，呼吸气粗，烦躁口渴，舌红，苔黄而糙，或干糙无津，属热重。

3. 辨别常证、变证

常证病位在肺，证候有轻重之别。轻证为风寒闭肺、风热闭肺。若高热炽盛，喘憋严重，呼吸困难者，为毒热闭肺、痰热闭肺的重证。变证：若正虚邪盛，可出现心阳虚衰，热陷厥阴之变证，为病邪猖獗，正气不足的危重证候。

（二）治疗原则

1. 基本治则

宣肃开肺。

2．具体治法

若痰多壅盛者，首先降气涤痰；喘憋严重者，治以平喘利气；气滞血瘀者，治以活血化瘀；病久气阴耗伤者，治以补气养阴，助正达邪；出现变证者，观其脉证，随证施治。

（三）分证论治

1．常证

（1）风寒闭肺。

主要证候：恶寒，发热，无汗，呛咳频作，痰白清稀，甚则呼吸急促，舌淡，苔薄白或白腻，脉浮紧，指纹浮红。

治法：辛温开肺，宣肃平喘。

①常用中成药：儿咳糖浆。

②简易药方：华盖散加减。炙麻黄 3 g，杏仁 8 g，桑白皮、紫苏子、陈皮、赤茯苓、炙甘草各 10 g。

加减：恶寒身痛重者加桂枝、白芷以增温散表寒之力；痰多，苔白腻者加半夏、莱菔子加强化痰止咳之力。

（2）风热闭肺。

主要证候：初起发热，恶风，有汗热不解，口渴引饮，咳嗽痰黏或黄，咽部红赤，舌红，苔薄黄或薄白而干，脉浮数。重症可见高热烦躁，咳嗽剧烈，痰多黏稠，气急鼻煽，涕泪俱无，大便秘结，舌红，苔黄，脉数大。

治法：清热开肺，宣肃平喘。

①常用中成药：双黄连口服液、小儿肺热咳喘口服液、小儿清热利肺口服液。

②简易药方：麻杏石甘汤加减。炙麻黄 3 g，杏仁 8 g，生石膏（先煎）30 g，炙甘草 10 g。

加减：咳剧痰多者加浙贝母、鲜竹沥、天竺黄以增清热化痰之功，热重者加黄芩、栀子、鱼腥草以增清肺泄热之力，夹有积滞者加莱菔子、大腹皮消食导滞，便秘者加全瓜蒌、生大黄通便泻肺。

（3）毒热闭肺。

主要证候：高热持续，咳嗽剧烈，气急鼻煽，甚至喘憋，涕泪俱无，鼻孔干燥如烟煤，面赤唇红，烦躁口渴，溲赤、便秘，舌红而干，舌苔黄腻，脉滑数。

治法：清热解毒，宣肃开肺。

①常用中成药：炎琥宁注射液、喜炎平注射液、痰热清注射液。

②简易药方：三黄石膏汤加减。黄芩 10 g，黄连 10 g，黄柏 10 g，生石膏（先煎）30 g，栀子 10 g，炙麻黄 3 g，淡豆豉 10 g。

加减：热毒重加虎杖、蒲公英、败酱草增清热解毒之力，便秘、腹胀者加生大黄、玄明粉通过通腑泻大肠以泄肺热，口燥鼻干，涕泪俱无者加生地黄、玄参、麦冬润肺生津，咳重者加白前、五味子以增止咳之功，烦躁不宁者加远志、钩藤清心宁神。

（4）痰热闭肺。

主要证候：气喘，鼻煽，喉间痰鸣，声如拽锯，发热，烦躁不安。重证颜面、口唇青紫，两胁煽动，摇身撷肚，舌淡嫩或淡紫色，苔白腻而厚，脉滑数。

治法：清热豁痰，宣肃开肺。

①常用中成药：肺力咳合剂、小儿清热止咳口服液、小儿清热止咳合剂、炎琥宁注射液、喜炎平注射液、痰热清注射液。

②简易药方：五虎汤合苏葶丸加减。炙麻黄 3 g，生石膏（先煎）30 g，杏仁 10 g，炙甘草 10 g，细辛 2 g，紫苏子 10 g，葶苈子 10 g，鱼腥草 10 g，瓜蒌 15 g，桑白皮 10 g。

加减：痰多者，加鲜竹沥、天竺黄，亦可合用礞石滚痰汤（《丹溪心法》）以增清热豁痰之功；热甚者加黄芩、黄连、黄柏以增清热之力；便秘、腹胀者加生大黄、芒硝，或用牛黄夺命散通腑涤痰；发绀者加当归、红花、赤芍活血化瘀。

（5）阴虚肺热。

主要证候：病程较长，低热盗汗，面色潮红，口唇樱红，干咳无痰，舌红而干，苔光或花剥，脉细数。

治法：养阴润燥，宣肃开肺。

①常用中成药：养阴清肺口服液。

②简易药方：沙参麦冬汤加减。沙参12 g，麦冬10 g，玉竹10 g，天花粉10 g，桑白皮10 g，炙冬花10 g，白扁豆10 g，炙甘草10 g。

加减：余邪留恋，低热起伏者，加知母、黄芩、青蒿、鳖甲、地骨皮以清虚热；久咳者，加百部、百合、诃子、枇杷叶以敛肺止咳；汗多者，加龙骨、牡蛎、五味子以固表敛汗。

（6）肺脾气虚。

主要证候：低热起伏不定，面色苍白无华，动则汗出，咳嗽乏力，喉中有痰，纳呆，大便溏薄，舌淡，苔白滑，脉细软。

治法：益气健脾，宣肃开肺。

简易药方：人参五味子汤加减。党参10 g，炒白术10 g，茯苓10 g，甘草10 g，五味子10 g，麦冬10 g，生姜6 g，大枣6 g。

加减：痰多加天竺黄、牡蛎以增祛痰之功；咳重加炙百部以增止咳之力；低热起伏，营卫不和者，加桂枝、龙骨、牡蛎、白芍调和营卫，扶正护阳；动则汗出者，加黄芪益气固表；食欲减退者，加焦三仙（焦山楂、焦麦芽、焦神曲）消食导滞；便溏明显者，加山药、煨诃子健脾止泻。

2. 变证

（1）心阳虚衰。

主要证候：突然面色苍白，口唇肢端青紫，呼吸困难加重，额汗不温，四肢厥冷，烦躁不宁，右胁下肝脏肿大，舌淡紫，苔薄白，脉微弱数。

治法：救逆固脱，宣肃开肺。

简易药方：参附龙牡救逆汤加味。党参10 g，炮附子（先煎）6 g，生龙骨（先煎）15 g，生牡蛎（先煎）15 g，白芍10 g，甘草6 g。

加减：常与葶苈大枣泻肺汤等方药合用，增泻肺开闭之效，以标本同治。气阴两竭者加生脉散以增益气养阴功效；面色口唇发绀，肝大者加当归、红花、丹参活血化瘀消痞块。

（2）邪陷厥阴。

主要证候：壮热，神昏谵语，四肢抽动，口噤，项强，二目上视，舌红，苔黄腻，脉细数。

治法：平肝息风，宣肃开肺。

简易药方：羚角钩藤汤合牛黄清心丸加减。羚羊角（代）3 g，钩藤10 g，桑叶10 g，菊花10 g，竹茹6 g，川贝母10 g，茯神15 g，白芍10 g，生甘草6 g，生地黄10 g。牛黄清心丸清心开窍。

加减：常与礞石滚痰丸等方药合用，以增豁痰开闭之功，标本同治。昏迷痰多者加郁金、胆南星、天竺黄化痰开窍；高热神昏者加紫雪丹清热开窍。

（尤士军）

第四节　鹅口疮

鹅口疮又名"雪口病"，为白念珠菌感染所致的口炎。临床以口腔黏膜、舌上满布白色凝乳块样物或白屑，状如鹅口为特征。本病发生无明显季节性。多见于新生儿、营养不良、腹泻、长期使用广谱抗生素或激素的患儿。新生儿多由产道感染或因哺乳时乳头不洁及污染的乳具感染。一般轻症不痛，不影响进食，无全身症状。重症则全部口腔均被白色斑膜覆盖，病变可向口腔后部蔓延至咽、气管和食管，引发食管念珠菌病和肺部的念珠菌感染，少数病例病菌可进入血液循环，导致白念珠菌败血症，危及生命。

一、病因病机

明代陈实功《外科正宗·鹅口疮》对本病描述："鹅口疮皆心脾二经胎热上攻，致满口皆生白斑雪片，甚则咽间叠叠肿起，致难乳哺，多生啼叫。"故本病多因胎中感受其母饮食热毒之气，蕴郁心、脾二经，出生后伏热上发；或出生后其母吃动火热物，乳之感而生者；或由于外感热病，邪热未清，心脾积热，邪热上蒸或湿热上蒸；或素体脾虚，饮食不节，脾胃受损，水谷停滞而化热，湿热上蒸；或素体阴液偏虚；或热病伤阴虚火上浮；或乳母乳头不洁；或患儿饮食不洁染毒致病。本病病位在心、脾，基本病机为火热炎口。

二、临床表现

口腔黏膜、舌上覆盖白色乳块样小点或片状物，可融合成片，无疼痛，不流涎。

三、诊断

（1）口腔黏膜表面覆盖白色凝乳块样小点或小片状物，可逐渐融合成大片。不易擦去，周围无炎症反应，强行剥离后局部黏膜潮红、粗糙、可有溢血。

（2）一般不影响进食，无全身症状。

（3）重症患儿可伴低热、拒食、吞咽困难。

（4）取白膜少许放玻片上加10%氢氧化钠1滴，在显微镜下可见真菌的菌丝和孢子。

四、鉴别诊断

1. 与白喉相鉴别

白喉是由白喉棒状杆菌引起的急性呼吸道传染病，以咽喉鼻等处灰白粗厚的假膜形成，不易擦去，伴有全身中毒症状如发热、乏力、恶心呕吐、头痛等为特征。细菌学检查可检出白喉棒状杆菌。

2. 与口腔残留乳块相鉴别

口腔残留乳块与鹅口疮相似，但往往于哺乳进食后出现，饮水或轻轻擦拭即可除去，黏膜正常。

五、辨证治疗

（一）辨证要点

重在分清虚实。实证一般起病迅速，病程较短，口腔白屑融合较快或满布，周围色红，黏膜鲜红，尿赤便秘；虚证多病程较长，多有消瘦、腹泻迁延不愈病史，口腔白屑较少，周围不红，大便稀溏等。

（二）治疗原则

1. 基本治则

泻火清疮。

2. 具体治法

实火证应治以清泻心脾积热，虚火证应治以滋肾养阴降火。

（三）分证论治

1. 心脾积热

主要证候：口腔内白屑堆积，绕以红晕，唇红，患儿烦躁不安，口臭，啼哭，大便干结，小便短赤，舌苔色黄，舌质红、舌尖常有白屑，指纹紫滞。

治法：清心泻脾，泻火清疮。

（1）常用中成药：健儿清解液、导赤散、小儿清热解毒口服液。

（2）简易药方：清热泻脾散加减。

基本方：栀子10 g，生石膏15 g，黄连6 g，黄芩10 g，生地黄10 g，赤茯苓10 g，灯心草10 g。

加减：便秘则加生大黄、炒枳壳以通腑热；伴咳嗽、流涕、喉中有痰声，则加浙贝母、桔梗、炒牛蒡子、前胡等清热化痰药；如湿热之象重者可加胡黄连、通草清热利湿。

2. 虚火上浮

主要证候：口舌白屑稀疏，周围绕以红晕，口干不欲饮，午后潮热或手足心热，大便干结，小便短少，舌质偏红，舌中少苔，指纹淡红。

治法：滋阴降火，泻火清疮。

（1）常用中成药：六味地黄丸、知柏地黄丸。

（2）简易药方：知柏地黄丸加减。

基本方：熟地黄10 g，山茱萸10 g，知母10 g，黄柏10 g，山药12 g，牡丹皮10 g，茯苓10 g，泽泻10 g。

加减：大便干结甚者加瓜蒌仁、火麻仁润肠通便，睡眠不宁者加远志、钩藤，食欲减退者加乌梅、生麦芽、木瓜滋养脾胃。

六、临证心得

1. 治鹅口疮当通利小便

鹅口疮的发生外与外感热病，内与心、脾、胃三脏腑关系密切。心经别络上行于舌，与小肠通过经脉络属构成表里关系，心有热则移于小肠；小肠上连及胃，将脾胃所传水谷进一步分清别浊，脾胃有病，则小肠分别清浊功能受影响。鹅口疮无论虚实，皆伴有热象，且热邪上行，熏蒸口舌，通利小便，一则可行热下行，二则通过利尿又可祛湿。但治疗虚火上浮型时，宜在大量养阴药中佐一二味小剂量利尿药，达降火目的即可，多用则耗伤阴津。

2. 中西医结合治疗

鹅口疮为白念珠菌口腔感染，病原体明确。中药治疗能够达到整体调节，纠正患儿免疫力，以使得口腔菌群正常；西医治疗鹅口疮一般不需口服抗真菌药物，但通过局部应用碳酸氢钠、制霉菌素鱼肝油混悬溶液可有效杀灭口腔白色念珠菌，口服肠道微生态制剂可纠正菌群失调。中西合璧可内外合治，促进本病速趋康复。

（尤士军）

第五节　厌食

小儿厌食是儿科常见病。其临床特征是食欲低下，不欲饮食，甚则拒食，或者食量明显低于同龄儿童。病程过久，可影响生长发育，身高体重均低于同龄儿童。本病可发生于任何季节，1～6岁儿童多见。由于当前社会上普遍存在着对独生子女的娇惯，缺乏科学的喂养方法，片面强调营养，进食过多的滋补食物，超过脾胃正常的运化能力，损伤脏腑输布功能，从而使得小儿厌食症发病率越来越高，并使厌食症病因更加复杂化。

一、病因病机

小儿具有"脏腑娇嫩，形气未充"的生理特点和"易虚易实，易寒易热"的发病规律，脾胃容易损伤，这是形成小儿厌食症的内在因素。小儿乳食不知自节，由于家长片面强调高营养，或恣意零食、偏食，或进食不规律，饥饱无度，皆可导致饮食超出脾脏本身的承受能力，产生食滞中焦而不欲食，时久则脾虚更难运化，最终形成厌食症；或小儿罹患他病，过用苦寒攻伐，损伤脾阳，或过用温燥，耗伤胃阴，使脾胃受损，不思饮食；或母亲孱弱，小儿先天禀赋不足，脾胃薄弱，乳食难进；或所愿不遂，猝受惊吓，情志抑郁，肝气横逆犯胃，导致厌食。若失治误治或病情进一步发展，可因脾胃功能日渐衰败，影响生长发育转化为疳证。

本病病位在脾胃，基本病机为纳运失常。

二、临床表现

长期食欲不振，厌恶进食，食量明显较同龄正常儿童减少。

三、诊断

（1）有喂养不当、饮食不节、病后失调、先天不足或情志失调史。
（2）不思饮食，食而乏味或食而不化，食量减少。一般无其他不适。
（3）伴有嗳气泛恶，大便不调，形体偏瘦等症。

四、鉴别诊断

1. 与疳证相鉴别

本病由喂养不当，脾胃运化功能失调所致，以长期食欲不振，厌恶进食为主证，无明显消瘦，精神尚好，病在脾胃，不涉及他脏，一般预后良好；疳证临床必有形体消瘦，伴见面色无华、毛发干枯、精神萎靡或烦躁，饮食异常可见食欲不振，或食欲亢进，或嗜食异物。

2. 与疰夏相鉴别

疰夏以食欲不振为主证，发病有季节性，有"春夏剧""秋冬瘥"的临床特点，伴全身倦怠乏力，有伤食病史。

五、辨证治疗

（一）辨证要点

本病应以脏腑辨证为纲，主要从脾胃辨证，再区别是以运化功能失健为主，还是以脾胃气阴亏虚为主。凡病程短，仅表现纳呆食少，食而乏味，饮食稍多即感腹胀，形体尚可，舌质正常，舌苔薄腻者为脾失健运；病程长，食而不化，大便溏薄，并伴面色少华，乏力多汗，形体偏瘦，舌质淡，苔薄白者为脾胃气虚；若食少饮多，口舌干燥，大便秘结，舌红少津，苔少或花剥者为脾胃阴虚。

（二）治疗原则

1. 基本治则

开胃进食。

2. 具体治法

脾失健运者，当以运脾开胃为主；脾胃气虚者，以健脾益气为先；脾胃阴虚，则以滋阴养胃为法。与此同时，根据兼夹证候的不同，可适当给予理气宽中，消食导滞，燥湿醒脾开胃之品。

（三）分证论治

1. 脾失健运

主要证候：食欲不振，食而乏味，食量减少，或伴胸脘痞闷，嗳气泛恶，大便不调，偶尔多食后则脘腹饱胀，形体尚可，精神正常，舌淡红，苔薄白或薄腻，脉尚有力。

治法：运脾助纳，开胃进食。

（1）常用中成药：小儿香橘丸、香砂六君丸。

（2）简易药方：益黄散。

基本方：陈皮10g，丁香6g，诃子10g，青皮6g，炙甘草3g。

加减：脘腹胀满加木香、厚朴、枳壳理气宽中，兼有气虚加白术、山药、白扁豆健脾益气，舌苔白腻加半夏、佩兰、藿香燥湿醒脾，嗳气泛恶加半夏、竹茹、生姜和胃降逆，大便偏干加枳实、瓜蒌、莱菔子导滞通便，大便偏稀加山药、薏苡仁健脾祛湿。

2. 脾胃气虚

主要证候：不思进食，食而不化，大便偏稀，完谷不化，面色少华，形体偏瘦，肢倦乏力，精神孱弱，舌质淡，苔薄白，脉缓无力。

治法：健脾助运，开胃进食。

（1）常用中成药：参苓白术颗粒、小儿健脾丸、儿康宁口服液。

（2）简易药方：异功散加味。

基本方：生晒参 6 g，白术 15 g，茯苓 10 g，甘草 6 g，陈皮 10 g。

加减：苔腻便稀者，用炒白术，加苍术、薏苡仁燥湿健脾；饮食不化者加焦三仙消食助运；汗多易感者加黄芪、防风益气固表；情志抑郁者加柴胡、佛手解郁疏肝。

3. 脾胃阴虚

主要证候：不思进食，口干欲饮，皮肤失润，烦躁少寐，手足心热，午后低热，大便偏干，小便短黄，舌红少津，苔少或花剥，脉细数。

治法：滋养脾胃，开胃进食。

（1）常用中成药：儿宝颗粒。

（2）简易药方：养胃增液汤加减。

基本方：沙参 10 g，麦冬 10 g，玉竹 10 g，石斛 10 g，乌梅 6 g，白芍 10 g，甘草 6 g，焦山楂 10 g，炒麦芽 10 g。

加减：口渴烦躁者加天花粉、芦根、百合清热生津除烦；大便干结者加火麻仁、瓜蒌仁润肠通便；夜寐不宁，手足心热者加牡丹皮、青蒿、知母、莲子心、酸枣仁清热宁心安神；兼脾气虚弱者加山药、太子参补益气阴。

六、临证心得

1. 脾阴不足与小儿厌食

小儿厌食是当代常见症，历代相传的"运脾""健脾""养胃"等治法施于现代患儿，时常收效不佳，这与该病病因病机的演变有关，即该症属脾阴不足者增多。小儿"阳常有余""阴常不足"，小儿"脾常不足"常常首先不足于阴，其次不足于阳，岳美中教授曾指出："小儿系稚阳之体，多脾阴不足。"故治宜将滋脾贯穿于治疗始终，若求治心切，一味补气，往往气行过盛，欲速不达。

2. 配合捏脊治疗

捏脊疗法可治疗小儿多种脾胃系疾病。捏拿督脉及旁侧的膀胱经可振奋患儿全身阳气，气行则血行，从而推动全身气血的运行；膀胱经上分布着人体内部脏腑相关联的腧穴，通过捏拿小儿的背部，这些脏腑腧穴得到刺激，从而调整脏腑的功能达到治疗小儿脏腑疾病的目的。该方法简便易行，配合药物治疗及生活调摄，对于厌食、积滞尤其有较佳的疗效。

（尤士军）

第六节 积滞

积滞是指小儿伤于乳食，停聚中脘，积而不化，气滞不行所致的一种脾胃病症。临床以不思乳食，食而不化，脘腹胀满，睡卧不宁，大便不调等为其主要特征。其病名首见于明《婴童百问·四十九问》："小儿有积滞，面目黄肿，肚热胀痛，复睡多困，哭啼不食，或大肠闭涩，小便如油，或便痢无禁，粪白酸臭，此皆积滞也。"又有"食积""食滞""乳滞"等病名。本病既可单独出现，也可夹杂于其他病症中。各年龄均可发病，以婴幼儿为多见。初伤乳食者，发病急，病程短，经调治后预后良好，若积滞日久不愈，可进一步导致脾胃气虚、津液亏耗，而转化成疳，故有"积为疳之母，无积不成疳"之说。

一、病因病机

脾胃不足的生理特点是小儿积滞形成的主要内在因素，喂养不当和调护不周则是形成小儿积滞的外因。小儿脏腑娇嫩，形气未充，若喂养失当，或恣其乳食，或纵其寒凉，则最易伤其脾胃。胃主受纳，为水谷之海，其气主降；脾主运化，为生化之源，其气主升。若乳食不节，脾胃受损，受纳运化失职，升降失调，宿食停聚，积而不化，则成积滞。或禀赋不足，脾胃素虚；或病后失调，脾气亏虚；腐熟运化不及，乳食稍有增加，即停滞不化，而成积滞。如《小儿药证直诀·食不消》云："脾胃冷，故不能消化……"《诸病源候论·小儿杂病诸候·宿食不消候》云："宿食不消，由脏气虚弱，寒气在脾胃之间，故使谷气不化也，宿谷未消，新谷又入，脾气既弱，故不能磨之，则经宿而不消也。"

本病病位主要在脾胃，基本病机为食积气滞。

二、临床表现

初伤乳食者，发病急，病程短，临床表现以不思乳食，甚则厌食恶食，腹部胀痛拒按，呕吐酸腐，大便不调为主证。食滞日久，滞而不化而成积者，发病缓渐，病程较长，临床表现以面黄食少，肚腹胀大，时作腹痛，大便秘结，或泻而不爽，秽臭异常，或兼低热盗汗、睡眠不宁为主证。

三、诊断

（1）有伤食病史。
（2）不思饮食，嗳气酸腐，脘腹胀满，恶心呕吐，大便气味酸臭。
（3）大便化验检查，可见不消化食物残渣、脂肪滴。

四、鉴别诊断

1. 与疳证相鉴别

疳证必有形体消瘦，伴见面色无华、毛发干枯、精神萎靡或烦躁。积滞形体不瘦，若积久不消，可有形体消瘦，进而消瘦日渐严重，转化为疳证。

2. 与厌食相鉴别

厌食表现为长期食欲不振，厌恶进食，进食量明显减少，一般无脘腹胀满，大便酸臭。

五、辨证治疗

（一）辨证要点

本病辨证重在虚实之辨。新积之证，以实证为主，属食滞内停；积滞较久，以积滞化热和积滞伤脾为主，为虚实夹杂，或实多虚少，或实少虚多。也有部分患儿，因素体脾虚，或病后脾虚，运化失职，再伤于乳食，而致积滞者，则在初病之时也属虚实夹杂。实证主要为食积、气滞、化热，虚证主要为脾胃气虚和伤津。

（二）治疗原则

1. 基本治则

消食导滞。

2. 具体治法

实证以消食导滞为主，积滞化热者，当清解积热。积滞较重，结聚肠腑者，当通腑泻下；虚实夹杂者，当攻补兼施，养正而积自除。另外可配合推拿及外治疗法。

（三）分证论治

1. 乳食内积

主要证候：不思乳食，甚则厌食恶食，腹部胀痛拒按，呕吐酸腐，大便稀泻酸臭，多夹不消化乳食及泡沫，且往往腹痛欲便，泻后痛减，烦吵不安，或伴发热，手足心热，舌质红，舌苔厚腻而浊，脉象弦滑，指纹紫滞。

治法：消乳消食，理气化滞。

（1）常用中成药：化积口服液、保济口服液，积滞化热者可用清热化滞颗粒、枳实导滞丸。
（2）简易药方：乳积者，选消乳丸加减；食积者，选保和丸加减。

基本方：消乳丸。香附 10 g，神曲 15 g，麦芽 15 g，陈皮 10 g，砂仁 6 g，甘草 3 g。

保和丸：山楂 10 g，神曲 10 g，半夏 6 g，茯苓 10 g，陈皮 10 g，连翘 10 g，莱菔子 10 g，麦芽 15 g。

加减：腹胀明显加木香、厚朴、枳实行气导滞除胀；腹痛拒按，大便秘结加大黄、槟榔下积导滞；恶心呕吐加竹茹、生姜和胃降逆止呕；大便稀溏加白扁豆、薏苡仁健脾渗湿，消中兼补；舌红苔黄，低热口渴加胡黄连、石斛、天花粉清热生津止渴。

2. 脾虚夹积

主要证候：面色萎黄，困倦乏力，不思乳食，食则饱胀，甚或呕吐，腹满喜按，大便溏薄，夹有乳食不化之物，唇舌淡白，舌质淡，苔白腻，脉细滑，指纹淡滞。

治法：健脾助运，消食导滞。

（1）常用中成药：消食健儿糖浆、小儿香橘丸。

（2）简易药方：健脾丸加减。

基本方：人参 10 g，白术 15 g，陈皮 10 g，麦芽 15 g，山楂 10 g，枳实 10 g，神曲 10 g。

加减：大便稀溏者加山药、薏苡仁、苍术健脾化湿；腹痛喜按者加荜茇、高良姜、白芍、木香温中散寒，缓急止痛；舌苔白腻者加藿香、佩兰芳香醒脾化湿。

六、临证心得

1. 积滞证的治疗，首先分清虚实

实者去积为要，积去则正安，脾胃得以健运；但去积之品无论消导推荡皆冠伐伤正，在治疗时应注意攻不伤正。虚者健脾为主，张洁古云："养正则积自除。"即健运脾胃，助运为要，在用药时注意补不碍滞。

2. 小儿积滞

主要是因脾不健运，宿食不消，所以补脾调胃是治积滞的一般原则。脾为湿土，喜燥恶湿，其性喜温，故宜以甘润养之，苦辛燥之，尤宜用甘淡养脾之法健运中州，但不能一概而论。因积滞一症，最易虚实互见，既不能因其不思饮食而重用克伐下积之药，又不能因其稍见消瘦而重用辛燥温补之剂，任何大攻大补，对于小儿脾胃不但无益，反而有损，故须慎重选择。若过用克伐，则胃中生发之气更易受损。

3. 消积必须导滞，导滞常兼清热

胃主纳，即摄纳食物，纳入之后，输其糟粕，有入有出，以通降为顺，积滞既停，脾运已损，欲消其积，必导其下行，故消积必须导滞。同时，积滞内停，郁必化热，消导积滞则内热蕴蒸无源，郁热清解则有助于积滞消减。

（尤士军）

第七节　疳证

疳证，是由于积滞、厌食等多种疾病的影响，使脾胃受损加重，气液耗伤而引起的一种慢性病证。临床以形体消瘦，面色无华，毛发干枯，精神萎靡或烦躁，饮食异常为特征。疳证发病无明显季节性，5 岁以下小儿多见。病久则易合并其他疾病而危及生命。古代医家对疳证十分重视，视为恶候，列为儿科四大要证之一。疳证的病名，首见于《诸病源候论·虚劳骨蒸候》："蒸盛过伤，内则变为疳，食入五脏"，"久蒸不除，多变成疳"。本病经恰当治疗，绝大多数患儿均可治愈，仅少数重症或有严重兼症者，预后较差。若迁延日久，治疗不当对儿童身体健康危害较大，甚至危及生命。

疳的含义有两种："疳者甘也"，是言其病因和病机，是指小儿恣食肥甘厚腻，形成积滞，积久生热，热耗阴液，日久成疳的病机；"疳者干也"，是言其病机和症状，是指厌食日久、久吐久泻等多种疾病，导致阴液受损的病机，出现形体干瘦的临床症状。目前临床一般将疳证按病程与证候特点分证，分为疳气、疳积、干疳三大证候及其他兼证。

一、病因病机

《小儿药证直诀·脉证治法》指出："疳皆脾胃病，亡津液之所作也。"即疳证是由于各种原因损伤脾胃之阴而导致的：小儿厌食日久，营养不足，气血生化乏源，津液大伤，或久吐久泻迁延不愈，或长期过用苦寒攻下，津液受损，形体日渐羸瘦，转成疳气；或小儿内伤乳食，未及时调治，则转成积滞，积热内生，耗损津液，形体日渐羸瘦，转化成疳积；或蛔虫等寄生虫久居肠中，吸食人体阴津血液等营养，导致阴津受损，虚热内生，形体日渐消瘦，转成疳积（蛔疳）。疳气和疳积若久治不愈，脾胃日亏，生化乏源，水谷精微不能化生气血，导致气液大损，阴血匮乏，难以滋养五脏六腑，四肢百骸，身体日渐羸瘦，形成干疳。干疳重者脾气衰败，阴液败亡，阴阳离决，可致猝然死亡。

疳之常证，失治误治，导致脾胃虚衰加重，生化乏源，气血亏耗，诸脏失养，可累及肺、心、脾、肾四脏，而出现各种兼证。脾病及肺，土不生金，肺气、肺阴受损，卫外不固，易于外感，出现咳喘、潮热者，称为"肺疳"；脾病及心，心阴受损，导致心火亢盛，心火上炎，口舌生疮者，称为"心疳"又称"口疳"；脾病及肝，肝开窍于目，肝之阴血不足，不能上荣于目，目失所养，则视物不清，夜盲目翳，谓之"肝疳"，又称"眼疳"。脾病及肾，肾之阴精不足，阴损及阳，阴阳两亏，久则骨骼畸形，称为"肾疳"又称"骨疳"；脾虚日重，阴津大亏，阴损及阳，阳虚水泛，全身浮肿，称为"疳肿胀"。

本病病位主要在脾胃，基本病机为耗阴生热。

二、临床表现

临床以形体消瘦，面黄发枯，精神萎靡或烦躁，饮食异常为特征。疳证发病无明显季节性，5岁以下小儿多见。病久则易合并其他疾病而危及生命。

三、诊断

（1）积滞、厌食、久吐、久泻等疾病久治不愈，或有长期过用苦寒攻下药物史。

（2）形体消瘦，精神萎靡，饮食异常，面黄发枯，大便干稀不调，脘腹胀满，或肢体消瘦，腹胀如鼓，甚则极度消瘦，呈老人貌。

根据小儿的年龄、喂养史，临床上有体重下降、皮下脂肪减少，全身各系统功能紊乱及其他营养缺乏的症状、体征及实验室检查，一般不难诊断。5岁以下儿童营养不良分型与分度如下。

（1）体重低下：体重低于同年龄、同性别参照人群值的均值减2SD以下为体重低下。低于均值减2～3SD为中度，3SD以下为重度。

（2）生长迟缓：身长低于同年龄、同性别参照人群值的均值减2SD为生长迟缓。低于均值减2～3SD为中度，3SD以下为重度。

（3）消瘦体重：低于同年龄、同身高参照人群值的均值减2SD以下为体重低下。低于均值减2～3SD为中度，3SD以下为重度。

（4）其他：人血白蛋白、血清氨基酸水平下降，血清淀粉酶、脂肪酶、胆碱酯酶、转氨酶、碱性磷酸酶、胰酶和黄嘌呤氧化酶活性均下降甚至丧失，血脂、微量元素及电解质水平均有不同程度的下降。

四、鉴别诊断

1. 与厌食相鉴别

厌食为长期食欲不振，食量减少，无明显消瘦，精神尚可，病在脾胃，一般不涉及他脏。

2. 与积滞相鉴别

积滞有伤乳伤食史，以食而不化，脘腹胀满，嗳腐吞酸，大便酸臭为特征。若积久不除，化热伤阴，损伤脾胃，致形体日渐消瘦，可转化为疳证。

五、辨证治疗

（一）辨证要点

主要辨清常证与兼证。常证分为疳气、疳积、干疳三种证候，重在辨清虚实；兼证分肺疳、心疳、眼疳、肾疳与疳肿胀，宜分清所累及之脏腑不同。若皮肤紫癜、牙龈出血者，为疳证之恶候，提示气血大衰，血络不固；若出现神萎息微，杳不思纳者，为阴竭阳脱的危候，将有阴阳离决之变，须特别引起重视。

（二）治疗原则

1. 基本治则

理脾消疳。

2. 具体治法

常证根据疳气、疳积、干疳三种证候的不同，分别给予养胃生津、导滞消积、补益气血，即疳气宜和，疳积宜消或消补兼施，干疳宜补。兼证则根据合并他脏的不同，固护脾胃的同时随证治之。此外，应当合理补充营养，积极治疗引起疳证的各种原发病。

（三）分证论治

1. 常证

（1）疳气。

主要证候：形体消瘦，面色少华，毛发稀疏，食欲不振，精神不振，心烦起急，大便干稀不调，舌瘦而淡，苔薄白或花剥，脉细，指纹青淡。

治法：养胃生津，理脾消疳。

①常用中成药：七味白术颗粒。

②简易药方：白术散加减。

基本方：人参6g，茯苓15g，藿香15g，木香6g，甘草3g，葛根15g。

加减：纳差明显者，加香稻芽、鸡内金开胃进食；阴津受损明显者，加沙参、麦冬清养胃阴；有虚热者，加银柴胡、胡黄连清虚热；大便干结者，加火麻仁、决明子润肠通便。

（2）疳积。

主要证候：形体明显消瘦，肚腹膨胀，甚则青筋暴露，面色萎黄无华，毛发稀疏如穗，精神不振或易烦躁激动，夜卧不宁，或伴动作异常，揉眉挖鼻，吮指磨牙，食欲不振，或嗜食异物，舌淡，苔薄腻，脉细数。

治法：导滞祛积，理脾消疳。

①常用中成药：消食健儿糖浆、木香槟榔丸、健儿清解液。

②简易药方：消疳理脾汤加减。

基本方：芜荑6g，三棱3g，莪术3g，青皮6g，陈皮10g，芦荟6g，槟榔10g，使君子6g，甘草6g，川黄连6g，胡黄连6g，麦芽10g，神曲10g。

加减：腹胀明显者，加枳实、木香理气宽中；烦躁不安，动作异常者，加栀子、莲子心、竹叶清热除烦；脾虚明显者，加苍术，白术，茯苓健脾消积；阴虚突出者，加麦冬、沙参、石斛清养胃阴。

（3）干疳。

主要证候：极度消瘦，皮肤干瘪起皱，面呈老人貌，大肉已脱，皮包骨头，精神萎靡，目无光彩，啼哭无力，毛发干枯，腹凹如舟，杳不思食，大便干或清稀，时有低热，口唇干燥，舌红嫩，苔少，脉沉细。

治法：补益气血，理脾消疳。

①常用中成药：八珍颗粒、十全大补丸。

②简易药方：八珍汤加减。

基本方：当归10g，川芎6g，白芍10g，熟地黄15g，人参6g，白术10g，茯苓10g，炙甘草6g。

加减：脾肾阳衰者，去白术，加附子、炮姜温补脾肾；口舌干燥，汗多气短，苔光者，加乌梅、石斛酸甘化阴；若出现面色㿠白，四肢厥冷，呼吸微弱的厥脱之象，应给予独参汤或参附龙牡救逆汤合生脉散口服以回阳救逆固脱，并及时配合西医抢救。

2. 兼证

（1）眼疳。

主要证候：初起夜盲，畏光羞明，入暮暗处视物不清，两目干涩，眼角赤烂，黑睛浑浊，白睛生翳。

治法：养肝明目，理脾消疳。

①常用中成药：石斛夜光丸。

②简易药方：泻肝散加减。

基本方：生地黄10 g，当归10 g，赤芍10 g，连翘10 g，栀子12 g，龙胆草9 g，大黄3 g，羌活6 g，防风6 g。

加减：眼睛干涩明显、视物不清者，可加枸杞子；白睛生翳明显者，可加菊花、木贼草、密蒙花。

（2）口疳。

主要证候：口舌生疮，口腔糜烂，秽臭难闻，面赤唇红，烦躁哭闹，惊悸不安，舌质红，苔薄黄或少苔，脉细数，指纹淡紫。

治法：清心泻火，理脾消疳。

①常用中成药：导赤丸。

②简易药方：泻心导赤散加减。

基本方：生地黄15 g，通草6 g，黄连12 g，生甘草9 g。

加减：心烦不安者加连翘；心火过盛，口干欲饮者加生石膏、芦根、天花粉；小便短黄明显者加车前子、茯苓、滑石。

（3）疳肿胀。

主要证候：颜面四肢水肿，甚则全身水肿，面色无华，小便短少，四肢欠温，舌淡胖，苔薄白，脉沉缓，指纹隐伏不显。

治法：温阳利水，理脾消疳。

简易药方：真武汤加减。

基本方：茯苓15 g，芍药10 g，白术15 g，制附子6 g，生姜6 g。

加减：水肿明显者，予五苓散和五皮饮、防己黄芪汤加减；水肿明显伴有小便清，夜尿多者，予金匮肾气丸加减。

六、临证心得

1. 以脾胃为核心

脾胃为后天之本、气血生化之源，在小儿尤为突出。疳积之法，乃以脾胃的病理变化为中心，不论常证、兼证，均根源于脾胃。临证时围绕脾胃辨证施治，方能执简驭繁。

2. 针药并用

疳证单用中药，其效果不如针药两者并施为佳。针刺四缝穴疗效较好，作用快，方法是医者左手捏住患儿左手的示、中、环、小指尖，患儿手心向上，其家属帮助捏住患儿左手鱼际和关节处，防止患儿左手翻摆。针刺部位用75%乙醇常规消毒，医者右手持6～7号注射针头或三棱针，对准四缝穴，刺进1～3 mm深，迅速退出。针刺处随即流出淡黄、白色的黏液，医者右手挤压穴位周围，直至无黏液流出，或挤出少许血液为止。一般针刺3天后，再行刺四缝穴，挤出黏液。针刺最少1次，最多4次。

（尤士军）

第八节 惊风

惊风又称"惊厥"，俗称"抽风"，是小儿时期常见的一种病症，由多种原因及多种疾病所引起。临床以颈项强直，四肢抽搐，甚则角弓反张，意识不清为特征。该证任何季节都可发生，一般以 1 ~ 5 岁小儿为多见，年龄越小，发病率越高。

惊风证情往往比较凶险，变化迅速，威胁小儿生命。所以，古代医家认为惊风是一种恶候，并列为小儿四大要证之一。由于发病因素不同，病情轻重浅深有别，预后亦不尽相同。一般只要把痰热解除，惊搐即行缓解，惊搐停止后神志亦即恢复正常，其预后良好。如果高热不退，反复惊搐，或者持续抽风不止，神志不清者，则预后较差。

惊风是发生于多种疾病过程中的一种临床证候，病情较复杂，范围较广泛，往往涉及外感高热、小儿暑温、疫毒痢、肺炎喘嗽等病证。

惊风一般分为急惊风和慢惊风。凡起病急暴、属阳属实者，称为急惊风；凡病久中虚、属阴属虚者，称为慢惊风；慢惊风中若出现纯阴无阳的危重证候，称为慢脾风。

一、急惊风

（一）病因病机

本病病因主要由外感时邪、湿热内蕴、暴受惊恐三种因素引起。由于急惊风多见于外感热病。所以，外感时邪又为其主要因素，其中又以风邪、暑邪、疫疠之邪为多见。急惊风的病变部位，主要在心肝，这与小儿"心常有余""肝常有余""神气怯弱"的特点有密切关系。

本病的基本病机为动风生惊。常证病机主要为感受时邪，如感受风邪，当冬春之交，寒暖不调，气候骤变，小儿肌肤薄弱，腠理不密，极易感受风邪，侵及肌表，故病之初起，先有外感表证，风热之邪扰动肝风则出现惊惕、抽搐，时邪从表入里，郁而化热化火，热极生风；或逆传心包，可见发热，头痛，项强，神昏，抽风等证，如感受暑邪，夏秋之季，暑气旺盛，小儿元气薄弱，真阴不足，易感暑邪，暑为阳邪，化火最速，传变急骤，易陷厥阴，引动肝风。又暑必夹湿，湿为阴邪，若被热蒸，化为痰浊，内陷心包，蒙蔽清阳，则见高热，呕吐，痰鸣，神昏，惊厥等症；如感受疫疠之邪，疫疠之邪为时邪之首，传染性极强，化热化火最为迅速，起病即可致实热内闭，激动肝风，邪陷心包而神昏、抽搐。饮食不节，或误食污染毒邪之食物，郁结肠胃，痰热内伏，壅塞不消，气机不利，郁而化火。痰火湿浊，蒙蔽心包，引动肝风，故可见呕吐，腹胀，腹痛，便闭，惊眩，或高热，呕吐，便溏，泻痢，惊厥等症。小儿神气怯弱，元气未充，如闻见异物，乍闻异声或不慎跌仆，暴受惊恐，惊则伤神，恐则伤志，而致神志不宁，惊惕不安。或致痰涎上壅，蒙蔽清窍，引动肝风而惊搐。

（二）临床表现

1. 先兆表现

急惊风虽来势急暴，但在惊厥之前常有发热、呕吐、烦躁、摇头弄舌、时发惊啼或嗜睡等表现。

2. 主证

急惊风证候可概括为四证、八候。

（1）四证，是指痰、热、惊、风。

痰证：咳嗽气促，痰涎壅盛，喉中痰鸣，神志不清或昏迷。热证：高热目赤，唇颊焮红，烦渴饮冷，便秘溲赤，甚至神昏谵语。惊证：昏谵惊叫或恐惧不安。风证：牙关紧闭，口角牵引，二目窜视，四肢抽搐，项背强直，甚则角弓反张。

（2）八候，是指搐、搦、颤、掣、反、引、窜、视。

搐：肘臂伸缩。搦：十指开合。颤：手足头身动摇。掣：势如相搏。反：项背强直，角弓反张。引：手若挽弓。窜：目珠斜视，或偏左或偏右。视：直视如怒，睛露不活。

（三）诊断

（1）多发生在5岁以下小儿，3岁以下婴幼儿更多见。

（2）发病急骤，出现痰热惊风四证，或伴有八候中的某些证候。

（3）可伴有头痛、呕吐、腹泻、脓血便等症状。

（4）有接触疫疠之疾，或暴受惊恐史。

（5）中枢神经系统感染，脑脊液检查有阳性改变，神经系统检查出现病理性反射。属于细菌引起的脑炎、脑膜炎，周围白细胞及中性粒细胞可增高。

（四）鉴别诊断

1. 痫证

痫证与惊风都有抽搐症状，但痫证往往反复发作，醒后一如常人，多不发热，多见于学龄儿童。

2. 闭证

由于惊风发作时，大多抽搐，牙关紧闭，神昏窍闭，与小儿闭证有其内涵与外延的联系，临床上单见神昏窍闭而无抽搐则属闭证。

3. 惊脱

惊风与脱证是两种不同的证候，如惊风邪势壮盛，正气不支，或惊风持续不已，阳气衰败，可导致内闭外脱，成为惊脱之候。

（五）辨证治疗

1. 辨证要点

（1）辨惊风先兆：惊风虽来势急暴，但在惊风之前，常有发热、呕吐、烦躁、摇头弄舌或咬牙龄齿，时发惊啼，或昏睡等先兆表现，又称"先兆之候""欲发之候"。先兆症状为时短暂，表现轻微，常不易察觉，往往不被注意，需要临床仔细观察，才能及时察知。

（2）辨四证：急惊风往往痰、热、惊、风四证并见，难以截然分开，需审查每一证候的孰轻孰重，孰主孰次，同时详辨痰、热、惊、风的不同点。痰有痰火和痰浊的区别；热有表里的不同；风有外风、内风的差异；惊证既可出现恐惧、惊惕的虚症，亦可出现昏谵惊叫的实证。

（3）辨八候：八候的出现，表示惊风已在发作。但是，惊风发作之时，不一定八候全都出现，而且发作时急慢强弱程度也不尽相同。

（4）辨轻重程度：抽搐次数不多，随抽随醒者则病势较轻；如来势猖獗、抽搐频繁，持续时间长或伴神志昏迷者，则病势危重。

（5）辨预后转归：小儿惊风，由于发病因素不同，病情轻重浅深有别，预后亦不尽相同。一般只要把痰热解除，惊搐即行缓解，惊搐停止后神志亦即恢复正常，其预后良好。如果高热不退，反复惊搐，或者持续抽风不止，神志不清者，则预后较差。至其转归，有的则津液来复，正气渐旺而告愈；有的则阴亡液脱加速危殆；有的由于阴劫神伤，筋脉受损，产生惊风后余证，如瘫痪、聋哑、痴呆、失明等。

2. 治疗原则

（1）基本治则：息风镇惊。

（2）具体治法：急则治其标，惊风发作之际，迅速给予紧急处理，运用丸、散、针灸、按摩、注射、外治等法。及时、有效地控制抽搐，促使神志苏醒。缓则治其本，当抽搐停止，神志苏醒后，宗"疗惊必先豁痰，豁痰必先祛风，祛风必先解热，解热必先祛邪"的原则，以清热、豁痰、镇惊、息风为四大基本方法。痰盛者急先化痰，热盛者给予清热，风盛者祛风，惊急者应迅速镇惊。在审证求因时尤需详辨痰热惊风的不同点，在豁痰法中有芳香开窍、甘寒清心、涤痰通腑的区分；清热有解肌透表、苦寒泻火的不同；治风有疏风、息风的区别；镇惊则有安神与平肝的差异。

3. 分证论治

（1）风热发搐。

主要证候：发热，头痛，咳嗽流涕，咽红，神昏烦躁，惊搐，舌苔薄黄，脉象浮数。

治法：疏风清热，息风镇惊。

①常用中成药：小儿牛黄散。

②简易药方：银翘散加减。

基本方：金银花 10 g，连翘 12 g，荆芥 10 g，薄荷 10 g，淡豆豉 10 g，甘草 6 g，桔梗 6 g，牛蒡子 9 g，芦根 10 g，竹叶 10 g。

加减：发热甚者加生石膏清气解热，抽搐重者加钩藤、菊花平肝止抽，痰多者加天竺黄、胆南星化痰镇惊。

（2）邪陷心肝。

主要证候：外感发热，数日壮热不退，项强，手足瘛疭，四肢拘急，目睛上视，牙关紧闭，舌红苔燥，脉象弦数。

治法：清热开窍，息风镇惊。

①常用中成药：安宫牛黄丸。

②简易药方：羚角钩藤汤。

基本方：羚羊角（或用山羊角代）、钩藤、桑叶、菊花、白芍、甘草、川贝母、竹茹、茯神。

加减：抽搐严重者加生石决明、紫雪丹以增强平肝清热，镇惊息风之力；神昏窍闭者加安宫牛黄丸清心开窍；热邪炽盛者加黄连、栀子泻火清热；腹胀便秘者加大黄、玄明粉通腑荡涤。

（3）暑热发搐。

主要证候：多见于盛夏炎热季节，证有轻重之分。轻证恶风发热无汗，头痛项强，烦躁昏迷，惊搐，舌苔薄白，脉象浮数。重证则壮热多汗，头痛项强，恶心呕吐，烦躁昏睡，四肢抽掣，惊厥不已，舌苔黄腻，脉象洪数。

治法：祛暑开窍，息风镇惊。

①常用中成药：至宝丹、紫雪丹、安宫牛黄丸。

②简易药方：清瘟败毒饮。

基本方：香薷 10 g，厚朴 8 g，白扁豆 9 g，金银花 10 g，连翘 12 g，生石膏 30 g，知母 9 g，甘草 6 g，黄连 10 g，黄芩 10 g，栀子 10 g，水牛角 10 g，生地黄 10 g，牡丹皮 10 g，赤芍 10 g，玄参 9 g，桔梗 6 g，竹叶 10 g。

加减：口渴心烦甚者加黄连、竹叶清暑泻火；纳呆苔垢腻者加藿香、佩兰芳香化浊；抽搐较重者加羚羊角（代）、钩藤、僵蚕以清热镇惊，平肝息风，定痉止搐；昏迷较甚者加石菖蒲、郁金通窍启闭；舌苔黄燥便秘者加玄明粉、大黄通腑泄热；痰火内扰狂躁不宁者加龙胆草清心肝之火。

（4）疫邪发搐。

1）瘟热疫毒。

主要证候：高热烦躁，口渴，谵妄，神昏，惊厥，甚至出现瘀点紫斑，舌质红绛，苔黄糙，脉数有力。

治法：清瘟解热，息风镇惊。

①常用中成药：连花清瘟胶囊。

②简易药方：白虎地黄汤。

基本方：生石膏 30 g，知母 10 g，生地黄 10 g，连翘 9 g，牡丹皮 9 g，赤芍 9 g，甘草 6 g，粳米少许。

加减：瘟热重者加大青叶、板蓝根；抽掣较重，肝风炽盛者加羚羊角（代）、钩藤平肝息风；便秘者加大黄、玄明粉攻下通腑；痰热壅盛者加竹沥、半夏以豁痰清热。

2）湿热疫毒。

主要证候：突然壮热，神志昏迷，或烦躁谵狂，反复抽搐，惊厥不已，呕吐腹痛，大便腥臭或夹脓血，舌苔黄腻质红，脉象滑数。

治法：清热化湿，息风镇惊。

简易药方：黄连解毒汤合白头翁汤。黄芩 10 g，黄连 10 g，黄柏 10 g，栀子 10 g，白头翁 10 g，秦皮 9 g，马齿苋 10 g。肝风炽盛者加羚羊角（代）、钩藤平肝息风。

（5）惊恐惊风。

主要证候：面色时青时赤，频作惊惕，甚则惊厥，偶有发热，大便色青，舌苔无异常变化，脉象多见数乱。

治法：清心安神，息风镇惊。

①常用中成药：琥珀抱龙丸。

②简易药方：琥珀抱龙丸加减。

基本方：琥珀粉（冲服）1.5 g，远志 10 g，石菖蒲 10 g，胆南星 10 g，天竺黄 10 g，人参 10 g，茯苓 20 g，全蝎 2 g，钩藤 10 g，石决明 10 g。

加减：四肢不温者用桂枝、附子，腹痛便青者用煨木香、白芍、炙甘草，痰多者用陈皮、半夏，食欲减退者用焦三仙，睡眠不安者用酸枣仁、首乌藤。

（六）临证心得

小儿急惊风主要是热甚生风，风生痰，风痰内蒙心窍，上扰空窍和脑系而发病。因而在治疗时特别重视热和痰二症，其次为风和惊二症。重视化痰，怪病顽症多由痰作祟，用二陈汤或温胆汤化痰祛湿，或苏葶滚痰汤攻黄痰，青礞石化老痰。重视降气平肝、镇惊定痉药物的协同应用，例如选用磁石、代赭石、云母石降逆潜阳镇肝，选全蝎、蜈蚣、僵蚕搜风定痉。

急惊风热症偏多，但是临床中亦有部分患儿，由于先后天不足，气血虚弱，元阳不足，若又感寒邪，外闭内热，寒痰上逆，而致惊风者。主证：面三部青，哼挣，不乳，烧热人迷，手指纹青黑暗滞，舌质淡苔白薄，脉濡或弦，瘛疭甚则颈项强直，可用全蝎、蜈蚣、加清热镇惊药物治之。

用药时应分清表里、脏腑，心热甚者常用犀角（代）、西牛黄（代）、连翘、栀子、竹茹、灯心草以清热泻火；肺热重者选用桑白皮、地骨皮、黄芩、知母以清泻肺热；肝热者选用羚羊角（代）、栀子、龙胆草、夏枯草以清肝泻火；胃热者选加石膏、知母以清胃抑火；大肠腑实者，选用大黄、芒硝以清泻实热；阴虚内热者选用生地黄、天冬、麦冬、知母以滋阴抑火。

二、慢惊风

（一）病因病机

本病的病因多出现于大病或久病之后，或因急惊经治不愈，转为慢惊风。慢惊风的病变部位，主要在肝、脾、肾三脏，这与小儿"肝常有余""脾常不足""肾常虚"的特点有密切关系。本病的基本病机为虚风内动。土虚木亢，由于暴吐暴泻，久吐久泻，或因急惊治疗不当，过用峻利之品，以及他病误汗误下，导致脾阳不振，土虚木盛而生风；由于禀赋不足，脾肾素亏，复因泄泻，阴寒内盛，而使阳气外泄，先则脾阳受伤，继则损及肾阳，从而形成体内阳气的衰竭和脾气的不振，引起脾肾阳虚。病至于此，皆虚极之候，虚极生风；急惊风或温热病后，迁延未愈，耗伤阴液，肾阴亏损，不能滋养肝木，肝血不足，筋失濡养，以致水不涵木，阴虚风动。

（二）临床表现

面色苍白，嗜卧无神，肢体颤动，或仅表现为局部肌肉抽动，抽动无力，时作时止。

（三）诊断

（1）多有暴吐暴泻、久吐久泻或发热迁延不愈等病史。

（2）多起病缓慢，病程较长。症见面色苍白，嗜睡无神，抽搐无力，时作时止，或仅表现为局部肌肉抽动，两手颤动，筋惕肉瞤，脉细无力。

（3）根据患儿的临床表现，结合血液生化、脑电图、脑脊液、头颅 CT 等检查，以明确诊断原发病。

（四）鉴别诊断

1. 急惊风

急惊风为痰、热、惊、风四证俱备，临床以高热、抽风、神昏为主要表现，多由外感时邪、内蕴湿热和暴受惊恐而引发。

2．痫证

痫证与慢惊风都有抽搐症状，但痫证往往反复发作，醒后一如常人，多不发热，多见于学龄儿童。

（五）辨证治疗

1．辨证要点

慢惊风病程长，起病缓慢，证候相对较轻。辨证多属虚证，病及脾、肝、肾。在辨证时应着力辨清以哪些脏腑病变为主。脾胃虚弱者，症见形神疲惫，面色萎黄，不欲饮食，嗜睡露睛，大便稀薄；脾肾阳衰者，症见精神萎颓，面色㿠白或灰滞，沉睡昏迷，四肢厥冷，手足蠕动震颤，大便澄澈清冷；阴虚风动者，症见低热虚烦，面色潮红，手足心热，肢体拘挛或强直，时或抽搐，大便干结。

2．治疗原则

（1）基本治则。

补虚息风。

（2）具体治法。

慢惊风是因虚风动，正虚是其本，风动是其标，故治疗重在治本，必须速培元气。以温中健脾、温阳逐寒、育阴潜阳、柔肝息风为主。

3．分证论治

（1）土虚木亢。

主要证候：形神疲惫，面色萎黄，不欲饮水，嗜睡露睛，大便稀薄，色带青绿，时有腹鸣，四肢不温，足跗及面部有轻度水肿，神志不清，时或抽搐，舌质淡，舌苔白，脉象沉弱。

治法：扶土抑木，补虚息风。

①常用中成药：逍遥颗粒。

②简易药方：缓肝理脾汤加减。

基本方：桂枝10 g，煨姜9 g，党参10 g，炒白术10 g，茯苓10 g，山药10 g，白扁豆9 g，白芍10 g，甘草9 g，大枣10 g，陈皮10 g。

加减：四肢逆冷，阴寒内盛者去桂枝加肉桂；大便完谷不化者去煨姜，加炮姜、木香、补骨脂；抽搐频繁者加天麻、钩藤、菊花；若胃阴不足而肝亢风动，可用连梅汤加减；抽搐者加天麻、钩藤。此类病证动物虫蛇类的截风平肝药物不宜应用，以免耗伤正气。

（2）脾肾阳衰。

主要证候：面色㿠白或灰滞，囟门低陷，精神极度萎颓，沉睡昏迷，口鼻气凉，额汗涔涔，抚之不温，四肢厥冷，手足蠕动震颤，大便澄澈清冷，或痰涎上壅，舌苔白滑无华，舌质淡白，脉象沉细无神。

治法：温补脾肾，补虚息风。

①常用中成药：健脾益肾胶囊。

②简易药方：固真汤加减。

基本方：人参10 g，白术10 g，茯苓20 g，甘草10 g，黄芪10 g，山药10 g，肉桂3 g，炮附子2 g。

加减：若久吐不纳，痰多泛恶，二便清稀，萎颓肢冷，昏睡露睛，奄奄一息，危象显露，可选逐寒荡惊汤，方中炮姜、肉桂、丁香破阴回阳，胡椒温胃开闭，伏龙肝温中和胃降逆。汗多者加五味子、白芍，手足蠕动震颤者加龙骨、牡蛎。

（3）阴虚风动。

主要证候：虚烦疲惫，面色潮红，身热消瘦，手足心热，肢体拘挛或强直，时或抽搐，大便干结，舌光无苔，舌绛少津，脉象细数。

治法：滋水涵木，补虚息风。

①常用中成药：左归丸、六味地黄丸。

②简易药方：大定风珠加减。

基本方：生地黄10 g，麦冬10 g，阿胶10 g，鸡子黄2枚，白芍10 g，甘草6 g，五味子9 g，龟甲10 g，鳖甲10 g，牡蛎10 g。

加减：潮热者可加青蒿、地骨皮、银柴胡，口干欲饮者加西洋参、石斛、玉竹。亦可选用小定风珠、阿胶鸡子黄汤或三甲复脉汤治之。此四方均有滋阴息风之功效，由于药味的组成不同，因而适应范围也略有差异。大定风珠在滋阴潜镇方面较小定风珠为强。阿胶鸡子黄汤在滋阴方面略逊于大定风珠，平肝通络息风镇痉之力比大定风珠为强。三甲复脉汤是在补益气阴的基础上选用介类潜镇，对肾阴亏损、水不济火、心神失养者较为适宜，若气阴两虚，也可选用地黄饮子益阴护阳。

（六）临证心得

慢惊风系小儿重症，多因吐泻日久、脾土衰败，中宫寒极，脾病及肾，土不生金，木无所制，虚风内动而发，在治疗中应重视调理脾肾，其次是平肝或柔肝。可重用人参、附子益气回阳，配没食子温中固涩，硫黄补命门之火，脾肾兼治，温涩合用，疗效显著。若病变由脾及肾，阳损及阴，肝血不足，阴亦内竭，而致抽搐者，可用加味理中地黄汤，温肾回阳补火生土，佐益阴生津之别，使阳生阴长，惊风可乎。

（尤士军）

第九节　遗尿

遗尿是因小儿形气未充，5周岁以上小儿睡中小便自遗，不能自主控制排尿，熟睡时经常遗尿，轻者数夜1次，重者可一夜数次，醒后方觉的一种疾病。遗尿多见于10岁以下的儿童。男孩发病率是女孩的2倍，并且有明显的家族倾向。极少数可伴随至成年。遗尿若长期不愈，可使儿童自尊心受到伤害而产生自卑感，严重影响患儿的身心健康与生长发育。

一、病因病机

本病多属功能性，多为小儿先天禀赋不足，素体虚弱，肾气不足，下元虚寒；或大病久病之后，失于调养，肺脾气虚；少数为肝经郁热，疏泄失司，热移膀胱而导致；也可因为心肾不交，水火不济。本病的病位在膀胱、肾，亦可涉及心和肝。本病的基本病机：膀胱失约。肾为先天之本，主水，与膀胱相为表里。小便排泄与贮存，全赖肾阳之温养和气化。若小儿先天肾气不足，下元虚冷，不能温养膀胱，膀胱气化功能失调，闭藏失职，不能约制水道则遗尿。或多因素体虚弱，大病之后肺脾之气虚弱，不能固摄，升清失职，上虚不能制下，下虚不能上承，致使膀胱无权约束水道，则小便自遗，或睡中小便自出。肝主疏泄，调畅气机。若肝经湿热郁结，热郁化火，迫注膀胱，可致遗尿。心火偏旺不能下降于肾，肾阴不足不能上济于心，而致心肾不交，水火不济，睡眠较深，难以唤醒，小便自遗；或夜梦纷纭，梦中如厕，醒后方知尿遗。某些儿童素有痰湿内蕴，入睡后沉迷不醒，呼叫不应，也常遗尿。亦有小儿自幼使用尿不湿，没有养成夜间主动起床排尿的习惯，任其小便于床，久而久之，形成习惯性遗尿。

无论何种遗尿，若长期不愈，均可损伤肾气，影响小儿的生长发育。

二、临床表现

本病主要发生于5～12岁儿童，常在睡眠中遗尿，数日1次，或每夜遗尿，甚则一夜数次。常睡眠较深，呼之不醒，或唤醒后，神志朦胧，可伴神疲乏力，腰膝酸软，食欲减退。

三、诊断

（1）发病年龄在5周岁以上。

（2）睡眠较深，不易唤醒，隔天或每夜尿床，甚者每夜遗尿数次。

（3）尿常规及尿培养无异常发现。

（4）放射线检查：部分患儿可发现隐性脊柱裂，或尿道畸形。

四、鉴别诊断

1. 泌尿系感染

急性泌尿系感染也可以出现尿床，但主要表现为尿频、尿急和尿痛，尿常规检查有白细胞、红细胞，尿培养阳性。

2. 蛲虫感染

由于蛲虫夜晚在肛门周围产卵，刺激尿道而使小便自遗。

3. 尿失禁

尿失禁乃尿自遗不分寤寐，不论昼夜，难以控制，量少而次数较多，多见先天发育不全及脑瘫患儿。

五、辨证治疗

1. 辨证要点

辨虚寒、实热：遗尿日久，夜尿清长，量多次频，兼见形体虚弱，神疲气短，面白唇淡，畏寒肢冷，舌淡苔白，脉细无力。遗尿初起，尿少色黄，臊臭异常，兼见面红唇赤，性情急躁，睡眠不宁，舌红苔黄，脉数有力。

2. 治疗原则

（1）基本治则。

温补下元，固涩膀胱。

（2）具体治法。

虚证以扶正培本为主，采用温肾阳、益脾气、补肺气、醒心神等法；肝经湿热之实证以清热利湿为主。除内服药物治疗外，针灸、推拿、外治疗法及单验方治疗本病，均可应用。

3. 分证论治

（1）下元虚寒。

主要证候：睡中经常遗尿，多则一夜数次，醒后方觉，神疲乏力，面色苍白，肢凉怕冷，腰腿酸软，智力较差，小便清长无味，舌质淡，苔白，脉沉细或沉迟。

治法：温补肾阳，缩泉固脬。

①常用中成药：五子衍宗丸。

②简易药方：菟丝子散加减。

基本方：菟丝子10 g，肉苁蓉10 g，附子5 g，五味子10 g，牡蛎30 g。水煎煮2～3次，煎液混合后分2～3次服用。连服3日后复诊。

加减：若伴有痰湿内蕴，困寐不醒者，加胆南星、半夏、石菖蒲、远志，以化痰浊，开窍醒神；纳差、便溏者，加党参、白术、茯苓、山楂，以健脾和中助运。

（2）肺脾气虚。

主要证候：睡中遗尿，量不多但次数频，少气懒言，神疲乏力，面色苍白或萎黄，食欲不振，大便溏薄，常自汗出，舌淡或胖嫩，苔薄白，脉弱。

治法：培元益气，缩泉固脬。

①常用中成药：桑螵蛸散、缩泉丸。

②简易药方：补中益气汤合缩泉丸加减。

基本方：人参10 g，黄芪10 g，白术10 g，山药10 g，炙甘草10 g，升麻10 g，柴胡10 g，当归10 g，黄芪10 g，益智仁10 g，山药10 g，乌药10 g，陈皮10 g。水煎煮2～3次，煎液混合后分2～3次服用。连服3日后复诊。

加减：困寐不醒者，加石菖蒲、远志宁心安神；大便稀溏者，加炮姜温脾祛寒而止泻。

（3）肝经湿热。

主要证候：睡中遗尿，次数较少，尿量不多，色黄腥臊，面红唇赤，平时性情急躁，或夜间梦语龂齿，睡眠不宁，舌红苔黄，脉滑数有力。

治法：泻肝清热，缩泉固脬。

①常用中成药：龙胆泻肝丸。

②基本方：龙胆泻肝汤加减。龙胆草 3 g，黄芩 15 g，炒栀子 15 g，柴胡 15 g，生地黄 15 g，车前子 15 g，泽泻 10 g，通草 10 g，甘草 10 g。水煎煮 2 ~ 3 次，煎液混合后分 2 ~ 3 次服用。连服 3 日后复诊。

加减：若久病不愈，身体消瘦，虽有湿火内蕴，但已耗伤肾阴，舌质红者，可用知柏地黄丸治之，以滋阴降火。

对习惯性遗尿，除尿床外，无其他任何症状，这类遗尿患儿的治疗，主要是教育其改变不良的习惯。此外，本病亦可配合针灸治疗。

六、临证心得

临证诊治小儿遗尿时，一定要清楚患儿的发病与小儿脏腑虚实的关系。根据脏腑虚实和最主要的临床体征进行分析判断，找出主要问题。而后围绕主要问题开展分析，确定治法、方剂。然后开方用药，进行调治。临证还要考虑调畅三焦气机，开窍醒神、交通心肾使水火既济。故在小儿遗尿的治疗中，要对上述脏腑全面进行调理，才能达到治疗目的。

（1）遗尿症患儿的发病与暴受惊恐有关。小儿神气怯弱，若暴受惊恐，致惊则气乱，恐则气下，水道失约则小便自遗。故在辨证论治的基础上多采用镇摄法治疗。

（2）治疗本病宜积极消除患儿心理负担，不能随意对患儿予以羞辱、斥责及惩罚，增加患儿精神负担以致影响身心健康。

（3）从肝论治。《灵枢·经脉》云："是肝所生病者，遗溺，闭癃。"肝经湿热蕴结，热郁化火，迫注膀胱而致遗尿，以实证、热证为脏热移腑之证。症见遗尿，尿少，气腥臊，色黄，心急，舌红苔黄，脉弦细。治以泻肝火，利湿热，方选龙胆泻肝汤，通过川木通、车前子、泽泻等利尿药泻膀胱热，使肝胆火从小便而去，恢复膀胱开合功能。

（4）治疗遗尿时常常根据患儿的具体情况随证加减，如心火偏旺加导赤散加减以清心利水；肺脾气虚加黄芪、白术补肺益脾；下焦湿热加苍术、黄柏清热燥湿；小便浑浊加萆薢利湿祛浊；夜卧不安伴磨牙，巩膜蓝斑，平日爱咬指甲加乌梅、花椒、使君子等以驱虫；阴阳失调，梦中遗尿加龙骨牡蛎汤、浮小麦益气敛汗；肾气不足加巴戟天、菟丝子补肾助阳，固精缩尿；肝经郁热加龙胆草、通草。

小儿杂证临床并不少见，常常与多个脏腑病变有关，难于归属于某脏腑系统之中，故单列一章。证者为经，病者为纬，经纬纵横，以成体系。小儿杂证虽然不归属于某个脏腑系统之中，但是小儿杂证的发生发展与小儿生理特点和病理特点密切相关，临证辨治仍然主要采用五脏证治之法。

本章疾病除以中医命名的病证外，近些年来，儿科临床比较常见的西医学命名的疾病，如紫癜、幼年类风湿病等亦收入其中。这些疾病仍涉及多个脏腑功能受损，应在了解有关西医学知识的基础上，结合中医学的基本理论，抓住其临床主证，审证求因，分析病机，以中医辨证论治为主，不断完善辨治方法，促进中医儿科学的发展。

（尤士军）

第十节　五迟、五软

五迟、五软，又称为"胎弱""胎怯"，是多见于婴幼儿时期的生长发育障碍性病证。五迟是发迟、齿迟、立迟、行迟和语迟的总称。五软是口软、手软、脚软、颈软和肌肉软的总称。两者临床症状多同时并见，故常并称，但又有所区别。五迟以发育迟缓为特征，五软以痿软无力为主症。五迟、五软之临床表现可见于现代医学"维生素 D 缺乏性佝偻病""脑发育不良""脑性瘫痪"及某些先天遗传性神经肌肉病等。

中医学对此早有记载。《诸病源候论·小儿杂病诸候》已载有"齿不生候""数岁不能行候""头发不生候"等。《小儿卫生总微论方·杂病证》曰："心气怯者，则性痴而迟语，发久不生，生则不黑；心主血，发为血之余，怯则久不生也。心系舌本，怯则语迟也。"

一、五迟

（一）病因病机

先天不足是五迟最主要的病因。父母气血虚弱，先天有亏，致胎禀不足；或后天护养失宜，饮食失调，致心脾不足，气血生化乏源；或病迁延不愈，疾病缠绵，调治不当，致肝肾亏损，气血不足，而成五迟。

五迟主要是由于小儿先天禀赋不足、后天调护失当而引起的五脏亏虚致使生长发育迟缓。主要有肝肾亏虚和心脾不足两个方面。肝藏血，肾藏精。胎元不足，精血有亏，则致婴儿五脏不坚；肾精不足，骨髓失充，则见齿迟；肝血不足，筋骨失养，则见立迟、行迟。心主血，脾生血。喂养不当，乳食失节，起居失宜，致使脾胃损伤，生化乏源，进而五脏失养，影响生长发育。发乃血之余，心血亏虚，无以濡养，可致发迟不长；言乃心之声，心气不足，神窍不利，则语迟。其基本病机是五脏亏虚。

（二）临床表现

五迟表现为头发稀疏枯黄，10个月牙齿尚未萌出，1岁还不能站立，2～3岁还不能行走，1～2岁还不会说单句。

（三）诊断

（1）根据引起本病的原因不同而各有区别。由佝偻病引起者可见生长最快部位的骨骼改变，并可影响肌肉发育及神经兴奋性的改变。

（2）实验室检查血清碱性磷酸酶升高，血钙磷比例失常，血清1，25-二羟胆骨化醇降低。

（3）X线见腕骨骨化中心延迟出现，长骨骨骺呈毛刷样改变等表现。由脑发育不良引起者可见智力低下，脑CT见脑皮质沟回增宽，皮质萎缩等表现。

（四）鉴别诊断

（1）五软表现为手软、脚软、颈软、口软、肌肉软。以肌肉软弱松弛为主，各项功能发育不一定迟缓。

（2）疳证以身体瘦弱为主。

（3）痿证主要表现为肢体萎废不用，且多逐渐加重。

（五）辨证治疗

1．辨证要点

主要辨轻重。轻者仅表现为发育较正常儿童稍迟，或五迟之中仅见一迟或二迟者；若发、齿、立、行、语俱迟，则为重症。

2．治疗原则

培元固本。临证依五脏虚损程度或补益肝肾，或健脾养心。

3．分证论治

（1）肝肾亏虚。

主要证候：坐起、站立、行走、生齿等均明显晚于正常同龄儿。倦怠喜卧，面色不华，目无神采，智力迟钝，舌淡苔白，指纹色淡，脉象细弱。

治法：补益肝肾，培元固本。

简易药方：加味六味地黄丸（《小儿药证直诀》）。

基本方：熟地黄10 g，鹿茸3 g，山茱萸10 g，山药10 g，麝香0.05 g，茯苓10 g，泽泻10 g，五加皮10 g，牡丹皮10 g。水煎煮2～3次，煎液混合后分2～3次服用。连服7日后复诊。

加减：气虚明显者加人参、黄芪益气，血虚明显者加当归、白芍养血，肾精亏耗为主者加紫河车、龟甲、猪脊髓等血肉有情之品填精益髓，多汗者加煅牡蛎、浮小麦、麻黄根等固表敛汗。

（2）心脾亏虚。

主要证候：智力不聪，神情呆滞，语迟、发迟，面色黄白，食欲减退，大便溏薄，舌淡苔薄，指纹色淡。

治法：补益心脾，培元固本。

简易药方：归脾汤（《济生方》）加减。

基本方：黄芪 10 g，龙眼肉 10 g，人参 10 g，白术 10 g，当归 10 g，茯神 10 g，酸枣仁 10 g，远志 10 g，木香 5 g。水煎煮 2 ~ 3 次，煎液混合后分 2 ~ 3 次服用。连服 7 日后复诊。

加减：发稀黄显著者，加何首乌、黑芝麻、枸杞子等；神识呆钝者，加石菖蒲、柏子仁等；便溏较重者，加葛根、升麻升阳止泻。

二、五软

（一）病因病机

五软的发生与先天肾之不足，后天脾之亏虚及五脏之气亏损有关。先天不足为本病主因。父母体质素虚，精血不足；或母孕期患病，致胎元失养，脾肾亏损，加之后天护养失宜，乳食不调，致脾胃不健，气血生化乏源，气血虚弱，而成五软。

肾为先天之本，藏精主骨生髓；脾为后天之本，主生化、主肌肉、主四肢，开窍于口。肾精亏虚则骨弱髓不充；脾虚则生化乏源，气血亏虚，肌肉失养，故见手软、脚软、颈软、口软、肌肉软。脾胃不足，气血生化乏源，气血虚弱，无以濡养肌肉筋骨，故成五软。甚者心血亏虚，心神散耗，则见心智不开，反应迟钝。其基本病机是五脏虚损。

（二）临床表现

主要表现为头项软弱倾斜，不能抬举；口软唇弛，咀嚼乏力，或伴流涎；手软下垂，不能握举；足软无力，不能站立；肌肉虚软，皮肤松弛，形体瘦削，智力迟钝等。

（三）诊断

主要依据临床表现。

（四）鉴别诊断

（1）五迟：发育迟缓为特征。不一定表现为萎弱无力。

（2）痿证：主要表现为肢体萎废不用，且多逐渐加重。

（五）辨证治疗

1. 辨证要点

辨轻重五软仅见一软、二软，全身症状轻者，属轻症；五软俱见，范围广泛，全身症状重者，为重症。

2. 治疗原则

补虚养脏。

3. 分证论治

（1）脾肾两亏。

主要证候：头项软弱倾斜，不能抬举；口软唇弛，咀嚼乏力，或伴流涎；手软下垂，不能握举；足软无力，不能站立；肌肉虚软，活动无力；皮肤松弛，形体瘦削，舌淡苔少，指纹色淡，或脉沉细。

治法：健脾补肾，补虚养脏。

简易药方：补肾地黄丸（《医宗金鉴》）合补中益气汤（《脾胃论》）加减。

基本方：熟地黄 10 g，鹿茸 3 g，山茱萸 10 g，山药 10 g，人参 10 g，黄芪 10 g，茯苓 10 g，泽泻 10 g，牡丹皮 10 g，白术 10 g，甘草 6 g，当归 10 g，陈皮 6 g，柴胡 10 g，升麻 4 g，生姜 6 g，大枣 6 g。

加减：手软不举甚者加桂枝、姜黄引药达于病所，脚软甚者加杜仲、川续断、牛膝以强筋壮骨，汗多者加煅牡蛎、五味子敛汗潜阳，夜卧不安者加酸枣仁、合欢皮以养心安神。

（2）气血虚弱。

主要证候：肢体软弱，神情呆滞，智力迟钝，面色苍白或萎黄，形瘦神疲，倦怠乏力，纳差便溏，舌淡苔薄白，脉弱无力。

治法：益气养血，补虚养脏。

简易药方：八珍汤（《正体类要》）加减。

基本方：人参10 g，熟地黄10 g，白术10 g，茯苓10 g，当归10 g，白芍10 g，川芎6 g，生姜6 g，大枣6 g。

加减：智力迟钝明显者，加石菖蒲、远志，心悸怔忡者加丹参、五味子、麦冬，胸闷不舒者加陈皮、郁金。

（六）临证心得

（1）本病多属于虚证，但也有少数患儿属虚中夹实或实证，临床辨证要结合病史和病情特点来进行。先天禀赋不足，多为肝肾亏虚；后天失养多属心脾不足；病程短者，以气血亏虚为主；病程长者以肾精亏损为主；行动迟缓多系肝肾亏虚；语迟发迟多系心肾阴血不足；智力低下为心肾不足。

（2）本病治疗时应注意督脉的作用，临床中可通过刺激四神聪、哑门、风府、照海等配合治疗。

（尤士军）

第十一章

男科疾病

第一节　阳痿

一、概述

阳痿是男科的常见病、多发病，属于男性性功能障碍的一种。由于"阳痿"一词被认为带有一定的歧视意义，该诊断可能给患者带来一定的心理压力而影响其就诊或治疗，故现在统称为勃起功能障碍（erectile dysfunction，ED）。

中医学对阳痿的认识较早，本病最早见于《内经》，称为"阴痿""阴器不用""筋萎"。《武威汉代医简》将本病归于男子七伤之中。《诸病源候论》认为该病由肾虚不荣阴器而致。《丹溪手镜》则将本病责之"肝热"，《医学准绳六要》将其责之于"精脱"，《医学纲目·肝胆部》认为是"耗散过度，伤于肝经"。明代医家张介宾在《景岳全书·杂证谟》中最先使用"阳痿"病名，并将阳痿作为一个独立的病证列出，对此病论述最详。其后，《医镜》《辨证奇闻》《临证指南医案》等对本病均有论述。历代医家对于阳痿一病的论述较为全面，治疗经验也相当丰富，但各家论述和治疗又有偏颇和不足之处。

二、病因病机

古代医家论治阳痿一病多责之于肾，认为肾虚在阳痿的发病中起重要作用，辨证多为肾阳虚衰，常用补肾壮阳之法治之。如隋代巢元方在《诸病源候论·虚劳病诸候》中提出："肾开窍于阴，若劳伤于肾，肾虚不能荣于阴器，故萎弱也。"认为阳痿属于虚劳之候，肾虚不荣为发病主因。明代张介宾在其著作《景岳全书·杂证谟·阳痿》中记载，"凡男子阳痿不起，多由命门火衰，精气虚冷；或以七情劳倦，损伤生阳之气，多致此证"，认为房劳、惊恐伤肾，肾之阳气亏虚是阳痿发病的主要原因，并指出，"火衰者十居七八，而火盛者只有二耳"。清代林珮琴所著《类证治裁·阳痿论治》言，"伤于内则不起。故阳之痿，多由色欲竭精，或思虑劳神，或恐惧伤肾"。

但随着社会环境的变迁，人们的生活水平不断提升，医学知识的大力普及及现代中医对阳痿病因病机的深入研究，多数医家认为房劳伤造成的肾虚已不再是阳痿发病的主要原因。很多人由于生活和工作压力较大，容易产生抑郁、焦虑等不良情绪，长期不能得到排解，日久郁怒伤肝，肝失疏泄条达；或过食辛辣肥甘厚腻，伤及脾胃，内生痰浊、湿热、瘀血等病理产物。因此，阳痿的病因也由虚证因素向实证因素发生了转化，病机中虚寒证逐渐减少，实热证逐渐增多。阳痿的病机已转变成以肝郁、血瘀、湿热、肾虚为主的病理变化。其中，"湿热、痰浊常作为疾病的启动因素，肝郁为病理特点，肾虚为变化趋势，而瘀血阻络则贯穿疾病始终"。

从病位来看，阳痿的发病与心、肝、肾、脾四脏功能失调密切相关。心居上焦，为神明之主，所行房事受心神支配，君火为欲念所动，则心气下行于肝肾，肝肾相火起而应之，心肝肾协同作用，阳道自然振奋。喻昌在《医门法律·一明络脉之法》中提到"心为情欲之府"。若心气虚，神用不专导致阳痿，或思虑无穷，精神内伤或痰热扰心，均可影响心神下交肝肾而导致阳痿。肝为刚脏，性喜条达，主疏泄，通气机；肝主宗筋，为"罢极之本"，前阴为宗筋之所聚，《灵枢·经脉》云："肝者筋之合也，筋者聚于阴气。"若肝血亏虚，血不归肝，则阴茎疲惫而松弛；情志失调，肝气郁结，则宗筋失用；若肝经湿热下注，阻遏肾气，宗筋则弛缓不收。肾藏精，主生殖及前后二阴，肾精充足，可司作强，伎巧出焉。若房事不节，纵情肆欲，肾精亏虚，阳气不化，则命门火衰，精气虚冷而阳事不振，或因肾阴亏损，化源不足，精力疲惫而终致阳痿。脾居中焦，主运化水谷，为气血生化之源，宗筋聚于阳明。宗筋得脾胃气血温煦濡养，方能强而有力。若脾胃失运，中气不足，化源不足，则宗筋失用。《临证指南医案·阳痿》云："阳明虚则宗筋纵，盖胃为水谷之海，纳食不旺，精气必虚，况男子外肾，其名为势，若谷气不充，欲求其势之雄壮坚举，不亦难乎？"

因此，阳痿基本病机多与心肝脾肾四脏功能失调，造成气血阴阳亏虚，内生湿热、痰浊、瘀血阻络，密切相关。此外，阳痿的发病尚与先天禀赋不足，年高体衰，鳏夫孤居或夫妻长期两地分居，久旷房事有关。青年时期以肝郁、血瘀等实证为主，中年时期多见肝郁、湿热、血瘀之候，年老后则虚实夹杂证为主，虚多实少。

1. 瘀血阻络

肝郁、湿热、肾虚日久导致瘀血阻滞阴茎脉络，或体弱气虚血行不畅，或阴部有跌仆损伤、金刃所伤史，引起气血瘀阻阴茎，宗筋失养，脉络不通，导致阴茎痿软不用。《张聿青医案·阳痿》言本病"皆由络隧之中，为湿所阻，则无形之气、有形之血不能宣畅流布"所致。

2. 肝气郁结

《杂病源流犀烛·前阴后阴病源流》云，"又有失志之人，抑郁伤肝，肝木不能疏达，亦致阴痿不起"。情志不畅，多愁善感，或郁怒伤肝，肝气郁结，肝木不能疏泄条达，宗筋失养而痿软不用。

3. 肝胆湿热

过食肥甘厚味，酿湿生热，或外感湿热之邪，内阻中焦，郁蒸肝胆，下注宗筋，致使宗筋弛纵不收发生阳痿。

4. 肾阳亏虚

房事不节，恣情纵欲，肾精亏虚，阴损及阳；或元阳不足，素体阳虚，致命门火衰，精气虚冷，阳事不兴而渐成阳痿。《医述·杂症汇参·阳痿》引王节斋论："经曰：肾为作强之官，伎巧出焉，藏精与志者也。"

5. 惊恐伤肾

房事之中突发意外，卒受惊恐，恐则气下；或初次性交时惧怕不能成功，顾虑重重；或未婚做爱，担心女方怀孕等，均可导致阳痿不举。如张介宾所言："阳旺之时，忽有惊恐，则阳道立痿，亦其验也"。

6. 心脾两虚

思虑过度，劳倦伤心，致心气不足，心血亏耗，神用不专，或大病久病之后元气大伤，气血两虚，形体衰弱，宗筋痿软，阳事不兴。《景岳全书·杂证谟·阳痿》说："凡思虑焦劳忧郁太过者，多致阳痿。盖阴阳总宗筋之会……若以忧思太过，抑损心脾，则病及阳明冲脉……气血亏而阳道斯不振矣。"

三、诊断要点

勃起功能障碍的主要症状为不能达到和维持充分的勃起以获得满意的性生活，并持续至少6个月。因此，对本病的诊断应从病史、临床表现、体格检查、实验室和影像学检查几方面进行全面细致的评估，还因从心理学、神经病学、血管外科学及内分泌学等领域内对本病进行全面的分析和评价。

1. 病史分析

详细了解患者的病史，对 ED 的诊断和鉴别诊断有着重要的意义。如询问 ED 的病程，严重程度，如何发病和进展情况，是间断还是持续发作，在什么情况下能会加重，勃起硬度、角度，能维持多长时间，有无夜间勃起或晨勃；同时追溯患者既往有无精神创伤，是否患过冠心病、糖尿病、脑卒中（包括腔隙性脑梗死），以及其他慢性病如动脉粥样硬化、高血压、高脂血症、慢性前列腺炎、睾丸炎、附睾炎或精囊炎；有无施行过盆腔手术、绝育手术等，有无外伤史，既往用药史，有无手淫习惯、吸烟或酗酒嗜好，家庭教育方式，与配偶的感情如何等，都十分重要。

2. 临床表现

男性有正常性欲，受到女方有效性刺激，阴茎不能勃起或勃起不坚，勃起时间短促，很快疲软，以致不能进行与完成性交，获得满意的性生活，并持续 6 个月以上。本病须除外精神紧张或工作劳累引起暂时的性功能障碍。本病常伴有神疲乏力，腰膝酸软，畏寒肢冷，或失眠多梦，抑郁焦虑，胆怯多疑，或小便不畅，滴沥不尽等症。

3. 体格检查

体格检查应突出乳房、神经系统、睾丸及外生殖器方面的检查。注意患者的第二性征发育情况（如有无睾丸、睾丸的大小和质地；阴茎有无畸形、包茎、阴茎头炎、包皮炎）及有无男性乳房发育和乳头分泌；注意肛门括约肌的张力，以了解球海绵体反射是否正常；注意下肢有无感觉减退、运动障碍、异常深腱反射或异常巴宾斯基反射，以排除任何明显的神经异常；是否做过包皮手术；观察尿道外口的位置，仔细触摸阴茎海绵体有无硬结或阴茎弯曲等。

4. 实验室及辅助检查

除常规检查尿液、性激素外，还可做夜间阴茎勃起试验（NPT）；或进行阴茎多普勒超声、阴茎动脉测压、阴茎海绵体内注射试验（ICI）、阴茎海绵体造影等检查，确定有无阴茎血流障碍。此外，还需要查肝肾功、血糖、甲状腺功能排除相关疾病。

四、鉴别诊断

1. 早泄

阴茎勃起正常，但射精快，一般性交时间不足 1 分钟精液即排出，甚至阴茎尚未插入阴道即泄精。

2. 性欲低下

性欲低下指男性的性交欲望降低，性交次数减少，也可间接影响阴茎的勃起，但在性生活时阴茎却能正常勃起。

3. 阳缩

多突然发病，以阴茎抽痛，伴少腹拘急，疼痛剧烈，畏寒肢冷为主要表现，也可以影响性交。但阳痿的特点是阴茎疲软，不能勃起，不出现阴茎内缩、疼痛等症。

五、辨证论治

1. 瘀血阻络证

证候：多有动脉硬化、糖尿病或阴部外伤及盆腔手术史，以致瘀血阻络，阳事不兴或勃起不坚，性欲淡漠；或有固定刺痛，或见紫斑、肿块，或见出血色黯，舌紫暗或有瘀斑、瘀点，脉沉涩或弦涩。

治法：活血化瘀，通络振痿。

方药：桃红四物汤加减。

中成药：活血通脉胶囊、前列通瘀胶囊等。

2. 湿热下注证

证候：阴茎痿软，阴囊潮湿，瘙痒腥臭，睾丸坠胀疼痛；小便色黄，尿道灼痛，胁腹胀闷，肢体困倦，泛恶口苦；舌红苔黄腻，脉滑数。

治法：清利湿热。

方药：萆薢渗湿汤加减。

中成药：龙胆泻肝丸、四妙丸、癃清片等。

3．肝气郁结证

证候：阳事不兴，或举而不坚；心情抑郁，烦躁易怒，咽干口苦，胸胁胀满，善太息；舌淡红，苔薄白，脉弦。

治法：疏肝解郁。

方药：逍遥散加减。

中成药：舒肝颗粒、柴胡舒肝颗粒、逍遥颗粒等。

4．心脾两虚证

证候：阳痿不举；伴有心悸，失眠多梦，神疲乏力，面色少华，食少纳呆，腹胀便溏；舌淡红，苔薄白，脉细弱。

治法：补益心脾。

方药：归脾汤加减。

中成药：归脾丸、人参养荣丸等。

5．惊恐伤肾证

证候：阳痿不振；心悸易惊，惊惶不定，胆怯多疑，夜多噩梦，遗精滑泄，二便失禁，常有被惊吓史；苔薄白，脉弦细。

治法：益肾宁神。

方药：启阳娱心丹加减。

中成药：乌灵胶囊、安神定志丸等。

6．命门火衰证

证候：阳事不举，或举而不坚，精薄清冷；神疲倦怠，畏寒肢冷，腰膝以下尤甚，面色㿠白或黧黑，头晕耳鸣，腰膝酸软，小便清长，夜尿频多；舌淡胖，苔薄白，脉沉细弱。

治法：温肾助阳。

方药：右归丸加减。

中成药：右归胶囊、复方玄驹胶囊、强肾片等。

六、辨治要点

1．基本病机

基本病机为瘀血阻络。阳痿病机虽然有血瘀、肾虚、肝郁、湿热等不同，但一般来说，湿热为启动病机，常兼夹合并存在；肝郁为病机特点，发病过程常伴有肝郁，但中老年可不存在；肾虚为病机趋势，但未婚新婚者不一定必备；血瘀为病机核心，阳痿必备因素，贯穿疾病始终。

2．明辨病位

病位在宗筋。阴茎的勃起主要受宗筋控制，但阳痿的发生与多脏腑的功能失调密切相关，故其病位在宗筋，涉及多个脏腑。因郁怒等情志所伤者，病位涉及肝；猝然惊恐或长期处于慢性惊恐者，其病位多涉及胆、肾；湿热内盛者，常困阻中焦，伤脾碍胃，又能聚于肝经，下注宗筋；纵欲过度、房劳损伤、命门火衰者，则病位涉及肾。故临床上可单一脏腑发病，亦可累及多个脏腑经络。

3．分清虚实

本病有虚实之分，肝郁气滞、湿热下注、痰浊阻络者属实证；肾阳亏虚，命门火衰，心脾气血两虚则属虚证，但无论虚实均应考虑瘀血阻络因素，以活血化瘀，通络起痿为基本治则。另外，按发病年龄划分，青壮年男性多见肝郁血瘀，本质上肾虚不明显，但常因偶然状态不佳或新婚过度紧张，勃起功能未达到理想程度而出现较重的抑郁、焦虑情绪，常以"疏肝解郁活血"之品为主治疗此类ED；中年男性多见湿热瘀血，因嗜酒无度，喜食肥甘，临房痿而不举，举而不坚，并有局部湿热明显，伴有排尿不适，灼热疼痛等症，常以"清热利湿活血"之品为主治疗此类 ED；中老年男性多见肝肾亏虚，不能濡养宗筋，性欲下降，同房频率减少，临房痿而难举，举而不坚，常伴有乏力、尿频（或小便不利）、筋骨痿软、腰膝痹通、舌质暗淡、苔面水滑感等表现，常以"补肾助阳，活血化瘀"之品为主治疗此类 ED。

4. 重视瘀血

无论肝郁、湿热、痰浊或是肾虚等病理因素都可以导致阴茎气血运行不畅，甚或瘀血阻滞于阴茎脉络，阴茎失去气血濡养则难以奋起，气滞血瘀，既可阻塞阳道使其不通，又可阻碍血液的运行与化生，日久引起络风内动，而成阳痿之症，故瘀血在 ED 的发病过程中既是病理产物，也是致病因素。因此，ED 的核心病机是"瘀血阻络，络风内动"，多表现为阴茎痿软不用，病情时好时坏，发病突然而善行数变，治疗时应"从瘀、从络、从风"论治阳痿，以"活血化瘀，通络息风"为基本治则，同时针对不同兼夹证候佐以疏肝、清热、利湿、化痰、益肾等方法。

5. 整体辨证

治疗上应牢记整体辨证。阳痿虽然是一个局部症状，但究其内因往往牵涉到全身多个系统，许多患者的 ED 症状是其基础疾病的并发症；此外，ED 的出现常涉及夫妻双方的感情问题，甚至影响家庭幸福，无论何种 ED 都会有心理上的较大波动，产生不良情绪且难以排解倾诉。因此，应当将 ED 作为一个反映男性健康的窗口看待，重视局部症状与全身健康的关系，以及身体疾病与心理问题的关系，治疗应"整体辨证，身心同治，男女同调"，分清标本主次，先后缓急，采取个体化的治疗方案。注重通过有效的沟通来调整患者的心理状态，帮患者走出疾病痛苦的阴影。治疗目的不仅仅在于阴茎勃起功能的恢复，保持和谐的性生活才是终极目的。

6. 沟通技巧

通过大量临床研究可以发现多数 ED 患者都对疾病的认识不足，缺乏对勃起的自信心，并且在治疗的过程中存在不按医嘱和疗程用药的现象，这对于医生的治疗和疗效评价产生了不小的影响。因此，对于 ED 患者，在就诊之初就应该明确告知患者：①阳痿是可以治疗的；②部分患者是可以临床治愈的；③阳痿是不能除根的；④自信是疗效的前提；⑤疗程是疗效的保障。通过这五句话，使患者正确认识阳痿，消除误区，增强治疗信心，提高依从性。

7. 计划治疗

阳痿的治疗是一个长期的过程，需要有计划、按疗程的治疗。因此，在阳痿患者就诊之初，应根据患者的病情轻重及其特点制订治疗方案，进行有计划、按疗程、逐步推进的治疗。①疗程要有计划。目前一致认为 ED 治疗的短期目标是恢复勃起功能，长期目标是建立性自信。ED 的疗程至少需要 3 个月。在治疗之初，以恢复勃起功能为主要目标。随着疗程推进，勃起功能逐步恢复，要在巩固勃起功能的同时，以帮助患者建立性自信为目标。②药物使用要有计划。PDE5 抑制剂是治疗 ED 的一线药物，此类药物的使用要有计划，早期以按需服用和小剂量长期服用（推荐他达拉非）为主，随着勃起功能的逐步改善，改为小剂量长期服用为主，后期根据病情改变有计划的减量，直至停药。

8. 身心同治

男性性心理非常脆弱，只许成功不许失败是男性对自己性功能要求的典型心理特征。一旦男性出现性功能障碍，其负面的心理情绪会长期困扰着他，而勃起功能障碍患者表现得更为明显。因此，ED 患者普遍存在心理压力大、性自信下降、焦虑抑郁等精神障碍的表现。在对 ED 患者进行治疗的时候，恢复勃起功能是首要的，通过勃起功能的恢复使其逐步建立性自信，解除过大的心理压力和焦虑抑郁等负面情绪。另外，心理疏导必不可少。ED 会导致男性负面情绪的出现，而负面情绪的长期困扰也会加重 ED 的发生，不利于 ED 的治疗和恢复。所以，对 ED 患者采取相应的心理疏导方法显得尤为重要。

9. 性命双修

ED 不仅仅是局部血管病变引起的一个迟发结果，现在人们开始认为 ED 是全身广泛血管疾病的一个早期表现，即 ED 是血管疾病的一个预警信号。大量流行病学研究显示 ED 与高血压、心脑血管病、糖尿病、高脂血症等有密切相关性。因此，对于中老年 ED 患者，在临床关注勃起的同时，要重视 ED 对全身血管疾病的预警作用，积极筛查心脑血管疾病等。另外，对于 ED 伴有心脑血管病、糖尿病等疾病的患者，要强调积极治疗 ED 及伴随疾病是互惠互利的。高血压、心脑血管病、糖尿病等伴随疾病的积极治疗可以显著提高 ED 治疗的有效率，而积极治疗 ED 尤其是使用血管扩张药物或者活血化瘀通络中药有益于心血管疾病的预防与治疗。

七、注意事项

1. 两性教育

了解性常识，青春期前进行两性科学知识教育；夫妻之间应互相尊重，坦诚交流，相互沟通，练习性技巧，探索变换性交体位、时间、方式。

2. 心理疏导

由于患者疾病部位特殊，同时担心阴茎异常勃起引起性功能障碍等，患者常产生害羞、焦虑、忧郁等不良心理，应注意及时排解抑郁、焦虑情绪，不可郁怒伤肝。

3. 生活习惯

饮食有节，多吃坚果类和绿色蔬菜，少食醇酒肥甘膏粱厚味，避免湿热内生；按时作息，劳逸结合，积极参加户外活动和体育锻炼，增强体质；规律房事，避免长期分居、异地，也不可过度频繁地性刺激；戒除烟酒，避免过量饮酒及醉酒后同房。

4. 寻找病因

积极治疗原发疾病，如糖尿病、高血压、高脂血症、动脉粥样硬化等。

5. 遵从医嘱

避免自行服用、滥用补肾壮阳之品，以免加重病情；同时应当合理使用对勃起功能产生影响的药物，如有替代药品可及时更换。

（曾令斌）

第二节　早泄

一、概述

早泄是指性生活时过早射精而影响性生活正常进行或性生活不满意的病证。早泄的定义虽尚有争议，但主要包括两个方面，即"客观标准"和"主观感受"。客观标准是根据实际射精持续时间或阴茎抽动次数来判断；主观感受是指男性或伴侣对射精过早感到不满意，或被其困扰。国际性医学学会对早泄进行了首个循证医学定义，即"早泄是一种男性性功能障碍，其特征是：总是或几乎总是在进入阴道之前或进入阴道后约 1 分钟内射精，不能在全部或几乎全部进入阴道后延迟射精，并由此产生消极的个人结果，如苦恼、忧虑、挫折感或避免性活动等"。各种早泄的流行病学研究显示，早泄是最为常见的性功能障碍疾病，患病率为 20% ~ 30%。

古代中医文献对于本病有所记载，清代沈金鳌《沈氏尊生书》："未交即泄，或乍交即泄。"《秘本金舟》中所描述："男子玉茎柔嫩，少一挨，痒不可当，故每次交合阳精已泄，阴精未流，名曰'鸡精'。"陈士铎在《辨证录·种嗣门》中首先提出"早泄"病名。

早泄分为原发性早泄、继发性早泄、境遇性早泄和早泄样射精功能障碍。

1. 原发性早泄

原发性早泄少见，难以诊断，特点是：①第一次性交出现；②对性伴侣，没有选择性；③每次性交都发生过早射精。

2. 继发性早泄

继发性早泄是后天获得的早泄，有明确的生理或者心理病因。特点是：①过早射精发生在一个明确的时间；②发生过早射精前射精时间正常；③可能是逐渐出现或者突然出现；④可能继发于泌尿外科疾病、甲状腺疾病或者心理疾病等。

3．境遇性早泄

国内也有学者将此类早泄称为"自然变异性早泄"。此类患者的射精时间有长有短，过早射精时而出现。这种早泄不一定都是病理过程。具体特点是：①过早射精不是持续发生，发生时间没有规律；②在将要射精时，控制射精的能力降低，但有时正常，这点不是诊断的必要条件。

4．早泄样射精功能障碍

此类患者射精潜伏时间往往在正常范围，患者主观上认为自己早泄，此类早泄不能算是真正的病理过程，通常隐藏着心理障碍或者与性伴侣的关系问题。此类早泄的特点是：①主观认为持续或者非持续射精过快；②患者自己想象中的过早射精或者不能控制射精焦虑；③实际插入阴道射精潜伏时间正常甚至很长；④在将要射精时，控制射精的能力降低；⑤用其他精神障碍不能解释患者的焦虑。

二、病因病机

1．肝经湿热

平素性情急躁易怒，或精神抑郁，心愿不遂，气结日久，化热伤肝，兼过食肥甘厚味，过量饮酒，酿生湿热，蕴结于肝，下注阴器，肝疏泄无能，精室扰动，致精液闭藏无权而发生早泄。

2．阴虚阳亢

素体阴虚或热病伤阴，或劳倦过度，耗损真阴，或房事不节，色欲过度，竭其阴精，阴虚阳亢，精关不固，精随热动而早泄。

3．肾气不固

素体亏虚，或年老体衰，或久病房劳，肾气亏虚，封藏失职，固摄无权，精关易开，故致早泄。

4．心脾两虚

忧思过度，伤心耗血，饮食不节，劳伤脾胃，心脾气虚，固摄无权，精关不固而致早泄。

早泄的基本病机为因虚而精窍失约，或因实精窍失控，终致房事时精关不固，引起精窍开启过早。肾气不固，心脾两虚，封藏失职，精关失约，开合不灵；或阴虚火旺，肝经湿热，热扰精室，精窍失控，均可致精关不固而引起早泄。

三、诊断要点

1．病史

早泄诊断主要依据病史和性生活史，其中病史包含一般疾病史及心理疾病史。根据病史应将早泄分类为原发性或继发性，早泄是否是情境性的（在特定环境下或与特定伴侣）还是一贯性的。应关注阴道内射精潜伏期（IEIT）、性刺激程度、对性生活和生活质量的影响，以及药物使用或滥用情况。部分勃起功能障碍患者会因难以获得和维持勃起而产生焦虑，进而罹患继发性早泄。

2．体格检查和辅助检查

早泄患者的体格检查包括生殖、血管、内分泌和神经系统，以筛查与早泄或其他性功能障碍相关的基础疾病，如慢性疾病、内分泌疾病、自主神经病、Peyronie病（阴茎硬结症）、尿道炎、慢性前列腺炎等。实验室检查或神经生理检查并不常规推荐采用。此外，患者及配偶性心理及相关心理疾病评估也非常重要。

四、鉴别诊断

1．阳痿

早泄与阳痿关系密切，常常相继或相兼发病。早泄多为阳痿的早期症状，阳痿则多是早泄的进一步发展。阳痿是指阴茎不能勃起，或勃起不坚而不能进行正常性交的疾病。早泄则指阴茎勃起功能正常，但敏感度过高而发生过早射精，导致阴茎痿软不能继续性交。

2．遗精

遗精是在无性交状态下，频繁出现精液遗泄，当进行性交时，可以是完全正常的；早泄则是在进行性交时，阴茎刚插入阴道或尚未插入阴道即射精，以致不能正常进行性交。临床上两者也多兼见，但其预后一般较好。

五、辨证论治

1. 肝经湿热证

证候：房事早泄，性欲亢进，烦躁易怒，头晕目眩，口苦咽干，阴囊潮湿，尿黄浑浊，舌质红，苔黄腻，脉弦滑。

治法：清泻肝经湿热。

方药：龙胆泻肝汤加减。

中成药：四妙丸、癃清片。

2. 阴虚阳亢证

证候：虚烦难眠，阳动易举，早泄滑精，耳鸣，腰酸，潮热盗汗，五心烦热，口干咽燥，舌红苔少，脉细数。

治法：滋阴潜阳。

方药：知柏地黄丸加减。

中成药：知柏地黄丸、左归丸。

3. 肾气不固证

证候：入房早泄，性欲淡漠，阴茎勃起迟缓，头晕腰酸，小便清长，夜尿频多，尿后余沥，或遗精滑精，舌质淡，苔白，脉沉弱。

治法：益肾固精。

方药：金匮肾气丸加减。

中成药：金锁固精丸、右归胶囊、复方玄驹胶囊、伊木萨克片。

4. 心脾两虚证

证候：射精过快，性欲减退，形体消瘦，心悸，失眠多梦，头晕健忘，神疲体倦，面色少华，或自汗纳呆，便溏，舌质淡苔白，脉细或弱。

治法：补益心脾。

方药：归脾汤加减。

中成药：归脾丸、乌灵胶囊。

六、辨治要点

1. 基本病机

早泄的基本病机是虚实夹杂，虚者为肾阴虚火旺，实者为湿热下注，肾虚不固，热扰精室而致早泄。临床中亦有肝郁、心脾两虚等兼夹证候，故临床辨治应以滋阴清热为基本治则，兼以疏肝、健脾、利湿等。

2. 性生活指导

首先，要规律性生活。男性没有规律的性生活，本身就会出现生理性射精快，这与长时间憋精导致性阈值降低有关，一旦恢复规律性生活，射精时间就可能恢复正常。其次，对于两地分居的早泄患者，要进行行为疗法指导，建议性交前手淫排精一次等行为疗法，否则没有规律的性生活，单纯药物治疗，效果会不太理想。

3. 规范使用药物

部分药物虽然能够延长射精时间，同时也具有影响勃起功能的副作用，故临床处方此类药物，首先，需要向患者详细解释用药的注意事项及相关副作用表现；其次，要长短效药物联合使用，规范疗程。保证勃起功能正常是能够正常射精的基础，勃起功能下降，亦会导致早泄；勃起功能改善，射精时间自然延长。所以，欲治疗早泄，须规范使用药物，以避免早泄问题解决了，却出现了勃起功能障碍。

七、注意事项

（1）夫妻之间应关心体贴，学习一定的性生理知识。

（2）规律性生活，房事选择安静、舒适的环境，避免在疲劳、情绪不佳等不良状态下进行。

（3）对于偶尔出现的早泄，男性不应过分紧张与焦虑，女性不应责备与讥讽，而应给予更多的爱抚与体贴。

（4）平时劳逸结合，注意锻炼身体，增强体质。

（曾令斌）

第三节　不射精症

一、概述

不射精症是指男子阴茎在性交中能维持坚硬勃起，并可做正常的抽送动作，但是无法达到性高潮，也不能在阴道内射出精液，性交后尿液检查无精子及果糖，而有时有遗精现象或手淫时能射精的一种性功能障碍，是导致男性不育的原因之一。属于中医学"精不泄""精闭""精瘀"的范畴。

二、病因病机

1. 肝郁气滞

肝主疏泄，其经脉下循阴器，故与泄精有着密切关系。若肝失疏泄，气失调达，精关郁闭不开，则不射精；情志不畅，肝气郁结，故烦躁或抑郁；气机不畅，则胸胁胀满，善太息；肝经下循少腹及阴器，肝失疏泄故少腹及睾丸胀痛不适。舌脉均为肝郁气滞之象。

2. 瘀阻精道

外伤、久病等因素导致气血两虚，气机逆乱导致精道瘀阻，或外感邪毒，侵犯精道，或房事忍精不射，败精内阻精道，发为不射精。

3. 湿热下注

外感湿热，湿热下注，热阻精道，精关不启，阳强易起，但久交不射；内生湿热，精关开合失司，不能射精。

4. 心脾两虚

忧思不解，所愿不遂，化源不足，以致劳心伤神，由心及脾，致脾虚不运，气血乏源。因血能生精，气血不足，故肾精也少，致精少而不泄也。

5. 肾阴不足

房事不节，纵欲过度，或有手淫习惯，耗损阴精，精失过多，阴虚阳亢以致相火亢盛，心肾不交，精关不开，故交而不泄。

6. 命门火衰

素体阳虚，禀赋不足；或戕伐太过，肾阳衰微。阳气者主气化；主推动，今肾阳不足则气化失调，无力推精外出，故而不能射精。

三、诊断要点

不射精症的诊断主要靠病史特点，其特点是勃起功能正常，但性交时间很长不能在阴道内射精，多伴有无性欲高潮及快感，也无精液射出或溢出。器质性的多在任何情况下不排精，而功能性的可有射精现象。其诊断主要病史有无射精情况、有无精神刺激等性心理障碍及罹患某些疾病，比如糖尿病、精神类疾病。可通过一些专科辅助检查配合诊断。

四、鉴别诊断

1. 逆行射精

逆行射精是指性交时能出现性欲高潮，亦有射精动作，但无精液射出，其病理主要是在性交射精时，膀胱内括约肌关闭不全，导致精液逆行射入膀胱内，其病以器质性病变为主。确诊的依据是性交后尿液检查可有精子和果糖存在。而不射精症虽然性交时亦无精液射出，但性交中既无性欲高潮出现，又无射精动作。其病主要为射精中枢处于抑制状态，输精道不通，精液不能射出而成，其病以功能性病变为主，性交后尿液检查无精子和果糖存在。

2. 阴茎异常勃起

症阴茎异常勃起症，中医又称为阳强，是指阴茎长时间的异常勃起，有时可达数天，甚则数十天。持续勃起，且在性交时能够射精，但射精后仍不萎软，多伴有阴茎疼痛，多为血管病变所造成。而不射精症则是性交时久交不泄，阴茎虽勃起时间较长，但移出时即可萎软，且多以功能性为主。

五、辨证论治

1. 肝郁气滞证

临床表现：阴茎勃起坚硬，交而不射，少腹及睾丸胀痛，多有情志波动史，伴烦躁易怒，或情志抑郁，梦中可有遗精，胸胁胀满，善太息。舌质淡红，脉弦。

治法：疏肝解郁，通精开窍。

方药：四逆散或柴胡疏肝散加减。

2. 瘀阻精道证

临床表现：阴茎勃起色紫暗，或兼疼痛，交不射精，阴部胀痛，伴心烦易怒。舌质紫暗，脉沉细涩。

治法：活血化瘀，行气通精。

方药：血府逐瘀汤或少腹逐瘀汤加减。

3. 湿热下注证

临床表现：阴茎勃起，久交而不射精，可有遗精，伴胸脘痞闷，食少纳差，小便短赤，或尿后白浊，阴囊湿痒。舌质红，苔黄腻，脉濡数。

治法：清利湿热，通精开窍。

方药：四妙丸加减。

4. 心脾两虚证

临床表现：阴茎勃起正常，交不射精，伴心悸失眠多梦，食少纳呆，腰酸，舌淡，苔薄白，脉细弱。

治法：健脾补气，养心益精。

方药：归脾汤加味。

5. 肾阴不足证

临床表现：性欲亢进，阳强不射精，心烦少寐，性情急躁，面色不华，梦遗失精，口干，舌红，脉弦细数。

治法：滋阴营髓，壮水降火。

方药：知柏地黄丸、左归丸等。

6. 命门火衰证

临床表现：阴茎勃起正常，交不射精，性欲减退，头昏乏力，精神不振，面色晦暗，腰酸膝软，腰以下有冷感，舌质淡，苔白，脉沉细或沉弱。

治法：温肾助阳。

方药：右归丸、桂附地黄汤加味。

六、辨治要点

1. 性知识教育

这主要适合于因性知识缺乏的功能性不射精患者。治疗时应夫妻双方同治，共同了解性器官的生理知识及性反应知识。告诫他们性交时须精神集中，心情放松，注意性生活过程中姿势、方法及性刺激强度以达到射精。

2. 心理调节

适合于因精神心理受到创伤后对性生活恐惧或压力大的患者，应根据情况消除男方的焦虑顾虑等，女方也应全身心的配合提高性兴奋，建立正常的性反应及射精反射。

七、注意事项

1. 掌握必要的性知识

夫妻双方应掌握性器官的生理和性反应知识，告知功能性不射精主要是性刺激未达到射精阈值导致，消除紧张情绪。

2. 和谐、幸福的夫妻关系

男性的性心理十分脆弱，夫妻双方应相互体贴，当出现本病后应多安慰，不要相互指责、埋怨，共同鼓励应对问题。

3. 规律的性生活

规律的性生活是避免疾病发生的因素之一，性生活不要过度节制，也不要纵欲。

（曾令斌）

第四节 男性不育症

一、概述

世界卫生组织规定，夫妇有规律性生活1年以上，未采用任何避孕措施，由于男方因素造成女方无法自然受孕的，称为男性不育症。据统计有15%的夫妇在1年内不能受孕而寻求药物治疗，不能受孕的夫妇中至少50%存在男性精子异常的因素。男性不育症的病因复杂，通常由多种病因共同引起，仍有30%～40%的男性不育症患者找不到明确的病因。自从人类进入工业文明以来，受环境污染、不良生活方式及工作生活压力等因素的影响，男性不育症患者日益增多。随着近代生殖医学的发展，男性不育症逐渐被人们所重视。

本病属中医学"无子""艰嗣"等范畴，"不育"之词最早见于《周易》，"妇孕不育"。《内经·上古天真论》载：男子七八天癸绝精少，八八而无子，称不育症为"无子"。叶天士的《秘本种子金丹》又称男性不育症为"男子艰嗣"。近年来，随着男科学的不断发展，中西医对本病的称谓逐渐统一，统称男性不育症。

二、病因病机

《素问·上古天真论》云："丈夫八岁，肾气实，发长齿更。二八，肾气盛，天癸至，精气溢泻，阴阳和，故能有子。三八，肾气平均，筋骨劲强，故真牙生而长极。四八，筋骨隆盛，肌肉满壮。五八，肾气衰，发堕齿槁。六八，阳气衰竭于上，面焦，发鬓斑白。七八，肝气衰，筋不能动，天癸竭，精少，肾脏衰，形体皆极。八八，则齿发去。肾者主水，受五脏六腑之精而藏之，故五脏盛，乃能泻。今五脏皆衰，筋骨解堕，天癸尽矣。故发鬓白，身体重，行步不正，而无子耳。"据此，《黄帝内经》率先提出了以肾为中心的生育观，男子的生育能力，取决于肾中精气的强弱和天癸的盈亏，并随年龄的增长肾气渐衰、天癸渐竭，男子的生育能力渐渐丧失。肾主生殖器官，开窍于二阴，前阴之睾丸，其功能形态与肾相似，故又有肾子之称。精室是男性的内生殖器官，其功能相当于精囊、前列腺等的功能，为肾所司。肾为天癸之源，天癸是促进生殖功能成熟的一种物质，能促使任脉通、太冲脉盛、调节精液的生成及排泄，从而使机体具有生殖能力。到一定年龄天癸逐渐枯竭，精液及生殖能力也逐渐衰退。而天癸的盈亏取决于肾气的盛衰，肾气盛则天癸至，肾气衰则天癸竭。

因此，中医学认为肾藏精、主生殖，肾精的盛衰直接决定人体的生长、发育及生殖功能。虽然肝、心、脾等脏腑功能失调亦可影响生殖功能，但所有的脏器病变均以影响了肾藏精、主生殖的功能而导致不育，因此肾精亏虚是男性不育症的根本病机。本病虽然以肾虚为本，但是先天禀赋不足、精气虚弱所致者并不多见，更多的则是邪实致虚者，即情志内伤、病邪外感、过食肥甘、恣贪酒色等导致肝气郁结、气血瘀滞、脾失健运、水湿内停、痰湿蕴结、湿热瘀阻等进而影响到肾藏精功能导致发病。

1. 肾气虚弱

若禀赋不足，肾气虚弱，脾气不足，命门火衰，可致阳痿不举，甚至阳气内虚，无力射出精液；病久伤阴，精血耗散，则精少精弱；元阴不足，阴虚火旺，相火偏亢，精液黏稠不化，均可导致不育。

2. 瘀血阻滞

跌仆损伤、手术外伤、子系筋痈、血精、子痈均可导致瘀血内停，耗伤肾气，冲任不和，精窍被阻而不育；肾虚不能行血，血行迟滞，脉涩不畅，可形成血瘀，瘀血内积而致不育。

3. 湿热下注

素食肥甘厚腻、辛辣之品，损伤脾胃，痰湿内生，蕴湿成热，湿热下注精室精窍，蕴久化热化毒，而致不育。

4. 肝郁气滞

情志不舒，郁怒伤肝，肝气郁结，疏泄无权，可致宗筋痿而不举，或气郁化火，肝火亢盛，灼伤肾水，肝木失养，宗筋拘急，精窍之道被阻，影响生育。

5. 气血两虚

思虑过度、劳倦伤心而致心气不足，心血耗伤；大病久病之后，元气大伤，气血两虚，血虚不能化生精液而精少精弱，甚或无精，引起不育。

三、诊断要点

1. 病史

采写男性不育病史要全面了解家族史、婚育史、性生活史和其他对生育可能造成影响的因素，还要简要了解女方病史，记录患者个人信息。

（1）主诉及现病史情况。

主诉：多为结婚后（同居）×年，未避孕××年（月）未育。

婚育史：需了解结婚（同居）时间及尝试怀孕的时间；应详细了解既往生育史，包括既往使其他异性受孕情况。注意在私密场合探询，以获得可靠病史。还应了解女方基本生育力情况，如年龄、月经是否规律、常规检查情况，特别要了解女方输卵管检查通畅情况。

性生活史：需了解性生活频率、质量及能否在阴道内射精。

生育力检测及治疗史：要详细询问并记录既往生育力检测和治疗情况，尤其是精液分析结果。注明既往治疗方案、是否正确实施及治疗结果等细节。

（2）既往史：主要包括生长发育史、过去疾病史、传染病史、用药史等。要重点询问与生育相关的疾病和因素，包括炎症、发热史、对生育有影响的不良生活习惯、环境与职业因素等。高温环境作业者、有电磁辐射与放射线接触史者、长途驾驶员等对生育有一定影响。

（3）家族史、遗传性疾病史：父母身体状况、有无近亲结婚，有无遗传性疾病史，母亲生育情况及兄妹健康生育情况等。

（4）过敏史、手术外伤史：有药物、试剂等过敏史者，选择进一步治疗方案时要考虑。了解泌尿生殖系统手术外伤史，还要注意有无骨盆外伤史等。

（5）配偶病史：主要了解月经史、生育史、避孕史、妇科疾病和其他可能影响生育的疾病史和生活工作因素等。

2. 体格检查

（1）体检应在温暖的房间内进行，暴露良好并注意保护患者隐私。

（2）全身检查：重点应注意体型及第二性征。测量身高、体重及血压，注意体态和外形（躯干肢体比例，第二性征，体毛分布），有无男性乳房发育等。

（3）生殖系统检查：应注意有无外生殖器官畸形，还要检查附睾和输精管有无结节、疼痛或缺如等。嘱患者做 Valsalva 动作以判断是否存在精索静脉曲张并予分度。

（4）直肠指诊：主要检查前列腺情况。精囊一般不易触及，如有明显触痛或其他异常发现，需进行经直肠超声检查。

（5）其他检查：射精功能障碍可进行神经反射检查。

3. 辅助检查

（1）精液分析：包括分析精子和精浆特征与参数，结果会受许多因素干扰，只能提供判断男性生育力的可能性。仅通过一份精液标本的评估无法确定一位男性精液质量的特征。进行 2 ~ 3 次精液分析有助于获取基线数据。精液分析 WHO 第 5 版规定标准为：参考值下限，精液量 1.5 mL（1.4 ~ 1.7 mL）；一次射精总精子数 39×10^6（33 ~ 46）；精子密度 15×10^6（12 ~ 16）/mL；总活力（快速前向运动 + 非快速前向运动）40%（38% ~ 42%）；快速前向运动 32%（31% ~ 34%）；存活率（活精子）58%（55% ~ 63%）；形态（正常形态）4%（3% ~ 4%）。

（2）生殖系统超声：根据患者体检及精液分析情况，考虑合并隐睾、精索静脉曲张、肿瘤、鞘膜积液、输精管道梗阻等情况时，可进行超声检测，包括阴囊超声及经直肠超声。阴囊超声主要检测双侧睾丸、附睾、精索静脉及近端输精管。通过测量睾丸上下径、左右径、前后径，并使用公式校正后计算睾丸容积（容积＝睾丸上下径 × 左右径 × 前后径 ×0.7）。如发现无精子症患者有双侧附睾细网状改变，考虑存在附睾或输精管的梗阻。对于精索静脉曲张，可得到明确诊断。

经直肠超声主要检测前列腺、精囊、输精管和射精管。可发现的一系列表现包括射精管囊肿、射精管扩张（宽度＞ 2 mm）、射精管结石或钙化、精囊扩张（前后径＞ 15 mm）及精囊发育不良或不发育（前后径＜ 7 mm）、输精管发育不全和前列腺钙化灶，不均质等。

（3）精浆生化：附属性腺分泌功能的生化标志有许多，如枸橼酸、锌、γ - 谷氨酸转氨酶和酸性磷酸酶的含量可用来估计前列腺的功能，果糖和前列腺素是精囊功能的标志，游离 L- 肉碱和 α - 糖苷酶则可反映附睾的功能。精浆生化可以反映睾丸、附睾及其他附属性腺的功能，有助于分析无精子症、少精子症、弱精子症、畸形精子症和精液液化异常的病因，尤其能够协助输精道梗阻的定位诊断。

（4）性激素检测：性激素检测主要针对可疑生精功能受损、性腺功能低下及性功能（性欲）异常的患者进行。

（5）外周血染色体核型等遗传学检测：对于有家族史、怀疑有染色体异常（如 Klinefelter 综合征）或精液分析异常（特别是严重少、弱、畸精子症）患者，可进行染色体核型分析等遗传学检测。对严重少弱精子症及无精子症患者建议同时进行 Y 染色体微缺失检测。

（6）抗精子抗体（ASAb）检测：大量研究资料表明 10% ~ 30% 的不育患者血清或精浆中可检测到 ASAb。

（7）支原体、衣原体检测：已有较多研究支持支原体、衣原体感染是导致精子浓度、活力及形态异常的原因之一。对精液参数异常患者，尤其是精液白细胞增多、合并尿道分泌物的患者应进行支原体和衣原体检测。

（8）精子存活率检测：主要用于反映活精子所占比例，可用染色排除法或低渗肿胀试验来鉴定。

（9）射精后尿离心检测：主要针对无精液症或精液量少者，根据射精后尿离心检测是否找到精子可辅助诊断逆行射精或部分逆行射精。

（10）精子 - 宫颈黏液体内试验：即性交后试验，其目的是测定宫颈黏液中的活动精子数目，以及评估性交几小时后精子的存活状态。同时也可以用于评估男性或配偶 ASAb 阳性的意义。特别当男方手淫取精困难，无法进行精液常规检查时，可以通过性交后试验来了解精液的状况。性交后 9 ~ 14 小时子宫颈内黏液中存在任何快速前向运动精子，可以排除宫颈因素及男方或女方的精子自身免疫因素导致不育的可能。当观察到非前向运动精子显示颤动现象，提示宫颈黏液中或者精子表面可能存在 ASAb。但也有观点认为，性交后试验缺乏临床意义。

（11）精子 – 宫颈黏液体外试验：可应用几项体外穿透试验来详细评估精子 – 宫颈黏液相互作用。通常在性交后试验为阴性结果后才进行，并且使用供者精液和供者宫颈黏液作为对照，进行交叉试验可以提供更多的信息。

（12）诊断性睾丸 / 附睾取精术：无精子症患者因诊断和治疗需要，可考虑实施诊断性睾丸 / 附睾取精术。

常用的几种手术方法如下。①开放手术活检：剪切下的睾丸组织，放入 Bouin 液中而不能使用甲醛。应同时做涂片细胞学检查以了解精子存在情况。②经皮睾丸穿刺活检术：比睾丸开放活检更为简便，但获取的标本量少，可能无法进行病理组织学检查。③睾丸细针精子抽吸术（testicular sperm aspiration，TESA）：有研究认为使用睾丸细针抽吸术损伤小，且可以进行多点抽吸，而另一些研究则认为该技术不像开放活检那样得到有效的病理诊断。④其他方法包括，经皮附睾精子抽吸术（percutaneous epididymal sperm aspiration，PESA）、显微外科附睾精子抽吸术（microscopic epididymal sperm aspiration，MESA）、显微外科睾丸切开取精术。

四、辨证论治

1. 肾阳虚衰证

辨证要点：婚久不育，性欲减退，阳痿早泄，精子数少、活动率低，或射精无力；腰酸腿软、疲乏无力、食少纳呆、小便清长、大便稀。舌质淡、苔薄白，脉沉细。

治法：温补肾阳，益肾填精。

方药：右归丸合五子衍宗丸加减。

常用中成药：右归丸、五子衍宗丸、复方玄驹胶囊、苁蓉益肾胶囊。

2. 肾阴不足证

辨证要点：遗精滑泄，精液量少，精子数少，精子活动力弱或精液黏稠不化，畸形精子较多；头晕耳鸣，手足心热。舌质红，少苔，脉沉细。

治法：滋阴补肾，益精养血。

方药：左归丸合五子衍宗丸加减。

常用中成药：左归丸、五子衍宗丸。

3. 瘀血阻滞证

辨证要点：婚久不育，阳痿早泄，精子数少、活动率低或射精无力；小腹部、会阴、睾丸及腰骶部疼痛不适。舌质暗或有瘀斑、苔薄白，脉沉涩。

治法：补肾益精，活血通络。

方药：王不留行散合五子衍宗丸加减。

常用中成药：前列欣胶囊、前列通瘀胶囊。

4. 湿热下注证

辨证要点：婚久不育，阳痿早泄，精子数少、活动率低或死精明显增多；小腹急满，小便短赤。舌苔薄黄，脉弦滑。

治法：清热利湿。

方药：程氏萆薢分清饮加减。

常用中成药：热淋清、癃清片、银花泌炎灵片。

5. 肝郁气滞证

辨证要点：性欲低下，阳痿不举，或性交不能射精，精子稀少、活力下降；精神抑郁，两胁胀痛，嗳气吞酸。舌质暗，苔薄，脉弦细。

治法：疏肝解郁，温肾益精。

方药：柴胡疏肝散合五子衍宗丸加减。

中成药：舒肝颗粒，柴胡疏肝颗粒，五子衍宗丸。

6. 气血两虚证

辨证要点：性欲减退，阳事不兴，或精子数少、成活率低、活动力弱；神疲乏力，面色无华。舌质淡，苔薄白，脉沉细无力。

治法：补益气血。

方药：十全大补汤。

中成药：十全大补丸。

五、辨治要点

1. 基本病机

根据"肾藏精，主生殖"理论，男性不育症的基本病机为肾虚，而湿热、肝郁、血瘀、脾虚等病机均是在影响到肾藏精的功能时导致不育。因此，临床辨治，应以补肾法作为基本治则，在辨证论治的基础上，再辅以疏肝、清热利湿、活血化瘀、健脾益气等。另，肾有阴阳，补肾法有温阳、滋阴等不同，而补肾法又有"阴中求阳""阳中求阴"之法，故临床应在辨证论治的基础上正确而灵活的应用补肾法。

2. 筛查不育原因

对于初次就诊的男性不育症患者，要详细询问病史、性生活史、生活习惯、兴趣爱好、工作、既往病史等，通过问诊发现可能导致不育的潜在原因，并积极教育患者改善不良生活方式及饮食习惯，同时备孕期间尽量规避不利因素，尽可能放松心情，并进行性生活指导等常规性教育，增加不育症患者配偶怀孕的概率。

3. 明确诊断，确定不育分类

精液常规检查是评估男性生育能力的最直观的检验手段，但是一次精液常规检查并不能代表患者的生育能力，尤其是对于初次就诊的患者，应该至少查 2 ~ 3 次精液常规，才能更准确地评估患者的生育能力。另外，需要完善生殖系统超声、男性激素水平、精浆生化等检查，尽可能明确患者的不育类型。如果是少精子症或者无精子症患者，应该进一步完善染色体等相关检查，尽可能明确不育的病因，尤其是对于无精子的患者，诊断及查找原因是首要任务。

4. 分类治疗

男性不育症分类众多，在明确分类的前提下，又可分为能够明确病因者和原因不明者，即特发性不育症，因此临床中应该分类治疗，有针对性的个体化治疗。有明确病因的，对因治疗；无明确病因的，经验治疗；对因治疗同时，不忘经验治疗；多因论思维，多靶点治疗，可提高疗效。对于病因诊断明确的不育类型，可分为有针对病因的治疗性措施者和尚无有效针对病因的治疗性措施或不能治疗者。如有针对性治疗措施者，治疗效果则较为满意，如梗阻性无精子症、生殖内分泌异常等；如无有效针对性治疗措施者，治疗效果差，甚至不能治疗，如先天性异常、染色体核型异常等。而对于病因明确但机制尚未阐明和病因不明者，治疗效果往往不够满意，临床治疗则要强调综合治疗。另外，男性不育症根据精液参数分类，主要有精浆异常，如精液不液化、白细胞精液症；精子数量异常，如少、无精子症；精子活动力差；精子形态异常，即畸形精子症等。不同的精液参数异常，其病因及病位不同，治疗各异。因此，临床治疗要根据精液参数的异常，有针对性地治疗，即辨精论治。

5. 综合治疗

面对特发性不育患者，找不到原因并不是没有原因，临床实践表明：特发性不育往往是多种致病因素共同作用的结果。这就要求我们在诊治特发性不育过程中要采取综合性调理，兼顾各种可能导致男性不育症的潜在因素。中医治疗男性不育要求在辨证论治基础上根据患者的病情进行综合药物治疗，西医同样采用多种药物进行经验性综合治疗，如目前西医治疗特异性不育多使用溴隐亭、血管舒缓素、己酮可可碱、叶酸、锌制剂、α受体拮抗药、甲状腺素、类固醇激素、前列腺素合成酶抑制剂（吲哚美辛）、生长激素、抗生素、多种维生素等不同药物，这些药物均可能通过多种作用环节改善精液质量。

6. 辅助生殖技术（ART）

在治疗策略选择时，应遵循"降级原则"，即首先选择损伤小的技术（药物治疗、人工授精），其次选择较复杂、昂贵、损伤性的方法（IVF-ET 或 ICSI）。如可排除女方因素，治疗策略的选择应视男方精液质量而定。在此基础上，结合其他临床因素，特别是精液处理后回收的前向运动精子数量，确定最佳的治疗方案。虽然辅助生殖技术能使得部分不孕不育夫妇获得自己的子代，但 ART 并非解决不孕不育的首选途径，临床中应该严格掌握其适应证，而不是毫无指征地简单、单纯选择 ART。

7. 女方生育能力评估

不育症是诸多病因作用的结果，生育力与夫妇双方有关。所以，现在特别强调夫妇共同治疗，在男性不育症患者制订治疗方案前需重视对女方的生育力进行评估。因为，女方的生育力会直接影响男性不育症患者治疗方案的选择，例如，如果女方年轻，生育力强，即使男方为重度少精子症，仍可考虑药物治疗，尝试自然受孕；如果女方年龄较大，生育力下降，那么首先就要建议考虑辅助生殖技术，因为一是自然受孕概率非常低，二是女方等不了。

8. 沟通技巧

对于男性不育症的患者，沟通的地位非常重要，通过沟通既要向患者进行生育相关知识的科普宣教，更要向患者告知男性不育症治疗中的相关问题，提前告知，避免引发纠纷。首先，告知患者精液常规检查结果的波动性，不要过度关注单次检查结果的不理想，要关注检查结果的变化趋势。其次，告知男性不育症目前尚无特效疗法，临床多为经验性的药物治疗，3 个月为 1 个疗程，治疗周期较长。对于符合辅助生殖技术适应证的患者，要告知选择辅助生殖技术的必要性。最后，根据不同的不育类型，要告知患者有几种治疗方案，以及其最终的结局可能是什么，由患者自己权衡选择治疗方案。

（曾令斌）

第五节　精液不液化症

一、概述

WHO 规定，新鲜离体精液应该在室温下 60 分钟内发生液化，若超过 60 分钟仍不液化或仍含不液化的凝集块，称为精液不液化。由于精液凝固不化，减缓或抑制了精液的正常运动，使精子发生凝集或制动，减缓或抑制精子的正常运动，精子不能通过宫颈与卵子结合而导致不育。本病属中医学"淋浊""精寒""精热"等范畴。

二、病因病机

1. 肾阴亏损

素体阴虚，或房事过度，肾精过耗，或劳心太甚，或五志化火，耗损精液，或过服温燥助阳之品，而致热盛伤阴，阴虚火旺，精液受灼而黏稠难化。

2. 肾阳不足

先天肾阳不足，或大病久病及肾，损耗肾阳，致肾阳不足，气化失司；或后天失养，脾运失健，湿浊不化，或居住潮湿，寒湿、水湿之邪内侵，损伤阳气，精宫虚寒，致阳不化气行水而精液不液化。

3. 湿热下注

过食辛辣醇酒厚味，湿热内生，湿热下注，或外感湿浊之邪，蕴久化热，熏蒸精室，清浊不分，导致气化失常而精液难化。

4．痰瘀阻滞

跌仆损伤，或久病入络，或素有痰湿，排精时强忍不泄，败精离位，浊瘀阻窍，气机阻滞，精液不液化。

三、诊断要点

精液不液化的诊断比较明确，指的是新鲜离体精液应该在室温下 60 分钟以上不液化者。这里需要注意的是"室温"，常规在 25℃左右，若在冬季气温较低时检测精液，则需要将精液放置水浴箱中进行观察，否则会影响诊断结果。

四、鉴别诊断

射精不全：射精不全也会伴有精液不液化的表现，是因为精液未混合完全即射精且射精不完全，精液中前列腺液的成分较少，则会出现精液不液化的情况。两者的区别在于精液量，精液不液化症的精液量正常，而射精不全的精液量常低于正常值，且伴有射精过快的表现。

五、辨证论治

1．肾阴亏损，阴虚火旺证

证候：婚久不育，精液黏稠不液化。精子数、精子成活率、精子活动力正常或异常。头晕耳鸣，腰膝酸软，五心烦热，口干盗汗，失眠健忘，性欲不减。舌质红，少苔或无苔，脉细数。

治法：滋阴降火。

方药：知柏地黄汤加减。

中成药：知柏地黄丸。

2．肾阳不足证

证候：精冷不育，精液黏稠而不液化。精子数、精子成活率、精子活动力正常或异常。阳痿早泄，腰膝酸软，畏寒阴冷，夜间多尿，小便清长。舌质淡，苔薄白，脉细弱。

治法：填精益气，温肾散寒。

方药：金匮肾气丸合保元汤。

中成药：金匮肾气丸、右归胶囊。

3．湿热下注证

证候：婚久不育，精液黏稠不液化，精液腥臭黄浊，精子数、精子成活率、精子活动力正常或异常。精液内有脓、白细胞。小便灼热刺痛，频数淋漓，黄赤浑浊，甚则尿血，或小腹拘急，身倦嗜睡，舌质黄腻，脉濡数或滑数。

治法：清热利湿，滋阴降火。

方药：萆薢分清饮。

中成药：萆薢分清丸、龙胆泻肝丸。

4．痰瘀阻滞证

证候：婚久不育，精液量少，黏稠不液化，死精子较多，伴面色黧黑，或皮肤色素沉着，会阴、小腹坠胀痛，或射精时刺痛，肢体困倦，神疲气短，头晕心悸，多数有痰湿，形体肥胖，舌暗红有瘀斑，苔腻，脉弦涩。

治法：化痰祛瘀，通利精道。

方药：血府逐瘀汤合苍附导痰汤。

中成药：血府逐瘀口服液、脉血康胶囊。

六、辨治要点

（1）前列腺功能异常是导致精液不液化症最主要的原因，而前列腺炎是前列腺功能异常的最常见病因，所以诊治早期，需先明确是否是因前列腺炎引起，是否需要中西医结合治疗，是否需要联合抗生素治疗。

（2）精液不液化症的辨证治疗，必须分清寒热虚实，辨清病变部位，当以扶正祛邪，恢复气化功能为治则。病久则虚实夹杂，治当攻补兼施。

（3）李海松教授认为对男性不育症的诊断应多层次准确进行诊断，不能笼统地诊断为男性不育症。在具体诊断时，应既辨病又辨证，做到病证结合的多层次诊断，就前列腺炎导致的精液不液化的男性不育症而言，李海松教授的诊断是"男性不育 – 精液不液化 – 前列腺炎 – 湿热下注"。此种多层次诊断，对男性不育的具体原因，疾病病位，中医辨证一目了然，对疾病的治疗有非常明确的指导作用。

七、注意事项

（1）注意个人卫生，预防生殖泌尿系感染。

（2）补充微量元素，改善锌、镁等元素缺乏情况。

（3）治疗精索静脉曲张，改善睾丸血供质量，提高睾丸内分泌功能。

（4）戒烟戒酒，劳逸结合，注意锻炼，增强体质。

（曾令斌）

第六节　前列腺炎

一、概述

前列腺炎属于中医学"精浊""淋证""白浊"等范畴，是中青年男性常见的一种生殖系炎症性疾病，约50%男性在一生中的某个阶段会受到前列腺炎的困扰，其临床表现主要为会阴等部位疼痛、排尿异常及神经精神症状。尤其是慢性前列腺炎发病机制、病理生理学改变还不十分清楚。临床上有细菌性和非细菌性、特异性和非特异性的区别，其中以慢性非细菌性前列腺炎（nonbacterial prostatitis，NBP）最为多见，占90%～95%，临床上以发病缓慢、病情顽固、反复发作、缠绵难愈为特点。

西医对前列腺炎的分类方法较多，目前在国际上多采用1995年美国国立卫生研究院（NIH）分类方法。主要将其分为四类：Ⅰ型急性细菌性前列腺炎（ABP）；Ⅱ型慢性细菌性前列腺炎（CBP）；Ⅲ型慢性非细菌性前列腺炎/慢性骨盆疼痛综合征（NBPICPPS），并将该类进一步分为ⅢA型和ⅢB型；Ⅳ型无症状的炎症性前列腺炎（AIP）。

随着学科发展，国外学者制定了前列腺炎临床个性化治疗的表型分类系统——UPOINT，其由六个独立的因子组成，分别为排尿症状（U）、社会心理的（P）、器官特异性的（O）、感染（I）、神经系统性的（N）及盆底肌疼痛（T）。同时指出了前列腺炎的治疗应向综合性治疗方式转变。

二、病因病机

前列腺炎病机研究体现在三个不同时期：20世纪60年代以前以湿热下注为主，20世纪60年代至20世纪末以瘀血内阻为主，20世纪末至今多认为本病病机为湿热瘀滞、肝气郁结。病机演变多认为湿热下注多出现在早期，中期多为湿热瘀阻，而后期多伴脾肾亏虚。湿、热、瘀、滞、虚贯穿在慢性前列腺炎不同阶段。

前列腺炎病因多为外感毒邪湿热，蕴结于下焦，或饮食不节，滋生湿热，湿热下注，均可致下焦膀胱气化不利，扰动精室，精与浊相混，而成精浊之证，湿热为其发作的主要诱因。湿热日久缠绵难愈，久则伤阴耗气，伤及脾肾，或肾虚及脾，湿热内生，肾气虚则湿愈难化，且精易下泄，由实转虚，虚实互结而发本病，肾虚为其发病基础。湿热不得清利，相火不得疏泄，湿热之邪入于营血，血与邪互结，血为之瘀结，乃致精道气血瘀滞，瘀滞是其发展趋势。故湿热瘀结是本病主要病因，气滞血瘀贯穿本病始终，久治不愈则气虚血瘀。

湿热、瘀血、肾虚是前列腺炎三大主因，湿热内蕴、瘀血内阻及肾虚大病理变化往往互为因果，使前列腺炎病情缠绵难愈。

所以，慢性前列腺炎的中医病机是肾虚为本，湿热为标，瘀滞为变。即湿热为患为共识，瘀血内阻为趋势，湿热瘀结为特征，肾虚为内在基础。

随着中医对前列腺炎的深入认识、研究与总结，认识到气滞血瘀病机在本病中的重要地位，认为气滞血瘀贯穿疾病的始终。感受热邪，热伤阴液，血热互结，即可成瘀；或受湿邪，阻遏气机，气滞血停而成瘀；情志内伤，饮食起居失宜皆可致瘀。在慢性前列腺炎的病理发展过程中，间接的血瘀更为常见，即多种病机可向血瘀转化，主要有气滞血瘀、气虚血瘀、血热成瘀等。气虚推动血行无力，血行迟缓而成瘀；或气虚统摄无力，血液离经，不得消散，也可成瘀；热灼阴液，致血液黏滞不行，或热邪灼伤脉络，血溢脉外，不能消散，积而成瘀。而中医学中还有"久病从瘀"的说法，叶天士也指出"初病在气，久病在血"。

慢性前列腺炎病证久治不愈，黏滞缠绵，必定会由浅入深发展，气血同病，日久影响血液循行，必致血瘀。

本病与肝、肾、膀胱等脏腑功能失常有关，病位主要在精室。在经脉则与足厥阴肝经、足少阴肾经、足太阴脾经、足太阳膀胱经、任脉、督脉最为密切。

1. 湿热蕴结

湿热之邪，可由外入，可由内生。外感六淫湿热火毒，火热之邪下迫膀胱，或下阴不洁，秽浊之邪侵袭，皆可酿生湿热，导致湿热毒邪蕴结精室不散，瘀滞不化，水道不利而发为本病；或饮酒及食辛辣炙煿之品，湿热内生，或素食肥甘厚味之品，损伤脾胃，脾失健运，水湿潴留，郁而化热，致使湿热循经下注，蕴结下焦发为本病。

2. 气滞血瘀

房事不节，或外肾受伤，或气机不畅，久则及血，均可损伤精室脉络，以致气滞血瘀，精窍不利而为本病。或湿热、寒湿之邪久滞不清，则致精道气血瘀滞，使本病迁延难愈。

3. 肝气郁结

情志不舒，思欲不遂，而致肝气郁结，发为本病。

4. 肾阴不足

素体阴虚，房事不节，热病伤阴，久病及肾，肾精亏虚，水火失济，阴虚则火旺，相火妄动，而生内热，发为本病。

5. 脾肾阳虚

禀赋不足，素体阳虚，劳累过度，导致肾阳不足，或肾气亏虚，精室不藏；或素体脾虚，饮食劳倦，脾失健运，以致中气不足，正气虚损乃发本病。

前列腺炎多由相火妄动，所愿不遂，或忍精不泄，肾火郁而不散，离位之精化为白浊；或房事不洁，湿热从精道内侵，湿热壅滞，气血瘀阻而成。或病久伤阴，肾阴暗耗，出现阴虚火旺证候；亦有体质偏阳虚者，久则火势衰微，易见脾肾阳虚之象。

三、诊断要点

1. 临床表现

诊断前列腺炎时，应详细询问病史，了解发病原因或诱因；询问疼痛性质、特点、部位、程度和排尿异常等症状；了解治疗经过和复发情况；评价疾病对生活质量的影响，了解既往史、个人史和性生活情况。

Ⅰ型：常突然发病，表现为寒战、发热、疲乏无力等全身症状，伴有会阴部和耻骨上疼痛，尿路刺激症状和排尿困难，甚至急性尿潴留。

Ⅱ型和Ⅲ型：临床症状类似，多有疼痛和排尿异常等。Ⅱ型可表现为反复发作的下尿路感染。Ⅲ型主要表现为骨盆区域疼痛，可见于会阴、阴茎、肛周部、尿道、耻骨部或腰骶部等部位。排尿异常可表现为尿急、尿频、尿痛和夜尿增多等。由于慢性疼痛久治不愈，患者生活质量下降，并可能有性功能障碍、焦虑、抑郁、失眠、记忆力下降等。

Ⅳ型：无临床症状。

2. 体格检查

诊断前列腺炎，应进行全面的体格检查，重点是检查泌尿生殖系统。检查患者下腹部、腰骶部、会阴部、阴茎、尿道外口、睾丸、附睾和精索等有无异常，有助于进行诊断和鉴别诊断。直肠指检对前列腺炎的诊断非常重要，且有助于鉴别会阴、直肠、神经病变或前列腺其他疾病，同时通过前列腺按摩获得 EPS。

Ⅰ型：体检时可发现耻骨上压痛、不适感，有尿潴留者可触及耻骨上膨隆的膀胱。直肠指检可发现前列腺肿大、触痛、局部温度升高和外形不规则等。禁忌进行前列腺按摩。

Ⅱ型和Ⅲ型：直肠指检可了解前列腺大小、质地、有无结节、有无压痛及其范围与程度、盆底肌肉的紧张度、盆壁有无压痛，按摩前列腺获得 EPS。直肠指检前，建议留取尿液进行常规分析和尿液细菌培养。

3. 实验室及辅助检查

（1）前列腺液检查：主要观察 EPS 中白细胞和卵磷脂小体数量。正常的前列腺液外观为乳白色稀薄液体，内含卵磷脂小体 ≥ + + + /HP、白细胞数 < 10 个 /HP、无或偶见红细胞、无脓细胞。当 EPS 内卵磷脂小体减少、白细胞数 ≥ 10 个 /HP 时，提示前列腺存在炎症。但目前多将此检查作为辅助诊断之一，而非金标准。

（2）尿常规及尿沉渣检查：该项检查是排除其他疾病的辅助方法。

（3）病原学检测：目前对前列腺炎的病原学检查多采用"四杯法"或"二杯法"，是鉴别细菌性和非细菌性的常用方法，对前列腺炎临床用药有一定的指导意义。

（4）超声检查可见前列腺回声不均匀、钙化、结石等，但不推荐单一使用超声检查结果作为诊断依据。另外，尿动力学、膀胱镜、CT、MRI 等均可作为前列腺炎的辅助诊断手段。

4. 诊断原则

Ⅰ型：诊断主要依靠病史、体格检查和血、尿的细菌培养结果。对患者进行直肠指检是必须的，但禁忌进行前列腺按摩。在应用抗生素治疗前，应进行中段尿培养或血培养。经 36 小时规范处理，患者病情未改善时，建议进行经直肠 B 超等检查，全面评估下尿路病变，明确有无前列腺脓肿。

Ⅱ型和Ⅲ型（慢性前列腺炎）：须详细询问病史、全面体格检查（包括直肠指检）、尿液和前列腺按摩液常规检查。推荐应用 NIH 慢性前列腺炎症状指数（NIH-CPSI）进行症状评分。推荐"两杯法"或"四杯法"进行病原体定位试验。

为明确诊断及鉴别诊断，可选择的检查有：精液分析或细菌培养、前列腺特异性抗原（PSA）、尿细胞学、经腹或经直肠 B 超（包括残余尿测定）、尿流率、尿动力学、CT、MRI、尿道膀胱镜检查和前列腺穿刺活检等。

Ⅳ型：无症状，在前列腺按摩液（EPS）、精液、前列腺按摩后尿液、前列腺组织活检及前列腺切除标本的病理检查时被发现。

四、鉴别诊断

1. 慢性附睾炎

慢性附睾炎亦可表现为阴囊、腹股沟部疼痛不适，与前列腺炎骨盆区域疼痛不适症状相似，但慢性附睾炎附睾部可触及结节，并伴轻度压痛。

2. 良性前列腺增生症

大多在老年人群中发病，临床表现主要为尿频，以夜尿增多为主，或伴有排尿困难、尿线变细、尿等待、尿不尽及残余尿增多等，无骨盆区域疼痛不适表现。超声、直肠指诊可进行鉴别。

3. 精囊炎

精囊炎和前列腺炎多同时发生，主要表现为血精及尿路刺激症状、骨盆局部疼痛症状，如尿道烧灼感、尿痛、尿急、尿频、排尿困难、终末血尿，局部有会阴部不适、坠胀痛或剧痛及直肠剧痛，疼痛可向下腹部、腰骶部、外生殖器及腹股沟放射。也可出现性欲减退、射精痛等。

五、辨证论治

1. 内治法

（1）湿热蕴结证。

证候：尿频，尿急，尿痛，尿道灼热感，排尿终末或大便时偶有白浊，会阴、腰骶、阴囊、睾丸、少腹坠胀疼痛，阴囊潮湿，尿后滴沥，舌红苔黄或黄腻，脉滑数或弦数。

治法：清热利湿，佐行气活血。

方药：程氏萆薢分清饮、八正散、龙胆泻肝汤加减。

中成药：癃清片、热淋清颗粒、双石通淋胶囊。

（2）气滞血瘀证。

证候：病程日久，少腹、会阴、睾丸、腰骶、腹股沟坠胀隐痛或痛如针刺，时轻时重，在久坐、受凉时加重，舌暗或有瘀点瘀斑，脉多沉涩。

治法：活血化瘀，行气止痛。

方药：前列腺汤、血府逐瘀汤加减。

中成药：前列欣胶囊、前列倍喜胶囊、前列平胶囊。

（3）肝气郁结证。

证候：会阴部，或外生殖器区，或下腹部，或耻骨上区，或腰骶及肛周坠胀不适，隐隐作痛，小便淋沥不畅，常伴胸闷、善太息、性情急躁、焦虑抑郁等，症状随情绪波动加重，舌淡红，苔薄白，脉弦。

治法：疏肝解郁，理气止痛。

方药：柴胡疏肝散、逍遥散加减。

中成药：乌灵胶囊。

（4）肾阴不足证。

证候：病程较久，尿后余沥，小便涩滞不畅，时有精浊，伴腰膝酸软，头晕眼花，失眠多梦，遗精早泄，五心烦热，口干咽燥，舌红少苔，脉沉细或细数。

治法：滋补肾阴，清泻相火。

方药：知柏地黄丸加减。

中成药：知柏地黄丸、左归丸、大补阴丸。

（5）脾肾阳虚证。

证候：病久体弱，腰骶酸痛，倦怠乏力，精神萎靡，少腹拘急，手足不温，小便频数而清长，滴沥不尽，阳事不举，劳则精浊溢出，舌淡苔白，脉沉无力。

治法：温补脾肾，佐行气活血。

方药：补中益气汤合济生肾气丸加减。

中成药：右归丸、补中益气丸。

2. 外治法

（1）直肠用药：根据临床辨证可选用前列安栓、解毒活血栓、野菊花栓等。

（2）坐浴：根据辨证用药。湿热蕴结证选用黄柏、土牛膝、益母草、苦参、大黄、冰片等，气滞血瘀证选用红花、黄柏、延胡索、川楝子、鸡血藤、野菊花等，肝气郁结证选用青皮、香附、柴胡、白芍、丹参等，肾阴不足证选用盐黄柏、红花、大黄、冰片、赤芍等，脾肾阳虚证选用桂枝、蛇床子等。煎汤坐浴，温度不宜超过40℃，每晚1次，每次10～15分钟。未婚或未生育的已婚患者不宜坐浴。

（3）敷脐疗法：丁香、肉桂、红花、延胡索等，研磨用醋或温水调匀，取适量用一次性医用辅料贴敷肚脐（神阙穴），睡前贴敷1次，晨起祛除。适用于气滞血瘀导致的疼痛。

（4）物理疗法：主要利用多种物理方法产生热力作用，加速腺体内的血液循环，促进炎症物质的消散与吸收，对于以疼痛为主患者效果较佳，但对于未婚或有生育要求者不推荐。超声外治：运用前列腺超声仪于会阴部（穴）进行超声治疗，每日1次，每次30分钟左右。适用于气滞血瘀证导致的疼痛。

六、辨治要点

1. 基本病机

湿热瘀阻是其基本病机。前列腺炎病机虽然有肾虚、血瘀、肝郁、湿热等不同，但一般来说，湿热为患为共识，瘀血内阻为趋势，湿热瘀结为特征，肾虚为内在基础，气滞血瘀贯穿本病始终。

2. 辨病论治是前提

前列腺炎可分为四型，不同分型临床表现、病因及治疗各异。而且前列腺炎临床表现以排尿异常的下尿路症状及前列腺骨盆区域疼痛不适为主，临床上很多疾病都可以引起骨盆区域的疼痛及下尿路症状表现，如精索静脉曲张、腹股沟疝、间质性膀胱炎、前列腺增生症、膀胱过度活动症等，加之目前临床分科越来越细，专科医生对前来就诊的患者很容易局限于该科的相关疾病而先入为主，从而导致误诊的出现。所以，临床治疗前列腺炎的首要前提是辨病论治，即首先需要明确诊断、确定分型。虽然，目前对于前列腺炎的诊断主要依据临床症状和病史，前列腺液常规检查由于其临床指导意义不大而仅供参考，但是，一些排除性的检查和体格检查需要重视。体格检查可以很好地鉴别排除是否为精索静脉曲张或腹股沟疝等疾病导致的盆腔区域的疼痛不适，而且能够更详细地收集病情资料，有利于明确诊断。而其他一些排除性检查，如阴囊超声、泌尿系超声等检查，可以排除附睾炎、膀胱炎、精索静脉曲张等疾病，进行排除性的诊断。因此，明确诊断为临床治疗指明了方向，为规范治疗奠定了基础，是治疗前列腺炎的必要前提。

3. 辨证论治是核心

随着近年来对前列腺炎的深入研究，逐步确立了血瘀在其病机中的重要地位，因为前列腺特殊的解剖结构，容易减慢血液循环，而中医称前列腺为精室，是奇恒之腑，具有易虚易瘀的特点；其典型的临床表现以前列腺骨盆区域疼痛为主的，而其疼痛症状容易缠绵反复，符合中医学所讲的"不通则痛""久痛入络"等理论；而前列腺炎中医证候特点的流行病学调查研究也显示，气滞血瘀证是其最常见的证候类型，从而更加确定了血瘀病机贯穿该病始终的地位。此外，由于前列腺炎缠绵反复的特点，导致病程迁延，患者被该病反复折磨，逐渐失去治疗信心，容易出现焦虑抑郁等精神障碍，而研究发现，前列腺痛患者普遍存在焦虑、抑郁等精神障碍。因此，目前前列腺炎的病机特点已经从湿热转变为血瘀肝郁为主要特点，而治疗则应该在活血疏肝的基础上辨证论治，从而能够更加有针对性的治疗。

另外，辨证论治虽然是中医的内容，但是西医学在治疗前列腺炎方面也开始注重与辨证论治相呼应的个体化治疗。尤其是 UPOINT 表型分类系统的提出，将前列腺炎定义为由不同表型组合而成的具有不同临床表现的前列腺炎综合征，而不同的表型应采用不同的治疗方法，突出体现了对前列腺炎进行个体化分析和治疗的思路。因此，西医学在治疗前列腺炎时，也开始注重"辨证论治"，明确该病是有哪些表型组合而成，从而采取相对应的个体化的治疗方法。

4. 中西结合是趋势

虽然，近年来中西医对前列腺炎的临床研究与实践都取得了新的进展，但是仍然并不能解决其所有的问题，从而中西医结合成为治疗前列腺炎的趋势。中西医在治疗前列腺炎方面都有各自的优势与劣势，中西医之间取长补短、中西合璧将会取得更加满意的治疗效果。首先，中西医在治疗前列腺炎的不同症状表现上，各有优劣。所以，一定要明确各自的治疗优势，选择最有效的方法针对相应的临床表现。如西医学在抗感染、解除排尿梗阻等方面有优势，而中医的优势在于改善躯体症状、缓解疼痛等方面。因此，对于以前列腺骨盆区域疼痛为主，兼以排尿异常、精神障碍等表现的前列腺炎，必须中西结合治疗。使用西医学手段治疗排尿异常，采用中医中药缓解疼痛症状及躯体症状。另外，对明显伴有焦虑、抑郁等精神障碍的患者使用西医学的抗焦虑抑郁药物要明显优于疏肝解郁的中药。其次，中西结合能够更好地辨病论治与辨证论治相结合。通过使用西医学的诊断工具，可以更加明确地排除疑似相关疾病，明确诊断。在明确诊断的基础上，再明确中医证型，西医学的表型组合，从而采取更有优势的治疗方案，对症分型治疗。最后，中西医思维的结合，更有利于突破现有的治疗瓶颈。中医学与西医学是完全不同的两种医学理论体系，两者之间的典型区别不是诊疗手段的差异，而是在不同思维体系指导下进行的医学诊疗。即中医学与西医学对同一疾病问题的认识是采用不同的思维方式，从不同层面、不同角度去认识。所以，中西思维方式的结合，能够打破自身的桎梏，更有利于理论突破。

5. 身心同治是关键

随着社会－生物－心理医学模式的普及，临床医生越来越重视精神心理因素在疾病中的重要影响，而前列腺炎患者的精神心理状况也在近年来表现突出，并逐步被关注重视。多项临床研究显示，前列腺炎患者精神障碍表现突出，主要表现为焦虑、抑郁等精神障碍。因此，目前前列腺炎的临床症状已经从以躯体症状为主向躯体症状与精神障碍表现并重转变，而且其精神障碍表现与躯体症状密切相关，相互影响，进一步加重临床表现，甚至成为前列腺炎缠绵难愈的重要因素之一，严重影响患者的生活质量与心理健康。所以，前列腺炎身心同治应该作为治疗的关键，必须重视。从而，在治疗前列腺炎时，既要采取有效的措施解决患者的躯体症状，更要重视心理疏导的积极作用，甚至必要时需要配合抗焦虑抑郁药物，而尽早规范的药物干预，往往能够使患者受益，达到满意的治疗效果。

6. 综合治疗是手段

前列腺炎近年来逐步进入了综合治疗时代，只有采用现有的所有诊疗方法这一综合治疗手段，才能达到理想的治疗效果。因此，前列腺炎的临床治疗方法具有多样化的特点，既有多样的治疗药物，也有繁多的外治方法，同时还要对患者进行健康教育及生活方式调整等。所以，对于前列腺炎患者，首先要实施包括健康教育、调整饮食和生活方式在内的基础治疗，如科普疾病相关知识，限制饮酒和辛辣刺激食物，避免受凉、憋尿、久坐，适度体育锻炼，规律性生活，情志舒畅等；其次，要根据患者的临床症状表现，明确表型组合，中医证型，制订个体化综合药物治疗方案；最后，要重视外治法在前列腺炎治疗中的地位，目前临床中使用较多的外治方法有温水坐浴、栓剂纳肛、药物敷脐、生物反馈疗法、会阴超声治疗等。这些外治方法对于缓解前列腺炎的疼痛不适等症状都有一定的疗效，甚至疗效显著。尤其是栓剂纳肛这一方法，由于操作方便，疗效明显，患者易于接受，已经在临床推广普及。而温水坐浴则成为很多患者的家庭辅助疗法。因此，综合治疗已经成为前列腺炎的必要治疗手段，只有采用中西医结合、内治与外治配合的综合治疗手段，才能提高疗效，达到满意的治疗效果。

七、注意事项

（1）忌酒，忌过食肥甘厚腻及辛辣炙煿食物。

（2）养成良好、规律的生活习惯，加强锻炼，劳逸结合，不要憋尿、久坐或骑车时间过长。

（3）性生活规律。

（4）注意前列腺部位保暖。

（5）前列腺按摩时用力不宜过大，按摩时间不宜过长，也不宜过于频繁，以每周 1 次为宜。

（6）调节情志，保持乐观情绪，树立战胜疾病的信心。

（曾令斌）

第七节　良性前列腺增生症

一、概述

良性前列腺增生症（benign prostatic hyperplasia，BPH）是一种组织学诊断。临床 BPH，俗称"前列腺肥大"，通常表现为主观症状为主的下尿路症状（lower urinary tract symptoms，LUTS）、影像学检查证实的前列腺增大及尿动力学显示的膀胱出口梗阻（bladder outlet obstruction，BOO）。随着老龄化时代的到来，良性前列腺增生在泌尿男科疾病中的地位越来越突出。组织学 BPH 的发生率随着年龄的增长逐渐增加，其中 41～50 岁年龄组为 20%，51～60 岁年龄组为 40%，61～70 岁年龄组为 70%，80～90

岁年龄组为 85%，90 岁年龄组为 100%。

良性前列腺增生属中医学"癃闭、精癃"范畴。排尿困难为癃，癃者，小便不利，点滴而短少，病势较缓；急性尿潴留为闭，闭者，小便闭塞，点滴不通，病势较急。

二、病因病机

本病的病理基础是年老肾气虚衰，气化不利，血行不畅，与肾和膀胱的功能失调有关。

1. 脾肾两虚

年老脾肾气虚，推动乏力，不能运化水湿，终致痰湿凝聚，阻于尿道而生本病。

2. 气滞血瘀

前列腺的部位是肝经循行之处，肝气郁结，疏泄失常，可致气血瘀滞，阻塞尿道；或年老之人，气虚阳衰，不能运气行血，久之气血不畅，聚而成痰，痰血凝聚于水道；或憋尿过久，败精瘀浊停聚不散，凝滞于溺窍，致膀胱气化失司而发为本病。

3. 湿热蕴结

外感湿热之邪，阻滞膀胱，或肾热移于膀胱；或嗜醇酒，过食肥甘厚味，酿生湿热，流注下焦，蕴结膀胱，影响膀胱气化功能，而致小便闭而不通，发为本病。

年老体虚，或久病体虚，肾阳不足，命门火衰，气化不及州都，膀胱气化无权，而致小便不通或点滴不爽，排尿无力；或下元虚冷关门不利，而致尿频、夜尿尤甚，或见小便自溢而失禁等症状；或下焦积热，日久不愈，津液耗伤，导致肾阴不足，出现排尿困难、小便频数不爽、淋漓不尽的症状，故肾虚为本。肾之气（阳）阴不足可以导致瘀血内停，正所谓气帅血行，气虚则血瘀，阳虚亦血凝。血属阴类，营阴虚耗不能载血以行或阴虚内热致槁血瘀结，蓄于下焦，阻塞水道以致膀胱决渎失司，血瘀日久，可以凝结成形，此为发病之标。故该病病机特点为肾虚为本，血瘀为标，湿热为诱发加重因素。

三、诊断要点

1. 病史

（1）以下尿路症状为主诉就诊的 50 岁以上男性患者，首先应该考虑 BPH 的可能。重点了解下尿路症状的特点、持续时间及其伴随症状；手术史、外伤史，尤其是盆腔手术或外伤史；既往史和性传播疾病、糖尿病、神经系统疾病；药物史，可了解患者目前或近期是否服用了影响膀胱出口功能的药物。

（2）I-PSS 评分标准是目前国际公认的判断 BPH 患者症状严重程度的最佳手段。I-PSS 评分是 BPH 患者下尿路症状严重程度的主观反映，它与最大尿流率、残余尿量及前列腺体积无明显相关性。通过这种方式可以使患者的症状严重程度进行量化，便于随访症状变化和调整治疗策略和临床研究。I-PSS 评分患者分类如下（总分 0 ~ 35 分）。

轻度症状：0 ~ 7 分。

中度症状：8 ~ 19 分。

重度症状：20 ~ 35 分。

（3）生活质量评分（QOL）：QOL 评分（0 ~ 6 分）是了解患者对其目前下尿路症状水平伴随其一生的主观感受，其主要关心的是 BPH 患者受下尿路症状困扰的程度及是否能够忍受。

以上两种评分尽管不能完全概括下尿路症状对 BPH 患者生活质量的影响，但是它们提供了医生与患者之间交流的平台，能够使医生很好地了解患者的疾病状态。

2. 体格检查

（1）外生殖器检查：除外尿道外口狭窄或畸形所致的排尿障碍。

（2）直肠指诊：下尿路症状患者行直肠指诊非常重要，需在膀胱排空后进行。直肠指诊可以了解前列腺的大小、形态、质地、有无结节及压痛、中央沟是否变浅或消失及肛门括约肌张力情况。直肠指诊对前列腺体积的判断不够精确，目前经腹超声或经直肠超声检查可以更精确描述前列腺的形态和体积。

（3）局部神经系统检查：主要是指会阴部的感觉和运动神经的检查，如肛门收缩和提肛运动。

3. 实验室化验及辅助检查

（1）尿常规：尿常规可以确定下尿路症状患者是否有血尿、蛋白尿、脓尿及尿糖等。

（2）血清 PSA：前列腺增生和临床局灶性前列腺癌的血清 PSA 水平有重叠，PSA 水平在非前列腺癌患者中也有作用，可以推测前列腺的体积及预测患者对 5α-还原酶抑制剂药物治疗的反应性。因此，血清 PSA 水平可以作为前列腺癌临床筛查的参考，同时可以作为预测 BPH 患者病情进展的指标。

（3）超声检查：超声检查可以了解前列腺形态、大小、有无异常回声、突入膀胱的程度，以及残余尿量。经直肠超声还可以精确测定前列腺体积（计算公式为：0.52 × 前后径 × 左右径 × 上下径）。另外，经腹部超声检查可以了解泌尿系统（肾、输尿管）有无积水、扩张，结石或占位性病变。

（4）尿流率检查：尿流率有两项主要指标（参数），最大尿流率（Qmax）和平均尿流率（average flow rate，Qave），其中最大尿流率更为重要。但是最大尿流率减低不能区分梗阻和逼尿肌收缩力减低，必要时行尿动力学等检查。最大尿流率存在个体差异和容量依赖性。因此，尿量在 150 ~ 200 mL 时进行检查较为准确，必要时可重复检查。

（5）尿动力学检查：尿动力学检查是区分膀胱出口梗阻和膀胱逼尿肌无力的有效方法，有以下情况。如多次尿流率检查尿量在 150 mL 以下，残余尿量＞ 300 mL，盆腔外科手术后，BPH 侵袭性治疗效果欠佳者，可以选择尿动力学检查。结合其他相关检查，除外神经系统病变或糖尿病所致神经源性膀胱的可能。

（6）尿道膀胱镜：怀疑 BPH 患者合并尿道狭窄、膀胱内占位性病变时建议行此项检查。通过尿道膀胱镜检查可了解以下情况：①前列腺增大所致的尿道或膀胱颈梗阻特点；②膀胱颈后唇抬高所致的梗阻；③膀胱小梁及憩室的形成；④膀胱结石；⑤残余尿量测定；⑥膀胱肿瘤；⑦尿道狭窄的部位和程度。

四、鉴别诊断

1. 神经源性膀胱

临床症状上和 BPH 很难鉴别。有的膀胱刺激症状明显，表现为尿频、尿急、夜尿次数增多，甚至急迫性尿失禁；有的排尿梗阻症状明显，表现为尿潴留、上尿路积水。不过，神经源性膀胱患者多有明显的神经损害病史、体征，往往伴有下肢感觉和（或）运动障碍、肛门括约肌松弛和反射消失。确诊依赖于神经系统检查和尿动力学评估。

2. 前列腺癌

发病年龄偏大，前列腺癌常发生于前列腺外周带，直肠指诊可扪及结节，前列腺不规则质地硬，血清 PSA 明显升高，前列腺癌以下尿路症状就诊时，多数是晚期（常见肺、骨转移），必要时可行前列腺穿刺活检确诊。

五、辨证论治

1. 湿热下注证

证候：小便频数黄赤，尿黄而热或涩痛，或小便不通，少腹急满胀痛，口苦口黏，或渴不欲饮，舌质红，苔黄腻，脉滑数或弦数。

治法：清热利湿，消癃通闭。

方药：八正散加减。

中成药：癃清片、热淋清颗粒、翁沥通胶囊。

2. 气滞血瘀证

证候：小便不畅，尿线变细或点滴而下，或尿道涩痛，闭塞不通，或少腹急满胀痛，偶有血尿，舌质紫黯，或有瘀点瘀斑，苔白或薄黄，脉弦或涩。

治法：行气活血，通窍利尿。

方药：沉香散加减。

中成药：前列欣胶囊、泽桂癃爽胶囊。

3. 脾肾气虚证

证候：尿频，滴沥不畅，尿线细，甚或夜间遗尿或尿闭不通，神疲乏力，纳谷不香，面色无华，便溏脱肛，舌淡，苔白，脉细无力。

治法：补脾益气，温肾利尿。

方药：补中益气汤加减。

中成药：补中益气丸。

4. 肾阴亏虚证

证候：小便频数不爽，尿少热赤，或闭塞不通，腰膝酸软，五心烦热，大便秘结，舌红少津，苔少或黄，脉细数。

治法：滋补肾阴，通窍利尿。

方药：知柏地黄丸加减。

中成药：知柏地黄丸。

5. 肾阳不足证

证候：小便频数，夜间尤甚，尿线变细，余沥不尽，尿程缩短，或点滴不爽，甚则尿闭不通；精神萎靡，面色无华，畏寒肢冷，舌质淡润，苔薄白，脉沉细。

治法：温补肾阳，通窍利尿。

方药：济生肾气丸加减。

中成药：右归丸、济生肾气丸、癃闭舒胶囊。

六、辨治要点

1. 基本病机

肾虚血瘀是其基本病机，湿热、脾虚、气虚等病机为其诱发或加重因素。临床辨治以温阳补肾、化瘀散结为治疗原则，以辨证论治为核心，兼以清热利湿、健脾益气等。

2. 辨病论治是前提

下尿路症状是良性前列腺增生的主要临床表现，但下尿路症状也可见于多种泌尿系疾病，如膀胱过度活动征、前列腺癌等，故临床辨治，首先需要辨病论治，明确诊断，尤其需要警惕前列腺癌。前列腺直肠指诊、泌尿系超声、PSA 应作为常规必检项目。

3. 中医治疗

肾虚血瘀是良性前列腺增生症的基本病机，故补肾活血法是其基本治则，在补肾活血的基础上辨证论治，同时可适当运用中医通利小便的相关理论，以提高疗效。

（1）开上窍以通下窍：临床无论有无上窍闭塞，均可配用开上窍的药物，有利于下窍的开启。可在辨证的基础上，加 1~2 味开肺的药物如杏仁、桔梗、贝母、紫菀等。

（2）升清以利浊降：癃闭为湿浊停留不降之证，清阳之气的上升有利于浊湿之气的下降。因此，临床常配伍升清之品如黄芪、升麻、柴胡、枳壳等，可促使湿浊下走阴窍。

（3）通后窍以利前窍：前后二窍同由肾所主，前窍与后窍之间在解剖上互为邻近，在生理上相互配合，因此在病理上亦相互影响。生大黄活血行瘀，通下导滞，引瘀血浊热从大便而走，配合通利之品导瘀血湿热从小便而去，达到通后窍以利前窍的目的。临床上观察到，急性尿闭患者，大便得通，小便即自利。

（4）直接开前窍法：本病分窍实而闭和窍虚而闭，无论何种，临床如配合直接开启前窍的药物，如琥珀、郁金、莪术、菖蒲、生黄芪、沉香、麝香、穿山甲等，可提高疗效。

（5）消散气血痰湿的凝聚是提高疗效的重要途径：气血痰湿的凝聚是外科疾病形成的基本病理改变，如果不消除这些病理改变，很难提高疗效。这些治则包括疏肝理气，活血散瘀，化湿利水，化痰软坚。理气药如柴胡、郁金、沉香、乌药、枳壳，祛瘀药如丹参、桃仁、生大黄、川牛膝、红花、琥珀粉、炒五灵脂、地鳖虫，利湿药如茯苓、泽泻、瞿麦、萹蓄、车前子、木通、冬葵子，化痰软坚药如夏枯草、昆布、海藻、生牡蛎、川贝母。

（6）助膀胱气化药物的应用：膀胱主司小便，若被湿热和（或）瘀血阻塞其窍，则气化受阻，亦可致小便闭而不通。无论是三焦气化失司所致的膀胱气化不利，还是湿热瘀血闭阻所致的膀胱气化受阻，均影响了膀胱的气化功能。因此，除针对原发病因治疗外，均应同时重视恢复膀胱的气化功能。这也是无论虚实，均需加用助膀胱气化药物的原因。助膀胱气化药物的药物有：桂枝、茯苓、肉桂、补骨脂、肉苁蓉、菟丝子、乌药等，可酌情选用。

4. 预防远期并发症

使用 α 受体拮抗剂和 5α - 还原酶抑制剂联合方案，缓解尿路梗阻，缩小腺体，减缓临床进展，预防远期并发症。

5. 必要时手术

要严格掌握手术适应证，建议手术前行尿动力学检查，评估膀胱功能。

七、注意事项

（1）避风寒，保持心情舒畅，切忌忧思恼怒。

（2）避免食辛辣刺激性和寒凉食物，不饮酒，多食含纤维性食物。

（3）不憋尿，保持大便通畅。

（4）避免压迫会阴部，如久坐、长时间骑自行车等，适度锻炼身体。

（曾令斌）

第八节　精囊炎

一、概述

精囊炎是指发生于精囊的炎性病变，常与前列腺炎同时发病。临床上分为急性精囊炎和慢性精囊炎两类，以非特异性的慢性精囊炎最为常见。本病以精液中含有血液为特征，中医学称之为"血精症"。

二、病因病机

精囊炎的基本病理变化为精室血络受损，血溢脉外，随精而出。其病机为热入精室，损伤血络；或瘀血内停，阻滞血络，血不循经；或脾肾气虚，血失统摄，血溢脉外；或肾阴不足，相火亢盛，破血妄行，均可导致血精。

三、诊断要点

1. 急性精囊炎

急性精囊炎主要表现为尿路症状和骨盆局部症状，如尿道烧灼感、尿痛、尿急、尿频、排尿困难、终末血尿，局部有会阴部不适、坠胀痛或剧痛及直肠剧痛，疼痛可向下腹部、腰骶部、外生殖器及腹股沟放射。也可出现性欲减退、射精痛及血精等。严重时有发热、寒战、乏力等全身感染症状。直肠指诊可发现肿大的精囊并有明显触痛，如精囊脓肿形成时，则触之更加饱满并有波动感。

2. 慢性精囊炎

慢性精囊炎主要症状有血精和尿路症状。其他症状有性功能障碍及不育，一部分患者可出现神经系统症状，如头痛、头晕、乏力等。直肠指诊易触及单侧或双侧增大的精囊不规则、变硬、压痛，周围有粘连时精囊界限不清。直肠指诊时采集精囊的分泌物进行检查或做按摩后尿液检查，镜检可见有较多白细胞、红细胞和脓细胞。精液生化分析精浆中果糖减少可提示慢性精囊炎。

3. 辅助检查

（1）经直肠超声：经直肠超声避开了肠内气体和耻骨所造成的干扰，较高的分辨率可以完整地获得精囊腺的清晰轮廓及内部结构，可以清晰显示精囊腺超声图像特征。超声表现：精囊界限不清，内部回声不均匀，扩张腺管增厚、管壁毛糙，内部可见往复流动的点状囊液回声。急性精囊炎组彩色多普勒显示精囊内部及周围血流信号明显增多，血流速度增高；慢性精囊炎组精囊内部及周围血流信号略增多，血流速度略增快或变化不明显。

（2）磁共振：MRI 对盆腔组织结构、邻近组织解剖关系、软组织分辨率均较超声和 CT 优越，尤其能清楚地显示精囊腺管管状结构，精囊内出血时，T_1WI 序列呈异常高信号等特征表现，两侧精囊体积增大，腺管增粗、扭曲，T_1WI 呈混杂信号及出血的高信号，腺管间距增宽。故 MRI 诊断血精性精囊炎具有较大的优势。

（3）精囊镜：经尿道输尿管镜精囊镜检能直视下检查精囊腔内情况，有助于明确患者顽固性血精的病因，如炎症、结石、狭窄等，同时还可以针对病因进行治疗。经尿道输尿管镜精囊镜检主要用于顽固性血精患者。因此精囊镜不但是精囊炎、血精的诊断工具，同时还是治疗的手段。

四、鉴别诊断

1. 精囊结核

多数为慢性病程，逐渐发展。早期症状多不明显，一般表现为与前列腺炎相似的非特异性症状，伴会阴部不适和轻微的直肠疼痛。病变继续发展，可出现血精、射精痛、尿路刺激征、精液量减少及全身结核毒血症状，如低热、乏力、盗汗等。更严重时，阴囊或会阴部结核性窦道形成，常有脓液流出。

2. 精囊肿瘤

精囊肿瘤虽然少见，但要警惕，其诊断比较困难，通常这些肿瘤直到其病程的晚期也不引起临床症状。可能发生的一般症状包括尿潴留、尿痛、血尿或血精。体检时常在前列腺上方可触及肿块，无触痛。诊断时需要经直肠超声、CT 或 MRI，甚至行穿刺活检方可明确。

五、辨证论治

1. 湿热蕴结证

证候：精液红色或黯红色或棕褐色，阴囊坠痛，阴囊胀痛或兼见湿疹，腰酸困重，纳呆口苦，小便黄浊，尿频尿急，大便溏薄，舌质红，苔黄腻，脉滑数。

治法：清热利湿、凉血止血。

方药：龙胆泻肝汤加减。

中成药：癃清片、热淋清颗粒、萆薢分清丸等。

2. 阴虚火旺证

证候：精液鲜红色，可有性欲亢盛，射精疼痛，潮热盗汗，体倦神疲，头晕耳鸣，五心烦热，腰酸膝软，舌质红，少苔，脉细数。

治法：滋阴降火，凉血止血。

方药：知柏地黄丸加减。

中成药：知柏地黄丸等。

3. 脾肾两虚证

证候：精液淡红色，可有性欲低下、阳痿、遗精，失眠健忘，腰酸腿软，疲乏无力，纳食不佳，腹胀便溏，舌淡，苔薄，脉沉细。

治法：补肾健脾，益气摄血。

方药：补中益气汤加减。

中成药：补中益气丸、苁蓉益肾颗粒等。

4. 瘀血阻滞证

证候：精液呈黯红色或褐色，小腹、会阴部坠胀，偶有刺痛，神疲怕冷，舌质暗红，苔薄白，脉沉涩。

治法：活血行气，散瘀止血。

方药：桃红四物汤加减。

中成药：前列欣胶囊、前列通瘀胶囊、桂枝茯苓丸等。

六、辨治要点

1. 基本病机

基本病机是精室血络受损，瘀血内停，病位在精室，故其治疗应以化瘀止血为基本治则，在此基础上辨证论治，兼以清热利湿、健脾补肾、滋阴清热等。

2. 明确诊断

精囊炎的临床表现以血精、骨盆区疼痛不适、尿路症状为主，血精病因复杂，多种疾病都以血精为临床表现，虽然精囊炎是最常见的病因，但是仍然应该尽可能地明确原因，避免误诊，延误病情，尤其是警惕肿瘤、结核等疾病。骨盆区疼痛不适、尿路症状表现与前列腺炎、附睾炎等疾病临床表现相似，要注意鉴别。

3. 中西结合

急性精囊炎为明确的致病菌感染精囊所致者，应该规范地抗感染治疗。而慢性精囊炎多数为非特异性感染所致，抗生素抗感染治疗效果不理想，应该以中医药治疗为主，以化瘀止血为治疗原则，重视辨证论治，临床效果比较满意。

4. 介入诊断治疗

对于顽固性血精性精囊炎患者，药物治疗效果不理想，或者病情反复不愈者，建议使用经尿道输尿管镜精囊镜检。既可以直观地查找病因，明确诊断，避免误诊，同时还可以针对病因进行治疗。

七、注意事项

（1）禁忌房事，血精消失后仍应休息 1～2 周，恢复后性生活也不宜过频过激烈。

（2）禁忌饮酒和辛辣刺激性食物以免加重充血程度，不要长距离骑车。

（3）每周 1 次精囊腺前列腺按摩有助于排出炎性分泌物。

（4）热水坐浴，每日 1 次，每次 15～20 分钟，水温 41～42℃（30 日为 1 个疗程，休息 10 日后再进行下一个疗程）。

（5）必要时止血药如维生素 K、卡巴克络等对症治疗。

（曾令斌）

第九节　血精

一、概述

血精是指精液中夹有血液而成红色。血精出现时，轻者仅呈淡红色，重者可见鲜红血丝或屑性的陈旧性血块。中医血精的记载最早见于隋代巢元方的《诸病源候论》。血精是一种症状，其病因复杂，有很多疾病可引起血精。

二、病因病机

中医学将血精症称为"精血""赤浊"。

巢元方《诸病源候论·虚劳病诸候》："肾藏精，精者血之所成也，虚劳则生七情六极，气血俱损，肾家偏虚，不能藏精，故精血俱出也。"

张介宾《景岳全书·杂证谟·血证》："精道之血，必自精宫血海而出于命门……多因房劳，以致阴虚火动，营血妄行而然。"可见血精的发病与肾相关。

《证治汇补》《医宗必读》《证治要诀》等书中将血精归于精浊中的赤浊中，认为血精除与肾虚有关外，还与早婚及房劳过度有关。

现代中医在继承的基础上通过临床实践总结认为血精是因湿热下注或阴虚火旺、热扰精室、灼伤血络而致。

三、诊断要点

首先要确定血精的量、色，出现的间隙和频率，了解血精是偶发还是持续存在，同时还应了解是否有伴随症状如血尿、下尿路症状、体重减轻、局部或骨骼疼痛等。血精患者要做全身各系统全面体检，要仔细检查外生殖器、尿道及会阴部，做直肠检查，检查前列腺及精囊。血精患者要做血尿常规、前列腺液检查及精液分析、肝肾功能及血液生化检查。必要时做性病筛查，40 岁以上患者要做血清 PSA 测定。注意排除性伴侣出血的可能。

血精的诊断和鉴别诊断必须通过多种检查，包括全身检查、泌尿系和生殖系检查，如静脉尿路造影（IVU）、直肠超声波（TRUS）、CT、MRI、精道造影等。

四、鉴别诊断

1. 黑色素精

黑色素精极为罕见，是发生于前列腺、精囊及尿生殖道的恶性黑色素瘤，其特点是精液呈暗褐色或精液中有黑色小点，用色谱法检查，精液中检出黑色素而确诊。

2. 尿血、血淋

均为尿中带血的病证，属于泌尿系疾病，然而血尿一般无疼痛感，多由泌尿系结核或肿瘤引起；血淋则伴有尿频，尿痛等症状，多因急性尿路感染，泌尿系结石等引起。

3. 尿浊

主要表现为尿道口常有白浊似精液样物，多有前列腺炎引起。

此外前列腺、精囊腺囊肿，前列腺、精囊腺结石等病都可以引发血精。

五、辨证论治

本病基本病机为络损血溢，故以止血为要。因其病机有热、瘀、虚之不同，又当与辨证论治相结合。

1. 湿热下注

证候：精液红色或暗红色或棕褐色，阴囊坠痛，阴囊胀痛或兼见湿疹，腰酸困重，纳呆口苦，小便黄浊，尿频尿急，大便溏薄，舌质红、苔黄腻，脉滑数。

治法：清热利湿、凉血止血。

方药：八正散加减。

2. 阴虚火旺

证候：精液鲜红色，可有性欲亢盛，射精疼痛，潮热盗汗，体倦神疲，头晕耳鸣，五心烦热，腰酸膝软，舌质红、少苔，脉细数。

治法：滋阴降火，凉血止血。

方药：二至丸合知柏地黄丸加减。

3. 脾肾两虚

证候：精液淡红色，可有性欲低下、阳痿、遗精，失眠健忘，腰酸腿软，疲乏无力，纳食不佳，腹胀便溏，舌淡，苔薄，脉沉细。

治法：补肾健脾，益气摄血。

方药：归脾汤加减。

4. 瘀血阻滞

证候：精液呈暗红色或褐色，小腹、会阴部坠胀，偶有刺痛，神疲怕冷，舌质暗红，苔薄白，脉沉涩。

治法：活血行气，散瘀止血。

方药：少腹逐瘀汤加减。

六、辨治要点

青年男性的血精患者，大多数是良性病变，并表现为自限性症状。经检查未发现明显病变者，可行一般的治疗及随访复查。对有明显病因者，要根据病因、病灶部位及病变性质而采取相应的治疗方法。中青年出现血精常见于泌尿生殖系统炎症、前列腺及精囊良性病等疾病；中老年出现血精常见肿瘤、良性前列腺和精囊病变、炎症、高血压等；罕见原因有尿路结石，创伤等。故以止血为要，年轻、体壮、初发者多为实证；年老、体弱、久病者多为虚证。本病基本病机为络损血溢，临床辨治需要辨病与辨证相结合。

七、注意事项

（1）禁忌房事，血精消失后仍应休息 1～2 周，恢复后性生活也不宜过频过激烈。

（2）禁忌饮酒和辛辣刺激性食物以免加重充血程度，不要长距离骑车。

（3）每周 1 次精囊腺前列腺按摩有助于排出炎性分泌物。

（4）热水坐浴，每日 1 次，每次 15～20 分钟，水温 41～42℃（30 日为 1 个疗程，休息 10 日后再进行下一个疗程）

（5）必要时加止血药如维生素 K、卡巴克络等对症治疗。

（曾令斌）

第十节　睾丸炎

一、概述

睾丸炎是由各种致病因素引起的睾丸炎性病变，可分为急性非特异性睾丸炎及特异性睾丸炎。常表现为睾丸肿大、压痛，以及感觉患侧阴囊疼痛明显。

在中医学中属"子痈"这一疾病范畴，为男性外生殖器部位常见的感染性疾病。本病首见于《外科证治全书·前阴证治》曰："肾子作痛，下坠不能升上，外现红色者，子痈也。或左或右，或俗名偏坠，迟则溃烂莫治。"

二、病因病机

肝脉循会阴、络阴器。睾丸属肾，子痈一病与肝肾有关。其原因有三：一为不洁性交等，邪毒循精道传入睾丸，邪毒与正气相搏，气血逆乱，生热肉腐；或治疗邪毒不彻底，饮酒劳累等迫邪循精道进入睾丸。二为湿热下注，气血壅滞，经络阻隔而成；如湿热壅结不化，热胜则腐肉为脓，而形成脓肿。三为跌伤，睾丸络伤血瘀。

其发病主要与外受湿寒，化生湿热，饮食不节，情志郁结，湿热内生，房事不洁，邪毒稽留等因素有关。

三、诊断要点

睾丸炎表现为突然发作的睾丸一侧或两侧肿大、疼痛。疼痛程度不一，轻者仅有不适，重者痛如刀割，行动或站立时加重；常疼痛放射至同侧小腹。伴有恶寒发热，或寒热往来，食欲缺乏，恶心呕吐、口苦、口渴欲饮、尿短赤、便秘等全身症状。

局部查体可见：阴囊红肿灼热，皮肤紧绷光亮，疼痛可沿输精管放射至下腹及腰背部。触摸睾丸肿大，质地硬，痛而拒按，化脓性睾丸炎溃脓后疼痛程度减轻。

实验室检查：血常规白细胞总数升高幅度较大，其中中性粒细胞升高明显；彩色 B 超可见患侧睾丸增大、血流加快。

四、鉴别诊断

1. 睾丸肿瘤

睾丸肿瘤一般无明显疼痛，仅在肿瘤增大时，有沉重感和胀痛，如腹膜后淋巴结转移压迫邻近组织时，可引起腹部和腰部疼痛。

2. 睾丸损伤

睾丸损伤多由直接暴力所致，损伤程度轻者为挫伤，疼痛较轻，重者为裂伤、脱位、扭转或出血，并可发生外伤性睾丸炎，表现为睾丸肿大、疼痛剧烈，可放射至下腹部或腰部，甚至引起休克。

3. 睾丸扭转

即精索扭转，在剧烈活动后，睾丸突然发生剧痛，并放射至腹股沟和下腹部，伴有恶心呕吐，甚至休克。扭转后易引起睾丸缺血或坏死。

4. 附睾炎

急性附睾炎发病时患侧附睾肿大疼痛，触痛明显。引起附睾睾丸炎时，疼痛范围扩大。慢性附睾炎仅局部有轻度疼痛，但疼痛时间持久，而且往往是双侧的。

5. 精索静脉曲张

该病主要表现为患侧阴囊坠胀感，并可放射至下腹部、腹股沟或腰部，常在站立过久或行走劳累时发生，于平卧后随曲张静脉消退而疼痛缓解，但症状轻重与曲张程度并非完全一致。

五、辨证论治

1. 内治法

（1）湿热蕴结证。

证候：一侧或双侧肾子肿胀疼痛，质硬，拒按，痛牵少腹，延及腰背，舌质红，苔薄黄或黄腻，脉滑数。

治法：清热利湿，解毒消痈。

方药：龙胆泻肝汤加减。

中成药：龙胆泻肝丸、连翘败毒丸等。

（2）火毒壅盛证。

证候：肾子肿硬剧烈，或有跳痛、阴囊显红、灼热，脓成按之中软有波动感，舌红，苔黄腻，脉洪数。

治法：清热解毒，活血透脓。

方药：仙方活命饮加减。

中成药：牛黄解毒丸、六神丸。

（3）气滞血瘀证。

慢性睾丸炎，疼痛较轻，迁延日久，常有治疗不规范病史；睾丸稍大，触痛轻微，无全身症状。

治法：活血消肿为主，兼清热解毒。

方药：桃红四物汤加减。

中成药：前列通瘀胶囊、新癀片。

（4）瘀血内阻证。

证候：睾丸疼痛肿大，阴囊青紫，有外伤史。

治法：活血化瘀止痛。

方药：血府逐瘀汤加减。

中成药：龙血竭胶囊。

2．外治法

急性期用玉露膏、金黄膏外敷。

阴囊水肿明显者，用50%芒硝溶液湿敷。并宜卧床休息，用布带或阴囊托将阴囊托起。

脓肿形成时，穿刺证实后切开引流，按化脓性疾病常规换药。

慢性期，用冲和膏外敷，或用葱归溻肿汤坐浴。

六、辨治要点

（1）急性期抗生素加中药新癀片，常在2～3天能止痛。但需彻底治疗2周。睾丸炎造成的睾丸萎缩，常无法恢复。睾丸炎易造成免疫性不育。

（2）慢性睾丸炎，由急性睾丸炎迁延而致。可用抗生素加服前列通瘀胶囊，疗程在1个月左右（抗生素只需用一周）。用抗菌药物控制感染，应用足量广谱抗菌药物，最好联合用药，以弥补药物抗菌谱的不足。常用的有青霉素类、大环内酯类、喹诺酮类药物。应掌握足量的原则，不能因无疼痛而停药，可根据患者具体情况酌情选用，一般疗程为2周。脓肿形成后，触诊有波动感，穿刺有脓汁时，可切开排脓清除坏死组织，通畅引流，待脓汁排除干净后，切口往往愈合较快。

（3）腮腺炎性睾丸炎是由于流行性腮腺炎病毒感染所致，故应抗病毒，对症治疗为主，辅以抗菌药物防止并发感染。在内饮中药制剂情况下，卧床休息，抬高阴囊，同时用1%利多卡因低位精索封闭，可明显缓解症状，改善睾丸血运，保护睾丸生精功能。

（4）外伤性睾丸炎，若血肿严重，应切开引流，找出破损血管结节。B超提示或触及睾丸有裂伤，应切开冲洗后缝合。目的是减少睾丸萎缩，恢复生精功能。

七、注意事项

（1）卧床休息，抬高阴囊，防止活动时引起疼痛及改善睾丸血运。

（2）早期冷敷，后期热敷，可减轻疼痛不适和肿胀。

（3）注意避免与流行性腮腺炎患者接触。

（曾令斌）

第十一节　附睾炎

一、概述

附睾炎有急、慢性两种。急性附睾炎是男性生殖系统非特异性感染中常见疾病，常与睾丸炎同时存在，可称为附睾睾丸炎。该病在各种年龄男子均可发生，尤其好发于20～40岁的青壮年，约占附睾炎的70%。临床以患侧附睾肿胀疼痛为特征，发病常常是单侧。慢性附睾炎临床上较为多见。可由急性附睾炎迁延而成，但多数患者并无急性发作史。一般无明显症状，临床表现也颇不一致，可有局部不适，坠胀感，阴囊隐痛，反复发作，经久不愈；疼痛可放射至下腹部及同侧大腿内侧。部分有急性附睾炎不规范治疗史。体检可触及附睾肿大，变硬，或仅能触及附睾上有一较硬的硬块，无压痛或轻度压痛，附睾与睾丸的界限清楚，精索和输精管增粗。

中医学称附睾炎为"子痈"，早在清代《外科全生集》中便有明确、单独的记载。肝脉循会阴、络阴器，睾丸属肾，子痈一病与肝肾关系密切。《外科证治全书·前阴证治》曰："肾子作痛，下坠不能升上，外现红色者，子痈也。或左或右，或俗名偏坠，迟则溃烂莫治。"

二、病因病机

中医学没有单独的附睾炎病名，对急性附睾炎的认识主要归之于"子痈"范畴。认为主要原因是湿热毒下注，肝经络脉阻滞，热使气血逆乱壅阻于附睾而成。因湿热蕴结于局部，导致局部气血瘀滞，则热胜肉腐为脓，形成痈疡。如脓肿穿破阴囊，则毒随脓泄而愈；如气血凝结不散，日久则成为慢性肿块，也可因外阴、睾丸等部位跌打损伤，而局部脉络损伤后，湿热最易乘虚下注，发生痈肿，形成"子痈"。

三、诊断要点

急性附睾炎是以睾丸疼痛和附睾肿胀为特征，症状常常出现在单侧。

1. 典型症状

发病多较急，初起为阴囊局限性疼痛，沿输精管放射至腹股沟处或腰部，继之疼痛加重，附睾异常敏感，附睾迅速肿大，伴全身不适，发热，有时有尿道分泌物。可有膀胱、尿道炎、前列腺炎等症状。

2. 体检

患侧腹股沟区或下腹部有压痛，阴囊肿大，有的患侧皮肤红肿。患侧附睾肿大、发硬，触痛明显。早期与睾丸界限清楚，后期界限不清。精索水肿、增粗。如形成脓肿，则有波动感。脓肿也可自行破溃，形成瘘管。急性附睾炎附睾的肿大，以附睾尾部最为明显（尿道、前列腺、精囊、输精管传染所致）。若见于头体部肿痛，多为血行感染所致。

3. 辅助检查

（1）血常规：白细胞升高，有核左移现象。

（2）尿常规：常有白细胞与脓球。

（3）尿培养或尿道分泌物培养：有细菌生长。

（4）彩色 B 超：肿大的附睾血流增多。

四、鉴别诊断

1. 慢性附睾炎

多有急性睾丸炎病史，附睾或精索增大较均匀而不呈串珠样改变。病久不与皮肤粘连，不破溃，结核菌素试验阴性，每因感冒或外伤而急性发作。

2. 睾丸癌

多见于中老年人，睾丸或附睾出现无痛性肿块，质地坚硬，增大较快，初起不痛、不胀，晚期可有疼痛，亦不化脓。

3. 睾丸扭转

常见于青春期前儿童，突然发病，可有剧烈活动的诱因，疼痛剧烈严重，精索呈麻绳状扭曲，Prehn 征阳性，即托起阴囊时疼痛不减轻，反而有所加重，B 型超声示睾丸内血流减少或消失。

4. 附睾结核

附睾肿胀很少有压痛，有结核史，多为慢性病灶，常与阴囊壁粘连或有脓肿，窦道形成，输精管增粗或形成串珠样结节，前列腺及精囊亦有结核病灶。

5. 睾丸肿瘤

肿瘤侧睾丸肿大，质地坚硬，沉重感明显，正常睾丸感觉消失，附睾常不易摸到，透光试验阴性，B 型超声及 CT 可诊断，胸部 X 线摄片可见肺内有转移，血 HCG 或 AFP 增高。

五、辨证论治

1. 急性期

在急性期，在正确应用抗生素的同时，辨证应用中药，缩短疗程，增加炎症的吸收。内服外用结合，可取得较好的临床疗效。

（1）急性期未溃前。

证候：发病多较急，初起为阴囊局限性疼痛，沿输精管放射至腹股沟处或腰部，继之疼痛加重，附睾异常敏感，附睾迅速肿大，伴全身不适，发热，有时有尿道分泌物。患侧腹股沟区或下腹部有压痛，阴囊肿大，有的患侧皮肤红肿。患侧附睾肿大、发硬，触痛明显。舌红，苔黄，脉滑数。

治法：清热解毒，行气活血，利湿消肿。

方药：五味消毒饮加减。疼痛剧烈者，加延胡索、金铃子。

中成药：未化脓敷金黄膏或玉露膏，阴囊水肿用50%朴硝溶液湿敷。

（2）急性期溃后。

证候：阴囊红肿疼痛，可见皮肤破溃、脓性等分泌物，伴全身不适，发热，患侧腹股沟区或下腹部有压痛，患侧附睾肿大、发硬，触痛明显。舌红，苔黄腻，脉滑数。

治法：滋阴除湿，化脓生肌。

方药：用仙方活命饮、六味地黄汤加减。本病毒热重者，疼痛剧烈加新癀片，化脓期加服透脓散，外伤引起加桃仁、红花、苏木。

2. 慢性期

慢性附睾炎由于病因病理复杂，单独使用抗生素的治疗效果常常不满意。大多数患者不愿手术切除或不宜手术治疗。形成慢性纤维化后，单纯应用抗菌药物效果不一定理想，中医药治疗效果满意。

（1）湿热瘀滞证。

证候：附睾肿大，自觉隐痛或胀痛，或有阴囊下坠感，舌质瘀暗，苔黄腻，脉滑数。

治法：清热利湿，行气化瘀，软坚散结止痛。

方药：枸橘汤或龙胆泻肝汤加减。疼痛剧烈者，加延胡索、金铃子。

中成药：龙胆泻肝丸。

（2）气滞痰凝证。

证候：附睾结节，子系粗肿，轻微触痛，或牵引少腹不适，多无全身症状。舌淡或有瘀斑，苔薄白或腻，脉弦滑。

治法：疏肝理气，化痰散结。

方药：橘核丸加减。

中成药：茴香橘核丸。

六、辨治要点

1. 急性附睾炎

由于其发病较急，病情变化较快，所以，以及时、正确的治疗很重要。在急性期，一般首选抗生素与中药新癀片治疗；治疗时首先选择的抗生素以大环内酯类、喹诺酮类为主，同时进行细菌培养加药敏。抗生素的治疗不必等待化验结果，待结果出来以后再改用敏感抗生素治疗。治疗强调足程、足量。本病急性期采用中西医结合治疗疗效明确。如化脓，应及时切开引流。在抗生素治疗的同时，可以配合中医治疗，如主要采用清热解毒、清热排脓的方药，切开引流后可考虑结合排脓、生肌收口的方法，在恢复期，可以结合清热或行气活血的治法处理。中西医结合，能缩短疗程。

2. 慢性附睾炎

患者多无急性期，发病较为隐匿，病程较长，采用中医药治疗有明显的优势。中医治疗主要以清热解毒、行气活血、散结消肿为主，配合抗生素治疗能收到较好的疗效。慢性附睾炎应彻底治愈，否则引发对侧附睾炎则不能生育。附睾炎治愈后，患侧输精功能多丧失，所以要保护健侧。中西医结合，多在1～2月能治愈慢性附睾炎。附睾炎（急性、慢性）治愈后遗留的硬结，只要不痛，无压痛，是炎症后纤维组织增生。用前列通瘀胶囊治疗2～3个月，多能在半年内缩小。

七、注意事项

（1）急性期应绝对禁止体力活动和性生活。长期留置导尿管而引起附睾炎者，应拔除导尿管，以利炎症吸收。患者治愈后，注意慢性附睾炎的诱因，如戒烟酒、咖啡、辛辣刺激食物。

（2）早期用冰敷，晚期局部热敷或热水坐浴。

（3）急性附睾炎患者需要卧床休息，患侧阴囊托高。

（4）适度运动，增强体质，不压迫会阴部，性生活有规律等。

（曾令斌）

第十二节 阴囊湿疹

一、概述

阴囊湿疹是一种局限于阴囊有时会延至肛周，甚至阴茎部的湿疹。阴囊湿疹在中医古籍中又称"胞漏疮""肾囊风""绣球风"等。明代《外科启玄·胞漏疮》云："乃肝经湿热所致，外胞囊上起窠子作痒，甚则滴水湿其中衣，久治不痊者。"其后《外科正宗·肾囊风》记载："肾囊风，乃肝经风湿而成，其患作痒，喜浴热汤，甚则疙瘩顽麻，破流脂水。"清代《医宗金鉴·外科心法要诀·肾囊风》记载："此证一名绣球风，系肾囊作痒，由肝经湿热，风邪外袭皮里而成。初起干燥痒极，喜浴热汤，甚起疙瘩，形如赤粟，麻痒，搔破浸淫脂水，皮热痛如火燎者，此属里热。"急性期表现为皮肤肿胀潮红，轻度糜烂、渗出、结痂；日久皮肤浸润变厚，色素加深，上覆鳞屑，瘙痒剧烈，夜间更甚，常影响睡眠和工作。

二、病因病机

中医学认为阴囊位属下焦，乃肾之外胞，且肝经"循股阴入毛中，过阴器，抵小腹"，故本病归于肝经。本病与先天禀赋不足，肝经湿热关系最为密切。此外脾湿不运，下渗阴囊，久病可出现肝肾阴虚，血虚风燥证候，表现为阴囊粗糙肥厚。

1. 先天禀赋不足

先天禀赋不能耐受，皮肤腠理不固，易受风湿外邪侵袭而致病。

2. 肝经湿热

久居于湿地或久卧于湿热之处，外来湿热淫邪内侵，湿邪随肝经下注于阴囊，蕴于皮肤，发为湿疹。

3. 脾虚湿盛

饮食不节，过食肥甘厚腻辛辣及荤腥动风之品，或过食生冷损伤脾胃，脾湿不运，郁而化热，蕴于血分，充于阴囊腠理，外发于皮肤形成湿疹。

4. 血虚风燥

湿热久羁，耗伤阴血，血虚化燥而生风，致肌肤失养，干燥肥厚粗糙。

三、诊断要点

阴囊湿疹有急慢性之分，临床以慢性湿疹较为多见，常局限于阴囊皮肤，有时延及肛门周围，少数可延至阴茎。

1. 急性阴囊湿疹

（1）阴囊部出现很多密集的粟粒大小的丘疹、丘疱疹或小水疱，基底潮红。

（2）由于搔抓，丘疹，丘疱疹或水疱顶部搔破后呈明显的点状渗出及小糜烂面，浆液不断渗出。病变中心较为严重，而逐渐向周围蔓延，外围又有散在丘疹、丘疱疹，故皮损边界不清楚。

（3）饮酒、搔抓、肥皂洗、烫水刺激都可以使皮损加重。

（4）瘙痒者剧烈，严重者影响睡眠。

2. 慢性阴囊湿疹

（1）阴囊皮肤皱纹深阔，浸润肥厚，大多干燥，有薄痂和鳞屑，色素增加或伴有部分色素脱失。

（2）病程迁延，日久不愈，自觉瘙痒剧烈，故经常搔抓。

（3）由于不适当的治疗和经常搔抓，可使湿疹急性化，出现糜烂、渗出。

四、鉴别诊断

1. 阴囊神经性皮炎

多伴发颈后、肘后、骶尾部神经性皮炎。初起仅阴囊部瘙痒而无皮疹，由于反复搔抓而逐渐出现成片扁平丘疹，重则遍及整个阴囊，但见搔抓，不见流水，日久变厚，肤如席纹。

2. 维生素 B_2 缺乏性阴囊炎

一般病程短，无明显浸润肥厚，常伴舌炎、口角炎，内服维生素 B_2 1 周左右见效。

3. 乳房外湿疹样癌

又称乳房外帕哲病。也好发于男性生殖器、阴囊部。呈湿疹样外观，但为边界清楚的红色斑片，表面多样渗出结痂及角化脱屑，逐渐向周围扩大，经数月或数年后，往往稍有浸润，甚至发生溃疡。必要时取活检进行组织学检查。

五、辨证论治

1. 湿热浸淫证

证候：阴囊见水窠、红粟，皮肤灼热，搔破流水，浸淫渐大，糜烂蜕皮，甚至黄水流漓，湿透衣裤，舌红苔黄腻，脉弦滑。

治法：清热利湿。

方药：龙胆泻肝汤加减。

中成药：癃清片、四妙丸。

2. 脾虚湿盛证

证候：阴囊浮肿，瘙痒渗液，不热不痛，纳食不香，大便溏泄，舌体胖大有齿痕，苔白腻，脉濡。

治法：健脾渗湿。

方药：除湿胃苓汤加减。

中成药：参苓白术丸。

3. 血虚风燥证

证候：阴囊皮肤粗糙肥厚，搔破出血皲裂痒痛，舌红苔花剥或舌淡苔净，脉细或软。

治法：滋阴养血，润燥息风。

方药：当归饮子加减。

中成药：四物消风散。

六、辨治要点

本病主要是根据皮损状况和全身症状确定用药，若皮肤肿胀潮红，轻度糜烂、渗出、结痂，可诊断是急性湿疹；若日久皮肤浸润变厚，色素加深，上覆鳞屑，瘙痒剧烈，夜间更甚则是慢性湿疹。再根据具体治法进行治疗，最好可以配合外用软膏或洗剂治疗。患者平时生活习惯的调护也是至关重要的，避免刺激和过敏事物的接触，一方面可以利于治疗，防止加重或慢性湿疹急性发作；另一方面还可以减少复发概率。

七、注意事项

（1）去除病因及促发因素是预防本病的关键。

（2）避免各种不良刺激，如冷水热水刺激、肥皂水洗涤、搔抓、过紧内裤，以防感染及病情加重。

（3）饮食不吃辛辣，发物之品，如海鲜、牛羊肉。减少油腻食物，可多吃新鲜蔬果。

（4）适度运动，增强体质，避免过度劳累，保持心情愉快。

（5）避免接触患有癣病的猫和犬，消除传染源。

（6）如患者并发有鹅掌风，脚湿气、灰指甲及圆癣等疾病，须积极治疗，以防沾染本病或反复发作。

（曾令斌）

第十三节　疥疮

一、概述

疥疮是由疥虫（疥螨）寄生在人体皮肤所引起的一种接触传染性皮肤病。中医文献中又称"虫疥""癞疥""干疤疥"；若继发感染，成为"脓窝疥"。本病好发于皮肤薄嫩皱褶部位，夜间剧痒，在皮损处有灰白色、浅黑色或普通皮色的隧道，可找到疥虫。本病传染性很强，常在家庭、集体单位流行。

《诸病源候论·小儿杂病诸候》曰："疥疮，多生手足指间，染渐生至于身体，痒有浓汁……其疮里有细虫，甚难见。小儿多因乳养之人病疥，而染着小儿也。"

二、病因病机

或因生活起居不慎，与疥疮患者密切接触后，疥虫侵入，夹风湿热邪郁阻肌肤而发；或因使用患者用过而未经消毒的衣服、被席、用具等而传染；或有疥虫寄生的动物所致。

三、诊断要点

本病冬春季多见，易在集体生活的人群中和家庭内流行。皮损好发于皮肤柔嫩和皱褶之处，如手指侧、指缝、腕肘关节屈侧、腋窝前缘、女性乳房下、少腹、外阴、腹股沟、大腿内侧等处。除婴幼儿外，一般不累及头面部、头皮和掌跖。皮疹主要为有小丘疹、水疱、隧道及少腹或阴囊处的结节，夜间剧烈瘙痒，皮损处查处疥虫或虫卵即可确诊。

四、鉴别诊断

1. 寻常痒疹

好发于四肢伸侧，丘疹较大，多数自幼童开始发病，常并发腹股沟淋巴结肿大。

2. 皮肤瘙痒症

好发于四肢，重者可延及全身；皮损主要为抓痕、血痂和脱屑，无疥疮特有的丘疹、水疱和隧道。

3. 虱病

虱病主要表现为躯干或会阴部位皮肤瘙痒及血痂，指缝无皮疹；在衣缝处或毛发部位常可找到虱子或虫卵。

五、辨证论治

本病以外治疗法为主，一般不需要内治。

1. 外治疗法

（1）硫黄是治疗疥疮的特效药，古今皆为常用药。小儿用5%～10%硫黄软膏，成人用10%～15%硫黄软膏。使用方法：①先用花椒、地肤子煎汤洗澡，或用温水、肥皂洗澡，更衣，消毒衣服及床上用品。②颈部以下全身涂药，每日早、晚各1次，连用3天，在此期间不洗澡不更衣，此为1个疗程。③再重复1个疗程，第7天洗澡更衣，停药观察。如无新皮损出现，即为治愈。④此外，亦可用诸疮一扫光、雄黄软膏，用药方法同上。

（2）若皮损泛发、搔破染毒者需内外合治。

2. 内治方法

湿热虫淫证。

证候：皮损广泛，有丘疱疹、小水疱，搔抓后湿烂，甚至起脓疱、流黄水，或淋巴结肿痛，舌质红，苔黄腻，脉数滑。

治法：清热除湿，解毒杀虫。

方药：黄连解毒汤加苦参、地肤子、白鲜皮、百部；继发感染者，合五味消毒饮。

中成药：四妙丸、苦参软膏（外用）。

六、辨治要点

本病以杀虫止痒为主要治法。必须隔离治疗，以外治为主。若皮损严重，瘙痒剧烈者，内服清热除湿，解毒杀虫方药，配合外用药能更快缓解症状。因为疥虫卵大约需要1周才能发育为成虫，故停药后观察应以1周左右为妥。

七、注意事项

（1）加强卫生宣传及监督管理，对公共浴室、旅馆、车船上的衣被应定期严格消毒。

（2）注意个人卫生，勤洗澡，勤换衣服，被褥常晒洗。

（3）接触疥疮患者后用肥皂水洗手，患者所用衣服、被褥、毛巾等均需煮沸消毒，或在阳光下充分曝晒，以便杀灭疥虫及虫卵。

（4）彻底消灭传染源，注意消毒隔离，家庭和集体宿舍应分居，并积极治疗，以杜绝传染源。

（5）发病期间忌食辛燥鱼腥发物。

（曾令斌）

第十四节　梅毒

一、概述

梅毒是梅毒螺旋体引起的一种慢性、系统性的性传播疾病。可以侵犯皮肤、黏膜及其他多种组织器官，可有多种多样的临床表现，也可很多年无症状而呈潜伏状态。主要通过性接触，也可通过胎盘传给下一代，出现死胎、早产或先天性梅毒儿，危害性极大。梅毒根据临床表现可分为一期梅毒、二期梅毒、三期梅毒。缺乏临床表现但血清学试验阳性称为潜伏感染，其中感染两年以内的潜伏梅毒称为早期潜伏梅毒，其他情况的潜伏梅毒称为晚期潜伏梅毒。

梅毒属于中医学"疳疮、霉疮、杨梅疮、下疳、花柳病"等范畴。《本草纲目·草部》谓："杨梅疮，古方不载，亦无病者；近时起于岭南，传及四方。"我国第一部论述梅毒最完善的专著为明代陈司成所著的《霉疮秘录》，较详细记载了当时称为"杨梅疳"的症状、成因及医治方法，为梅毒学的发展做出了杰出的贡献。

二、病因病机

中医学认为本病为淫秽疫毒与湿热、风邪杂合所致。根据感受途径的不同，将其发病的病因病机归纳如下。

1. 精化传染

精化传染即直接传染。不洁性交传染，阴器直接感受霉疮毒气。毒气趁肝肾之虚直接入里为患。早期毒发于外，伤及皮毛、二阴则发生霉疮；晚期毒结于内，则伤及骨髓、空窍和脏腑，发为霉疮结毒，证候复杂，缠绵难愈。

2. 气化传染

气化传染即间接传染。由于非性活动的皮肤黏膜直接接触，如同寝、同厕、接吻、共食等感染霉疮疫毒，毒从外入，内犯肺、脾二经而发病。本型患者症状一般病情较轻，毒气少入骨髓、空窍和内脏。

3. 胎中染毒

胎中染毒系父母患霉疮，遗毒于胎儿所致。胎儿在母体内感受霉疮邪气的病机有禀受和感受之分。禀受者即父母先患霉疮后结胎。感受者，乃先结胎元，父母后患本病，毒气传染胎中。

梅毒之成，总由肺脾气虚，肝肾亏虚及胎儿禀赋不足而染霉疮毒邪所致。邪毒内蕴，化火化热，内伤脏腑，外攻肌肤，发为霉疮之成本病。邪之初染，疫毒结于阴器及肛门等处，发为疳疮；流于经络，则生横痃；后期疫毒内侵，伤及骨髓、空窍及脏腑，变化多端，证候复杂。

三、诊断要点

梅毒临床上分为一期梅毒、二期梅毒、三期梅毒、隐形梅毒和胎传梅毒。梅毒是一种慢性全身性疾病，临床症状多样，包括生殖器部的溃疡、全身的皮疹、骨关节的损害疼痛、眼部的病变、心血管及神经系统损害的症状等，给临床诊断带来一定的困扰。但根据其流行病学史、临床症状、体检及实验室检查等进行综合分析，不难做出诊断。

四、鉴别诊断

1. 硬下疳与软下疳

软下疳病原菌为 Ducreyi 链杆菌；潜伏期短，发病急；炎症明显，基底柔软，溃疡较深，表面有脓性分泌物，疼痛剧烈；常多发。

2. 梅毒玫瑰疹与风热疹（玫瑰糠疹）

后者皮损为椭圆形，红色或紫红色斑，其长轴与皮肤平行，附有糠状鳞屑，常可见较大母斑；自觉瘙痒；淋巴结无肿大；梅毒血清反应阴性。

3. 梅毒扁平疣与尖锐湿疣

后者疣状赘生物呈菜花状或乳头状隆起，基底较细，呈淡红色；梅毒血清反应阴性。

五、辨证论治

1. 肝经湿热证

证候：多见于一期梅毒。外生殖器疳疮质硬而润，或伴有横痃，杨梅疮多发于下肢、腹部、阴部；兼见口苦口干，小便黄赤，大便秘结；舌质红，苔黄腻，脉弦滑。

治法：清热利湿，解毒驱梅。

方药：龙胆泻肝汤加土茯苓。

2. 血热蕴毒证

证候：多见于二期梅毒。周身起杨梅疮，色如玫瑰，不痛不痒，或见丘疹、脓疱、鳞屑；兼见口干舌燥，口舌生疮，大便秘结；舌质红绛，苔薄黄或少苔，脉细滑或细数。

治法：凉血解毒，泻热散瘀。

方药：清营汤合桃红四物汤加减。

3. 毒结筋骨证

证候：见于杨梅结毒。患病日久，在四肢、头面、鼻咽部出现树胶肿，伴关节、骨骼作痛，行走不便，肌肉消瘦，疼痛夜甚；舌质暗，苔薄白或灰或黄，脉沉细涩。

治法：活血解毒，通络止痛。

方药：五虎汤加减。

4. 肝肾亏损证

证候：见于三期梅毒脊髓痨者。患病可达数十年之久，逐渐两足瘫痪或萎弱不行，肌肤麻木或如虫行作痒，筋骨窜痛；腰膝酸软，小便困难；舌质淡，苔薄白，脉沉细弱。

治法：滋补肝肾，填髓息风。

方药：地黄饮子加减。

5. 心肾亏虚证

证候：见于心血管梅毒患者。症见心慌气短，神疲乏力，下肢浮肿，唇甲青紫，腰膝酸软，动则气喘；舌质淡有齿痕，苔薄白而润，脉沉弱或结代。

治法：养心补肾，祛瘀通阳。

方药：苓桂术甘汤酌加黄芪、丹参、茯神、杜仲等。

六、辨治要点

（1）诊断要准确。梅毒是性传播疾病，其诊断关系到患者本身、配偶乃至家庭，因此一定要慎重。虽然梅毒临床症状复杂多变，但根据其流行病学史，临床症状及实验室检查，不难做出准确诊断。

（2）梅毒的初起以邪实为主，在治法上应以清热解毒、凉血驱梅为主。感染后期，病程较长，多侵犯重要脏器，导致正气不足，脏腑功能虚弱，在治疗上应以补益为主，在提高机体抗邪能力基础上，辅以驱梅。

（3）青霉素是所有类型梅毒的首选和最有效的治疗药物，梅毒螺旋体极少对青霉素耐药。只有在青霉素过敏的情况下，才考虑使用其他抗生素。各期梅毒的治疗需要选择合适的青霉素剂型，早期梅毒和晚期树胶肿梅毒选用苄星青霉素 G、普鲁卡因青霉素 G，神经梅毒及心血管梅毒选用水剂青霉素 G。同时要注意剂量足够，疗程要规则。

七、注意事项

（1）加强梅毒危害及其防治常识的宣传教育。

（2）提倡洁身自好，杜绝不洁性交。

（3）对高危人群定期检查，做到早发现、早治疗。

（4）治疗梅毒时必须遵循早期、及时、规则而足量的原则。同时避食辛辣鱼虾等刺激性食物。

（5）做好孕妇胎前检查工作，对梅毒患者要避孕，或及早中止妊娠，如确需继续妊娠，所分娩的婴儿必须定期检查或治疗。

（6）坚持查出必治、治必彻底的原则，建立随访追踪制度。

（7）对所有性伴侣进行检查和治疗。

（曾令斌）

第十二章

风湿免疫疾病

第一节　类风湿关节炎

一、概述

类风湿关节炎（rheumatoid arthritis，RA）是以对称性多关节炎为主要临床表现的慢性自身免疫性疾病，女性好发，发病率为男性的 2 ~ 3 倍。本病可发生于任何年龄，高发年龄为 40 ~ 60 岁。由于本病预后欠佳，致残率高（约 1/3），是群众丧失劳动力的主要原因之一。

类风湿关节炎属于中医学"痹病""痹证"范畴，最早见于《内经》，是指由于风、寒、湿、热等邪气闭阻经络，影响气血运行，导致肢体筋骨、关节、肌肉等处发生疼痛、重着、酸楚、麻木，或者关节屈伸不利、僵硬、肿大、变形等症状的一种疾病。根据疾病的不同症状特点，历代又有"历节""白虎病"等别名。

二、病因病机

类风湿关节炎由于先天禀赋不足复加后天调摄失当、房事不节、情志刺激、病后失调等损耗正气，致正气亏虚，则外邪易于入侵，致病之邪，壅郁于内；且正气既虚，无力祛邪外出，出现病程迁延，不易痊愈。尽管本病初起多以邪实为主，然此种邪实必兼有本虚的一面。基于对类风湿关节炎病因病机的认识，历代医家常有不同的见解，但均以《内经》中关于痹证的理论为基础。《素问·痹论》记载，"风寒湿三气杂至，合而为痹，其风气胜者为行痹，寒气胜者为痛痹，湿气胜者为着痹也"，认为此病的发生因正气不足，外感风、寒、湿、热之邪，使肌肉、筋骨、关节、经络痹阻，气血运行不畅所致，综其病机可概括为"本虚标实"。初起以邪实为主，病久邪留伤正；痹成日久，则五脏气机紊乱，升降无序，导致脏腑经络功能失调，气血津液运行乏力，产生痰瘀，痰瘀又可成为致病因素，加重脏腑的亏虚，故风、寒、湿、热、痰、瘀痹阻为标；正气不足，肝脾肾亏虚为本。

三、临床诊断

1987 年修订的美国风湿病协会（ARA）类风湿关节炎的诊断标准提出，诊断类风湿关节炎必须具备下述 4 条或 4 条以上标准：①晨僵至少 6 小时，持续 6 周以上；②3 个或 3 个以上的关节肿胀持续至少 6 周以上；③腕关节、掌指关节或近端指间关节肿胀 6 周以上；④对称性关节肿胀；⑤皮下类风湿结节；⑥类风湿因子阳性（滴定度计数 RF 1 ∶ 32 以上）；⑦手指关节 X 线变化证实。以上 7 条，符合 4 条即可诊断。

2010 年欧洲抗风湿病联盟（EUIAR）和美国风湿病学会（ACR）联合发布了新的类风湿关节炎的分类标准（表 12-1）。

表 12-1　类风湿关节炎的分类标准

关节受累情况		
受累关节情况	受累关节数	得分（0 ~ 5 分）
中大关节	1 个	0 分
	2 ~ 10 个	1 分
小关节	1 ~ 3 个	2 分
	4 ~ 10 个	3 分
	> 10 个	5 分
血清学		得分（0 ~ 3 分）
RF 和抗 CCP 抗体均（-）		0 分
RF 和抗 CCP 抗体低滴度（+）		2 分
RF 和抗 CCP 抗体高滴度（+）		3 分
滑膜炎持续时间		得分（0 ~ 1 分）
< 6 周		0 分
> 6 周		1 分
急性时相反应（0 ~ 1）		得分（0 ~ 3 分）
CRP 和 ESR 正常		0 分
CRP 或 ESR 升高		1 分

总积分 6 分或 6 分以上者可以诊断。这个标准强调了滑膜炎和抗 CCP 抗体在诊断中的作用，并且不再把"持续 6 周"作为必要条件，有利于早期诊断，早期治疗，减少骨质破坏，保护关节功能。

<h2 style="text-align:center">四、辨证论治</h2>

（一）辨证要点

1. 辨标本

本病以正气虚弱、气血不足、肝肾亏损为本，风寒湿热、痰浊、瘀血为标。

2. 辨虚实

本病一般新病多实，久病多虚。病初多因外邪侵入，痹阻气血，以邪为主，如反复发作，邪气壅滞，营卫不和，聚湿成痰，血脉瘀阻，痰瘀互结，多为正虚邪实；病久入深，气血亏耗，肝肾损伤，以正虚为主。而临床常见正虚邪实，多证候相兼。

3. 辨寒热

本病证型不外寒热两端，临床主要为寒湿和湿热两大证候，寒湿胜者以关节肿大、冷痛、触及不热、喜热畏寒，天阴加重，舌淡苔白腻为特点；湿热胜者以关节肿大、热痛、触及发热，舌红苔黄腻为特点。

4. 辨体质

素体阳盛或阴虚体质多热化而成热痹，素体阴盛或阳虚体质多寒化而为寒痹，血瘀体质多行痹，气虚体质多湿痹。

5. 辨病邪

关节疼痛游走不定多为风邪；痛处固定，挛急痛剧，遇寒加重为寒邪凝滞；关节肿胀，重着酸楚，缠绵难愈为湿邪黏滞；关节红肿热痛，触及发热，身热口渴为热邪燔灼；关节痛如针刺、麻木、肿胀、变形、僵硬，舌暗苔腻为痰瘀互结。

6．辨病位

早期病位一般在肌肉、血脉、关节；继则筋骨、关节；中晚期病重多在筋骨，甚则入脏。

（二）治则治法

痹证的治疗以祛邪通络为基本原则，根据邪气的偏盛，分别予以祛风、散寒、除湿、清热、化痰、行瘀之法。同时根据正气的偏衰，予补肝肾、益气血等扶正之法。《医宗必读》对痹证的治疗原则做了很好的概括："治外者散邪为急，治脏者养正为先。治行痹者，散风为主，御寒利湿，仍不可废，大抵参以补血之剂，盖治风先治血，血行风自灭也。治痛痹者，散寒为主，疏风燥湿，仍不可缺，大抵参以补火之剂，非大辛大温，不能释其凝寒之害也。治着痹者利湿为主，祛风解寒，亦不可缺，大抵参以补脾补气之剂，盖土强可以胜湿，而气足自无顽麻也。"

（三）分型论治

根据正虚和邪实的不同，痹证可以分为若干不同的证候。活动期以邪实为主，风气盛者为行痹，寒气盛者为痛痹，湿气盛者为着痹，感受热邪或邪郁日久化热则成热痹。缓解期以正虚为本，或肝肾不足，或气血亏虚。

1．风寒湿痹之行痹

（1）临床表现：肢体关节冷痛，游走不定，遇寒则痛剧，得热则痛减。局部皮色不红，触之不热，关节屈伸不利，恶风畏寒，舌质淡红或舌苔薄白，脉弦缓或弦紧，或浮。

（2）证候分析：寒为阴邪，主收引凝滞，风性轻扬上行而数变，故风寒之邪侵袭人体，闭阻经络关节，而致气血运行不畅，可见肢体关节冷痛、屈伸不利、痛无定处；寒为阴邪，阴盛则寒，故局部皮色不红，触之不热，遇寒则血脉更加不畅，故痛更剧。遇热则气血畅，故痛减；脉弦缓或弦紧为寒邪之象，脉浮为风邪外感之象。

（3）治则治法：祛风散寒，温经通络。

（4）方剂：防风汤加减。本方有发散风寒，祛湿通络作用。

（5）常用药：防风、麻黄、桂枝、葛根祛风散寒，解肌通络止痛；当归养血活血通络；茯苓、生姜、大枣、甘草健脾胜湿，调和营卫。

2．风寒湿痹之痛痹

（1）临床表现：关节肿胀疼痛，痛势较剧，痛有定处，晨僵屈伸不利，遇寒则痛剧，局部畏寒怕冷，舌苔薄白，脉浮紧或沉紧。

（2）证候分析：人体营卫气血不和。复感风、寒、湿邪，发而为痹。寒为阴邪，主收引凝滞，气血为寒邪所阻遏，经脉不通而见关节疼痛；遇寒则邪愈盛，而经脉不利尤甚。疼痛更剧；湿性重浊黏滞，寒湿相合，痛有定处而不移，而见局部畏寒怕冷；舌苔薄白，为风寒湿之象。脉浮紧为风寒偏盛，脉沉紧为寒湿偏盛。

（3）治则治法：疏风散寒，祛湿通络。

（4）方剂：乌头汤加减，本方重在温经散寒止痛，适于痹证寒邪偏盛、关节疼痛明显者。

（5）常用药：制川乌、麻黄温经散寒，通络镇痛；芍药、甘草、蜂蜜缓急止痛；黄芪益气固表，利血通痹。

3．风寒湿痹之着痹

（1）临床表现：肢体关节肌肉疼痛、重着、游走不定，或有肿胀，恶风、汗出、头痛、发热，肢体沉重，小便不利，舌质淡，舌苔薄白，脉浮缓或濡缓。

（2）证候分析：湿为阴邪，其性重着黏滞。湿邪侵袭，留而不去，可见肢体关节沉重疼痛；湿伤脾胃，运化失司，水液不循常道，故见肢体关节肿胀，小便不利；风为阳邪，其性开泄，善行而数变，可见疼痛游走不定；风邪袭表，卫气不固，而见汗出、恶风；卫阳与风阳相搏而见发热。风为阳邪，易袭阳位，可见头痛；舌质淡，舌苔薄白或腻，脉浮缓或濡缓均为风湿外袭之象。

（3）治则治法：祛风除湿，通络止痛。

（4）方剂：薏苡仁汤加减。本方有健脾祛湿、发散风寒的作用，适用于痹证湿邪偏盛，关节疼痛肿胀重着者。

（5）常用药：薏苡仁、苍术、甘草益气健脾除湿；羌活、独活、防风祛风除湿；麻黄、桂枝、制川乌温经散寒，祛湿止痛；当归、川芎养血活血通脉。

4. 风湿热痹

（1）临床表现：关节红肿疼痛如燎，晨僵，活动受限。兼有恶风发热，有汗不解，心烦口渴，便干尿赤，舌红，苔黄或燥，脉滑数。

（2）证候分析：素体阳盛，内有蕴热，复感风、寒、湿邪可郁而化热。或风、寒、湿邪阻经络日久化热，或为感受风湿热邪所致。热为阳邪，阳盛则热，故可见发热。外邪袭表，卫阳不固而见恶风。湿为阴邪，重着黏滞，可见发热有汗不解。热扰心神，而见心烦，热邪伤阴，可见口渴，便干尿赤。舌红、苔黄，脉滑数为湿热之象，苔燥为湿热伤阴所致。

（3）治则治法：疏风清热，除湿通络。

（4）方剂：白虎加桂枝汤合宣痹汤加减。

（5）常用药：生石膏、知母、黄柏、连翘清热养阴；桂枝疏风解肌通络；防己、杏仁、滑石、赤小豆、蚕沙清利湿热，通络宣痹。

5. 肝肾亏虚证

（1）临床表现：病久关节肿胀畸形，局部关节灼热疼痛，屈伸不利，形瘦骨立，腰膝酸软。或者畏寒肢冷，阳痿、遗精，或骨蒸潮热、心烦口干，或有头晕、耳鸣、盗汗、失眠，舌质淡红、舌苔薄白或少津，脉细数或沉细弱。

（2）证候分析：或因素体肝肾不足，或因痹久伤阴。在痹病发病之初和痹病后期皆可见肝肾阴虚之象。肾主骨，肝主筋，肝肾之阴不足，筋骨失养，而见关节肿胀畸形，屈伸不利；虚火内旺，而见关节灼热疼痛；肝肾阴虚，可见形瘦骨立，腰膝酸软；肝体阴而用阳，肝阴不足，肝阳上亢可见头晕耳鸣；入夜阳入于阴，蒸腾阴液，可见盗汗；虚火扰心而失眠；日久阴损及阳，而致畏寒肢冷，阳痿、遗精；舌红、少苔，脉细数为肝肾阴虚之象，肾阳虚损则舌质淡，脉沉细弱。

（3）治则治法：滋补肝肾，强筋壮骨。

（4）方剂：补血荣筋丸加减。

（5）常用药：熟地、肉苁蓉、五味子滋阴补肾，养血暖肝；鹿茸、菟丝子、牛膝、杜仲补肝肾，壮筋骨；桑寄生、天麻、木瓜祛风湿，舒筋通络止痛。

6. 气血亏虚证

（1）临床表现：关节疼痛，肿胀僵硬，麻木不仁，行动艰难，舌淡、苔薄白，脉细弱。

（2）证候分析：大病或产后气血两虚，或素体气血不足，卫表不固，易为风、寒、湿邪外感而致痹病的发生，或痹病日久气血衰少。可见气血两虚之痹证。气血不足，血行无力，致血虚血瘀，经脉关节不利而见关节疼痛，肿胀僵硬；血虚肌肤失养，而见麻木不仁；筋脉失养，而见行动艰难，神疲乏力；血虚不能上荣于面，可见面色淡白；心脉失养，可见心悸；气血不足，卫外不固，可见自汗；舌淡、苔薄白，脉细弱为气血两虚之象。

（3）治则治法：双补气血，祛邪通络。

（4）方剂：十全大补汤合独活寄生汤加减。

（5）常用药：人参、白术、茯苓、甘草健脾益气，当归、生地黄、赤芍、川芎养血活血，细辛、肉桂、独活、防风、秦艽祛风通络止痛。

五、中医特色疗法

（一）中药熏洗治疗

熏洗疗法是利用中药煎液的热量和蒸汽，对患者的患处进行熏蒸，使中药有效成分以离子形式渗入皮肤，进入体内，从而改善微循环，促进皮肤和机体的新陈代谢，促进关节肿胀的消退，缓解皮肤的紧张、肌肉的痉挛和强直，这样可以减轻和缓解关节的疼痛，从而达到治病的目的。

熏蒸方剂一：药用防风、威灵仙各200 g，桂枝、红花、川牛膝、秦艽、羌活、独活各150 g，艾叶300 g，细辛50 g，小茴香、川芎各100 g。加水适量，煮沸后15分钟，倒进缸内，缸中放一小凳，患者坐于凳上，周围取衣服围严，利用热气熏蒸患处。每次30～60分钟，每日1次，7日为1个疗程。适用于风、寒、湿邪偏胜，瘀痰互结型类风湿关节炎。

熏蒸方剂二：把川椒、牛膝、红花、伸筋草、透骨草、桂枝等中药各150 g浸入水中煮开，腰膝以下部位先用热气熏，然后再浸泡，可起到祛风除湿、散寒止痛、活血祛瘀的作用。适用于类风湿关节炎四肢关节疼痛的治疗。

透骨红洗剂：透骨草30 g，红花、五加皮、桂枝、白芷、川芎、海桐皮、鸡血藤、伸筋草、羌活、独活各20 g，细辛15 g。加水适量，煎沸后约30分钟，倒进盆内，趁热浸洗患处，水凉即复加温。每次30～60分钟，每日1～2次，14日为1个疗程。

乌梢蛇洗剂：乌梢蛇、蕲蛇、防风、透骨草、生川乌、生草乌、生马钱子、红花、细辛各10 g，穿山甲、皂角刺、丹参各30 g，蜂房、地龙、白花蛇舌草各20 g，羌活、独活、威灵仙各15 g。共研粗末，装入布袋封口后，加清水适量，煮沸后约30分钟，趁热熏洗患处，水凉即复加温。每次30～60分钟，每日2次，14日为1个疗程。适用于风、寒、湿邪偏胜，瘀痰互结型类风湿关节炎。

（二）穴位敷贴

穴位贴敷疗法，是以中医经络学说为理论依据，把药物研成细末，用水、醋、酒、蛋清、蜂蜜、植物油、清凉油、药液甚至唾液调成糊状，或用呈凝固状的油脂（如凡士林等）、黄醋、米饭、枣泥制成软膏、丸剂或饼剂，或将中药汤剂熬成膏，或将药末散于膏药上，再直接贴敷穴位、患处（阿是穴），用来治疗疾病的一种无创痛穴位疗法。"冬病夏治穴位贴敷"治疗是我国传统中医药治疗疾病的特色疗法，它是根据《素问·四气调神大论》中"夫四时阴阳者，万物之根本也，所以圣人春夏养阳，秋冬养阴，以从其根"的原则，通过利用全年中阳气最盛的三伏天，人体阳气也相对充盛的时机，应用具有温经散寒、补虚补阳的中药，通过辨证分析，在人体选择相应的穴位，进行药物贴敷，以鼓舞正气，增加抗病能力，从而达到防治疾病的目的。

（三）按摩疗法

应以早期治疗为主，以控制病情的发展。对晚期发生畸形或关节僵硬、骨质疏松的患者，在治疗中严防手法粗暴，以免发生骨折。

患者取坐位，术者先揉患侧内上下各3～4遍后，继续循经用拿法，期间按点肩髃、肩贞、肩髎、曲池、曲泽、手三里、合谷等穴并捻手指，搓患肢，被动活动关节。然后取仰卧位，术者一手握住踝关节，另一手于下肢内外侧施揉法，其间点按伏兔、梁丘、血海、膝眼、鹤顶、阳陵泉、阴陵泉、足三里、照海、解溪、商丘、丘墟等穴。再取俯卧，在下肢后部施擦法或揉法，然后点按环跳、秩边、居髎、承扶、承山、飞扬、悬钟、太溪、申脉、昆仑等穴。最后平推脊柱以热为度。

患者俯卧，将枕头垫高，两肘关节屈曲置于枕旁，使前胸腾空。术者于腰椎及两旁离开1.5寸的两条线施擦法。其间对脊柱后突部位、压痛所在部位及环跳穴等部位做重点揉按。同时还须配合做髋关节后伸及脊椎部向下撤压的辅助动作，往返3～5遍。随后左脊柱两侧配合按法和搓法以放松关节和肌肉。再取仰卧位，术者揉搓患肢，其间配合拿委中、足三里、承山，并搓足趾，并须配合髋关节、膝关节和腹部屈曲及下肢内旋等辅助动作，达到活动关节的目的。再令患者以坐位，术者用推法揉颈肩关节部位，拿其肩井、肩贞、风池、风府、大椎等穴，再配合颈部前俯后仰的辅助动作，以活利颈椎、开膈宽胸。

（四）针灸疗法

针灸疗法历来是类风湿关节炎的重要治疗手段，临床研究也取得了长足的进步，如岳宝安等采用长蛇灸疗法，将354例类风湿关节炎患者随机分为灸疗组和对照组各172例，灸疗组取督脉从大椎至腰俞穴，将自制药饼厚铺于大椎至腰俞施灸，对照组辨证口服中药。结果：治疗组总有效率97.67%，对照组总有效率81.40%。提示长蛇灸具有抗炎、消肿、止痛、改善关节功能的作用。

玄瑞英等取穴曲池、足三里、丰隆等，针药配合自拟祛风活血通络汤（忍冬藤、薏苡仁、威灵仙、牛膝、当归、红花等）治疗类风湿关节炎20例，总有效率为95%。提示中药配合针灸具有祛风湿、活血养血、扶正通络、消炎止痛的效果。

刘丽等采用毫针刺法配合中药内服治疗类风湿关节炎52例，行痹选穴风府、风池、风市；痛痹选穴关元、肾俞；着痹选穴足三里、阴陵泉、商丘。风湿热型取大椎、曲池、合谷。痰瘀阻络型取丰隆、血海、足三里。肝肾亏虚型取太溪、复溜、阴谷、肾俞。以上各型还可根据病证设单纯内服中药组34例作为对照组，针刺配合中药内服治疗类风湿关节炎疗效较好，优于单纯内服中药法。

（五）中医食疗方药

（1）羊肉枸杞粥：将羊肉1 kg整块煮透后切成3 cm的长方块，再将羊肉和姜片一起炒透，放砂锅内。再加入枸杞子20 g及适量清汤、盐、葱烧开炖烂。常服对类风湿虚寒型疗效很好。

（2）防风粥：防风10～15 g，葱白2根，粳米50～100 g。将防风、葱白水煎，煮取药汁备用。粳米煮粥，待粥将熟时加入药汁，共煮成粥。每日2次，趁热服食。可祛风除湿，通经宣痹。适用于类风湿关节炎肢体关节疼痛、痛处游走不定、关节屈伸不利的行痹证。

（3）桃仁粥：桃仁15 g，粳米150 g。先将桃仁捣烂如泥，加水研汁，去渣用粳米煮为稀粥。适用于关节肿胀刺痛，关节（尤其是手指关节）周围肤色变深变暗，舌质紫暗的类风湿关节炎患者。

（梁健忠）

第二节　系统性红斑狼疮

系统性红斑狼疮是一种自身免疫性疾病，表现为皮疹、关节痛、发热、头痛、纳差等一系列症状，并涉及机体多个器官系统。本病多发于青年女子，迄今确切病因未明。目前西医多使用免疫抑制剂或对症治疗，尚缺乏高效而不良反应小的方法。

一、病因病机

系统性红斑狼疮的主要病机为禀赋不足，五脏亏虚（本虚），痰瘀内生，阻滞三焦（标实），气血运行不畅（五痹），全身各组织器官受损，形成复杂多变的症状。系统性红斑狼疮伴有较多的脏腑证候，很难明确地划属于某一具体病证。多为先天禀赋不足，肝肾亏虚是发病的主要原因，本病发生多由先天禀赋不足，精血亏损，或七情内伤，劳累过度以至阴阳不调，气血失和，脏腑受损，皮、脉、肉、筋、骨失去濡养，气滞血凝，经络阻塞为主要原因，可由日光照晒诱发或加重。在发病过程中，病情变化多端，毒入血分，阴损及阳，气滞血瘀等，后期累及肝、脾、肾，继而发展，热毒内陷，危及生命。

本病的性质是本虚标实，心脾肾阴虚血虚为本，郁热、火旺、瘀滞、积饮为标。

本病病机是因虚致病，以虚为本，标实本虚，虚中夹实。相关脏腑有肝、肾、脾、三焦、心等。患者多为先天禀赋不足，肝肾本虚，或者情怀久郁，肝郁化火，耗伤肝肾阴精，或热病之后，阴伤未复，或接触某些化学毒物，损伤气血，致使脏腑气机紊乱，气血营运失调，复感风毒外邪，络热血瘀。

二、临床诊断

目前国际上应用较多的是ACR 1997年提出的分类标准。

（1）颧部红斑：颧部扁平或高出皮肤的固定性红斑，常不累及鼻唇沟部位。

（2）盘状红斑：隆起红斑上覆有角质性鳞屑和毛囊栓塞，旧病灶可有萎缩性瘢痕。

（3）光过敏：由于日光照射而引起的皮肤过敏。

（4）口腔溃疡：口腔或鼻咽部无痛性溃疡。

（5）关节炎：非侵蚀性关节炎，累及2个或2个以上的周围关节，以关节压痛、肿胀或渗液为特征。

（6）浆膜炎：胸膜炎，胸痛、胸膜摩擦音或胸膜渗液；或心包炎，心电图异常，心包摩擦音或心包渗液。

（7）肾病变：蛋白尿＞ 0.5 g/dL 或＞ 3 ＋；或有管型，可为红细胞、血红蛋白、颗粒管型或混合管型。

（8）神经系统病变：抽搐，非药物或代谢紊乱，如尿毒症，酮症酸中毒或电解质紊乱所致；或精神病，非药物或代谢紊乱，如尿毒症，酮症酸中毒或电解质紊乱所致。

（9）血液系统异常：溶血性贫血伴网织红细胞增多，或至少两次测定，白细胞＜ 4×10^9/L，或至少两次测定，淋巴细胞＜ 1.5×10^9/L，或血小板减少，＜ 100×10^9/L（除外药物所致）。

（10）免疫学异常：LE 细胞阳性，或抗 ds-DNA 抗体阳性，或抗 Sm 抗体阳性，或梅毒血清试验假阳性。

（11）抗核抗体：免疫荧光抗核抗体滴度异常或相当于该法的其他试验滴度异常，排除了药物诱导的狼疮综合征。

如果 11 项中有 ≥ 4 项阳性者，在除外感染、肿瘤和其他结缔组织病后，可诊断为 SLE。其特异度为 85%，敏感度为 95%。

三、辨证论治

（一）辨证要点
中医辨治中应谨守本虚标实的病机特点，分期、分型辨治。临床上根据病情常将本病分为活动期、缓解期。

（二）治则治法
一般在本病发病的初期，多为活动期或见于由诱因诱发而现此期，其主证皮损为面部鲜红色蝶形性的水肿性红斑，可有瘀点、瘀斑，往往伴有高热烦躁，肌肉酸痛，关节疼痛，便结尿黄，甚或神昏谵语，舌红绛、苔黄燥，脉弦滑或洪数。或由于邪热炽盛，燔灼营血，血为热瘀，故皮肤见鲜红色红斑，热迫血行可见瘀点、瘀斑；热灼营阴可见高热，热扰心神，轻可见烦躁，重可见神昏谵语；如少数患者若夹湿邪盛，还可见到多个关节红肿热痛、屈伸不利、活动受限等。本型治疗宜早，因以标实为主，重在治标。

因缓解期病程最长，多见阴虚内热、脾肾阳虚之证，活动期经治疗后标热之邪渐去，阴虚之本突现，阴虚易致内热而生，而现阴虚内热之证。若因治不当，则阴虚难复，久伤及阳气，而至阳虚水泛之证。此期时间较长，是红斑狼疮病情转归的关键时期，直接影响着本病预后，所以要重视此期。重以扶其正，佐以祛邪。可在以上基础治疗上随症加减。

（三）分型论治
1. 阴虚内热证

治则治法：养阴清热。

方剂：玉女煎合增液汤加减。

常用药：生地黄 30 g，石膏 30 g，麦冬 10 g，玄参 15 g，黄芩 15 g，薏苡仁 20 g，知母 12 g，羊蹄根 30 g，莲子心 10 g，忍冬藤 30 g，虎杖 30 g，川牛膝 12 g，生甘草 3 g。关节痛者加海风藤、木防己，低热加青蒿、地骨皮，口干加石斛、鲜芦根，脱发加何首乌、熟地黄。

2. 气营热盛证

治则治法：泻火和营。

方剂：清瘟败毒饮加减。

常用药：生石膏 30 g，滑石 30 g，生地黄 30 g，玄参 12 g，寒水石 30 g，金银花 15 g，知母 10 g，黄芩 15 g，薏苡仁 30 g，牡丹皮 15 g，赤芍 9 g，人中黄 9 g。高热不退加牛黄粉、羚羊角粉或紫雪散；关节痛加忍冬藤、桑枝、防己；衄血、尿血加藕节炭、白茅根、水牛角粉；如有头痛呕吐寒战，舌苔转黄厚者，为有热毒之象，加黄连、黄柏、大黄、贯众、板蓝根、大青叶等；若神志不清者急服安宫牛黄丸。

3. 热郁饮停证

治则治法：清热泻肺蠲饮。

方剂：葶苈大枣泻肺汤合泻白散加减。

常用药：葶苈子 30 g，桑白皮 30 g，生薏苡仁 30 g，云茯苓 12 g，知母 10 g，生地黄 30 g，沙参 12 g，黄芩 15 g，猪苓 12 g，郁金 12 g，杏仁 12 g，枳壳 12 g，甘草 6 g，大枣 6 枚。体实者可用制甘遂末吞服，但不宜多用，得泻即可；发热加生石膏；畏冷或白痰多加桂枝、白芥子；心悸、脉结代加龙齿、丹参、五味子，重用炙甘草；咳痰加象贝、炙百部；气急胸闷加炙苏子、瓜蒌皮、川厚朴。

4. 瘀热痹阻证

治则治法：清热凉血、活血散瘀。

方剂：知柏地黄丸加减。

常用药：生地黄 30 g，玄参 12 g，知母 12 g，黄芩 15 g，红藤 30 g，丹参 30 g，川芎 9 g，落得打 30 g，六月雪 30 g，接骨木 30 g，川牛膝 12 g，甘草 6 g。若肌衄、鼻衄，出血不止加制何首乌、甘草、生藕节、生地榆、水牛角；雷诺征严重，寒热错杂加桂枝、红花；闭经加当归、益母草；关节肿痛加忍冬藤、岗稔根、马钱子。

5. 脾肾两虚证

治则治法：滋肾健脾利水。

方剂：济生肾气丸加减。

常用药：生地黄 30 g，熟地黄 30 g，麦冬 12 g，龟甲 12 g，黄芪 12 g，白术 12 g，猪苓 15 g，泽泻 12 g，赤小豆 15 g，黑大豆 15 g，大腹皮 15 g，石龙芮 30 g，脱水草 30 g，枳壳 12 g，川牛膝 12 g。面色不华加黄芪、女贞子、制何首乌；腰膝酸痛加杜仲、川断、桑寄生；面部潮红加知母、黄芩；畏冷舌淡脉细弱加桂枝、附子；蛋白血尿加猫爪草、六月雪、接骨木；胃纳不振，大便溏薄加山药、芡实、鸡内金、山楂；头晕头痛加菊花、钩藤、白蒺藜、天麻；恶心呕吐，二便俱少者加生大黄、玄明粉、木香、川厚朴；已出现慢性肾衰竭、氮质血症或尿毒症，必须时利尿通便，也可用桃仁承气汤灌肠。

6. 气血两亏证

治则治法：益气补血。

方剂：八珍汤加减。

常用药：生地黄 30 g，熟地黄 30 g，何首乌 12 g，女贞子 30 g，黄芪 12 g，白术 12 g，茜草 12 g，山萸肉 9 g，藕节 30 g，知母 12 g，白芍 12 g，陈皮 6 g，生甘草 6 g。鼻衄加阿胶、枳壳、墨旱莲；红细胞减少加当归、鹿角片、阿胶；血小板减少加羊蹄根、花生衣，重用何首乌；白细胞减少加重生黄芪、白术、女贞子用量。

7. 脑虚瘀热证

治则治法：健脑化瘀。

方剂：自拟补脑祛瘀方加减。

常用药：生地黄 30 g，枸杞子 12 g，麦冬 12 g，何首乌 12 g，知母 9 g，天麻 9 g，蒺藜 30 g，蔓荆子 12 g，赤芍 12 g，川芎 9 g，茯苓 12 g，泽兰叶 12 g，半夏 12 g，陈皮 6 g，甘草 6 g。头痛严重加全蝎、蜈蚣、白蒺藜各 60 g，神志不清加安宫牛黄丸，癫痫样抽搐加钩藤、制南星、石菖蒲。

8. 瘀热伤肝证

治则治法：活血养肝。

方剂：大柴胡汤加减。

常用药：柴胡 6 g，郁金 12 g，生地黄 30 g，女贞子 30 g，黄芩 30 g，知母 12 g，茵陈 30 g，败酱草 30 g，蒲公英 30 g，生大黄 3 g，猪茯苓 15 g，甘草 3 g，大枣 5 枚，枳壳 6 g。便秘重用生大黄，腹水加脱水草、龙葵。

四、中医特色疗法

1. 外治法

（1）外敷：茜草、大黄各 30 g，煎汤凉洗湿敷皮肤红斑，一日数次。

（2）声电针疗法。

选穴：厥阴俞、肝俞、心俞、神门、曲泽、内关、合谷、大陵、太溪、阳陵泉、三阴交等。每次根据辨证选有关穴 5 个，毫针刺入，得气后通入乐曲声电波，每日 2 次，每次 30 分钟。

2．中医食疗方药

（1）雪梨贝母膏：雪梨 3 个，川贝母 30 g，百合 100 g，冰糖适量，熬膏，有润肺止咳作用，用于狼疮性肺炎、肺纤维化等。

（2）银花薏仁粥：生薏苡仁 60 g，赤小豆 20 g，冬瓜（去皮）20 g，鲜金银花 10 g，冰糖少许。先将薏仁、赤小豆煮粥，待半熟时加入冬瓜，煮熟后纳金银花和冰糖即成。功能清热除湿、健脾消肿、凉血除斑，适用于狼疮皮肤病变者。

（3）冬瓜饮：冬瓜（去皮、瓤）500 g，西瓜（去皮、子）500 g。以水 3 碗，煮冬瓜（切条）至水一碗，去渣待冷，再将西瓜肉用纱布包裹绞汁，加入冬瓜汁内冷饮之。每日 1 剂，连服 1 周。功能除湿利尿、清热除斑，用于狼疮性皮肤病变。

（梁健忠）

第三节　强直性脊柱炎

一、概述

强直性脊柱炎（ankylosing spondylitis，AS）是一种影响中轴关节的慢性进行性全身性炎症性疾病，主要侵犯骶髂关节、椎间关节和肋间关节。骶髂关节是本病的标志。35% 以上的患者可累及髋关节、肩关节、膝关节、踝关节、肘关节、足关节等。其特征性病理变化是肌腱、韧带、骨附着点病变。早期表现为腰背、臀部疼痛及僵硬，活动后可缓解；晚期可因脊柱强直、畸形及髋关节破坏而致残废，严重影响患者的日常生活。本病多发于 10 ~ 40 岁，发病高峰年龄为 20 ~ 30 岁，男性与女性之比为（5 ~ 10）：1。在我国患病率为 0.3% ~ 0.4%。男性发病症状重，进展快。本病有家族遗传倾向，与人类白细胞抗原 B27（HLA–B27）密切相关。

强直性脊柱炎属于中医学的"肾痹""痿痹""骨痹""督脉病"，病因以"肾虚督空""感受外邪""瘀血阻滞督脉"为主。历代医家遵《内经》之旨，多以"肾虚邪痹"立论，认为肾虚为本病形成的内在因素，风、寒、湿邪侵入督脉为本病发生的外在条件。现代医家多认为本病的病因病机主要是肾虚督脉空虚为本，感受外邪为标，肾虚督脉空虚则不能鼓舞卫阳之气抗邪，若风、寒、湿之邪乘虚侵入机体，痹阻经络，气血不畅，筋骨失养而发病。

二、病因病机

早在《内经》就有这方面的记载，"骨痹，举节不用而痛"，《素问·痹论》言："以冬遇此者为骨痹……骨痹不已，复感于邪，内舍于肾……肾痹者，善胀，况以代踵，脊以代头。"《证治准绳》云："若因伤于寒湿，流注经络，结滞骨节，气血不和，而致腰胯脊疼痛。"

现代医家对此众说纷纭，但总体不外乎内因和外因两个方面，即肾虚督空，肝肾不足，脾失健运，风、寒、湿热等外邪乘虚而入，正虚邪恋，日久不愈，痰瘀内生，流注肌肉关节，终致筋挛骨损，脊背强直废用。刘健则主张以益气健脾、化湿通络法治疗 AS，且认为脾胃功能受损、气血营卫不足是包括 AS 在内的历节病的根本病因。贾秋颖指出在补肝肾的同时补气健脾，并认为为元气之本，元气为健康之本，脾胃虚则元气衰，元气衰则诸病由生。黄仰模以肾督立论，先天禀赋不足，或脾失健运，后天失养，导致肾督亏虚，筋脉失濡，风、寒、湿热之邪乘虚侵袭，深入骨骱脊髓，筋骨经络痹阻。陈湘君认为该病是由于先天肾阳虚衰，督脉失温，外感寒邪，内寒与外寒相合，寒性凝滞，凝痰成瘀，导致脊柱疼痛僵硬，强直变形。焦树德认为病因病机特点是肾、督不足为先，风、寒、湿邪深侵入肾、督，造成骨损、筋挛、腰脊僵痛。吴生元认为肝肾不足，气血亏损是本病的内因，风、寒、湿邪外袭是本病的外因，内外相合，方成历节。肝肾气血不足，无力抗邪外出，邪气久恋，进一步耗伤气血、肝肾。正气的日益耗伤，又易使风、寒、湿邪乘虚侵袭。路志正认为，本病病位多在筋骨，而筋骨有赖于气血之温煦和肝肾之濡养，若气血不足或肝肾亏虚，内生寒湿或寒湿乘虚而入，痹阻筋骨，则易发本病。

三、临床诊断

目前多参考1984年修订的强直性脊柱炎纽约诊断标准或2009年3月ASAS发布的中轴型SPA分类标准。

1. 强直性脊柱炎西医疾病诊断标准

（1）下腰背部的病程持续至少3个月，疼痛随活动改善，但休息不减轻。

（2）腰椎在前后和侧屈方向活动受限。

（3）胸廓扩展范围小于同年龄和性别的正常值。

（4）侧骶髂关节炎Ⅱ~Ⅳ级，或单侧骶髂关节炎Ⅲ~Ⅳ级。

如果患者具备（4）并分别附加（1）~（3）条中的任何一条可确诊为AS。

其中X线骶髂关节分级如下。

0级：正常。

Ⅰ级：可疑变化。

Ⅱ级：轻度异常，可见局限性侵蚀、硬化，但关节间隙无改变。

Ⅲ级：明显异常，为中度或进展性骶髂关节炎，伴有侵蚀、硬化、关节间隙增宽或狭窄，或部分强直，这几项中一项或一项以上改变。

Ⅳ级：为严重异常，即完全性关节强直。

2. 2009年ASAS发布的中轴型SPA分类标准

起病年龄＜45岁，腰背痛≥3个月，影像学提示骶髂关节炎 + ≥1条SPA特征或HLA-B27阳性 + ≥2条SPA特征即可以诊断中轴型SPA。

（1）影像学提示骶髂关节炎：MRI提示骶髂关节活动性（急性）炎症，高度提示与SPA相关的骶髂关节炎或者根据1984修订的纽约标准，有明确的骶髂关节炎放射学改变。

（2）SPA特征：①炎性腰背痛（IBP）；②关节炎；③附着点炎；④眼葡萄膜炎；⑤指（趾）炎；⑥银屑病；⑦克罗恩病/溃疡性结肠炎；⑧对非甾体抗炎药（NSAID）治疗反应良好；⑨有SPA家族史；⑩HLA-B27阳性或C反应蛋白升高。

四、辨证论治

（一）辨证要点

1. 辨虚实

本病多为本虚标实证。一般肾虚为本，寒盛为标。

2. 辨寒热

本病多以寒证为多，以肢冷、畏寒等为常见症状。郁久化热或服温肾助阳药后，阳气骤旺，邪气从阳化热之证。

3. 辨脏腑

脊柱为督脉所过，督脉总督一身之阳，与肾相连（督脉属肾），又因"肾为肝之母"，故本病的病位主要在肾，其次在肝，应从肾肝论治。

（二）治则治法

素体肾气不足累及督脉。督脉与足太阳经在风门交会，辅助太阳经起卫外作用。督脉通，卫阳振，腠理致密，邪不能犯。当肾气不足，风、寒、湿邪乘虚而入，郁而不化，影响督脉致气血凝滞，经脉痹阻，故发为腰背痛。临床上除太阳经症状外，还有项背挛急、作冷作痛等督脉受累的特征。正如《内经》所述"督脉为病脊强反折"。以肾虚为本，寒盛为标，属本虚标实之证。寒邪入肾，内舍于督，病久则瘀痰胶结，督脉闭阻，故治以补肾强督、祛寒、化湿通络之法。

（三）分型论治

1. 肾督亏虚、寒湿痹阻

多为强直性脊柱炎的早期阶段。

临床表现：初起时多见游走性关节疼痛，以后渐至腰骶、脊背疼痛，伴有腰背肢体酸楚重着，或晨起时腰背僵痛，活动不利，活动后痛减，阴雨天加剧。舌苔薄白或白腻，脉沉弦或濡缓。

治则治法：补肾益督、散寒通络。

方药：狗脊、山萸肉、川续断、巴戟天、淫羊藿、杜仲、蜈蚣、青风藤、伸筋草、穿山龙。

2. 肝肾阴虚、湿热痹阻

多见于活动期。

临床表现：常见腰背疼痛，晨起时强直不适、活动受限，患处肌肤触之发热，夜间腰背疼痛加重，翻身困难，或伴有低热，夜间肢体喜放被外，口苦，口渴不欲饮，便秘尿赤，舌红、苔黄腻，脉滑数。

治则治法：补益肝肾、清热解毒、化湿通络。

方药：知母、黄柏、怀牛膝、萆薢、木瓜、秦艽、土茯苓、忍冬藤、苦参、青风藤、穿山龙、半枝莲。

3. 肝肾亏虚、痰瘀痹阻

多见于缓解期。

临床表现：常见腰骶及脊背部疼痛，颈项脊背强直畸形、俯仰转侧不利，活动受限，胸闷如束，伴有头晕耳鸣，低热形羸或畏寒肢冷，面色晦暗，唇舌紫暗，苔白腻或黄腻，脉脉细涩或细滑。

治则治法：滋补肝肾，化痰祛瘀通络。

方药：狗脊、山萸肉、白芍、青风藤、白芥子、莪术、土贝母、蜈蚣、僵蚕、穿山甲。

五、中医特色疗法

1. 药物外治

（1）药袋热敷：羌活、独活、川芎、白芷、徐长卿、青木香、苏木、桂枝、当归、制乳香、制没药、细辛各等份，冰片少许。上药共研细末，与淘洗干净的细砂2份拌匀，装入布袋内，留置0.5～1小时，每日1次，10天为1个疗程。其具有温经散寒、祛瘀止痛之功效。

（2）乌桂散（经验方）：药用制川乌、制草乌各6g，桂枝9g，细辛5g，山萸肉9g，干姜9g，公丁香9g，藿香12g，白芷12g，麝香0.3g。上述各药共研粗末，用醋拌湿，敷于脐部，每次6～10g，根据情况2～3天更换1次。适用于背部僵硬，疼痛剧烈，活动困难者。该方有祛风散寒，通络止痛之功效。

（3）温经通络膏（《中医伤科学讲义》）：药用乳香、没药、麻黄、马钱子各250g。上药共为细末，饴糖调敷背部痛处，适用于寒湿伤筋，胸椎骨节酸困疼痛，筋脉不利者。

（4）中药熏蒸疗法又称"蒸汽疗法""汽浴疗法"，是根据中医辨证论治的原则，选配一定的中药组成熏蒸方剂，利用热的中药煎液在皮肤或患处进行熏蒸、淋洗，借助药力和热力通过皮肤作用于机体，而达到治疗目的的一种中医学传统外治疗法。

熏蒸方药：黄藤200g，忍冬藤100g，鸡血藤100g，当归100g，红花100g，生川乌100g，生草乌100g，杜仲100g，牛膝100g，枸杞子100g。

熏蒸方法：将上药放入熏蒸箱内的盆中，加水没过药面，煮开，保持箱内温度40℃左右，加醋250g。令患者穿裤坐入箱中，头伸出箱外，熏蒸20～30分钟，每日1次，15次为1个疗程，每剂药熏5次。

注意事项：熏蒸时如患者出现头晕、胸闷、心慌等现象，应立即停止熏蒸并卧床休息。

以下情况不宜熏蒸：年老体弱、高血压、心脏病、重度贫血、传染病患者及处于发热、月经、妊娠期的患者。

（5）针灸疗法。

1）针灸治疗：手法以平补平泻为主。留针 30 分钟，留针期间每隔 10 分钟行针 1 次，每日 1 次或隔日 1 次，5 次为 1 个疗程，疗程间休息 2 ~ 3 天。

具体方法如下。

①取穴天柱、风池、大椎、大杼、风门、身柱、心俞、至阳、膈俞、肝俞、脊中、命门、肾俞、关元俞、腰阳关、膀胱俞、腰俞、秩边、环跳。手法：以上穴位用补法，不留针，隔日 1 次，10 次为 1 个疗程。

②取穴人中穴。手法：以手针或电子捻针器捻针，使其自上而下，从内向外发热以驱除风寒。

③取穴华佗夹脊穴。手法：针刺前先从华佗夹脊穴的起点（即第 1 胸椎棘突下旁开半寸），用拇指向下按压滑动，找出敏感点（压痛甚或有酸、麻、胀感处），然后用 1.5 ~ 2 寸毫针向脊椎方向斜刺，待针下出现电击样或胀麻感传导时，则停止进针，施以相应手法加强针感。按上法在脊柱对侧也刺一针，然后将两针柄分别拔罐留针 20 分钟。

④取穴大椎、身柱、脊中、命门、肾俞、阳关等。合并坐骨神经疼痛者，选用环跳、委中、承山等。手法：用捻转法进针。风湿寒邪偏盛者，用泻法；肝肾亏虚者用补法。每次选 4 ~ 5 个穴位，每日 1 次。

2）耳针：选用相应区压痛点及交感、神门、上肢、下肢、脾、胃、肾等。以王不留行籽胶布贴压，2 天换 1 次，每日按压 5 ~ 7 次，每次 20 分钟。

3）水针：采用当归液穴注，穴位以上述为主，每穴 1 ~ 2 mL。每 2 天 1 次，5 次为 1 个疗程。

4）皮肤针：取梅花针以患处局部为主轻叩以皮肤潮红色为度，隔 3 天叩刺 1 次，5 次为 1 个疗程。

5）背部及夹脊、腰骶部走罐 3 天 1 次，以局部透红为度。

（6）灸治疗法。

1）艾条灸：取命门、阿是穴。药物制备：取艾绒 30 g，乳香、没药、丁香、穿山甲、皂角、细辛、桂枝、川芎、独活、杜仲、松香、甘松各 1 g。将上药粉碎，与艾绒以 1 : 2 的比例拌匀做成艾条。方法：用悬灸法，直接灸。每日 1 ~ 2 次，10 次为 1 个疗程。

2）麝火灸：取阿是穴。方法：取麝火药块（由麝香 12 g，明雄、朱砂各 8 g，硫黄 210 g 加工而成）如黄豆大，用镊子夹住，点燃后迅速放在阿是穴上，使之继续燃烧，并用手轻轻按揉灸部周围，减轻疼痛。灸后敷贴用麻油、黄丹熬制的膏药，并同时进发性食物（如雄鸡、鲤鱼、黄花菜、猪蹄等）。一般每次灸 10 处左右，灸后第 2 天，可见灸部起疱，皮肤脱落。在灸处贴敷一张膏药，以后每日换药 1 ~ 2 次，直至伤口痊愈（约 40 天）。灸后忌生冷、避风寒、禁房事，伤口不宜用水浸泡，防止外伤。孕妇、哺乳期、月经期，伴有严重心脑肝肾疾病、慢性消耗性疾病及湿热型强直性脊柱炎者禁用。

3）温筒灸：取阿是穴。方法：将荆芥、防风、乳香、没药、白胡椒各 60 g，共为细末，艾绒 500 g 与药拌匀，分 20 份。将一份药料制成药柱，置筒中在患部施灸。每晚睡前灸 40 ~ 50 分钟，20 次为 1 个疗程。

2. 中医食疗方药

（1）猪脚伸筋汤：薏苡仁、木瓜、伸筋草、千年健各 60 g，猪脚 1 ~ 2 只。用纱布包好薏苡仁、木瓜、伸筋草、千年健，与猪脚共放于锅内，文火煨烂，去渣，不放盐。喝汤吃肉，分两餐食用。功能祛风湿，补肝肾。

（2）黑豆酒：黑豆 1000 g，酒 10 L。将黑豆炒熟，趁热放入酒中盖严，浸泡 2 日，即可服用。功能利水活血、祛风益肾。

（3）桑葚桑枝酒：新鲜桑葚 500 g，新鲜桑枝 1000 g，红糖 500 g，白酒 1000 g。将桑枝洗净切断，与桑葚、红糖同入酒中浸液，1 个月后即可服用。每日 1 ~ 2 次，每次 20 ~ 30 mL。功能补肝肾、利血脉、祛风湿。

（梁健忠）

第四节 干燥综合征

一、概述

干燥综合征（sjogren's syndrome，SS）是一种侵犯外分泌腺体尤以唾液腺和泪腺为主的慢性炎症自身免疫疾病。它可同时累及其他器官，造成多种多样的临床表现，如口干、眼干，唾液腺（以腮腺为主）肿胀发酸，淋巴结、肝脾大，皮肤干燥脱屑，毛发稀疏变脆。部分患者有雷诺现象。本病分为原发性和继发性两种，前者除有口、眼干燥外，多有其他系统受损，最常见的是肾小管酸中毒、肺间质纤维化，后者常与其他结缔组织病共存，如 SLE、类风湿关节炎等。SS 是全球性疾病，90% 以上的患者为女性，所有种族和年龄均可发病，确诊时的平均年龄为 50 岁左右。国内从有症状到确诊时间为 5 ~ 10 年，由此推算其好发年龄为 40 岁左右。患病率无精确的统计，国外资料中，老年人群的患病率为 3% ~ 4%，国内对万余人群的调查，其患病率为 0.29% ~ 0.77%。种种资料显示，本病在结缔组织病中患病率可能仅次于类风湿关节炎而居第二位。

干燥综合征属中医"燥证"范畴，多为阴虚之体，内伤积劳，精气内耗，渐至精血虚少，诸脏失濡，气阴亏虚；亦有热邪内积，日久阴津亏耗，化为内燥。或因调养不当；或因大病久病，精血津液亏损，机体孔窍无以濡润；或因三焦气化不利，中焦脾胃转枢失司，津液运化敷布失常；或因劳累过度，真阴亏耗，燥疾随之而生。总之，内燥的成因与人体气血津液、脏腑功能、卫气营血、阴阳平衡等因素密切相关。

二、病因病机

燥痹乃因素体阴虚，或感染邪毒而致津液生化不足，清窍、关节失其濡养致口鼻干燥、眼干及涩痛、异物感等为主要表现的虚弱性疾病。中医在本病病因病机、临床表现及疾病属性方面的认识，主要有以下几个方面。

（一）阴虚津枯，清窍失养

素体肾、肝、肺之阴虚内燥，津液干枯，津不上承，清窍失于濡养，则目干涩、口咽干燥、鼻干等症经久不去。有人认为本病口眼干燥乃为表象，而阴虚津亏是其本质。究其原因一是本病的发生以中年以上女性居多，盖因女子六七肾气当衰，女子本多经孕产乳之苦，阴血多耗，复因肾气衰竭，肾水渐枯，从症状上看以干燥性角膜炎及口腔干燥为主证，实是一派液涸津亏之象；二见本病多有两目干涩，口干不能咽下干食，齿枯焦黑成块脱落，皮肤干燥，舌质红，舌面干燥，苔少舌裂，乃"阴虚水涸"之证。

（二）内外燥邪，毒邪蕴结

素体阴虚内燥，若外受燥（热）之邪侵袭，外燥合邪上攻，攻于目则目干涩、赤肿，迎风流泪；攻于鼻则鼻干燥，鼻痒鼻痂；攻于口则口咽干燥，频欲饮而不能止干，咽痒不适；犯于肺，肺失清肃，则咳嗽，气急，咳痰少。且合邪致病，内外邪气胶着，不易速去，日久致毒邪蕴结而发为舌下、颌下结肿等症。

（三）阴虚津枯，痹邪阻络

阴虚津枯，筋脉失于濡润，痹邪乘虚入侵，阻滞经络、筋骨、关节致骨节、肌肉酸痛，活动不利。

（四）阴虚日久，变证丛生

素体阴虚日久，亦可能产生诸多变证。或为阴虚阳亢，肝阳化风致头痛；甚则偏瘫；或为虚火上炎，致咽干咽痛、舌痛、龋齿、舌下及颌下肿痛；或为心火炽盛，易犯神明致心烦、心悸、易惊，夜寐不安，甚则癫、狂、痫；或阴损及阳，肾气不固，固摄无权，致尿频数清长。病情进一步加重，阴阳两虚而成虚劳。

（五）气阴两虚

津液的正常运行输布，全赖气的运行，气能生津，是化生津液的动力。故气旺能运载津行、血运流畅，气虚则津液亏损、津失敷布、血行不利，呈现"供津不足"之燥象。因此，气虚阴伤、津乏液少、脏腑不荣、机体失润，则燥病乃成。此证除一派内燥之象外，多兼神疲乏力、纳少便溏等脾气不足征，其根本当属气阴两虚之候。

（六）瘀血致燥

燥邪为病，伤津耗液，日久必由津液亏竭渐致血液枯少。由于"津血同源"，所以，燥邪非独伤津，亦伤营血。有学者对此证患者进行血液流变学研究，测定结果表明，此证患者多存在高免疫球蛋白血症，其全血黏度低切变率、ESR 与红细胞聚集指数等各项指标均高于健康组。

总之，本病性质属虚，以肾、肝、肺之阴虚为主，病程中出现因虚致实或邪气外袭之证候；病位以五官清窍，尤其以目、口为主，病情日久，五脏均可发病。少数患者阴损及阳而成虚劳。

三、临床诊断

国际分类及确诊标准（2002 年）如下。

Ⅰ口腔症状：3 项中有 1 项或 1 项以上。

（1）每日感到口干持续 3 个月以上。

（2）成人后腮腺反复或持续肿大。

（3）吞咽干性食物时需用水帮助。

Ⅱ眼部症状：3 项中有 1 项或 1 项以上。

（1）每日感到不能忍受的眼干持续 3 个月以上。

（2）感到反复的沙子进眼或砂磨感。

（3）每日需用人工泪液 3 次或 3 次以上。

Ⅲ眼部体征：下述检查任何 1 项或 1 项以上阳性。

（1）Schirmer 试验（＋）（≤ 5 mm/5 min）。

（2）角膜染色（＋）。

Ⅳ组织学检查：小唇腺淋巴细胞灶 ≥ 1。

Ⅴ唾液腺受损：下述检查任何 1 项或 1 项以上阳性。

（1）唾液流率（＋）（≤ 1.5 mL/15 min）。

（2）腮腺造影（＋）。

（3）唾液腺核素检查（＋）。

Ⅵ自身抗体：抗 SSA 或抗 SSB（＋）（双扩散法）。

诊断具体条例。

1．原发性干燥综合征

无任何潜在疾病情况下，按下述 2 条诊断。

（1）符合上述标准中 4 条或 4 条以上，但条目 4（组织学检查）和条目 5（自身抗体）至少有 1 条阳性。

（2）标准中Ⅲ、Ⅳ、Ⅴ、Ⅵ的 4 条中任何 3 条阳性。

2．继发性干燥综合征

患者有潜在的疾病（如任何一种结缔组织病），符合条目Ⅰ和Ⅱ中任何 1 条，同时符合条目Ⅲ、Ⅳ、Ⅴ中任何 2 条。

3．诊断Ⅰ或Ⅱ者必须除外

颈、头面部放疗史，丙型肝炎病毒感染，艾滋病，淋巴瘤，结节病，移植物抗宿主病，抗乙酰胆碱药的应用（如阿托品、莨菪碱、溴丙胺太林、颠茄等）。

四、辨证论治

（一）本病的辨证

主要在于辨别口眼干燥及阴阳虚实的情况。

（1）口眼干燥的辨别：应从干燥的程度、性质入手辨别。目赤干涩疼痛、有异物摩擦感，分泌物干结者，为燥毒亢盛；眼干泪少、有灼热感，分泌物少，视物昏花者，为阴虚液燥之征；口干渴欲饮，唇红干裂，牙龈溃痛出血，舌红苔少者，为燥毒亢盛证；若见口干咽燥，夜间尤甚，舌红绛瘦而薄，苔少或光如镜面者，为阴虚液燥证；若口干不欲饮或喜热饮，饮亦不多，舌淡边有齿痕、苔薄白者，为阳虚津凝证。

（2）阴阳虚实的辨别。

本病有属虚属实之分，又有阴虚阳虚之别。一般病程短者多实，燥毒亢盛；病程长者多虚（阴虚液燥或阳虚津凝）；但若兼见痰瘀阻络证候，则为虚中夹实。口眼干燥而伴有五心烦热、骨蒸潮热、脉细数等虚热表现者，为阴虚液燥之证；口眼干燥而兼见畏寒肢冷、气短神疲、脉沉细等虚寒证候者，为阳虚津凝所致。

（二）治则治法

在本病治疗中，滋阴益气之法当贯穿全程，其中又以滋阴为第一要则。根据阴虚偏重的脏腑不同，又有润肺生津、滋养心阴、濡养脾胃、滋柔肝肾之不同。若属燥毒炽盛者，当急以清热解毒，润燥护阴；若以阴虚血瘀为主者，治当活血化瘀通络；若肝气郁结者，当理气疏肝；若肝阴不足，肝火炽盛者，当清泻肝热。如此虚实兼顾，脏腑气血并调，使津液复，燥痹竭。

（三）分型论治

1. 燥邪犯肺证

临床表现：症见口咽干燥，双目干涩、干痒痛，甚至轻度红肿，干咳无痰或痰少黏稠，难咯，腮部可反复肿胀，发热时作，关节红肿热痛，舌红苔薄黄，唇干、脉浮数或细数。

治则治法：清肺润燥，养阴生津。

方剂：清燥救肺汤加减。

常用药：桑叶、石膏、人参、胡麻仁、阿胶、麦冬、杏仁、枇杷叶、甘草。兼有风热表证者，需疏风润肺加桑杏汤；夜间干咳，两颧娇红者去人参、甘草、石膏，加蛤蚧粉（包）、青黛（包）、旋覆花（包）；痰中带血者去人参、甘草，加沙参、紫草根、白茅根；咳而干渴者去人参、甘草、桑叶，加白芍、乌梅、玉竹、旋覆花（包）；关节肿痛甚加忍冬藤、伸筋草；阴虚内热者加地骨皮、白薇、鳖甲。

2. 肝肾阴虚证

临床表现：症见口干，目涩，泪少或无泪，常有眼内异物感，视物模糊，时有目赤，头晕耳鸣，腰背酸痛，关节隐痛，舌红少苔，脉沉细或数。

治则治法：滋补肝肾，润燥明目。

方剂：杞菊地黄丸合一贯煎、二至丸加减。

常用药：白菊花、枸杞子、生地黄、熟地黄、沙参、麦冬、何首乌、白芍、墨旱莲、木瓜、山茱萸、桑枝。大便燥结加瓜蒌仁、炒枳实，口干甚加石斛、玉竹，炽热而渴加知母、石膏，失眠加炒酸枣仁、合欢皮，骨蒸潮热加青蒿、地骨皮、乌梅。

3. 气阴两亏证

临床表现：症见口眼干燥，气短乏力，纳差腹胀，便溏或干结，低热，易感冒，腮部或颌下反复肿大，舌淡胖、边有齿印、尖红，少苔或白腻，脉细数无力。

治则治法：益气健脾，滋阴补肾。

方剂：四君子汤合六味地黄汤、生脉饮加减。

常用药：太子参、党参、麦冬、五味子、黄芪、当归、淮山药、白术、甘草。低热不退加银柴胡、鳖甲、青蒿、胡黄连、地骨皮，腮腺肿大明显加海藻、海带、昆布、浙贝母、半夏，积块坚硬加白芥子、莪术、丹参、山慈姑，胸闷不舒加郁金、瓜蒌。

4. 气血瘀阻证

临床表现：症见形瘦肤干肌削，眼眶黧黑，口干目涩，四肢关节疼痛或屈伸不利，皮肤瘀斑不退，舌暗少津，或青紫有瘀点，脉细涩。

治则治法：益气活血化瘀。

方剂：桃红四物汤加减。

常用药：当归、生地黄、赤芍、鸡血藤、桃仁、红花、牛膝、鹿衔草、天冬、麦冬。关节畸形，皮肤瘀斑甚者加水蛭。

五、中医特色疗法

（一）外治法

1. 外用熏洗

中药汤剂：白花蛇舌草 15 g，谷精草 15 g，金银花 15 g，石斛 10 g，玄参 20 g，水煎后，熏蒸患处。

操作方法：将中药材放入容器中，放入 100 mL 水，浸泡半小时后煮沸，文火再煎 20 分钟，澄出药汁，放入小容器内，可以用药汁的蒸汽直接熏蒸患处，如口腔、双眼。同时，可以取一块约 5 cm² 的方形消毒纱布，浸蘸药汁，放在患处热敷。每日 15 ~ 20 分钟，每日 3 ~ 4 次，4 周为 1 个疗程。

效果评价：本方药组成有滋阴清热的功效，煎汁直接熏蒸、热敷于患处，更能直达病所，且有较好的药物吸收渗透性。

2. 中药外敷

用中药外敷法治疗口腔溃疡疗效较好。

（1）药末外敷，吴茱萸粉 12 g，用醋或茶水调成糊状，睡前敷足心处（涌泉穴），次日晨取下。

（2）用珍珠粉、锡黄粉外涂在患处。用棉签蘸少许粉末，涂在患处，每日 3 次，有消肿止痛功效，可促进溃疡处的愈合。

3. 针灸疗法

（1）取穴。

主穴：曲泽、血海、太冲、三阴交、太溪。

辅穴：少泽、廉泉，外金津、外玉液、四白。

（2）针刺手法。

主穴：曲泽、血海，直刺 30 mm，针用捻转提插法结合泻法，每穴施手法至少 1 分钟，至四肢皮色潮红微汗出为佳；太冲直刺 20 mm，针用提插泻法，至足部抽动 3 次；三阴交、太溪直刺 30 mm，针用补法，徐刺疾出，得气后留 30 分钟。

辅穴：燥毒盛者少泽点刺放血；口干加廉泉、外金津、外玉液，针用提插泻法，至口含津液欲出；眼干加睛明、四白，针用雀啄法，至眼球湿润。

加减：腮腺肿大，加颊车、翳风，针用泻法；视力下降，加鱼腰、合谷；阴道干涩，加气海、曲骨、肾俞；关节痛，加曲池、外关、阳陵泉、膝眼、委中。随症加减穴位，采用平补平泻于法，得气后留针 30 分钟，针刺每日 1 次，10 日为 1 个疗程。

（二）中医食疗方药

1. 梨子粥

取梨子 2 个，洗净后连皮带核切碎，加粳米 100 g 煮粥。该粥具有生津润燥、清热化痰的功效。

2. 木耳粥

将白木耳 10 g 浸泡发涨，加粳米 100 g，大枣 5 ~ 7 枚同煮粥。白木耳味甘性平，有滋阴润肺、养胃生津的作用。

3. 百合粥

新鲜百合 60 g，冰糖适量，加粳米 100 g 煮粥。该粥有清心润肺之功效。

（梁健忠）

第五节 骨关节炎

一、概述

骨关节炎是一种常见的慢性关节疾病，其主要病变是关节软骨的退行性变和继发性骨质增生，多见于中老年人，女性多于男性，好发在负重较大的膝关节、髋关节、脊柱及手指关节等部位，该病亦称为骨关节病、退行性关节炎、增生性关节炎、老年性关节炎和肥大性关节炎等。骨关节炎以手的远端和近端指间关节，膝关节、肘关节和肩关节及脊柱关节容易受累，而腕关节、踝关节则较少发病。骨关节炎可分为原发性和继发两类。

本病的患病率随着年龄增长而增加。世界卫生组织统计，50 岁以上人群中，骨关节炎的发病率为 50%，55 岁以上的人群中，发病率为 80%。我国骨关节炎的发病情况约占总人口的 10%，为 1 亿人左右。1990 年，我国只有 4000 多万例骨关节炎患者，而 2000 年已达到 8000 万例，患者人数达到了 1 亿多人，根据 WHO 预测，到 2015 年中国骨病患者将达到 1.5 亿例，中国将成为世界骨关节炎患者数最多的国家之一。

本病属中医学"痹证"范畴，与"痹症"中"鹤膝风""骨痹""筋痹"相类似。《内经》曰："病在阳曰风，病在阴曰痹。故痹也，风寒湿杂至，犯其经络之阴，合而为痹。痹者闭也，三气杂至，雍闭经络，血气不行，故名为痹。"痹之形成，多由正虚于内，阳虚于外，营卫虚于经络，风借寒之肃杀之力，寒借风之疏泄之能，湿得风寒之助，参揉其中，得以侵犯机体。初犯经络，继入筋骨，波及血脉，流注关节。经气不畅，络血不行，阳气不达，则邪气肆虐，而生疼痛。本病病位在筋骨关节，筋骨有赖于肝肾中精血的充养，又赖于督肾中阳气之温煦，肾虚则先天之本不固，百病滋生。肾中元阳乃人身诸阳之本，风寒湿痹多表现为疼痛、酸楚、重着，得阳气之振奋时能化解。肾中元阴为人身诸阴之本，风湿热痹多化热伤阴，得阴精滋润、濡养始能缓解。故本病与肝肾亏虚，筋骨失养，风、寒、湿邪侵袭，痰瘀凝滞等因素有关，属本虚标实之证。

二、病因病机

痹证初期多为风寒湿之邪乘虚入侵人体，气血为病邪闭阻，以邪实为主；如反复发作，或渐进发展，脉络瘀阻，痰瘀互结，则多为正虚邪实；病邪入深，气血亏耗，肝肾虚损，筋骨失养，遂为正虚邪恋之证，以正虚为主。若患者先天不足，素体亏虚，阴精暗耗，则不仅发病为正虚，且缠绵日久，不易治愈，且容易感染。痹证之病变部位在筋骨关节，筋骨有赖于肝肾中精血的充养，又赖于督肾中阳气之温煦，肾虚则先天之本不固，百病滋生。肾中元阳乃人身诸阳之本，风寒湿痹多表现为疼痛、酸楚、重着，得阳气之振奋时能化解。肾中元阴为人身诸阴之本，风湿热痹多化热伤阴，得阴精滋润、濡养始能缓解。故本病与肝肾亏虚，筋骨失养，风、寒、湿邪侵袭，痰瘀凝滞等因素有关，属本虚标实之证。

三、临床诊断

1. 膝关节骨性关节炎的分类标准（ACR 1986 年修订）

临床症状：①1 个月来大多数日子膝痛；②关节活动时有骨响声；③晨僵 ≤ 30 分钟；④年龄 ≥ 38 岁；⑤膝关节骨性肿胀伴弹响；⑥膝关节骨性肿胀不伴弹响。

具备①、②、③、④或①、②、③、⑤或①、⑥者可诊断骨性关节炎。

临床加 X 线标准：①1 个月大多数天膝痛；②X 线示关节边缘骨赘；③滑液检查符合骨关节炎（至少符合透明、黏性、WBC < 2×10^6/L 之两项）；④年龄 ≥ 40 岁；⑤晨僵 ≤ 30 分钟；⑥关节活动时弹响。

符合①、②或①、③、⑤、⑥或①、④、⑤、⑥者可诊断骨性关节炎。

2. 手骨关节炎的分类标准（ACR 1990 年修订）

①1 个月大多数天手疼痛或僵硬；②10 个指定手关节中 2 个以上硬性组织肿大；③掌指关节肿胀 ≤ 2 个；④1 个以上远端指间关节肿胀；⑤10 个指定关节中有 1 个或 1 个以上畸形。

符合①、②、③、④或①、②、③、⑤者可诊断为骨关节炎。

注：10 个指定关节包括双侧第 2、3 指远端和近端指间关节及第 1 腕掌关节。

3. 髋骨关节炎的分类标准（ACR 1991 年修订）

临床标准：①1 个月大多数天髋关节痛；②髋关节内旋 ≤ 15°；③髋关节内旋 > 15°；④ESR ≤ 45 mm/h；⑤ESR 未查，髋屈曲 ≤ 115°；⑥晨僵 ≤ 60 分钟；⑦年龄 > 50 岁。

符合①、②、④或①、②、⑤或①、③、⑥、⑦者可诊断为骨关节炎。

临床和 X 线标准：①1 个月大多数天髋关节痛；②ESR ≤ 20 mm/h；③X 线股骨头和（或）髋臼骨赘；④X 线髋关节间隙狭窄。

符合①、②、③或①、②、④或①、③、④者可诊断为骨关节炎。

4. 美国风湿病学会 2001 年制订膝骨关节炎诊断标准

（1）膝关节疼痛患者有下列 7 项中的 3 项：①年龄 ≥ 50 岁；②晨僵 < 30 分钟；③关节活动时有骨响声；④膝部检查示骨性肥大；⑤有骨压痛；⑥无明显滑膜升温；⑦放射学检查有骨质增生。

（2）膝关节疼痛患者有下列 9 项中的 5 项：①年龄 ≥ 50 岁；②晨僵 < 30 分钟；③关节活动时有骨响声；④膝检查示骨性肥大；⑤有骨压痛；⑥无明显滑膜升温；⑦ESR < 40 mm/h；⑧RF < 1∶40；⑨滑膜液有骨关节炎征象。

四、辨证论治

（一）辨证要点

辨气血瘀阻：不通则痛，肾虚髓空，不能滋养骨骼。久病必虚，久痛入络，因为痹痛日久，气血运行不畅、气滞血瘀、瘀血内停、络脉不通，瘀血为有形之邪，阻碍气机的运行，故出现疼痛剧烈，如刀割、部位固定不稳。

（二）治则治法

中医认为本病是以肝肾亏虚为本，痰瘀阻络为之标。肝藏血、主筋，肾藏精、主骨，肝肾同源，精血互生，肝血充盈，肾精旺盛，则筋骨得养而关节滑利，肾虚则精髓不足，无以养骨；肝虚则肝血不充，无以养筋，从而加重筋骨损伤。脏腑功能失调，引起气血失和、津液运行失调，导致痰瘀同病，阻滞经络，发生骨关节炎。治疗应以补肾作为根本法则，佐以五要：①补肾要养肝，肝肾同源，肝肾同健痹自歼；②补肾要活血，血行痹自解；③补肾要祛邪，邪去痹自灭；④补肾要健脾，脾健痹自去；⑤补肾要止痛，痛解痹自停。中药治疗本病着重整体调节，调动机体的潜在功能，最终达到多位点、多环节的综合治疗效果。

（三）分型论治

1. 瘀血阻络证

临床表现：疼痛剧烈，针刺、刀割样疼痛，痛处固定，常在夜间加剧，关节活动不利，舌质紫暗或见瘀斑瘀点，脉细涩。

治则治法：活血化瘀，理气止痛。

方剂：身痛逐瘀汤加减。

常用药：独活、羌活各 12 g，桂枝 5～9 g，秦艽、威灵仙、当归、赤芍、乳香、没药、香附、郁金、五灵脂、泽泻各 10 g，甘草 6 g。

2. 肝肾亏虚证

临床表现：疼痛缓解，仍绵绵不断，腰膝疼痛、酸软，肢节屈伸不利，偏阳虚者，则有畏寒肢冷，遇寒痛剧，得温痛减，舌淡、苔薄，脉沉细；偏阴虚者，则有五心烦热，失眠多梦，咽干口燥，舌红少苔，脉细数。

治则治法：补益肝肾，通络，除湿，止痛。

方剂：独活寄生汤加减。

常用药：独活、桑寄生、秦艽、防风各15 g，细辛4 g，川芎、当归各10 g，熟地黄20 g，白芍18 g，肉桂6 g，茯苓25 g，杜仲、牛膝各12 g，党参30 g，续断、骨碎补、枸杞子各16 g，甘草8 g。

3. 气阴两虚

临床表现：疼痛已大减，仅觉绵绵隐痛，以肝肾亏虚之象为主，腰膝酸软疼痛，肢体乏力，关节不利。舌质淡嫩，脉细弱。

治则治法：益气养阴，通络，佐以培补肝肾。

方剂：十全大补汤加减。

常用药：党参、黄芪各30 g，炒白术、白芍各30 g，当归、川芎各12 g，生地黄、熟地黄各20 g，桑寄生、续断、牛膝、山药、枸杞子各18 g，秦艽、威灵仙各10 g。

五、中医特色疗法

1. 外治法

（1）外敷法：用食用粗盐，加生姜片、小茴香，炒热（不要太烫），用棉布包好，每晚睡前敷患处至盐凉，3日后调换用料，连用9日。忌冷、湿。

（2）针灸。

治则：疏经通络、行气止痛，针灸并用，泻法。

处方：以足太阳、足少阳经腧穴为主。

足太阳经型：环跳、阳陵泉、秩边、承扶、殷门、委中、承山、昆仑。

足少阳经型：环跳、阳陵泉、风市、膝阳关、阳辅、悬钟、足临泣。

方义：故循经取足太阳经穴和足少阳经穴以疏导两经闭阻不通之气血，达到"通则不痛"的治疗目的。环跳为两经交会穴，一穴通两经；阳陵泉乃筋之会穴，可舒筋通络止痛，故可通用。

加减：有腰骶部疼痛者，加肾俞、大肠俞、腰阳关、腰夹脊、阿是穴疏调腰部经络之气；与天气变化有关者，加灸大椎、阿是穴温经止痛；气滞血瘀者，加膈俞、合谷、太冲化瘀止痛。

操作：诸穴均常规针刺，用提插捻转泻法，以出现沿腰腿部足太阳经、足少阳经向下放射感为佳。

（3）推拿治疗：推拿治疗应用得当，对膝关节炎疗效也很好。此法多在患病局部采用揉法、摩法、拿法、研磨法、穴位指压法等方法治疗，在急性炎症期最好不用推拿法，或谨慎使用轻手法推拿，以免炎症加剧。

（4）小针刀疗法：膝关节骨质增生的部位在膝关节软骨面，膝关节滑膜。用针刀在骨刺形成处进行松解，配合手法解除拉应力和压应力的不平衡，使膝关节内部力平衡得到恢复。具体操作：在膝关节边缘骨质增生处、骨刺处（此处多为应力集中点）进针，针刀与下肢纵轴平行刺入皮肤后，刀口线和骨刺的竖轴垂直，在增生点、骨刺的尖部做切开松解和铲磨削平法，将锐边肌肉附着处逐一松解剥离，进行铲磨削平等手法。根据膝关节内外翻畸形程度可松解内外侧韧带粘连点等部位。术后可配合关节手法推拿提髌骨2～3次。一次针刀治疗点选择6～8点，每周1次，一般1～3次为1个疗程。

（5）艾灸疗法：取穴内膝眼、犊鼻、阴陵泉、阳陵泉、血海、梁丘、鹤顶，根据中医辨证对肝肾不足者，配肝俞、肾俞；痰湿蕴热流注关节者配丰隆、足三里。用点燃的艾条雀啄灸，每穴灸3～5分钟，以患者感到穴位皮肤温热舒适为度。

（6）中药离子导入疗法：运用自制的活血止痛药酒（由川乌、川芎、乳香、没药、赤芍、红花、威灵仙、天南星等十余味药材置于高度高粱酒浸泡约半年）倒出适量再调剂数滴食醋，采用药物导入机，将药酒与食醋调好后，倒入已备好带有纱布极板，对准部位后缠紧，调节好药物导入机电流治疗剂量，定时20～30分钟。以上治疗20天为1个疗程，疗程间隔休息2～3天后再行下一个疗程治疗。

2．中医食疗方药

（1）三七丹参粥：三七 10 ～ 15 g，丹参 15 ～ 20 g，鸡血藤 30 g 洗净，加入适量清水煎煮取浓汁，再把粳米 300 g 加水煮粥，待粥将成时加入药汁，共煮片刻即成。每次随意食用，每日 1 剂。功效：活血化瘀，通络止痛。该品主治瘀血内阻，经脉不利的关节疼痛。

（2）三七炖鸡：雄乌鸡 1 只，三七 6 g，黄芪 10 g，共纳入鸡腹内，加入黄酒 10 mL 隔水小火炖至鸡肉熟。用酱油随意蘸食，隔日 1 次。功效：温阳，益气，定痛。该品主治膝关节炎，证属阳气不足者。

（3）猪肾粥：取猪肾 1 对洗净切片，人参 6 g，核桃肉 10 g 与粳米 200 g 加适量水共煮成粥，随意服用，每日 1 剂。功效：祛风除湿，补益肾气。该品主治膝关节炎，证属肾气不足者。

（梁健忠）

第六节　成人斯蒂尔病

一、概述

成人斯蒂尔病（adult onset still's disease，AOSD）是一组病因和发病机制不明，以弛张热、一过性和多形性皮疹、关节炎或关节痛为主要临床表现，伴有肝、脾及淋巴结肿大，周围血白细胞增高的一种临床综合征。该病起病于成年人，男女均可罹患。发病年龄从 16 ～ 18 岁不等，平均 29 ～ 33 岁，男性发病略低于女性。本病病程多样，少数呈自限性，发作一次缓解后，经不同时间（多不超过 1 年）后又反复间歇发作，下次发作时间很难预料。病情慢性持续活动者最终可出现慢性关节炎，甚至有骨破坏。

本病在中医文献中无相似的病名，但根据其临床表现特征可参考"热痹""暑痹""湿痹"等疾病进行诊治。

二、病因病机

成人斯蒂尔病患者中以反复高热、一过性多形性皮疹、咽痛为主要临床表现，无关节肌肉疼痛者属于中医学"温病"范畴；如患者在反复高热、一过性多形性皮疹、咽痛的同时，伴有肌肉关节疼痛者则属于中医学"痹证"范畴。该病是由正气不足，风、寒、湿邪乘虚侵袭潜伏于体内，伏藏日久化热、生痰、成瘀、耗气伤阴，当劳累、七情刺激、饮食失调或感受外邪后，引动伏邪，合而为患，走窜于卫气营血、肌肤关节之间而发病。

（一）本在正虚

患者正气亏虚，风、寒、湿邪乘虚侵袭入里，伏藏于体内，导致阳气郁滞，气郁则生热化火，加之劳累、七情刺激、饮食失调，患者正气更加亏虚，正不胜邪，伏邪泛滥而致发病，发病初期即见高热。患者反复高热，高热耗气伤阴，导致疾病后期出现气阴两虚。故可见五心烦热，两颧潮红，盗汗，身疲乏力，皮疹隐隐未净等。阴虚发热多出现于午后或夜间，次日清晨体温降至正常。虚火上炎则咽痛，口干，舌红、少苔，脉细数。因此，正气亏虚为本病发病之根本。病变初期，气虚为主，病至后期气阴两虚。

（二）标在湿热伏邪、痰瘀痹阻

患者正气不足，风、寒、湿邪乘虚侵袭入里，内伏营阴或膜原，伏藏日久化热，湿热互结，当劳累、受到七情刺激、饮食失调或感受外邪后，引动伏邪而致发病。当外邪与湿热内邪相合时，表现为卫气同病，症见发热恶风，汗出，全身酸痛，咽痛，舌边尖红、苔薄白或薄黄，脉浮洪数等。当内伏于营分的湿热之邪因正气不足以与之抗衡而外发时，表现为气营两燔，症见高热持续不退，汗出，烦躁不安，关节疼痛，身体多处红色皮疹，尿黄，便干，舌质红或绛、苔黄燥少津，脉洪数等。湿邪偏胜时，患者表现为湿热内蕴，症见发热，日晡热甚，纳呆，关节肿痛以下肢为重，全身困乏无力，下肢沉重酸胀，身体散布红色皮疹，舌苔黄腻，脉滑数等。热入营血，煎灼津液，炼液为痰，痰入经络而成瘰疬，流注关节而见关节肿胀。气虚无力推动血行致血行瘀滞；痰浊阻滞脉道，使血行受阻而加重瘀阻；外邪侵犯经络，寒性凝滞，气机不通，亦可导致血瘀，症见关节肌肉疼痛，痛有定处，舌暗有瘀斑等。

（三）气阴两虚、湿热痰瘀互结为病情反复发作根源

因患者素体虚弱，无力激发正气，鼓邪外出，故病邪深伏，正虚邪困。气虚卫外不固，外邪极易入侵，正虚邪盛，引起病情加重及反复难愈。湿性黏滞，阻滞气机，并可影响经脉气血运行，使得痰瘀交结，可使病证迁延、反复不解。热灼津液，痰阻气机，气血津液凝滞，痰瘀内阻，湿热痰瘀互结，终致病情反复发作，缠绵难愈。

本病的基本病机是外感时疫、暑湿及风湿热邪，致表卫不和，气营两伤，经络关节痹阻，并内侵脏腑。病位或在表、在气、在营，也可在经络、关节、血脉，与心、肺、胃、肝、肾等脏腑息息相关。

本病的性质初期以邪实为主，而邪实多是风、湿、热、痰。后期伤及正气，也可见气阴两伤，特别是阴血亏虚的证候。

三、临床诊断

（一）1992 年日本成人斯蒂尔病研究委员会推荐的诊断标准

1. 主要指标

（1）发热 ≥ 39℃，并持续 1 周以上。

（2）关节痛持续 2 周以上。

（3）典型皮疹。

（4）WBC 增高 ≥ 10×10^9/L，包括中性粒细胞 ≥ 80%。

2. 次要指标

（1）咽痛。

（2）淋巴结和（或）脾大。

（3）肝功能异常。

（4）RF（-）和 ANA（-）。

3. 排除

（1）感染性疾病（尤其是败血症和传染性单核细胞增多症）。

（2）恶性肿瘤（尤其是恶性淋巴瘤、白血病）。

（3）其他风湿病。

以上指标中符合 5 项或更多，且其中有 2 项以上为主要指标就可以诊断为成人斯蒂尔病，但需排除所列其他疾病。

（二）美国推荐的 Cush 成人斯蒂尔病诊断标准

1. 必备条件

（1）发热 ≥ 39℃。

（2）关节痛或关节炎。

（3）RF ＜ 1 ： 80。

（4）抗核抗体＜ 1 ： 100。

2. 另备下列任何两项

（1）WBC ≥ 15×10^9/L。

（2）皮疹。

（3）胸膜炎或心包炎。

（4）肝大或脾大或淋巴结肿大。

四、辨证论治

（一）辨证要点

1. 发热的辨别

对高热患者要辨明是邪毒发热还是本病发热。初起外感，发热在表；表证已净，而发热更甚，可有

两种情况：有感染病灶、血常规检查指标增高、舌苔黄腻燥者，为邪毒内陷；无明显感染病灶、血常规检查指标偏高、苔薄黄，一般为内伤阴液。故本病之发热，多为邪热或外感诱发。

2. 关节痛的辨别

关节红、肿、热、痛，属邪热炽盛；关节疼痛游走不定，属风盛；关节疼痛重浊，属湿盛；疼痛剧烈、固定不移，属血瘀；关节疼痛、活动受限、恶寒怕冷，属脾肾阳虚，阴寒内盛。

3. 皮疹的辨别

皮疹出没较速，淡红明润，上部较多，为风热初起；若热邪深重，则色泽紫黑、干枯失润。湿热互结者，疹色红紫、高尖晶莹、缠绵难退。如皮疹浮红干焦、时轻时重，多为阴虚内热证。

（二）治则治法

大多认为本病的初期性质以邪实为主，而邪实多是风、湿、热、瘀；后期可致本虚标实。基本病机是感受风湿热邪，或感受时疫毒邪暑湿，或湿热蕴结，致营卫不和，气营两伤，经络关节痹阻；病位或在表、在气、在营，也可在经络、关节、血脉，临床症候复杂。急性期，发热为主者多从温病、六经辨证论治；以关节痛为主者，则宜从痹证论治。缓解期发热，正气未虚，邪实为主，从伏邪、湿温论治；若正气亏虚，可从内伤发热论治。临床治疗切忌盲目地对号入座，而应辨证论治，随证立法选药，方可取得满意疗效。

（三）分型论治

1. 热犯肺卫证

临床表现：恶寒，间歇弛张热，咽痛，发热时出疹，为丘疹，或荨麻疹色红或鲜红，但无斑块状，可有胸闷、咳嗽、头痛，可伴关节痛，口干微渴，舌边尖红苔少，脉浮数。

治则治法：清肺泄热，宣卫透邪。

方剂：银翘散加减。

常用药：金银花24 g，连翘24 g，板蓝根15 g，荆芥穗10 g，竹叶10 g，薄荷6 g，大青叶15 g，桔梗6 g，牛蒡子10 g，芦根15 g，淡豆豉10 g，甘草6 g。水煎服，每日1剂。

2. 气营两燔证

临床表现：壮热，口渴，烦躁不安，发热时伴胸腹、面部、颈及四肢红斑，或夹有疹点，色鲜红或深红，或兼关节肿痛，或兼衄血。舌苔黄，脉洪数。

治则治法：清气凉血，泻火解毒。

方剂：白虎汤合清营汤加减。

常用药：生石膏（先煎）30 g，知母15 g，生地黄15 g，玄参15 g，牡丹皮10 g，赤芍10 g，丹参15 g，竹叶15 g，金银花20 g，连翘15 g，防己6 g。水煎服，每日1剂。

3. 热入血分证

临床表现：高热、体若燔炭，躁扰，甚至神志迷蒙、谵语，发疹时见斑疹复，分布密集，色如胭脂或紫黑，可有衄血、吐血、便血，色鲜红或暗红，舌深绛，脉沉数实或细数。

治则治法：凉血解毒。

方剂：犀角地黄汤加减。

常用药：水牛角粉30 g，牡丹皮30 g，石斛15 g，生地黄30 g，金银花20 g，连翘15 g，生石膏（先煎）30 g，玄参20 g，知母15 g，侧柏叶15 g，茜草15 g，丹参15 g。水煎服，每日1剂。

4. 风湿热痹证

临床表现：关节疼痛，灼热红肿，伴发热、口渴、烦闷不安，皮疹隐隐，肌肉酸痛，舌质红苔黄燥，脉滑数，多见于以关节炎为突出表现者。

治则治法：祛风除湿，清热通络。

方剂：白虎加桂枝汤加减。

常用药：生石膏（先煎）30 g，知母15 g，桂枝10 g，银花藤20 g，海桐皮15 g，威灵仙15 g，防己10 g。水煎服，每日1剂。

5. 阴虚血瘀证

临床表现：低热持续不退，五心烦热，两颧潮红，盗汗，身疲乏力，皮疹隐隐未净，腹中隐痛夜间尤甚，关节酸痛而胀，口干尿赤，舌质嫩红或兼瘀斑，苔薄白或薄黄而干，脉细微数。多见于病程恢复期。

治则治法：养阴退热、活血化瘀。

方剂：青蒿鳖甲汤合增液汤加减。

常用药：青蒿 10 g，炙鳖甲（先煎）15 g，知母 10 g，生地黄 15 g，牡丹皮 10 g，玄参 15 g，麦冬 10 g，地骨皮 10 g，红花 10 g，赤芍 10 g，生甘草 6 g。水煎服，每日 1 剂。

五、中医特色疗法

1. 外治法

（1）口腔溃疡：金莲花、金银花、麦冬煎水含漱；外用西瓜霜、珠黄散、锡类散。

（2）外阴溃疡：苦参、蛇床子水煎外洗；外用锡类散或白珍珠散。

（3）刮痧疗法。

背部：因五脏之俞皆在背，故刮痧部位主要在脊背，即后背正中线及中线两侧。

胸膛：在鸠尾附近。

颈项：内颈至肩。还可刮肘窝。

方法：用牛角片或光滑铜币，蘸食油或麻油，自上至下，自内向外，轻刮之，至局部皮肤潮红隆起，或显后紫黑色痧点为止。

（4）刺络放血疗法。

方法：用三棱针在穴位直刺，使之出血，出血较多，多用于体穴。用毫针在穴拉上挑刺放血，刺入较浅，手法要轻，出血要少，适用于头面部穴位。

适应证：十宣刺络法，适用于高热引起烦躁不安、神志不清者。委中刺络法，适用于下肢酸胀，屈伸不利者。曲泽刺络法，适用于两臂疼痛者。百会挑刺法，适用于头痛、头晕、失眠者。印堂挑刺法，适用于头痛剧烈者。太阳挑刺法，适用于头痛剧烈者。

2. 中医食疗方药

（1）木瓜汤：木瓜 4 个，蒸熟去皮，研烂如泥，白蜜 1 kg，炼净。将药物调和匀，放入净瓷器内盛之。每日晨起，用开水调 1 ~ 2 匙饮用。凡属湿热阻滞经脉而引起的筋骨疼痛，可服用此汤。

（2）赤小豆粥：赤小豆 30 g，白米 15 g，白糖适量。先煮赤小豆至熟，再加入白米做粥加糖。

（3）防风薏苡仁粥：清热除痹。防风 10 g，薏苡仁 10 g，水煮，每日 1 次，连服 1 周。

（梁健忠）

第七节　皮肌炎与多发性肌炎

一、概述

皮肌炎（dermatomyositis，DM）与多发性肌炎（polymysitis，PM）均为特发性炎症性肌病，主要累及横纹肌，表现为肌无力、肌痛和肌萎缩，有皮肤损害者称皮肌炎，无皮肤损害者称多发性肌炎。病理特征为不规则的肌肉坏死、再生和炎性细胞浸润，实验检查特点为血清肌酸激酶、乳酸脱氢酶及多种氨基转移酶增高，肌电图显示或多或少的特征性表现。DM 与 PM 的确切发病机制不明，是自身免疫性结缔组织病中最少见的一种，年发病率约为 5/1 000 000，发病年龄多为 5 ~ 15 岁和 45 ~ 60 岁，男女之比为 1∶2。部分病例与其他自身免疫性结缔组织病或恶性肿瘤并发。

根据系统性硬化病的临床主要证候、病程的转归及并发症，目前比较一致认为，应属中医学"痹症"之"皮痹""风痹""肌痹""顽皮""皮痹疽"的范畴。本病发于皮肤，以皮肤增厚、硬化、萎缩为临床特征，病久累及内脏，脏腑功能失调，加重皮肤病变，致皮肤肿胀变硬最终萎缩。

二、病因病机

肌痹的发生是由于外因感受六淫邪气，痹阻肌肉腠理，内因正气不足，气血亏虚，不能濡润荣养，最终导致病邪侵袭脉络，肌肉腠理不通不荣，发为肌痹。其主要病因病机如下。

（一）外邪闭阻肌腠

正气不足，卫外不固，六淫之邪侵袭人体，尤其是风寒湿三气杂至，闭阻气血，侵犯肌腠，脉络不通，风盛则善行，湿盛则漫肿，寒盛则痛着，一身肌肤尽痛。血虚生风则可见皮疹。

（二）热毒内侵

病因感受热毒之邪，或外邪从阳化热，或治之初误投辛热峻烈之品，导致热邪壅盛于内，更有热盛化毒，热毒相搏，病在气营则身热口渴，热盛动血则皮疹紫癜泛溢肌表，伤阴耗血，肌肤肉腠失于荣养则肢体不仁不用。

（三）脾胃虚弱

脾主肌肉，脾胃为气血生化之源，脾胃虚弱是肌痹发病内在的主要因素。饮食不节，忧思过度，劳倦内伤，导致脾胃虚弱，不能正常化生水谷精微，充养四肢百骸，出现腠理疏松，复感外邪侵袭则发生肌肉疼痛，麻木不仁，脉络闭阻，发为肌痹。病久正虚，脾胃益弱，运化失司，水饮、痰浊、瘀血互结，停于体内，则四肢肿胀无力，甚则肌萎缩。脾胃不和，则病及脏腑，诸症蜂起，变症丛生。总之，肌痹虽病在肌肉腠理，但外引皮肤，内伤脏腑，不可孤立对待，起病多为邪实或虚实夹杂，久病则虚实交错，病情复杂，邪实与正虚互为因果，互相胶着，后期则营卫气血，脏腑经络均可受病。

三、临床诊断

诊断 DM/PM 应具备：①对称性近端肌无力，伴或不伴吞咽困难或呼吸肌无力；②血清酶谱升高，特别是 CPK；③肌电图示肌源性改变；④肌活检异常；⑤皮肤特征性表现。

判定：以上 5 条全具备者可确诊典型皮肌炎。仅具备前 4 条者为多发性肌炎。前 4 条具备 2 条加皮疹诊断为"很可能皮肌炎"。具备前 4 条中 3 条为"很可能多发性肌炎"。前 4 条中 1 条加皮疹为"可能皮肌炎"。仅具备前 4 条中 2 条者为"可能多发性肌炎"。

在诊断前应排除肌营养不良、肉芽肿性肌炎、感染、最近使用过各种药物和毒物、横纹肌溶解、代谢性疾病、内分泌疾病、重症肌无力等。

四、辨证论治

（一）辨证要点

1. 辨标本

本病以正气虚弱、气阴不足、五脏虚损为本，寒湿、湿热、痰瘀为标，标实郁久化热生毒。

2. 辨虚实

本病发作期及复发期，以标实为主，邪毒入侵，潜伏经络，阻滞气血，蕴久化热，炼热为痰，痰瘀互结；中间恢复期，标实本虚并重，病变继续发展可以伤及脏腑、累及气血，造成肺热、脾虚、肝肾之不足，甚则气虚血瘀，虚实夹杂之候；临床缓解期，本虚为主。

3. 辨寒热

临床主要有寒湿和湿热两大证候，寒湿胜者以肌肉酸楚、冷痛、触及不热，喜热畏寒，天阴加重，舌淡苔白腻为特点；湿热胜者以肌肉红肿、热痛、触及发热，舌红苔黄腻为特点。

（二）治则治法

中医治疗硬皮病首辨标本虚实，以寒凝痰阻、血瘀、脉络受阻为标，以肺、脾、肾之阳虚、气虚为本；以肺、脾、肾之气虚、阳虚为虚，以寒邪、血瘀、痰阻为邪实。以正虚为主者，外邪伤正，气血亏虚，络虚不荣，肌肤失养，治以益气血、通经络、养荣生肌，若治疗得当，皮肤尚能逐渐变软，皮肤代谢改善，以至恢复正常功能。另外应根据累及脏腑不同而五脏分治，总以理气和血通络、维护脏腑功能为治疗思路。

（三）分型论治

1. 热毒炽盛证

临床表现：肌肉疼痛不可触，或肌肉肿痛，肌肉无力，可伴紫红色皮疹。或有发热恶寒、关节酸痛，或高热口渴、心烦，或口苦咽干，大便干，小便黄赤。舌红苔黄，脉洪大或滑数。

治则治法：清热解毒，凉血通络。

方剂：犀角地黄汤、黄连解毒汤加减（《备急千金要方》《外台秘要》）。

常用药：生地黄 25 g，水牛角 15 g，玄参 15 g，黄连 15 g，黄柏 15 g，牡丹皮 15 g，赤芍 25 g，白花蛇舌草 15 g，土茯苓 15 g，连翘 15 g。

2. 脾虚湿热证

临床表现：肌肉疼痛肿胀，四肢困重无力，身热不扬，头重如裹，或身有红斑，食少纳呆，胸脘痞闷，或腹胀便溏。舌红苔腻，脉滑数。

治则治法：祛湿清热，健脾益气。

方剂：升阳益胃汤、当归拈痛汤加减（《脾胃论》《医宗金鉴》）。

常用药：生黄芪 30 g，生白术 15 g，生薏苡仁 15 g，柴胡 15 g，升麻 15 g，当归 15 g，羌活 15 g，苦参 15 g，黄芩 10 g，泽泻 15 g，茯苓 15 g。

3. 寒湿痹阻证

临床表现：肌肉酸胀疼痛，麻木不仁，四肢无力，遇寒则肢端发凉变色疼痛，伴有畏寒身重，关节疼痛。舌淡苔白腻，或舌有齿痕，脉沉细或濡缓。

治则治法：散寒除湿，解肌通络。

方剂：防己黄芪汤合乌头汤加减（《金匮要略》）。

常用药：黄芪 25 g，防己 10 g，防风 10 g，羌活 15 g，独活 15 g，制川乌 5 g，当归 15 g，川芎 15 g，薏苡仁 15 g，桂枝 10 g。

4. 脾肾两虚证

临床表现：肌萎缩麻木，松弛无力，四肢怠惰，手足不遂，面色萎黄或㿠白，畏寒肢冷，吞咽不利，脘腹胀闷。舌淡苔白，脉沉或弱。

治则治法：温补脾肾，益气养血通络。

方剂：补中益气汤合真武汤加减（《脾胃论》《伤寒论》）。

常用药：制附子 10 g，肉桂 5 g，炒白术 15 g，茯苓 15 g，黄芪 15 g，菟丝子 15 g，当归 15 g，白芍 15 g，熟地黄 15 g，淫羊藿 10 g。

5. 肝肾阴虚证

临床表现：病久不愈，身倦神疲，肢软无力，头晕，腰酸，肌萎缩，皮肤不荣，手足麻木，午后发热。舌红少苔，脉细数或虚数。

证候分析：久病不愈，日久损及肝肾，肝肾亏虚。肾阴不足，则头晕腰酸；肝阴不足，宗筋失养，见身倦神疲，肢软无力，皮肤不荣，手足麻木；阴虚阳亢，午后发热。舌红少苔，脉细数或虚数，为肝肾阴虚之象。

治则治法：滋补肝阴，舒筋通络。

方剂：一贯煎合知柏地黄丸加减（《柳州医话》《医宗金鉴》）。

常用药：北沙参 15 g，麦冬 15 g，熟地黄 15 g，川楝子 15 g，川芎 15 g，枸杞子 15 g，当归 15 g，黄柏 15 g，牡丹皮 10 g，龟甲（先煎）10 g。

五、注意事项

（1）皮肌炎患者对紫外线敏感程度高，外出时穿长袖衣服，戴宽边帽或撑伞，必要时涂防晒霜。

（2）保持室内空气新鲜，经常开窗换气，避免着凉，预防感冒。

（3）加强皮肤养护，保持皮肤卫生，特别是皱褶部位，如腋下、肛门、外阴和乳房下，用温水洗浴，避免碱性肥皂的刺激。

（4）勤更衣，衣服要选择不刺激皮肤的棉织品，勤沐浴，勤剪指甲，勤漱口，防止发生继发感染。

（梁健忠）

第八节　系统性硬化病

一、概述

系统性硬化病（systemic sclerosis，SSc）是一种原因不明，以小血管功能和结构异常，以局限性弥漫性皮肤及内脏结缔组织纤维化或硬化甚至萎缩为特征的结缔组织疾病。本病临床分两大类，指局限性硬化病和进行性系统性硬化病，前者病变仅局限于皮肤，一般无内脏受累，后者皮肤硬化广泛，多伴有内脏受累。目前该病病因尚不明确，一般认为与遗传易感性及环境因素有关。目前认为该病发病机制是由于免疫系统功能失调，激活、分泌多种自身抗体、细胞因子等引起血管内皮损伤和活化，进而刺激成纤维细胞合成胶原功能异常，导致血管和组织的纤维化。SSc 分布遍及全世界，任何年龄均可发病，局限者以儿童及中年多见，系统者多在 20 ~ 50 岁，儿童相对少见，男女之比为 1∶3。育龄妇女为发病高峰人群。

硬皮病属中医学"痹证"的范畴，因其发于皮肤，以皮肤增厚、硬化、萎缩为临床特征，故对应于痹证之皮痹。关于本病之病因病机，中医认为是素体气血虚弱，卫外不固，腠理不密，外感六淫之邪，外邪痹阻经络，皮失所养而成，病久累及内脏，脏腑功能失调，加重皮肤病变，致皮肤肿胀变硬最终萎缩，故称其"皮痹"。

二、病因病机

（一）体虚外感

由于患者素体虚弱，气血不足，腠理空疏，营卫两虚，卫外失固，风、寒、湿、热之邪乘虚而入肤腠络脉之间，致使营卫失和，气血痹滞，痰瘀胶着，痰郁化毒阻络，局部肤腠肌表失养，而令皮肤顽硬，形如制革，肤色变深。如《灵枢·百病始生》说："风雨寒热，不得虚邪，不能独伤人。此必因虚邪之风，与其身形，两虚相得，乃客其形。"明确指出了"邪不能独伤人"，疾病的发生，必须具备"虚邪"与"身形之虚"，即外部与内部两个条件。其中"虚邪"只有通过"身形之虚"才能起致病作用，故"邪之所凑，其气必虚""最虚之处，便是客邪之地"。清代沈金鳌集诸家之说，对本病的病因有较全面的阐发，他说："麻木，风虚病，亦兼寒湿痰血病也……按之不知，掐之不觉，有如木之厚。"宋代吴彦夔《传信适用方·卷四》云："人发寒热不止，经数日后，以物击之似钟磬，日渐瘦恶。"不仅阐述了皮肤顽厚如木，坚硬如石的症状，综合了风、寒、湿、痰、血诸致病因素，而且描述了"人发寒热不止"到"经数日后，以物击之似钟磬"的质变过程。

（二）外邪入侵

风、寒、湿、热之邪通常是引起本病的外在因素，体质柔弱者，固然易于遭邪入侵；也有平时体质尚好，但由于久居严寒之地，又缺乏必要的防寒保暖措施；或者由于工作关系，野外、雪天露宿；或住地潮湿；或仲风冒雨、水中作业；或劳力感受湿；或汗出入水，等等，日久也可积而为病，生痰伏于络脉，痰郁化毒阻络而发病，正如《王孟英医案》载："余波奔流经络""痰邪袭于隧络""痰阻于络"。

（三）情志所伤

肝为藏血之脏，性喜条达。若因情志不舒，肝失舒泄，气机不利，则血液运行不畅，瘀血阻络，化生痰浊。在《血证论》中有："血积既久，亦能化为痰水"之说。赵献可在《医贯》中认为："七情内伤，郁而生痰。"李用粹在《证治汇补》中也认为："惊恐忧思，痰乃生焉。"另外，肝气郁结不畅，则横逆而犯脾胃，脾胃受克，运化失职，水液运化发生障碍，以致痰湿停留，蕴结于络脉，日久化毒而发病。

（四）饮食不节

胃为水谷之海，脾司健运之职，恣食生冷，或暴饮过量之水；脾胃虚弱，食少饮多，水停而不消；均可阻遏阳气，使中州失运，湿聚为痰。《临证指南医案》中记："夫痰乃饮食所化……有因多食甘腻肥腥茶酒而生者。"

（五）劳欲过度

肾为先天之本，脾为后天之源，两者为生命之根本。劳欲过度，伤及脾肾，脾伤则不能运化水谷，以资化源，气血不足，痰湿内生。肾伤则气化不行，不能温化水液，因而湿聚痰生。如《素问·举痛论》说："劳则气耗。"《素问·生气通天论》亦说："因而强力，高骨乃坏，肾气乃伤。"

（六）外伤

由于暴力的打击、扭挫、切割、穿刺等，使形体遭受外来的损伤。如果是开放性损伤，创口处脉络断裂，气血不能循常道而行，痰湿瘀血凝于局部脉络；若为闭合性创伤，无论伤筋折骨，局部脉络必有损伤，离经之血瘀于伤处，气机不利，津液流行受阻。《杂病源流犀烛·跌扑闪挫源流》说："忽然闪挫，气必为之震，因所壅而凝聚一处。气运乎血，血本随气以周流，气凝则血亦凝矣。夫至气滞血瘀，则作肿作痛，诸变百出。"血瘀亦可致痰，如唐容川在《血证论》中提出："血积既久，亦能化为痰水。"痰伏于受损络脉，郁久化毒而发病。

（七）五脏虚损

五脏虚损以肺脾肾气虚为主，尤其是肾之阳气不足，五脏皆虚，卫外不固，腠理不密，外邪乘虚外袭，凝聚肤腠，痰毒阻滞络脉，气血痹着，皮肤变硬；或肾阳不足，五脏功能失调，气血津液运化失司，而致"湿凝为痰"，痰郁化毒，痰毒阻于络脉，皮肤筋脉硬化；病久则真阳亏耗，痰毒内凝，气血不运，使皮肤顽硬延及全身。张景岳在《景岳全书·痰饮》中记载："盖痰即水也，其本在肾，其标在脾。在肾者，以水不归源，水泛为痰也。"李用粹在《证治汇补》中说："痰之源，出于肾，故劳损之人，肾中火衰，不能收摄，邪水、冷痰上泛。"陈士铎在《石室秘录》中云："非肾水泛上为痰，即肾火沸腾为痰。肾水上泛为痰者，常由禀赋不足，或年高肾亏，或久病及肾，或房劳过度，以致肾阳虚弱，不能蒸腾汽化水液，肾气虚弱，开阖失司，气化不利，则水液泛为痰。"痰毒阻闭经络，深入骨骱，而致根深难以遂除，如晚期所见到的关节肿胀、畸形。肺主一身之气，通调水道。如肺失清肃，治节无权，津液不能输布，内聚而成痰，痰留络脉，亦可随脾肾阳虚而"水泛为痰""上渍于肺"，故有"肺为贮痰之器"之说。脾为湿土之脏，"脾气散精"，职司运化水湿。脾土薄弱，清者难以上升，浊者难以下降，留于中焦，停滞膈间，内积为饮，凝聚成痰。朱丹溪说："脾气者，人身健运之阳气，如天之有日也，阴凝四塞者，日失其所，理脾则如烈日当空，痰浊阴凝自散。"张景岳分析水谷成痰的原因："果使脾强胃健，如少壮者充，则水谷随化，皆成气血，焉得留而为痰。唯其不能尽化，十留一二，则一二为痰，十留三四，则三四为痰。"所以大多医家认为"脾为生痰之源"。肝主疏泄的功能有保持全身气机畅通的作用，津液是靠气的推动而运行全身的。肝失疏泄，则气滞津液停聚而成痰饮。故李用粹在《证治汇补》中说："惊恐忧思，痰乃生焉。"心主血脉，心气一旦虚弱，无以推动血液的运行，水湿痰浊亦随之留着内聚。尤在泾在《金匮要略心典》中讲道："阳痹之处，必有痰浊阻其间。"由此可见，五脏虚损，皆可生痰，如张景岳说："无处不到而化为痰者，凡五脏之伤，皆能致之。"痰伏于络，痰郁化毒，痰毒阻于络脉，导致皮肤筋脉硬化。

综上所述，系统性硬化病的发生，以阳气亏虚为本，痰毒阻络为标，证属本虚标实；五脏虚损，劳欲过度，情志所伤等为内因，体虚外感，外邪入侵，饮食不节，外伤等为外因，致痰伏于络，痰郁化毒，痰毒阻络而发病。

三、临床诊断

根据雷诺现象、皮肤表现、内脏受累，以及特异性抗核抗体等，诊断一般不难。目前一般用1980年美国风湿病学会制订的系统性硬化病的分类诊断标准。参考如下。

（一）主要指标

近端硬皮病：对称性手指及掌指或跖趾近端皮肤增厚、紧硬，不易提起。类似皮肤改变同时累及肢体的全部、颜面、颈部和躯干。

（二）次要指标

指端硬化：①以上皮肤改变仅出现在手指末端；②指端凹陷性瘢痕或指垫变薄，由于缺血指端有下陷区，指垫组织丧失；③双肺基底纤维化，标准胸部 X 线片双下肺出现网状条索、结节、密度增加，亦可呈弥漫斑点状或蜂窝状。并已确定不是由原发肺部疾病所致。

具备上述主要指标或 ≥ 2 个次要指标者，可诊断为系统性硬化病。但对于早期患者，症状表现不典型时，临床医师的经验、判断及密切随访十分重要。

四、辨证论治

（一）辨证要点

1. 辨标本

本病以寒凝痰阻、血瘀、脉络受阻为标，以肺、脾、肾之阳虚、气虚为本，临床上常以本虚标实证候为主要表现。

2. 辨寒、瘀、痰

寒凝者有四肢发凉，皮肤遇冷变白变紫；有瘀血者有肢端青紫或肌肤甲错，或舌质紫暗或有瘀斑；痰阻者有胸闷咳嗽或苔腻脉滑等。

3. 辨虚实

一般以寒邪、血瘀、痰阻为患属实证为邪实；凡以肺、脾、肾之气虚、阳虚，属虚证，为本虚。

（二）治则治法

皮痹的主要病机为阳气亏虚，邪毒阻络，证属本虚标实，其证候虚实寒热错综复杂，且常可累及心、肺、肾、胃、肠等脏腑。治疗宜扶正祛邪，标本兼治。扶正治本以益气养血活血为先；祛邪治标宜活血化瘀，温经通络，软坚散结，散寒除湿等法。尚应根据整个病程不同证候表现，灵活变通为用。温阳益气、活血散瘀、软坚散结法，适用于硬皮病的整个病程。晚期出现脏腑损害时，则难以治疗。

（三）分型论治

1. 寒湿犯肺，气血痹阻证

临床表现：畏寒发热，身痛，关节痛，咳嗽气急，皮肤肿胀、苍白，指端遇冷苍白、青紫，舌体胖，苔白，脉沉缓（多见于病初皮肤肿胀期）。

治则治法：祛寒除湿，调和气血。

方剂：麻黄汤（《伤寒论》）合羌活胜湿汤（《内外伤辨惑论》）加减。

常用药：麻黄 10 g，桂枝 15 g，杏仁 10 g，羌活 15 g，独活 15 g，防风 15 g，细辛 5 g，白芷 10 g，川芎 10 g，甘草 5 g。

2. 脾肾阳虚，痰湿阻络证

临床表现：形寒肢冷，关节疼痛，皮肤增厚变硬，关节伸侧面有溃烂，纳呆便溏，腰膝酸痛，舌质淡苔白，脉沉滑（相当于皮肤硬化期）。

治则治法：温补脾肾，祛痰通络。

方剂：阳和汤（《外科证治全生集》）合身痛逐瘀汤（《医林改错》）。

常用药：熟地 30 g，鹿角霜 15 g，白芥子 15 g，肉桂 15 g，炙麻黄 10 g，红花 15 g，薏苡仁 15 g，淫羊藿 15 g，蝮蛇 10 g，全虫 5 g，川芎 15 g，地龙 15 g，甘草 10 g。

3. 气血两虚、瘀血阻络证

临床表现：心悸气短，倦怠乏力，手足不温，皮肤萎缩，身体消瘦，舌质暗，苔薄白，脉细涩。

治则治法：补益气血，活血通络。

方剂：黄芪桂枝五物汤（《金匮要略》）合桃红四物汤（《医宗金鉴》）。

常用药：黄芪 30 g，当归 15 g，党参 25 g，丹参 20 g，赤芍 15 g，川芎 15 g，鸡血藤 20 g，桂枝 10 g，淫羊藿 15 g，伸筋草 15 g，蜈蚣 5 g，甘草 5 g。

五、中医特色疗法

（一）外治法

1. 针灸疗法。

（1）药饼灸。

取穴：主穴分4组。大椎、肾俞，命门、脾俞，气海、血海，膈俞、肺俞。

药饼制备：白附子、乳香、没药、丁香、细辛、小茴香、苍术、川乌、草乌各等量，先研成细末，加蜂蜜、葱水适量，调和捏成药饼。药饼直径 2.5 cm，厚 0.6 cm，上穿数小孔。

（2）综合法。

取穴：主穴取阿是穴、肺俞、肾俞。配穴取曲池、外关、三阴交、关元、大椎。阿是穴位置：皮损区。本法是运用穴位注射、皮内针、艾灸及针刺多种方法。多种方法综合运用，1个月为1个疗程，停针3～5日继续下1个疗程。第2个疗程起，可根据症情，适当延长刺灸间隔时间。

（3）体针。

取穴：主穴分3组。腰阳关、秩边、扶突，环跳、秩边、血海，承山、三阴交、秩边。配穴：血海、扶突、三阴交。每隔1个疗程，加脉冲电疗仪治疗1个疗程，用疏波或疏密波，电流量以患者感舒适为宜。

（4）围刺法。

取穴：曲池、足三里、三阴交、血海、膈俞、膏肓、关元穴。对局部皮肤硬化部位，在硬化区边缘用5号寸毫针根在四周进行围刺，针与皮肤呈45°角，向中心刺入。然后再隔姜片灸，将生姜切成薄片，中间用针刺数孔，上置艾灶，点燃烧尽后再易灶复灸，一般灸一壮，以皮肤红晕不起泡为度。

（5）针灸加火罐法。

取穴：采用整体辨证取穴与病变局部取穴相结合。整体以手足三阳经俞穴为主穴。选用肺俞、脾俞、肾俞、足三里。采用呼吸补法：选用大椎、曲池、合谷、阳陵泉，采用平补平泻的手法。局部采用扬刺法，并依据皮损面积，以每针间隔2～3 cm呈45°角刺入患处中心基底部，患部中心以90°垂直于表皮进针入基底部，行捻转泻法，留针30分钟。在留针同时，选取背俞穴和病变中心穴位加以温针灸。即取1.5～2寸长艾炷接于针柄上，一般灸3～5炷。以穴道内部觉热和皮肤红润为止。患部肌肉变薄处可采用悬起温和灸法。即右手持艾卷垂直悬起于穴道之上，距皮肤3～4 cm，以患者感觉温热舒服，以至微有热痛觉为度。针后在病变部位拔火罐，隔日1次，拔出瘀血。每日治疗1次，每周治疗5次，10次为1个疗程，每2个疗程间隔休息1周。

（6）刺络拔罐法：在皮肤硬化部位表面用皮肤针叩打，令其微出血，然后拔火罐5分钟，起罐后用消毒棉揩净出血。

2. 推拿疗法

取穴以手太阴肺经及足太阳膀胱经为主，选中府、列缺、经渠、风池、肺俞、脾俞、肾俞、缺盆、足三里等穴。手法可取按、压、摩、推、点、拔等。反复多次，直至皮肤发温发热为止，可作为辅助治疗。

3. 按摩疗法（足部按摩法）

俗语说"百病缠身终日苦，足部按摩解患忧"。采用全足按摩，重点加强五脏、神经、体液调节通路及运动系统等反射区，可达到调节机体、协调脏腑、扶正祛邪、促进代谢、增强抗病能力的目的，有利于硬皮病的治疗。

足部按摩部位有足底部反射区（脑垂体、肺及支气管、腹腔神经丛、甲状旁腺、心、肾上腺、肾、输尿管、膀胱、胰、盲肠、会盲瓣、升结肠、横结肠、降结肠、乙状结肠及直肠、小肠、肛门、生殖腺），足外侧反射区（生殖腺），足背部反射区（上身淋巴结、下身淋巴结、胸部淋巴结即胸腺）。

按摩治疗前可饮温开水一杯，中药液浸泡双足20~30分钟，逐渐加热保持水温在45℃左右。按摩完后再大量饮用温开水，以改善血液循环，祛凝滞寒湿，促进新陈代谢，有利于寒湿凝滞从体内排出。每日1次，每次30分钟，10日为1个疗程。

4. 手足浴法

清代吴尚大师说："外治之理，即内治之理；外治之药，即内治之药，所异者法耳，医理药性无二。"这就是说治内治外的医学理论都是相同的，中医讲究内治法和外治法联合应用，对于治疗硬皮病也具有良好效果。中药趁热浸泡双手双脚，具有促进全身气血运行、温煦脏腑、通经活络的作用，进而起到调节内脏，帮助血液循环，优化全身组织的营养状况，加强机体新陈代谢，使萎缩的肌细胞得到供养，肌力增加之作用，对身体恢复有莫大的益处。

常用手足浴方：黄芪10 g，当归10 g，葛根10 g，川椒5 g，红花5 g。以纱布袋将所有药材包起来并捆紧，加适量水浸泡20分钟后再烧开加热，煮约10分钟后倒入泡盆，再调和冷水至适当的温度。此方可以活血通经，手足冰冷的人可以每日泡10分钟，改善血液循环。

5. 中药熏蒸法

中药熏蒸法又称中药汽疗，是用中草药煎煮产生的药汽熏蒸人体来治病或健身的一种外治疗法。消除患者的紧张感、不适感，提高对药物治疗的接受度，从"心理"和"意识"的层面上调动患者"正气"的自主性抗病祛病能力需要采用专业的熏蒸机进行治疗，患者坐于熏蒸机之内，盖门关闭后，仅露出头部，药汽在由下至上循行的途径上，还同时渗透穴位、疏通经络（所谓"通则不痛，痛则不通"），故能益气养血，调节机体阴阳平衡。此法借热力和药力的双向作用，实现"皮肤吃药""足部桑拿"的物理疗法。此法和中药手足浴一样，都属于中医外治法。作用机制是药力借助热力作用于机体，使全身皮肤毛窍开放，腠理疏通、发汗排毒、活血通络，并且循经内传调整脏腑气血阴阳而发挥治疗作用。此法对于硬皮病患者常有软化肌肤的功效。

经验方一：黄药子250 g，加水煎熬，趁热熏洗患处，或用桑枝、桂枝、松节、赤芍各30 g，煎水热浸患处，每次浸泡20分钟，每日2次，适用于皮肤变硬，病变较轻者。经验方二：苦参汤（苦参、艾叶、蛇床子、地肤子、苍耳子、商路）加水煎洗或热敷患处，适用于皮肤变硬而病变较轻者。

6. 中药离子导入

特色中药离子导入法是一种集中药、电疗、磁疗、远红外线于一体的综合疗法。

包括衬垫法：将浸有药液的湿绒布或滤纸置于作用极衬垫上，贴敷在治疗部位，适用于较平坦而且面积小的部位。水浴法：将药液放在水槽中，采用炭质电极，治疗部位浸入水槽内，非作用极置于身体相应部位，本法适用于四肢末端。中药离子导入治疗无毒副作用，简便易做，治疗硬皮病也有较好效果。

7. 中药经络穴位注射

此方法通过对腧穴的机械刺激、经络传导和药物的药理作用，来激发经络穴位功能，使体内气血畅通，调整和改善机体功能和病变组织的病理状态，使发生的功能障碍逐渐恢复。这一疗法改变了传统的外敷、外贴药物不宜渗透穴内的弊端，增强了药物作用的发挥，提高了对硬皮病的疗效。

（二）中医食疗方药

1. 黄芪当归羊肉汤

黄芪120 g，当归60 g，羊肉1000 g，生姜30 g。羊肉洗净，放入开水中略烫，取出切片，当归、黄芪洗净，放入纱布袋装好，葱洗净切段。煲放适量清水，放入所有材料，用猛火煲开，放小火煲2小时，下食盐调味即可。该品有益气补虚，温中暖下，补肾壮阳，生肌健力，抵御风寒之功效。

2. 桃仁粥

取桃仁5 g，粳米160 g，桃仁捣烂如泥，加水研汁，去渣，加粳米煮为稀粥，即可食用。功能活血祛瘀通络，适用于硬皮病瘀血阻络型。

3. 山药粳米粥

山药切片，米淘净，两者一同煮粥，以熟烂为宜，食时加少量红糖。如用山药粉煮粥时，应注意用冷水入锅，加热过程中不断搅拌，以免结块。山药能保持血管弹性，《本草纲目》载"益胃气，健脾胃，止泻痢，化痰涎，润皮毛"。山药、粳米同食可健脾护胃，适用于硬皮病脾胃阳虚者。

（梁健忠）

第九节 白塞综合征

一、概论

白塞综合征（Behcet's disease，BD）是一种全身性、慢性、血管炎症性疾病，主要临床表现为复发性口腔溃疡、生殖器溃疡、眼炎及皮肤损害，也可累及血管、神经系统、消化道、关节、肺、肾、附睾等器官，大部分患者预后良好，眼、中枢神经及大血管受累者预后不佳。

白塞综合征自古就有，男女均可发病，中医称之为"狐惑"，狐惑病是一种与肝脾肾湿热内蕴有关的口、眼、肛（或外阴）溃烂，并有神志反应的综合征，狐惑病首载于《金匮要略·百合病狐惑阴阳毒》曰："狐惑之为病，状如伤寒，默默欲眠，目不得闭，卧起不安，蚀于喉为惑，蚀于阴为狐，不欲饮食，恶闻食臭，其面目乍赤、乍黑、乍白、蚀于上部则声嗄，甘草泻心汤主之""蚀于下部则咽干，苦参汤洗之""蚀于肛者，雄黄熏之""病者脉数，无热，微烦，默默但欲卧，汗出，初得三、四日，目赤如鸠眼""七、八日，目四眦黑。若能食者，脓已成也，赤小豆当归散主之"。隋代巢元方《诸病源候论·伤寒病诸候》明确指出本病"皆湿毒所为也，初得状如伤寒，或因伤寒变成斯病""虫食所致"，本病在古代即已引起注意，近代由于发病率逐渐增高，因此引起了国内外的关注。

二、病因病机

关于本病的病因病机，历来大多以湿毒蕴火立论，亦有持脏腑虚损论者，现代，还有医者认为气滞血瘀是该病的主要原因，或以脾、肝、肾三脏功能失调为主而导致本病。对于辨证分型，通过多年的临床摸索实践，已初具雏形，大体划分为湿热、阴虚、阳虚三类。

（一）湿毒内蕴

由于感受湿热毒气，或恣食膏粱厚味、不洁之物，致使湿浊内蕴，日久化热，或热病、毒痢、斑疹等温热病后，余毒未尽，与湿浊相合，湿热邪毒壅蒸不得透泄，循经络上蚀口眼，下注外阴而致溃疡。毒火熏蒸，扰乱心神，又见神情恍惚，坐卧不安。

（二）肝肾阴虚

若汗、吐、下太过，或下痢日久，伤津耗液；或为情志所伤，肝郁化火伤阴；或热病后养息不当，阴液难复；或房劳过度，肾有所亏，以致肝肾阴亏，阴精不足则津液亏损，难以上润下濡。虚火内灼，上冲肝窍，下出肾窍，而致本病。

（三）脾肾阳虚

脾土本虚，或长期服用苦寒药，以致中阳受损，健运失司，水湿内聚，禀赋素虚，或劳役伤肾，致肾阳虚损，气化失利，水流横溢，水湿为聚，积久蕴为湿毒，阴湿内盛，流注经络、体窍，发为痈疡，本病作矣。

总之，究其成因，当责之于心、肝、脾、肾四脏。当机体一旦受外淫湿火热毒之扰，致脏腑功能失调；或由于脏腑本身气血阴阳相乘，毒邪浊气便循经走窜，随心火上炎可见咽喉溃烂，甚至嘶哑；下注肝肾二经则见阴部溃疡。本病的病情演变颇为复杂，病之初期和急性活动期多呈现热毒壅盛的实证，中、晚期则多为本虚标实或虚实夹杂之候，由于久病体虚，穷及脾肾，阳损及阴，阴损及阳，最终阴阳俱衰，而成难治之病。

三、临床诊断

本病无特异性血清学及病理学特点，诊断主要根据临床症状，故应注意详尽的病史采集及典型的临床表现。目前较多采用国际白塞综合征研究组于 1989 年制订的诊断标准。

1. 反复口腔溃疡

1 年内反复发作 3 次。由医生观察到或患者诉说有阿弗他溃疡。

2. 反复外阴溃疡

由医生观察到或患者诉说外阴部有阿弗他溃疡或瘢痕。

3. 眼病变

前和（或）后葡萄膜炎、裂隙灯检查时玻璃体内有细胞出现或由眼科医生观察到视网膜血管炎。

4. 皮肤病变

由医生观察到或患者诉说的结节性红斑、假性毛囊炎或丘疹性脓疱，或未服用糖皮质激素的非青春期患者出现痤疮样结节。

5. 针刺试验阳性

试验后 24 ~ 48 小时由医生看结果。

有反复口腔溃疡并有其他 4 项中 2 项以上者，可诊断为本病，但需除外其他疾病。其他与本病密切相关并有利于诊断的症状有关节痛或关节炎、皮下栓塞性静脉炎、深部静脉栓塞、动脉栓塞和（或）动脉瘤、中枢神经病变、消化性溃疡、附睾炎和家族史。应用标准时注意：并非所有白塞综合征患者均能满足国际研究组的标准，对血管及神经系统病变的关注应成为进行疾病评价的一部分，患者的多种表现可以在几年内陆续出现，医生的记录应作为诊断依据。

四、辨证论治

（一）辨证要点

（1）先辨属湿热毒结与阴虚内热：导致狐惑病的原因有外感和内伤之别，素体阴虚内热为本；外感湿热毒邪为标。

（2）辨清湿与热孰轻孰重。

（3）辨正虚邪实：在疾病早期以邪实为主，后期以正气亏虚，或虚实夹杂为主。

（二）治则治法

治疗时应针对不同的病机进行治疗，临床上清热、解毒、利湿、养阴为本病的常用治法。在疾病的早期要以清热解毒化湿为主；中晚期则要根据不同证候，或用滋阴清热解毒法，或用温阳祛湿活血法，并采用内、外合治的方法，以提高疗效。

（三）分型论治

1. 热毒炽盛型

临床表现：恶寒发热，口、眼、二阴赤烂，皮肤红斑明显或痤疮，烦渴喜饮，小便短赤，大便干结，舌红，苔薄黄，脉滑数。

证候分析：热毒之邪，与正交争，则恶寒发热；热毒燔灼，血热化腐，上蚀眼口肌肤，下损二阴则见口、眼、二阴赤烂，皮肤红斑或痤疮；热毒伤津，则烦渴喜饮，小便短赤，大便干结；舌红，苔薄，脉滑数，均为热毒炽盛之征。

治则治法：清热解毒，泻火护阴。

方剂：甘草泻心汤合五味消毒饮加减。

组成：生甘草 9 g，黄芩 12 g，黄连 5 g，栀子 9 g，金银花 12 g，连翘 12 g，蒲公英 15 g，野菊花 9 g，紫花地丁 15 g，玄参 12 g。加减：热盛汗出、口渴者，加石膏（先下）30 g、知母 9 g，以清热生津；关节疼痛，皮下红斑者，加生地黄 15 g、牡丹皮 12 g、忍冬藤 15 g、秦艽 12 g，以凉血通络；大便干结者，加大黄（先下）6 g，以泻热通腑。

2. 肝肾阴虚型

临床表现：两目干涩赤痛，口舌生疮，二阴溃烂，五心烦热，头晕耳鸣，健忘，腰膝酸软，或失眠盗汗，舌红少津，苔薄或无苔，脉细数。

证候分析：肝肾阴虚，虚火内炽，心肝火炎，则两目干涩赤痛，口舌生疮，五心烦热；虚热充斥，下及二阴，则二阴溃烂；肝肾阴虚，虚阳上扰则头晕耳鸣；脑髓失充，则健忘；肾虚于下，则腰膝酸软；虚热内迫，则失眠盗汗；舌红少津，苔薄或无苔，脉细数，均为肝肾阴虚、虚热内盛之征。

治则治法：滋补肝肾，活血解毒。

方剂：杞菊地黄丸加减。

组成：枸杞子15 g，菊花9 g，生地黄12 g，熟地黄12 g，山药12 g，山茱萸9 g，泽泻12 g，牡丹皮12 g，玄参12 g，黄柏9 g，丹参12 g，当归12 g。加减：目赤肿痛甚者，加青葙子12 g，夏枯草12 g，草决明12 g，以清泻肝火；外阴溃疡肿痛甚者，加龙胆草9 g，虎杖15 g，以清化肝经湿热；女性患者月经不调者，加白芍12 g、川芎9 g、益母草15 g，以活血调经。

3. 脾肾阳虚型

临床表现：口腔及外阴溃烂，但无明显红肿，疼痛较轻，或小腿散在结节隐痛，伴畏寒肢冷，食欲不振，大便溏薄，腰膝酸软，下肢浮肿，舌淡胖有齿痕，苔白腻，脉沉细。

证候分析：病程迁延，阳证转阴。脾肾阳虚，血行瘀滞，化腐蚀肌，则口腔及外阴溃烂，阳虚势减，故无明显红肿，且疼痛也轻；阳虚痰凝血瘀，则小腿结节隐痛；脾阳虚弱，健运失常，则食欲不振，大便溏薄；肾阳虚衰，温运失司则畏寒肢冷，腰膝酸软，下肢浮肿；舌淡胖有齿痕，苔白腻，脉沉细，均为脾肾阳虚之征。

治则治法：温补脾肾，通阳活血。

方剂：肾气丸合理中丸加减。

组成：附片9 g，肉桂粉3 g（兑服），熟地黄12 g，山药15 g，山茱萸9 g，茯苓12 g，党参12 g，白术10 g，炮姜5 g，炙甘草5 g，当归9 g，炒蒲黄（包煎）15 g。加减：溃疡色淡不敛者，加黄芪30 g、鹿角片（先煎）12 g，以益气补阳，生肌敛疮；浮肿甚者，加猪苓15 g、薏苡仁30 g，以加强淡渗利水；便溏日久者，加补骨脂12 g、肉豆蔻6 g，以温肾固肠。

4. 气血两虚型

临床表现：口、眼、二阴、皮肤溃疡此起彼伏，难以收敛，伴头晕目花，面色苍白，心悸失眠，神疲乏力，易汗，少气懒言等，舌淡，苔薄白，脉濡细。

证候分析：邪恋日久，气血两虚，正不胜邪，则溃疡此起彼伏，难以收敛；清气不升，血不上荣，则头晕目眩，面色苍白；心血失充，神失安养，则心悸失眠；肺脾气虚则神疲乏力，易汗，少气懒言；舌淡，苔薄白，脉濡细，均为气血两虚之征。

治则治法：益气补血，解毒敛疮。

方剂：八珍汤加减。

组成：黄芪30 g，党参15 g，白术12 g，茯苓12 g，炙甘草6 g，当归10 g，川芎10 g，白芍12 g，熟地黄12 g，金银花12 g，连翘15 g，玄参12 g。加减：血虚甚者，还可加阿胶（烊冲）9 g、大枣10枚、鸡血藤15 g等，以养血；疮疡肿痛明显者，加蒲公英15 g、紫花地丁15 g，以加强清热解毒；关节疼痛、皮下结节红斑者，加秦艽12 g，桑枝15 g、三棱12 g，莪术12 g，以祛邪通络，化瘀散结。

五、中医特色疗法

1. 外治法

（1）针灸疗法。

1）毫针。

①脾胃积热：取足三里、合谷、尺泽、内关、上星（点刺出血）。针用泻法，每日1次，7天为1个疗程。

②肝脾湿热：取太冲、曲池、合谷、尺泽、关冲（点刺出血）。针用泻法，每日1次，7天为1个疗程。

③脾虚湿蕴：取丰隆、足三里、阴陵泉、三阴交、内关。用平补平泻法，留针15～25分钟，每日

1次，10次为1个疗程。

④阴虚内热：取太溪、照海、太冲、关元、肾俞、三阴交。用平补平泻法留针15～25分钟，每日1次，10次为1个疗程。

取患者合谷、肺俞、脾俞、内关、少冲、风池、足三里等7个穴位，每次针灸的时辰选择5～6个穴位取双侧，用毫针刺入后，以得气为度，留针10～15分钟，逐日或隔日1次。15次为1个疗程。

2）耳针。

①脾胃积热：取脾、肺、皮质下交感、内分泌。每次留针10～15分钟，间日1次，3～5次为1个疗程。以王不留行籽贴压，2～3日1次，轮换穴位。

②肝脾湿热：取心、肾、皮质下、内分泌、三焦。针刺每日1次，3～5次为1个疗程。

③脾虚湿蕴：取三焦、脾、肾、交感、内分泌。每次留针10～15分钟，间日1次，3～5次为1个疗程。以王不留行籽贴穴位，2～3日1次，每次取2～3个穴位，交替选穴。

④阴虚内热：取神门、肾上腺、皮质下、内分泌。每次留针10～15分钟，间日1次，3～5次为1个疗程。以王不留行籽贴压穴位，每2～3日1次，每次取2～3个穴，交替选穴。

3）蟒针。取穴：神道透至阳、命门透阳关。针法：1.0 mm直径蟒针留针4小时。

（2）针刺疗法：耳穴按国家公布的耳穴标准命名和定位，穴取口、肝、肾，每次取一侧耳，下次取对侧耳，用三棱针点刺放血1～2滴，每间隔2日放血1次，3次为1个疗程，一般治疗2个疗程。体穴取太溪、肝俞、肾俞，应用2寸28号毫针，连接G6805-Ⅱ型电针仪，应用连续波，输出电压3V，频率80 Hz，每日1次，每次30分钟，10次为1个疗程，一般治疗2个疗程。

（3）刺络（刺血）拔罐法：取穴大椎。先用2%普鲁卡因注射液局部麻醉，然后用三棱针在大椎穴挑拨，将皮下肌纤维挑断8～10丝，再拔火罐10分钟。起罐后敷盖消毒纱布。每周1次，10次为1个疗程。

（4）隔姜灸：令患者取俯卧位于治疗床上并将背腰部充分暴露，在膈俞、膏肓俞、大椎、脾俞、肾俞穴上各放一约5 mm厚、直径约4 cm中间用针刺有十余个针眼的鲜姜片，接着将做成如半粒花生米大小的艾绒炷放于鲜姜片上，用线香于艾炷上端点燃令其自燃至成艾灰后鲜姜片不动只去艾灰，再如前法施灸至患者有温热感向局部肌肉内渗透，但不致灼痛、烫伤为度。达到预期效果后将鲜姜片拿掉令患者换取仰卧位，将一侧下肢膝关节以下暴露，常规消毒后毫针直刺足三里1.5寸；血海、三阴交、悬钟直刺1寸，施以捻转平补平泻手法各1分钟，留针30分钟并隔10分钟加强捻针1次。下肢穴位左右隔日交替施术，每日1次，10次为1个疗程。

（5）中药外洗。

1）苦参汤：苦参100 g，蛇床子50 g，白芷15 g，金银花15 g，菊花100 g，黄柏15 g，地肤子15 g，大菖蒲10 g。水煎去渣，外洗临用时亦可加猪胆汁4～5滴，一般洗2～3次即可，每日1次，用于外阴溃疡疼痛。

2）银花甘草汤：金银花10 g，甘草5 g，用水2碗，煎成1碗，漱口腔，每日5～6次，用于口、咽溃疡疼痛。

3）三黄洗剂：大黄、黄柏、黄芩苦参各等份共研细末。上药10 g，加入蒸馏水100 mL，医用苯酚（石炭酸）1 mL。用时摇匀，以棉花蘸药汁搽患处，每日4～5次。该方具有清热消肿，收涩敛疮功效，用于口腔、外阴溃疡。

4）青黛散：青黛50 g，石膏100 g，滑石100 g，黄柏50 g。共研细末，和匀，敷于患处。该方具有清热解毒燥湿收敛之功，用于口、咽、外阴部溃疡。

5）青黛膏：青黛100 g，凡士林100 g。先将凡士林烊化冷却，再将药粉徐徐调入即成，将药膏涂于纱布块上贴患处，用于外阴溃疡，久不敛口。

6）锡类散：象牙屑（焙）6 g，珍珠6 g，青黛12 g，冰片0.6 g，壁钱20个，牛黄1 g，人指甲1 g，共研极细末，和匀备用用吹药器喷入患处，每日2～3次，用于口、咽、外阴溃疡疼痛较甚者。

7）冰硼散：玄明粉（风化）10 g，朱砂1.2 g，硼砂（炒）10 g，冰片0.8 g，共研细末，和匀备用。

用吹药器喷入患处，每日 2 ~ 3 次，用于口、咽、外阴溃疡灼热疼痛。

阴部溃疡，可取苦参、大黄、黄连各 30 g 煎汤熏洗，每日 1 次。肛门溃疡，可用雄黄 15 g，研末，放瓦片上加热熏之。

2. 中医食疗方药

（1）竹心粥：新鲜竹叶卷心 15 g（干品 8 g），石膏 30 g，粳米 100 g 煮粥；粥成加冰糖适量烊化后服食。方中竹叶清心除烦，石膏清热泻火，粳米、冰糖益胃健脾，适宜口腔溃疡红肿、口臭干渴、心烦性躁者食用。

（2）青泻茶：大青叶 10 g，番泻叶 5 g，白糖适量，共冲泡代茶饮用。方中大青叶清心胃凉血热，番泻叶泻下通便，适宜口腔溃疡且大便秘结者服用。

（3）五倍子茶：用蜂蜜 25 g，绿茶 1 g，五倍子 10 g。将五倍子加水 400 mL，煮沸 10 分钟，加入绿茶和蜂蜜，5 分钟后分 2 次徐徐饮下，连续 3 天，适用于一般口腔溃疡。

（梁健忠）

第十节　痛风

一、概述

痛风是由于嘌呤类物质代谢紊乱，产生尿酸过多和（或）尿酸排泄减少，血尿酸浓度持续增高所致的一组疾病。本病临床特点为高尿酸血症、反复发作的急性关节炎、尿酸钠盐形成痛风石沉积、痛风石性慢性关节炎，其严重者可导致关节活动障碍和畸形、肾尿酸结石、痛风性肾病和肾功能不全。原发性痛风多见于 40 岁以上男性及绝经后女性。目前我国高尿酸血症患者人数已达 1.2 亿，5% ~ 12% 的高尿酸血症患者会发展成为痛风。痛风已成为我国仅次于糖尿病的第二大代谢类疾病，严重影响人们的健康。

中医学中亦有"痛风"病名，且历代医家有所论述。元代朱丹溪《格致余论》就曾列痛风专篇，云："痛风者，大率因血受热已自沸腾，其后或涉水或立湿地……寒凉外搏，热血得寒，湿浊凝滞，所以作痛，夜则痛甚，行于阳也。"明代张景岳《景岳全书·脚气》中认为，外是阴寒水湿，今湿邪袭人皮肉筋脉；内由平素肥甘过度，湿壅下焦；寒与湿邪相结郁而化热，停留肌肤，病变部位红肿潮热，久则骨蚀。清代林佩琴《类证治裁》曰："痛风，痛痹之一症也……初因风寒湿郁痹阴分，久则化热致痛，至夜更剧。"同时现代医学所讲的痛风还相当于中医的学"痛痹""白虎历节""脚气"等范畴。

二、病因病机

中医认为，原发性痛风的发生可分为外因和内因两个方面，主要原因在于先天性脾肾功能失调。脾之运化功能减低，则湿浊内生，过多的尿酸则属"湿浊"；肾分清泌浊的功能失调，则湿浊排泄障碍，以致痰浊内聚。此时如感受风寒湿热之邪、劳倦过度、七情所伤，或酗酒食伤，或关节外伤等，则加重并促使湿浊流注关节、肌肉、骨骼，气血运行不畅，不通则痛，而形成痹痛，亦即痛风。概括其病因主要包括以下三个方面。

（一）先天不足，正气亏虚

先天禀赋不足或年老体弱，正气亏虚，卫外失固，风、寒、湿、热之邪内侵肌肉、筋骨、关节，邪气留恋，气血凝滞，脉络痹阻而成。《济生方》言："皆因体虚，腠理空虚，受寒湿之气而成痹也。"

（二）风寒湿热，侵袭人体

多由于居处潮湿、冒雨涉水、汗出当风、气候突变、寒热交错等原因，以致风、寒、湿邪侵袭人体，流注肌肉、筋骨、关节、经络，气血运行不畅不通则痛发为本病；风热之邪与湿相搏，导致风、湿、热合邪为患；素体阳盛或阴虚有热，复感外邪，易从阳化热，或感受风、寒、湿邪，日久不愈，郁而化热，均可导致风寒湿热之邪痹阻肌肉、筋骨、关节、经络而发病。

（三）痰瘀互结，痹阻经脉

痹病日久，或治疗不当，均可耗伤气血，损伤阴液，气虚血瘀，津聚痰凝，痰瘀互结，经络痹阻，出现关节肿大，强直畸形，屈伸不利。

本病病位在四肢关节，与肝脾肾相关。早期病性多属实，邪留日久则脏腑受损，出现虚实夹杂之象。

三、临床诊断

美国风湿病协会提出的标准：关节液中有特异的尿酸盐结晶体，或有痛风石，用化学方法或偏振光显微镜观察证实有尿酸盐结晶。上述三项符合一项者即可确诊。具备下列临床、实验室检查和 X 线征象等 12 条中的 6 条者，可确诊为痛风。①1 次以上的急性关节炎发作；②炎症表现在 1 天内达到高峰；③单关节炎发作；④观察到关节发红；⑤第一跖趾关节疼痛或肿胀；⑥单侧发作累及第一跖趾关节；⑦单侧发作累及跗骨关节；⑧可疑的痛风石；⑨高尿酸血症；⑩关节内非对称性肿大 X 线检查；⑪骨皮质下囊肿不伴有骨质糜烂；⑫关节炎症发作期间，关节液微生物培养阴性。

1985 年 Holmes 标准，具备下列 1 条者：①滑液中的白细胞有吞噬尿酸盐结晶的现象；②关节腔积液穿刺或结节活检有大量尿酸盐结晶；③有反复发作的急性单关节和无症状间歇期、高尿酸血症及对秋水仙碱治疗有特效者。

四、辨证论治

（一）辨证要点

1. 辨病邪性质

湿热抑或痰瘀哪个为甚。

2. 辨虚实

初期实邪为患还是病久肝脾肾亏虚。

（二）治则治法

急性期主要是祛邪为主，针对病邪不同，清热利湿或化痰行瘀。晚期主要是补虚为主，补益肝肾或是健运脾胃。

（三）分型论治

1. 湿热痹阻证

临床表现：症见关节红肿热痛，痛不可触，遇热痛甚，得冷则舒，病势较急，伴发热，口渴，烦躁不安，汗出不解，舌质红，舌苔黄或黄腻，脉滑数。

治则治法：清热除湿，祛风通络。

方剂：白虎加桂枝汤加减。

常用药：知母、石膏、秦艽、忍冬藤、黄柏、牛膝、薏苡仁、桂枝等。

2. 痰瘀痹阻证

临床表现：痹证日久不愈，反复发作，关节疼痛时轻时重，关节肿大，甚至强直畸形、屈伸不利，皮下结浊节，破溃流浊，舌质紫暗或有瘀点、瘀斑，舌苔白腻或厚腻，脉细涩。

治则治法：化痰祛瘀，通络止痛。

方剂：桃红饮合二陈汤加减。

常用药：陈皮、法半夏、桃仁、红花、川芎、当归、赤芍、地龙、僵蚕、白芥子、威灵仙等。

3. 肝肾亏损证

临床表现：久痹不愈，反复发作，或呈游走性疼痛，或呈酸楚重着，甚则关节变形，活动不利，痹着不仁，腰脊酸痛，神疲乏力，气短自汗，面色无华，舌淡，脉细或细弱。

治则治法：补益肝肾，通络止痛。

方剂：独活寄生汤加减。

常用药：独活、桑寄生、秦艽、防风、细辛、川芎、当归、赤芍、杜仲、牛膝、黄芪、鸡血藤等。

4. 脾肾阳虚证

临床表现：症见关节冷痛，畏寒肢冷，面色㿠白，气短乏力，纳呆呕恶，腹胀便溏，面浮肢肿，尿少或尿浊。舌淡胖，苔薄白，脉沉细无力。

治则治法：健脾温肾，利湿化浊。

方剂：萆薢分清饮。

常用药：萆薢、益智仁、石菖蒲、乌药、土茯苓、甘草、附子、白术。

五、中医特色疗法

1. 外治法

（1）针灸：风寒湿痹宜针灸并施，风湿热痹宜针不宜灸，久痹正虚以灸为宜。急性期行泻法，恢复期用平补平泻法。常用穴位：湿热蕴结取丘墟、大都、太白，瘀血阻络取血海、膈俞，痰浊痹阻取丰隆、脾俞，肝肾亏虚取太溪、三阴交，第一足跖痛取太冲、太白、三阴交，趾痛取太白、大都、太冲、三阴交，踝痛取中封、昆仑、解溪、丘溪、丘墟、委中、绝骨，膝痛取膝眼、阳陵泉、曲泉，腕痛取阳池、外关、合谷、太冲，肘痛取合谷、手三里、曲池、尺泽，肩痛取肩髃、肩贞、肩井、压痛点。

（2）推拿：根据关节炎症和疼痛部位取相应关节的主要穴位，采取擦、平、推、拿、按、捻、搓、摇等手法，由轻到重进行，每日1～2次，每次15～30分钟。

1）点按大椎、风池、肾俞，揉拿手、足三阴经，点按手三里、肩贞、合谷，每次20分钟，每日1次，7次为1个疗程。适用于痛风各期症状。

2）按揉足趾平、地五会等穴及足部各小关节至踝关节，重按足底侧、背侧跖骨间隙，重推亦可；捻拔摇各趾及踝关节，每次20分钟，每日1次，适用于痛风偏于下肢关节疼痛者。

3）点揉手背侧合谷、阳溪、阳池、手腰腿痛点、外劳宫及手部各小关节至腕关节。每次20分钟，每日1次，7次为1个疗程，适用于痛风偏于上肢关节者。

（3）穴位注射。

1）取穴。①以病变关节相关穴位为主，拇趾关节：阿是穴、八风、内庭、太冲。②踝关节：阿是穴、昆仑、丘墟、解溪、太溪。③掌指、指间关节：阿是穴、四缝、八邪、三间。④腕关节：阿是穴、阳池、阳溪、合谷。⑤膝关节：风外膝眼、阳陵泉、梁丘、委中、膝阳关、曲泉、足三里。

2）操作。每次选2～3穴，常规消毒。针刺得气后，每穴注入当归、丹参、威灵仙等注射液0.5～1.0 mL，隔日1次，10次为1个疗程。

（4）耳针法。

1）取穴：神门、内分泌、肝、肾、交感、相应肢体关节穴。

2）操作：每次3～5穴，用0.5寸毫针刺入，留针30分钟。隔日1次，或用耳穴压豆法，10次为1个疗程。

（5）经络拔罐和局部拔罐：急性发作期以红肿关节周围拔罐、相关经络拔罐引流为主，辅以外敷芙蓉膏，一般都有缓解，胀痛甚者可在局部点刺拔罐放血，释放压力。绵绵持续型患者的疼痛除了尿酸盐刺激引起的疼痛外还有局部软组织损伤引起的疼痛，此种疼痛不甚厉害，但持续存在可达数周、数月，此时的口服调理以活血化瘀、健脾补肾为主，均衡营养摄入也很重要，外调方面必须加强局部的理疗，除了局部病灶和相关经络的拔罐外，还要在局部施以电疗和按摩手法解除软组织损伤粘连引起的疼痛。间歇期时除了常规的口服调理和均衡营养摄入外，应在常发作部位相关经络上定期施以拔罐、按摩手法、热敷等方法，以保持较好的血液循环，避免尿酸盐沉积到关节上而引起痛风发作。

2. 中医食疗方药

（1）薏苡仁粥：适量的薏苡仁和白米，两者的比例约为3∶1，薏苡仁先用水浸泡4～5小时，白米浸泡30分钟，然后两者混合，加水一起熬煮成粥。治风湿痹、补正气、利肠胃。薏苡仁除具有清热利尿的功能外还含有丰富的维生素B和维生素E。

（2）红豆薏苡仁粥：取适量红豆、薏苡仁、红糖，将红豆、薏苡仁放入锅中熬成粥，然后加入适量红糖后即可食用。红豆具有清热解毒、健脾益胃、利尿消肿、通气除烦等功能。《本草纲目》云，"赤小豆行津液，利小便，消胀除肿"，对急、慢性痛风患者都有益处。

（3）防风粥：防风 10 ~ 15 g，水煎取汁加入粳米 50 ~ 100 g 煮粥，祛风、解表、胜湿、止痛。治风寒湿痹骨节疼痛，四肢拘挛，有解热、镇痛、抗菌作用。

（4）冬瓜汤：取冬瓜（不连皮）300 g，红枣五六颗，姜丝少许。先用油将姜丝爆香，然后连同冬瓜切片和大枣一起放入锅中，加水及适量的调味料煮成汤。《本草再新》中说它能"利湿祛风"。冬瓜是一种碱性食物，本身含有多量的水分和丰富的营养，特别是维生素 C 的含量特别丰富，有促进尿酸排泄的作用，痛风患者可以常吃。

（梁健忠）

第十一节　骨质疏松症

一、概述

骨质疏松症（osteoporosis）是以骨组织显微结构受损，骨矿成分和骨基质等比例不断减少，骨质变薄，骨小梁数量减少，骨脆性增加和骨折危险度升高的一种全身骨代谢障碍的疾病。骨质疏松症一般分为两大类，即原发性骨质疏松症和继发性骨质疏松症。原发性骨质疏松症包括特发性骨质疏松症。原发性骨质疏松症多见于老年人或绝经后的妇女。

中医学无"骨质疏松症"这一病名，其临床特征与"骨痿"极为相似。《灵枢·邪气藏腑病形》曰："肾脉微滑为骨痿，坐不能起，起则目无所见。"《素问·痿论》指出："肾痹者，善胀，尻以代踵，脊以代头。"以上描述如骨痛、畸形、筋骨拘挛、视物昏花等，几乎囊括了骨质疏松症的所有症状，可见中医学对骨质疏松症的临床证候和病因病机均有较详尽的记载。

二、病因病机

1. 肾虚是本病的主要病机

中医学认为"肾为先天之本""肾主骨生髓"，骨的生长、发育和骨质之坚脆与肾有着密切的关系。肾精充足，则骨髓的生化有源，骨髓得到精的充养而迅速成长和坚固有力。正如《素问·逆调论》曰，"肾不生，则髓不能满；肾气热则腰脊不举……水不胜火，骨枯而髓虚，足不任身"，阐述了肾、骨、髓之间的病理联系，说明肾精不足、骨髓失养则骨髓脆弱无力。

2. 脾虚是本病的重要病机

脾主运化、统血、主肌肉及四肢，为气血生化之源。肾藏之精为先天之精，但先天之精需要后天之精不断的充养，故脾胃健旺，才能"谷入气满，淖泽注于骨"（《灵枢·决气》），维持骨的正常功能。绝经后妇女，脾胃运化受碍，气血乏源，血不化精，无以充养先天之精，则骨骼因精虚失养，脆弱无力，致骨质疏松发生。由此可见，脾胃虚弱亦为绝经后骨质疏松发生的重要原因。

3. 肝失调达，肝血亏虚

肝为藏血之脏，司血海，主筋，主疏泄。主疏泄的功能除影响血的运行和脾的运化外，还与妇女的月经来潮、受孕和乳汁分泌有关，故罗东逸在《古今名医汇粹》中引何伯斋说："女子以血为主，女子以肝为先天"，人体筋膜和骨骼的营养皆依赖肝血的濡养，妇女若肝主疏泄功能失常，或平素月经过多，则肝血不足渐可导致筋骨失养而成骨质疏松。

4. 血瘀

根据王清任《医林改错》"久病必瘀""久虚必瘀"理论，血瘀是骨质疏松症脾肾虚衰的产物。另外，血瘀可以加速骨质疏松症脾肾虚衰的发展。因此，血瘀既可由脾肾虚衰引起，又可导致肾虚、脾虚加重，因此血瘀也是绝经后骨质疏松症重要的病理变化。

三、临床诊断

骨质疏松的诊断标准——骨密度测定：骨矿密度（BMD）简称骨密度，是目前诊断骨质疏松、预测骨质疏松性骨折的主要诊断手法。双能 X 线吸收法是目前国际学术界公认的诊断骨质疏松的方法。断层照相术（即定量 CT，椎体、周围骨组织）等根据具体条件也可用于骨质疏松症的诊断参考。

（1）骨密度值低于同性别、同种族健康成人的骨峰值不足 1 个标准差属正常。

（2）降低 1 ~ 2.5 个标准差之间为骨量低下（骨量减少）。

（3）降低程度 ≥ 2.5 个标准差为骨质疏松。

（4）骨密度降低程度符合骨质疏松诊断标准同时伴有一处或多处骨折时为严重骨质疏松。

（5）现在也通常用 T–Score（T 值）表示，即 T 值 ≥ 1.0 为正常，T 值 < − 1.0 为骨量减少，T 值 ≤ − 2.5 为骨质疏松。

四、辨证论治

（一）辨证要点

1. 辨虚实

辨气滞、痰湿、血瘀为患，还是肝脾肾虚为主。

2. 辨属何脏器

属肝肾亏虚还是脾肾阳虚。

（二）治则治法

本病辨证多以肾为主，以阴阳为纲。《内经》并未具体论及本病的治法。《素问·阴阳应象大论》中提出"形不足者，温之以气；精不足者，补之以味"。临床见肾阴虚兼肝阴虚，肾阳虚兼脾阳虚者较多，也可见因虚致瘀，本虚标实者。先天多因肾气不足，髓少骨空，后天之于脾胃失调，故应以补肾填精为主，补益肝肾，且本病多见于中老年患者，气血亏虚，血行涩滞，故辅以阴补脾胃，益气养血，活血通络。

（三）分型论治

1. 肝郁气滞

主证：情绪不稳，烦躁易怒，失眠多梦，胸胁胀闷，喜太息，腰背疼痛，或周身疼痛无定处，或月经不调，甚者闭经等；舌暗红，苔薄白，脉弦等。

治法：舒肝解郁、调理气血、舒筋通络，兼补肝肾。

方剂：柴胡疏肝散与六味地黄汤加减。

常用药：柴胡、香附、白芍、川芎、枳壳、炙甘草、山萸肉、山药、熟地黄、牡丹皮、泽泻、茯苓等。若脊背疼痛加狗脊、熟地黄，若腰痛较甚可加杜仲、桑寄生、川续断等，若四肢疼痛可加羌活、独活等。

2. 痰湿阻络

主证：患者形体肥胖，四肢无力，麻木重着，行路迟缓，腰酸背痛，久坐久站则痛剧，或脘痞纳呆，痰多易咳，舌苔多腻，脉滑等。

治法：祛痰通络、调和气血、健脾益气，兼养肝肾。

方剂：中药薏苡仁汤加减。

常用药：薏苡仁、苍术、羌活、独活、防风、川乌、麻黄、桂枝、当归、川芎、生姜、甘草，临床常配鸡血藤以活血、养血，鹿寿草以强筋骨、补肝肾，半夏、茯苓、山药、白术以增加健脾除湿之力。

3. 气血瘀滞

主证：痛有定处，固定不移，晨起腰背四肢僵硬不适，或麻木不温，手足沉重，甚者四肢肿胀活动不便，或脾胃满闷，不欲饮食，舌质暗红，苔白腻，脉涩。

治法：化痰通络、活血祛瘀、养血益气，兼以养肾滋肝、祛风化湿。

方剂：身痛逐瘀汤加减。

常用药：当归、川芎、桃仁、红花、五灵脂、没药、香附、牛膝、秦艽、羌活、地龙，临床常根据辨证不同配以丹参、三七、松节、通筋草、威灵仙、地龙等。其症状主要为其治疗原则。

4. 脾肾阳虚

主证：四肢冰凉，形寒体冷，腰膝冷痛，或四肢萎软无力，背痛较甚，劳累加剧，面色㿠白，或下利清谷，或小便不利，面浮肢肿，舌淡胖苔白滑，脉细数。

治法：补肾阳助脾阳，养肝坚筋，填髓通络，补养气血。

方剂：补肾壮骨羊藿汤加减。

常用药：淫羊藿、肉苁蓉、鹿角霜、熟地黄、鹿衔草、骨碎补、全当归、生黄芪、生牡蛎、川杜仲、鸡血藤、广陈皮、制黄精、炒白术。

5. 肝肾亏虚

主证：身体疼痛，久治不愈，腰背疼痛时重时轻，且游走不定，或腰膝酸软，或脊强腿麻，或关节变形，或拘挛强直，或神疲乏力、短气自汗，舌质淡苔薄白，脉细或细涩。

治法：补肝肾，壮筋骨，益精髓，祛风湿，调气血，解疼痛。

方剂：独活寄生汤加减。

常用药：独活、桑寄生、秦艽、防风、细辛、当归、芍药、川芎、熟地黄、杜仲、牛膝、人参、茯苓、甘草、桂心。

五、中医特色疗法

1. 外治法

（1）外敷法：取防风、威灵仙、川乌、草乌、透骨草、续断、狗脊各100 g，红花60 g，川椒60 g，共研细末，每次取50～100 g以醋调后装纱布袋敷于骨痛处，并在药袋上加用热水袋，每次30分钟，每日1～2次，疗程30天，用于骨质疏松疼痛。

（2）针灸：选百会、大杼、大椎、命门、腰阳关、肾俞、悬钟、足三里、三阴交等调补肝肾，选关元、气海、膈俞、脾俞等补益气血；用艾炷灸三里、肾俞、命门、神阙等穴以温肾壮骨。

（3）拔罐：通过温热和负压刺激有关部位，可以起到疏通经络、调节气血、缓解肌肉紧张的作用，从而达到镇痛的目的。

拔罐治疗骨质疏松症性腰背痛方法是：选择合适的玻璃罐，于脊柱两侧纵向拔火罐4～8个，以疼痛部位为主。操作过程中注意勿灼伤皮肤，3～5天拔罐1次。

（4）刮痧疗法：以刮痧板或玻璃罐在涂有刮痧油的脊柱部位刮拭，以刮出红色破血点为止。

（5）药浴：将天然草药加工制成浴液，熏蒸洗浴人体肌表，通常选用补肝肾、通经络的药物，如续断、狗脊、杜仲、川芎、当归尾、鸡血藤、羌独活、乳香、没药等。

2. 中医食疗方药

（1）当归羊肉汤：当归30 g，生姜15 g，羊肉200 g加水适量，共煮至羊肉熟烂。喝汤吃肉，每日1剂。功能温阳补肾、温经通络。主治脾肾阳虚、寒凝经脉型骨质疏松症。

（2）猪骨炖海带：猪排骨1000 g，猪大骨2000 g，海带250 g，调料适量，枸杞子10 g。将猪骨洗净，排骨剁块，大骨捶破，海带洗净，同入高压锅中。加清水适量及葱、姜、花椒、精盐、米醋、料酒等，文火蒸烂后，调入味精适量服食。其可补肾壮骨、强腰益精。

（梁健忠）

第十二节　纤维肌痛综合征

一、概述

纤维肌痛综合征（fibromyalgia syndrome，FS）是一种非关节性风湿病，临床表现为肌肉骨骼系统多处疼痛与发僵，并在特殊部位有压痛点。纤维肌痛综合征可继发于外伤，各种风湿病，如骨性关节炎（osteoarthritis，OA）、类风湿关节炎（rheumatoid arthritis，RA）及各种非风湿病（如甲状腺功能低下、恶性肿瘤）等。这一类纤维肌痛综合征被称为继发性纤维肌痛综合征（secondary fibromyalgia syndrome），如不伴有其他疾患，则称为原发性纤维肌痛综合征（primary fibromyalgia syndrome）。纤维肌痛综合征多见于女性，最常见的发病年龄为 25 ~ 45 岁。本病的病因及发病机制尚不清楚。一般认为与感染、睡眠障碍、神经递质分泌异常及免疫紊乱有关。

纤维肌痛综合征在中医学中无对应病名，约相当于中医学"痹证"之"周痹""肌痹"范畴。历代文献对本病皆有记载，且多按其临床症状而定义。《素问·痹论》始称为"痹"，并列有专篇详细地论述了本病的病因病机、分类、证候。《素问·痹论》云："风寒湿三气杂至，合而为痹也"，认为风、寒、湿、热诸邪合而致病是痹证形成的机理。

二、病因病机

《类证治裁·痹症》云："诸痹……良由营卫先虚，腠理不密，风寒湿乘虚内袭。"正气为邪由于禀赋素虚，阴阳失调，气血不足，营卫不和，或者肝郁脾虚，以致风寒湿热之邪乘虚内侵而致病。痹病初犯人体，多留于肌表，阻于经络，气血运行不畅，不通则痛，故见全身多处肌肉触压痛、僵硬等症。素体虚弱，脏腑亏虚，正气不足，阴阳失调是本病的主要内因，其中又以肝脾肾亏虚为主。肝肾亏虚，脾失健运，气血生化乏源，气血不足则营卫失调，腠理不固，卫外不密，风湿寒三邪乘虚而入，发为痹病。风寒湿成痹日久，则五脏气机紊乱，升降无序，导致脏腑经络功能失调，故临证所见病情复杂。

三、临床诊断

在 2010 年 ACR 年会上，经过与会专家的充分讨论，对 FMS 1990 年的标准进行了修改，具体如下。满足以下 3 条可以符合 FMS 诊断：

（1）弥漫疼痛指数（WPI）> 7 和症状严重（SS）积分 > 5；或 WPI = 3 ~ 6 和 SS 积分 > 9。

（2）症状持续相同水平在 3 个月以上。

（3）患者没有其他疾病的不可解释的疼痛。

WPI 及 SS 的定义与判断：WPI 指患者前一周的疼痛情况，且为疼痛的区域，共 0 ~ 19 分。

左右肩部区域，左右臀部区域，左右上臂，左右颌部，左右臀部，左右前臂，左右大腿，左右小腿，胸，颈，腹部。

SS 积分：疲劳，醒来萎靡不振，认知症状。

上述 3 个症状在一周前的严重程度按以下积分：0 = 无；1 = 轻微问题，2 = 中等问题；3 = 严重，弥漫，持续，影响生活。考虑躯体体症状，患者是否有？ 0 = 无；1 = 轻微症状，2 = 中等量症状；3 = 大量症状。SS 积分为上述 3 个症状的积分加躯体症状积分（总分 0 ~ 12 分）。

四、辨证论治

（一）病因病机

《类证治裁·痹症》云："诸痹……良由营卫先虚，腠理不密，风寒湿乘虚内袭。"正气为邪由于禀赋素虚，阴阳失调，气血不足，营卫不和，或者肝郁脾虚，以致风寒湿热之邪乘虚内侵而致病。

痹病初犯人体，多留于肌表，阻于经络，气血运行不畅，不通则痛，故见全身多处肌肉触压痛、僵硬等症。素体虚弱，脏腑亏虚，正气不足，阴阳失调是本病的主要内因，其中又以肝脾肾亏虚为主。肝肾亏虚，脾失健运，气血生化乏源，气血不足则营卫失调，腠理不固，卫外不密，风湿寒三邪乘虚而入，发为痹病。风寒湿成痹日久，则五脏气机紊乱，升降无序，导致脏腑经络功能失调，故临证所见病情复杂。

（二）治则治法

中医治疗纤维肌痛综合征应辨别标本虚实，以调和阴阳为基本原则，根据邪气的偏盛，分别予以祛风、散寒、除湿、清热、化痰、行瘀之法。

（三）分型论治

1. 气滞血瘀型

主证：周身走窜胀痛，随情志变化增减，痛点多，拒按压；胸胁胀闷，或见烦躁易怒，失眠多梦；舌淡暗或有瘀斑，脉弦涩。

治法：疏肝理气，祛瘀止痛，舒筋通络。

方剂：柴胡疏肝散合活络效灵丹加减。

常用药：柴胡、枳壳、白芍、赤芍、当归、川芎、丹参、制乳香、制没药、鸡血藤、首乌藤、木瓜、制香附、酸枣仁、全蝎等。

2. 湿痰痹阻型

主证：腰背四肢筋肌酸痛，困重发僵，阴雨天加重；或见脘闷纳呆，抑郁失眠；舌苔白腻，脉弦滑。

治法：祛湿蠲痹，化痰理气，舒筋通络。

方剂：痹汤合温胆汤加减。

常用药：薏苡仁、羌活、防风、法半夏、制南星、白芥子、茯苓、陈皮、枳实、竹茹、姜黄、当归、川芎、木瓜、威灵仙、炙远志等。

3. 肝脾失和型

主证：周身筋肌僵痛，倦怠乏力，失眠多梦；或见抑郁心烦，纳差便溏；舌淡红，苔薄白，脉细弦。

治法：疏肝健脾，舒筋活络。

方剂：逍遥散加减。

常用药：柴胡、茯苓、白术、当归、白芍、川芎、郁金、薄荷、酸枣仁、木瓜、羌活、秦艽、葛根、伸筋草等。

4. 气血亏虚型

主证：周身筋肌隐痛挛急，肢麻倦乏，夜卧多惊；或见抑郁多梦，心悸目眩，面色萎黄，舌质淡，苔薄白，脉细弱或细弦。

治法：益气养血，舒筋活络。

方剂：三痹汤加减。

常用药：黄芪、党参、茯苓、熟地黄、当归、川芎、川续断、杜仲、秦艽、防风、独活、木瓜、伸筋草、鸡血藤、龙眼肉、酸枣仁等。

五、中医特色疗法

1. 外治法

（1）针灸治疗：针灸治疗纤维肌痛综合征疗效肯定、确切，见效快，不良反应小，远近期疗效均优。可针刺肝俞、脾俞、血海、足三里、三阴交、内关、阿是穴等。采用电针治疗本病亦取得不错的疗效。在一般针灸治疗效果不明显时，电针治疗可快速改善疼痛等全身症状，需要注意的是：电针也要在手工针刺得气的基础上再接通电流，否则将影响疗效。

（2）理筋手法治疗：患者取俯卧位，自然放松，先用掌揉法，自上而下，于颈背部、腰骶部患处施术5分钟；沿颈背腰部循督脉、脊柱两旁华佗夹脊穴、两侧膀胱经由上而下进行。然后用拇指按揉曲池、合谷、内关、血海、伏兔、足三里、三阴交、涌泉等穴位，并循经掌推揉手阳明大肠经、足阳明胃经及足太阳膀胱经等。手法力求深透柔和，以得气为度，并注意观察患者表情变化调整手法力度，操作约10分钟，用拍击法沿脊柱自上而下至小腿部空心掌拍打3遍，最后嘱患者闭目卧床休息10分钟。隔日1次，8～10次为1个疗程。

（3）浮针结合走罐治疗：先嘱患者取俯卧位，使其充分暴露背部；接着选用长40 mm、粗0.6 mm的一次性浮针，选取肩井穴（双）、环跳穴（双）为进针点，经常规消毒后，右手持针正对痛点呈15°～25°快速刺入，不得刺入太深，略达肌层即可；然后右手轻轻提拉，使针身离开肌层，退于皮下，放倒针身，再运针（深度一般为25～35 mm），以拇指或中指为支点手握针座，使针尖做扇形的扫散动作，扫散时间一般为2分钟，次数约为200次。若扫散后疼痛依旧存在，可再选更靠近痛点的进针点，重新进针。进针完毕，抽出针芯，用创可贴贴附外露的软管套以固定，防止感染。留针时间通常为24小时，隔天治疗1次，3次为1个疗程。若1个疗程未愈，休息2天再治疗1个疗程，最多2个疗程。第2天取出浮针后，选用中号玻璃火罐沿膀胱经的第1侧线（即脊柱旁开1.5寸），从大杼至白环俞，施以缓慢柔和的走罐，以皮肤潮红、充血且患者能耐受为度，背部左右两侧均做，每次10分钟，隔天治疗1次。6次为1个疗程，共治疗2个疗程。

（4）刮痧：以水牛角刮板蘸刮痧油刮拭背部督脉、足太阳膀胱经在背腰部第一二循行线、华佗夹脊穴及疼痛点部位，每3天刮拭1次，5次为1个疗程。

（5）水疗（浴疗）：被许多临床医师认为是治疗本病理想的方式，温水可以缓解疲劳和疼痛，松弛紧张的肌肉。最近有研究表明水疗不仅和陆地有氧锻炼一样对肌肉力量、物理功能、疼痛、整体情况有益处，而且对心理障碍也有益处，并较陆地锻炼有更好的依从性。

（6）按摩治疗（传统按摩或脊柱按摩）：传统的按摩技术种类繁多，如亚洲按摩、瑞典按摩等，每种方法在技术、途径及着重点等方面都有所不同。

2. 中医食疗方药

（1）双色补血汤：猪血100 g，豆腐100 g，韭菜一小把，猪血和豆腐洗净后，分别切成小块，韭菜洗净切成段，锅中烧开水，将猪血放入焯2分钟后捞出，过一遍凉水，锅中倒入骨汤或热水，烧开后倒入猪血和豆腐，再次烧开后下姜丝、韭菜、蒜片，再烧开即可关火，放入盐和少许胡椒粉调味。

（2）当归粥：当归20 g，粳米55 g，枣（鲜）20 g，白砂糖10 g。将当归洗净后放入砂锅内，用温水约600 mL浸泡10分钟，在火上煎熬2次，每次煮沸后再慢煎20～30分钟，共收汁150 mL。将洗净的粳米、大枣、白糖同入锅中，加入药汁，加水适量煮粥。

（3）薏苡仁粥：薏苡仁500 g，粳米100 g。将薏苡仁洗净，研成细粉，将粳米洗净，放入铝锅内，加水适量，置武火上烧沸后改用文火熬煮至熟加入薏苡仁粉末烧沸即成。

（梁健忠）

第十三章

精神内科疾病

第一节　精神分裂症

精神分裂症（schizophrenia）是一种常见的病因未完全阐明的精神疾病。临床表现为知觉、思维、情感、行为等多方面障碍及精神活动的不协调。患者一般意识清楚，智能基本正常，但部分患者在疾病过程中可出现认知功能损害。本病多在青壮年起病，病程多迁延，缓慢进展，如不积极治疗可逐渐加重或恶化，有发展为衰退的可能。部分患者可保持痊愈或基本痊愈状态。

精神分裂症曾有过不少名称，如法国 Morel（1856 年）命名为"早发性痴呆"（dementia praecox），Hecker（1871 年）称之为"青春痴呆"（hebephrenia），德国 Kahlbaum（1874 年）命名为"紧张症"（catatonia）。德国 Kraepelin（1896 年）将上述命名统一为"妄想性痴呆"（dementia paranoid），第一次对精神疾病进行了分类。1911 年 E. Bleuler 通过细致的临床观察，指出本病是由于病态思维过程所导致的人格分裂，并非皆以衰退为结局，首次将"精神分裂症"这一术语引入精神病学，并一直沿用至今。

精神分裂症的发病年龄多集中在 15 ~ 45 岁年龄段。WHO 1992 年公布的资料显示，该病时点患病率为 1‰ ~ 11‰，估计全球精神分裂症的终身患病率大概为 3.8‰ ~ 8.4‰。我国 1982 年 12 地区精神疾病流行病学调查结果显示，精神分裂症的终身患病率为 5.69‰。进行 12 年随访，1994 年，上升为 6.55‰。城市患病率高于农村，前者为 7.11‰，后者为 4.26‰，女性患病率高于男性。1978 年全国残疾人抽样调查结果显示，精神分裂症残疾率为 1.67%。

本病相当于中医学"癫病""狂病"，属于中医文献中的"花痴""心风""风邪""呆病"等范畴。癫狂病名出自《内经》。《灵枢·癫狂》是论述癫狂病最早的专门篇章。它将其症状描述为："癫疾始生，先不乐，头重痛，视举目，赤甚作极，已而烦心候之于颜……"；狂疾是"病甚则弃衣而走，登高而歌，或至不食数日逾垣上屋"（《素问·阳明脉解》）。在病因病机上，《素问·奇病论》记载了："人生而有病巅疾者，……此得之在母腹中时……"，指出本病与遗传因素有关的论点；《内经》还提出了"诸躁狂越皆于火"的火邪致病学说，创制了方剂"生铁落饮"和针灸治疗本证，首创"与背腧以手按之立快"点穴治疗狂病的方法；《难经》提出了"重阴则癫、重阳则狂"的阴阳失调理论；汉代张仲景在《金匮要略》中指出该病的病因是心虚而血气少；金代张从正的《儒门事亲》、朱丹溪的《丹溪心法》中，均提出了该病"痰迷心窍"的病因病机学说；明代王肯堂在《证治准绳》中将癫、狂、痫进行明确区分；清代王清任提出了"血瘀"可致癫狂的观点，并认识到该病与脑有密切的关系，创制了"癫狂梦醒汤"治疗该类疾病，并沿用至今。

一、病因病理

（一）西医病因病理

1. 遗传因素

遗传因素在精神分裂症的发病中起重要作用。家系调查发现：患者一级亲属中患病危险率为 4%～14%，是一般人群的 10 倍。若双亲均患精神分裂症，其子女的患病危险率可高达 40%。在患者的二级亲属中，患病危险率是一般人群的 3 倍。血缘关系越近，患病率越高。双生子研究发现：单卵双生子（MZ）同病率是双卵双生子（DZ）的 4～6 倍。寄养子研究也同样支持遗传因素在发病中的重要作用。

随着分子遗传学研究的进步，在精神分裂症的高发家族中寻找染色体和基因异常，引起了人们的广泛兴趣，但易感基因的定位和遗传方式等方面，虽有一些研究发现，但至今尚无公认的研究结果。

2. 神经生化病理假设

（1）多巴胺（DA）功能亢进假说：DA 受体激动剂苯丙胺等能升高大脑神经突触间隙 DA 水平，导致正常人出现妄想型精神分裂症样精神障碍，亦可使精神分裂症患者的精神症状加重；几乎所有抗精神病药物都是 D_2 受体的阻滞剂；精神分裂症患者死后的尸检发现，部分患者脑组织 DA 及其代谢产物高香草酸（HVA）水平增高，D_2 受体密度高于正常对照组。这种假说的基础是脑内多巴胺通路异常。

近 20 年来，这种假说又有所发展。认为 D_1 受体可能与阴性症状有关，甚至有学者开始研究利用 D_1 受体激动剂来治疗阴性症状。尽管精神分裂症的多巴胺假说在精神分裂症的生化研究中占了主导地位，但也有不少相反资料对它提出疑问，这些资料提示精神分裂症的发病机制是复杂的。

（2）5- 羟色胺（5-HT）功能异常假说：一种吲哚复合物麦角酰二乙酰胺（LSD）是抗 5-HT 代谢药物，能在健康人身上引起一过性类似精神分裂症的症状；第二代抗精神病药物，如氯氮平、利培酮、奥氮平等除了对中枢砼受体有拮抗作用外，还对 $5-HT_{2A}$ 受体有很强的拮抗作用，能有效改善精神分裂症患者的阳性症状和阴性症状。第二代抗精神病药对 $5-HT_{2A}$ 受体有较高的亲和力，而 5-HT 神经元传递也可调节 DA 的激动和释放。以上研究间接提示 5-HT 在精神分裂症病理生理机制中起重要作用。

（3）氨基酸类神经递质假说：中枢谷氨酸的功能降低可能是精神分裂症的病理之一。放射配基结合法及磁共振波谱技术发现，精神分裂症患者大脑某些区域谷氨酸受体亚型的结合力有显著变化；谷氨酸受体拮抗剂，如苯环己哌啶（PCP）可引起一系列类似精神分裂症的阳性、阴性症状和认知功能损害，而甘氨酸能增加谷氨酸受体的功能，与抗精神病药物合用能减轻精神分裂症患者的阴性症状和阳性症状等。

（4）其他假说：有学者提出乙酰胆碱（Ach）假说，理由是乙酰胆碱在脑区内都有抗 DA 能效应。多项研究发现精神分裂症患者血浆单胺氧化酶（MAO）活性较正常人低。有关神经肽的研究，主要涉及内啡肽、促甲状腺释放激素、促肾上腺皮质激素、促肾上腺皮质激素释放激素、胆囊收缩素、生长抑素、神经肽 Y 等研究，但作用机制尚不清楚。

3. 神经病理和神经发育学说

（1）神经病理假说：典型病例尸检研究证实，精神分裂症患者脑组织萎缩恒定在颞叶（海马、嗅外皮质、海马旁回）和额叶；20 世纪 70 年代以来随着 CT、MRI、SBEG、PET 等技术的应用，逐渐发现精神分裂症患者存在脑室扩大，脑回增宽；脑血流灌注下降以额叶和颞叶明显；额叶功能低下等。这些变化在精神疾病早期，甚至治疗开始之前就已经存在，提示其病因学可能是神经系统发育异常。

（2）神经发育假说：精神分裂症神经发育缺陷，与母孕期病毒感染影响胎儿神经发育，大脑皮质神经细胞结构紊乱有关；母孕期及围生期并发症可能增加精神分裂症的易患性。如遗传因素相近，是否患精神分裂症，这些环境因素有很大的影响。

4. 其他生物学因素

精神分裂症大多在青春期前后的性成熟期发病，部分妇女分娩后急速起病，绝经期复发较高，说明内分泌在发病中的作用。部分患者存在甲状腺、性腺、肾上腺皮质和垂体功能障碍，被一些学者疑为本病的病因，但这些研究均无肯定结论。

研究发现，相当一部分精神分裂症有免疫功能异常，涉及的成分有 NK 细胞、淋巴细胞亚群、淋巴细胞转换功能、淋巴因子、人类白细胞抗原、自身抗体、免疫球蛋白及补体等。这些异常与家族史、内稳态紊乱、神经内分泌、神经递质变化等有联系，孰因孰果尚无定论。

5. 心理社会因素

大多数患者病前性格具有孤僻、内向、敏感、多疑、好幻想、依赖性强等特点，有人称之为"分裂性人格"；环境因素包括家庭和家庭以外，两个方面，调查显示精神分裂症患者的生活事件明显多于一般人群，40% ~ 80% 的患者在发病前均有不同程度的精神因素。家庭成员不正常角色关系、家庭内部交流障碍常诱发本病，说明精神因素在精神分裂症的发生中有重要意义。

（二）中医病因病机

中医对癫证和狂证的认识植根于阴阳学说。阴阳失调是本病的基本病因病机，故有"重阴者癫，重阳者狂"（《难经》）之说。导致阴阳失调的主要病因是先天禀赋失衡、七情内伤和饮食失节；气郁、痰浊、血瘀、火邪等是导致本病的主要病机；该病的病位在脑，与脏腑心、肝、脾关系密切。

1. 先天禀赋失衡

本病与遗传因素有关。先天禀赋不足，可致脑失所养；或胎儿在母腹中受惊扰，气机升降失常，阴阳失衡，出生后或受到其他因素的影响，易触发神明逆乱而引发本病。

2. 痰迷心窍

七情内伤可导致气机不畅，肝郁犯脾，痰涎内生；或思虑过度，饮食不节，损伤心脾，脾气不伸，运化无权，而生痰浊。痰气郁结，蒙蔽心窍，或痰随气火，逆乱神明，可致癫狂症。《丹溪心法》说："癫属阴，狂属阳，癫多喜而狂多怒……大多因痰结于胸之间。"《儒门事亲》也阐述了该观点："肝，屡谋屡不决，屈无所伸，怨无所泄，心血日涸，脾液不行，痰迷心窍则成风。"

3. 气血失调

清代王清任明确提出了气血凝滞学说，如："癫狂一症，……乃气血凝滞，脑气与脏腑气不相接，如同做梦一样。"七情所伤，气郁渐致血凝，气血凝滞于脑，可致神明逆乱，导致癫狂。气郁日久可致心脾受损，气血亏虚，心神失养，神不守舍，可致癫证。虞搏《医学正传》有"大抵狂为痰火实盛，癫为心血不足，多为求望高遂不得志者有之"的看法。

4. 火热过亢

金代刘元素发挥了《素问·至真要大论》"诸躁狂越，皆属于火"的理论，强调癫狂是由火热过亢而引起，并指出："多喜为癫，多怒为狂。然喜为心志，故心热甚多喜而为癫；怒为肝志，火实克金不能平木，故肝实多怒而为狂。""骂詈不避亲疏，喜笑恚怒而为狂，本火热之所生也。"七情损伤，气郁化火，火郁结于内，扰乱脑神；或煎熬津液为痰，痰热壅盛，心窍受阻，而成癫狂。

二、临床表现

（一）精神症状

精神分裂症患者的精神症状，绝大多数都是在意识清楚的情况下出现的，患者无明显智能障碍，缺乏自知力。起病多为隐袭，急性起病者较少，病中可出现各种精神症状。

1. 阳性症候群

阳性症状是指精神功能的异常或亢进，包括幻觉、妄想、明显的思维形式障碍、反复的行为紊乱和失控。

（1）幻觉：精神分裂症的幻觉体验可以是十分逼真、生动的，也可以是朦胧模糊的。特点为内容荒谬，脱离现实。有时可持续相当长的时间，内容固定。幻觉能影响患者的思维、情感和行为，使患者做出一些违背本意、不合常理的事情。最常见的有幻听，主要是言语性幻听，其内容可以是争论性的，或评论性的，也可以是命令性的；幻听还可以思维化声的形式表现出来。幻视也不少见，有时可出现幻味、幻触、幻嗅，或假性幻觉，可有人格解体综合征。

（2）妄想：妄想是最常见的症状之一，可成为部分患者的突出症状。具有内容离奇，逻辑荒谬，发生突然，涉及范围不断扩大，或妄想具有特殊意义。妄想内容与患者的文化背景、教育程度有一定关系。患者往往有不愿意主动暴露、企图隐蔽等特点。原发性妄想对诊断精神分裂症具有特殊意义。临床以关系妄想、被害妄想和影响妄想（被控制感）及被洞悉感最常见。其他多见的妄想还有释义妄想、嫉妒或钟情妄想、非血统妄想等。影响妄想和被洞悉感是诊断精神分裂症的特征性症状。妄想可逐渐形成，或继发于幻觉、内感性不适和被动体验等。

（3）思维联想和逻辑性障碍：思维联想过程缺乏连贯性和逻辑性是精神分裂症最具特征的障碍。患者在交谈过程中，其语言忽视常规修辞、逻辑法则，言语不流畅、不完整等。可表现为思维散漫、思维破裂，甚至思维不连贯。也可表现为病理性象征性思维、语词新作等。有时患者出现逻辑倒错性思维、诡辩症、矛盾思维等。有的患者可出现思维中断、思维被夺、强制性思维（思维云集）、思维插入等。

（4）情感障碍：急性期表现为情感反应与环境不协调，与思维内容的不配合等，如情感倒错、矛盾情感等。

（5）行为障碍：患者可表现出吃一些不能吃的东西（意向倒错），可对一些事物产生对立意向（矛盾意向），或顽固拒绝一切（违拗），或机械地执行外界任何要求（被动服从），机械地重复周围人的语言或行为（模仿语言、模仿动作）。可以在一段时间内保持所给予的姿势不动（蜡样屈曲）等紧张状态。有时可出现突然、无目的的冲动行为，称之为紧张综合征。

（6）内向性思维：是精神分裂症的经典症状，主要表现为患者分不清主观思维和客观现实之间的界限，总是沉浸在自己的主观世界里，表现出明显的脱离现实。

2. 阴性症候群

阴性症状是指精神功能的减退或缺失，包括情感平淡、言语贫乏、意志缺乏、无快感体验、注意障碍等。

（1）思维贫乏：患者表现为语言简短、内容贫乏、词汇短缺、缺乏主动言语、应答反应时间延长等。

（2）情感淡漠：是精神分裂症的特征性症状。轻者情感平淡，重则情感淡漠。患者表现出对自己及周围环境的变化漠不关心、表情呆板、自发动作减少、缺少肢体语言等。

（3）意志减退：是较常见的症状之一。患者表现为活动减少，缺乏主动性，行为被动、退缩，生活懒散，随遇而安。对自己的现在和未来均无任何计划、打算。

3. 认知功能障碍

认知功能障碍是精神分裂症的常见症状。由于认知功能障碍可表现为注意分散、注意转移困难、选择注意障碍、工作记忆障碍及执行功能障碍等，往往导致患者独自生活、工作和适应社会很困难。

4. 攻击敌意

精神分裂症的攻击行为多继发于幻觉妄想，在急性期较常见。可表现为伤人毁物，或自伤。

5. 情感症状

精神分裂症的情感症状除阴性症状和阳性症状外，抑郁和焦虑情绪也较常见，可出现在精神分裂症早期、发病期和恢复期。

（二）常见临床类型

1. 单纯型

青少年时期发病，起病缓慢，持续发展。早期可出现类似神经症的症状，或患者个性和生活习惯、行为方式的变化等。疾病初期常不会引起重视，日后逐渐加重。临床幻觉、妄想不明显，而以阴性症状为主要表现，如孤僻退缩、情感淡漠、生活懒散、丧失兴趣、社交活动贫乏、生活毫无目的、日益脱离现实等。多数发展为衰退，预后较差。

2. 青春型

发病多见于青春期，起病较急，病情发展较快。主要症状为：言语零乱，内容荒谬离奇，有思维散漫或思维破裂；情感反应喜怒无常，变幻莫测，或情感肤浅、不协调；行为愚蠢、幼稚、奇特，常有兴奋性冲动行为或作态。部分患者出现暴饮暴食、本能活动亢进、意向倒错等。可伴有片断、杂乱的幻觉、妄想。本型发展较快，治疗较易缓解，但常常复发。

3. 紧张型

发病年龄多在青壮年，起病较快，部分患者缓解也较快，较少产生精神衰退，预后相对较好。临床症状除具有精神分裂症的一般特征外，以紧张症候群为主要表现，如亚木僵状态，或木僵状态。紧张性木僵可与短暂的紧张性兴奋交替出现。

4. 偏执型

偏执型又称妄想型，是最常见的临床类型。发病多在青壮年或中年，起病缓慢。发病以后相对较长时间内患者可以保留部分社会功能，较少出现精神衰退，预后较好。主要症状以相对稳定的妄想为主，以关系妄想、被害妄想最常见。患者往往伴有幻觉（特别是幻听）和相应的情感和行为障碍等。

5. 其他类型

（1）未分型：除具精神分裂症的一般特征外，还有明显的阳性症状，但不符合上述各种亚型，或为各种亚型的混合形式。

（2）精神分裂症后抑郁：精神分裂症症状部分控制或基本消失后，患者出现抑郁症状。这种抑郁状态可能是本病的组成部分，也可能是精神症状控制后出现的心理反应，还可能是精神药物所致。精神分裂症后抑郁症状多为轻度到中度，部分患者可为重度，甚至出现自杀。

（3）残留型：该型为精神分裂症病程迁延的结果，病期两年以上，病情大部分好转，但残留个别阳性症状或阴性症状，或人格改变等。

（4）衰退型：该型患者被诊断为精神分裂症3年以上未愈，最近1年以阴性症状为主，社会功能严重受损。

20世纪80年代初，Crow提出了精神分裂症生物异质性的观点，把生物学、现象学结合在一起，将精神分裂症按阳性、阴性证候群进行分型。以阳性症状为主的是Ⅰ型精神分裂症，以阴性症状为主的为Ⅱ型精神分裂症，不符合Ⅰ型、Ⅱ型精神分裂症标准或同时符合二者的归类为混合型精神分裂症（表13-1）。

表13-1 精神分裂症的Ⅰ型、Ⅱ型分类比较

	精神分裂症Ⅰ型	精神分裂症Ⅱ型
主要症状	妄想、幻觉等阳性症状为主	情感淡漠、言语贫乏等阴性症状为主
对抗精神病药反应	良好	差
认知功能	无明显改变	伴有改变
预后	良好	差
生物学基础	多巴胺功能亢进	脑细胞丧失、退化（额叶萎缩），多巴胺功能没有特别变化

三、诊断与鉴别诊断

（一）西医诊断与鉴别诊断

1. 早期诊断

疾病早期，由于症状不典型、不充分，故判定有较大困难。多数在20岁左右隐匿起病，急性发病者较少。早期症状表现为不能用其他原因解释的个性方面的改变，情感平淡或不协调，零星的行为异常，或类似神经症的某些症状等。这种变化可持续数月，甚至数年。随着疾病的发展，精神症状也逐渐明显。

符合精神分裂症的各项诊断标准，但符合症状标准的持续时间不到 1 个月者，诊断为分裂样精神病。

2. 诊断标准（ICD-10 的精神分裂症诊断标准）

（1）症状标准：具备下述①～④中的任何一组（如不甚明确常需要两个或多个症状）或⑤～⑨至少两组症状群中的十分明确的症状。①思维鸣响、思维插入、思维被撤走及思维广播。②明确涉及躯体或四肢运动，或特殊思维、行动或感觉的被影响、被控制或被动妄想、妄想性知觉。③对患者的行为进行跟踪性评论，或彼此对患者加以讨论的幻听，或来源于身体某一部分的其他类型的幻听。④与文化不相称且根本不可能的其他类型的持续性妄想，如具有某种宗教或政治身份，或超人的力量和能力（如能控制天气，或与另一世界的外来者进行交流）。⑤伴转瞬即逝或未充分形成的无明显情感内容的妄想，或伴有持久的超价观念，或连续数周或数月每日均出现的任何感官的幻觉。⑥思潮断裂或无关的插入语，导致言语不连贯，或不中肯或语词新作。⑦紧张性行为，如兴奋、摆姿势，或蜡样屈曲、违拗、缄默及木僵。⑧阴性症状，如显著情感淡漠、言语贫乏、情感迟钝或不协调，常导致社会退缩及社会功能下降，但须澄清这些症状并非由抑郁症或神经阻滞剂治疗所致。⑨个人行为的某些方面发生显著而持久的总体性质的改变，表现为丧失兴趣、缺乏目的、懒散、自我专注及社会退缩。

（2）严重程度标准：无。

（3）病程标准：特征性症状在至少 1 个月以上的大部分时间内肯定存在。

（4）排除标准：有 3 条。①存在广泛情感症状时，就不应做出精神分裂症的诊断，除非分裂症的症状早于情感症状出现。②分裂症的症状和情感症状两者一起出现，程度均衡，应诊断分裂情感性障碍。③严重脑病、癫痫、药物中毒或药物戒断状态应排除。

3. 鉴别诊断

（1）器质性精神障碍：与精神分裂症不同的是，器质性精神障碍的精神症状是器质性损害的结果。起病的缓急、症状的昼轻夜重、意识障碍、智能障碍、记忆障碍等，可作为鉴别诊断的重要参考；原发性器质性损害的临床症状、体征和实验室检查异常可作为鉴别的主要依据；器质性疾病的精神症状与器质性疾病同步消长对鉴别诊断更有帮助。

（2）心境障碍：躁狂和抑郁发作均可出现精神病性症状，如幻觉、妄想等。心境障碍患者以情绪症状为主要表现，精神症状是在心境障碍的基础上产生。患者与外界接触相对较好，情感与自身思维、行为较协调。二者的病史、病程与转归不一样，可作为鉴别诊断参考。

（3）神经症：精神分裂症早期可表现为某些神经症症状，但神经症患者的现实检验能力完整存在，自知力充分，主动寻求和配合治疗。神经症患者不具备分裂症的感知、思维、情感和行为异常的特征。仔细追溯病史，详细了解病情，追踪观察有益于进一步鉴别诊断。

（二）中医辨证与辨病

1. 辨癫狂

癫证属阴，多虚证，与精神分裂症的阴性症状相类似；狂证属阳，多实证，多见于精神分裂症急性期，与精神分裂症的阳性症状相类似。二者可互相转化，重叠出现，故又有虚实夹杂证。

2. 辨郁证与癫证

郁证多见于情绪抑郁，烦躁不宁，心悸失眠，胸闷胁胀，或咽中如有物梗塞，吐之不出，自制力差，但神志尚清。癫证多见表情淡漠，喜怒无常，言语紊乱，或见痴呆等症。癫证一般失去自制力，神志紊乱。

3. 辨病位

本病是脑神功能失调的一类疾病。病位多涉及心、肝、胆、脾。病变在心则自言自语，妄见妄闻，神志恍惚、心悸易惊，夜寐多梦；在肝则情绪不稳，喜怒无常，时而抑郁，时而刚暴，甚至冲动毁物，外跑伤人，骂詈狂叫，不避亲疏；在脾则病程日久，面色㿠白，自言自语，呆滞，生活懒散，肢体倦怠，喜静恶动；在胆则易惊胆怯等。

4. 辨病性

病初多邪实，表现为气滞、火盛、痰壅、血瘀等；病的中后期则虚实夹杂，或正气虚弱，表现为气、血、津液亏虚，或兼痰气郁结，血凝脑神。

四、治疗

（一）治疗原则

目前主要是对症治疗和预防复发。治疗力求系统、规范、早期、足量、足疗程的"全病程治疗"。

1. 急性期治疗

急性期治疗以抗精神病药为主，治疗的主要目的是缓解精神分裂症主要症状，为恢复社会功能和回归社会做准备；应注意预防自杀及防范危害社会的冲动行为发生；抗精神病药物治疗一般从小剂量开始，10天至2周内加至治疗剂量。治疗时间不少于4~6周。电针治疗对部分幻觉及控制阴性和阳性症状有效。配合中药治疗的目的是增加疗效和治疗谱，减少西药用量及消除抗精神病药物治疗过程中的不良反应，改善部分精神症状。

2. 恢复期治疗

恢复期治疗是防止症状的反复，或进一步提高疗效，促进患者恢复社会功能，回归社会；同时可控制和预防精神分裂症后抑郁和强迫症状。治疗药物仍用原有效药物、有效剂量巩固治疗，疗程一般3~6个月，配合中医中药治疗可进一步提高和巩固疗效，治疗遗留症状和各种伴发症状，消除治疗过程中出现的不良反应。

3. 维持期治疗

维持期治疗主要目的是预防复发，进一步缓解症状；提高药物维持治疗的依从性；帮助患者或家属应对社会或躯体应激，恢复社会功能。症状缓解后根据个体及所用药物情况，确定是否减少剂量。减量应逐步渐少，剂量是治疗量的1/4~2/3，维持治疗时间2~5年。患者系反复发作或慢性阶段，应进一步控制症状，提高疗效。可采取换药、加量、合并治疗的方法，服药时间可能更长。对恢复期或慢性阶段的患者，配合中医中药治疗，采用心理社会康复措施，对预防精神分裂症的复发和提高患者社会适应能力十分重要。对难治性精神分裂症，应重新审定诊断、既往用药史及有关影响因素，考虑用药个体化，必要时测定血药浓度，重新制定治疗方案。

中医治疗应遵从辨病与辨证相结合的原则。癫证以理气化痰为基本治疗原则，若初病体实可考虑用攻逐法，荡涤痰浊；或用开窍法，温通豁痰。病久正虚，则应运用养血安神，补养心脾的治法，但仍需考虑气郁痰结的一面。如伴有瘀血内阻，又当活血化瘀。狂证应以降火豁痰治标、调整神明治本为基本治法。初起邪实为主，涤痰降火；日久邪热伤阴，瘀血阻络，气阴两虚或虚实夹杂，可滋阴降火，活血通络。可配合针灸等治疗方法。

中西医结合治疗精神分裂症，可以贯穿治疗的全过程，对提高临床整体疗效，减少抗精神病药物的不良反应及预防复发具有较明显的优势。

（二）西医治疗

1. 药物治疗

（1）经典抗精神病药：主要通过阻断D_2受体起到抗幻觉、妄想的作用，对阳性症状的疗效较好。按照抗精神病药临床特点分为高效价和低效价两类。前者以氯丙嗪为代表，镇静作用强，抗胆碱能不良反应明显，对心血管及肝功能影响较大，锥体外系不良反应较小；后者以氟哌啶醇为代表，抗幻觉、妄想作用较强，镇静作用弱，锥体外系不良反应明显，对心血管及肝功能影响较小。注射剂可用于口服药物不合作患者；长效剂适用于慢性患者的维持治疗。

常用的经典抗精神病药物是氯丙嗪、奋乃静、氟哌啶醇、舒必利，长效抗精神病药有肌内注射剂哌普噻嗪棕榈酸酯、氟奋乃静葵酸酯、氟哌啶醇葵酸酯，口服长效剂五氟利多。

（2）非经典抗精神病药：20世纪80年代以后出现了新一代抗精神病药。代表药物有氯氮平、利培酮、奥氮平、喹硫平等。主要通过阻断$5-HT_2$和D_2受体起到治疗作用，不但对幻觉、妄想等阳性症状有效，对情感淡漠、意志减退等阴性症状及认知功能改善也有一定疗效，不良反应较经典抗精神病药小，安全性较高。因氯氮平易引起粒细胞缺乏症，临床应用时应谨慎。

2. 电抽搐治疗

部分精神分裂症患者因极度兴奋、躁动，特别是有冲动伤人、毁物、自伤自杀，或外出、拒食、违拗或木僵等，对药物治疗效果不佳、不能耐受药物治疗时可选用电抽搐治疗。一般每疗程 10 ~ 12 次。无抽搐电休克治疗在原 ECT 基础上进行了改良，克服了患者恐惧、家属不愿接受的缺点，较传统 ECT 的不良反应轻。

3. 心理治疗

心理治疗是精神分裂症治疗的一部分。根据患者的具体情况选择心理治疗的不同方法，有利于患者改善精神症状，恢复自知力，增加治疗的依从性，降低复发率，改善家庭成员间的关系，解决患者的心理问题和心理需要，促进患者恢复社会功能。行为治疗有助于纠正患者的某些功能缺陷，提高人际交往技巧，宣泄不良情绪，恢复学习或工作能力，全面达到社会康复。

疾病不同时期心理治疗方法的选择有所侧重。急性期多采取支持性心理治疗，恢复期心理治疗侧重集体心理治疗、心理咨询与技能训练、认知治疗、家庭治疗、行为治疗，慢性期以行为治疗、集体心理治疗、工娱治疗和支持性心理治疗为主。

（三）中医治疗

1. 辨证论治

（1）癫证。

1）痰气郁结。

症状：表情淡漠，神志呆钝，忧虑多疑，自语或不语，出言无序，喜怒无常，秽洁不分，胸闷叹息，不思饮食；舌苔薄白而腻，脉弦细或弦滑。

治法：理气解郁，化痰开窍。

方药：顺气导痰汤加减。陈皮、茯苓、半夏、甘草、胆南星、枳实、木香、香附、郁金、菖蒲、苍术。气郁较著者，加沉香、川厚朴、佛手理气开郁；痰气郁结者，加控涎丹祛痰逐饮；痰浊壅盛，形体壮实者，暂用三圣散，涌吐风痰；痰迷心窍者，可用苏合香丸，芳香温通开窍；痰郁化热者，用黄连温胆汤加白金丸以清热化痰。

2）气虚痰结。

症状：情感淡漠，或忧虑少语，傻笑自语，甚则目瞪若呆，妄闻妄见，面色萎黄，便溏溲清；舌质淡，舌体胖，苔白腻，脉滑或脉弱。

治法：益气健脾，涤痰开窍。

方药：四君子汤合涤痰汤加减。人参、白术、茯苓、炙甘草，半夏、胆星、枳实、橘红、石菖蒲、竹茹，加远志、郁金理气化痰开窍。兼脾湿者，加苍术、厚朴燥湿运脾；兼气血瘀结者，加桃仁、红花、丹参、水蛭活血化瘀；若症状较重，加服苏合香丸。

3）心脾两虚。

症状：神志恍惚，言语错乱，善悲欲哭，心悸易惊，夜寐不安，食少倦怠；舌质淡，苔白，脉细弱无力。

治法：健脾养心，益气安神。

方药：养心汤加减，或送服越鞠丸。炙黄芪、白茯苓、茯神、半夏曲、当归、川芎、炙远志、肉桂、柏子仁、酸枣仁、北五味子、人参、炙甘草，加生姜、大枣，合苍术、香附、炒山栀、神曲。心神失宁较著者，加龙齿、磁石以镇心安神；兼有血瘀者，加丹参、红花、当归、地龙以化瘀；病久脾肾阳虚者，加附子、肉桂、仙茅、淫羊藿、巴戟天以温补脾肾。

（2）狂证。

1）痰火内扰。

症状：彻夜不眠，头痛躁狂，两目怒视，面红目赤，甚则狂乱莫制，骂詈毁物，逾垣上屋，高歌狂呼；舌质红绛，苔黄腻或黄燥而垢，脉弦大滑数。

治法：镇心涤痰，泻肝清火。

方药：生铁落饮。天冬、麦冬、贝母、胆南星、化橘红、远志肉、石菖蒲、连翘、茯苓、茯神、玄参、钩藤、丹参、朱砂，用生铁落煎熬3小时，取此水煎药服。痰火壅盛者，合礞石滚痰丸泻火逐痰，再用安宫牛黄丸清心开窍；肝胆火盛者，可用当归龙荟丸泻肝清火；阳明腑实者，加大承气汤；胃肠实火，热蒸伤阴者，加生石膏、知母、天花粉以清热生津；心烦不寐者，可用温胆汤合朱砂安神丸以化痰清热。

2）阴虚火旺。

症状：狂病日久，病势较缓，有疲惫之象。时而烦躁不安，时而多言善惊，恐惧不安，形瘦面红，心烦不寐，口干唇红；舌质红，少苔或无苔，脉细数。

治法：滋阴降火，安神定志。

方药：二阴煎，或合用定志丸。生地黄、麦冬、酸枣仁、生甘草、黄连、玄参、茯苓、木通、灯心草，合人参、茯神、石菖蒲、远志、甘草调理。痰火未清者，加胆南星、竹茹、天竺黄者，清热化痰；阴虚较著者，加鳖甲、阿胶、白芍以滋养阴液；虚火旺盛者，加白薇、地骨皮、银柴胡以清虚热。

3）气血瘀滞。

症状：躁扰不安，少寐易惊，恼怒多言，言语支离，甚则登高而歌，或妄闻妄见，面色暗滞，胸胁满闷，头痛心悸；舌质紫暗，或有瘀斑，脉弦数或细涩。

治法：理气解郁，祛瘀通窍。

方药：癫狂梦醒汤加减。桃仁、柴胡、香附、木通、赤芍、半夏、大腹皮、陈皮、桑白皮、青皮、苏子、甘草，加红花、丹参、郁金、石菖蒲、琥珀粉、大黄。本证亦可用血府逐瘀汤，或桃核承气汤治疗。血瘀较重可送服大黄䗪虫丸；兼心肝瘀火，加木通、牡丹皮、栀子、黄芩清火；兼痰热，加胆南星、天竺黄、贝母、礞石清热豁痰；兼阳虚，加干姜、附子助阳温经。

2. 中成药

舒血宁适用于气血瘀滞者，牛黄宁宫片、牛黄清心丸适用于火盛伤阴者，清心滚痰丸、苏合香丸适用于痰火扰神者，朱砂安神丸适用于神志不宁者。

3. 针灸治疗

（1）体针：以辨证取穴为主，亦可对症取穴。

常用穴位有听宫、耳门、听会、中诸、攒竹、鱼腰、大椎、陶道、十宣、涌泉、人中、曲池、关元、百会、印堂、三阴交、哑门、太阳等穴。

1）癫证：①中脘、神门、三阴交；②心俞、肝俞、脾俞、丰隆。针法平补平泻。两组穴位交替治疗。

2）狂证。①人中、少商、隐白、大陵、丰隆；②风府、大椎、身柱；③鸠尾、上脘、中脘、丰隆；④人中、风府、劳宫、大陵。四组穴位交替选取治疗，针用泻法。

（2）耳针：常取穴心、肝、胃、神门、肾、枕、额等。幻听取穴：①脑点、皮质下、外耳；②神门、内耳。两组交替应用，每次2~3穴，采用耳针刺或耳穴上贴敷王不留行籽、埋磁珠、埋耳环针等方法。

五、注意事项

（1）预防精神分裂症的发病，应从心理卫生科普宣传着手，重点做好高危人群的心理健康保健与遗传咨询工作；加强妊娠期保健，减少各种可能造成发病的因素。

（2）精神分裂症病程大多呈慢性，或反复发作，其中部分患者可出现衰退。一般起病较急，有明显的诱因，病前无明显性格缺陷，无家族史者，预后较好；反之，预后较差。阴性症状严重程度及心理因素也可影响预后。因此，早期发现，早期治疗，维持治疗，争取完全缓解；帮助患者掌握应对应激的办法，加强锻炼，是争取良好预后，防止复发和精神残疾的重要因素。

（赵剑华）

第二节 情感（心境）障碍

一、概述

情感（心境）障碍又称情感性精神障碍，是以显著而持久的心境改变（情绪持续性高涨或低落）为主要临床特征的一组精神障碍，并有相应的思维和行为改变，可伴有精神病性症状，如幻觉、妄想等。大多数患者有反复发作倾向，每次发作多可缓解，部分患者可有残余症状或转为慢性。

公元前 500 年，古希腊医学家希波克拉底（Hippocrates）对躁狂症和抑郁症做了详尽生动的描述。1854 年法国医生 Falret 描述了躁狂和抑郁在同一患者身上交替出现，命名为环性精神病。1896 年德国精神病学家 Kraepelin 在他的分类诊断系统中用了躁狂抑郁性精神病（manic depressed insanity，MDI）的名称。1911 年 Ziehen 首先提出情感性精神病（affective psychosis）一词，直至 1957 年德国 Leonhard 按情感的相应特征把情感性精神障碍分为两大类：即双相情感性精神障碍和单相情感性精神障碍，并被人们所接受，现已成为 ICD-10、DSM-Ⅳ 及 CCMD-3 情感（心境）障碍分类的基础。

根据《中国精神疾病分类方案与诊断标准》（第 3 版），情感（心境）障碍包括抑郁症、躁狂症、双相障碍、持续性情感（心境）障碍等。在情感（心境）障碍的长期自然病程中，始终仅有躁狂发作者非常少见（约 1%），且这些患者的家族史、病前性格、生物学特征、治疗原则及预后等与双相障碍相似。因此，ICD-10 及 DSM-4 分类系统中把它列入双相障碍。环性情感（心境）障碍、恶劣心境除症状较轻及病程较长外，临床特征与双相障碍和抑郁症相似，在本章中合并讨论。

西方发达国家情感（心境）障碍终身患病率一般为 3% ~ 25%。而我国 20 世纪 90 年代的流行病学调查结果显示，情感（心境）障碍的终身患病率为 0.083%，时点患病率为 0.052%，远远低于西方国家报道的数字。导致情感（心境）障碍患病率不一致的原因是多方面的，可能与经济和社会状况有关，但主要原因可能与诊断标准不一致、流行病调查方法学的差距有关。

情感（心境）障碍发病的原因尚不十分清楚，大量研究资料显示遗传因素、神经生化因素和社会心理因素对本病的发生发展，以及预后有明显的影响。情感（心境）障碍的预后一般较好，但反复发作、慢性、老年、有情感（心境）障碍家族史、病前性格不良、有慢性躯体疾病、缺乏社会支持系统、未经治疗或治疗不充分者，往往预后较差。

情感（心境）障碍的治疗原则分两大类，即躯体治疗（包括药物治疗和其他躯体治疗的方法，如电抽搐）和心理治疗。目前对抑郁和躁狂状态均可给予安全有效的药物治疗，能恢复患者的生活和工作能力，明显减少了疾病给社会家庭带来的沉重负担。电抽搐是治疗情感（心境）障碍快速、有效的方法。无抽搐电休克较传统电抽搐治疗更安全。第二类治疗，即情感障碍的心理治疗，特别是对抑郁障碍的治疗越来越受到重视，对缓解症状，预防复发，提高社会适应能力非常重要。中医药治疗本病方法多样，可减轻西药不良反应，提高治疗依从性。对轻中度抑郁症的治疗，电针及单味中药的效果与西药相当。

情感（心境）障碍相当于中医学"癫狂病""郁病"。早在春秋时期，《内经》就有癫狂专篇论述该病的病因病机，并有情志致病病机的较多论述，为郁病理论打下基础。此后，《难经》不但总结了"重阳者狂"，并对癫与狂病的不同表现加以鉴别，指出："狂之始发，少卧而不饥，自高贤也，……妄笑，好歌乐，……。癫疾如发意不乐，直视僵仆，……。"金元时代开始较明确地把郁病作为一种独立的病证来论述，元代《丹溪心法·六郁》载："气血冲和，万病不生，一有怫郁，诸病生焉，故人身诸病，多生于郁。"而明代虞抟《医学正传》则首先采用"郁病"作为病证名称。金元之后所论述的郁大都是指以情志不舒为病因，以气机郁滞为基本病机的郁，即情志之郁。

本病与中医肝之脏象的关系密切，肝郁是造成郁病的核心，中医临床辨证以肝郁气滞、肝郁脾虚等为多见。

中医肝脏现代研究显示：肝郁患者中枢 NE 含量下降，神经内分泌功能失调，提示其与抑郁症有共同的病理学基础。

二、抑郁障碍

抑郁障碍是一种常见的情感（心境）障碍，临床以显著而持久的心境低落为主要特征，且心境低落与其处境不相称。临床表现为情绪低落、兴趣和愉快感减退或丧失，导致劳累感增加、精力降低和运动减少；有食欲减退、睡眠障碍，甚至自杀观念和行为；部分患者有明显的焦虑和运动性激越；严重者可出现幻觉、妄想等精神性症状。多数病例呈反复发作，每次发作大多可以缓解，部分患者可有残留症状或转为慢性。抑郁障碍主要是指抑郁症、恶劣心境两大类型。

抑郁障碍是一类常见的精神障碍。1994 年美国国立卫生研究所的流行病学调查显示，抑郁症的终身患病率为 17.15%，恶劣心境为 6%。WHO 的一项以 15 个城市为中心的全球性合作研究，调查综合医院就诊者中的心理障碍，其中抑郁症和恶劣心境患病率达 12.5%。抑郁症女性患病率大于男性，男女之比约 1：2。约 2/3 的抑郁症患者曾有自杀企图或尝试过自杀，约 15% 的患者最终死于自杀。

本病相当于中医学的"郁病""癫病"，中医文献中"脏躁""梅核气""百合病"等有类似症状的描述。郁病是以心情抑郁，情绪不宁，胸部满闷，胁肋胀痛或易怒欲哭，咽中如有异物梗阻感，欲食不能食，欲卧不能卧等为主要表现的一类病证。《金匮要略》记载了脏躁、梅核气及百合病，症状与郁病重叠，并观察到前两种病证多发于女性，所提出的治疗方药沿用至今，如甘麦大枣汤、半夏厚朴汤、百合地黄汤等。自明代之后，已逐渐把情志之郁作为郁病的主要内容，如《古今医统大全·郁证门》说"郁为七情不舒，遂成郁结，既郁之久，变病多端"。《景岳全书·郁证》将情志之郁称为因郁而病，着重论述了怒郁、思郁、忧郁三种郁证的证治。

（一）病因病理

1. 西医病因病理

（1）心理社会因素：心理社会因素对抑郁障碍的产生有重要影响。多数患者（68.8%）病前发生过生活事件，是促发抑郁的一个重要因素，特别是首次发作者更为明显。研究表明 6 个月内有重大生活事件，抑郁发作的危险率增高 6 倍，自杀的危险率增高 7 倍。重大生活事件可以作为发生抑郁症的直接原因；但是经济拮据、人际纠纷和罹患慢性躯体疾病等一般性生活事件的强度虽不如急性重大生活事件，但若长期持续存在也能诱发抑郁障碍；婚姻状况不满意也是发生抑郁症的重要危险因素，其中男性更为突出。

然而并非每个遭受重大生活事件者都患情感性疾病，本病尚有生物学因素。因此，不应人为地把生物学、社会心理学因素相互割裂开来，因为心理社会应激也是通过大脑中介而发挥作用。

（2）神经生物学因素。

1）单胺类神经递质假说：Segal 等（1974 年）首先提出受体假说，认为抑郁症是脑中 NE/5-HT 受体敏感性增高（超敏）之故，受体超敏可能是抑郁患者突触部位可利用的单胺类神经递质减少引起的一种适应性（代偿性）反应。此假说得到以下几方面的证实：①药理学资料表明，选择性 5-HT 再摄取抑制剂抗抑郁有效；②抑郁障碍患者的脑脊液中 5-HT 代谢产物 5- 羟吲哚乙酸（5-HIAA）浓度较低；③抑郁症患者脑的尸检发现，其 $5-HT_2$ 受体结合力增加，而经治疗患者的尸脑中 $5-HT_2$ 受体结合力正常。抑郁障碍患者 β 受体超敏可能是突触间 NE 含量低导致 β 受体敏感性增加所致。近期研究表明，抑郁症患者 β 受体数量增加，而且在尿中查出 NE 代谢产物 3- 甲氧基 -4- 苯乙二醇（MHPG）排泄减少，说明其 NE 功能低下。

2）神经内分泌因素假说：在情感（心境）障碍特别是重性抑郁患者，神经内分泌异常相当常见，尤其是下丘脑 - 垂体 - 肾上腺轴（HPA）和甲状腺素轴（HPT）。约有 50% 的重性抑郁症患者存在 HPA 功能亢进，表现为血浆皮质醇 24 小时分泌节律尽管正常，但昼夜浓度普遍升高，地塞米松抑制试验（DST）阳性。

新近研究发现抑郁症患者生长素（GH）系统对可乐定刺激反应是异常的，通过测定突触后 α 受体敏感性发现，抑郁症患者 GH 反应低于正常对照组。有学者还发现抑郁症患者 GH 对地昔帕明的反应降低，有些抑郁症患者 GH 对胰岛素的反应降低，在双相抑郁及精神病性抑郁患者中更为明显。但抑郁症患者 GH 调节不正常的机制尚未阐明。

（3）遗传因素：抑郁障碍的发生与遗传素质密切相关。家系研究发现亲属同病率远高于一般人群。血缘关系越近发病率越高，父母兄弟子女发病率为 12% ~ 24%，堂兄弟姐妹为 2.5%。双生子研究发现双卵双生子的发病一致率为 12% ~ 38%，单卵双生子为 69% ~ 95%；寄养子研究发现患者的亲生父母患病率为 31%，养父母仅为 12%，提示遗传因素起重要作用。在抑郁症患者的调查中发现有 40% ~ 70% 的患者有遗传倾向，将近或超过一半以上的患者可有抑郁症家族史，特别是一级亲属发生抑郁症的危险性明显高于一般人群。关于其遗传方式，目前多数学者认为是多基因遗传。

（4）其他因素：①睡眠脑电图改变。抑郁症患者总睡眠时间减少，觉醒次数增多，快动眼睡眠潜伏期缩短，非眼快动睡眠第 1 期增加，3、4 期减少。Abrams 和 Taylor（1979 年）研究了 132 例情感（心境）障碍患者 EEG，发现顶 / 枕叶改变较多（24%），且 71% 在右侧，与年龄、病情严重程度无关。②抑郁症患者及慢性应激模型均存在以海马神经元可塑性下降为主的器质性病变。抑郁症患者死后尸检发现眶前皮质神经元萎缩，前额皮质的胶质细胞变小、数目减少、皮质变薄。由此可见，抑郁症发病存在器质性的病理基础。

2. 中医病因病机

中医学认为抑郁障碍多由忧愁思虑、愤懑郁怒所致。肝主疏泄，性喜条达，情志过极可使肝失调达，疏泄失司，气机不畅，而致肝气郁结。表现为情志抑郁，悲观厌世，善叹息等症状。病久则由气及血，影响五脏。如肝郁横逆犯胃克脾，脾胃受制，纳谷运化失常，水谷不为精微，反为痰湿；肝病及脾，肝脾气结，气滞则脾精不布，聚湿生痰，痰气郁结，肝郁化火，扰动心神，心血亏耗，神失所养；肝气上逆犯肺，肺气不展，百脉失朝，气血不畅；肝郁可影响肾之封藏，肝气郁久化火，暗耗阴精，致肾阴亏虚或阴虚火旺，在临床上形成肝郁气滞、肝郁痰阻、肝郁脾虚、心脾两虚、肝肾阴虚等常见中医证候。

由此可见，抑郁症的病因多为情志内伤，基本病机为肝失疏泄，致脾失健运，心失所养及脏腑阴阳气血失调。病变初起以气滞为主，常兼血瘀、痰凝，多属实证；病久则由实转虚，随其影响脏腑及损耗气血阴阳的不同，而形成心、脾、肝、肾亏虚的不同病变。

（二）临床表现

1. 临床症状

抑郁障碍的典型症状包括情绪低落、思维缓慢和意志行为减退，称为"三低"症状。其中情绪低落是其核心症状，可呈晨重晚轻的变化。多数患者缓慢起病，但精神刺激诱发者起病较急。病程呈间歇性发作，自然病程半年左右，少数患者持续 1 ~ 2 年。与恶劣心境相比，抑郁症的抑郁症状较重且典型，反复发作。每一次发作，病程相对较短，缓解较为充分。

（1）情绪低落（抑郁心境）：从轻度的心情不佳、心烦意乱、忧伤、苦恼到悲观绝望。表现为无精打采，郁郁寡欢。患者主诉生活没有意思，对亲人也没有感情，对任何事物的体验，即便是使人高兴的事，也感到痛苦难熬。在情绪低落的背景下，绝大多数患者的自我评价和自信心降低，也是一种特征性症状。

很多患者往往伴有焦虑、紧张症状，如忧心忡忡、坐立不安、不停地来回踱步、搓手等，老年抑郁症患者更为突出。

（2）兴趣减退及愉快感缺乏：患者对日常活动丧失兴趣，对能享受乐趣的活动无愉快感，在愉快的环境中高兴不起来。很少参加正常活动，如聚会、走亲访友、异性交往等。开始仅几个方面，以后发展到一切活动都不参加，包括与家人的交往，闭门独居，疏远亲友，回避社交，活动减少；性欲低下，对性生活无要求或缺乏快感；患者常用"没有感情""变得麻木了"来描述自己的状况。

（3）精力减退或丧失：患者的精力明显减退，无原因地持续疲乏感。开始感到精力不足，疲乏无力，被动机械地参加一些日常活动，随着病情加重，更加无精打采，度日如年，做任何事情都感到吃力、丧失主动性和积极性，生活变得懒散。患者出现无助感，不少患者不愿意就医，他们感到一切都无法挽回，谁也救不了自己。

（4）精神运动迟缓或激越：约半数患者有精神运动迟缓，是抑郁症的典型症状之一。患者整个精神活动呈现显著的、普遍的抑制。思维闭塞，联想困难，反应迟钝，记忆力减退，注意力难以集中。表现为活动及言语少，声音低，答话简单，走路行动缓慢，卧床或独居一处。严重时不语、不食、不动，可达木僵程度。激越患者与之相反，脑中反复思考一些没有目的的事情，思考内容无条理，大脑持续处于紧张状态。由于无法集中注意力来思考一个中心议题，因此思维效率下降，无法进行创造性思考，在行为上则表现为烦躁不安、紧张激越，有时不能控制自己的动作，但又不知道自己为何烦躁。

（5）食欲、体重及睡眠症状：多数患者食欲下降，导致体重减轻，也有少数患者食欲增加；早醒是典型的症状之一，也可表现为难以入睡、睡眠不深、易醒。

（6）自杀观念和行为：自杀是抑郁症患者最严重而危险的症状，也是抑郁症患者的主要死亡原因。据统计，抑郁症的自杀率比一般人群约高20倍，在各种自杀中因抑郁症自杀的约占80%。自杀观念可出现在疾病早期及发展期，应提高警惕。随着症状加重，自杀念头日趋强烈，感到生活是负担，人生不值得留恋，千方百计了结此生，以求解脱。

（7）自责自罪：患者对自己既往的一些轻微过失或错误痛加责备，认为自己的一些行为让别人感到失望，自己的患病给家庭、社会带来巨大的负担。严重时患者会对自己的过失达到自罪妄想的程度。

（8）其他症状：抑郁障碍还可具有其他多种症状，包括各种躯体不适主诉。常见的主诉有头痛、颈痛、腰背痛、肌肉痉挛、胸闷、心跳加快、尿频、出汗、恶心、呕吐、咽喉肿胀、口干、便秘、胃部烧灼感、消化不良、肠胃胀气、视物模糊，以及排尿疼痛等，有这些症状的患者常常到综合医院反复就诊。

2. 临床类型

（1）抑郁症：属于重性抑郁障碍，可具有上述症状，程度较重。出现幻觉和妄想，以妄想多见，又称妄想性抑郁，或精神病性抑郁；较罕见的为木僵性抑郁，其精神运动性抑郁，表现缄默不语、不食不动。抑郁症病程往往呈反复发作性，每次发作的持续时间因人而异，自然病程半年左右，少数病例可达1～2年。与恶劣心境相比，抑郁障碍的症状大多比较典型且程度较重，但缓解往往较为充分。

（2）恶劣心境：又称抑郁性神经症，属于轻性抑郁障碍，具有上述症状的一部分或全部。患者起病年龄较早，大多在青少年或成年早期隐匿起病，病前精神因素较明显。临床上抑郁症状相对较轻，或不太典型，常伴有焦虑、躯体不适、睡眠障碍。无明显的精神运动性抑制或精神病性症状。患者自知力完整，有治疗要求，对生活影响程度较抑郁症轻，社会功能保持较好，且病程迁延，可持续数年不愈。

（三）诊断与鉴别诊断

1. 西医诊断与鉴别诊断

（1）诊断要点（ICD-10诊断标准）。

1）抑郁发作：在ICD-10中，抑郁发作不包括发生于双相情感障碍中的抑郁状态。因此，抑郁发作只包括首次发作抑郁症或复发性抑郁症。

抑郁发作的一般标准：①持续发作须持续至少2周。②在患者既往生活中，不存在足以符合轻躁狂或躁狂（F30）标准的轻躁狂或躁狂发作。③不是由于精神活性物质或器质性精神障碍所致。

抑郁发作的症状分为两大类，可以粗略地将之分别称为核心症状和附加症状。

抑郁发作的核心症状：①抑郁心境，对个体来讲肯定异常，存在于一天中大多数时间里，且几乎每天如此，基本不受环境影响，持续至少2周。②对平日感兴趣的活动丧失兴趣或愉快感。③精力不足或过度疲劳。

抑郁发作的附加症状：①自信心丧失和自卑。②无理由的自责或过分和不适当的罪恶感。③反复出现死或自杀想法，或任何一种自杀行为。④主诉或有证据表明存在思维或注意力降低，例如犹豫不决或踌躇。⑤精神运动性活动改变，表现为激越或迟滞（主观感受或客观证据均可）。⑥任何类型的睡眠障碍。⑦食欲改变（减少或增加），伴有相应的体重变化。

抑郁发作的亚型：根据抑郁发作的严重程度将其分为轻度、中度和重度三种类型。

轻度抑郁发作（F32.0）具有核心症状至少两条，核心与附加症状共计至少四条。

中度抑郁发作（F32.1）具有核心症状至少两条，核心与附加症状共计至少六条。根据是否伴有"躯体综合征"将中度发作分为伴有和不伴躯体综合征两个亚型。

所谓躯体综合征在含义上与DSM-Ⅳ的"重性抑郁伴忧郁"或经典分类中的"内源性抑郁症"类似。这些症状包括：①对平日感兴趣的活动丧失兴趣或失去乐趣。②对正常时能产生情感反应的事件或活动缺乏反应。③比通常早醒2小时以上。④早晨抑郁加重。⑤具有明显的精神运动性迟滞或激越的客观证据（他人的观察或报告）。⑥食欲明显丧失。⑦体重减轻（比上月体重减少5%以上）。⑧性欲明显丧失。

要符合躯体性综合征的条件，上述症状必须具备四条。

重度抑郁发作具有全部三条核心症状，核心与附加症状共计八条。可将其分为不伴精神病性症状（F32.2）和伴有精神病性症状（F32.3）两型。伴有精神病性症状者又可根据幻觉、妄想内容与情绪的关系划分为与心境相和谐的和与心境不和谐的两种。

2）复发性抑郁障碍：复发性抑郁障碍所使用的症状学诊断标准与抑郁发作相同。

复发性抑郁障碍一般标准：①既往曾有至少一次抑郁发作，可为轻度、中度或重度，持续至少2周，与本次发作之间至少有2个月的时间无任何明显的情感障碍。②既往从来没有符合轻躁狂或躁狂发作标准的发作。③不是由于精神活性物质或器质性精神障碍所致。

复发性抑郁障碍的亚型：根据目前发作状态可再分为以下几种。①复发性抑郁障碍，目前为轻度发作（F33.0）。②复发性抑郁障碍，目前为中度发作（F33.1）。③复发性抑郁障碍，目前为不伴精神病性症状的重度发作（F33.2）。④复发性抑郁障碍，目前为伴有精神病性症状的重度发作（F33.3）。⑤复发性抑郁障碍，目前为缓解状态（F33.4）。

（2）鉴别诊断。

①心因性抑郁（应激性抑郁）：心因性抑郁的起病与精神因素有直接联系。临床症状主要反映与心理因素有关的内容。患者情绪波动性大，易受外界影响，精神运动性抑制不明显；失眠多为入睡困难，没有昼重夜轻的特点；情绪多为怨天尤人，很少责备自己。精神因素消失后，精神症状随之缓解。

②神经衰弱：恶劣心境（抑郁性神经症）常出现失眠、头痛、无力、头晕等，易被诊断为神经衰弱。神经衰弱患者的一级亲属中其患病率与群体患病率无显著差异，而抑郁症具有明显的家族聚集性；神经衰弱患者的临床表现以易于疲劳、易兴奋和烦恼情绪为主，而心境恶劣以情绪抑郁为主要临床症状。在DSM诊断系统中神经衰弱诊断已取消，当临床上不能清楚地区分神经衰弱和心境恶劣时，建议抗抑郁治疗。

③焦虑障碍：相当一部分的抑郁症或恶劣心境伴有焦虑症状，有时难以与焦虑障碍区分。一般来说，抑郁和焦虑障碍患者都可以出现各种自主神经功能紊乱的症状，如心悸、失眠、担忧、抑郁等。焦虑障碍患者更多地表现为交感神经系统功能活动增强，首发症状和核心症状是焦虑；而抑郁或恶劣心境患者可能更多地有自我评价过低或消极观念，以抑郁症状为首发，焦虑症状是伴随症状。

④精神分裂症：精神分裂症的任何一个病期均可有抑郁症状。精神分裂症有其核心的症状，如思维散漫或破裂、幻觉、妄想等突出；抑郁症状多继发于思维障碍或缓解期。根据典型的分裂症病史和病程特点可资鉴别。

⑤药物及躯体疾病所致抑郁障碍：某些抗高血压药物、抗精神病药物及躯体疾病如流感、帕金森病、艾迪生病、席汉病、脑动脉硬化、脑部肿瘤等均可引起抑郁症状，属继发性抑郁障碍，其与抑郁症的鉴别诊断则有赖于详细询问病史、临床表现、体格检查及必要的辅助检查。

⑥痴呆：部分痴呆患者早期抑郁症状明显，与老年抑郁症易于混淆。一般而言，痴呆起病隐袭，进展缓慢但症状进行性加重，通常患者情感肤浅，主观苦恼及罪恶感不明显，智能障碍随病情发展逐渐凸现。神经系统及脑电图、神经影像学检查等常有阳性发现。抑郁症尽管起病缓慢，但起病时间多较明确，病情进展较快，往往 1 周或 2 周内便可达高峰，症状呈发作性，间歇期可完全恢复正常状态；情绪以苦恼、焦虑较突出；神经系统及脑电图、神经影像学检查一般无阳性发现，无智能障碍。

2. 中医辨证与辨病

（1）辨脏腑：中医学认为抑郁症状的发生主要为肝失疏泄，脾失健运，心失所养，应依据临床症状，辨明其受病脏腑侧重之差异。一般说来，气滞主要病变在肝，痰凝主要病变在脾，虚证则与心肾的关系密切。

（2）辨虚实：气滞、血瘀、痰凝属实，而心、脾、肝的气血或阴精亏虚所致的证候则多属虚证。

（3）辨郁病与脏躁：郁病是由于情志不舒，气机郁滞所致。以心情抑郁，情绪不宁，胸部满闷，胁肋胀痛，或易哭易怒，或咽中如有异物梗阻等为主要临床表现。脏躁属于郁病的一种，多发于青中年女性，常因精神刺激而诱发，表现为精神恍惚、心神不宁、善悲欲哭、时时欠伸等。

（四）治疗

1. 治疗原则

目前主要是对症治疗和预防复发。治疗力求系统、充分，以求得稳定的疗效。治疗目标：首先是提高临床的显效率和治愈率，最大限度减少病残率和自杀率。成功的关键是彻底消除临床症状，减少复发风险，提高生存质量，恢复社会功能。

药物的剂量逐步递增，尽可能采取最小有效量，不良反应减至最小。急性期治疗以抗抑郁药物和（或）中药、针灸治疗为主，配合心理治疗；对轻、中度抑郁障碍，可考虑单一中药、针灸等中医治疗，配合心理治疗。巩固期治疗至少 4 ~ 6 个月。维持期治疗主要目的是防止复发，一般倾向 3 ~ 5 年，多次反复发作者主张长期维持治疗。心理治疗和中医治疗方法，对巩固疗效，防止复发有优势。对不能耐受西药，或有躯体疾病，或西药治疗效果不佳者，配合中医药治疗，能减少不良反应，提高治疗依从性，增加疗效。

中医治疗应以辨病与辨证相结合的原则。治疗郁病的基本原则是理气开郁，调畅气机，怡情易性。对于实证，首先应理气开郁，并根据是否兼有血瘀、痰结、化火等分别采用活血、降火、祛痰等治疗方法。虚证则应根据损及的脏腑及气血津精亏虚的不同情况而施治，或养心安神，或补益心脾，或滋养肝肾。对于虚实夹杂者，则当视虚实的偏重而虚实兼顾。郁病一般病程较长，用药不宜峻猛。在实证的治疗中，应注意理气而不耗气，活血而不破血，清热而不败胃，祛痰而不伤正；在虚证的治疗中，应注意补益心脾而不过燥，滋养肝肾而不过腻。

2. 西医治疗

（1）药物治疗：抗抑郁剂是目前治疗各种抑郁障碍的主要药物，能有效解除抑郁心境及伴随的焦虑、紧张和躯体症状，有效率为 60% ~ 80%。根据临床需要也可合并抗焦虑药、心境稳定剂、甲状腺制剂及抗精神病药等。

①三环类抗抑郁剂：常用药物有阿米替林、氯咪帕明、多塞平等。适用于各种类型及不同严重程度的抑郁障碍。有严重的心、肝、肾病者及孕妇、老年人慎用。TCAs 过敏者禁用，禁与 MAOIs 联用。本药有抗胆碱能及心血管等副作用，宜从小剂量开始，缓慢增量至通常有效剂量。药物起效时间 2 ~ 4 周。

②选择性 5-HT 再摄取抑制剂：常用药物有氟西汀、帕罗西汀、舍曲林、氟伏沙明、西酞普兰。SSRIs 的副作用较三环类药轻，安全性高。对 SSRIs 过敏者及严重的心、肝、肾疾病者慎用；禁与 MAOIs、氯咪帕明、色氨酸联用；慎与锂盐、抗心律失常药、降糖血药联用。

③其他抗抑郁剂：5-HT 和 NE 再摄取抑制剂（SNRIs）代表药物有文拉法新。该药常有胃肠道反应，对高血压者慎用。常用剂量为每日 75～225 mg。NE 能与特异性 5-HT 能抗抑郁药（NaSSAs）代表药有米氮平，对入睡困难者，有改善睡眠作用，不良反应是头昏。常用剂量为开始每日 15 mg，4 天后增至每日 30～45 mg，日服 1 次。NE 与 DA 再摄取抑制剂（NDRIs）是一种相对较弱的 DA/NE 再摄取抑制剂。代表药安非他酮，不良反应轻微，对年老体弱及伴心脑疾病者相对较为安全。

（2）电抽搐治疗：该疗法适用于情感障碍的某些特殊情况，对解除患者拒食、严重自杀企图、抑郁木僵等有良好效果，常在 1～2 次电抽搐治疗后病情即可显著改善，而且有利于精神药物及心理治疗的继续实施。另外，对抗抑郁剂疗效不好的抑郁症及伴有精神病性症状的抑郁症均有效，能阻断双相快速循环型的反复发作。

（3）心理治疗：心理治疗能减轻和缓解抑郁症状，改善患者对服药的依从性，矫正患者的不良认知，最大限度地使患者达到心理社会功能和职业功能的恢复；协同抗抑郁药维持治疗，可预防抑郁症的复发；对心境恶劣治疗尤为重要。

支持性心理治疗可适用于所有就诊的患者，各类抑郁症患者均可采用或联用；精神动力学的短程心理治疗可用于治疗抑郁障碍的某些亚型，适应对象有所选择；认知行为治疗，可矫正患者的认知偏见，减轻情感症状，改善行为应对能力，并减少抑郁障碍患者的复发；人际心理治疗主要处理抑郁障碍患者的人际问题，提高他们的社会适应能力；婚姻或家庭治疗可改善康复期抑郁障碍患者的夫妻关系和家庭关系，减少不良家庭环境对疾病复发的影响。

音乐对情绪有疏导作用，可以发泄攻击性、抑郁、不安等情绪；选择适合患者心理（尤其情绪方面）及病情的音乐，制定出一系列适用的音乐处方，在治疗过程中根据患者的反应随时调整，可以达到较好效果。

3. 中医治疗

（1）辨证论治。

1）肝郁气滞：精神抑郁，情绪不宁，焦虑烦躁，思维迟缓，动作减少，胸部满闷，胁肋胀痛，脘闷嗳气，妇女闭经；舌质紫订，苔薄白，脉弦。

治法：疏肝解郁。

方药：柴胡疏肝散加减。柴胡、香附、枳壳、陈皮、川芎、芍药、甘草。胁肋胀痛较甚者，加郁金、青皮、佛手疏肝理气；脘闷嗳气者，加旋覆花、代赭石、半夏和胃降逆；兼见血瘀者，加当归、丹参、郁金、红花活血化瘀。

2）肝郁脾虚：情绪抑郁，多愁善虑，悲观厌世，善叹息，动作减少或虚烦不宁，身倦纳呆，两胁胀满，腹胀腹泻；舌质淡红，苔薄白，脉沉细。

治法：疏肝解郁，健脾和胃。

方药：逍遥散加减。当归、白芍、柴胡、茯苓、白术、薄荷、生姜、大枣。可加郁金、青皮以助解郁；亦可同服越鞠丸以行气解郁。如嗳气频频，胸脘不畅，加旋覆花、代赭石、陈皮以平肝降逆。兼食滞腹胀者，加神曲、山楂、鸡内金以消食化滞。若胸胁胀痛不移，或女子月事不行，脉弦涩者，此乃气滞血瘀之象，宜加当归、桃仁、红花之类以活血化瘀。

3）肝郁痰阻：精神抑郁，胸部胀闷，胁肋胀满，咽有梗塞感，吞之不下，咯之不出；苔白腻，脉弦滑。

治法：行气开郁，化痰散结。

方药：半夏厚朴汤加减。厚朴、紫苏、半夏、茯苓、生姜。加香附、枳壳、佛手、旋覆花、代赭石以增强理气开郁，化痰降逆之效。兼呕恶、口苦、苔黄腻，可用温胆汤加黄芪、知母、瓜蒌皮以化痰清热。

4）心脾两虚：情绪低落，多思善疑，心悸易惊，悲忧善哭，头晕神疲，失眠，健忘，纳差，便溏，面色不华；舌质淡或有齿痕，苔薄白，脉细或细弱。

治法：健脾养心，补益气血。

方药：归脾汤加减。党参、茯苓、白术、甘草、黄芪、当归、龙眼肉、酸枣仁、远志、木香。可酌加郁金、合欢花之类以开郁安神。

5）肝肾阴虚：情绪低落，精神萎靡，自罪自责，健忘，少寐，颧红盗汗，耳鸣，胁痛，腰膝酸软；舌干红，苔薄白，脉弦细或数。

治法：补益肝肾，滋养阴精。

方药：一贯煎加减。生地黄、沙参、麦冬、枸杞子、川楝子、当归。失眠、多梦者加珍珠母、磁石、生铁落等重镇安神。腰酸、遗精、乏力者，加龟甲、知母、杜仲、牡蛎以益肾固精。月经不调者，加香附、益母草以开郁理气调经。

（2）中成药：逍遥丸用于肝气郁结者；归脾丸用于心脾两虚者；柴胡舒肝丸用于肝气犯胃者；解郁丸、安乐片用于肝郁气滞，心神不安者。

（3）针灸治疗。

1）体针：主穴选神门、内关、后溪、百会、人中、听宫、太阳等。

实证可配间使、合谷、劳宫、太冲、照海、十宣等，虚证配足三里、三阴交、太溪、肾俞、脾俞等穴，亦可用电针治疗。

2）穴位埋线：大椎、心俞、肝俞，肺俞、内关、三阴交。

两组俞穴交替埋线，每月 1 次。

3）耳针：选耳穴心、神门、脑点、耳尖等。

针刺，或埋耳环针，或贴敷王不留行籽自行按压等方法治疗。

（五）注意事项

（1）预防抑郁障碍的发病，应从心理卫生的科普宣传着手，重点做好高危人群的心理健康保健与遗传咨询工作，减少应激事件等可能造成发病的因素。应早期发现、早期治疗，争取完全缓解与良好的预后，能有效地预防复发。

（2）抑郁症的早期、发作期、慢性期都可能有自伤自杀行为，应严密监护，以防自杀。合理安排好患者的工作娱乐活动，适时进行家庭干预及健康教育。

三、双相障碍

双相障碍是指既有躁狂发作，也有抑郁发作的一类情感（心境）障碍。躁狂发作时，表现为心境高涨，思维奔逸，语言行动增多。病情轻者社会功能无损或轻度损害，严重者可出现幻觉、妄想等精神病性症状。抑郁发作时临床症状同抑郁症。

双相障碍一般呈躁狂和抑郁反复、交替发作，也可以混合方式存在。双相障碍可分为双相 I 型和双相 II 型：躁狂和抑郁循环发作属于双相 I 型；反复的抑郁发作和轻躁狂发作，属于双相 II 型。仅有躁狂发作的患者非常少见。

西方国家在 20 世纪 70 ~ 80 年代的调查资料显示双相障碍终生患病率为 3.0% ~ 3.4%，而 90 年代为 5.5% ~ 7.8%。1982 年国内 12 地区流行病学调查资料为 0.042%，台湾地区为 0.7% ~ 1.6%（1982—1987 年），香港特区为 1.5% ~ 1.6%（1993 年）。港台地区与大陆资料相差约 35 倍，主要原因可能是方法学和诊断标准的差异有关。

双相障碍相当于中医学的"癫狂病"。其中躁狂发作相当于中医学的"狂病"，抑郁发作相当于"郁病""癫病"。癫狂病以情感高涨与低落，躁狂与抑郁交替出现为主要表现的脑神疾病。远在 2000 多年前的《内经》就有癫狂专篇，论述该病的病因病机。如"诸躁狂越，皆属于火"，"阳尽在上，而阴气从下，下虚上实，故癫狂疾也"。"病甚则弃衣而走，登高而歌，或至不食数日，逾垣上屋"为躁狂发作的基本特征和表现，创制生铁落饮和针灸治疗本病，首创"与背腧以手按之立快"的点穴治疗法。此后，《难经》对癫与狂病的不同表现加以鉴别；金代张从正、朱丹溪首次提出该病"痰迷心窍"的病因病机学说；清代王清任首创"气血凝滞"说，且创制癫狂梦醒汤用以治疗本病，并沿用至今。

（一）病因病理

1. 西医病因病理

（1）遗传因素：家系研究表明本病呈家族聚集性，与遗传因素关系密切。大样本流行病学调查揭示：情感（心境）障碍先证者亲属患病率是一般人群的 10 ~ 30 倍，血缘关系愈近，患病率越高；双生子调查发现双相障碍的单卵双生子同病率为 72%，而双卵双生子为 14%；寄养子研究发现该病亲生父母患病率明显高于寄养父母。以上三个方面的资料，均提示本病与遗传因素有关。

近年来，包括限制性片段长度多态性技术（RFLPs）在内的分子遗传学研究提示，情感（心境）障碍（特别是双相障碍）可能与第 4、第 11、第 18 号常染色体或 X 性染色体上的基因异常有关。

（2）神经生物学因素：①神经生物化学因素。去甲肾上腺素（NE）和 5 羟色胺（5-HT）能神经递质系统紊乱与双向障碍关系密切。一般认为 NE 异常是情感（心境）障碍的状态标记，NE 减少出现抑郁症状，NE 增加则表现躁狂症状；而 5-HT 缺乏可能是抑郁和躁狂症状的共同生化基础。躁狂发作患者存在鸟苷酸结合蛋白亚型 G 蛋白活性的增强，情绪稳定剂调节 G 蛋白，因而起到治疗作用。②神经内分泌因素。约 30% 的重性抑郁症患者有甲状腺素释放迟缓，约 10% 的患者体内可检测到甲状腺抗体。有人推测，甲状腺素功能减退与临床上抑郁和躁狂快速转换有关。

（3）其他因素：从脑血流图（CBF）和正电子发射扫描（PET）研究双相障碍患者，发现其两侧前额叶皮质不对称、额叶功能低下和全皮质葡萄糖代谢低下；治疗后前额叶不对称消失，但额叶功能低下和全皮质代谢低下持续存在。近年来单光子发射电子计算机扫描（SPECT）研究提示抑郁发作时存在某些脑区的血流灌注下降，以及双侧脑功能区局部的血流不对称性。

2. 中医病因病机

中医学理论认为本病的病因与七情内伤、饮食不节和先天遗传有关。病位在脑、心、肝、脾，而瘀血、痰结闭塞心窍，阴阳失调，形神失控是其病机所在。

（1）情志所伤：卒受惊恐，情志过激，勃然大怒，引动肝火上升，冲心犯脑，神明失其主宰；或突遭惊恐，触动心火，上扰清窍，神明失主，神志逆乱，躁扰不宁而发为狂病；或思虑太过，所愿不遂，心脾受伤，思则气结，心气受抑，脾气不发，则痰气郁结，浊阴不降，蒙蔽心神，神志逆乱而成癫病、郁病。日久则心血内耗，脾失化源，心脾两虚，血不荣心；或药物所伤，中阳虚衰，神明失养而成癫狂之虚证。

（2）饮食不节：过食肥甘，膏粱炙煿之品，酿成痰浊，复因心火暴张，痰随火升，蒙蔽心窍，神明无由出入发为狂证；或贪杯好饮，内湿素盛，聚湿成痰，发为癫病。

（3）先天遗传：母腹中受惊而致神机紊乱，或禀赋不足和家族遗传，出生后突受刺激则阴阳失调，神机逆乱而引发癫狂病。

（二）临床表现

双相障碍的抑郁发作，临床症状同抑郁症。躁狂状态的基本特征是心境高涨、思维奔逸、活动增多，称之为"三高"症状。本病多数为急性起病，部分患者可表现为轻躁狂，或躁狂发作后转为抑郁，或躁狂与抑郁混合发作。躁狂发作时的主要表现如下。

1. 情感高涨

患者表现为愉快、轻松、乐观、热情，体验到周围的一切都很美好，自我感觉良好，精力充沛。情感高涨且生动鲜明，与内心体验及周围环境相协调，有一定的感染力，这是躁狂症的一个特征性症状。患者情绪或有明显的易激惹性，常因一些小事或要求未予满足或遭到批评而大发脾气，甚至出现伤人毁物等行为。

2. 思维奔逸

患者联想过程明显加速，话多、声高、滔滔不绝，自觉"脑子非常灵活"，言语跟不上思维活动的速度。注意力不集中，话题常随境转移，可出现意念飘忽、音联意联。在情感高涨的背景上，自我评价过高，高傲自大，自命不凡。有些患者则态度傲慢，颐指气使，常以长官或权威自居，动则教训和呵斥别人。也可出现关系妄想和被害妄想，一般历时短暂。

3. 精神运动性兴奋

患者社交活动增多，喜欢热闹场面，对人热情，与素不相识的人一见如故。好开玩笑，爱管闲事，整天忙忙碌碌，但办事缺乏深思熟虑，虎头蛇尾。经济上表现慷慨大方，滥买物品，造成浪费。性欲增强，睡眠需要减少，但面无倦容，精力充沛。有时易激惹，行为轻率，好接近异性，自知力早期丧失。躁狂发作时，患者活动增多与睡眠减少形成鲜明对比，体力与精力都显得特别旺盛。

4. 混合发作

通常在躁狂与抑郁快速转换时发生，患者既有躁狂的表现，又有抑郁的表现。如一个活动明显增多，讲话滔滔不绝的患者，同时又有严重的消极抑郁想法；又如有抑郁心境的患者可有言语和动作的增多。但这种混合状态一般持续时间较短，多数较快转入躁狂发作或抑郁发作。

（三）诊断与鉴别诊断

1. 西医诊断与鉴别诊断

（1）诊断要点（ICD-10 诊断标准）。

1）躁狂发作的诊断标准：ICD-10 中对躁狂发作与轻躁狂发作的标准进行了分别描述。

轻躁狂（F30.0）：症状学标准同样可分为核心症状①（即情感增高或易激惹）和附加症状②。

①情感增高或易激惹，对个体来讲已达到肯定异常的程度，并且持续至少 4 天。

②必须具备以下至少三条，且对日常的个人功能有一定影响。a. 活动增多或坐卧不宁。b. 语量增多。c. 注意力集中困难或随境转移。d. 睡眠需要减少。e. 性功能增强。f. 轻度挥霍，或其他类型轻率的或不负责任的行为。g. 社交性增高或过分亲昵（见面熟）。

③不符合躁狂发作（伴有或不伴有精神病性症状）和双相情感障碍、抑郁发作、环性心境或神经性畏食的标准。

④不是由于精神活性物质使用所致。

躁狂，不伴精神病性症状（F30.1）：有以下四条。

①情感明显高涨，兴高采烈，易激惹，对个体来讲已属肯定的异常。此种情感变化必须突出且至少持续 1 周（若严重到需要住院则不受此限）。

②至少具有以下三条（如果情感仅表现为易激惹，则需有四条），导致对日常个人功能的严重影响。a. 活动增多或坐立不安。b. 言语增多（"言语急促杂乱"）。c. 观念飘忽或思想奔逸的主观体验。d. 正常的社会约束力丧失，以致行为与环境不协调和行为出格。e. 睡眠需要减少。f. 自我评价过高或夸大。g. 随情境转移或活动和计划不断改变。h. 愚蠢鲁莽的行为，如挥霍、愚蠢的打算、鲁莽地开车，患者意识不到这些行为的危险性。i. 明显的性功能亢进或性行为失检点。

③无幻觉或妄想，但可能发生知觉障碍，如主观的过分敏锐、感到色彩格外鲜艳。

④除外发作不是由于酒或药物滥用、内分泌障碍、药物治疗或任何器质性精神障碍所致。

躁狂，伴精神病性症状（F30.2）：①发作符合不伴精神症状躁狂除标准③之外的标准。②发作不同时符合精神分裂症或分裂情感障碍躁狂型的标准。③存在妄想和幻觉，但不应有典型精神分类症的幻觉和妄想（即不包括完全不可能或与文化不相应的妄想，不包括对患者进行跟踪性评论的幻听或第三人称的幻听），常见的情况为带有夸大、自我援引、色情、被害内容的妄想。④除外发作不是由于精神活性物质使用或任何器质性情感障碍所致。

使用第五位数字标明幻觉或妄想与心境是否相协调。① F30.20：躁狂，伴有与心境相协调的精神病性症状（例如，夸大妄想，或听到告之他 / 她有超人能力的声音）。② F30.21：躁狂，伴有与心境不相协调的精神病性症状（例如，对患者的说话声，内容为无情感意义的话题，或关系、被害妄想）。

2）双相情感障碍（F31）（注：界定为一次发作后需有反相或混合相发作，或继以缓解状态。双相障碍的诊断需符合两条标准：本次发作符合上述某种发作的标准，既往至少有过一次其他情感障碍发作。如本次为某种类型的抑郁发作，则既往需有至少一次轻躁狂、躁狂或混合性情感障碍发作）。

F31.0：双相情感障碍，目前为轻躁狂发作。

F31.1：双相情感障碍，目前为不伴有精神病性症状的躁狂发作。

F31.2：双相情感障碍，目前为伴有精神病性症状的躁狂发作。

F31.20：与心境相协调的精神病性症状。

F31.21：与心境不协调的精神病性症状。

F31.3：双相情感障碍，目前为中度或轻度抑郁发作。

F31.30：不伴躯体症状。

F31.31：伴有躯体症状。

F31.4：双相情感障碍，目前为重度抑郁发作，不伴精神病性症状。

F31.5：双相情感障碍，目前为重度抑郁发作，伴有精神病性症状。

F31.6：双相情感障碍，目前为混合状态。

a. 本次发作以轻躁狂、躁狂和抑郁症状混合或迅速交替（即在数小时内）为特点。

b. 至少在 2 个周期间的大部分时间内躁狂和抑郁症状必须同时突出。

c. 既往至少有过一次确定无疑的轻躁狂或躁狂发作、抑郁发作混合性情感发作。

F31.7：双相情感障碍，目前为缓解状态。

a. 目前状态不符合任何严重度的抑郁或躁狂发作的标准，也不符合任何一种其他的情感障碍标准（可能因为在接受降低复发危险的治疗）。

b. 既往至少有过一次确定无疑的轻躁狂或躁狂发作，同时外加至少一种其他的情感发作（轻躁狂或躁狂、抑郁或混合性发作）。

（2）鉴别诊断。

1）精神分裂症：精神分裂症的精神运动性兴奋症状的不协调性，患者并无轻松愉快的感觉，言语内容零乱，行为多具冲动性，无法让他人产生共鸣。有精神分裂症的其他核心症状，病程呈慢性进行性；而躁狂症主要特征是起病急剧，情绪高涨，具有协调、渲染的特点，加之家族史、既往发作史及间歇期精神状态正常，可资鉴别。

2）分裂情感性精神病：分裂情感性精神病指分裂症状和情感症状（躁狂或抑郁）同时存在又同样突出，而且一般恢复良好。而双相障碍以躁狂发作或抑郁发作的情感症状为主要临床表现，不伴有或偶尔出现分裂症样症状，不具备精神分裂症的诊断。因此，详细了解病史和观察病程可以鉴别。

3）脑器质性精神障碍：如麻痹性痴呆、阿尔茨海默病、脑肿瘤、脑血管病等所致精神障碍，脑炎后综合征等，都可出现类躁狂症状，但伴有不同程度的智能障碍，欣快症状突出，而情感并非高涨。详细询问病史、躯体和神经系统检查、CT 检查、其他实验室检查，对鉴别诊断可提供重要依据。

4）中毒性精神障碍：精神活性物质，如毒品、酒的使用可能出现兴奋状态。某些非成瘾性物质如皮质激素、异烟肼、阿的平等中毒可引起躁狂状态，这种兴奋状态与躁狂状态的发生、发展与使用这些物质关系密切，停用或减药后症状迅速减轻或消失。此外，中毒性精神病往往伴有不同程度的意识障碍。

2. 中医辨证与辨病

（1）辨癫狂：狂证属阳，多实证，动而多怒，见于躁狂发作期；癫证属阴，多虚证，静而多喜，情绪抑郁，见于抑郁发作。两者相互转化，故又有虚实夹杂之证。

（2）辨虚实：本病早期或初病多以狂暴无知、情绪高涨为主要表现，临床多属心肝火炽、痰火或腑实内扰证，病性以实为主；治不得法或迁延，邪热伤阴，瘀血阻络，可致阴虚火旺，或瘀血阻窍兼气阴两虚等证，病性以虚或虚中夹实为主。

（3）辨病性：情绪抑郁，哭笑无常，多喜叹息，胸胁胀闷，此属气滞；神情呆滞，沉默痴呆，胸闷痞满，此属痰阻；情感忧虑，昏昏愦愦，气短无力，此属气虚；沉默少动，善悲欲哭，肢体困乏，此属脾虚；神情恍惚，多疑善忘，心悸易惊，此属血虚。

（四）治疗

1. 治疗原则

目前主要是对症治疗和预防复发。治疗力求系统、充分，以求得稳定的疗效。在双相障碍的治疗中应特别注意抑郁转向躁狂状态，或躁狂向抑郁状态的转化，因为转化可能最终导致双相循环的加快，使治疗更加棘手，疗效更差。躁狂发作期以抗躁狂状态药物治疗为主，应用情绪稳定剂，攻逐、开窍的中药，以及电休克治疗；抑郁发作可抗抑郁治疗，应用抗抑郁剂和（或）中药、针灸治疗，同时配合心理治疗。双向障碍具有反复发作性，在抑郁发作或躁狂发作之后应采取维持治疗。急性期药物治疗一般6～8周；巩固期治疗的药物剂量应维持在急性期治疗水平，抑郁发作巩固治疗4～6个月，躁狂或混合发作巩固治疗2～3个月；维持期治疗应根据患者发作情况而定，对于反复发作、间隔时间缩短患者的服药时间应延长。对恢复期患者，配合心理治疗、家庭干预及社会康复措施，对预防复发和提高患者社会适应能力十分重要。

中医治疗郁病以理气解郁、畅达神机为其治疗原则。若初病体实可用攻逐法或开窍法；久病正虚，则应养血安神，补养心脾。狂病治疗基本原则是降（泄）火豁痰以治标，调整阴阳、恢复神机以治本。此外，加强护理、移情易性不但是防病治病的需要，也是防止病性反复与发生意外不可忽视的原则。

2. 西医治疗

（1）药物治疗。

1）情绪稳定剂。a. 锂盐：碳酸锂是治疗躁狂发作的首选药，它既可用于躁狂的急性发作，也可用于缓解期的维持治疗，预防躁狂与抑郁复发，治疗有效率约80%。急性躁狂发作时碳酸锂的剂量为每日600～2000 mg。一般从小剂量开始，3～5天逐渐增加至治疗剂量，每日2～3次；维持治疗剂量为每日500～1500 mg。老年及体弱者剂量适当减少，与抗抑郁药或抗精神病药合用时剂量也应减少。一般起效时间为7～10天。由于锂盐的治疗剂量与中毒剂量比较接近，在治疗中应监测血锂浓度。急性期治疗血药浓度应维持在0.8～1.2 mmol/L，维持治疗时为0.4～0.8 mmol/L。缺钠或肾脏疾病易致锂盐蓄积中毒，必须加以注意。在合并电抽搐治疗时，由于锂盐具有加强肌肉松弛剂的作用，使呼吸恢复缓慢，故锂盐剂量宜小。b. 抗惊厥药：卡马西平和丙戊酸钠广泛用于治疗躁狂发作、双相障碍维持治疗及用锂盐治疗无效的快速循环型。卡马西平和丙戊酸钠的治疗剂量均为每日400～1200 mg，也可与碳酸锂联用，但剂量应适当减小。卡马西平常见不良反应有镇静、恶心、视物模糊、皮疹、再生障碍性贫血、肝功能异常等。丙戊酸钠较为安全，常见不良反应为胃肠道症状、震颤、体重增加等。

2）抗精神病药。氯丙嗪、氯氮平、氟哌啶醇控制急性躁狂起效快，第二代抗精神病药奥氮平、利培酮、喹硫平等均能有效控制双相情感障碍发作。病情严重者可肌内注射氯丙嗪每日50～100 mg，分2次给药；或用氟哌啶醇，每次5～10 mg，每日2～3次。病情较轻的患者宜口服抗精神病药物氯丙嗪每日200～600 mg、氟哌啶醇每日10～20 mg、氯氮平每日200～500 mg，按每日2～3次给药；奥氮平每日5～20 mg，晚1次服用，利培铜每日2～6 mg。

（2）电抽搐治疗：电抽搐治疗对急性重症躁狂发作或对锂盐治疗无效的患者有效，可单独应用或合并药物治疗，一般隔日1次，4～10次为1个疗程。合并药物治疗的患者应适当减少药物剂量。

（3）心理治疗：研究表明躁狂发作在药物治疗的基础上，辅助心理治疗，优于单一药物治疗效果；对抑郁发作的治疗和预防效果优于躁狂发作。采用支持性心理治疗、认知行为治疗、人际关系治疗和短程精神分析治疗等均能提高患者的社会适应能力，使患者学会面对现实，改善人格结构，更好地应付现实中的各种问题。可采用个别心理治疗、家庭婚姻治疗和小组治疗等形式。结合心理治疗可以提高患者服药的依从性，提高自知力的恢复，减慢抑郁、躁狂间的转化，稳定病情，减少复发，降低再住院率，促进心理社会功能的恢复。

3．中医治疗

双相情感障碍抑郁发作的中医治疗，郁证参照抑郁症、癫证参照精神分裂症。躁狂发作的中医治疗如下。

（1）辨证论治。

1）痰火扰神：性急易怒，头痛失眠，两目怒视，面红目赤，烦躁，突然狂乱无知，骂詈叫号，不避亲疏，逾垣上屋，或毁物伤人，气力逾常，少食或多食不眠；舌质红绛，苔多黄腻或黄燥而垢，脉弦大滑数。

治法：清泄肝火，涤痰醒神。

方药：生铁落饮。生铁落、钩藤、胆星、贝母、橘红、菖蒲、远志、茯神、茯苓、辰砂、天冬、麦冬、玄参、连翘、丹参。如痰火壅盛而舌苔黄腻甚者，同时用礞石滚痰丸泻火逐痰，再用安宫牛黄丸清心开窍。脉弦实，肝胆火盛者，可用当归龙荟丸泻肝清火。阳明火盛，大便秘结，舌苔黄糙，脉实大者，可用加减承气汤荡涤秽浊，清泄胃肠实火。烦渴引饮者，加石膏、知母以清热。神志较清，痰热未尽，心烦不寐者，可用温胆汤合朱砂安神丸以化痰安神。

2）火盛伤阴：狂病日久，其势较急，呼之能自止，但有疲惫之象，多言善惊，时而烦躁、形瘦面红而秽；舌红少苔或无苔，脉细数。

治法：滋阴降火，安神定志。

方药：二阴煎。生地黄、麦冬、玄参、黄连、木通、竹叶、灯心草、茯神、酸枣仁、甘草，亦可合定志丸以资调理。

3）痰结血瘀：狂病日久不愈，面色暗滞而秽，躁扰不安，多言，恼怒不休，甚至登高而歌，弃衣而走，妄见妄闻，妄思离奇，头痛，心悸而烦；舌质紫暗有瘀斑，苔薄黄，脉弦细或细涩。

治法：豁痰化瘀。

方药：癫狂梦醒汤。桃仁、赤芍、柴胡、大腹皮、陈皮、青皮、苏子、桑皮、半夏、木通、香附、甘草。

4）心肾失调：狂病久延，时作时止，势已轻瘥，妄言妄为，呼之已能自制，寝不安寐，烦闷焦躁，口干便难；舌尖红，无苔或有剥裂，脉细数。

治法：育阴潜阳，交通心肾。

方药：黄连阿胶汤合天王补心丹。川黄连、牛黄、黄芩、生地黄、阿胶、当归身、生白芍、人参、丹参、玄参、酸枣仁、柏子仁、天冬、麦冬、茯苓、远志、桔梗、五味子。

（2）中成药。躁狂发作参照精神分裂症的狂证选药：牛黄安宫丸、牛黄清心丸用于火盛伤阴者，苏合香丸用于痰火扰神者，朱砂安神丸适用于神志不宁者。抑郁发作参照抑郁症的郁证选药：解郁安神冲剂用于情志不舒，肝郁气滞；逍遥丸用于肝气郁结；柴胡舒肝丸用于肝气犯胃。

（3）针灸治疗。①体针辨证取穴或对症取穴。主穴：水沟、少商、隐白、大陵、风府等。辨证属痰、热者，配曲池、丰隆、大椎、百会等。躁狂发作时用泻法，亦可在水沟与百会、大椎与风府这两组穴位上加用强刺激电针治疗。②水针取心俞、巨阙、足三里、三阴交等。每次 1 ~ 2 穴，用 25 ~ 50 mL 氯丙嗪穴位注射，每日 1 次，各穴交替应用，主要用于治疗躁狂发作。

（五）注意事项

（1）预防双相障碍的发病，应重点做好高危人群的心理健康保健与遗传咨询工作；有效防止外界因素的侵扰，提高心理应激能力是预防情感（心境）障碍发生的有效途径；预防抗抑郁药和抗精神病药诱发的躁狂与抑郁发作。

（2）对于躁狂发作的患者，首先迅速采取有效的治疗措施，力争短期控制患者的兴奋症状。根据患者不同的心理状态做好心理安慰与指导，建立良好的医患关系；合理安排好工作和娱乐活动，进行家庭干预及健康教育，有益于患者康复。

（赵剑华）

第三节　恐惧症

恐惧症又称恐惧症、恐怖性神经症，是对某些特殊的客观物体、活动或情境产生过分强烈的恐惧和紧张等急性焦虑反应，常伴有心悸、气促、面红、出汗等自主神经功能紊乱症状。患者明知这种恐惧既过分强烈也不合情理，但每遇到相同场景仍难以控制恐惧情绪的出现，为此极力回避，或畏惧而痛苦地忍受，以至影响其正常活动。

恐惧症的患病率国内报道为 0.59‰（1982 年全国 12 个地区神经症流行病学调查），占全部神经症病例的 2.7%，城乡患病率无明显差异，在神经症专科门诊中约占 5%。患病率女性比男性多，约为 2 : 1。一般认为发病在青年期（年龄在 20 岁左右），晚年发病者较少，多数恐惧症病程迁延。一般病程越长、起病越早、恐惧对象越广泛，预后就越差；反之，预后较好。

本病相当于中医学的"恐证"，又名"善恐"。该病名最早见于《内经》。《素问·四时刺逆从论》认为该病的病因是"血气内却，令人善恐。"《灵枢·本神》曰："恐怖者，神惮散而不收……神伤则恐惧自失。"《灵枢·经脉》曰："肾足少阴之脉，……气不足则恐。"后世医家对其临床表现亦有进一步描述，如《伤寒论》描述恐证的脉象是"脉形如循丝，累累然，其面白脱色。"《沈氏尊生书》载有："心胆俱怯，触及易惊，梦多不详。"历代医家对恐惧症的临床表现、舌苔、脉象、病程转归等均有一定的认识。

一、病因病理

（一）西医病因病理

1. 遗传因素

调查发现，在广场恐惧症患者的近亲中，患病危险率较正常对照组的近亲为高；并发现广场恐惧症患者的亲属中惊恐障碍的患病率增高，且女性亲属的患病率较男性亲属高 2 ~ 3 倍。研究结果提示广场恐惧症可能与遗传有关，且与其他惊恐障碍存在一定联系。

2. 心理社会因素

精神分析理论认为恐惧症起源于童年期的俄狄浦斯情结未解决的冲突所导致的结果。条件反射理论认为某些无害的事物或情境与令人害怕的刺激多次重叠出现，形成条件反射，成为患者恐怖与焦虑的对象。这种焦虑是一种不愉快的情感体验，促使患者采取某种行为去回避它。如果回避行为使者的焦虑得到减轻或消除，便与条件刺激合成为一种强化因素固定下来，成为临床症状。

3. 生物化学因素

有研究发现，恐惧症患者神经系统的警觉水平增高，体内交感神经系统兴奋占优势，肾上腺素、去甲肾上腺素分泌增加。由于交感神经兴奋是恐惧症的临床症状之一，因此这种生理状态与恐惧症的因果关系不能确定。

（二）中医病因病机

中医学认为本病的病因与素体虚弱、七情所伤，尤其是惊恐伤神有关。明代王肯堂《证治准绳·恐》曰："脏腑恐有四：一曰肾。经云：在脏为肾，在志为恐。又云：精气并于肾则恐是也。二曰肝胆。经云：肝藏血，血不足则恐。三曰胃。经云：胃为恐是也。四曰心。经云：心怵惕思虑则伤神，神伤则恐惧自失者是也。"历代医家对本症的认识趋向一致。本病病位主要在肾、肝、心、胆。肾藏精，在志为恐，肾虚精亏则恐惧不安；肝藏血舍魂，胆附于肝而主决断，肝胆不足则魂不守舍，胆失决断，善恐胆怯；心主血藏神，气血亏虚，心神失养则心悸不宁而易恐。精血不足，脏气亏虚，神失荣养，肾之功能失调是本病的主要病机。

二、临床表现

恐惧症的共同特征是：某种客体或情境常引起强烈恐惧；恐惧时常伴有焦虑和明显的自主神经症

状，如头晕或晕倒、心悸或心慌、战栗、出汗等；对恐惧的客体和情境极力回避；患者知道这种恐惧是过分的或不必要的，但不能控制。根据不同的恐惧对象，恐惧症的分类可多达数百种，临床上常分为三大类。

（一）场所恐惧症

场所恐惧症也称广场恐惧症、聚会恐惧症、旷野恐惧症等，约占恐惧症的60%。起病于20～30岁，有报道25岁和35岁左右是两个发病高峰年龄，女性较男性多见。主要表现为对某些特定环境的恐惧，如广场、高处、拥挤的公共场所或密闭的环境等，患者担心在这些场所出现无法逃避的恐惧感，并得不到帮助，因此竭力回避。恐惧发作时焦虑症状突出，常伴有抑郁情绪、强迫、人格解体等症状。

（二）单一恐惧症

单一恐惧症指患者对某一具体的物件、动物等有一种不合理的恐惧，尤以儿童、女性多见。一恐怖对象一般是不具伤害能力的动物或昆虫，如猫、鼠、青蛙、鸟、毛毛虫等；或不祥物品，如血污、骨灰盒、花圈等；或尖锐锋利的物品，如刀、笔尖；还有对处境产生恐惧，如黑暗、幽闭、空旷处、雷电等。单一恐惧症的症状恒定，既很少改变也很难泛化。临床上有部分患者可能在消除了某种恐惧之后，又出现新的恐惧对象。

（三）社交恐惧症

社交恐惧症发病多为17～30岁，主要害怕被人注视，怕出洋相，感到羞愧，或无地自容。若被迫进入社交场合时，则会出现严重的焦虑反应，并伴有自主神经功能紊乱，如脸红、心慌、出汗等。患者一般回避社交集会，不敢与人正面交谈，不敢与人对视（对视恐惧），更不敢在公共场合演讲。社交恐惧的对象可以是陌生人或是熟人，甚至是自己的配偶、亲属等。临床更多见的恐怖对象是异性、上司，或未婚夫（妻）的父母等。

三、诊断与鉴别诊断

（一）西医诊断与鉴别诊断

1. 诊断要点

这是以恐惧症状为主要临床相的神经症。患者恐惧害怕的对象可能是单一的或多种的，常见有高处、广场、闭室、动物和社交活动等，伴有对害怕对象或处境的回避反应。且明知不合理，但反复呈现，难以控制。

（1）符合神经症的共同特征。

（2）以恐惧症状为主要临床相，符合以下各点：①对某些客体或处境有强烈恐惧，恐惧的程度与实际危险不相称。②发作时有焦虑和自主神经症状。③有反复或持续的回避行为。④知道恐惧过分或不必要，但无法控制。

（3）对恐惧情景和事物的回避必须是或曾经是突出的症状。

2. 鉴别诊断

（1）焦虑症：焦虑情绪是恐惧症和焦虑症共同的情绪症状，但恐惧症的焦虑情绪是继发于对特定的对象或处境的恐惧，呈境遇性和发作性，伴有回避反应；而焦虑症的焦虑情绪多持续存在，常没有明确的对象，因而很难回避。

（2）强迫症：恐惧症状可见于强迫症。强迫症的恐惧源于自己内心的某些思想或观念，是一种内在的强迫与自我反强迫的过程，并非对外界具体事物的恐惧。

（3）疑病性神经症：疑病性神经症可能伴发恐惧，其恐惧情绪一般不突出。恐惧情绪的产生是因过分担忧自身的健康，怀疑自己患某种疾病，因而并不认为这种恐惧是不合理的。追述病史可以发现怀疑自己患病的症状在先。恐惧症所害怕的对象常是外在的客观物体或场景，并且知道这种恐惧过分且不合理，但自身无法摆脱，请求医师帮助解脱困境。

（4）抑郁障碍：抑郁障碍可以因为情绪的低落，行为减少而回避社会的交往。抑郁症的社交障碍与社交恐惧症不同的是患者以言语减少、思维速度减慢、情绪低落及行为动作的减少为主的精神症状。值得注意的是长期的社交恐惧症可以诱发抑郁障碍的发作。

（5）颞叶癫痫：癫痫发作时可表现为无明确对象的、阵发性恐惧，发作时常常伴有意识障碍、神经系统体征及癫痫样脑电图改变（颞叶的棘波或棘慢综合波），以此可以鉴别。

（二）中医辨证与辨病

本病就病性而言，以虚证居多；就病位而言，主要涉及肾、肝、胆、心等。在肾则善恐而兼见腰膝酸软、虚烦盗汗、潮热遗精，在肝胆则善恐而兼见两胁不舒、平素胆小怕事、遇事优柔寡断，在心则易恐而兼见心悸失眠、气短自汗、脉细弱。善恐是本病的主要临床特征。

四、治疗

（一）治疗原则

西医治疗采用药物控制焦虑情绪，减轻自主神经反应，能增强患者的治疗信心。但更重要的是采用心理行为疗法以消除其回避行为，如暴露疗法配合放松训练等。中医治疗多从心、肾、胆三脏辨证论治，可以采用中药、针灸或中医意疗等方法治疗。

（二）西医治疗

1. 药物治疗

控制紧张、焦虑或惊恐发作，可选用丙米嗪每日 150 ～ 250 mg 或吗氯贝胺每日 150 ～ 250 mg，或苯二氮䓬类药物治疗。普萘洛尔对减轻躯体性焦虑疗效较好，帕罗西汀等 SSRIs 类药物能缓解社交恐惧症的症状。

2. 行为疗法

对各种恐惧症都可取得良好的效果。治疗以暴露疗法为主，可选用系统脱敏或冲击疗法，同时配合生物反馈技术，减轻或消除回避行为。

3. 心理治疗

精神分析疗法、领悟法、催眠法，以及支持性心理治疗等都可用于治疗恐惧症。

（三）中医治疗

1. 辨证论治

（1）肾精不足：善恐心慌，精神不振，记忆力减退，失眠虚烦，腰膝酸软，遗精盗汗，面部烘热；舌质红，少苔，脉细弱。

治法：滋阴降火，补肾益精。

方药：知柏地黄汤加减。

知母、黄柏、熟地黄、山药、山萸肉、泽泻、茯神、牡丹皮，加远志、枸杞子。

（2）肝胆两虚：虚怯善恐，遇事优柔寡断，两胁不舒，面色无华，气短乏力；舌质淡，苔薄白，脉弦弱。

治法：疏肝健脾，益气和胆。

方药：柴芍六君子汤加味。

柴胡、白芍、党参、茯苓、白术、陈皮、半夏、甘草、远志、郁金。

（3）气虚血亏：触事易恐，心慌心悸，失眠多梦，身倦乏力，自汗气短，面色无华；舌质淡，苔薄，脉细弱。

治法：补益气血，养心安神。

方药：远志丸合八珍汤加减。

远志、石菖蒲、茯神、龙齿（先煎）、党参、茯苓、当归、熟地黄、白芍、甘草、川芎、酸枣仁。

2. 中成药

天王补心丸适用于心肾不足，阴血亏少者；安神定志丸适用于心胆气虚者；归脾丸适用于气血双亏者；解郁安神冲剂适用于情志不舒，肝气郁滞者。

3. 针灸治疗

常用于治疗紧张恐惧的穴位有百会、人中、太冲、合谷、涌泉等。

五、注意事项

本病应保持情绪稳定，避免惊吓等刺激；人的许多恐惧往往来源于无知，掌握科学知识对消除恐惧有一定的作用；转移注意力，将注意力从恐惧的对象上转移到无关的事物上；学习一些放松的方法。善恐症状消失后仍需加强饮食及生活调养，密切注意善恐的有无和轻重，一经出现或加重，当及时纠正。

（赵剑华）

第四节　焦虑症

焦虑症即焦虑性神经症，是指没有明确客观对象和具体观念内容的提心吊胆和恐惧不安的情绪，还有显著的自主神经症状和肌肉紧张，以及运动性不安。

凡是继发于妄想、强迫症、疑病性神经症、抑郁症、恐惧症等的焦虑情绪都不应该诊断为焦虑性神经症。

焦虑性神经症有两种主要的临床形式，即广泛性焦虑与惊恐障碍，后者又被称为急性焦虑发作。

我国焦虑症的患病率为 1.48‰，男性少于女性，约为 1 ：2（1982 年全国 12 地区精神疾病流行病学调查）。在不同国家之间焦虑症患病率存在着明显差异，其原因可能与不同的国家使用不一致的诊断标准有关。广泛性焦虑症发病年龄大多在 20 ～ 40 岁，而惊恐发作的发生年龄稍早。

个体素质在很大程度上影响焦虑症的预后，如治疗及时得当，大多数患者能在半年内好转。一般来说，病前个性无明显缺陷、社会适应能力好、病程短、症状较轻者预后好；反之，则预后不佳。一部分学者认为，临床表现为晕厥、激越、人格解体、癔症样证候群及自杀观念者，常提示预后不佳。

本病相当于中医学"惊证""百合病"。其症状类似于中医学的"烦躁"。

《素问·至真要大论》描述该病症状为"心中澹澹大动，恐人将捕之"，"心怵惕思虑"。

《金匮要略》曰："百合病者，……意欲食复不能食，常默默，欲卧不能卧，欲行不能行，欲饮食，或有美时，或有不用闻食臭时。"

后世医家对本症也有论述，如金代刘完素提出："惊，心卒动而不宁也。火主动，故心火热甚也。"明代王肯堂《证治准绳》曰："肝、胆、心、脾、胃皆有惊证明矣。"对其治疗，《针灸甲乙经》曰："善惊，悲不乐……行间主之。"清代张璐《张氏医通》则提出"宜温胆汤加熟枣仁"治之。

历代医家的诸多观点均沿用至今。

一、病因病理

（一）西医病因病理

研究显示惊恐发作者的一级亲属约有 15% 患有此病，为一般人群的 10 倍。而广泛性焦虑的一级亲属发病率并不增加。有人由此认为两者可能存在不同的发病机理。通过单卵、双卵双生子的研究结论提示，惊恐发作者的遗传效应在发病中的作用较广泛性焦虑者明显。

另外，研究资料还显示，患者血液中乳酸盐浓度增加，去甲肾上腺素能活性增加、5-羟色胺的功能增加均可诱发焦虑障碍。焦虑症的发生与社会心理因素存在着一定的关系，有人认为社会心理因素是一种诱发作用。

（二）中医病因病机

中医学认为，本病多因素体气血亏虚，复为七情惊恐所伤，心脾肝胆亏损，痰热瘀血内阻所致。心气虚心神失主，胆虚决断失职；或心脾气血双亏，心神失养；或阴血不足，气机郁滞，化火伤阴，扰乱心神；或痰郁化火，痰热扰心，心神不宁；或七情过激，气滞血郁，心血瘀阻，神明无主。故本病以脏腑亏损，或痰热瘀血扰心为主要病因病机。

二、临床表现

（一）广泛性焦虑症

广泛性焦虑症占焦虑症的57%左右。常缓慢起病，其主要临床特点是经常或持续存在无明确对象的焦虑，包括紧张、害怕、过分担心等。伴有交感神经功能活动过度的表现，如口干、出汗、心悸、气急、尿频、尿急与运动性不安等。

广泛性焦虑的患者常同时合并其他症状，常见的是睡眠障碍、抑郁、疲劳、强迫、恐惧、人格解体等症状。不过，这些症状不是主要临床表现，多继发于焦虑情绪。

（二）惊恐障碍

该疾病临床上并不少见，占焦虑症的41%左右。主要表现是突然感到一种突如其来、莫名的惊恐体验，且常常伴有濒死感，或失控感，以及严重的自主神经功能紊乱症状。患者自觉死期将至，表现为惊恐不安，甚至奔走、惊叫、四处呼救；有胸闷、心悸、心动过速、呼吸困难，或过度换气；或头痛头昏、眩晕、四肢麻木和感觉异常；常有出汗、肉跳、全身发抖或全身无力等自主神经症状。通常起病急骤，突起突止，一般历时5～20分钟，很少持续1小时；可反复发作，发作期间始终意识清晰，发作后警觉性增高、心有余悸。可产生预期性焦虑，担心再次发作时无法控制而精神失常，不过此时焦虑的体验不再突出，表现为虚弱无力，若干天后恢复。60%的患者由于担心发病时得不到帮助而产生回避行为，如不敢单独出门，不敢到人多热闹的场所，表现为场所恐惧症。有些患者一生中只发作一次，多数呈反复发作病程。

三、诊断与鉴别诊断

（一）西医诊断与鉴别要点

1. 诊断要点

（1）惊恐发作。

1）符合神经症的共同特征。

2）以惊恐发作症状为主要临床相，症状特点符合下述三项：①无明显原因突然发生的强烈惊恐、伴濒死感或失控感等痛苦体验。②发作时有严重的自主神经症状。③发作不可预测，发作时意识清晰，事后能回忆。

3）每次发作短暂（一般不超过2小时），发作时明显影响正常活动。

4）1个月内至少发作3次，或首次发作后继发害怕再发作的焦虑持续1个月。

5）特别要注意排除因心血管病、低血糖、内分泌疾病、药物戒断反应和癫痫所致的类似发作。

（2）广泛性焦虑。

1）符合神经症的共同特征。

2）以持续的广泛性焦虑为主要临床相。表现符合下述两项：①经常或持续的无明确对象或无固定内容的恐惧，或提心吊胆，或精神紧张。②伴自主神经症状或运动性不安。

3）排除甲状腺功能亢进、冠心病、高血压等躯体疾病的继发性焦虑；排除兴奋药物过量，以及镇静催眠药物或抗焦虑药的戒断反应。

2. 鉴别诊断

（1）躯体疾病伴发的焦虑：许多躯体疾病可以伴发焦虑症状，如甲状腺疾病、心脏疾病及某些神经系统疾病（如脑炎、脑血管病、系统性红斑狼疮）等。对初诊、年龄大、无心理应激因素、病前个性素质良好的患者，要警惕焦虑是否继发于躯体疾病。鉴别要点包括详细的病史、体格检查、精神状况检查及必要的实验室检查。

（2）药源性焦虑：长期使用某些药物及突然停用或撤药过程中会出现焦虑情绪。如某些拟交感药物；苯丙胺、可卡因、咖啡因及阿片类物质；长期应用激素、镇静催眠药、抗精神病药物等。根据服药史可资鉴别。

（3）精神障碍伴发的焦虑：在许多精神障碍，如精神分裂症、心境障碍、疑病性神经症、强迫症、恐惧症、创伤后应激障碍等常可伴焦虑或惊恐发作。若诊断为精神分裂症，原则上不再诊断焦虑症；抑郁和焦虑经常有共病的现象，当抑郁与焦虑严重程度主次分不清时，应先考虑抑郁症的诊断，以免耽误抑郁症的治疗；其他神经症伴发焦虑时，焦虑症状在这些疾病中常是次要或继发的临床表现。

（二）中医辨证与辨病

1. 辨虚实

虚者多素体虚弱，病程较长，以气血亏虚或阴血不足为主；实者多以痰热内盛或瘀血内阻为主。本病虚证多于实证。

2. 辨病位

本病主要病位涉及心、脾、肝、胆等脏腑。在心者心悸失眠，在脾者食欲不振，在胆者胆怯多虑，在肝者急躁多言。

3. 辨病情轻重

病程长而正气虚者为重，反之为轻；轻者易治，重者难医。

四、治疗

（一）治疗原则

惊恐障碍的治疗在于尽早控制惊恐发作、预防再发和引起广泛性焦虑。苯二氮䓬类抗焦虑剂一般治疗急性焦虑发作，维持治疗可选用非苯二氮䓬类抗焦虑剂或抗抑郁剂治疗。焦虑障碍以认知行为疗法较好，如认知重建、放松训练等。中医认为本病多为虚证，或虚实夹杂，故急性发作时中医治疗以祛邪为主，病程迁延者一般以补虚为主。虚证宜益气养血滋阴，酌情加入宁心安神之品；实证以清热化痰，祛瘀镇惊为主。治疗过程中应注意药物治疗与心理治疗并重，同时结合其他方法综合施治。

（二）西医治疗

1. 心理行为治疗

一般性心理治疗常采用解释、鼓励的方法，使患者了解疾病的性质以消除疑虑，掌握应对方式，改变不良认知方式和不良生活习惯等。认知治疗主要是改变患者的错误认知，如过高地估计负性事件出现的可能性，过分戏剧化或灾难化地想象事件的结果。行为治疗主要是针对焦虑引起的肌肉紧张、自主神经功能紊乱而给予放松训练、系统脱敏等处理焦虑引起的躯体症状，可收到事半功倍之效。亦可结合生物反馈进行放松训练。我国本土化的道家认知治疗对焦虑症有较好的疗效，临床上可以选用。

2. 药物治疗

（1）抗焦虑剂：苯二氮䓬类药是临床上最常用的抗焦虑药，抗焦虑作用强，起效快，安全，很少有药物间的相互不良作用。其药理作用是缓解焦虑、松弛肌肉、镇静、镇痛及催眠。发作性焦虑一般选用短程作用药物，持续性焦虑则多选用中、长程作用的药物，入睡困难者一般选用短、中程作用药物，易惊醒或早醒者选用中、长程作用药物。治疗时一般从小剂量开始，逐渐加至最佳有效治疗量，维持 2~6 周后逐渐减少药量。停药过程不应短于 2 周，以防症状反跳。

非苯二氮䓬类抗焦虑剂，如丁螺环酮等虽较苯二氮䓬类药起效慢，但疗效肯定且不产生依赖性，适宜长期使用。

（2）β-肾上腺素能受体阻滞剂：最常用普萘洛尔（心得安）。这类药物对于减轻焦虑症患者的自主神经功能亢进所致的躯体症状，如心悸、心动过速、震颤、多汗、气促或窒息感等有较好的疗效，但对减轻精神焦虑和防止惊恐发作效果不明显。临床上一般与苯二氮䓬类药物合用。常用量为每次 10~30 mg，每日 3 次。有哮喘史者禁用。

（3）联合用药：由于三环类抗抑郁剂多塞平、选择性5-羟色胺再摄取抑制剂帕罗西汀等无成瘾性，但起效慢，对某些焦虑患者有良效。故临床上多采用苯二氮䓬类药起效快的特点，在早期与抗抑郁类药物合用，然后逐渐停用苯二氮䓬类药物，用抗抑郁剂维持治疗。

（三）中医治疗

1. 辨证论治

（1）心胆气虚：心悸胆怯，善惊易恐，多疑善虑，精神恍惚，情绪不宁，坐卧不安，少寐多梦；舌质淡，苔薄白，脉数或虚弦。

治法：益气养心，镇惊安神。

方药：安神定志丸加减。

茯苓、茯神、远志、党参、石菖蒲、龙齿、灵磁石、琥珀、炙甘草、炙黄芪。

（2）心脾两虚：心悸，善惊多恐，失眠多梦，头晕，面色不华，倦怠乏力，食欲不振，便溏；舌质淡，苔薄白，脉细弱。

治法：益气养血，健脾宁心。

方药：归脾汤加减。

党参、白术、炙黄芪、当归、炙甘草、茯神、炙远志、酸枣仁、广木香、大枣、生姜。

（3）阴虚内热：多疑惊悸，少寐多梦，欲食不能食，欲卧不能卧，欲行不能行，口苦尿黄；舌红，少苔或无苔，脉细数。

治法：滋阴凉血，清热安神。

方药：百合地黄汤合知柏地黄汤加减。

百合、生地、知母、山药、茯苓、炒枣仁、炙甘草、牡丹皮、赤芍、黄柏。盗汗加五味子、煅牡蛎，闻声易惊者加朱砂冲服。

（4）痰热扰心：心烦意乱，坐卧不宁，夜寐多惊，性急多言，头昏头痛，口干口苦；舌质红，苔黄腻，脉滑数。

治法：清热涤痰，宁心安神。

方药：黄连温胆汤加减。

黄连、法半夏、陈皮、茯苓、炙甘草、胆南星、枳实、竹茹、酸枣仁、炙远志、天竺黄、焦山栀、龙胆草、大枣。大便干燥加生大黄，小便短赤加白茅根。

（5）瘀血内阻：心悸怔忡，夜寐不安，或夜不能寐，多疑烦躁，胸闷不舒，时或头痛心痛如刺，或眼圈暗黑；舌质暗红，边有瘀斑；或舌面瘀点，口唇紫暗，脉涩或弦。

治法：活血化瘀，通络安神。

方药：血府逐瘀汤加减。

桃仁、红花、当归、川芎、生地黄、赤芍、牛膝、柴胡、枳壳、桔梗，加丹参、生龙齿、琥珀粉、甘草。

2. 针灸治疗

（1）体针：主穴选风府、百会、通里、神门、内关等，痰郁配肺俞、合谷、列缺、天突、丰隆，心血虚配心俞、脾俞，瘀血内阻配血海、膈俞，烦躁不安配印堂、太阳、水沟，失眠配神庭、四神聪、印堂、三阴交等。除心血虚者外，均用泻法。

（2）耳针：取穴脑点、皮质下、神门、心等，针刺或敷贴王不留行籽。

（3）电针治疗：主穴选神门、三阴交、百会、足三里、大椎。每次选用 2 ~ 3 穴。心胆气虚配心俞、胆俞，心脾两虚配心俞、脾俞，阴虚内热、心肾不交配心俞、肾俞、太溪，兼肝胆痰热上扰配肝俞、太冲。每日 1 次，每次 20 ~ 30 分钟。

3. 气功治疗（放松功）

（1）调气训练：通过肢体震颤，静气调息和肢体升降开合，调整呼吸达到细匀深长。

（2）松弛训练：通过意念诱导，使机体处于松弛状态。

（3）意守丹田训练：通过意守丹田和腹式呼吸，达到凝神、聚气和宁静大脑的目的。

疗程 6 周，隔日 1 次，每次 15 分钟。

五、注意事项

本病当注意培养良好的生活习惯，保持良好的精神状态，症状消失后亦应坚持调理气血，养心益脑，并定期复查。

告知患者该病的性质，可降低其对健康的焦虑，增加治疗的依从性。约7%的惊恐障碍患者有自杀未遂史，约半数的患者合并重性抑郁发作，使本病的自杀危险增加。

（赵剑华）

第五节　强迫性障碍

强迫症即强迫性神经症，是以强迫观念、强迫意向和强迫动作为主要临床症状的一类神经症。临床特征是患者意识到强迫观念、强迫意向和强迫动作是不必要的，欲控制而不能控制。由于患者的自知力完好，常为这些强迫症状苦恼和不安。

我国强迫症的患病率约为0.3‰。国外有资料显示普通人群患病率为0.5‰，发病年龄多在16～30岁之间，男女患病率相近，其中脑力劳动者居多。

部分强迫症患者能在一年内缓解；约2/3的患者症状持续超过1年者，病程通常是持续波动，可达数年甚至终生。病程短，有明显环境因素，生活环境较好，社会适应能力较强，强迫性人格特征不突出者预后较好；伴有强迫人格特征及持续遭遇较多生活事件的患者预后较差。

本病中医学无相应的病名，历代文献亦无具体论述。但《内经》有云："肝为将军之官，谋虑出焉"，"胆为中正之官，决断出焉"。本病病变关乎谋虑决断，故《内经》之论揭示了本病病变所在，对于指导临床治疗具有重要意义。

一、病因病理

（一）西医病因病理

1. 遗传因素

遗传因素的影响目前尚不清楚。有研究报道，强迫症患者的一级家属中焦虑障碍的患病率显著高于对照组，强迫症的风险率并不增加。但由于有关强迫症的遗传学研究不多，结论缺乏一定的说服力。

2. 神经生化

不少研究证据支持强迫症患者存在5-HT功能异常。精神药理学研究具有抑制5-HT再摄取的药物对强迫症的疗效较好，如氯米帕明、氟西汀等；一些研究发现，5-HT受体拮抗剂能逆转氯米帕明的治疗作用，口服5-HT受体激动剂MCPP（M-氯苯哌嗪）能使患者的强迫症状恶化。新近的一些研究提示，强迫症患者血液中5-HT的浓度较正常对照组低。研究提示单胺类神经递质中的多巴胺和胆碱能系统可能也参与了部分强迫症患者的发病。有学者认为强迫症可能是一种在病理生理方面具有异源性的障碍。

3. 脑病理学

脑影像学的研究发现，强迫症患者可能存在额叶和基底节神经回路的异常。1988年Rapoport等综合有关强迫症影像学研究的文献资料后指出：基底节存在一个对初始刺激认知和行为释放机制。感觉刺激从感觉器官到皮质，然后到纹状体，如果感觉刺激与纹状体中储存的信息内容相一致，那么就发生对感觉输入的正常反应；如果感觉输入信息起源于前扣带皮质，这部分皮质能在没有适当感觉刺激的情况下引起行为反应，就发生强迫行为。近年来，这一假说得到了神经影像学及神经药理学研究的支持。

4. 心理学理论

行为学理论认为强迫症是一种对特定情境的习惯性反应。由于某些强迫行为和强迫性仪式动作可能暂时减轻焦虑，而被认为是减轻焦虑的手段；由于患者反复使用这种应付方式，从而导致了重复的仪式行为的发生。

此外，个体的人格特征（强迫型人格）和生活事件在疾病的发生中也起到一定作用。

（二）中医病因病机

中医学认为，本病的发生与情志因素，或体质的衰弱密切相关。肝主谋虑，胆主决断，病变脏腑多涉及肝胆。本病的发生多为平素胆怯之人，复为情志所伤，以致肝胆谋虑失职，气血失和而为气、火、痰、瘀、虚之变，临床主要表现为多虑而犹豫不决。

二、临床表现

（一）强迫观念

1. 强迫性怀疑

强迫性怀疑指对已经完成的事情，明知已经做得很好，但仍要怀疑，不能放心。常见反复怀疑门窗是否锁好，或担心曾经粘好的信封是否粘住、是否贴邮票等，反复怀疑医生的处方剂量是否适量等。

2. 强迫性回忆

对于既往的事件、经历，进行反复回忆，明知回忆无实际意义，也没有必要，但无法摆脱，萦绕不去。

3. 强迫性穷思竭虑

思索一些无实际意义的问题，如"地球为什么取名叫地球？地球上的人为什么分男女？先有男还是先有女……"等。

4. 强迫性对立思维

患者脑海中经常有一些对立的思想出现，如看到墙上的标语"和平"，立即想到"战争"；看见"快乐"就想到"痛苦"等相反的概念。

（二）强迫意向及动作

1. 强迫意向

强迫意向指强迫性地出现相反的意愿。如某律师每次出庭就忍不住想说出对自己当事人不利的理由，但又知道不能说，因此引起恐惧和焦虑，回避上法庭做辩护。

2. 强迫性洗涤

强迫性洗涤指患者总担心自己没洗干净，而反复洗涤。如反复洗手，明知道手已经洗净，没必要再洗，但无法控制，甚者将手洗破仍然无法阻止自己的行为，为此而痛苦不已。

3. 强迫性计数

表现为不可控制的计数欲望。如见到路旁的树木就开始计数，如果受到干扰又要重新开始，否则感到烦躁，难以克制。

4. 强迫性仪式动作

强迫性仪式动作指患者总是要做一个固定的程序动作才能心安理得，否则就会焦虑不安。如某学生进教室门槛时总得先停下来，继而立正，才进教室，只有这样才会安心。

上述症状中以强迫观念最多见，强迫行为多为减轻强迫观念引起的焦虑而采取的顺应行为。患者体验到观念来自于自我，意识到强迫症状是异常的，但欲罢不能。病程迁延者可表现为以仪式化动作为主，而精神痛苦减轻，但此时社会功能受损。强迫症患者常伴有抑郁、焦虑及其他神经症症状，但都继发于强迫症。

三、诊断与鉴别诊断

（一）西医诊断与鉴别诊断

1. 诊断要点

（1）符合神经症的共同特征。

（2）以强迫症状为主要临床相，表现至少有下述症状之一。①强迫观念：包括强迫回忆、强迫表象、强迫怀疑等。②强迫情绪：表现为十分害怕丧失自我控制能力，因而发疯或有冒失行为。③强迫意向：表现为经常感到有立即行动的冲动感或强烈的内在驱使。但并不表现为行动，患者因此感到非常痛苦。④强迫动作：表现为屈从于强迫观念的反复洗手、反复核对检查、反复询问等，或者表现为对抗强迫观念的仪式性动作。

（3）患者清楚强迫症状起源于自己内心，不是别人或外界强加给他的；患者认为症状反复出现没有意义并感到不快，甚至痛苦，因此试图抵抗，但不能奏效。

2. 鉴别诊断

（1）恐惧症和焦虑症：恐惧症和强迫症的焦虑症状是继发性的。焦虑症的焦虑情绪无具体对象，是原发症状。恐惧症的对象来自于外界客观现实；强迫性恐惧观念和行为常源于患者内心的主观体验，其回避恐惧行为与强迫怀疑和强迫担心有关。

（2）抑郁症：20% 抑郁症可伴发强迫症状，但强迫症状往往较轻，患者多无积极的反强迫愿望。而强迫症也可继发抑郁情绪，鉴别主要是识别哪些症状为原发性的。

（3）精神分裂症：精神分裂症可出现强迫症状，但往往没有相应痛苦体验，无主动克制或摆脱的愿望，无主动的治疗要求，且强迫症状内容多荒谬离奇，无自知力。精神检查可发现精神分裂症症状。

（4）脑器质性精神障碍：中枢神经系统的器质性病变，特别是基底节病变，可出现强迫症状。发病年龄较晚的患者诊断强迫症应慎重，此时应根据有无神经系统的体征及相关辅助检查，如头颅 CT 或磁共振（MRI）进行鉴别。

（二）中医辨证与辨病

1. 辨病位

本病病位主要在肝、胆，涉及心等脏腑。在肝胆者常表现谋虑而不能决断，在心则表现心神不守之心悸失眠等。

2. 辨病性

本病有虚有实。虚者多为阴血不足，心神失养；实者多为气滞、火热、痰浊、瘀血等阻滞肝胆气机，谋断失职。

四、治疗

（一）治疗原则

西医治疗以药物治疗和心理治疗的联合应用效果较好。药物选择主要是氯咪帕明、选择性 5-HT 再摄取抑制剂。可根据其他临床症状，在原有治疗药物基础上加用其他药物进行强化治疗；心理行为治疗包括支持性心理治疗、暴露疗法和反应防止法等；极少数患者可考虑精神外科手术治疗。

中医治疗以辨证论治为指导，脏腑辨证重在肝胆，随症变通。临床尤当辨清病性之气、火、痰、瘀、虚，方不失偏颇。

（二）西医治疗

1. 药物治疗

氯米帕明最为常用，每日用量为 150 ～ 300 mg，分 2 次服。一般由小剂量逐渐加量，10 天左右加到治疗量，2 ～ 3 周开始显效，治疗时间不少于 3 ～ 6 个月。SSRIs 类的舍曲林、帕罗西汀等也可用于治疗强迫症，其疗效与氯米帕明相似，不良反应较少。此外，若强迫症伴有焦虑情绪者可适当合并苯二氮䓬类药物；对难治性强迫症，可合用卡马西平或锂盐等心境稳定剂，可能会取得一定疗效。

2. 心理治疗

心理治疗的目的是提高患者对自己个性缺陷和所患疾病的客观认识，以减轻其因疾病所致的精神负担和焦虑情绪，让患者认识到这种疾病的病程多是迁延的，丢掉精神包袱以减轻不安全感；学习合理的应对方式，提高战胜疾病的信心。同时也可以提高家属对该病的认识，努力帮助患者治愈疾病。鼓励患者积极从事有益的文体活动，使其逐渐从强迫的境地中解脱出来。

行为治疗、认知治疗均可用于强迫症。其中行为治疗的系统脱敏疗法和厌恶治疗法均可采用，如前者通过逐渐减少患者重复行为的次数和时间，后者以弹击手臂的方法治疗强迫观念。森田疗法对强迫症有一定疗效。

（三）中医治疗

1. 辨证论治

（1）胆郁痰扰：情绪低沉，恐惧多疑，易惊多梦，头昏呆滞，幻想，胸闷口苦；舌苔腻，脉弦滑。

治法：化痰解郁，温胆安神。

方药：温胆汤加减。半夏、云苓、陈皮、甘草、枳实、竹茹、生龙齿、远志、石菖蒲。痰郁化热者，加胆南星、黄芩、黄连；血瘀者，加桃仁。

（2）气郁血瘀：情志抑郁，多疑善虑，不安易怒，噩梦纷纭，两胁窜痛，遇怒益甚，嗳气反酸；舌有瘀斑，脉弦涩。

治法：疏肝解郁，理气活血。

方药：逍遥散加减。柴胡、赤芍、当归、香附、白术、淡竹叶、茯苓、麦芽、枳实、莱菔子、薄荷、石菖蒲。情志抑郁甚者，加合欢皮、郁金；血瘀甚者，加桃仁、红花；有热象者，加栀子、牡丹皮。

（3）肝胆湿热：情绪躁动，烦躁不已，穷思竭虑，联想不断，喜怒无常，面红口苦，胁肋胀满；舌红，苔黄或黄腻，脉弦数。

治法：清肝利胆，泻火安神。

方药：龙胆泻肝汤加减。龙胆草、柴胡、牡丹皮、栀子、当归、郁金、黄芩。若热耗阴伤者，加沙参、麦冬、生地黄、枸杞子；痰热盛者，加生铁落饮、胆南星。

（4）虚火扰神：多虑烦恼，心悸，失眠多梦，精神紧张，胸闷不舒，五心烦热，咽干口燥，盗汗；舌红少津，脉细数。

治法：滋阴清热，养心安神。

方药：天王补心丹加减。生地黄、五味子、当归身、天冬、麦冬、柏子仁、酸枣仁、人参、玄参、丹参、茯苓、远志、桔梗。思绪纷乱者，加石菖蒲、龙齿；气郁不舒者，加郁金。

2. 针灸治疗

（1）体针：根据病证取相应穴位。①情绪不稳、烦躁、失眠为主者，取阳陵泉、太冲、三阴交等穴；②情绪低落、烦闷、多疑为主者，取支沟、期门、脾俞等穴；③精神不振、思虑、胆怯为主者，取内关、神门等穴；④情绪不稳、烦躁易怒、惊恐为主者，取肾俞、太溪、三阴交等穴。

（2）耳针。取穴：神门、交感、心、肝、肾、皮质下。每次选 2～3 穴，每日或隔日 1 次。针刺，或耳穴埋针，或用王不留行籽穴位贴压。

五、注意事项

注意心理卫生，引导患者把注意力从强迫症状转移到日常生活、学习和工作中，有助于减轻焦虑；帮助患者学习应对各种压力的积极方法和技巧，增强自信，不回避困难，培养敢于承受艰苦和挫折的心理品质。

（赵剑华）

第六节　神经衰弱

神经衰弱是指在长期的情绪紧张和压力下产生的精神活动能力减弱。主要临床特征是精神易兴奋和易疲劳，常伴有烦恼及躯体性症状的主述。需要指出的是这些症状的出现，不能归因于躯体疾病、脑器质性疾病。病程迁延、波动，常易复发。在我国目前还有此诊断名称，而美国和其他一些西方国家已经废弃此诊断，取而代之的是"慢性疲劳综合征（chronic fatigue syndrome，CFS）"。

1982 年我国流行病调查资料显示，在 15～19 岁居民中神经衰弱患病率为 13.03‰，居各类神经症之首，占全部神经症的 58.7%。

本病相当于中医学"神劳",属于中医文献"心劳"等范畴。《内经》中谈到了该病的病因病机,如《灵枢·小针解》曰:"神者,正气也,神寓于气,气以化神,气盛则神旺,气衰则神病。"《灵枢·本神论》曰:"怵惕思虑者伤神。"《诸病源候论·虚劳病诸候》曰:"心劳者,忽忽喜忘。"《景岳全书·不寐》中描述了该病的病机及症状:"无邪而不寐,必营气不足也。营主血,血无以养心,心虚则神不守舍,故或惊惕,或为恐畏,或若有所系恋,或无因而偏多妄思,以致终夜不寐,以及忽寐忽醒,而为神魂不安等症。"

一、病因病理

(一)西医病因病理

目前大多数学者支持心理社会因素在神经衰弱发生中的重要作用。如过重的社会压力,超出患者实际潜能,均会促使本病的发生。另外,负性的情绪,如两地分居的长期存在将会感到压抑、怨恨、委屈而易患神经衰弱。心理社会因素如何导致本病的机制不明。

(二)中医病因病机

本病多由长期精神紧张,情志抑郁,致使脏腑功能下降,精气化源不足,脑神亏虚。正如《灵枢·大惑论》曰:"人之善忘者,何气使然?岐伯曰:上气不足,下气有余,肠胃实而心肺虚,虚则营卫留于下,久之不以时上,故善忘也。"《景岳全书·不寐》曰:"凡人以劳倦思虑太过者,必致血液耗亡,神魂无主,所以不眠。"或由脏腑不运,纵生痰火,气机逆乱,上扰神明,如《景岳全书》所言之"痰火扰乱,心神不宁"等,均可导致本病的发生。

本病主要病机:一是郁怒伤肝,肝失条达,气失疏泄;或郁久化火扰神;或炼液成痰扰神;或日久伤阴,阴虚精亏,脑神失养。二是思虑抑郁,劳伤心脾,气血亏耗,心神四肢百骸失养;或日久伤阴,心肾失养,虚火扰神。

二、临床表现

1. 精神易兴奋与易疲劳

主要表现为学习、工作注意力不能集中或专注于某一主题,且易受外界无关刺激的影响。联想与回忆增多且杂乱、无意义,使人感到苦恼,常诉"脑力下降"。

2. 躯体的不适

常有大量的躯体不适症状,经各种检查找不到病理性改变的证据。这些症状实际上是一种生理功能紊乱的表现,多与患者的心理状态有关。最常见头痛,部位不恒定,但能忍受,工作、学习时加重,休息后疼痛减轻或消失。

3. 睡眠障碍

常入睡困难,睡眠不深,多梦,并认为梦多而影响睡眠质量。易早醒,醒后无睡眠感,且疲乏。

4. 自主神经功能障碍

心悸、血压不稳定、多汗、厌食、便秘或腹泻、尿频,月经不调、早泄或阳痿等。

5. 情绪症状

难以控制和与环境不相称的烦恼、易激惹和紧张,部分患者可有轻中度的焦虑、抑郁,但不持久,有些神经衰弱患者可以完全没有抑郁情绪。

三、诊断与鉴别诊断

(一)西医诊断与鉴别诊断

1. 诊断要点(CCMD-3诊断标准)

(1)症状标准。

1)符合神经症的诊断标准。

2)以持续和令人苦恼的脑力和体力易疲劳,经休息和娱乐不能恢复为特征,至少有以下2项:①情感症状，如烦恼、紧张、易激惹等，可有焦虑、抑郁情绪，但不占主导；②精神易兴奋症状，如回忆、联想增多，注意力不集中，对声光刺激敏感等；③肌肉紧张性疼痛，如头痛、腰背痛等；④睡眠障碍，如入睡困难、多梦易醒、睡眠节律紊乱、睡眠感觉缺失、醒后无清新感等；⑤其他心理生理症状，如头昏眼花、耳鸣、心慌、胸闷、腹胀、消化不良、尿频、多汗、阳痿、早泄及月经不调等。

（2）严重标准：患者感到痛苦或影响社会功能而主动求医。

（3）病程标准：符合症状标准至少3个月。

（4）排除标准：排除其他类型神经症、抑郁症及精神分裂症。因各种躯体疾病伴发的神经衰弱症状：可诊断为神经衰弱综合征。

2. 鉴别诊断

（1）焦虑症：焦虑症可有躯体不适的症状，如头痛与失眠，此时易被误诊为神经衰弱。二者的区别在于：神经衰弱最基本的特征是脑力易兴奋又易疲劳，临床表现有注意力不集中、记忆力差、办事效率较低；情绪症状主要表现为烦恼，而焦虑不是主要症状；焦虑症的突出症状是焦虑体验，即一种缺乏具体对象和内容的过分担心。

（2）恶劣心境：恶劣心境障碍以持久的抑郁情绪为主，伴有焦虑、疲劳、躯体不适感及睡眠障碍，病情波动。临床上对一些具有多种不适主诉的患者，如有疲劳、烦恼、头痛、失眠的患者，应仔细询问其有无持久的抑郁心境，确无抑郁心境或持续短暂者，可诊断为神经衰弱。

（3）神经衰弱综合征：是继发于器质性疾病基础上的神经衰弱症候群，可见于肺结核、慢性肝炎等慢性传染病；各种慢性器质性脑病、维生素的缺乏、贫血、营养障碍等。而神经衰弱没有器质性疾病基础。

（二）中医辨证与辨病

神劳是指长期神情紧张，思虑过度，导致阴阳失调，神气亏虚，以神疲、失眠、健忘、头晕、头痛、烦躁等为主要表现，同时有肝、脾、肾等脏腑功能失调表现。

1. 辨病位

本病病位主要涉及心、肝、脾、肾、胆等脏腑，其中与心、肝关系最为密切。若以情绪紧张、易于兴奋为主，多属心肝病变；若以失眠、健忘、神疲、遗精早泄为主，则多为心、脾、肾病变。

2. 辨虚实

本病有虚有实，其实有肝气郁结、痰热内扰之别，可见烦躁易怒、情志抑郁、失眠多梦、口苦、脉弦或弦滑等；其虚多责之心脾气血不足、肾阴亏损，可见体倦乏力、心悸少寐、纳呆、语怯、腰酸耳鸥、舌质淡、脉沉细无力等。另外，病程较长、有明显的情志所伤和劳逸失调等亦可资辨证。

3. 辨卑慄与百合病

卑慄虽可有神气亏虚症状，但以自卑、恐惧、胆怯、易于伤心流泪等症状为主；百合病多继发于急性热病之后，以精神恍惚、坐卧行及饮食皆觉不适、难以名状为特点。

四、治疗

（一）治疗原则

神经衰弱的治疗一般是以心理治疗为主的综合治疗。西药治疗主要是对症治疗，包括改善睡眠及情绪症状。适当应用益智药和脑代谢剂。调节生活节奏，减轻工作压力及心理调整非常重要。

中医治疗当辨病机，分虚实。实证以疏肝解郁，清热化痰为主；虚证以养心健脾，益气镇惊，滋补肝肾为主。然无论虚实，皆由心神不宁而致病，故在辨证论治的基础上，还应贯穿安神之法。火热内扰之实证，多重镇安神；脏腑虚衰，心神失养之虚证，多养心安神。至于病情虚实错杂者，当辨虚实之孰多孰少、轻重缓急而综合施治。

（二）西医治疗

1. 心理治疗

认知治疗能改变患者的不良认知，如降低不切实际的过高目标；消除负性情绪，如焦虑及紧张等。支持性心理治疗，通过解释、疏导，让患者认识所患疾病的性质是由于长期的工作负担，精神负担所引起；应转移其对自身疾病的关注，增强治疗信心。自我放松训练能减轻紧张性头痛和焦虑情绪，亦可结合生物反馈治疗。森田疗法对该病有一定疗效。

2. 药物治疗

药物治疗主要消除不适的情绪障碍，改善睡眠，增加患者战胜疾病的信心。可用抗焦虑药物，如地西泮、阿普唑仑、艾司唑仑等改善睡眠和焦虑情绪，抗抑郁剂治疗抑郁症状。对疲劳症状明显的患者亦可用振奋剂或脑代谢剂治疗。

3. 胰岛素低血糖治疗

胰岛素低血糖治疗适用于纳差、衰弱症状、情绪焦虑、睡眠障碍等。每周6次，20～30次为1个疗程。

（三）中医治疗

1. 辨证论治

（1）肝气郁结：精神抑郁，情绪不宁，心烦失眠，疲乏，胸胁胀闷，脘腹疼痛，不思饮食；苔薄白，脉弦。

治法：疏肝解郁。

方药：逍遥散加减。柴胡、白芍、白术、茯苓、当归、蒲黄、甘草、生姜。失眠多梦者，加炒酸枣仁、合欢皮；抑郁、心烦甚者，加郁金、莲子心；口苦、苔黄者，去生姜，加栀子、竹茹；胁肋胀满者，加青皮、佛手；若兼腹胀纳呆者，加神曲、麦芽、山楂。

（2）痰热内扰：心烦失眠多梦，烦躁不安，神疲健忘，头痛头晕，口苦口干，胸闷呕恶，痰多黄稠；舌质红，苔黄腻，脉滑数。

治法：清热化痰。

方药：黄连温胆汤加减。黄连、半夏、陈皮、茯苓、甘草、生姜、竹茹、枳实。失眠甚者，加首乌藤、炒酸枣仁、远志；心烦甚者，加栀仁、莲子心；心绪不宁者，加郁金、龙齿；大便秘结者，加龙胆草、大黄；痰多，苔厚腻者，加胆南星、贝母。

（3）阴虚火旺：焦虑不安，烦躁易怒，虚烦不眠，多梦，神疲，健忘，头晕耳鸣，心悸或盗汗，五心烦热，腰膝酸软，遗精或月经不调；舌红苔少，脉细数。

治法：滋阴降火。

方药：知柏地黄丸合黄连阿胶汤加减。知母、黄柏、熟地黄、山药、山萸肉、牡丹皮、黄连、阿胶。焦虑烦躁者，加龙齿、郁金、栀子；心烦失眠者，加酸枣仁、柏子仁、合欢皮；烦热盗汗者，加地骨皮、生牡蛎、浮小麦；遗精频繁者，加金樱子、桑螵蛸、芡实；头晕头痛者，加夏枯草、白菊花、蔓荆子；大便秘结者，加麦冬、玄参、麻仁。

（4）心脾两虚：心悸不寐，多梦易醒，神疲乏力，精神不振，头痛头晕，健忘，食少，腹胀便溏，面色萎黄；舌质淡，苔薄白，脉细弱。

治法：养心健脾。

方药：归脾汤加减。党参、黄芪、白术、茯神、酸枣仁、桂圆肉、木香、炙甘草、当归、远志、生姜、大枣。多梦易醒者，加黄连、肉桂；脘闷纳呆，苔腻者，加陈皮、半夏、焦山楂；便溏者，加苍术、炒薏苡仁。

（5）心胆气虚：心悸不安，胆怯易惊，多疑善恐，恶闻声响，头晕健忘，神疲乏力，气短自汗；舌质淡，苔薄白，脉细弱。

治法：益气安神。

方药：安神定志丸加味。党参、茯神、甘草、远志、菖蒲、生龙齿、珍珠母、酸枣仁、首乌藤。心悸甚者，易甘草为炙甘草，加麦冬、五味子；兼痰热者，加竹茹、法半夏；纳呆食少者，加神曲、麦芽。

（6）脾肾阳虚：精神萎靡，倦怠多卧，少寐易醒，健忘淡漠，胆怯恐惧，纳差便溏，性欲减退，阳痿或月经不调，形寒畏冷；舌质淡胖，脉沉迟弱。

治法：温补脾肾。

方药：右归饮加味。

附子、肉桂、山萸肉、山药、淫羊藿、巴戟天、柏子仁、女贞子、制何首乌、生龙骨。纳差腹泻者，加白术、干姜、党参；性欲减退或阳痿者，加鹿角胶、枸杞子、海马。

2. 中成药

逍遥丸适用于肝气郁结者，归脾丸适用于心脾两虚者，天王补心丸适用于阴虚火旺者，安神补脑液适用于肾精亏虚者。

3. 针灸治疗

（1）体针：根据不同病症选取相应俞穴，毫针刺或加用电针、水针治疗。①主穴：神门、内关、三阴交、足三里、大椎、心俞、肝俞、肾俞、内关、气海、关元等。②辨证配穴：心脾两虚者，配心俞、脾俞、足三里；心胆气虚者，配心俞、胆俞、大陵、巨阙、膻中；阴虚火旺者，配太溪、照海、太冲、大陵；痰热内扰者，配足三里、丰隆、内庭。③随症取穴：失眠者，选风池、四白、太阳、合谷、太冲、光明、肝俞等穴；内脏自主神经系统功能障碍者，选中脘、天突、膻中、内关、丰隆、足三里、三阴交等穴。

（2）耳针：选心、肝、脑、枕、神门、交感、皮质下、内分泌等耳穴。

（3）刺络放血：取金津、玉液，点刺放血少量。

4. 推拿按摩与气功治疗

应用推拿疗法，重力按摩有关腧穴，直至有气感出现，同时暗示患者，在按压某一部位或腧穴时，会有酸、麻、胀的感觉沿一定线路走行，使之取得功效。

气功治疗采用入静调息的方法，能增加大脑的调节功能，消除紧张状态，改善头痛失眠，缓解焦虑情绪等。

五、注意事项

（1）该病的预防重在坚持合理用脑，劳逸结合；合理安排作息制度，调整心态。

（2）饮食以富含蛋白质、维生素、微量元素、易消化食品为宜；应鼓励患者积极参加体育锻炼，配合工娱疗法、旅游等，有益于患者摆脱烦恼处境、改善紧张状态。

（赵剑华）

第七节　癔症

癔症又称歇斯底里，是由于明显的心理因素，如生活事件、内心冲突或强烈的情绪体验、暗示或自我暗示等作用于易感个体引起的一组病症。临床主要表现为各种感觉障碍、运动障碍、精神病性症状，或意识改变状态等，而不具有相应的器质性的病理基础。症状具有夸大、做作或带有丰富情感渲染等特点，初次发病多能找到诱发因素，有反复发作的倾向，可由暗示诱发或消失。癔症分为三类，即癔症性精神障碍（分离性障碍）、癔症性躯体障碍（转换性障碍）和癔症的特殊表现形式。

癔症的患病率在我国普通人群中为 3.55‰（1982 年的流行病学调查），国外有关资料报道女性患病率为 3‰ ~ 6‰，男性罕见。有研究显示文化落后地区发病率较高。

本症青壮年期发病多见，首发年龄大多在 20 ~ 30 岁。本病多呈发作性急性起病，消失迅速，预后一般良好，60% ~ 80% 的患者可在一年内自行缓解。少数患者若病程很长，或经常反复发作，或具有明显的癔症性格特征者，治疗比较困难。极个别患者表现为瘫痪或内脏功能障碍，若得不到及时得当的治疗，病程迁延，可严重影响工作和生活能力。

本病相当于中医学的"脏躁""奔豚气""梅核气""气厥""百合病""失音""暴聋"等多种病证，多属于"郁证"范畴。《金匮要略方论》中写道："妇人脏躁，喜悲伤欲哭，像如神灵所作，数欠伸，甘麦大枣汤主之。"巢元方在《诸病源候论》中记载："夫奔豚气者，肾之积气。起于惊恐、忧思所生。若惊恐则伤神，心藏神也；忧思则伤志，肾藏志也。神志伤动，气积于肾，而气下上游走，如豚之奔，故曰奔豚。其气乘心，若心中涌涌，如事所惊，如人所恐，五脏不定，食饮辄呕，气满胸中，狂痴不定，妄言妄见，此惊恐奔豚之状；若气满支心，心下闷乱，不欲闻人声，休作有时，乍瘥乍极，呼吸短气，手足厥逆，内烦结痛，温温欲呕。此忧思奔豚之状……"《仁斋直指方》曰："梅核气者，窒碍于咽喉之间，咯之不出，咽之不下，如梅核之状是也……七情气郁，结成痰涎，随气积聚，坚如大块，在腹间；或塞咽喉如梅核、粉絮样，咯之不出，咽之不下，每发欲绝，逆害饮食。……始因饮食太过，积热蕴隆，乃成历痰郁结，致有斯痰疾耳。治宜早导痰开郁，清热循气。"其他病证的描述均与癔症相类似。

一、病因病理

（一）西医病因病理

癔症的发生与遗传因素、个性特征有关，可能在某种性格基础上，因精神刺激而发病，亦可在躯体疾病基础上发病。

1. 遗传因素

国外资料表明癔症患者的近亲中本症发生率为 1.7% ~ 7.3%，较一般居民高；女性一级亲属中发生率为 20%。提示遗传因素对部分患者有影响。

2. 癔症性人格

具有情感反应强烈、丰富幻想性、高度暗示性、表情夸张做作、喜欢寻求别人注意和自我为中心等表演性人格特征的人，在受到挫折，或出现心理冲突，或接受暗示后容易产生癔症发作。

3. 精神因素

一般认为，心理社会因素是癔症的主要病因。急性的、能导致强烈的精神紧张、恐惧或尴尬难堪的应激事件是引起本病的重要因素。一般说来，精神症状常常由明显而强烈的情感因素引起，躯体症状多由暗示或自我暗示引起。首次发病的精神因素常决定以后发病形式、症状特点、病程和转归。再发时精神刺激强度虽不大，甚至客观上无明显原因，因触景生情，由联想激起与初次发病时同样强烈的情感体验和反应，而出现类似的症状表现。文化闭塞、迷信观念重的地区发病率高，甚至可能出现癔症流行。

4. 躯体因素

在某些躯体疾病或躯体状况不佳时，由于能引起大脑皮质功能减弱而成为癔症的发病条件，如颅脑外伤、急性发热性疾病、妊娠期或月经期等。

不同的学者们从心理学、生物学和生理学的不同层面解释该病。心理动力学派根据压抑原理，认为受到超我限制，不完全成功压抑的愿望，通过伪装形式"转换"或转化为症状。巴甫洛夫学派从高级神经活动病理生理学观点出发，认为癔症患者的高级神经活动（特别是第二信号系统）的弱化，使其调节和控制的第一信号系统与皮质部位的活动相对增强，或脱抑制是癔症发生的病理生理基础。行为主义理论认为，转换症状是患者对遭受挫折生活经历的适应方式，而病后的获益则通过操作性条件反射使症状强化。

（二）中医病因病机

本病的病因病机主要是阴阳失调，气机逆乱，情志失常，五脏神伤。心为十二官之主，心藏神，在志为喜，其声为笑；肝藏魂，在志为怒，其声为呼；肺藏魄，在志为忧，其声为哭；脾藏意，在志为思，其声为歌；肾藏志（智），在志为恐，其声为呻。若五志过激或七情郁结，损失五脏神情，致使五脏气机紊乱，肝气失于疏泄，脾气失于健运，肺气失于治节，肾气失于化行，心气失于主宰，不仅表现出相应的神情失常，而且表现为一系列气、血、痰、瘀征象。本病虽形质损伤者少见，但病之后期，阴血暗耗，可见一派虚损不足或虚实夹杂之相。病变无规律性亦是本病病机特点之一。

二、临床表现

（一）癔症性精神障碍

1. 意识障碍

意识障碍有两种：一种是环境意识障碍，主要指意识清晰度下降，表现为朦胧状态或昏睡，严重者可发生木僵状态（癔症性木僵），部分患者可出现癔症性神游；另一种是自我意识障碍（身份障碍），形式多样，以交替人格、双重人格、多重人格常见。

2. 情感爆发

常见的发作形式，多在精神刺激之后出现情感爆发，如号啕大哭、时哭时笑、捶胸顿足、撕抓衣物；还有的表现为冲动行为，如自伤、伤人、毁物、发泄情绪的特征明显。症状丰富多变，极富表演色彩。大多发作数十分钟，很少超过 1 小时，可自行缓解，事后可有部分遗忘。

3. 癔症性痴呆

在精神刺激下突然发病，表现为假性痴呆。对简单的问题给予近似而错误的回答，称 Ganser 综合征；也可表现为明显的幼稚行为，称为童样痴呆。

4. 癔症性遗忘

常表现为阶段性遗忘或选择性遗忘，遗忘的内容多与精神创伤有关的某阶段经历或某一事件，遗忘的目的往往能达到回避刺激的场景或事件。

5. 癔症性精神病

该类型可出现意识蒙眬状态，精神病性症状，如行为紊乱、片断的幻觉妄想、思维联想障碍等。发作时间较长，但一般在 3 周以内完全缓解，无残留症状，在受到精神刺激时病情可以反复。

（二）癔症性躯体障碍

1. 运动障碍

临床上较常见的表现形式有痉挛发作、局部肌肉抽动或阵挛、行走不能、肢体瘫痪或多种形式共存。痉挛发作与癫痫大发作十分相似，但发作时的意识在多数情况下是清晰的，无口舌咬伤、跌伤及大、小便失禁；一般持续时间较长，发作地点具有一定的选择性，如经常在人多的情况下发病。发作时的脑电图资料对鉴别有重要的作用。癔症性肢体瘫痪表现形式多样，可表现为单瘫、截瘫或偏瘫，伴有肌张力增强或弛缓，体格检查并无神经系统损害的体征。若病程持久者可有失用性肌萎缩，但很少见。临床上还经常会出现言语运动障碍，表现为失音、缄默等。

2. 感觉障碍

表现形式多样，常见感觉过敏、感觉缺如。其特点是明显的局部或全身的感觉缺失，而且缺失范围与神经分布并不一致。感觉异常包括癔症球（咽部梗阻感、异物感）、癔症性失明与管视、癔症性失聪等。

（三）癔症的特殊表现形式

癔症的集体发作即为流行性癔症，是癔症的特殊形式。大多在共同生活、经历和观念基本相似的团体中发生。往往是一人开始发病，周围人目睹后被感应，在暗示和自我暗示下相继出现类似的癔症症状，可在短时间内形成暴发流行。发作一般历时短暂，恢复较快，女性较多见，继发者不易反复发作。癔症的特殊表现形式还包括赔偿性神经症、职业性神经症等。

三、诊断与鉴别诊断

（一）西医诊断与鉴别诊断

1. 诊断要点（CCMD-3 诊断标准）

（1）明显的精神因素及由此引起的强烈情感体验。

（2）症状的产生和消失与暗示、自我暗示密切联系。

（3）急性起病，症状多样。检查未发现与躯体症状相应的阳性体征和器质性病变的证据。精神症状常有表演和夸张的特点，带有鲜明的情感色彩。

（4）患病前的性格特点、既往类似发作史、阳性家族史及年龄与性别均可作为参考。

（5）排除脑及躯体器质性疾病、反应性精神病、情感性障碍和精神分裂症。

2. 鉴别诊断

癔症诊断应十分慎重，因它与许多疾病的症状相似，故必须在充分了解病史、发作时的症状特点、症状演变过程的基础上，仔细进行体格检查、神经系统检查及必要的实验室检查，经全面分析后才能做出诊断。常需与下列疾病相鉴别。

（1）癫痫大发作：两者发作时均有痉挛的发作，但注意它们的痉挛发作特征。癫痫大发作时意识丧失，瞳孔多散大且对光反应消失，发作不受时间、地点、环境的影响；痉挛发作可分为前兆期、强直期、痉挛期和恢复期四个阶段，痉挛时四肢呈有规则的抽搐，常有咬伤、跌伤和大小便失禁、事后遗忘等，脑电图检查有特征性变化（棘波或棘慢综合波）。癔症抽搐不具备这些特征。

（2）诈病：癔症的某些症状具有夸张或表演色彩，给人以一种伪装的感觉，应与诈病相鉴别。诈病常有明确的目的，表现的症状受患者的主观意志控制，但诊断诈病最终需患者的承认方能确立诊断。

（3）心因性精神障碍：首次发病的癔症性精神障碍经常被误诊为心因性精神障碍。它们的区别在于：引起心因性精神障碍的精神刺激一般程度较重（患者体会很重），精神刺激因素与症状的发生、发展密切相关。患者常不具有癔症性格特点，症状不具备夸张表演色彩和暗示性等。但对发作多次（≥2次）的患者欲诊断为心因性精神障碍时，应持谨慎的态度。

（4）精神分裂症：精神分裂症的附体妄想内容荒谬，持续时间长。癔症的附体妄想为阵发性，且表情生动，情感外露；而精神分裂症则倾向于隐蔽不谈。

（5）其他疾病：癔症中的功能丧失常见失音、失聪、失语及肢体运动障碍，这些均需与相关的器质性疾病相鉴别。必须经过详细的躯体检查与实验室的检查以确诊。癔症有可能与躯体疾患共同存在，所以排除躯体疾病时一定要慎重。

（二）中医辨证与辨病

本病病位涉及五脏，其中以心、肝两脏为多，辨证不外虚、实两端。虚者多为阴血之不足；实证更为常见，临床当分清气、血、风、痰之不同。临床以受精神刺激而发病，起病急骤，发病迅速，安抚、暗示可控制为要点。

四、治疗

（一）治疗原则

目前认为癔症的症状是功能性的，因此心理治疗是主要的治疗方法。根据患者的心理特点、症状类型选用不同的心理治疗方法，可以取得较好的临床效果。症状严重者可辅以药物治疗以改善情绪症状。中医药治疗重在辨证论治，调摄情志；针灸、推拿、按摩及理疗是临床最常用的方法。

（二）西医治疗

1. 心理治疗

癔症心理治疗较药物治疗更重要。

（1）暗示治疗：暗示治疗是癔症最传统且有效的治疗方法。包括语言暗示、药物或安慰剂暗示。主要用于急性发作而暗示性较高的患者，机智的暗示治疗常可收到戏剧性的效果。

（2）催眠疗法：催眠状态下可了解患者症状的结构、原因，恢复基本身份和失去的记忆，使被遗忘的创伤性体验重现，受压抑的情绪获得释放，从而达到消除症状的目的。言语催眠不成功者，亦可结合药物催眠治疗。

（3）行为疗法：多采用系统脱敏法循序渐进，逐步强化地进行训练，适用于对暗示治疗无效，有肢体或言语功能障碍的慢性病例。

（4）支持性心理治疗：通过心理支持、疏导、解释对情绪反应激烈，功能障碍明显者有一定疗效。

精神分析、心理动力学等专门的心理治疗须有专门的心理治疗师实施。其他物理治疗等方法均可使用。

2. 药物治疗

有明显焦虑或抑郁症状的患者亦可采用药物治疗，可缓解患者的紧张焦虑、抑郁与愤怒情绪，达到情绪松弛，镇静安眠的作用。

（三）中医治疗

1．辨证论治

（1）肝气郁结：精神抑郁，多虑善疑，胸闷胁痛，善太息，或腹胀腹痛，纳呆食少，或呃逆频作，气恼不快；甚则气厥昏倒，四肢厥冷，或肢体强直，双目紧闭，移时恢复；妇女多伴乳房胀痛，月经不调；舌淡苔白，脉弦。

治法：疏肝解郁，理气降逆。

方药：逍遥散加味。当归、白芍、柴胡、茯苓、白术、甘草、生姜、薄荷、川楝子、旋覆花。气厥昏仆、肢冷僵直者，通关散搐鼻取嚏；腹痛腹泻者，加防风、陈皮；妇女乳房胀痛者，加青皮；月经不调者，加益母草、香附。

（2）痰气交阻：情志抑郁，精神萎靡，表情淡漠，胸闷纳呆，嗳气呕恶；或咽中如有物阻，吐之不出，咽之不下；或气逆喘促；舌淡苔腻，脉弦滑。

治法：理气化痰，降逆利咽。

方药：半夏厚朴汤加味。半夏、厚朴、茯苓、生姜、苏梗、柴胡、郁金、石菖蒲、香附。哭笑无常者，加远志、生龙齿；痰多者，加杏仁、桔梗。

（3）痰热郁结：急躁易怒，胸闷口苦，头痛面赤，咳痰黄稠，便秘溲赤；或自觉少腹之气上冲胸咽，烦闷欲死；或突发仆倒，四肢抽搐；舌红，苔黄腻，脉滑数。

治法：清热化痰，解郁降逆。

方药：黄连温胆汤加味。黄连、枳实、竹茹、半夏、陈皮、茯苓、甘草、胆南星、瓜蒌、黄芩、栀子、制大黄。惊悸不宁者，加生龙齿、磁石；四肢抽搐者，加钩藤、石决明、白芍等。

（4）心肾阳虚：精神萎靡，气怯无力，气从少腹上冲心，惊悸不安，发作欲死，入夜尤甚，形寒肢冷，面色㿠白；舌淡苔白，脉沉细或沉迟。

治法：温阳散寒，降逆平惊。

方药：桂枝加桂汤加味。桂枝、白芍、甘草、大枣、生姜、肉桂。四肢僵硬者，加生龙骨、生牡蛎。

（5）瘀阻脑窍：精神恍惚，性情急躁，心悸失眠，头痛胸痛，入夜尤甚，或暴聋，或暴喑，或突然瘫痪；舌质紫暗，或有瘀斑、瘀点，脉弦涩。

治法：理气活血，化瘀开窍。

方药：通窍活血汤加减。桃仁、红花、赤芍、川芎、郁金、香附、青皮、石菖蒲、白芷、远志。烦躁失眠者，加柏子仁、首乌藤；暴盲加夏枯草、决明子；暴聋者，加蝉蜕；暴喑者，加诃子、桔梗；暴瘫者，加地龙、秦艽、鸡血藤。

（6）心肝血虚：悲伤欲哭，哭笑无时，神志恍惚，数欠伸，发无定时，时发时止，过后如常，面色黄白；舌尖淡红，脉细无力。

治法：补肝益心，养血安神。

方药：酸枣仁汤合甘麦大枣汤加减。酸枣仁、知母，川芎、茯苓、炙甘草、浮小麦、大枣、熟地黄、白芍、当归。

心悸易惊者，加生龙齿、珍珠母。

（7）阴虚火旺：精神恍惚，悲伤欲哭，多疑善惊，心烦不寐，头晕目眩，口燥咽干，午后潮热，小便短赤；舌红少苔，脉细数。

治法：滋阴泻火，宁心安神。

方药：百合地黄汤合甘麦大枣汤加减。百合、生地黄、玄参、炒酸枣仁、首乌藤、甘草、浮小麦、大枣、太子参、麦冬、五味子。

入夜兴奋不寐者，加黄连、阿胶；手舞足蹈或肢体震颤者，加龟甲、炙鳖甲；胸胁胀痛者，加川楝子、延胡索；五心烦热、潮热盗汗者，加地骨皮、知母。

（8）虚风内动：兴奋躁动，神志时清时昧，抽搐阵作，形体消瘦，两颧潮红，唇齿焦干；舌光绛，脉细数。

治法：滋阴柔肝，熄风止痉。

方药：羚角钩藤汤加减。羚羊角、钩藤、生白芍、五味子、龟甲、鳖甲、白菊花、朱茯神、阿胶、生地、生牡蛎、珍珠母、石斛、桑叶。

头晕头痛者，加川芎、天麻。

2. 针灸治疗

（1）体针：根据不同病症选取相应穴位，毫针刺或加用电针、水针治疗。

1. 精神、意识障碍：选穴人中、百会、大椎、风池、神门、大陵、内关、间使、合谷、太冲、后溪、涌泉、丰隆、心俞等。

2. 运动障碍：选穴合谷、曲池、手三里、外关、风市、伏兔、足三里、阳陵泉、丰隆、太冲、三阴交等；失语者，选穴廉泉、承浆、颊车、风池、合谷、通里等。

3. 感觉障碍：肢体感觉障碍者，选穴合谷、曲池、手三里、足三里、血海、风市、丰隆、三阴交等；梅核气者，选穴廉泉、天突、膻中、列缺、照海、内关、合谷、丰隆等；失明者，选穴风池、四白、太阳、合谷、太冲、光明、肝俞等；失听者，选穴风池、听宫、翳风、中冲、合谷、涌泉、中渚、外关等。

4. 内脏、自主神经系统功能障碍：选穴中脘、天突、膻中、内关、丰隆、足三里、三阴交等。

（2）耳针：选穴心、肝、脑、枕、神门、交感、皮质下、内分泌等。

（3）刺络放血：取穴金津、玉液，点刺放血少量。

五、注意事项

本病的预防在于自幼培养良好的性格，纠正不良的认知态度，增强对精神创伤的耐受性，合理地运用心理防御机制，以便在困难情况下提高应激能力，达到良好的心理状态。

发病时应避免各种可引起发作的刺激因素，如惊慌失措、大惊小怪可加重症状。鼓励患者参加一些有益身心的活动，如参加文娱活动、欣赏优美音乐、浏览美景鲜花、适度体育锻炼等，保持心情舒畅以利康复。

（赵剑华）

第八节 人格障碍

人格（personality）一词来源于拉丁语 persona。人格是指一种固定的思维、情感和行为方式。它是个体独特的生活方式和人际交往模式的总和，具有显著的惯常性和恒定性。人格是在个体发育过程中逐渐形成的，是先天素质和后天环境因素共同影响的结果，因此它又有一定的可塑性。

人格障碍是指人格特征严重偏离特定的文化观念、思想、情感和人际关系中人们普遍的模式。它明显影响患者的社会功能与职业功能，造成对社会环境的适应不良，患者遭受痛苦和（或）使他人遭受痛苦，或给社会带来不良影响。人格障碍通常起始于童年、青少年或成年早期，并持续发展至成年或终生。部分人格障碍在成年后可有所缓和。1982 年和 1993 年我国部分地区精神疾病的流行病学调查结果显示，患病率均为 0.1‰。目前国外患病率调查结果大部分在 2% ～ 10%。

中医对人格分类的理论基础是建立在阴阳五行之上。《灵枢·通天》根据人的自然禀赋不同，以阴阳的盛衰为基础，把人群分为太阴之人、少阴之人、太阳之人、少阳之人、阴阳平和之人等五种不同类型，即所谓"五态人格"。并分别指出了他们在气质、性格等方面的特征，同时提出因人施治的不同法则。另外，《灵枢·阴阳二十五人》还根据人体不同的气质、性格特征，在木、火、土、金、水五种基本类型的基础上，将五形人又分为 25 种不同类型。在每一形中有一种最具典型特征的主体类型，即禀本气最全的；其余四种不典型者，即禀气之偏的。中医不但认识到人有不同的人格特征，而且意识到不同类型人格的人，在今后健康与疾病过程中表现出来的特征也不尽一致。在疾病的辨证论治中，既要重视先天禀赋，还要做到同中求异，异中求同，因人制宜。

一、病因病理

（一）西医的病因病理

1. 遗传因素与脑发育因素

人格障碍的双生子研究发现，同卵双生子中共同犯罪率为55%，异卵双生子中共同犯罪率为17%。另有人格障碍的寄养子研究发现，即使从小寄养在别处，但与对照组比较仍然是人格障碍者的子女患病率较高。染色体检查发现，XYY核型者的犯罪率高于普通核型的人。这些均说明人格障碍与遗传因素有明显关系，总体遗传度为40%～60%。

有学者发现，脑炎、颞叶癫痫及脑外伤是人格障碍的诱发因素，约50%的人格障碍者本身存在脑电图异常，如常见慢波增多等，提示患者可能有脑成熟障碍。

2. 心理发育因素

童年的精神创伤与不合理的教养，影响良好人格的形成。如婴儿期失去了母爱或父母离异，可能形成儿童的反社会人格；父母无意识地放任孩子说谎、做坏事，会招致孩子人格不稳定和混乱；在孤儿院成长的孩子后来形成内向性格者较多。学校教育与家庭教育对儿童有不切实际的希望，使儿童长期在"失败"中度日，由于学习成绩较差，始终承受着老师的鄙视和同学的排挤，会使儿童形成不良的人格。

3. 社会环境因素

不同的社会环境和文化塑造不同的性格。成年期之前各个阶段的不良家庭环境和社会环境，对人格障碍的形成具有十分重要的影响。某些社会和家庭环境与特定人格障碍之间有密切的关系。如青少年法律意识淡薄，自制能力低下，易受不良生活习惯的影响；社会上的金钱至上，造成人生价值观的扭曲；社会风气恶劣，受黄色淫秽文化的不良影响，均是形成人格障碍的消极因素。

（二）中医病因病机

中医学认为，人的禀性不仅受阴阳五行的制约，而且受天时、地利与人本身的影响。以形态而言"浙人、广人、齐鲁之人、湘湖之人可一望而辨之"。五形之人，二十五变，如得其形不得其色，或形胜色，或色胜形均是异常病态，只有形色相得才算正常。中医不仅注意形色变化，而且研究地理变化、历史变化对人格的影响，强调人格与天地、时间，与人文环境普遍联系，注重人格与内在阴阳变化的关系。中医学认为，人体阴阳不能偏离，阴阳太过与不及均非常态，只有阴阳调和才是正常。阴阳平和的人"居处安静"，情绪稳定，顺应自然，有较好的社会适应性。阳气过盛之人，因血清而气滑，浮阳外越；而阴气过盛之人因"阴人血气浊而气滞，故神不能自畅"。这类人做事、为人均不能切合实际，常有较严重的社会适应不良。《灵枢·通天》说"众人之属，不如五态之人者"；"五态之人，尤不合于众者也"，即五态之人有异于常人的异常品行。

二、临床表现

1. 偏执性人格障碍

偏执性人格障碍是指一组以广泛的猜疑和偏执为特点的人格障碍。其特点为：①对挫折和遭遇过度敏感；②对侮辱和伤害不能宽容，长期耿耿于怀，与人难以相处；③多疑，容易将别人的友好行为误解为敌意或轻视，把遇到的各种困难都归咎于别人，或命运所使，常常将外界社会看成是"不该如此"的荒谬想法；④明显超过实际所需的好斗，对个人权利的执意追求；⑤容易产生病理性嫉妒、猜疑，怀疑周围的事件是"阴谋"，因此过分警惕和抱有敌意，但不是妄想；⑥过分自负和自我为中心，自觉受到压制，反复诉讼等。这类障碍常合并抑郁症、强迫症、酒精依赖和药物滥用等。

2. 分裂样人格障碍

分裂样人格障碍是以情感冷漠及人际交往缺陷为特点，以观念和行为外貌奇异为征象，生活上偏爱独处。表现为：①性格明显内向，为人孤独，不合群；②表情呆板，情感冷漠，对人缺乏起码的温和与爱心，没有知心朋友，没有社会往来，别人对其评价无所谓；③行为退缩，外表不善修饰，沉默好静，与世无争，对任何事情均兴味索然；④有繁多的白日梦或幻想，但一般未脱离现实；⑤在表达攻击或仇恨上显得无力，在面对紧张情况或灾难时，显得漠不关心，无动于衷。

3. 反社会性人格障碍

以行为不符合社会规范，经常违法，对人冷酷无情为特征；男性多于女性；患者往往在童年或少年期（18 岁以前）就出现品行问题，如抽烟、喝酒、逃学、斗殴、说谎、虐待动物、过早性行为等，成年后表现为各种反社会行为，甚至演变为各种违法乱纪行为。其表现为：①常妨碍公共利益，无视他人的权利和感情，只顾满足自己一时的快乐和欲望，且不择手段；②不负责任、撒谎、欺骗、伤害他人等习以为常，在做了违法乱纪的事情后缺乏内疚、罪责及无羞耻感，强词夺理，为自己辩护；③冷漠、粗暴、易激惹，有时挑起事端、斗殴、攻击他人；④不吸取教训，惩罚也难以令其悔改。在集体中虽人数极少，但危害极大，最易违法犯罪。临床上反社会性人格障碍、社会性病态和病态人格这三个术语基本上可以通用。

4．冲动性人格障碍

以情感爆发和明显的行为冲动为特征，又称暴发或攻击性人格障碍，男性较女性多。表现为情绪极不稳定，易激惹，好争吵，常因小事而暴跳如雷，甚至使用暴力攻击，对攻击冲动缺乏自控能力；有时对自己的行为虽然后悔，但不能自我控制而再度发生；做事没有预见和计划，很难坚持长时间的工作。

5．表演性（癔症性）人格障碍

过分感情用事，以夸张性言行吸引别人的注意力为特征。具体表现为：①情绪化。表现在总是以自己当时的感受来决定自己的好恶；无论对人对事，情感总是走极端。②富于表演色彩和夸大色彩。表现在日常生活的各个方面，如谈话的语调和动作等。③自我为中心。表现为在群体中以各种方式突出自己，另一方面总是争强好胜，不顾别人的感受，人际关系紧张。④好幻想，甚至用幻想代替现实。⑤喜欢寻找刺激而过分进行社交活动，甚至卖弄风骚，挑逗异性，给人以轻浮的感觉。

6．强迫性人格障碍

以过分的小心拘谨、严格要求、完美主义与内心不安全感为特征。男性是女性的 2 倍。约 70% 的强迫症患者，病前有强迫性人格障碍。具体表现为：①对任何事情过于按部就班，常拘泥于小节，生怕有所遗漏；②常有不安全感，穷思竭虑，反复核对检查，唯恐有所差错；③刻板、固执，要求别人按规矩办事，缺乏灵活性，且事无巨细，事必躬亲；④过分沉溺于职责义务和道德规范，过度投入工作，缺少社会交往和娱乐；⑤常处于紧张、焦虑之中，神经得不到松弛；⑥过分节俭，甚至吝啬。

7．焦虑性人格障碍

以一贯紧张，提心吊胆，不安全及自卑为特征。一般从童年起就表现为胆小怕事，易惊恐，敏感怕羞。因习惯性地夸大日常环境中的潜在危险而回避某些活动的倾向。在新的情况下易发生焦虑反应，也易患焦虑症。

8．依赖性人格障碍

以极度依赖他人的照顾，且害怕与人分开为特征。表现为过分被动、无主见、自卑和远离人群；自以为愚笨，对别人的意见从不反驳，对长辈和上级绝对服从，对配偶百依百顺。生活中的大事总是靠别人来替自己做出决策，或指明方向，哪怕是很小的决定。

三、诊断与鉴别诊断

（一）西医诊断与鉴别诊断

1．诊断要点（CCMD-3 诊断标准）

（1）症状标准：个人的内心体验与行为特征（不限于精神障碍发作期）在整体上与其文化所期望的和所接受的范围明显偏离，这种偏离是广泛、稳定和长期的，起始于儿童期或青少年期，并至少有下列 1 项。①认知（感知及解释人和事物，由此形成对自我及他人的态度和行为的方式）的异常偏离；②情感（范围、强度及适切的情感唤起和反应）的异常偏离；③控制冲动及满足个人需要的异常偏离。

（2）严重标准：特殊行为模式的异常偏离，使患者感到病重或社会适应不良。

（3）病程标准：开始于童年、青少年期，现年18岁以上已持续2年。

（4）排除标准：人格特征的异常偏离并非躯体疾病或精神障碍的表现及后果。躯体疾病及精神障碍所致人格特征偏离正常，称为人格改变。

2. 鉴别诊断

（1）神经症：虽有性格改变，但大多数神经症是在人格已形成后发展起来的，在一定的精神刺激下发病，故有明显的发病时间和病期；神经症患者能体验自身的痛苦，适应环境能力较好，能与正常人交往；自知力完整，经治疗后一般能使之好转。

（2）躁狂症：细心观察可发现躁狂发作有情绪高涨、言语动作增多、兴奋性增强等基本症状，且可与抑郁交替出现。病程呈反复发作，可自行或药物缓解，间歇期基本正常。如结合病史及病前人格特征，与人格障碍不难区别。

（3）精神分裂症：病前没有明显的社会适应不良，但有明显的病期。发病后逐渐出现情感淡漠及思维活动异常，脱离现实，产生思维破裂、幻觉、妄想等，知、情、意互不协调。

（二）中医辨证与辨病

1. 太阳之人

阳气亢盛，生活不拘谨，"无能而虚说"。不思考，说大话，做事不求实际，失败也不知悔改。常表现出自高自大的样子。

2. 太阴之人

阴气旺盛，"贪而不仁"。贪婪而拘谨，没有同情心，我行我素，内心深藏，面色阴沉，行动迟缓。常表现为卑躬屈膝的样子。

3. 少阴之人

阴盛阳少，好算计人，好占小便宜，"好伤好害"。喜欢别人失败，而不喜欢别人胜利，见人有所得反而怀恨在心，缺乏温情。行动隐秘，常坐立不安。

4. 少阳之人

多阳少阴，做事精审，很有自尊心，稍有小小的地位，就过高地自我宣传，善于对外交际，不愿默默无闻地埋头工作。

四、治疗

（一）治疗原则

综合治疗为主。心理治疗着重强调人格重建，改善患者的社会和心理适应能力，重建信心，纠正不良习惯与行为。药物治疗不能改善人格障碍，只用于应激和情绪症状的处理，不能长期应用。中医药治疗的不良反应轻，依从性较好，适合长期治疗。治疗年龄越早，疗效相对较好。

（二）西医治疗

1. 药物治疗

对冲动、攻击行为及情绪不稳定者，给予小剂量的抗精神病药，或碳酸锂、卡马西平治疗；焦虑、抑郁情绪可适当用苯二氮䓬类药物，或抗抑郁药治疗。

2. 心理治疗

原则是改善患者的社会和心理环境。如尽量使周围的人不歧视患者，并予以关怀；训练患者尊重他人和尊重自己。在建立良好医患关系基础上，帮助患者认识自己的缺陷，矫正不良习惯，培养健全人格，改善与家庭、同事、同学之间的关系。此外，习惯养成法是备受推崇的一种较好方法，尤其适用于矫正儿童行为不良。

3. 教育和训练

主要针对患者心理特征安排恰当的社会职业，以发挥其长处，从而达到自我实现的目的。对于有一定强迫性人格的完美主义者，其做事认真，一丝不苟，可安排做文秘，保管信息资料等工作；表演型人格，易于学习演艺才能，适宜搞文艺工作等；与心理治疗相比，教育训练更显重要。

（三）中医治疗

1. 辨证论治

（1）肝郁化火：忧虑，紧张焦虑，坐卧不安，少寐，口渴，溲黄；舌质红，苔黄厚，脉弦。

治法：解郁清热。

方药：栀子柴胡汤加减。山栀、柴胡、枳壳、木通、知母、白芍、龙骨、牡蛎、生地黄、甘草。

（2）痰气郁滞：郁郁寡欢，食欲不振，少寐夜惊；舌红，苔白厚，脉细涩。

治法：化痰解郁。

方药：十味温胆汤。半夏、竹茹、枳实、陈皮、甘草、茯苓、生姜、大枣、人参、五味子、酸枣仁、远志。

（3）心脾气虚：心神不宁，食不甘味，善悲，惊悸，纳呆，倦怠；舌淡红，苔白，脉细。

治法：养心安神，健脾益气。

方药：安神定志丸加减。人参、茯苓、茯神、远志、黄连、石菖蒲、酸枣仁、紫草、金樱子。

2. 针灸治疗

（1）肝气郁结：取穴肝俞、内关、太冲、阳陵泉。

（2）心脾气虚：取穴足三里、脾俞、丰隆、然谷。

五、注意事项

（1）人格障碍治疗效果有限，预后较差。因此，在幼年时期培养健全的人格对预防人格障碍的发生尤为重要。早期发现、教育培养等有望改善人格障碍的进一步发展。部分人格障碍到一定年龄后会渐渐缓和，通过引导和各种治疗可趋向好转。

（2）重在防止偏激行为发生所造成的危害。长期的心理治疗和教育有益于患者对社会的适应。

中医的心理养生可能对部分人格障碍有所改善，譬如注重道德修养，"顺时调神"，以求得情志活动与自然环境的和谐统一，使人"外无贪而内清静，心平和而不失中正"；和与中正，在古代学者看来是维持心理平衡的最佳境界。

（赵剑华）

第十四章

中医"治未病"

第一节　经期调养（未病先防）

一、概述

　　经期调养，是女性为了月经正常和身体健康主动进行的养生保健行为。中医经期调养的方法多种有效，可根据个人的体质、症状分别采用饮食、运动、起居、情志、药膳、茶饮、足浴、按摩、中药、针灸或敷贴等调养，使得月经正常、经期无特殊不适、经期后健康如初。

　　女子从青春期开始，子宫内膜有规律的周期性脱落、阴道流血称月经。经量，指经期排出的血量，一般为 50 ~ 80 mL，第 1 日最少，第 2 日最多，第 3 日较多，第 4 日起减少。经色，指月经的颜色，正常者多为暗红色，开始时的颜色较淡，继而逐渐加深，最后又转呈淡红。经质，指经血的质地，正常经血应是不稀不稠，不凝结，无血块，也无特殊气味。月经的周期性变化称为月经周期。月经周期以月经来潮第一日为周期的开始，到下次月经来为止。周期的长短因人而异，为 21 ~ 36 日，平均约为 28 日。月经来潮的持续时间一般为 3 ~ 7 日，平均 5 日。中医学将正常月经周期分为行经期、经后期、经间期、经前期四个阶段。行经期即经期，很多女性或多或少伴有一些不适症状，如腰膝酸软、疲倦乏力。有时可有小腹坠痛、手足发凉、全身不适、乳房胀痛、便秘、腹泻、尿频、纳差等。甚至个别的有腹痛、头痛、失眠、心悸、精神抑郁或易激动、浮肿等症状。

　　虽然这些不适症状多在经期后自然消失，但中医认为，经期血室正开，体虚易感，需适当的调养呵护，从而预防月经周期、经期或经量异常的月经不调，预防经期不适症状的发生和加重，预防经期和经期后各种疾病的发生。中医在经期养生保健治未病方面有完善的理论、丰富的经验和有效的方法方药。且随着社会的发展和生活水平的提高，女性对自身健康越来越关注，故本篇就中医未病先防方面对女性经期调养进行论述。

二、发生原因

　　中医学认为月经的产生是女子发育成熟后，脏腑、天癸、气血、经络协调作用于胞宫定期藏泻的生理现象，肾 – 天癸 – 冲任胞宫轴的功能失常则导致月经病的发生。其理论源于《内经》，《素问·上古天真论篇》指出："女子七岁，肾气盛，齿更发长；二七而天癸至，任脉通，太冲脉盛，月事以时下，故有子；三七，肾气平均，故真牙生而长极；四七，筋骨坚，发长极，身体盛壮；五七，阳明脉衰，面始焦，发始堕；六七，三阳脉衰于上，面皆焦，发始白；七七，任脉虚，太冲脉衰少，天癸竭，地道不通，故形坏而无子也。"《内经》最早认识了妇人的生长发育、衰老过程与肾气、天癸、冲任、子宫有着密切关系。其认识与西医学认为的月经产生与丘脑、垂体、卵巢、子宫有密切关系相吻合。而且月经初潮年龄、绝经年龄与今日临床几乎没有差别。在月经产生中，天癸的至与竭起着主导作用。

女子以肝为之本，肝体阴用阳，主疏泄，性喜条达，藏血而司血海。正如《素问·五藏生成篇》中所云："人卧血归于肝。"肝内必须储存一定的血量，才可以制约肝的阳气升腾，维护肝之疏泄，使之冲和条达。血液化生以后，除营养周身外均藏于肝，肝血有余，下注血海，变化而为月经。因此肝血的畅旺与肝气的疏泄调节着血海蓄溢，使月经如期潮止。又如叶天士所云："肝经一病，则月经不调。"若病及肝，肝气郁滞，血行不畅，则月经后期量少；疏泄失司，血海蓄溢失常则月经先后不定期。气郁而化热，则经行发热；热伤冲任，迫血妄行，则月经先期量多，崩中漏下；火热上炎，络伤血溢，则经行吐衄；郁而化火，火热扰心，则心烦易怒，情志异常。若肝郁日久，气滞血瘀，冲任阻滞，则经行腹痛，甚或闭经。

承《内经》之旨，傅氏提出"经水出诸肾"，又秉承并发展了陈自明等重视妇女气血脾胃的理论，认为脾胃为气血生化之源，脾主统血，而主女子血海之冲脉，又隶属于阳明，故傅青主将调和脾胃，健运中焦，贯穿于治疗妇科月经病的始终，并谓之"以后天养先天，治后天以调先天"。

近几年临床研究不断深入，除了脏腑气血、寒热虚实辨证论治研究外，更是将女性的生活方式、饮食习惯、不良情绪、有无便秘、有无吸烟饮酒史、是否受到寒冷刺激等因素与患者的月经不调做了调查分析。多年研究显示，先天禀赋不足，脏腑功能失常、气血失调，以致冲任损伤、胞宫定期藏泻失常，或是外感六淫、内伤七情、饮食、劳倦等，均可致月经发生异常，或伴随月经周期出现明显症状或疾病。

三、判断依据

（1）对自身经期调养具有主动诉求。

（2）曾有经量、经色、经质、经期或月经周期的改变或异常。

（3）曾有经期或经期前后不适症状或病痛。

（4）排除其他原发性、器质性疾病。

满足以上（1）、（4），并含（2）、（3）中的1项，可判断。

四、调养原则

未病先防是"治未病"思想的首要基本原则，也是中医学防治理论的第一要旨。旨在疾病未发生之前，截断病因，重视养生调摄，以防止疾病的产生。中医认为"正气内存，邪不可干""虚邪贼风，避之有时"，因此，经期调养、未病先防，必须注重扶正和祛邪两个方面。注重补脾益肾、疏肝养心、调理气血、平衡阴阳的同时，须注意饮食起居、不妄作劳、顺应天时。中医认为月经不调与人的体质相关，体质具有易感受性和倾向性，故体质类型与疾病证候密切相关。因此根据不同体质类型，进行体质调养，改善和纠正体质偏颇，消除月经病发生的内在机制，可达到未病先防的目的。

五、调养方法

（一）辨证调养

1. 肾气亏虚

主证：经期稍错后或提前，量较少，色淡暗，质清稀，时伴有腰酸腿软，头晕耳鸣，带下清稀，身形瘦小，皮肤色黑，手足不温，毛发不荣。舌淡暗，苔薄白，脉沉细。

治法：补肾益气，养血调经。

方药：大补元煎加减。

人参、山药、熟地黄、杜仲、当归、山茱萸、枸杞子、炙甘草。

中成药：左归丸、右归丸或金匮肾气丸。

药茶：熟地黄6 g，肉苁蓉6 g，枸杞子12 g。将上药以沸水冲泡，加盖焖15分钟后即可，代茶饮用。

针灸：取穴足三里、三阴交、肾俞，捻转进针，平补平泻。并用艾条在其上施行温和灸，以皮肤红晕为度，局部有温热感而无灼痛为宜。

药食调养：苁蓉炖乌鸡。肉苁蓉、黄芪、淮山药、大枣各15g，与乌鸡半只同置砂锅内，加食盐、生姜、胡椒、清水适量，用中火炖煮至乌鸡烂熟，即可食用。

2. 脾气亏虚

主证：经期稍提前或错后，或兼量多，色淡质稀，神疲肢倦，气短懒言，小腹空坠，纳少便溏，舌淡红，苔薄白，脉缓弱。

治法：补脾益气，固冲调经。

方药：补中益气汤加减。

人参、黄芪、甘草、当归、陈皮、升麻、柴胡、白术。

中成药：补中益气丸、参苓白术散或八珍颗粒。

药茶：党参6g，山药6g，大枣3枚，将上药洗干净后以沸水冲泡，加盖闷15分钟后即可，代茶饮用。

针灸：取穴足三里、三阴交、中脘、脾俞，捻转进针，平补平泻。并用艾条在其上施行温和灸，以皮肤红晕为度，局部有温热感而无灼痛为宜。

药食调养：参芪炖肉。猪瘦肉（或乳鸽）200g，党参15g，白术15g，山药15g，加清水适量，共炖2小时，加盐适量，饮汤食肉。

3. 肝郁脾虚

主证：经行或先或后，经量或多或少，色暗红，有血块，或经行不畅，胸胁、乳房、少腹胀痛，精神郁闷，时欲太息，嗳气食少，舌质正常或红，苔薄，脉弦。

治法：疏肝解郁，和血调经。

方药：逍遥散加减。

柴胡、当归、白芍、白术、茯苓、甘草、薄荷、煨姜。

中成药：逍遥丸。

药茶：玫瑰花6g，薄荷6g，枸杞子6g，将上药以沸水冲泡，加盖焖15分钟后即可，代茶饮用。

针灸：取穴足三里、三阴交、太冲，捻转进针，平补平泻。并用艾条在其上施行温和灸，以皮肤红晕为度，局部有温热感而无灼痛为宜。

药食调养：乳鸽汤。干黄花菜30g，合欢花6g，乳鸽1只。将乳鸽与黄花菜一起放入锅内，加水适量，炖熟，调味即可，佐餐食。

4. 心脾两虚

主证：经期错后，量少，色淡质稀，小腹空痛，头晕眼花，心悸失眠，皮肤不润，面色苍白或萎黄，舌淡，苔薄，脉细无力。

治法：补血养营，益气调经。

方药：人参养荣汤加减。

人参、白术、茯苓、炙甘草、当归、白芍、熟地黄、肉桂、黄芪、五味子、远志、陈皮、生姜、大枣。

中成药：四物汤颗粒、复方阿胶浆。

药茶：当归6g，黄芪6g，大枣3枚，将上药洗干净后以沸水冲泡，加盖闷15分钟后即可。代茶饮用。

针灸：取穴足三里、三阴交、血海，捻转进针，平补平泻。并用艾条在其上施行温和灸，以皮肤红晕为度，局部有温热感而无灼痛为宜。

药食调养：当归炖乌鸡。当归、黄芪、淮山药、大枣各15g，与乌鸡半只同置砂锅内，加食盐、生姜、胡椒、清水适量，用中火炖煮至乌鸡烂熟，即可食用。

5．瘀血阻滞

主证：经行量少，色紫暗，质稠有血块，经行腹痛，或平时小腹胀痛，舌紫暗或有瘀点，脉涩有力。

治法：活血化瘀，固冲止血。

方药：桃红四物汤加减。

当归、熟地黄、白芍、川芎、桃仁、红花。

中成药：桃红四物汤颗粒、益母草颗粒。

药茶：当归6 g，红花3 g，大枣3枚，将上药洗干净后以沸水冲泡，加盖闷15分钟后即可。代茶饮用。

针灸：取穴足三里、三阴交、血海，捻转进针，平补平泻。并用艾条在其上施行温和灸，以皮肤红晕为度，局部有温热感而无灼痛为宜。

药食调养：羊肉500 g，生姜20 g，当归20 g，加适量水煮至烂熟，调味，饮汤食肉。

6．痰湿内阻

主证：经期错后，量少，色淡，质黏，头晕体胖，心悸气短，脘闷恶心，带下量多，舌淡胖，苔白腻，脉滑。

治法：燥湿化痰，活血调经。

方药：芎归二陈汤。

陈皮、半夏、茯苓、甘草、生姜、川芎、当归。

中成药：二陈丸、苍附导痰丸。

药茶：陈皮6 g，生山楂6 g，生黄芪6 g，将上药以沸水冲泡，加盖闷15分钟后即可，代茶饮用。

针灸：取穴足三里、三阴交、关元，捻转进针，平补平泻。并用艾条在其上施行温和灸，以皮肤红晕为度，局部有温热感而无灼痛为宜。

药食调养：薏苡仁30 g，炒白扁豆15 g，山楂15 g，同煮粥服食。

（二）其他

1．按摩调养法

先将两手搓热，然后在小腹部按顺时针方向抚摩150次。以手掌小鱼际部位，揉关元、气海穴，约2分钟。交替搓擦肾俞、命门，待发热后1分钟，移至骶部搓擦2分钟。用示指点揉三阴交、足三里穴，各1分钟。

2．耳穴疗法

取子宫、内分泌、卵巢、肾、肝等耳穴，用75%乙醇擦拭消毒，把胶布剪成0.6 cm×0.6 cm见方的小块，将王不留行籽置于剪好的胶布中央，贴压于所选穴位。每日患者自行揉按数次，以发热有痛感为度。隔日贴1次，两耳交替使用，10次为1个疗程。

3．气功调养法

全身自然放松，自然呼吸，吸气时，腹部隆起，呼气时，收腹，呼吸应均匀、细长。意守丹田，默念吹声，并用意遐想与病情相反的感受，如月经过多，则遐想月经渐少至正常；月经后期则遐想月经逐渐提前至正常。早、晚各1次，每次25分钟。

4．生活起居调摄

经期饮食不宜生冷、辛辣、太咸，不适宜喝酒、浓茶、咖啡等。更要注意营养均衡，可适当多吃富含蛋白质、维生素、钙、铁的食物，如紫米、粳米、鸡蛋、瘦肉、番茄、大枣、山药、核桃、黑芝麻、菠菜、紫菜、海带、葡萄、苹果等。经期不宜进行激烈的运动，需劳逸适度，并保证充足的睡眠。经期要注意防寒保暖，避免冒雨涉水或冷水淋洗、游泳等。经期应保持心情舒畅。经期要禁房事及盆浴、坐浴，保持外阴和阴道清洁，勤换内衣内裤。

5．定期妇科检查

定期进行妇科内诊、超声等检查。

（李　欢）

第二节　围绝经期调养（未病先防）

一、概述

围绝经期又称更年期，是女性一生中重要的生理时期，有2/3的女性可出现围绝经期综合征，严重影响生活质量。女性围绝经期一般认为在45～55岁。大多数女性能够通过自身的调节和适应，保持健康，顺利度过围绝经期，但也有不少女性出现身心的不适，发生围绝经期综合征。西医传统观点认为，围绝经期综合征的发生是由于卵巢衰竭，雌激素和孕激素分泌下降，影响到下丘脑血管运动中枢和体温调节中枢功能紊乱，出现一系列的血管舒缩症候群，以及失眠、情绪失调等一系列精神心理症状。如果围绝经期症状长期得不到纠正，会对多个系统的代谢过程造成严重的影响，并可产生慢性严重疾病，如骨质疏松症、冠心病、痴呆症、糖尿病、肥胖症等。激素替代疗法一直作为最主要的药物疗法，主导着过去数十年的临床治疗。随着对围绝经期神经、内分泌、病理机制认识的加深，以及长期用激素替代疗法所带来的缺陷和临床风险，如子宫内膜癌和乳腺癌发病率增高、不规则阴道流血、深部静脉血栓等，促使人们对激素替代疗法进行重新认识和评估。在近20年的文献资料中，对围绝经期综合征的预防较少论及，亦无专篇论述，缺少简单可行的具体措施和方法。中医经典著作《黄帝内经》早有"不治已病治未病"的论述，中医又擅长对功能的调理，在围绝经期综合征的防治中占有优势。本篇就中医治未病方面对女性围绝经期调养进行论述。

二、发生原因

中医学认为七七肾气衰、天癸竭为围绝经期的生理基础。女性在绝经前后，肾气亏虚，冲任二脉虚衰，天癸渐竭，这是女性生长发育、生殖与衰老的自然规律。《素问·上古天真论篇》："女子……五七，阳明脉衰，面始焦，发始堕；六七，三阳脉衰于上，面皆焦，发始白；七七，任脉虚，太冲脉衰少，天癸竭，地道不通，故形坏而无子也。"肾主生殖，为天癸之源、冲任之本，经水出诸肾，肾为施精之所、藏精之处，女性一生经、带、胎、产、乳每一过程的活动情况都与肾气肾精盛衰密切相关。《沈氏女科辑要》云"盖人身五脏，肾衰独早"，进入围绝经期后，肾气渐衰，天癸渐竭，阴精不足，冲任亏虚，以致生殖能力逐渐下降直至消失，这是女子生殖发育的自然规律，故肾虚精亏是围绝经期女性的生理变化基础。中医学无围绝经期综合征的名称，现代中医命名为"女子绝经前后诸证"，大多数中医学者认为女子绝经前后诸症是由于肾气虚，冲任虚而天癸竭所致。本虚标实是"女子绝经前后诸证"的基本病机。其中，肾虚是致病之始，肾阴阳失调，常涉及其他脏腑，尤以心、肝、脾为主。若肾阴不足，不能上济心火，则心火偏亢；乙癸同源，肾阴不足，精亏不能化血，导致肝肾阴虚，肝失柔养，肝阳上亢；肾与脾先后天互相充养，脾阳赖肾阳以温煦，肾虚阳衰，火不暖土，又导致脾肾阳虚，多脏合病是病变的根本所在。根据病因病机、临床症状和体征，围绝经期综合征的辨证分型主要以肾阴虚、肾阳虚、肾阴阳俱虚为主。因女性一生经、孕、产、乳，数伤于血，易处于"阴常不足、阳常有余"的状态，而且绝经前后，肾气虚衰，天癸先竭，所以临床以肾阴虚居多。由于体质或阴阳转化等因素，亦可表现为偏肾阳虚，或阴阳两虚，并由于诸多因素，常可兼夹气郁、血瘀、痰湿等复杂病机。

三、判断依据

（1）女性围绝经期年龄一般在45～55岁之间。月经出现异常，可以表现为月经紊乱，月经周期赶前错后，经量或多或少，或经期延长，甚或淋漓不断，成为崩漏，渐致月经绝止。

（2）围绝经期常出现以下临床表现。①躯体不适：多有烘热汗出，汗后手足发冷，失眠多梦，心悸胸闷，头晕耳鸣，眼花视物不清，目青面浮等。自觉症状明显，但少阳性体征，多数无器质性病变。②情志异常：可表现为兴奋型和抑郁型两种，前者主要症状为情绪烦躁多变，极易激动，注意力不集中，失眠，多言难以自我控制，常致失常，后者则表现为焦虑、心神不安、无名恐惧、缺乏自信。记忆力下降，行动反应迟缓，情绪低落，呈无欲状态，甚至丧失生活的兴趣。

（3）围绝经期激素水平测定表现：血清查卵泡刺激素（FSH），促黄体生成激素（LH），雌二醇（E_2），出现 LH、FSH 增高，绝经后 FSH 增加 20 倍，LH 增加 5 ~ 10 倍，FSH/LH＞1，E_2 降低，典型者呈现二高（高 LH、FSH）一低（低 E_2）的内分泌改变。绝经后 E_2 周期性变化消失。

（4）排除其他原发性疾病。

满足以上（1）、（3）、（4），并含（2）中任意一项，可判断。

四、调养原则

围绝经期女性，肾气渐衰，天癸渐竭。故以肾虚为本，调养上应注重滋肾益阴，佐以扶阳，调养冲任，充养天癸，平调肾中阴阳。清热不宜过于苦寒、祛寒不宜过于温燥，更不可妄用攻伐，以免犯虚虚之戒。并注意有无心肝郁火、脾虚、痰湿、瘀血之兼夹证而综合调养。因绝经前后生理变化错综复杂，其中寒热错杂尤为明显，需注意如下三种情况：①热多寒少，重在阴虚心肝火偏旺，此证最为多见。在调养上滋阴清热法中应照顾胃脘的寒性状况及轻度肾阳虚寒的一面。②热少寒多，重在脾肾阳虚，此证虽少，但因体质因素亦有出现。调养中当以温阳利水照顾到清心安神及佐以清心化瘀。③寒热参半，阴阳失调。寒热参半绝大部分应阴阳俱虚，肝热脾寒的复杂情况，在调养中应尽可能避免相互之间的矛盾冲突，注意到寒热用药的脏腑归经，使滋阴清热不碍祛寒，祛寒温阳不碍清热，方能获效。

五、调养方法

谨慎选择和合理使用激素替代疗法。

（一）辨证调养

1. 肾阴亏虚

主证：绝经前后，月经紊乱，月经提前量少或量多，或崩或漏，经色鲜红；头晕目眩，耳鸣，头部面颊阵发性烘热汗出，五心烦热，腰膝酸痛，足跟疼痛，或皮肤干燥、瘙痒，口干便结，尿少色黄；舌红少苔；脉细数。

治法：滋肾养阴，佐以潜阳。

方药：左归丸合二至丸加减。

药用熟地、山药、枸杞子、山茱萸、菟丝子、鹿角胶、龟甲胶、川牛膝、女贞子、墨旱莲、制何首乌。若出现双目干涩等肝肾阴虚证时，加杭菊花、潼蒺藜；若头痛、眩晕较甚者，加天麻、钩藤、珍珠母；若心肾不交，并见心烦不宁，失眠多梦，甚至情志异常，舌红少苔或薄苔，脉细数。治宜滋肾宁心安神，方用百合地黄汤合甘麦大枣汤合黄连阿胶汤加减。

中成药：左归丸合二至丸。

药茶：枸杞子 5 g，龙眼肉 3 g，制何首乌 5 g，白芍 3 g。

针灸：肝俞、肾俞、太溪、三阴交、神门、太冲。烦躁易怒者，加行间；心悸失眠者，加内关；潮热汗出者，加复溜、合谷；月经量多者，加地机，外阴瘙痒者，加蠡沟。针刺方法为补泻兼施。

耳穴压丸：取肾、肝、卵巢、内分泌、皮质下、神门等。肾阴虚者加肺、内耳、脑干。

药食调养：①清蒸枸甲鱼。甲鱼 1 只，枸杞子 15 g，先将甲鱼去内脏洗净，再将枸杞子放入甲鱼腹内，加葱、姜、蒜、盐、糖等调料少许，放锅上清蒸，待熟后食肉饮汤。②枸杞子炒肉丝。枸杞子 30 g，猪肉 100 g，青笋 30 g，猪油、食盐、味精、酱油、淀粉各适量，先将肉、笋切成丝，枸杞子洗净，将锅烘热，放入猪油烧热，投入肉丝和青笋爆炒至熟，放入其他佐料即可。一日一料。③鲜百合汤。鲜百合 50 g，酸枣仁 15 g，先将百合用清水浸一昼夜，枣仁水煎去渣取汁，将百合煮熟，连汤服用。睡前服之为宜。

2. 肾阳亏虚

主证：绝经前后，经行量多，经色暗淡，或崩中漏下；精神萎靡，面色晦暗，腰背冷痛，小便清长，夜尿频数，或面浮肢肿；舌淡，或胖嫩边有齿痕，苔薄白，脉沉细弱。

治法：温肾扶阳。

方药：右归丸加减。

药用制附子、肉桂、熟地黄、山药、枸杞子、山茱萸、菟丝子、鹿角胶、当归、杜仲。若月经量多或崩中漏下者，加续断、赤石脂、补骨脂；若腰背冷痛明显者，加川椒，鹿角片；若胸闷痰多，加瓜蒌、丹参、法半夏；若肌肤面浮肿，酌加茯苓、泽泻、冬瓜皮。

中成药：右归丸。

药茶：肉桂1g，杜仲3g，淫羊藿3g，菟丝子3g，当归3g。

针灸：肾俞、关元、命门、三阴交。腰酸者，加腰阳关；纳少便溏者，加脾俞、足三里；少寐者，加神门。针用补法，可加灸。

耳穴压丸：取肾、肝、卵巢、内分泌、皮质下、神门等。肾阳虚者加脾、肾上腺等。

药食调养。

附片鲤鱼汤：炮附子15g，鲤鱼1条（500g）。将鲤鱼去鳞杂，净待用。用清水煎煮附子1～2小时，取汁去渣，再用药汁煮鲤鱼，待鱼熟时，加入姜末、葱花、盐、味精等调味品。食之。

二仙烧羊肉：仙茅10g，淫羊藿15g，生姜15g，羊肉250g，盐、食油、味精各少许。先将羊肉切片，放砂锅内入清水适量，再将仙茅、淫羊藿、生姜用纱布裹好，放入锅中，文火烧羊肉烂熟，入佐料即成。食时去药包，食肉饮汤。

虫草全鸭：冬虫夏草10g，老雄鸭1只，绍酒15g，生姜5g，葱白10g，胡椒粉3g，食盐3g。将8～10枚冬虫夏草纳入鸭头内，再用棉线缠紧，余下的冬虫夏草同姜、葱等一起装入鸭腹内，放入篮子中，再注入清汤，加食盐、胡椒粉、料酒调好味，用湿棉纸封严篮子口，上笼蒸约1.5小时至鸭熟即可。

3. 肾阴阳俱虚

主证：绝经前后，月经紊乱，量少或多；乍寒乍热，烘热汗出，头晕耳鸣，健忘，腰背冷痛；舌淡，苔薄，脉沉弱。

治法：阴阳双补。

方药：二仙汤合二至丸加减。

药用仙茅、淫羊藿、巴戟天、当归、盐知母、盐黄柏、女贞子、墨旱莲、菟丝子、何首乌、龙骨、牡蛎。

中成药：龟鹿二仙膏。

药茶：熟地黄5g，山茱萸5g，肉苁蓉5g，巴戟天5g。

针灸：肝俞、肾俞、太溪、三阴交、神门、太冲、关元、命门、三阴交。有偏颇者辨证取穴。针刺方法：针用补法，可加灸。

耳穴压丸：取肾、肝、卵巢、内分泌、皮质下、神门等。有偏颇者辨证取穴。

药食调养。二仙炖羊肉：仙茅15g，淫羊藿15g，巴戟天15g，枸杞子15g，当归15g，盐制黄柏5g，盐制知母5g，生姜15g，葱15g，胡椒粉3g，羊肉250g，盐、食油、黄酒、味精各少许。先将羊肉切片，放砂锅内入清水适量，再将仙茅、淫羊藿、当归、盐黄柏、盐知母纱布裹好，放入锅中，文火烧羊肉烂熟，入佐料即成。食时去药包，食肉饮汤。

（二）其他

1. 推拿按摩

（1）推拿取穴：中脘、气海、关元、阴陵泉、三阴交、足三里、太阳、攒竹、百会等。

推拿手法：一指禅推、摩、按、揉、拿、擦法。

（2）自我足部按摩：用拇指指尖按压足反射区头（脑）、颈、甲状腺、胰腺、腹腔神经丛各3分钟，按揉足反射区肾上腺、脑垂体、子宫、生殖腺各5分钟，每日1次。

拇指点按涌泉、泉中、泉顶穴各5分钟，太冲、行间、侠溪、申脉、昆仑、公孙穴各3～5分钟，每日2次。

上下弯曲各个脚趾，左右转动脚踝。每次20分钟，每日1次。

用拇指按压涌泉穴和足跟两侧 15 ~ 20 分钟，再按揉心包区点 10 分钟，每日 2 次。

电吹风对准穴位，先用温风，直到足部产生灼热感时方可移开，待灼热感渐渐消失，接着再吹第 2 次，如此反复进行，选穴涌泉穴、心包区点及脚后跟两侧，每日早、晚各 1 次，每次 10 ~ 20 分钟。

每日 2 次脚踏按摩板各 15 分钟。

2．保健灸法

神阙穴位于脐中，为任脉主穴之一，任脉与冲、督脉"一源三岐"，与其他经脉也有着密切联系。将生地、肉苁蓉、菟丝子、吴茱萸各等分共碾为末加入等量食盐后，将药盐填脐，再将艾炷点燃置于药盐上，灸至局部皮肤出现潮红为度。每日 1 次，4 周为 1 个疗程。

3．日常调摄

充足的睡眠，健康的生活方式，整洁的个人卫生，定期的健康体检是保证平稳度过围绝经期的保证。

饮食方面：可以多食用白木耳、百合、莲子、桑葚、阿胶、甲鱼、牡蛎肉、蚌肉、乌贼、海参、芝麻、河参、当归、猪肾、猪心、藕、各种内河鱼、新鲜蔬菜水果等。应忌食可可、咖啡、浓茶、白酒等兴奋型饮料，忌食肥肉及各种蛋黄、鱼子、猪脑、羊脑等高脂肪食物。

情志方面：客观地进行自我评价，避免忙乱和紧张，协调周围的人际关系，保持心境平和，克服心理上的不平衡。同时注意形成良好的家庭环境氛围，通过分散围绝经期女性的注意力，使心理活动的外指向增强，如听音乐、栽种花草、书法、下棋等。

运动方面：八段锦功、中年健身操、舞剑、快步走、跳绳运动等能有效缓解围绝经期症状，提高生活质量，预防疾病发生。

（李　欢）

第三节　四肢麻木（欲病防发）

一、概述

麻木，又称不仁，是以局部或全身肌肤、肢体发麻，甚或全身不知痛痒为临床特征的一类病症。麻者，肌肤发麻，非痛非痒，状如虫爬蚁行之感；木者，肌肤木然，顽痹无知，因两者常同时并见，故合称麻木。四肢麻木，是以四肢对外界的刺激，如对冷、热、痛等感觉的减退或丧失，四肢肌肤、肢体发麻为主要症状，常为痹病、中风的前兆表现。

古代文献中麻木又被称为"不仁"，最早在《黄帝内经》中已有记载，"麻木"作为医学术语首次出现在晋代的《针灸甲乙经》。此外，"肉苛""麻痹""顽痹""顽厚""不知痛痒"等均能表达麻木之意。

我国古代医家对麻木的病因、病机及治法各有阐述。《黄帝内经》对不仁的论述甚多，如《素问·逆调论篇》云："荣气虚则不仁。"《灵枢·刺节真邪》："卫气不行，则为不仁。"《灵枢·五色》及《素问·气穴论篇》所述"寒甚为痹不仁"，"积寒留舍，荣卫不居，卷肉缩筋……内为骨痹，外为不仁。"《素问·痿论篇》："脾气热，则胃干而渴，肌肉不仁。"《素问·痹论篇》："其不痛不仁者，病久入深，荣卫之行涩，经络时疏，故不通（痛），皮肤不营，故为不仁……在于肉则不仁。"纵观《内经》的论述，荣卫气虚、寒、热、久病有瘀皆可以导致不仁。张仲景认为麻木可归结为"不通不仁"和"不荣不仁"，两者互为因果，相互影响。凡是能致营卫气血运行不畅，正气为邪气所闭即可导致不仁。《太平惠民和剂局方》载"风寒湿邪客留肌体，手足缓弱，麻痹不仁"。《丹溪心法·厥》云："手足麻者属气虚，手足木者有湿痰、死血，十指麻木是胃中有湿痰死血。"徐灵胎指出："手足为诸阳之本，脾土之末，痰湿食积死血阻滞其间，不得行胃津液而手足麻木。"《景岳全书·非风》载，"非风麻木不仁等证，因其血气不至，所以不知痛痒，盖气虚则麻，血虚则木"。刘完素《素问玄机原病式》曰："麻者，亦由涩也，由水液衰少而燥涩，气行壅滞，而不得滑泽通利……"

由上可见，麻木的病机不外虚实两端，病机关键在于肌肤失于濡养。关于麻木的证治，古代医家多有论述，其中最经典的为清代张聿青，其在《张聿青医案·麻木门》中指出："营不行则营不足用，有营若无营也；卫不行则卫不足用，有卫若无卫矣……为今之计，欲治酸麻，必先行其营卫之滞而后可，欲行其营卫之滞，必先祛其所以阻我营卫者而后可。"可谓治疗麻木的纲领。

二、发生原因

四肢麻木的病因病机较为复杂，包括虚（包括气血虚弱、阴虚、阳虚）、实（六淫侵袭、情志不遂、痰饮留滞、瘀血阻络、邪热壅遏）及虚实夹杂（内虚风中、肾虚邪中、阳虚寒湿）三个方面。气血阴阳亏虚，无力滋养肌肤，不荣则麻木，所谓"皮肤不营，故为不仁"；由风、寒、湿等外邪或痰湿、瘀血阻于脉络，气血阴阳运行不畅，不通则麻木。病机关键为气血无法正常运达肌腠，肌肤失其煦濡。

现代医学研究发现除脑血管意外先兆之外，多种疾病可以表现为肢体麻木，例如：营养缺乏和代谢障碍、脊髓病变、细菌感染、多发性神经根炎、动脉硬化、末梢神经病变、糖尿病等。

三、判断依据

（1）以四肢麻木为主要不适，可表现为四肢对冷、热、痛等感觉的减退或丧失，四肢肌肤或肢体感觉异常如虫行，按之不止，或无痛无痒，按之不知，掐之不觉，有如木厚之感。

（2）应排除任何一种全身性疾病或局部病变引起的四肢麻木，如中风、细菌感染、脊髓病变、多发性神经根炎、动脉硬化、糖尿病、末梢神经病变等。

符合以上（1）和（2）或（1）、（2）中的1项，且必须符合（3），可明确。

四、调养原则

四肢麻木的调养原则，应首辨虚实。虚证分为气血亏虚型、肝肾阴虚型、肝肾阳虚型；实证分为痰湿阻络型、气滞血瘀型。虚证以调补气血、滋阴补肾、温阳补肾为主，实证以豁痰祛湿、理气活血为主。

五、调养方法

（一）辨证调养

1. 气血亏虚

主证：头晕目眩，动则气喘，面色㿠白，神疲乏力，四肢麻木。舌淡胖苔薄白，脉细。

治法：调补气血。

方药：十全大补汤加减。

药用黄芪、肉桂、生地黄、当归、芍药、川芎、人参、白术、茯苓、甘草。气虚甚者，可加升麻、柴胡升举阳气，助参芪之功，加陈皮、白术、山药健脾益气；血虚甚者，可加熟地黄、阿胶、紫河车粉（另冲服）并重用参芪以补气生血。

中成药：八珍丸、归脾丸等。

药茶：当归6g，黄芪6g，大枣3枚，党参6g。

药酒：人参100g，枸杞子200g，熟地黄150g，冰糖500g，白酒3000mL。

针灸：关元、归来、三阴交、脾俞等。

足浴：党参30g，当归30g，黄芪50g。

药食调养。饮食：可适量食用鸡肉、猪肝、血糯米、大枣、牛肉、大豆、牛奶、蘑菇等食物。药膳：黄芪乌鸡汤，即黄芪100g，乌骨鸡1只，加入红枣，调味料入八角、桂皮、生姜、大葱，砂锅慢煲。

2. 肝肾阴虚

主证：面红，头晕目眩，步履不稳，舌强语塞，肢体麻木。舌红苔薄，脉弦。

治法：滋阴补肾。

方药：左归丸加减。

药用熟地、山药、枸杞子、山茱萸、川牛膝、菟丝子、鹿角胶、龟甲胶。虚火较甚者，去鹿角胶、菟丝子加知母、黄柏、地骨皮滋阴泻火；精关不固者，加牡蛎、金樱子、芡实、莲须等固肾涩精。

中成药：六味地黄丸、左归丸等。

药茶：枸杞子6 g，丹参10 g。

药酒：枸杞子50 g，丹参100 g，山茱萸50 g，川牛膝50 g，白酒1000 mL。

针灸：内关、尺泽、委中、三阴交、足三里、太溪、风池、肝俞、肾俞等。

足浴：杜仲、川牛膝、伸筋草、丹参。

药食调养。饮食：可适当食用牡蛎、胡桃肉、栗子、甲鱼、文蛤、鸽蛋、猪腰等食物。药膳：地黄天冬粥，即取生地黄汁100 mL，天冬30 g，先将粳米煮熟，盛入地黄汁，搅匀食用。

3．肝肾阳虚

主证：面红，头晕目眩，腰膝酸软，肢体麻木，怯寒畏冷，阳痿遗精，大便溏薄，尿频而清。舌淡胖苔薄白，脉细。

治法：温阳补肾。

方药：右归丸加减。

药用熟地、炮附子、肉桂、山药、山茱萸、菟丝子、鹿角胶、枸杞子、当归、杜仲。喘促、短气、动则更甚，酌加补骨脂、五味子、蛤蚧补肾纳气。

中成药：右归丸、金匮肾气丸等。

药茶：枸杞子、龙眼肉、丹参。

药酒：杜仲100 g，丹参100 g，当归100 g，山茱萸50 g，川牛膝50 g，炮附子50 g，白酒1000 mL。

针灸：内关、尺泽、委中、三阴交、足三里、关元、肝俞、肾俞等。

足浴：杜仲、川牛膝、伸筋草、丹参。

药食调养。饮食：可适量食用羊肉、牛肉、龙眼、芝麻、核桃、韭菜、黑木耳等食物。药膳：枸杞归芪大枣瘦肉汤，即枸杞子15 g，当归10 g，黄芪30 g，杜仲10 g，大枣10枚，猪瘦肉100 g，共炖汤。

4．痰湿阻络

主证：四肢麻木，形体肥胖，头晕目眩，大便黏腻，舌淡胖苔白厚腻，脉滑。

治法：祛湿豁痰。

方药：加味半夏白术天麻汤加减。

药用法半夏、白术、茯苓、天麻、僵蚕、胆南星、大黄、钩藤、桑枝、怀牛膝、代赭石、丹参。胸闷加瓜蒌、薤白；纳呆加苍术、砂仁；头昏沉加石菖蒲、藿香。

中成药：安脑丸、天麻钩藤颗粒。

药茶：天麻6 g，丹参6 g。

药酒：天麻100 g，钩藤100 g，半夏50 g，僵蚕30 g，丹参100 g，白酒1000 mL。

针灸：脾俞、肺俞、肾俞、内关、委中、合谷、丰隆。

足浴：干姜、僵蚕、丹参。

药食调养。饮食：可适量食用玉米、粟米、番茄、香菇、扁豆、山药、白萝卜、鸭肉、猪肚、木瓜等。药膳：贝母粥，即贝母粉15 g，粳米50 g，冰糖适量。将粳米、冰糖如常法煮粥，煮至半开汤未稠时，加入贝母粉，改用文火稍煮片刻，视粥稠时停火，每日早晚温服。

5．气滞血瘀

主证：四肢麻木，或伴胸闷气短、善太息，口唇色暗，舌质紫暗或有瘀斑，脉细涩。

治法：理气活血。

方药：血府逐瘀汤加减。

药用桃仁、红花、当归、川芎、赤芍、生地黄、柴胡、牛膝、枳壳、桔梗、甘草。胸闷气短、善太息者，加柴胡疏肝，配香附、枳壳、陈皮以理气；亦可酌加郁金、延胡索增强理气活血之功。

中成药：四物合剂、血府逐瘀胶囊。

药茶：桃仁 6 g，红花 3 g，柴胡 9 g，郁金 9 g。

药酒：红花 15 g，郁金 200 g，白酒 2000 mL。

针灸：内关、委中、关元、归来、三阴交、阳陵泉、血海、气海等。

足浴：桃仁 20 g，红花 20 g，鸡血藤 50 g，桂枝 20 g，川芎 20 g。

药食调养。饮食：可适量食用生姜、大蒜、西红柿、山楂、陈皮、葡萄、柠檬、红酒等。药膳：藏红花小米粥，即小米粥煮至八分熟，加入少许藏红花，与粥同服。

（二）其他

1. 推拿

穴位：臂臑、曲池、手三里、外关、足三里、三阴交等。

2. 日常调摄

起居：作息规律，避免穿紧身衣裤而影响血液循环。自觉可能不适应环境温度时，应及时添加衣物、戴手套、穿棉鞋等，加强保暖。慎防跌倒。

饮食：控制饮食，使用低胆固醇、低糖、高纤维食物，多食蔬菜等绿色食品。戒烟限酒。

情志：应保持开朗、豁达、积极向上的心态，切忌情绪过分激动，注重自身情绪调节疏导，保持气机调达。

运动：应长期坚持锻炼，以气功、慢跑、太极拳、八段锦等为宜，运动应循序渐进，不宜以剧烈运动为主。平时注意多搓揉手足，促进血液循环。

3. 定期检查

对于各种慢性病如高血压、糖尿病、高脂血症等定期检查，避免高危因素的发生。

（李　欢）

第四节　肿胀（欲病防发）

一、概述

肿胀是指人体在正常状态下，自觉身体局部肿胀，而按之无凹陷或仅有轻微肿胀，手抬即可恢复。表现为手肿胀、足肿胀、眼睑肿胀，或面孔肿胀等，而实验室检测指标正常，内脏无器质性病变。经过休息可自行缓解，而午后加甚。肿胀多是身体受到外在风寒湿邪侵袭，或自身气机不调、阳虚湿盛或机体功能失调所致。

肿胀一症，可见于多种疾病早期，迁延不治，水湿内停日久，则伤气损阳，可发为五脏水。《素问·评热病论篇》曰："诸水病者，不得卧。"《金匮要略·水气病脉证并治》提出了五脏水病的症候："心水者，其身重而少气，不得卧，烦而躁，其人阴肿"；"肝水者，其腹大，不能自转侧，胁下腹痛，时时津液微生，小便续通"；"肺水者，其身肿，小便难，时时鸭溏"；"脾水者，其腹大，四肢苦重，津液不生，但苦少气，小便难"；"肾水者，其腹大，脐肿腰痛不得溺，阴下湿如牛鼻上汗，其足逆冷，面反瘦"。其治重在温补脾肾。若病程迁延，反复发作，则内湿渐盛，日久招致虚损，轻则变生虚劳，甚者可发为痰饮、支饮、悬饮等证，甚则水饮凌心危及生命。《诸病源候论·水通身肿候》曰："水病有五不可治：第一唇黑伤肝，第二缺盆平伤心，第三脐出伤脾，第四足下平满伤肾，第五背平伤肺。凡此五伤，必不可治。"

二、发生原因

中医学认为，肿胀发生多与素体禀赋不足，或后天失于调养，或感受风寒湿邪，或情志不畅等有关。先天禀赋不足，气虚水运失常；后天失于调养，脏腑失调，水谷精微运化不利，可见水湿停滞。

《素问·经脉别论篇》曰，"饮入于胃，游溢精气，上输于脾，脾气散精，上归于肺，通调水道，下输膀胱",指出肺为水之上源,肺主通调水道。《脾胃论》曰:"脾病则下流乘肾。"脾病不能制水则下注乘肾,致肾失开阖而出现水肿。《诸病源候论·水肿候》曰:"肾者主水,脾胃俱主土,土性克水。脾与胃合,相为表里。胃为水谷之海,今胃虚不能传化水气,使水气渗溢经络,浸渍腑脏。脾得水湿之气,加之则病,脾病则不能制水,故水气独归于肾。三焦不泻,经脉闭塞,故水气溢于皮肤而令肿也。""水病者,由肾脾俱虚故也。肾虚不能宣通水气,脾虚又不能制水,故水气盈溢,渗液皮肤,流遍四肢,所以通身肿也。令人上气,体重,小便黄涩,肿处按之随手而起是也。"

三、判断依据

(1)以自觉肿胀为主要不适,发现身体局部如手足肿胀、眼睑肿胀等,按之随手即起。
(2)肿胀经常发生,可伴有神疲乏力、畏寒肢冷等不适,尤以劳累或环境寒冷尤甚。
(3)应排除任何一种全身性疾病或局部病变引起的肿胀,如肾炎、心力衰竭、甲状腺功能减退、外伤、手术后等。
符合以上(1)和(2)或(1)、(2)中的1项,且必须符合(3),可明确。

四、调养原则

肿胀可分为外感风寒型、湿邪侵袭型、脾虚湿阻型、气滞血瘀型,其调养原则包括疏风散寒、化湿通阳、健脾利水、理气活血。

五、调养方法

(一)辨证调养

1. 外感风寒

主证:头面部肿胀较甚,或肢节酸痛,或鼻塞流涕,或头痛,口淡不渴,小便清长,大便自可,舌淡苔薄白,脉浮或浮紧。

治法:疏风散寒。

方药:荆防败毒散加减。

药用荆芥、防风、羌活、独活、柴胡、前胡、川芎、枳壳、茯苓、桔梗、甘草。表寒较明显,憎寒发热无汗者,可加麻黄、桂枝以增强发表散寒之功;肢体酸重较甚,头重头胀者,可用羌活渗湿汤加减;伴有大便干结,内热较重者,可用防风通圣散加减。

中成药:荆防颗粒、川芎茶调散、防风通圣散。

药茶:豆豉6 g,白芷9 g,生甘草3 g。

药酒:独头蒜1枚,生姜5 g,白酒250 mL。

灸法:大椎、肺俞、脾俞。

足浴:桂枝20 g,桑枝50 g,防风20 g,生姜数片。

药食调养。饮食:可选用大蒜、葱白、豆豉、辣椒、生姜、香菜、红糖等。药膳:生姜红糖水,即生姜片、红糖、大枣共同煎汤煮水。

2. 湿邪侵袭

主证:周身肿胀,或下肢肿甚或肢节酸重,神疲乏力,头晕耳鸣,胸脘痞闷,甚则烦热口干、小便短赤。舌红苔白腻或黄腻,脉濡数。

治法:化湿健脾,通阳利水。

方药:五皮饮合胃苓汤加减。

药用桑白皮、橘皮、生姜皮、大腹皮、茯苓皮、苍术、厚朴、桂枝、泽泻、猪苓。脘腹胀满较甚者,加川椒目、干姜以温脾化湿。面肿、胸满、不得卧,加苏子、葶苈子降气行水。

中成药:羌活胜湿颗粒。

药茶:薏苡仁15 g,赤小豆10 g,芡实6 g,马齿苋6 g,槐米3 g,淡竹叶3 g,绿茶3 g。

药酒：羌活 60 g，独活 60 g，川芎 30 g，冰糖 500 g，白酒 3000 mL。

灸法：气海、关元、水分、脾俞。

足浴：伸筋草 30 g，羌活 30 g，独活 50 g。

药食调养。饮食：可选用大蒜、葱白、豆豉、辣椒、荠菜、韭菜、香椿、生姜、香菜、红糖等。药膳：生姜红糖水，即生姜片、红糖共同煎汤煮水饮食。

3. 脾虚湿阻

主证：肌肤肿胀反复发作，身重肢沉、倦怠乏力、纳呆、腹胀、面色萎黄，舌淡胖苔薄白，脉濡。

治法：益气健脾利水。

方药：五苓散合防己黄芪汤加减。

药用桂枝、白术、茯苓、猪苓、泽泻、黄芪、防己、大枣。肢节酸痛明显者，加羌活、独活祛风散寒；大便溏薄者，加参苓白术散加强益气健脾、利水渗湿之功。兼有肾气（阳）虚，畏寒肢冷，加补骨脂、附子以温肾助阳；兼有五心烦热、口燥咽干，加用知母、黄柏，滋阴泻热。

中成药：参苓白术颗粒、健脾丸、济生肾气丸。

药茶：薏苡仁 30 g，山药 10 g，白扁豆 10 g。

药酒：大枣 30 g，枸杞子 15 g，红酒 250 mL。

灸法：脾俞、肾俞、关元、足三里。

足浴：大腹皮 20 g，桑寄生 20 g，杜仲 20 g。

药食调养。避免辛辣、油腻或寒凉之品，以平为期。可适量食用鸡肉、羊肉、菱角、薏苡仁、莲子、山药、大枣、栗子等食物。药膳：鲫鱼合莼羹，即鲜鲫鱼 1 条，莼菜 100 g，先将鲫鱼清洗干净略煎，加水烹至汤白浓，莼菜切丝或直接入汤，至汤沸即可。

4. 气滞血瘀

主证：肿胀，或伴肢冷，肢体有固定疼痛，刺痛，夜间尤甚，口唇色暗，舌质紫暗或有瘀斑，脉细涩。

治法：理气活血。

方药：桃红四物汤加减。

药用桃仁、红花、当归、川芎、白芍、红花、熟地黄。胸闷气短、善太息者，加柴胡疏肝，配香附、枳壳、陈皮以理气；亦可酌加郁金、延胡索增强理气活血之功。兼有喘闷者，可加葶苈子、泽兰以逐瘀泻肺。

中成药：独一味胶囊、诺迪康胶囊、血塞通胶囊。

药茶：桃仁 6 g，红花 3 g，柴胡 9 g，郁金 9 g。

药酒：红花 15 g，郁金 200 g，白酒 2000 mL。

灸法：关元、归来、三阴交、阳陵泉、血海。

足浴：桃仁 20 g，红花 20 g，鸡血藤 50 g，桂枝 20 g，川芎 20 g。

药食调养。饮食：可选用白萝卜、柑橘、洋葱、银杏、茴香、桂皮、桃仁、丁香、山楂、玫瑰花、月季花、佛手、葡萄酒等。药膳：藏红花小米粥，即小米粥煮至八分熟，加入少许藏红花，与粥同服。

（二）其他

1. 推拿

手指点穴：足三里、脾俞、肾俞、大椎。

2. 耳穴压丸

肝、心、脾、肺、肾、膀胱、三焦或阳性压痛点。

3. 日常调摄

起居：作息规律，饮食有节，避免久坐久立，过于劳累。避免过于紧的衣物，避免触湿冒雨，自觉可能不适应环境温度时，应及时添加衣物、戴手套、穿棉鞋等，加强保暖。

饮食：应多进食清淡利湿的食物，如淮山药、薏苡仁、莲子、冬瓜、莼菜、鲫鱼、鲈鱼、蛋等；尽量不食或少食寒凉性、油腻食物，如苦瓜、西瓜、肥肉、蚌等；尽量不食或少食寒冷食物，如冰淇淋、冰镇饮品等。

情志：应保持开朗、豁达、积极向上的心态，避免执拗极端，注重自身情绪调节疏导，保持气机调达。

运动：应长期坚持锻炼，以慢跑、太极拳、八段锦等为宜，运动应循序渐进，不宜以剧烈运动为主。平时注意多搓揉腰腹手足，促进水液代谢。《养生方·导引法》云：蛤蟆行气，正坐，动摇两臂，不息十二通。以治五劳、水肿之症。

（李　欢）

第五节　慢性胃炎（已病防变）

一、概述

慢性胃炎是指多种原因引起的各种慢性胃黏膜炎性病变，是一种常见病，其发病率在各种胃病中居首位，包括非萎缩（浅表）性胃炎、萎缩性胃炎和特殊类型胃炎三类。病因与幽门螺杆菌感染有密切联系，以萎缩为主的还与自身免疫机制有关。慢性胃炎症状无特异性，常可表现为上腹饱胀、无规律腹痛、餐后明显，其次有食欲不振、嗳气、反酸、恶心等消化不良症状，临床症状轻重与组织学程度之间没有明显联系。本病发病经历着"正常胃黏膜→浅表性胃炎→萎缩性胃炎→肠上皮化生→异型增生→胃癌"这一癌变模式，加之胃癌发生病因尚未完全明确，实施针对病因的一级预防比较困难。中度萎缩性胃炎同时伴中度肠上皮化生、中度不典型增生（又称异型增生），与胃癌关系密切，被称为癌前病变，因此近年来胃癌的二级预防——积极防治癌前病变并阻断其向胃癌发展的研究越来越受到医学界的重视，亦是"治未病"学术思想在防治重大疾病中的具体应用。

本病属中医学"胃痞""胃痛"范畴。"痞"为痞塞不通、升降失常、气机阻滞之意；"痞满"是指上腹胃脘部近心窝处痞闷满胀不舒，但触之无形或胀痛交作为主证的病症。早在经典医籍《黄帝内经》中就有否（通"痞"）、满、否塞、否隔、胃脘痛等记载。《素问·至真要大论篇》亦云："太阳之复，厥气上行，心胃生寒，胸膈不利，心痛否满。"汉代张仲景在《伤寒论》中首先提出"痞满"病名，"若心下满而硬痛者，此为结胸……满而不痛者，此为痞"指出痞证满而不痛的特点。《黄帝内经》首先提出了"胃脘痛"的概念。《素问·五常政大论篇》曰："少阳司天，火气下临，心痛，胃脘痛。"《灵枢·邪气脏腑病形》曰："胃病者，腹膜胀，胃脘当心而痛。"

中医学认为本病发生主要与饮食不节、情志所伤、感受邪气、脾胃虚弱等有关，本病病位在胃，与肝、脾两脏关系密切，脾虚、湿热、阴亏、血瘀为其基本病机。胃禀受冲和之气，其气宜宣通，不宜郁滞，凡感受外邪、饮食停滞、情志失调、脾胃虚弱、胃络瘀滞、痰气壅盛均可致胃气失于和降，气机不畅，坤土失司，化生受阻，中焦壅滞成瘀，而产生胃痛。太阴升降失常乃胃脘痛重要发病机制。

二、病变分析

本病多为脾胃素虚，内外之邪乘袭，致脾之清阳不升，胃之浊阴不降，纳运失调，升降失司而成。病性有虚实之分，但以虚实错杂多见。脾胃虚弱既是内在成因，亦是重要病机，而痰湿瘀血为其病理发展的基础。胃癌前病变多因饮食内伤、情志不舒，导致肝胃不和、通降失职、清阳不升、浊邪内停，日久则脾失健运，水湿不化，湿浊中阻，郁而不解，蕴积成热，热壅血瘀而成毒，形成"浊毒"内壅之势。浊毒进一步影响脾胃气机升降，气机阻滞则胃脘痞满、疼痛、嗳气反复不解，缠绵难愈；热毒伤阴，浊毒瘀阻胃络，导致胃失滋润，胃腺萎缩，而形成肠上皮化、异型增生，"胃虚而萎"并波及他脏。

三、诊断要点

（1）本病发病与年龄呈正相关，男性多于女性，老年人多为萎缩性，年轻人多为非萎缩（浅表）性；本病起病缓慢，诱因较多，如吸烟、饮酒、药物等。

（2）主要症状可为上腹痛、饱胀、食欲下降，不当饮食后症状或可加重。

（3）本病常无显著体征，部分患者上腹部可有弥漫性压痛。

（4）实验室检查胃酸分析可见非萎缩（浅表）性胃炎者正常或偏低，萎缩性胃炎者明显降低。Hp可为阳性。

（5）胃镜检查非萎缩（浅表）性胃炎胃黏膜充血，呈花斑样或麻疹样改变，黏膜水肿，黏液增多。萎缩性胃炎胃黏膜变薄，色泽灰白，黏膜下血管显露。

（6）X线钡餐造影非萎缩（浅表）性胃炎无阳性发现，萎缩性胃炎可见皱襞缩小或消失，胃张力减低。

（7）胃黏膜病理检查慢性萎缩性胃炎可出现胃黏膜肠腺化生和（或）不典型增生。

胃镜检查是诊断慢性胃炎最可靠的方法，如病理检查显示胃黏膜中、重度肠腺化生和（或）不典型增生则要重点防治变病。

四、防变原则

本病防变上多用通法，使脾胃纳运升降复常，气血调畅，如寒凝者当散寒行气，食积者当消积导滞，气滞者当疏肝理气，血瘀者当活血化瘀。尤其对于"久痛入络"者需用辛润通络之法。本病日久，脾胃多虚，当细辨而分治，脾胃虚弱者当健脾益气，中阳不足者当温阳益气，阴津亏损者当养阴益胃。

五、防变方法

（一）辨证防变

1. 肝郁气滞

主证：胃脘胀痛或痛窜两胁，每于情志因素而痛作，嗳气频繁，胸闷喜太息，不思饮食，精神抑郁，舌质淡红，苔薄白，脉弦。

治法：疏肝理气，和胃降逆。

方药：柴胡疏肝散加减。

药用柴胡、白芍、枳壳、川芎、香附、陈皮、佛手、苏梗、甘草等。偏寒者加高良姜或荜茇；偏热者加川黄连或栀子；嗳气者加柿蒂，胀甚者加广木香、厚朴、砂仁；痛甚者加延胡索、川楝子；胃蠕动活跃或亢进者，加芍药、甘草。

中成药：气滞胃痛颗粒、胃苏颗粒、香砂枳术丸、达立通颗粒等。

药茶：玫瑰花 3 g，佛手 5 g。

药酒：陈皮、川芎、制香附、川楝子、延胡索各 250 g。

针刺：足三里、内关、中脘、太冲、期门。

灸法：足三里、内关、中脘。

足浴：青皮、香附、川牛膝、白芍、透骨草各 15 g。

药食调养：佛手 10 g，香橼 10 g，粳米 100 g，熬粥，疏肝理气。

2. 肝胃郁热

主证：胃脘灼痛，痛势急迫，嘈杂泛酸，嗳气频繁，烦躁易怒，口干口苦，渴喜凉饮，舌质红，苔黄，脉弦滑数。

治法：清肝泻热，和胃止痛。

方药：化肝煎合左金丸加减。

药用牡丹皮、栀子、青皮、陈皮、泽泻、浙贝母、白芍、黄连、吴茱萸、川楝子、延胡索、甘草等。嘈杂泛酸明显者，加海螵蛸、煅瓦楞子；嗳气频繁者，加旋覆花、广郁金；烦躁易怒者，加龙胆草；胃黏膜有出血点，加大黄、白及；胆汁反流者，用柴胡温胆汤。

中成药：复方陈香胃片、元胡止痛片、荆花胃康胶丸等。

药茶：决明子3g、蒲公英3g，菊花5g，大枣2枚。

针刺：足三里、中脘、胃俞、太冲、期门、阳陵泉。

足浴：苦参、黄柏、大黄、赤芍、川芎各15g。

药食调养：菊花10g，桑叶10g，夏枯草10g取汁，粳米100g，熬粥，清肝散热。

3. 脾胃湿热

主证：胃脘痞胀或疼痛，胃脘灼热，口苦口臭，恶心呕吐，大便黏滞，舌质红，苔黄腻或黄厚，脉滑数或濡数。

治法：清热化湿，和中醒脾。

方药：连朴饮加减。

药用黄连、厚朴、法半夏、石菖蒲、茯苓、陈皮、芦根、蒲公英、生薏苡仁、甘草等。胃痛甚者加延胡索、川楝子、郁金；大便不爽者加苍术、白术；恶心呕吐者加枳实、竹茹、生姜；纳呆者加鸡内金、谷芽、麦芽；胃黏膜充血糜烂者，加蒲公英、连翘等。

中成药：三九胃泰、肠胃康冲剂等。

药茶：陈皮、生山楂、荷叶各5g。

药酒：陈皮、黄芩、川楝子、延胡索各250g。

针刺：中脘、足三里、阴陵泉、大椎、曲泉。八髎穴有清热利湿的作用，可每日按摩2次，每次15分钟。

足浴：老姜、秦艽、泽兰、赤芍、徐长卿、防己各15g。

药食调养：芦根20g，麦冬20g，薏苡仁60g，粳米100g，熬粥，健脾止痛。

4. 胃络瘀阻

主证：胃脘痛有定处、拒按，胃痛日久不愈，大便色黑，面色晦暗，舌质暗红或紫暗，有瘀点瘀斑，脉弦涩。

治法：理气活血，化瘀止痛。

方药：失笑散合丹参饮加减。

药用五灵脂、蒲黄、丹参、檀香（后下）、砂仁、三七粉（冲服）、延胡索、郁金、枳壳、甘草等。大便色黑者，加白及、血余炭；胃黏膜呈颗粒状或结节者，加丹参、半夏、山慈姑、莪术；黏膜变薄或黏膜下血管透见者，加黄芪、党参、当归、赤芍等。

中成药：荆花胃康胶丸、康复新液、胃复春、摩罗丹等。

药茶：当归、黄芪、丹参各5g，白芍3g。

药酒：红花、三七、丹参各250g。

针刺：不容、下脘、公孙、梁丘、池泉，可予复方丹参注射液穴位注射足三里、胃俞。

灸法：足三里、血海、阳陵泉。

足浴：丹参、王不留行、当归、牛膝、红花各15g。

药食调养：丹参15g，砂仁15g，蒲黄5g，黑米100g，丹参、砂仁、蒲黄煎汤取汁后加入黑米，熬粥温服，活血化瘀。

5. 脾胃虚寒

主证：胃脘隐痛，喜按喜暖，食后胀满，纳呆少食，大便稀溏，神疲乏力，舌质淡有齿痕，苔薄白，脉沉细。

治法：温中健脾，和胃止痛。

方药：黄芪建中汤加减。

药用生黄芪、桂枝、白芍、生姜、大枣、茯苓、陈皮、法半夏、广木香、砂仁、炙甘草等。胃脘怕冷明显者，加良附丸或干姜、肉桂；大便稀溏者加炮姜、炒白扁豆、炒薏苡仁；食后腹胀者加枳实、佛手；泛吐清水者加姜半夏、草豆蔻；胃黏液稀薄而多，用胃苓汤；胃黏膜苍白者，加黄芪、当归、丹参；见陈旧性出血者，加黄芪、当归、仙鹤草；胃蠕动缓慢者，加枳实、白术等。

中成药：温胃舒胶囊、香砂六君子丸、附子理中丸等。

药茶：黄芪6g，大乌梅1枚，炙甘草3g。

药酒：黄芪、桂枝、白芍、生姜、大枣各250g。

针刺：足三里、内关、中脘、梁门、气海、天枢，可温针灸足三里、中脘、气海、天枢并结合腕踝针双下1区和右下2区。

灸法：神阙、中脘、关元、足三里、脾俞、胃俞。

足浴：附子、桂枝、荆芥各30g，艾叶、小茴香各50g。

药食调养：生黄芪、熟附子、红参各50g，粳米100g，煮粥，温中养胃。

6. 胃阴不足

主证：胃脘隐痛，胃脘灼痛，嘈杂似饥，饥不欲食，口干舌燥，大便干结，舌红少津无苔或剥苔或有裂纹，脉细数或弦细。

治法：养阴健脾，益胃止痛。

方药：一贯煎合芍药甘草汤加减。

药用北沙参、麦冬、生地黄、枸杞子、当归、川楝子、白芍、香橼皮、佛手、鸡内金、甘草等。嘈杂似饥，饥不欲食者，加左金丸；口干甚、舌红赤者加天花粉、石斛；大便干结者加枳实、全瓜蒌、火麻仁；纳呆者加谷芽、麦芽、乌梅、山楂；黏液量少黏稠，加浙贝母、瓜蒌等。

中成药：康复新液、养胃舒胶囊等。

药茶：枸杞子、麦冬、太子参、北沙参、玉竹各9g，青果、生甘草各6g。

药酒：沙参、麦冬、生地、玉竹、石斛各250g。

针刺：中脘、胃俞、幽门、三阴交、章门、足三里、太溪。

灸法：中脘、梁门、内关、足三里。阴虚有热者不宜灸。

足浴：白芍、白芷、葛根、莱菔子、枸杞子各15g。

药食调养：沙参10g，银耳10g，粳米100g，熬粥，养胃生津。常食甲鱼、百合、山药、鲜藕、芝麻，清润养胃。

（二）其他

1. 刮痧

根据情况，寒邪客胃者取穴中脘至脐中、内关、梁丘、足三里、公孙，饮食停滞取穴天枢、足三里、内关、里内庭、下脘至脐中、阴陵泉。

2. 耳穴压丸

胃、十二指肠、大肠、小肠、神门、脾、交感、皮质下、三焦等。

3. 日常调摄

情志：尽量避免烦恼忧虑及情绪紧张，以防其伤肝损脾。

饮食：做到饮食有时，勿饥饱无常，忌贪吃生冷，少食辛辣煎炸之品，戒除烟酒嗜好，在发病时宜进消化之食物。避免服用大量对胃黏膜有刺激的药物，如阿司匹林、吲哚美辛等。

起居：注意劳逸结合，避免劳累。在春秋季胃病好发之时，尤当重视。保持口腔清洁，勤刷牙。病情较重适当卧床休息。

运动：内养功，对消化系统有很好的调整作用，练功姿势常有仰卧位、侧卧位、端坐位、盘腿四种。一般初学者以卧式为宜。坐式、站式可用于后期。以自然舒适为要，以便练功者能充分放松。适当锻炼，可增强机体免疫力。

按摩：腹部按摩导引。

4. 辅助检查

定期复查，有家族胃癌病史的人，最好每 3 ~ 5 年做 1 次胃镜检查；有慢性萎缩性胃炎尤其是伴有肠上皮化生或不典型增生者，有反复幽门螺杆菌感染病史者，均应定期进行胃镜检查和随访，胃镜检查的频率可依据不同的情况，正常每 3 个月至 1 年做 1 次胃镜检查。

（李　欢）

第六节　痛风（已病防变）

一、概述

痛风是嘌呤代谢紊乱及或尿酸排泄减少引起的一组代谢性疾病，临床表现为高尿酸血症和尿酸盐结晶所致的特征性急性关节炎、痛风石形成、痛风石性慢性关节炎；严重者可导致关节活动障碍，出现关节毁损致残。累及肾脏时可引起慢性间质性肾炎和尿酸性肾结石病、肾功能不全等。

随着社会经济的发展、人们物质生活水平的提高和饮食结构、生活习惯、遗传因素、精神应激、社会文化等各方面的因素的改变，痛风的患病率不断升高，而且发病年龄呈现低龄化趋势，痛风急性发作时给患者造成了极大的痛苦，严重影响着患者的日常生活，并且痛风常伴有高脂血症、高血压病、糖尿病、动脉硬化及冠心病等具有较高的病死率和致残率的疾病，直接威胁着人们的身体健康。

痛风最主要的临床表现为关节疼痛，因此属于中医学"痹病"范畴，也可称作"白虎历节"，此外与其相关的病名还有"痛风""痛痹""脚气"等。在《黄帝内经》时期，并无"痛风"一名，以痹证统称。

中医对痛风的认识最早见于《灵枢·贼风》篇："言贼风邪气之伤人也，令人病焉，今有不离屏蔽……卒然病者……此皆尝有所伤于湿气，藏之于血脉之中分肉之间，久留而不去，若有所堕，恶血在内而不去，卒然喜怒不节，饮食不适，寒温不时，腠理闭不通。"汉代张仲景的《金匮要略》在内经的基础上提出"历节病"的病名。因疼痛遍历全身关节而得名，又因病情发展速度快，故又称为"历节风"。对其症状的描述有"历节病，不可屈伸""疼痛如掣""脚肿如脱"等；并将脉证与累及脏腑相联系。金元时期，朱丹溪根据其症状及病因，在《格致余论》中首次提出"痛风"病名，并设立了痛风专论。

古代医家对痛风的认识是不断深入的，认为其病因病机包括：或内伤，气血亏虚，风寒湿邪，袭于经络，气血凝滞，搏阻经络；或素有血热，复感风寒湿邪，热血得寒凝滞；或肝肾不足、阴血亏虚，风寒暑湿之毒趁势侵袭；或风湿痰饮流注，痹阻关节。本病病性为本虚标实，以脾肝肾功能失调为本，以风、寒、湿、痰、热、虚火为标。

二、病变分析

现代医家已经认识到痛风的发病与饮食、情志、六淫相关。就脏腑而言，主要为脾与肾的功能失司，且提出脾肾功能失司是内因，外感风寒湿邪是外因。与现代医学研究发现的高嘌呤饮食、尿酸生成过多、排泄不畅等重要观点可以相互印证。

综观本病之病因病机，可以归结为一点，即正虚邪实。邪实不外湿、热、痰、瘀、虚，受累脏腑重在脾肾，水湿失运，化生湿热，日久成瘀，阻滞肌肤经络关节，气血痹阻，不通则痛。病位在关节，本在脾肾。

临床上痛风多呈发作性，多有疲劳、房事不节、厚味多餐或感受风寒湿热等外邪诱发，因此病机特点是本虚标实。

痛风依病因不同可分为原发性和继发性两大类。原发性痛风指在排除其他疾病的基础上，由于先天性嘌呤代谢紊乱和（或）尿酸排泄障碍所引起；继发性痛风常继发于肾脏疾病或某些药物所致尿酸排泄减少、骨髓增生性疾病及肿瘤化疗所致尿酸生成增多等。痛风来源于嘌呤代谢的紊乱，嘌呤代谢的终末产物是尿酸。人体尿酸有两个来源：一是外源性，是从富含核蛋白的食物中核苷酸分解而来，约占体内尿酸的 20%；二是内源性，是由体内氨基酸、磷酸核糖及其他小分子化合物合成和核酸分解代谢产生嘌呤，嘌呤又在酶的催化下进一步代谢分解转变为尿酸，约占体内总尿酸的 80%，对高尿酸血症的发生，内源性代谢紊乱较外源性因素更为重要。

三、诊断要点

（1）多以单个趾关节卒然红肿疼痛，逐渐痛剧如虎咬，昼轻夜甚，反复发作。可伴发热、头痛等症。

（2）多见于中老年男子，可有痛风家族史。常因劳累、暴饮暴食、吃含高嘌呤饮食、饮酒及外感风寒等诱发。

（3）初起可单关节发病，以第一趾关节为多见。继则足踝、跟、手指和其他小关节，出现红、肿、热、痛，甚则关节腔可有渗液。反复发作后，可伴有关节周围及耳郭、耳轮和趾、指骨间出现"块"痛风石。

（4）血尿酸、尿尿酸增高。发作期白细胞总数可升高。

（5）必要时做肾 B 超扫描、尿常规、肾功能等检查，以了解痛风后肾病变情况。X 线摄片检查可示软骨缘邻近关节的骨质有不整齐的穿凿样圆形缺损。

四、防变原则

根据本病的临床表现分为急性发作期和慢性缓解期。应针对不同的临床特征进行治疗。急性发作期起病急骤，突发关节剧烈疼痛，伴局部皮温升高、肤色晦红、关节肿胀，压痛明显，以及其他全身症状，此期以"治其标"为原则。慢性缓解期，一般由急性期发展变化而来，可见关节肿痛缓解或时好时痛，全身症状改善，此期以"治其本"为原则。以"治痹当从脾、肾、血论治"的学术理论为指导，以"健脾补肾、通络活血法"为基本大法。痛风急性期，多属风湿热痹和湿热痹范畴。应从清热通络、祛风除湿着眼，以阻止病情发展。若发展到慢性期阶段，又需针对兼夹痰浊、血瘀者，随证参用化痰泄浊、祛瘀通络之法。同时根据阴阳气血的虚衰，注意培本，补养气血，调补脾肾。

五、防变方法

（一）辨证防变

1. 湿热蕴结

主证：局部关节红肿热痛，发病急骤，病及一个或多个关节，多兼有发热、恶风、口渴、烦闷不安或头痛汗出，小便短黄，舌红苔黄，或黄腻，脉弦滑数。

治法：清热利湿，通络止痛。

方药：三妙散合当归拈痛汤加减。炒苍术、羌活、虎杖、泽泻、川黄柏、独活、防风、川牛膝、全当归、土茯苓、茵陈、川芎、萆薢。

加减：热盛者，选加忍冬藤、连翘、黄柏之类；阴津耗伤者，选加生地黄、玄参、麦冬之类；肿痛较甚者，选加乳香、没药、秦艽、络石藤、海桐皮、桑枝、地龙、全蝎之类；关节周围有红斑者，选加生地黄、牡丹皮、赤芍之类；下肢痛甚，可选加牛膝、木瓜、独活之类；上肢痛甚，可选加羌活、威灵仙、姜黄之类。

中成药：湿热痹片、痛风定胶囊、四妙丸等。

药茶：丝瓜络、苍术、冬瓜皮、瓜蒌皮各 5 g。

药酒：乌梢蛇、秦艽、防己、鸡血藤、桑寄生、狗脊、威灵仙各 150 g。

针刺：足三里、阳陵泉、三阴交、曲池、太白、太溪。

足浴：桑枝、鸡血藤、秦艽、海桐皮、络石藤、丝瓜络各 30 g。

药食调养：防风 10 g，薏苡仁 30 g。水煮至米熟。清热祛风行痹。

2. 脾虚湿阻

主证：无症状期，或仅有稍微的关节症状，或高尿酸血症，或见身困乏怠，头昏头晕，腰膝酸痛，纳食减少，脘腹胀闷，舌质淡胖或舌尖红，苔白或黄厚腻，脉细或弦滑等。

治法：健脾利湿，益气通络。

方药：黄芪防己汤加减。

黄芪、防己、桂枝、细辛、当归、防风、萆薢、独活、羌活、白术、土茯苓、淫羊藿、薏苡仁、甘草。

加减：皮下结节，可选用天南星、白芥子之类；关节疼痛甚者，可选加乳香、没药、延胡索；关节肿甚者，适当选加防己、土茯苓、滑石；关节久痛不已，可加全蝎、乌梢蛇、炮穿山甲；久病体虚，面色不华，神疲乏力，加党参、黄芪。

中成药：参苓白术丸、补中益气丸、益肾蠲痹丸等。

药茶：党参、茯苓、白术、陈皮各5 g。

药酒：乌梢蛇、党参、黄芪、路路通、苍术、猪苓、泽泻各150 g。

针刺：足三里、阳陵泉、三阴交、行间、内庭、脾俞、丰隆。

灸法：关元、神阙、足三里、阴陵泉、阳陵泉。

足浴：玉米须、冬瓜皮、泽泻、鸡血藤、狗脊、苍术、桑枝各30 g。

药食调养：赤小豆50 g，薏苡仁50 g，同煮为粥。补益脾胃，利尿渗湿。

3. 寒湿痹阻

主证：关节疼痛，肿胀不甚，局部不热，痛有定处，屈伸不利，或见皮下结节或痛风石，肌肤麻痹不仁，舌苔薄白或白腻，脉弦或濡缓。

治法：温经散冷，除湿通络。

方药：乌头汤加减。

制川乌、生麻黄、苍术、当归、生白术、土茯苓、生黄芪、羌活、萆薢、生白芍、姜黄、甘草。

加减：上、下肢引经药。风邪偏胜者，可加重羌活、独活、防风，或选加祛风通络之品如海风藤、秦艽之类；寒邪偏胜者，可加大温经散寒之品，如制草乌、制附子、细辛之类；湿邪偏胜者，可选加胜湿通络之品，如防己、萆薢、木瓜之类。对皮下结节或痛风石可选加祛痰、化石通络之品，如天南星、金钱草、炮山甲之类。

中成药：寒湿痹片、益肾蠲痹丸等。

药茶：黄芪、干姜、黄精、人参各5 g。

药酒：鹿茸、巴戟天、海马、蕲蛇、木瓜各150 g。

针刺：行间、太冲、内庭、陷谷、太白、血海、太溪。

灸法：阴陵泉、阳陵泉、关元、气海、足三里。

足浴：威灵仙、伸筋草、路路通、制川乌、独活各15 g。

药食调养：山药100 g，薤白10 g，粳米50 g，制半夏5 g，黄芪30 g，同煮为粥，健脾利湿，益气通阳。

4. 痰瘀痹阻

主证：关节疼痛反复发作，日久不愈，时轻时重，或呈刺痛，固定不移，关节肿大，甚至强直畸形，屈伸不利，皮下结节，或皮色紫暗，脉弦或沉涩。

治法：活血化瘀，化痰散结。

方药：桃红四物汤合当归拈痛汤加减。

全当归、茵陈、茯苓、川芎、威灵仙、金钱草、赤芍、海风藤、土茯苓、桃仁、猪苓、萆薢。加减：皮下结节者，可选用天南星、白芥子之类；关节疼痛甚者，可选加乳香、没药、延胡索；关节肿甚者，适当选加防己、土茯苓、滑石；关节久痛不已，可加全蝎、乌梢蛇、炮穿山甲；久病体虚，面色不华，神疲乏力者，加党参、黄芪。

中成药：瘀血痹片、益肾蠲痹丸等。

药茶：红花、丹参、红景天、黄芪、太子参各 5 g。

药酒：丹参、桃仁、红花、鸡血藤、狗脊、乌梢蛇各 150 g。

针刺：足三里、阳陵泉、三阴交。配穴：寒凝重者加肾俞、关元；肝脾亏虚者加足三里、商丘；血瘀重者加膈俞、血海。

足浴：威灵仙、海风藤、络石藤、桑寄生各 30 g。

药食调养：桃仁 15 g，粳米 150 g，同煮为粥。活血化瘀，通络止痛。

（二）其他

1. 刺络放血

活血祛瘀、通络止痛。选择穴位：阿是穴。以 75% 乙醇消毒后，用一次性皮肤针叩刺阿是穴，局部出血以 3 ～ 5 mL 为宜。治疗面保持清洁干爽，尤其适用于痛风急性发作期。

2. 拔罐治疗

通络止痛。选择穴位：阿是穴。以 75% 乙醇消毒后，局部阿是穴治疗，每次留罐 5 分钟。热证不宜采用。

3. 中医定向透药治疗

活血化瘀、通络止痛。采用中药离子导入，每日 1 次。热证不宜采用。

4. 日常调摄

情志：保持心情舒畅，情绪平和。避免焦虑不安，以及时进行情绪疏导。

饮食：适当限制脂肪，限制食盐摄入，节制饮食，控制高嘌呤食物，不食或少食。避免暴饮暴食。节制烟酒，不宜喝大量浓茶或咖啡。多饮水，以增加尿量，促进尿酸排泄。适当饮水还可降低血液黏稠度。

起居：生活有规律，按时起居。注意劳逸结合，避免过度劳累、紧张与激动，患者应注意鞋子的选择，尽量穿柔软舒适的鞋子，避免足部磨损造成感染。冬天避免受凉，室温保持在 20 ～ 22℃，年老体弱者应注意保暖。

运动：积极减肥，减轻体重。避免饥饿疗法，保持适当的运动量。

5. 实验室检查

定期复查尿酸，急性发作期关节液检查，痛风结石的活检，X 线摄片检查。

（李　欢）

第七节　偏头痛（病后防复）

一、概述

偏头痛是一种周期发作性的神经 – 血管性功能障碍引起的头痛，以反复发作的偏头痛为特征，是临床常见的原发性头痛，常有家族史。属中医学"头风""偏头痛""偏头风"范畴。

历代医家对偏头痛多未设专病论述，散见于头痛相关内容。一般认为我国古籍有关偏头痛的最早记载，见于《灵枢·厥病》。汉代张仲景记载的头风摩散，是早期有关偏头痛的外治手法。唐宋时期对头风的论述渐多。《太平圣惠方》列"治风头痛诸方"，除内服方，还载有沐头、摩膏、吹鼻、涂膏等外用方。《圣济总录》则将偏头痛单独列项。金元时期对偏头痛的论述更加丰富。刘河间强调"风邪为患"；李东垣则强调"头痛需用川芎，如不愈，各加引经药"；朱丹溪提出，头风"属痰者多，有热有风有血虚"。明代《普济方·头门》指出"读书用心，目劳细视，经络虚损"是偏头痛的致病原因，是为首创。明代徐春甫认为"气滞血瘀"也是偏头痛的重要原因。明代王肯堂认为该病"其痛作止不常，愈后遇触复发"。清代陈士铎认为"郁气不宣"为本病之病机关键，当以解郁为主要治法。当代中医对偏头痛的病因病机的研究更加深透，治法也更加丰富。

二、病复分析

偏头痛患者在发作期经治疗后，一般病情可缓解，症状可以逐渐消失。但头为"诸阳之会""清阳之府"，又为髓海所在，凡五脏精华之血，六腑清阳之气，皆上注于头，故无论外感诸邪还是情志内伤，引起脏腑经络发生病变，均可直接或间接地影响头部而出现头痛复发。

三、诊断要点

（1）头痛反复发作伴恶心、呕吐、畏光、畏声，至少5次以上。发作时可持续4～72小时。头痛具有以下特征，至少2项：单侧性、搏动性、程度为中或重度、因上楼梯或其他类似日常躯体活动而头痛加重。

（2）病史和体格检查及辅助检查提示无相关器质性疾病。

四、防复原则

偏头痛防复以补虚祛邪为主，视其体质、证型的不同而辨证施治。肝阳上亢者宜平肝潜阳，肾虚者予养阴补肾，血虚者养血为主，痰浊者化痰降逆，瘀血者活血通窍。若虚实夹杂，应视标本缓急，补虚与祛邪有所侧重。

五、防复方法

（一）辨证防复

1. 肝阳亢盛

主证：头痛发作时以胀痛为主，平素心烦易怒，夜寐不宁，口苦，目赤，或兼胁痛，苔薄黄，脉弦有力。

治法：平肝潜阳。

方药：天麻钩藤饮加减。

药用天麻、钩藤、石决明、栀子、杜仲、寄生、首乌藤、牛膝、益母草、黄芩、茯神等；若肝火偏旺者加郁金、龙胆草、夏枯草等。

中成药：全天麻胶囊、复方羊角丸等。

药茶：决明子9 g，白菊花9 g，夏枯草10 g，冰糖10 g。

针刺：百会、风池、太冲、太溪、行间等；若有胁痛、口苦配阳陵泉。

灸法：阿是穴、率谷、悬颅、合谷、外关、太冲、行间、阳陵泉等。

足浴：天麻、钩藤、石决明、栀子、杜仲、寄生、白菊花等。

药食调养。饮食：可适量食用芹菜、香菇、芝麻、黄豆。药膳：天麻鱼头汤，即天麻15 g，鲢鱼头1个，香菇、虾仁、鸡丁各适量。将鲢鱼先用油煎烧，加入香菇、虾仁、鸡丁略煎，加入天麻片和清水及调料，中火煮开约20分钟即成。

2. 肾精亏虚

主证：头痛发作时以空痛为主，平素常有眩晕，腰膝酸软，五心烦热，神疲乏力，耳鸣少寐，遗精带下，舌质红少苔，脉细无力。

治法：养阴补肾。

方药：大补元煎加减。

药用熟地、山茱萸、山药、人参、枸杞子、杜仲、甘草；若肾阳不足，可用右归丸；瘀血阻络可加桃仁、红花、丹参、鸡血藤；大便干结难下可加火麻仁、玄参、生地、生大黄；少寐者加茯神、酸枣仁；遗精带下加菟丝子、芡实等。

中成药：左归丸、六味地黄丸、大补阴丸等。

药茶：女贞子12 g，枸杞子15 g，菊花10 g。

针刺：百会、肾俞、肝俞、太溪、悬钟等；若遗精带下配关元、三阴交等；少寐配心俞等。

灸法：风池、百会、肾俞、命门、太溪等。

足浴：玄参、生地黄、麦冬、桃仁、红花、当归、桑寄生、川牛膝等。

药食调养。饮食：可适量食用核桃、芝麻、黑豆、黑米、桑葚等。药膳：甲鱼枸杞汤，甲鱼1只（约300 g），熟地15 g，枸杞子30 g，女贞子15 g，葱、姜、盐各适量。将甲鱼烫死，去头、爪，洗净切块，与诸药置于砂锅内，加水适量，武火烧开，文火炖至甲鱼肉熟透，弃药调味。

3. 痰浊蒙窍

主证：头痛发作时以昏蒙着痛为主，平素常见胸脘满闷，呕恶痰涎，口淡食少，苔白腻，脉弦滑。

治法：化痰降逆。

方药：半夏白术天麻汤加减。

药用半夏、白术、天麻、茯苓、橘红、甘草、生姜、大枣等；若脾胃虚寒，加吴茱萸、生姜；若痰浊郁久化热，去白术，可加黄芩、竹茹、枳实等。

中成药：选用二陈丸、正天丸。

药茶：天麻10 g，橘皮20 g。

针刺：百会、头维、太阳、丰隆、阴陵泉等，配穴随症加减。

灸法：丰隆、中脘、足三里、合谷、内关、率谷、悬颅、阿是穴等。

足浴：半夏、白术、天麻、茯苓、橘红、甘草等。

药食调养。饮食：可适量食用山楂、萝卜、荸荠、桃仁、杏仁、白果等。药膳：粉葛煲水鱼，粉葛1000 g，水鱼1只（约500 g），茯苓50 g，白术50 g，生姜100 g，盐适量。将水鱼沸水烫杀，去头、内脏及爪，洗净；粉葛去皮，斩件；与诸药同入砂锅内，加水适量，大火煮沸后，去除泡沫，小火煲2小时左右，和盐调味即可。

4. 血虚不荣

主证：头痛发作时以隐痛为主，多伴眩晕，心悸不宁，神疲乏力，面色苍白。爪甲不荣，苔薄白，舌质淡，脉细弱。

治法：养血为主。

方药：加味四物汤加减。

药用当归、川芎、熟地黄、炒白芍、菊花、甘草、蔓荆子、黄芩等；若心悸不寐者，加酸枣仁、柏子仁、远志等；若血虚合并气虚，可加黄芪、党参、白术等。

中成药：养血清脑颗粒、八珍丸。

药茶：龙眼肉10只，大枣3颗。

针刺：百会、心俞、脾俞、大陵、足三里、中脘，配穴随症加减。

灸法：脾俞、关元、气海、足三里等。

足浴：荆芥、川芎、当归、白芷、细辛等。

饮食：可适量食用大枣、龙眼、乌鸡、芝麻、核桃等。药膳：归身母鸡汤，即当归身、党参各15 g，母鸡1只（约1500 g），葱、姜、料酒各适量。将母鸡宰杀，去杂毛及内脏，当归身、党参洗净，切片，纳入鸡腹，置于砂锅，放入适量葱、姜、料酒，加入清水适量。武火煮沸，文火炖至鸡肉熟透。

5. 瘀血阻窍

主证：头痛发作时以刺痛为主，固定不移，平素常见胸闷不畅，女性患者常月经滞涩不畅，夹有血块。舌质紫暗，或有瘀斑、瘀点，苔薄白，脉沉细或细涩。

治法：活血化瘀。

方药：通窍活血汤加减。

药用赤芍、川芎、桃仁、红花、麝香、老葱、黄酒、大枣等；若久病气血不足者加当归、熟地黄、黄芪、党参等；若头痛甚者加全蝎、蜈蚣、地鳖虫等。

中成药：血府逐瘀丸、丹七片等。

药茶：山楂20 g，槐花15 g。

针刺：阿是穴、合谷、血海、三阴交、膈俞、太冲等，配穴随症加减。

灸法：局部痛点、率谷、合谷、足临泣、血海、地机等。

足浴：透骨草、伸筋草、五加皮、莪术、三棱、秦艽等。

药食调养。饮食：可适量食用山楂、香菇、葛根粉、核桃等。药膳：黑豆活血粥，即黑豆、粳米各100 g，鸡血藤30 g，苏木15 g，延胡索粉5 g，红糖适量。将黑豆洗净，放锅内，加水适量，煮至五成熟；把苏木、鸡血藤加水煮40分钟，滤去药渣，将药液与黑豆同煮，到八成熟放入粳米、延胡索粉及适量清水，煮至豆熟透，加红糖搅匀即可。

（二）其他

1. 推拿

太阳经头痛：选取手足太阳经和少阳经穴位，后溪、养老、风池、天柱、昆仑等，拇指掐按后溪及养老穴各1分钟；用双手拇指对称按压天柱穴、风池穴各1分钟。点揉昆仑穴1分钟。少阳经头痛：治疗选取手足少阳经穴位，外关、额厌、率谷、阳辅、足临泣，点按率谷及额厌各1分钟，揉外关1分钟；按揉阳辅1分钟；掐足临泣1分钟。阳明经头痛：选取手足阳明经穴位，合谷、头维、温溜、内庭，按合谷、内庭各1分钟；按揉法按摩温溜、头维各1分钟。厥阴经头痛：选取足厥阴经与少阳经穴位，太冲、率谷、光明、完谷，以拇指掐太冲，一起一落操作，点按光明穴，用拇指指腹揉率谷、完谷各1分钟。

2. 刮痧

肝阳头痛：风池、风门、大椎、肝俞。用刮痧法，泻法。由轻到重，以刮到出现痧痕为度。瘀血头痛：用刮痧配点揉法。点揉太阳、率谷、头维、翳风等；刮风池、合谷、列缺、血海、足三里等。按同一方向以刮到出现痧痕为度。痰浊头痛：用刮痧配点揉法。点揉太阳、率谷、头维、翳风等；刮风池、合谷、列缺、丰隆、足临泣等。按同一方向以刮到出现痧痕为度。血虚头痛：用刮痧配点揉法。点揉太阳、率谷、头维、翳风等；刮风池、合谷、列缺、血海、足三里、足临泣。按同一方向以刮到出现痧痕为度。肾虚头痛：胸椎8～10及其两侧，太阳、头维及合谷。

3. 穴位注射

选穴参照针刺法穴位。方法：用维生素B_{12}每日或隔日注射1次，每穴注射0.5 mL。

4. 耳穴压丸

取肝阳、颞、额、皮质下四耳穴。

5. 拔罐

取印堂、阳白、中渚、颧髎、四白、下关、大迎、颊车、翳风、印堂、大椎、肾俞、中脘、丰隆、足临泣、合谷、足三里等腧穴。

6. 穴位贴敷

取痛侧太阳穴。白附子3 g，葱白15 g。把白附子、葱白共捣烂如泥块，敷贴在痛侧太阳穴处，外用胶布固定，每日换药1次。

7. 日常调摄

起居：生活规律，避免劳累。减少强光、噪声及异物刺激。限制使用电脑、手机。注意保暖，避免外感邪气而加重病情。

饮食：饮食清淡，少吃或不吃生冷、辛辣油腻、过盐的食品，戒酒戒烟。多食紫菜、海带、木耳、蘑菇、豆类及豆制品等含镁、钙、钾的食物。

情志：避免各种不良的精神刺激，调整好自己的心态，劳逸结合，宽以待人，培养广泛的兴趣如琴、棋、书、画等有利于身心健康。

运动：适当运动，可坚持慢跑、太极拳、气功等。

8. 辅助检查

定期复查血常规、血糖、血脂、血黏度指标，B超观察颈动脉椎动脉情况，必要时行脑脊液、脑电图、脑部CT、磁共振检查。

（李 欢）

第八节 湿疹（病后防复）

一、概述

湿疹是由多种内外因素引起的一种具有明显渗出倾向的炎症性皮肤病，伴有明显瘙痒，易复发，严重影响患者的生活质量。本病男女老少皆可发病，与禀赋有关，发作无明显季节性。发病机制尚不明确。目前多认为是机体在内部因素如免疫功能异常、皮肤屏障功能障碍等基础上，由多种内外因素综合作用的结果。湿疹临床表现可以分为急性、亚急性及慢性三期。急性期表现为红斑、水肿基础上粟粒大丘疹、丘疱疹、水疱、糜烂及渗出，病变中心往往较重，而逐渐向周围蔓延，外围又有散在丘疹、丘疱疹，故边界不清。亚急性期红肿和渗出减轻，糜烂面结痂、脱屑。慢性湿疹主要表现为粗糙肥厚、苔藓样变，可伴有色素改变，手足部湿疹可伴发甲改变。皮疹一般对称分布、常反复发作，自觉症状为瘙痒，甚至剧痒。

湿疹属中医学"湿疮"范畴，在中医文献中早有记载，汉代《金匮要略》中称之浸淫疮。隋代《诸病源候论》中也有详细记述。以后诸家皆有发挥，因部位不同而有多种命名，如生在手足部的叫㿌疮，生在耳部的叫旋耳疮，生在脐部的叫脐疮，生在阴囊部的称肾囊风，生在下肢的叫血风疮，生在乳部的叫乳头风等。根据皮损形态及发病部位也有"奶癣""旋耳疮""绣球风""浸淫疮""脐疮""乳头风""血风疮""四弯风"等多种名称。中医学认为其乃因禀性不耐，病机关键湿、热、风、毒、瘀。风湿热客于肌肤而成；或因脾失健运，或湿阻成瘀；或营血不足，以致血虚风燥，肌肤失养所致。

二、病复分析

湿疹多因禀赋不耐，腠理不密，外界风热湿邪侵袭，或长期饮食不节，脾胃湿热，或居住潮湿，风湿之邪与内在湿热之邪相合，发于肌肤。湿性缠绵，易反复发作，患病日久，湿热久羁，耗伤阴血，血虚生风化燥，致肌肤失养而粗糙肥厚。以体虚为本，风湿热邪为标，导致心、脾、肝、肺等脏腑功能失调，发病与起居、饮食、情志密切相关。

三、诊断要点

（1）发作时皮损由红斑、丘疹、水疱组成。集簇成片状，因搔抓常引起糜烂、渗出、结痂和化脓等改变，边缘不清，常呈对称分布。

（2）多局限于某一部位，如小腿、手足、肘窝、膝窝、外阴、肛门等处，边界清楚，有明显的肥厚浸润，表面粗糙，或呈苔藓样变，颜色褐红或褐色，常伴有丘疱疹、痂皮、抓痕。常反复发作，时轻时重，有阵发性瘙痒。

四、防复原则

湿疹防复以扶正为主，辅以祛邪，注重清淡饮食、规律作息、适当锻炼，生活调养以扶正气，视其体质辨其脏腑和证型治疗，反复发作者以健脾祛湿、养血润肤止痒为主。标本兼顾，内外并治，整体与局部相结合的治疗方法以防复发。

五、防复方法

（一）辨证防复

1. 湿热浸淫

主证：发作时皮损潮红灼热，瘙痒无休，渗液流汁；伴身热，心烦，口渴，大便干，尿短赤；舌红，苔薄黄或白，脉滑数。

治法：清热利湿。

方药：萆薢渗湿汤合三妙丸加减。

药用萆薢、薏苡仁、黄柏、茯苓、牡丹皮、泽泻、滑石、通草。发于上部者，去黄柏，加菊花、蝉蜕、防风；发于中部者，加龙胆草、栀子、黄芩；发于下部者，加车前子、泽泻；瘙痒甚者，加地肤子、白鲜皮。

中成药：五苓胶囊合一清胶囊。

药茶：薏苡仁 10 g，茯苓 10 g，陈皮 3 g，野菊花 2 g。

针刺：局部取阿是穴（皮损及周边围刺），取督脉及手足阳明经、足太阴经穴。针用泻法。主穴为大椎、丰隆、三阴交、阴陵泉、血海、曲池、合谷；伴有月经不调者，加气海、关元、次髎。

足浴：红花、防风、白芷、羌活、桑叶、薄荷、杭菊花、僵蚕等。

药食调养。饮食：可适量冬瓜皮、苦瓜、薏苡仁、百合、莲子。药膳：绿豆百合薏仁汤，将绿豆、百合、薏苡仁、芡实、淮山药一起下锅，加水适量，煮烂熟后，加冰糖即成。每日分 2 次服完，连续服数日。

2. 脾胃湿热

主证：发作时皮损潮红，瘙痒，抓后糜烂渗出，可见鳞屑；伴有纳少，神疲，腹胀便溏；舌淡胖，苔白或腻，脉弦缓。

治法：健脾利湿。

方药：除湿胃苓汤加减。

药用苍术、厚朴、陈皮、猪苓、泽泻、茯苓、白术、滑石、防风、栀子、木通、肉桂、甘草；瘙痒渗液多者，加滑石、苦参；大便溏薄者，加马齿苋、黄连。

中成药：藿香正气胶囊。

药茶：芡实 6 g，薏苡仁 10 g，荷梗 3 g，茯苓 10 g。

针刺：局部取阿是穴（皮损及周边围刺），取足太阴经、足阳明经穴，如阴陵泉、脾俞、上巨虚、三阴交、公孙、足三里、中脘、天枢，平补平泻；伴焦虑，加四神聪、太冲、神庭、神门；便秘加天枢、大肠俞。

足浴：雄黄、防风、荆芥、苦参。

药食调养。饮食：可适量食用赤小豆、薏苡仁、绿豆、淮山药、茯苓、大枣、莲子、白扁豆、芡实、香菇、蜂蜜等。药膳：冬菇干贝瘦肉粥，冬菇泡软后切块，干贝少许，加瘦肉切丝，加入大米煮熟后可加入盐，油，少许姜丝葱花。

3. 痰瘀凝结

主证：病久反复发作，发作时皮损色暗或色素沉着、瘙痒或皮损粗糙肥厚，伴有口干，纳差，腹胀，舌淡，苔白，脉濡细。

治法：养血润肤，祛风止痒。

方药：当归饮子加减。

药用当归、白芍、川芎、生地黄、刺蒺藜、防风、荆芥、何首乌、黄芪、甘草；若痒而不寐者，加珍珠母、牡蛎、首乌藤、酸枣仁；皮损粗糙、肥厚严重者，加丹参、鸡血藤、地龙或乌梢蛇活血祛风。

中成药：当归苦参丸。

药茶：当归 6 g，黄芪 10 g，防风 3 g，甘草 3 g。

针刺：取穴以背俞、足太阴经、足阳明经为主，如阴陵泉、足三里，用补法，加三阴交、血海、脾俞、膈俞健脾养血、滋阴润燥。

灸法：主穴为患处阿是穴，配曲池、合谷、足三里、三阴交、血海。

足浴：川芎、女贞子、墨旱莲、当归、苦参。

药食调养。饮食：可适量食用山药、白扁豆、茯苓、薏苡仁、冬瓜等。药膳：萝卜藕汁饮，将鲜藕、白萝卜洗净切碎，放入榨汁机中榨汁，过滤后在汁中调入蜂蜜即可饮用。每日 2 次，随时饮用随时榨。

（二）其他

1. 耳尖放血

在耳郭上选定耳尖（耳郭向耳屏对折，耳轮上方尖端处），稍加按摩揉捏，常规消毒后，用三棱针在耳尖穴上点刺放血 5 ~ 8 滴，5 日 1 次。

2. 刺络拔罐

在局部以手腕力量有规律地弹刺，频率为每分钟 90 ~ 120 次，叩刺后用火罐吸附于叩击部位，留罐 5 ~ 8 分钟。5 日 1 次。

3. 火针

首先在局限性皮损用碘伏消毒，火针在酒精灯上烧至发白，迅速刺入皮损处，深度以不超过皮损基底，间隔 0.5 cm 左右进行围刺。针完后再次消毒，24 小时禁沾水。隔 2 日治疗 1 次，观察 10 日。

4. 穴位埋线

取穴足三里、丰隆、三阴交、脾俞、阴陵泉。对于选定的穴位先用记号笔予以标记，然后常规消毒，埋线针刺入穴位，轻轻提插，待酸胀感明显后埋入 3 号羊肠线 2.5 cm，完毕后予以敷料覆盖针孔，并嘱患者 3 日内勿洗澡。15 日 1 次，4 次为 1 个疗程。

5. 自血穴位注射

取肘静脉自血 2 mL 注入辨证分型所选穴位各 2 ~ 3 穴，对湿疹较重者，可以隔日加强 1 ~ 4 次自体血穴位注射。刺激机体的非特异性反应，调理人体内环境。

6. 推拿

多适用于婴幼儿湿疹，分阴阳，补脾土，逆运八卦，推揉四横纹，揉小天心、外劳宫、一窝风，清天河水，推六腑。每日 1 次，每次最少 30 分钟。

7. 熏洗涂擦

急性、亚急性期渗液较多时，外用药多以溶液湿敷，洗剂外用；慢性湿疹，皮肤肥厚苔藓样变，则选用软膏、硬膏、乳剂、酊剂等。①冷敷洗液：黄柏、苦参、白鲜皮、蛇床子、枯矾。②软膏：蛇黄膏、冰黄肤乐乳膏、蛇脂维肤膏、槐虎膏等。

8. 日常调摄

起居：避免搔抓、热水烫洗，忌化学成分用品等刺激，保护皮肤屏障功能，避免过敏源。

饮食：忌辛辣刺激、过甜、过油、鱼、虾、牛、羊等食物，少饮酒、不吸烟。

情志：保持心情开朗，慢性湿疹引起焦虑、抑郁等心理问题者，应结合心理辅导。

运动：积极运动，可坚持慢跑、跳舞等，适度出汗为宜，提高正气。

9. 辅助检查

血常规、变应原检查、斑贴试验、真菌检查、疥虫检查、血清免疫球蛋白检查、皮损细菌培养、皮肤病理组织学检查。

（李　欢）

第十五章

常见疾病的中西医结合治疗

第一节 麻疹

一、概述

麻疹是由麻疹病毒引起的出疹性急性传染病，多见于婴幼儿，尤以6个月以上至5岁以下的幼儿、小儿为多见，好发于冬末春初。本病传染性较强，以往在大流行期间，凡易感儿接触麻疹患者后，90%以上者均可发病。如今在广泛开展麻疹疫苗预防接种后，发病率已明显下降至18%～23%。

本病临床以呼吸道症状、发热、皮肤斑丘疹和颊内黏膜出现麻疹黏膜斑（柯氏斑）为其特征。在整个病程中，一般可分为疹前期、出疹期和恢复期三个阶段，若病情经过顺利，护理得当，可不用药而自愈。若患儿年幼体弱，正气不足；或护理失宜，感受他邪；或邪毒较重，麻毒内陷，可引起逆证或险证而危及生命。但本病患过一次后，大都能获得终身免疫。

中医对本病早有认识，在宋代以后就以独立性疾病见治于临床，宋代董汲的《小儿斑疹备急方论》是小儿麻疹证治的第一部专书，明代龚信之《古今医鉴》中则把历代民间俗称的疮疹、麸疮、痧子、疹子等统称定名为"麻疹"，吕坤《麻疹拾遗》还指出其定名为麻疹的理由，乃是"疹细如芝麻"之故。清代随着温病学的发展，对本病的认识和防治进入了新阶段，有关麻疹的不少专著，如《麻科活人全书》至今仍具有指导意义。

二、病因病理

麻疹是由麻疹病毒感染所致，从中医而论属温毒阳邪，由口鼻侵犯肺系，然后循行三焦，致使发生皮疹，而成全身性疾病，诚如叶天士所说："温邪时疠，触自口鼻，秽逆游行三焦而为痧。"此为阳毒，多从热化，故本病证见发热、心烦、口渴等实热证候，其初起邪伤肺卫，肺气失宣，故症似感冒，当其盛发之时，邪毒悉归于肺，则咳嗽、气粗等肺系见症特多，甚则火毒炽盛，熏蒸于肺，而出现壮热，气喘、鼻煽等症。肺合皮毛，疹毒由内向外，故疹点先隐于皮肤之下，亦见于口腔黏膜之处，待毒邪外透得以宣泄，则疹出热退是为顺证，此时黏膜麻疹斑已不复见。若疹透不彻，麻毒内陷，此常系肺脾之气虚弱，或因毒热炽盛，阳气被郁，气血不得达于四末，毒邪不得从肌肤发泄外透，则入里而变生逆证：如麻毒闭肺，则喘急气粗、呼吸不利，甚则攻喉，出现喉梗阻危证；如毒热侵入营血，热灼心包，引动肝风，变生痉证，毒瘀互结，疹色黯紫成片；若正气不支，损及心阳，则可使体温突降，面色苍白，肢厥汗冷，脉微欲绝，出现心阳虚衰危象。此诸多病理变化，皆由热、毒、瘀对机体的戕伤及正气的衰败,是为逆证。总之,中医对麻疹的病因病理认识是以阴阳、气血、脏腑的病变为依据,顺证主要涉及肺脾,逆证则波及五脏,故有"先发于阳,后发于阴,毒兴于脾,热流于心"的论述。随着对本病病机认识的深化,辨证施治遂有其丰富的内容及独特的治疗措施。

三、诊断

(一)流行病学

冬春季多见,6个月至5岁为好发年龄,有麻疹密切接触史。潜伏期为6~18天(平均10天左右),如接种过麻疹疫苗或近期使用过血制品,潜伏期可延长至3~4周不等。

(二)临床表现

1. 前驱期

发热,咳嗽,鼻流清涕,面热腮赤,倦怠思睡,眼睑肿胀,眼泪汪汪,或有呕吐、腹泻。发热2~3天后在两颊黏膜上及唇内侧出现麻疹特有的黏膜斑,即柯氏斑,疹出后此斑即消失。发热3~5天皮肤出现疹点,进入出疹期。若发热1~2天而疹粒暴出满身,或发热过5~6天尚不出疹者,常示病为逆证。

2. 出疹期

疹点始见于耳后、发际、项背部,继之颌面、胸腹而遍及四肢,疹粒尖小匀称,色泽淡红滋润,丘疹颗粒分明,摸之碍手。本期连续3~4天,于第4~5天丘疹渐渐回收,先出部先收,后出部后收。收后有淡褐色色素沉着,或有糠状脱屑。中医有"三透、四齐、五退、七净"之说,以示出疹情况及其时限。若疹出不及三日即回者其证必险,如正出疹而忽然皮肤干燥、疹出即没,高热不退,为毒瘀阻遏血脉,疹毒内陷,是为逆证。

出疹时稍有咳嗽,咳嗽则毛窍开而疹易出,疹出透则咳自止;出疹时也有微汗,汗出则腠理疏通,疹亦易透发;疹出时也常有便溏,是为热毒下行,表里分消,疹出透泄便溏自止。

3. 恢复期

恢复期又称退疹期,是当麻疹出至四肢末端,即开始自上而下退疹,疹色变暗,有色素沉着或糠状脱屑,若无并发症者,体温下降而康复。

(三)实验室检查

1. 血象

前驱期白细胞略增,皮疹出现后白细胞减低,尤以中性粒细胞下降为多,嗜酸性粒细胞消失。出疹后期淋巴细胞增多。

2. 麻疹病毒抗原检测

前驱期取患者鼻咽分泌物或痰和尿沉渣,采用直接荧光检查剥脱细胞中麻疹病毒抗原,有助于本病的快速诊断,并可与其他类似麻疹皮疹病者相鉴别。

3. 血清抗体测定

常用红细胞凝集抑制试验法,在病程早期及恢复期各采血1次,测定抗体效价,增高4倍以上为阳性,可确诊。

四、鉴别诊断

在出疹期应与下列疾病之皮疹相鉴别。

(一)风疹

本病出疹快,于一天内已见疹,发热较低,可无咳嗽。皮疹发展较快,大小不一,有融合倾向,迅速遍及全身,退疹亦快,疹退后无色素沉着。

(二)幼儿急疹

本病起病急,体温高,但无呼吸道"感冒"症状,一般情况好。持续发热3~5天热度骤降而后出疹。疹形细小,周围有红晕,腰、臀部最密,退疹亦快,无色素沉着。

（三）猩红热

本病呼吸道症状轻，咽痛明显，咽峡充血显著，扁桃体肿大或有脓性渗出物，皮疹特点是发热与出疹同时进退，疹色猩红，呈弥漫性，细小密集成片，压之退色。典型病例口周甚少，呈环口苍白圈。

（四）药物疹

此类患者均有药物过敏史或服药史，皮疹形态多样，可无发热，一般无呼吸道症状及柯氏斑。

（五）肠道柯萨奇病毒感染

本病有发热、皮疹，咽痛、呼吸道症状，与麻疹相似，但其无麻疹之出疹顺序，无柯氏斑，皮疹类型多样，多数为斑疹或斑血疹，退疹后也不留色素沉着。

五、并发症

（一）肺炎

为本病最常见的主要并发症，多数发生在出疹期，其持续高热、咳嗽，呼吸急促，重者呼吸气粗，鼻翼翕动，占麻疹患儿的 12% ~ 15%，可继发脓胸、脓气胸、纵隔气肿、肺脓肿、心包炎等，是麻疹死亡病例中主要并发症，约占 90%。

（二）喉炎

麻疹病程中多数患者有轻度喉炎，随麻疹向愈，喉炎症状消失。严重喉炎发生率 9% ~ 11%，症见频咳、声嘶、哮吼，甚至可导致喉梗阻、缺氧和窒息。

（三）心力衰竭

2 岁以下麻疹患儿多见，出疹期由于高热、严重病毒血症、代谢紊乱或并发肺炎、心肌炎，心肌营养不良性变性所致，出现面色苍白、气急、唇绀、心率增快，短期内即发生心力衰竭，发生率约为 3% ~ 5%。

（四）麻疹脑炎

可见于出疹期或出疹后 2 ~ 6 天，表现为高热、呕吐、嗜睡、痉厥、昏迷和肢体瘫痪等。发生率为 0.1% ~ 0.5%，其中 40% 可有不同程度的后遗症。

六、中医证治枢要

麻疹初期极易与感冒相混淆，由此在冬末春初，凡麻疹易感儿有感冒征兆时，极应考虑有无出疹的可能，这在中医证治中是首要环节，因目前婴幼儿稍有不适，家长即延医诊治，若诊为外感，用中药疏风解表之剂尚可，但如今常动辄采用抗生素，此类药物不具有疏解透表的作用，大量使用有碍麻疹的透发，故早期做口腔黏膜柯氏斑的检查以资诊断，有利于治法的选择，有益于麻疹的透发。

诊察时，应认真细致地进行麻疹的望诊，从麻疹的形态大小、皮疹的密度、皮疹的颜色、光泽和明隐、皮疹透发的速度、分布、次序和身体各部疹点的分布均匀度，可较全面地判断病势轻重，可反映脏腑内在病理损害情况，常提示有无并发症的发生，可借此判断预后。如皮疹呈紫、蓝、灰黑色，提示温毒内陷，可出现肺闭，也是不同程度的心功能不全的提示；若皮疹不是顺序透发，或骤现骤收，或疹点稀疏不匀，均是逆证的征兆。

麻疹是以肺卫症状为主，病之顺逆除观察疹点外，观察呼吸道症状也是一主要环节，尤其是冬末春寒之际，掀被观察肌肤疹点，患儿易遭受风寒外感。但由于婴幼儿年幼，咳嗽之声也弱，呼吸窘促之情也无成年人端坐呼吸之貌，故重点观其呼吸深度、频率及鼻翼，闻其气息之声，若见呼吸急促、浅表、频数，有鼻煽，甚至出现三凹症状，闻其气息如犬吠，则有肺炎、喉梗阻之并发症，当及时予以抢救。

对麻疹的治疗，虽同于温病的解表、清气、透营、凉血等法，但本病又具有透疹于外的特殊性，要掌握"透邪解毒"之法，尤其是疹前期及出疹期，用药宜散不宜敛，宜凉不宜温，但又不可过用凉遏，若伴有腹泻者，也忌用酸收固涩，待疹透后才可用养阴之剂以善其后。

七、辨证施治

（一）麻疹证治

1. 毒袭肺卫（疹前期）

主证：发热恶寒，无汗或汗出而热不解，咳嗽顿闷，打喷嚏，流鼻涕，打呵欠，面红目赤，眼胞水肿，眼泪汪汪，精神困倦，食欲减退。发热2～3日，口腔两颊可见柯氏斑，发热3～4日，耳后发际可见三五红点，咽喉红肿。舌尖红，苔薄黄白相兼，脉浮数。

治法：解表透疹，清泄肺胃。

处方：银翘散或竹叶柳蒡汤加减。干浮萍6g，荆芥穗5g，薄荷3g，牛蒡子5g，桑叶9g，僵蚕5g，蝉蜕4g，淡竹叶2g，玄参9g，麦冬9g，葛根3g，知母3g。

阐述：本期温毒侵袭手太阴肺经，致使肺气失宣，治用轻清宣透之法，用银翘散加蝉蜕，对麻疹及外感风热均适用。若已确诊，可用竹叶柳蒡汤清透。方中干浮萍具有西河柳入血分泄毒透疹作用，但无西河柳之性温，发泄力强，较西河柳为优；荆芥、葛根开腠理，疏卫表皮毛，以助透疹；薄荷、桑叶、僵蚕、蝉蜕能散风热泄肺疏表，有利透发；麦冬、玄参、知母既能清热除烦，又能养阴生津，且知母能直下胃腑，清温毒所致的胃火。本方遣药系宗缪希雍"痧疹乃肺胃热邪之所致""惟当治本"之意，主清其手太阴、足阳明之邪热。

若咳嗽痰多，加杏仁5g、前胡6g；呕逆者加竹茹6g；恶寒重，无汗肢冷，苔白不渴，疹迟迟不出者，加麻黄3g；咽喉痛加板蓝根6g；泄泻多次加黄连3g；大便秘结则加酒军2g，通便排毒。

2. 肺热外宣（出疹期）

主证：发热持续，精神困倦，鼻流黄涕，咳嗽加剧，口渴思饮，烦躁不宁，皮疹由细疏而渐密布，循序遍及全身，疹色红润，微微隆起，扪之碍手，最后疹点见于鼻准及手足心。伴面目微有肿赤，眼泪汪汪，畏光羞明。舌质偏红，舌苔黄厚，或少苔舌干欠润，脉数。

治法：清热解毒，宣肺透疹。

处方：清化透疹汤或葛根解肌汤化裁。僵蚕10g，蝉蜕5g，薄荷5g，忍冬藤12g，紫花地丁、黄花地丁各12g，牛蒡子10g，生穿山甲3g，地龙5g，竹茹10g，鲜芦根30g，桔梗6g，牡丹皮10g，鲜生地黄20g。

阐述：此期为疹毒热盛外达之际，麻疹务须出透，若疹出不畅，恐有变证，用本方可使毒瘀不得留恋，有助清解透疹。方中僵蚕、蝉蜕、薄荷、牛蒡子清化疏表以宣肺热，加桔梗使肺气更易宣发；穿山甲、地龙走窜之性能助疹外达；忍冬藤、紫花地丁清热解毒，可改善中毒症状；芦根、竹茹既清肃肺胃之热，又有护阴保津之效；牡丹皮、生地黄除血分之热又生津养阴。诸药共投，清热、透疹、护津皆顾。若壮热燔灼，加生石膏10g、知母10g；便泄过多者加黄连3g；呕吐频作者倍用竹茹20g，加枇杷叶10g。若见疹色紫红，则生地黄、牡丹皮加倍，并用水牛角粉15g以凉血解毒；若疹色淡而不鲜，加当归10g以养血扶正；若疹点焦紫枯燥，加紫草6g、桃仁3g、栀子5g以活血泄热；若皮疹稀疏，外透不顺，可加升麻3g以透疹升发。若疹出不透，高热稽留，出现肺热咳喘，烦躁不安，加用葶苈子5g、杏仁6g、麻黄3g、生石膏9g以宣肺定喘；若尚非肺闭，见咳嗽有痰者，加杏仁6g、炙枇杷叶9g、川贝母6g。若出疹3～4天，经宣肺透疹、清热解毒之治，疹卫透发，原方中去穿山甲、地龙、薄荷，掺入天花粉10g、石斛10g、山楂6g、炒麦芽6g，以清热养阴而消积滞之温毒。

3. 肺胃阴伤（恢复期）

主证：皮疹自上而下依次消退，有糠状脱屑及棕色斑痕，体温渐退，唯午后微有低热，咳嗽减轻，干咳少痰或无痰，精神渐复，食欲增加，口唇干燥或裂。舌质嫩红少津，苔少，脉细数。

治法：养阴清热，生津润燥。

处方：沙参麦冬汤加减；或用"增液注射液"或"养阴注射液"静脉滴注。①南北沙参各18g，麦冬18g，玄参15g，玉竹12g，地骨皮10g，桑白皮6g，鲜芦根20g，石斛5g，知母10g，鲜生地黄20g，白薇6g。②增液注射液或养阴注射液500～750mL，静脉滴注，每日1次。

阐述：期治疗旨在滋养肺胃之阴，若无其他变证，可望复原。取南北沙参、麦冬、玄参滋养肺胃之阴，继清余热；玉竹、石斛补养胃阴，促使脾胃功能恢复；地骨皮、桑白皮合知母、白薇、芦根、生地清泄余毒而生津。治疗麻疹退疹期常可以此方收功。若胃气未复，纳少纳呆，酌加鸡内金 10 g、谷麦芽各 6 g、白扁豆 9 g、焦山楂 6 g；若肺有虚热，咳嗽声声，加珍珠母 9 g、玉蝴蝶 9 g、绞股蓝 9 g、甜百合 10 g 润肺宁嗽。

（二）并发症

1. 麻毒闭肺（并发肺炎）

主证：壮热持续，面红目赤，咳嗽喘憋，气促鼻煽，喉间痰鸣，烦躁不宁，唇焦舌燥，疹色黯紫，隐伏难出。舌红或红绛，苔黄厚或少苔，脉细数。

治法：宣肺开闭，泄热解毒。

处方：麻杏石甘汤或麻杏射甘汤化裁。麻黄 1.5 ~ 3 g，生石膏 30 g，杏仁 9 g，葶苈子 12 g，连翘 20 g，金银花 20 g，苏子 9 g，蚤休 9 g，羚羊角粉（冲）0.3 g，黄芩 9 g，紫草 9 g，蒲公英 5 g，板蓝根 15 g，生大黄 10 ~ 15 g。

阐述：《麻科活人全书》见，"麻疹之发，惟肺受毒最重"。本证系温毒内陷，肺闭热结，故主用麻杏石甘汤以清肺泄热，开闭定喘。若疹出不透，可加西河柳 5 g（不宜过量），干浮萍 9 g；咳嗽痰多者可加川贝母 9 g、瓜蒌仁 9 g、蛇胆粉 2 ~ 3 g 以清化痰热，凉肺止咳；若疹色紫暗、热毒证重者，可加鲜生地黄 20 g、牡丹皮 12 g、赤芍 12 g、白花蛇舌草 15 g 以凉血散热解毒。若痰热壅肺，呈喘息型肺炎者，可以麻杏射甘汤或麻黄射干汤合四子养亲汤，另加淡竹沥 20 mL 调服猴枣散 1 支，使气降痰消，腑气通利；肺与大肠相表里，肺热移于大肠，可出现上见喘咳，下有热臭利下，可用葛根芩连汤加鱼腥草治之。

某中医研究所研制的中药复方"清热解毒 4 号"（金银花、大青叶、草河车、半边莲、龙胆草）静脉注射液，小儿每日静滴 1 ~ 2 次；每次 250 ~ 400 mL，治此也颇有效。

2. 温毒灼喉（并发喉炎）

主证：轻者咽喉肿痛，声音嘶哑，或咳嗽声重，状如犬吠；重者呼吸困难，饮水即呛，喘鸣肩息，烦躁不安，面色青灰，舌质红，苔黄或少苔，脉细数。

治法：清热解毒，通喉利咽。

处方：清咽下痰汤化裁。玄参 30 g，桔梗 20 g，甘草 6 g，牛蒡子 12 g，川贝母 12 g，瓜蒌 12 g，马兜铃 12 g，射干 12 g，板蓝根 18 g，大青叶 15 g，鲜芦根 30 g，丹参 10 g，生大黄 12 g，黄芩 10 g，牡丹皮 12 g，薄荷 2 g，六神丸 15 粒（分 3 次吞服），西瓜霜（含服）1 g。

阐述：咽喉为呼吸道之门户，热毒熏蒸，上逼咽喉，而见此症，故用玄参、芦根、牡丹皮清热生津以制热毒；瓜蒌、贝母、马兜铃、牛蒡子化痰利咽；桔梗、甘草、射干解毒润喉，薄荷、西瓜霜散毒通利咽喉；板蓝根、大青叶清热消肿；丹参、大黄、黄芩凉血解毒，宣通咽喉，六神丸清热解毒消肿，治疗咽喉之疾有良效。亦可配合锡类散、冰硼散外用吹喉，或用针灸疗法解痉利咽，使喉症得缓。

3. 毒陷心营（并发脑炎）

主证：壮热持续，疹色黯紫，稠密成片，神志昏蒙或昏睡不醒，烦躁不宁，呕吐惊厥，谵妄骱齿。舌质红绛而干，或起芒刺，苔黄或少苔，脉促或细数。

处方：羚羊镇痉汤、清营汤化裁。生石膏 30 g，僵蚕 9 g，蝉蜕 5 g，金银花 20 g，连翘 20 g，菖蒲 9 g，天竺黄 9 g，知母 9 g，生地黄 15 g，全蝎 3 g，钩藤 15 g，水牛角粉 10 g，羚羊角粉（另吞）1 g，安宫牛黄丸（研服）1 粒。

阐述：本证疹毒内陷，蒙闭清窍，引动肝风，而致营热血瘀。治疗旨在清热开窍，平肝息风，以水牛角、生地黄清营凉血；羚羊、全蝎、钩藤凉肝息风；菖蒲、天竺黄、安宫牛黄丸豁痰开窍；金银花、连翘清热解毒；僵蚕、蝉蜕清化透邪；石膏、知母清肺胃之热。若频繁抽搐者可选用止痉散或醒脑静或清开灵注射液，或酌加紫雪丹醒神开窍。

八、特色经验探要

（一）治疗麻疹以透发为准则

麻疹是由麻疹病毒所致，其病情顺当者，每见麻疹透发全身，而使病情转轻，预后佳良；其逆证者，都是麻疹透发不畅而引发变证，因此对麻疹治疗，应以透发为准则。出疹前期虽取解表之法，但必伍以透疹之剂，诸如浮萍、蝉蜕，以促使麻疹外透；即使出疹期，若疹尚未出齐，尚用西河柳透发，以桔梗、牛蒡子宣散肺气，然病儿出疹之际变证多端，故透发之术不能拘泥于此，可随证选用不同的透疹方法，如疹前期已见腑气不通，大便未更，则可用润下透表法，用全瓜蒌、麻仁、枳实等，酌情用适量大黄以通腑气，腑气一通，肺气调畅，疹随之透发；若疹透发不利，疹色紫黯，舌绛红而黯，此乃血热血瘀所致，可用桃红四物加紫草等活血透疹；若体虚无力托疹外达，则用参、芪，酌加透表之品，扶正透疹；若已伤阴，影响皮疹透发，则可选加玄参、生地黄、花粉等养阴透疹，除内服煎剂外，尚可采用外治法，用麻黄 15 g、浮萍 15 g、芫荽 15 g，纳黄酒 60 g，加水适量煮沸，雾化蒸气于室内，再用毛巾蘸药液外敷头面、胸背，助皮疹透发。总之，治疗麻疹千方百计要以透发、出齐为主要原则，中医随证变通的透疹方法灵活运用，促使疹透，这既是辨证施治之术，也是中医诊治麻疹的优异之处。

（二）透疹慎用升散精专之剂

麻疹之透发，以透达肌表为其目的，在透疹之际，有些具有升散之性的药物，又当慎用或禁用。如升麻、柴胡均具有升提作用，此类药物对麻疹诚为不宜，此乃因升麻之药虽然能使麻疹外透，但其升提之性则促使热毒上炎，有上结咽喉之弊，投之，无疑加重对咽喉的熏灼作用，易变生喉炎、喉梗阻；柴胡为少阳经药，而麻疹病变主在肺胃二经，与肝胆无涉，若投之则无疑将热毒引入少阳经脉，可加重或后遗目赤、目痛、流泪之症。有学者认为苏叶也非透疹所宜，因苏叶辛温行气，色紫入血，易使毒入营血，血热耗气，温毒更张，是犯《温病条辨》"痘宜温，疹宜凉"之戒。故透达以到达肌表为其主导场所，此类具有升提、精专导向入里之药是为非宜。

九、西医治疗

（一）一般治疗

本病各病期如无并发症者，按一般常规处理，着重护理，清洁口腔，保持呼吸道通畅，补充各种必需维生素，烦躁不安者予以安定，咳嗽较明显者用止咳药等，对症治疗即可。

（二）透疹治疗

若出疹不透，可用尼可刹米加入 10% 葡萄糖注射液 250 mL 静脉滴注。小儿剂量：6 个月每次 75 mg，1 岁每次 125 mg，4 ~ 7 岁每次 175 mg。此药为中枢兴奋药和改善脑功能药，取其能兴奋血管运动中枢及改善血液循环障碍，促进皮疹透发。

（三）并发症治疗

1. 并发肺炎

用青霉素 5 万 ~ 20 万 U/（kg·d），连用 3 天。炎症未能控制者，以及时改用阿莫西林或头孢菌素等。

2. 并发喉炎

可按并发肺炎采用抗生素，必要时可使用地塞米松 2.5 ~ 5 mg/d，以缓解喉部炎症水肿，改善中毒症状。并配合雾化吸入，雾化剂可用抗生素或中药。如严重喉梗阻有窒息之势，应立即做气管切开术。

3. 并发脑炎

可按乙型脑炎治疗方法治疗。

4. 合并心力衰竭

立即予以吸氧，使用强心剂。首选药物为毛花苷 C，总量 2 岁以下 0.03 ~ 0.04 mg/kg；2 岁以上 0.02 ~ 0.03 mg/kg，首次注射总量的 1/2，以后隔 4 ~ 6 小时注射总量 1/4，加入 25% ~ 50% 葡萄糖注射液 20 mL 稀释后静脉缓慢推注，次日起给予维持量。为减轻心脏负荷，可用呋塞米 10 ~ 20 mg 静脉滴注以促进排尿。

十、中西医优化选择

本病历经疹前期、出疹期、恢复期的不同阶段，又有诸多变证，因此在中西医配合优化选择时，必须针对不同时限，不同证候，分别处理，随机应变，才能有的放矢。

疹前期，中医强调予以"透疹解毒"，用药均旨在宣肺透表，驱毒彻离肺胃二经，故用药既不能滋腻，又不能过分凉遏。由此，凡西医药有类似郁遏作用的一切措施均不相宜，诸如对高热处理的冰袋冷敷、乙醇擦浴，对过高热可采用50%安乃近液滴鼻的措施；且中医学认为发热是邪正交争、正气托毒外出的一种反应，是透疹的必备条件和伴随症状，因此降温也不宜过甚，以免凉遏，对透疹不利；又如抗菌消炎的抗生素的使用，在疹前期中医也不主张多用、过用，在此中西医的观点不尽相同，因此中西医之间应相互协商研究，以有利透发为原则。

出疹期，中西医结合的措施主要是西医对症控制感染和防止变证的发生，此时大都已采用多种抗生素；中医则致力于促使麻疹透发。疹出不畅是临床经常遇到的病证，西药一般无特殊处理方法，而中医透疹方法众多，已如前述，因此此时主要依赖中医辨证施治，内服、外治以促使麻疹透发。但此时需注意疹出不透的患儿在用中药透疹时，有时出疹并不一定呈现按顺序自上而下逐步透发之情，此时应重点观察鼻尖、手足心处，若全身疹点尚稀疏不密，而鼻准、手足心上已见疹点，则已提示疹已出齐，即将转入收疹期。在出疹时若疹色紫暗不鲜，或隐隐不露，此时体检若发现肝脾大，从中医而论是为血瘀，此实是心气不足，推送血脉不力，系正气不足无力托毒外出，此时从西医而论并不一定有典型的心衰征兆，但根据实践经验，此时采用强心剂，一般用毛花苷C总量的1/4～1/2，加入25%葡萄糖注射液中静脉推注，使心力有所增强后，其疹点即可由隐而现，由稀转密，由紫变红，使疹透出齐，所以西药强心剂可通过其强心作用而达到透疹效果，也可认为是一种"透疹药物"，犹如中药之扶正托疹，但这主要用于心力不足之证，要严格掌握其适应证。

出疹期的各种变证、并发症，大都依仗于西医的对症治疗予以控制。对于并发喉炎，尤其是发生喉梗阻者，西医主用气管切开法，但若不具备气管切开的条件时，中医涤痰利咽，宣通肺窍的措施也可予以应急，可缓解喉梗阻，降低气管切开的手术率。主要是用猴枣散及针刺疗法，猴枣散具有明显的开肺涤痰作用，对Ⅰ、Ⅱ度喉梗阻者予以猴枣散1支化水吞服（加用鲜竹沥20 mL更佳），未几，患儿喉中即可闻得痰声辘辘，但此时患儿均无咯痰能力，必须立即予以吸引器吸痰，待痰涎吸出后，其喉梗阻现象即可有所缓解，若不及时吸引，则有窒息之虞。所以投用猴枣散后，护理人员即要在床旁特护，随时观察病情动态。针刺廉泉、天突、印堂、合谷、少商、太冲等穴，用泻法，也可缓解喉梗阻。

恢复期已是邪退正复，治疗主要在于扶正，采用中药"增液注射液"或"养阴注射液"等静脉滴注，既可补液养阴，又寓滋养作用，优于西药的一般性输液，但此时护理工作仍不可放松，以防继发感染及消化道疾病。

十一、饮食调养

疹前期与出疹期饮食以流食或半流食为宜，忌油腻、辛辣、厚味，宜多食清淡、易消化食物，多饮水。病儿纳呆常因肺胃病损所致，可用五汁饮，即麦冬汁、甘蔗汁、藕汁、西瓜汁、梨汁（或荸荠汁）。喜凉则冷服，不喜凉可加温饮服。若参入苡仁、山药汁更佳。恢复期仍须注意节制饮食，可用鲜荸荠10个、甘蔗皮150 g，水煎当茶饮，有利胃气、胃阴的恢复。

护理工作在麻疹中极为重要，古有麻疹三怕（怕风、怕寒、怕烟熏）、四要（要口鼻耳保持清洁、要防止患儿跌伤、要注意隔离、要注意病后饮食）、五忌（忌辛辣伤阴、忌苦寒遏制、忌大下伤正、忌温补助邪、忌滋腻恋疾）、六禁（禁重食、禁密室强行出汗、禁恣食瓜果、禁发疹期淋浴、禁用寒凉之药降温、禁吃油腻食物）的要诀，对此中西医的各项措施可以相互配合。

（朱彦生）

第二节　胰腺炎

一、概述

急性胰腺炎（acute pancreatitis，AP）是指多种病因引起的胰酶激活，继以胰腺局部炎症反应为主要特征，伴或不伴有其他器官功能改变的疾病。临床上以轻症急性胰腺炎（mild acute pancreatitis，MAP）多见，呈自限性，20%～30%患者为重症急性胰腺炎（severe acute pancreatitis，SAP），病情危重，尽管医疗水平不断提高，急性胰腺炎仍有5%～10%的病死率。本病的病因众多，我国50%以上为胆道疾病所致。

慢性胰腺炎（chronic pancreatitis，CP）以胰腺实质发生慢性持续性炎性损害、纤维化及可能导致的胰管扩张、胰管结石或钙化等不可逆性的形态改变为其特征，可引起顽固性疼痛和永久性内、外分泌功能丢失。我国慢性胰腺炎发患者数逐年上升，人群发病年龄在5～85岁之间，平均年龄（48.9±15.0）岁，高峰在60岁，男女性别比例为1.86∶1。我国CP最常见病因是胆道系统疾病，其次为酒精，部分无明显病因者称为特发性胰腺炎。

本病轻症属中医学"胃脘痛""腹痛""胁痛""呕吐"范畴，重症属"结胸""厥逆"范畴。

二、病因病理

本病与肝胆脾胃大肠关系密切，起因于暴饮暴食、恣啖膏粱厚味、贪凉饮冷，或暴怒伤肝，情志不畅，或虫蛔扰窜，皆可引致发病。前者可损伤脾胃，脾胃运化失司，内生湿浊，湿蕴生热，湿热可与食积结滞于肠腑而形成腑实证；热邪与水饮相结可形成结胸重症；湿热之邪熏蒸于肝胆，肝胆疏泄失利，胆汁外溢而形成黄疸；因于情志不遂，暴怒伤肝，肝气横逆克伐脾土，致中焦气机升降失司，引起肝脾或肝胃气滞；气滞又可与湿热互结，影响肝胆脾胃的升降；气机不畅，久则血行不利，形成气滞血瘀；虫蛔上扰，阻滞胰管，使胰腺所泌之津汁排泄受阻等，皆可变生诸症。若热毒深重，热瘀互结，蕴结不散，可致血败肉腐，形成痈脓；严重者邪热伤正耗津，正不胜邪，可由内闭而致外脱，或内陷致厥。

综上所述，诸病邪所导致的气机不畅，邪热积滞壅结，气机升降失司，气血郁闭，不通则痛，是为本病病机之中心环节。在轻症，表现为湿热壅阻，气机不畅，肠腑壅滞；重症则表现为血瘀痹阻，水热结胸。

三、诊断

（一）临床表现

1. 急性胰腺炎

（1）症状：①腹痛。腹痛是急性胰腺炎的主要症状，多呈突然发作，常于饱餐和饮酒后发生。疼痛性质可为钝痛、绞痛、钻痛或刀割样痛，位于上腹部，常向背部放射，疼痛在弯腰或起坐前倾时可减轻，病情轻者腹痛3～5天即缓解。少数患者可能无腹痛，突然休克或者昏迷，甚至猝死，往往是SAP终末期表现，多见于老年人或者体弱患者。②恶心、呕吐。90%患者起病即有恶心、呕吐，呕吐可频繁发作，或持续数小时，呕吐物可为胃内容物、胆汁或者咖啡渣样液体，呕吐的程度与疾病的严重程度一致，呕吐后腹痛常不能缓解。③发热。发热常源于急性炎症、坏死胰腺组织继发感染或继发真菌感染。发热伴黄疸者多见于胆源性胰腺炎。MAP仅有轻度发热，一般持续3～5天，SAP发热较高，且持续不退，呈弛张高热。④黄疸。一般在病初24小时内不出现黄疸，起病后第2～3日由于胰头炎症水肿压迫胆总管可出现一过性梗阻性黄疸，多在几日内消退。如黄疸持续不退或加深，应怀疑合并胆总管结石。发病第2周出现黄疸，应考虑由胰腺炎并发胰腺脓肿或假性囊肿压迫胆总管所致。少数患者后期可因并发肝细胞损害而引起肝细胞性黄疸。⑤腹胀。多数患者伴有腹胀，且腹胀程度与疾病严重程度呈正相关。大部分患者3～5天无排气排便，随病情好转，肠蠕动逐渐恢复。重症患者通常腹胀明显，或并发麻痹性肠梗阻。若腹胀症状不缓解，则可诱发肠源性感染和肠屏障功能衰竭。

（2）全身并发症：①心动过速和低血压或休克，肺不张、胸腔积液和呼吸衰竭；有研究表明胸腔积液的出现与 AP 严重度密切相关并提示预后不良；少尿和急性肾衰竭；耳鸣、复视、谵妄、语言障碍及肢体僵硬，昏迷等胰性脑病表现，可发生于起病后早期，也可发生于疾病恢复期。②休克主要是有效循环血容量不足，常见于血液和血浆大量渗出；频繁呕吐丢失体液和电解质；血中缓激肽增多，引起血管扩张和血管通透性增加；并发消化道出血。

（3）体征：①轻型患者腹部体征较少，上腹有中度压痛，往往与主诉腹痛程度不相称，无腹肌紧张与反跳痛，均有不同程度的腹胀。②重症者可出现腹膜刺激征，腹水，肋侧腹部皮肤呈灰紫色斑（Grey-Turner 征），脐周皮肤青紫（Cullen 征）。常有低钙血症，部分可出现手足搐搦。少数患者因脾静脉栓塞出现门静脉高压，脾大。罕见横结肠坏死。腹部因液体积聚或假性囊肿形成可触及肿块。③少见体征还有皮下脂肪坏死小结、下肢血栓性静脉炎、多发性关节炎等。

2. 慢性胰腺炎

轻度 CP 无明显特异性临床表现。中、重度 CP 临床表现如下。

（1）腹痛、腹胀、黄疸等。腹痛是 CP 的主要临床症状，初为间歇性，后转为持续性，多位于上腹部，可放射至背部或两肋。腹痛常因饮酒、饱食、高脂肪餐或劳累而诱发。前倾坐位、侧卧屈膝时疼痛可减轻，平卧位加重，被称为胰性疼痛体位（pancreatitis posture）。

（2）吸收不良综合征。轻症患者仅有餐后上腹部饱胀、嗳气、不耐受油腻食物等症状。胰脂肪酶分泌量下降至正常的 10% 以下发生脂肪泻（steatorrhea），表现为排便次数增多，可达 10 次 / 天，泡沫样，有恶臭。严重者伴有脂溶性维生素 A、维生素 D、维生素 E、维生素 K 缺乏而造成夜盲症、皮肤粗糙和出血倾向等。

（3）体征。可有轻度压痛。当并发巨大假性囊肿时可扪及包块，少数可闻及血管杂音。当胰头显著纤维化或假性囊肿压迫胆总管下段，可出现黄疸。由于消化吸收功能障碍导致消瘦，亦可出现并发症有关的体征。

（4）并发症。糖尿病、胰腺假性囊肿、腹水、胰瘘、消化道梗阻及胰源性门静脉高压症等。

（二）实验室检查

1. 急性胰腺炎

（1）血清酶学检查：病后 6 ~ 12 小时开始升高，24 小时达高峰，正常值为 < 90 U/L（Somogi 单位），超过正常值 3 倍以上有诊断价值，但有时急性重症胰腺炎可正常或下降。血清淀粉酶活性高低与病情不呈相关性。患者是否开放饮食和病情程度的判断不能单纯依赖于血清淀粉酶是否降至正常，应综合判断。

血清淀粉酶持续增高要注意：病情反复、并发假性囊肿或脓肿、疑有结石或肿瘤、肾功能不全、巨淀粉酶血症等。要注意鉴别其他急腹症引起的血清淀粉酶增高。

（2）尿淀粉酶：血清淀粉酶主要自尿中排出体外，所以在肾功能正常的情况下，当血清淀粉酶升高时，尿淀粉酶的浓度也增加，只是升高的时间较血淀粉酶为迟，通常在病后 12 ~ 24 小时开始升高，持续时间长，有时可达 1 ~ 2 周，正常值 < 450 U/L（Somogi 单位）。

（3）血清脂肪酶：起病后 24 小时内升高，持续时间较长（7 ~ 10 天），超过正常值 3 倍以上有诊断意义。当血清淀粉酶活性已经下降至正常，或其他原因引起血清淀粉酶活性增高，血清脂肪酶活性测定有互补作用。血清脂肪酶活性与疾病严重度不呈正相关。

（4）淀粉酶与肌酐清除比值测定：可提高对急性胰腺炎的特异性诊断。Cam/Ccr（%）=（尿淀粉酶 / 血淀粉酶）×（血清肌酐 / 尿肌酐）×100。正常值 < 5%，如 > 5% 有价值，阳性率为 40% ~ 60%。

（5）血清正铁血白蛋白：当腹腔有出血性疾病时，红细胞破坏释放出血红素，经过脂肪酸和弹力蛋白酶作用，转变为正铁血红素，后者与白蛋白结合形成正铁血白蛋白。在重症胰腺炎时常为阳性，有助于早期判断急性胰腺炎的预后。

（6）血清标志物：推荐使用 C 反应蛋白（CRP），发病 72 小时后 CRP > 150 mg/L 提示胰腺组织坏死。动态测定血清白细胞介素 –6 水平增高提示预后不良。

（7）其他检查：包括血象、血钙、血糖、血脂检查等。

2. 慢性胰腺炎

（1）血清酶学检查：急性发作期可见血清淀粉酶升高，如合并胸、腹水，其胸、腹水中的淀粉酶含量往往明显升高。

（2）胰腺内分泌功能测定：血糖测定及糖耐量试验可反映胰腺内分泌功能。

（3）胰腺外分泌功能试验：仅在中、重度 CP 才有变化，因而临床价值有限，仅有胰腺外分泌功能改变，不能诊断为 CP。

（4）CP 也可出现血清 CA19–9 增高，但升高幅度一般较小，如明显升高，应警惕合并胰腺癌的可能。

（5）其他检查大便糜蛋白的酶测定、维生素 B_{12} 吸收试验或 ^{14}C– 油酸甘油呼气试验，对慢性胰腺功能不全的诊断有一定意义，但其敏感性和特异性，有待进一步证实。

（6）病理变化：早期可见散在的灶状脂肪坏死，小叶及导管周围纤维化，胰管分支内有蛋白栓及结石形成。在进展期，胰管可有狭窄、扩张改变，主胰管内可见嗜酸性蛋白栓和结石。导管上皮萎缩、化生乃至消失，并可见大小不等的囊肿形成，甚至出现小脓肿。随着纤维化的发展，可累及小叶周围并将实质小叶分割成不规则结节状，而被纤维组织包裹的胰岛体积和数量甚至会有所增加，偶尔会见到残留导管细胞芽生所形成的类似于胚胎发生时的胰岛细胞样组织，类似于肝硬化时假小叶的形成。晚期，病变累及胰腺内分泌组织，导致大部内分泌细胞减少，少数细胞如 A 细胞和 PP 细胞相对增生，随着病变的进一步发展，多数胰岛消失，少数病例胰岛细胞显著增生，呈条索状和丛状。

胰腺标本的获取：手术活检是最理想的标本，但通常难以获得；经超声（腹部、EUS）或 CT 引导下的穿刺活检是最常用的方法。

（三）影像学检查

1. 急性胰腺炎

（1）腹部 B 超检查：在发病初期 24 ~ 48 小时行 B 超检查，可见胰腺弥漫性增大，光点增多，回声减弱。胰腺重度水肿时可呈无回声或散在回声，在其后部回声增强。腹部 B 超检查对胰腺肿大和假性囊肿、胰腺内外积液的诊断有帮助，同时有助于判断有无胆道疾病，但受 AP 时胃肠道积气的影响，对 AP 不能做出准确判断。

（2）腹部 CT 检查：推荐 CT 扫描作为诊断 AP 的标准影像学方法。CT 平扫可表现为胰腺实质密度降低（即 CT 值降低），胰腺体积增大，胰腺周围浸润，而增强 CT 扫描可清楚地显示胰腺坏死区域的存在及坏死的范围、程度。动态增强 CT 检查对判断病情、指导治疗有重要价值。Balthazar CT 分级评分系统常用于评估病情严重程度。必要时行增强 CT 或动态增强 CT 检查。A ~ C 级，临床上为 MAP；D ~ E 级，临床上为 SAP。

（3）X 线检查。

2. 慢性胰腺炎

（1）腹部 X 线片：腹部平片显示胰腺部位有弥漫性斑点状钙化，高度提示慢性胰腺炎。虽然腹部平片的敏感度仅为 30% ~ 40%，但可作为诊断慢性胰腺炎的首选检查。

（2）腹部 B 超：根据胰腺形态与回声及胰管变化可作为 CP 的初筛检查，但诊断的敏感性不高。胰腺实质见点状、线状回声增强、囊肿、胰腺轮廓不规则；主胰管扩张及不规则、管壁回声增强、结石或钙化灶、分支胰管扩张。

（3）超声内镜（EUS）：对 CP 的诊断优于腹部 B 超，诊断敏感性达 80%。声像图表现主要有胰腺体积增大或缩小、轮廓模糊不规则、实质回声增强、不均质、可有钙化灶，胰管扩张或粗细不匀、内可有结石，部分可探及假性囊肿或胆总管扩张。内镜超声除显示影像学特征外，同时可以进行胰腺活检和收集胰液做功能性检查。

（4）CT/MRI 检查：CT 显示胰腺增大或缩小、轮廓不规则、胰腺钙化、胰管不规则扩张或胰周胰腺假性囊肿等改变。对中、晚期诊断的准确性较高，早期、胰腺病理改变轻微的慢性胰腺炎，CT 的诊断作用受到限制。MRI 对 CP 的诊断价值与 CT 相似，但对钙化和结石逊于 CT。

慢性胰腺炎的 CT 分级：①可疑（至少满足 1 项）。体部胰管轻度扩张（2～4 cm），胰腺肿大 ≤ 2 倍。②轻度 – 中度（至少满足 1 项）。胰管扩张；胰管不规则；囊腔 < 10 cm；胰腺实质密度不均匀；管壁密度增强；胰头、体轮廓不规则，胰腺实质灶状坏死。③重度（轻度 – 中度 + 1 项）。囊腔 > 10 cm，胰管内充填缺损，结石或钙化影，胰管狭窄、阻塞，分支胰管重度扩张、不规则，邻近器官受侵犯。

（5）胰胆管影像学检查：是诊断 CP 的重要依据。①轻度 CP：胰管侧支扩张 / 阻塞（不超过 3 个），主胰管正常。②中度 CP：主胰管狭窄及扩张。③重度 CP：主胰管阻塞、狭窄、钙化，有假性囊肿形成。

胰胆管影像学检查主要方法有内镜逆行胰胆管造影术（ERCP）和磁共振胰胆管成像术（MRCP）。

ERCP 除晚期可以发现的胰管扭曲、狭窄、结石和囊肿外，ERCP 的最大优势是可以发现早、中期和轻型病变的胰腺主胰管或分支出现的扩张和不规则改变。但对一些无胰管改变或变化轻微的患者，其诊断价值则受限。

MRCP 可以诊断明显的胰管扩张、假性囊肿等改变，但小胰管的改变和结石则较难反映。

（6）胰管内镜：可以直接观察胰管内病变，如狭窄、阻塞等，同时能进行乙醇、细胞刷和一夜收集，对不明原因的胰腺病变有鉴别诊断价值。慢性胰腺炎的胰腺导管内壁充血水肿、扩张或瘢痕性狭窄，50% 患者可见蛋白栓，10% 患者可见结石，可以鉴别早期胰腺癌。但目前胰管内镜不能调节方向，尚不能完整观察管腔。

（四）诊断建议和诊断标准

1. 急性胰腺炎诊断建议

（1）持续性中上腹痛、血清淀粉酶增高、影像学改变，排除其他疾病，可以诊断本病。

（2）临床上不再应用"中度 AP"，或"重症 AP 倾向"。

（3）临床上应注意一部分 AP 患者从 MAP 转化为 SAP 可能。因此，必须对病情做动态观察。除 Ranson 指标（表 15–1）、APACHE– Ⅱ 指标外，其他有价值的判别指标有：体重指数超过 28 kg/m^2；胸膜渗出，尤其是双侧胸腔积液；72 小时后 CRP > 150 mg/L，并持续增高等均为临床上有价值的严重度评估指标。

（4）急性胰腺炎的诊断需要如下 3 条特征中的 2 条：①急性上腹痛伴有腹部压痛或腹膜刺激征。②血清淀粉酶和（或）脂肪酶 ≥ 正常值上限 3 倍。③ CT 扫描显示胰腺炎特征性表现。

临床分为轻症急性胰腺炎及重症急性胰腺炎。①轻症急性胰腺炎（MAP）：具备急性胰腺炎的临床表现和生化改变，而无器官功能障碍或局部并发症，对液体补充治疗反应良好。Ranson 评分 < 3，或 CT 分级为 A、B、C。②重症急性胰腺炎（SAP）：具备急性胰腺炎的临床表现和生化改变，且具备下列之一者：局部并发症（胰腺坏死，假性囊肿，胰腺脓肿），器官衰竭，Ranson 评分 ≥ 3，CT 分级为 D、E。

表 15–1　Ranson 评分标准

入院 24 小时内	48 小时内
年龄 > 55 岁	HCT 下降 > 10%
WBC > 16 × 10^9/L	BUN 增加 > 0.8 mmol/L
血糖 > 11.2 mmol/L	Ca^{2+} < 2 mmol/L
血 LDH > 350 IU/L	PaO$_2$ ≤ 60 mmHg
血清 ALT > 120 IU/L	碱缺失 > 4 mmol/L
体温 > 39℃	体液丢失 ≥ 6000 mL

2. 慢性胰腺炎

（1）诊断标准：在排除胰腺癌的基础上，建议将下述 4 项作为 CP 的主要诊断依据。①典型的临床表现（腹痛、胰腺外分泌功能不全症状）。腹部疼痛或用其他疾病不能解释的上腹疼痛、伴有血清胰酶或粪便弹力蛋白酶水平升高的患者，有消化不良的症状并可能伴有体重减轻、服用消化酶可以改善或伴有消化不良的糖尿病患者。②病理学检查：显示慢性胰腺炎特征性改变。③两种以上影像学检查显示慢性胰腺炎特征性形态改变。④实验室检查有胰腺外分泌功能不全依据。

其中：第1项为诊断所必须，第2项阳性可确诊，①+③可基本确诊，①+④为疑似患者。

（2）慢性胰腺炎的分类：见表15-2。

表15-2　慢性胰腺炎的分类

慢性钙化性胰腺炎	酒精性、遗传性，高脂血症性、高钙血症性、特发性、药物性等
慢性阻塞性胰腺炎	狭窄性十二指肠乳头炎、胰腺分裂异常、损伤
慢性炎症性胰腺炎	血管性、糖尿病性
自身免疫性胰腺炎	硬化性胆管炎、原发性胆汁性肝硬化、干燥综合征等

自身免疫性胰腺炎的病理改变除胰腺纤维化和淋巴细胞、浆细胞浸润外，常见胰腺实质纤维性增生和导管上皮增生，而罕见胰管结石和胰管扩张及钙化，故很难划入马赛－罗马分类中的任何一类，故单列为一类。慢性炎症性胰腺炎为一种罕见和定义不明确的类型，特征是胰腺实质减少和单核细胞浸润。在马赛—罗马分类中虽定为一类，但赋予内涵和可能的致病因素均较为模糊。实际上，这一类型从CT等影像学上很难与胰腺癌分开，临床见到通常与糖尿病和血管因素有关，但CA19-9通常不高。

（3）慢性胰腺炎分期。①临床前期：无临床症状，但已有影像学或组织学的改变。②进展期：以腹痛或反复急性发作为主要临床表现，胰腺导管出现异常，但大致形态改变轻微，无内外分泌功能降低或轻度降低，病程持续数年。③并发症期：上述症状加重，胰腺形态改变明显，胰腺导管明显异常，胰腺实质出现明显的纤维化或炎性增生性改变，并可能出现潴留性囊肿或假性囊肿、胆道梗阻、十二指肠梗阻、胰源性门静脉高压、胰性腹水等并发症，胰腺内、外分泌功能出现实验室异常如促胰液素阳性和糖耐量降低，但无临床症状。④终末期：疼痛频率及严重程度明显降低，或疼痛症状消失，胰腺内、外分泌功能出现明显异常，临床出现腹泻、脂肪泻、体重减轻和糖尿病。

（五）诊断流程

急性胰腺炎及慢性胰腺炎的诊断流程见图15-1和图15-2。

（1）急性胰腺炎诊断流程：见图15-1。

（2）慢性胰腺炎诊断流程：见图15-2。

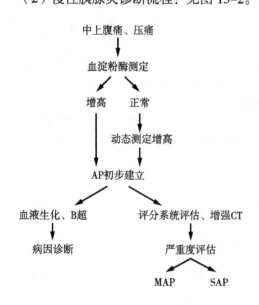

图15-1　急性胰腺炎诊断流程

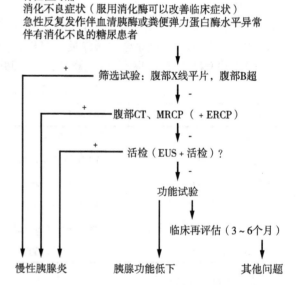

图15-2　慢性胰腺炎诊断流程

四、鉴别诊断

（一）急性胰腺炎

1. 消化性溃疡穿孔

本病表现为突发的上腹部疼痛，伴有急性腹膜炎的体征、肝浊音界消失，X 线腹部平片可见膈下游离气体等。

2. 急性胆道感染

本病患者多为右上腹疼痛，向右后背部放射，墨菲征阳性，淀粉酶升高多在 3 倍以内，B 超检查可以明确。

3. 急性肠梗阻

本病多有腹痛、腹胀、肛门停止排气排便、呕吐表现，可有轻度淀粉酶升高，X 线腹部平片可见液平为确诊依据，少数急性坏死性胰腺炎可以并发肠梗阻。

4. 急性心肌梗死

本病多以心前区疼痛为主要症状，少数下壁梗死也可以表现为上腹部疼痛，有特征性的心电图表现，心肌酶谱增高，为诊断依据。

5. 急性肾绞痛

多以腰部疼痛为主证，向会阴部放射，伴排尿异常，尿常规见到隐血，B 超及腹部平片可见结石影。

（二）慢性胰腺炎

1. 急性复发性胰腺炎

急性胰腺炎在发作期血清淀粉酶显著增高，胰腺分泌功能试验多正常，腹部平片一般阴性，在缓解期后，不遗留组织学或胰腺功能上的改变，预后良好；急性复发性胰腺炎最终可发展为胰腺功能不全，预后较差。

2. 乏特壶腹和其周围病变

慢性胰腺炎压迫胆总管出现梗阻性黄疸时，常与胰头癌、壶腹部肿瘤、胆总管结石等相混淆。逆行胰胆管造影、B 超检查有助于鉴别，但有时需剖腹探查才能明确诊断。

3. 消化性溃疡

慢性胰腺炎反复上腹痛与溃疡病的鉴别有赖于病史、胃肠钡透与胃镜检查等。

五、并发症

（一）急性胰腺炎并发症

1. 急性液体积聚

发生于急性胰腺炎早期。

2. 胰腺坏死

胰腺实质的弥漫性或局灶性坏死，伴有胰周脂肪坏死。

3. 胰腺假囊肿

为急性胰腺炎后形成的有纤维组织或肉芽囊壁包裹的胰液积聚。

4. 胰腺囊肿

发生于急性胰腺炎胰腺周围的包裹性积脓，含少量或不含胰腺坏死组织。

（二）慢性胰腺炎并发症

1. 胰假性囊肿

为慢性胰腺炎最常见的并发症，多发生于慢性酒精性胰腺炎，主要见于胰体部。其发生机制可能为胰管破裂，胰液在胰间质内激活，引起胰周围区坏死；胰液泄入小网膜囊，引起局部间质细胞反应，构成一包囊性纤维化膜性壁。随着胰管压力升高，胰液泄漏增多，囊肿也不断增大。

2. 胰性腹水

由于假性囊肿或胰管内胰液持续泄漏入腹腔所致。约60%的胰性腹水伴有假性囊肿。

3. 胰瘘

手术或经皮引流假性囊肿、胰活检等，偶可并发胰外瘘。

六、中医证治枢要

急性胰腺炎应借助西医，尽早明确诊断。早中期正盛邪实，主要表现为气滞、腑实、湿热、血瘀诸证，晚期气血败乱，正虚邪陷，多需采用中西医结合治疗。

鉴于基本病机为"邪壅不通"，故通下泻实为本病治疗的主要大法。

慢性胰腺炎重在调理脾胃，疏调气血。

七、辨证施治

（一）肝郁气滞化热

主证：突然发作脘腹疼痛，两胁胀满，或胁满窜痛，恶心呕吐，身热，口干苦，便秘。舌红苔薄黄，脉弦数。

治法：行气止痛，通腑泄浊。

处方：大柴胡汤加味。柴胡10 g，枳实10 g，白芍10～30 g，延胡索10 g，清半夏10 g，生军10～20 g，黄芩10～15 g，蒲公英30 g，炒莱菔子15～30 g。

阐述：此证多见于轻症水肿型胰腺炎，病理较单纯，无并发症。方取大柴胡汤和解疏肝通下，加莱菔子以助消积导滞理气，蒲公英加强清热解毒。如药后泻频，正气不支，可配合西医补液等支持疗法。多能使症情较快获得控制，一般于2～5天可望恢复正常。

腹痛重加香附10 g、广木香10 g，同时针刺足三里、胆囊穴、阳陵泉，行泻法，留针30分钟；腹胀显著加大腹皮15～30 g、厚朴6～10 g；胁腹窜痛明显加川芎10 g、姜黄10～15 g；药后便下不畅加芒硝（冲兑）6～15 g；身热较显加金银花30 g，重用柴胡15～30 g。

（二）阳明腑实证

主证：脘腹胀满疼痛，发作剧烈，呈阵发性加剧，拒按，呕吐频作，大便秘结，小便短赤，身热烦躁。舌红苔黄燥，脉弦滑数。

治法：通里攻下，清热解毒。

处方：大承气汤、大柴胡汤加减。生军（后下）10～20 g，芒硝（分冲）10～20 g，枳实10～30 g，厚朴10 g，黄芩10～15 g，广木香10 g，法夏10 g，白芍10～30 g，蒲公英10～30 g，延胡索10 g。

阐述：本证见于水肿型之重症或出血坏死型之较轻症，胃肠积热邪热与积滞互结，气滞不畅，肠腑闭塞不通，病情较重。此时正气亦旺，处理上要果断有力，若不能迅速控制病情进展，可酿成结胸甚至阳脱厥逆等险证。本期为中医药治疗所擅长，经"通下祛邪"，多能迅速解除急症。故当务之急为通腑导滞，解除积滞，恢复胃肠肝胆的通降功能。经1～2剂药后泻下数次，往往可使痛随利减，毒随利去，热随利降，诸症得以迅速改善。如虑通下过度伤正，可加强西医支持疗法以密切配合。

如腹痛改善不著，可同时针刺足三里、阳陵泉、下巨墟，强刺激，得气后留针30分钟～2小时，或连按电麻仪以加强刺激。另可用延胡索注射液注射双侧胆囊穴与足三里，每穴注1 mL；腹胀甚者加槟榔30 g，炒莱菔子20～30 g；呕甚者加姜竹茹10 g，针刺足三里、内关穴；热甚者加山栀10 g、金银花30 g、玄参15 g，并针刺大椎、曲池穴。

（三）肝胆湿热

主证：胁腹胀满疼痛，拒按，身热汗黏，目黄染，恶心呕吐，大便干结不畅，小便短赤。舌红苔黄腻，脉弦滑数。

治法：清利肝胆，通腑泄热。

处方：茵陈蒿汤、清胰汤加减。茵陈30 g，生大黄（后下）10 g，芒硝（冲兑）10～20 g，木香

10 g，柴胡 10 g，黄芩 10 ~ 15 g，胡黄连 6 g，延胡索 10 g，炒栀子 10 g，木通 6 g。

阐述：本证多为合并有胆道疾患，如胆石梗阻、胆道感染或胆道蛔虫继发梗阻感染。湿热内阻肝胆，气机不畅，肝胆疏泄不利，故见胁腹痛，身热黄染，呕恶，便结，尿赤，苔黄腻等。方取茵陈蒿汤清利肝胆，清胰汤清热解毒、通腑泄浊，俾湿热毒邪自前后分消，药后可使热清湿去，较快稳定病情。

腹痛重者，加郁金；黄疸深者，加田基黄 30 g、金钱草 30 ~ 60 g、海金砂 15 g 布包；腹胀重者，加枳实 15 g、厚朴 10 g；尿短少赤涩不畅者，加车前草 30 g、赤小豆 15 ~ 30 g；呕吐重者，加代赭石 30 g、竹茹 10 g、姜半夏 10 g，或以姜汁滴舌或以生姜擦舌面，或加服玉枢丹 1 g，二次分服；高热者，加金银花 24 g、青蒿 15 g；蛔虫内扰者，加使君子 10 g、苦楝根皮 15 ~ 30 g、乌梅 10 ~ 15 g、槟榔 30 g，以驱虫安蛔。

（四）结胸坏死

主证：腹痛剧烈，波及全腹，手不可近，腹板硬，难以缓解，烦躁不安，便秘尿短少，身热起伏，时则形寒或寒战。舌绛红，苔黄腻燥干，脉滑数或沉涩。

治法：通腑攻下，清热解毒，理气活血。

处方：大陷胸汤、五味消毒饮。生大黄（后下）10 ~ 20 g，芒硝（冲兑）10 ~ 20 g，制甘遂末（入胶囊吞服）1 ~ 2 g，枳实 15 ~ 30 g，厚朴 10 g，金银花 30 g，紫花地丁 30 g，天葵 12 g，牡丹皮 12 g，野菊花 15 g，蒲公英 15 ~ 30 g，丹参 15 ~ 30 g，清开灵 40 ~ 80 mL 溶入 5% 葡萄糖注射液 500 mL 静脉滴注，1 ~ 2 次/日。

阐述：本证相当于出血坏死型之重症，已出现腹膜炎及肠麻痹。此时病至极期，热邪内燔，与水饮血气互结于心下至大腹，诸邪壅积，若不能及时控制其发展，必然变证蜂起。仍须加强通腑导下，釜底抽薪，攻邪安正。方取大陷胸汤泄热散结，荡涤邪实，五味消毒饮解毒排毒，二丹凉血活血化瘀，加用枳朴取大承气之意以加强通降导滞之力。若药后得快利则止后服，以防过剂伤正。若便下仍不畅，可另以大承气汤（大剂）煎浓汁 200 mL，灌肠以助通导，上通下行，多可使大肠畅通。静脉滴注清开灵以强化清热凉血解毒之功，在得以通泄后，部分患者临床症状可望很快减轻，然后视情况考虑改投益气养阴，健脾和胃，兼以清热散结、疏理气机、活血化瘀之品，以求根治。

若患者面色苍灰，表情淡漠，脉搏细数，四肢厥逆，或冷汗淋漓，血压下降，为合并中毒性休克，乃因大量毒素被吸收所致。此时气阴大亏，阳气欲脱，正不胜邪，亟宜以扶正为主治疗，可用增液承气汤加西洋参，同时静脉推注四逆注射液或参附注射液 20 ~ 40 mL，以生脉注射液 100 ~ 200 mL 静脉滴注维持，并以西医药加强抗感染抗休克及维持水、电解质、酸碱平衡等综合治疗。

腹痛剧烈者针刺足三里、内关、脾俞、中脘、阿是穴，深进针，强刺激，勿提插，有助于定痛消胀。必要时以阿托品 1 mg + 哌替定 20 mg 双侧足三里穴位注射；腹胀甚者针刺足三里、天枢、梁门；呕剧者针三里、内关；呕吐腹胀显著者亦可加用大承气汤行保留灌肠，导下以调升降。

（五）中虚湿阻

主证：胃脘胀闷隐痛不适，恶心纳呆，便溏，在进食油腻时便溏加重，面色萎滞，神疲乏力，口干不饮，或现低热，舌淡红苔灰腻或白腻，脉缓。

治法：建中补虚，理气渗湿。

处方：参苓白术散。党参 15 ~ 30 g，怀山药 15 ~ 30 g，薏苡仁 15 ~ 30 g，炒白术 10 g，茯苓 12 ~ 30 g，炒白扁豆 15 g，桔梗 6 ~ 10 g，陈皮 6 ~ 10 g，白蔻仁 6 g。

阐述：本证乃急性期过后，部分患者气阴两伤，脾胃失和，或在慢性胰腺炎；由于腺体之分泌功能低下，中虚失运，湿浊内停，每现胃脘隐痛不适，脘胀饱闷，餐后为甚，纳食油腻则溏泄不化。此时唯有建补中气，强健运化职能，以待中气之来复。参苓白术散长于补益中气，健脾渗湿。

腹泻重者加苍术 6 g、升麻 4 g 以升清燥湿；腹胀明显者少佐厚朴 4 ~ 6 g；腹痛显者入延胡索 10 g；低热起伏乃余热未清，加柴胡 10 g、胡黄连、白薇各 10 g；腹中痞块者可加三棱 6 g、鳖甲 15 g、生牡蛎 30 g、皂角刺 15 g 以化积软坚散结，同时于痞块外之肌肤上贴敷阿魏膏以助消散；纳差者加五谷虫 10 g、焦三仙各 10 g。

八、特色经验探要

关于大黄的运用：在本病以通下为大法的治疗中，大黄发挥了较大的功效，这已为大量临床实践与实验室研究所证实。不论是采用以大黄为君药的复方抑或大黄单方，均可发挥强有力的通导泻下、清热解毒、活血化瘀等作用。药理研究表明，大黄可增强胃肠道推进功能，促成药物性胃肠减压，扩张 Oddi 括约肌，促进胆汁分泌而利胆，可全面抑制胰腺内多种消化酶分泌，抗菌解毒，抗凝血且又可止血，促进机体免疫功能等，此品使用安全，无明显毒副作用，在本病治疗中发挥着独特作用。

使用大黄时，须考虑患者的证情及体质状况。由于不同人的体质及不同证情的相对特殊性，对大黄药力的反应不尽相同，这就决定了用药剂量的个体差异。应尽量使剂量用得合理，是提高疗效、减轻不良反应的关键。具体药量通常在 6 ~ 30 g，有报道甚至用至 100 g/d 者，并非剂量越大越好，过量易导致呕吐、频泻、脱水及有效循环血量不足等不良反应，一切应以切中病情为准，重要的在于视患者用药后的反应，通常以大便通泄 2 ~ 3 次为度。具体通便次数，需视证情及体质状况而定。有一泻而症减，二三泻而症失者，有经更多次通泻而症始减者，均与患者当时的病理状态及对药物的敏感性有关，不可一概而论。正如有人指出的："大黄的作用是基于微环境的改变，过量大黄使机体正常微环境失去稳态而致虚，而适量大黄则使这种不利环境逆转而恢复正常，使机体稳态得到平衡。"使用宜后下，入沸水中煎沸 6 ~ 8 分钟即可。治疗本病，欲得到较高的疗效，则必须保证通畅的泻下，这已为大量使用的实践所证明。

九、西医治疗

（一）急性胰腺炎

1. 治疗原则

减少及抑制胰腺分泌，抑制胰酶活性，纠正休克与水、电解质紊乱，维持有效血容量，防治继发感染及各种并发症等。

2. 发病初期的监护和处理

（1）监护内容：血、尿常规测定，粪便隐血、肾功能、肝功能测定，血糖测定，心电监护，血压监测，血气分析，血清电解质测定，X 线胸片，中心静脉压测定，动态观察腹部体征和肠鸣音改变，记录 24 小时尿量和出入量变化。上述指标可根据患者具体病情作相应选择。

（2）一般处理：常规禁食，对有严重腹胀，麻痹性肠梗阻者应进行胃肠减压。在患者腹痛、腹胀减轻或消失、肠道动力恢复或部分恢复时可考虑开放饮食，开始以碳水化合物为主，逐步过渡至低脂饮食，不以血清淀粉酶活性高低作为开放饮食的必要条件。

3. 补液

补液量包括基础需要量和流入组织间隙的液体量。重症患者由于血管通透性增加，血浆蛋白渗漏至组织间隙和低蛋白血症，应给予白蛋白、鲜血及血浆代用品；禁食时间较长者，注意补充水溶性维生素，尤其是维生素 B_1，以防止维生素 B_1 缺乏所致的 Wernicke 脑病。

4. 镇痛

疼痛剧烈时考虑镇痛治疗。在严密观察病情下，可注射盐酸哌替啶（杜冷丁）50 ~ 100 mg 肌内注射。不推荐应用吗啡或胆碱能受体拮抗剂，如阿托品、654-2 等，因前者会收缩奥狄括约肌，后者则会诱发或加重肠麻痹。

5. 抑制胰腺外分泌

（1）生长抑素：通过直接抑制胰腺外分泌而发挥作用，主张在 SAP 治疗中应用。目前常用的制剂有奥曲肽和生长抑素两种。

常规用法：奥曲肽首次 100 μg，皮下注射，以后每小时 25 μg 持续静脉滴注，持续 5 ~ 7 天。生长抑素首次 250 μg，静脉注射，以后每小时 250 μg 持续静脉滴注，持续 5 ~ 7 天。

停药指征：症状改善、腹痛消失和（或）血清淀粉酶活性降至正常。

（2）H$_2$ 受体拮抗剂和 PPI：通过抑制胃酸分泌而间接抑制胰腺分泌，除此之外，还可以预防应激性溃疡的发生，主张在 SAP 时使用。

常规用法：西咪替丁 0.4 g、法莫替丁 20 mg，加入葡萄糖注射液中静脉滴注，每日 2 次；或奥美拉唑每次 40 mg 静脉注射，每日 1 次。

6. 胰酶抑制剂

抑制蛋白酶，但临床疗效尚有待证实，如应用则注意早期、足量。

常规药物：①加贝酯（FOY）。开始每日可给 100 ～ 300 mg 溶于 500 ～ 1500 mL 葡萄糖盐水中，以 2.5 mg/（kg·h）的速度静脉滴注。2 ～ 3 天后病情好转，可逐渐减量。②乌司他汀。10 万 U 加入葡萄糖水中静脉滴注，每日 2 次。

7. 血管活性物质的应用

由于微循环障碍在 AP，尤其 SAP 发病中起重要作用，推荐应用改善胰腺和其他器官微循环的药物，如前列腺素 E$_1$ 制剂、血小板活化因子拮抗剂、丹参制剂等。

常用药物：凯时 10 ～ 20 μg，静脉推注，一日 2 次；前列地尔 100 ～ 200 μg，静脉滴注，一日 2 次。

8. 抗生素应用

急性轻型胰腺炎为自身消化引起的化学炎症，而不是细菌性炎症，所以抗生素并非一定要用，但我国患者多数合并胆道疾病，或者重症胰腺炎患者常存在继发感染或并发胰腺周围脓肿，则应给予足量抗生素治疗以防继发感染。胰腺感染的致病菌主要为革兰阴性菌和厌氧菌等肠道常驻菌。

抗生素的应用应遵循：抗菌谱为革兰阴性菌和厌氧菌为主、脂溶性强、有效通过血胰屏障等三大原则。推荐甲硝唑联合喹诺酮类药物为一线用药，疗效不佳时改用其他广谱抗生素，疗程为 7 ～ 14 天，特殊情况下可延长应用。

要注意真菌感染的诊断，临床上无法用细菌感染来解释发热等表现时，应考虑到真菌感染的可能，可试验性应用抗真菌药，同时进行血液或体液真菌培养。

9. 营养支持

MAP 患者，只需短期禁食，故不需肠道或肠外营养。SAP 患者常先施行肠外营养，待病情趋向缓解，则考虑实施肠内营养。

进行肠内营养时，应注意患者的腹痛、肠麻痹、腹部压痛等胰腺炎症状和体征是否加重，并定期复查电解质、血脂、血糖、总胆红素、人血白蛋白水平、血常规及肾功能等，以评价机体代谢状况，调整肠内营养的剂量。

10. 免疫增强剂应用

对于重症病例，可选择性应用免疫增强制剂。

11. 预防和治疗肠道功能衰竭

急性胰腺炎并发的感染通常可加重多器官功能障碍综合征（MODS），而肠道功能衰竭是触发 MODS 的主要原因，故对于 SAP 患者，应密切观察腹部体征及排便情况，监测肠鸣音的变化。及早给予促肠道动力药物，包括生大黄、硫酸镁、乳果糖等；给予微生态制剂，如双歧杆菌、乳杆菌等，调节肠道细菌菌群；应用谷氨酰胺制剂保护肠道黏膜屏障；另外可尽早实施肠内营养。

12. AP（胆源性）的内镜治疗

胆源性胰腺炎有急诊治疗指征者，应尽早（最好在发病后 24 小时内）行 ERCP + 内镜下括约肌切开术（EST）清除胆管结石。

13. 并发症的处理

（1）ARDS：AP 的严重并发症，处理包括机械通气（推荐使用呼气末正压 PEEP）和大剂量、短程糖皮质激素的应用，如甲基泼尼松龙，必要时行气管镜下肺泡灌洗术。

（2）急性肾衰竭：主要是支持治疗，稳定血流动力学参数，必要时可透析。

（3）低血压：与高动力循环相关，处理包括密切的血流动力学监测，静脉补液，必要时使用血管活性药物。

（4）弥散性血管内凝血：使用肝素治疗。

（5）AP伴胰液积聚：部分会发展为假性囊肿。对于胰腺假性囊肿应密切观察，部分会自行吸收，若假性囊肿直径＞6 cm，且有压迫现象和临床表现，可行穿刺引流或外科手术引流。

（6）胰腺脓肿：为外科手术干预的绝对指征。

（7）上消化道出血：可应用制酸剂，如 H_2 受体拮抗剂、质子泵抑制剂。

14. 手术治疗

坏死胰腺组织继发感染者在严密观察下考虑外科手术。对于重症病例，主张在重症监护和强化保守治疗的基础上，经过72小时，患者的病情仍未稳定或进一步恶化，是进行手术治疗或腹腔冲洗的指征。

（二）慢性胰腺炎

1. 治疗原则

（1）控制症状、改善生活质量。

（2）去除病因和纠正存在的胰管梗阻因素、保护胰腺功能。

（3）预防和治疗并发症，寻求胰腺内、外分泌功能替代治疗。

2. 一般治疗

CP患者须绝对戒酒、避免暴饮暴食。发作期间应严格限制脂肪摄入。必要时可给予肠外或肠内营养治疗。对长期脂肪泻患者，应注意补充脂溶性维生素及维生素 B_{12}、叶酸，适当补充各种微量元素。

3. 病因治疗

慢性胰腺炎合并胆道疾病，无论有无其他病因存在，首要措施是处理胆道疾病；酒精性慢性胰腺炎，戒酒是首要措施。

4. 内科治疗

（1）急性发作期的治疗：临床表现与急性胰腺炎类似，其治疗亦与急性胰腺炎大致相同。

（2）胰腺外分泌功能不全：对于胰腺外分泌功能不全所致脂肪泻，主要应用外源性胰酶制剂替代治疗并辅助饮食疗法。口服脂肪酶每餐 30 000 U，每天 3 次，对非肠内释放胰酶制剂一定要同时服用抑酸剂。患者应限制脂肪摄入并提供高蛋白饮食，脂肪摄入量限制在总热量的 20% ～ 50% 以下，一般不超过 50 ～ 75 g/d。严重脂肪泻患者可静脉给予中长链三酰甘油。

（3）伴糖尿病的患者：按糖尿病处理原则处理。

（4）疼痛的治疗：①一般治疗。对轻症患者，大多数情况下戒酒、控制饮食便可使疼痛减轻或暂时缓解，如食液体或半固体食物，多食碳水化合物而少食脂肪、蛋白质（高脂血症、营养不良患者例外）。②止痛药物。轻症患者，应从对乙酰氨基酚和非甾体抗炎药物开始，如果疼痛严重者可用麻醉镇痛药，但尽量避免长期应用，症状缓解应及时停药后减药。③抑制胰酶分泌。胰酶制剂替代治疗能缓解或减轻腹痛。生长抑素及其类似物，对于难治性腹痛，建议使用奥曲肽治疗，H_2 受体拮抗剂或PPI对减轻腹痛有一定疗效。④抗氧化剂。对于酒精性CP患者，应用抗氧化剂（如维生素A、维生素C、维生素E、硒、蛋氨酸）后可缓解疼痛。⑤对于顽固剧烈疼痛，药物治疗无效者，可在CT、EUS诱导下做腹腔神经丛阻滞治疗。对并有胰管狭窄、胰管结石者可在内镜下做相应治疗。⑥如上述方法无效时，应考虑手术治疗。

（5）内镜治疗：CP的内镜治疗主要是针对慢性阻塞性胰腺炎，其目的为解除胰管内压力，从而缓解疼痛，改善胰腺内外分泌功能，提高生活质量。内镜治疗主要包括支架置入术、胰管括约肌或胆管括约肌切开术、胰管或胆管取石术等。李兆申等报道的 14 例支架置入成功率为 100%，腹痛近期缓解率为 92.9%，远期（33 个月）缓解率为 84.6%。

5. 外科治疗

（1）治疗目的：减轻疼痛，改善引流，处理并发症。

（2）手术指征：手术治疗分为急诊手术和择期手术。①急诊手术适应证：假性囊肿出现并发症时，如感染、破裂及出血。②择期手术适应证：顽固性疼痛经内科治疗无效者；并发胰腺假性囊肿、胰瘘或胰管结石者内镜治疗无效或不能实施内镜治疗者；伴有可手术治疗的胆道疾病，如结石、胆管狭窄；CP引起难以消退的阻塞性黄疸；不能排除胰腺癌者。手术方法有胰管内引流、胰腺远端切除术、胰十二指肠切除术、全胰切除术、胰腺支配神经切断术及针对病因的有关手术等。

十、中西医优化选择

（一）急性胰腺炎

目前，西医治疗胰腺炎尚无特效办法。治疗原则是禁食、输液、胃肠减压、抗炎和抑制胰液及消化酶的分泌排泄。其基本出发点是抑制胰腺的分泌功能以使胰腺得到充分休息。中医认为本病起因于诸多病邪，包括热、湿、水、气、瘀等壅阻于胰、肝、胆、胃、脾、肠等脏腑。诸邪互结，气血运行不利，壅滞失通，引发出痛、呕、胀、闭、发热等症，治疗上以通导为大法。

采用中医药一般无须禁食（重者仍需禁食），不需插管，给予饮食调节，服用汤药，必要时辅以中药注射剂及针刺疗法，一般数天即可迅速缓解病情直至痊愈。

比较中、西医的治疗方法可以发现，西医是消极地让胰腺安静，中医则恰恰相反，使病理产物包括已被激活的胰酶等通过通泄得以驱逐。由于清除了已被激活的胰酶等有害病理产物，有利于胰腺炎症的缓解和减轻机体组织器官可能受到的损害，变消极的静待为积极的恢复。中、轻症胰腺炎治疗的大量资料表明，在临床表现消失时间、住院天数、治愈率等方面，中医疗效均高于西医疗效。因此，对中轻症急性胰腺炎，首选中医药治疗为佳。由于纳食减少、呕吐及电解质丢失，可适当配以静脉补液，一般不用抗生素，亦无须给予抑制胰液分泌药物。

对重症出血坏死型胰腺炎，此时胰腺病理损害严重，可因胰腺之出血坏死、严重感染、毒物自身吸收等引起严重并发症，纯用中医药治疗难以控制病情，需结合西医药，中西医共同治疗。对重症出血坏死型胰腺炎，常合并休克，腹腔严重感染，甚至胰性脑病、CRDS、DIC 等多脏器损害及功能衰竭，严重危及生命，需以西医药为主抢救，包括手术治疗。据统计，当发生 3 个以上的脏器功能衰竭时死亡率为 100%，2 个脏器功能衰竭时死亡率为 70% ~ 75%。即便在此时，同时结合中医药抢救，通过补益、通导、化瘀、解毒，攻补兼施，有助于清除有毒物质，对抗内毒素，减少自身中毒，有助于抗感染抗休克，并松弛 oddi 括约肌，帮助胰管引流，解除胰管内梗阻，抑制胰酶活性，促使肠蠕动恢复，改善微循环，并可提高机体免疫功能，使肠麻痹和瘀滞状态得以缓解，有助于挽救垂危，降低死亡率，提高治愈率。有学者运用中西医结合方法治疗 29 例重症出血坏死型胰腺炎，患者多伴有多系统多脏器功能损伤或衰竭。根据辨证采用大承气汤、大柴胡汤、泻热汤（生军、芒硝、玄参、甘草）等以大黄为主药的通腑方药，结合理气化瘀、清化湿热等方法，不拘固定方与固定剂量，以通腑为目的，多途径（口服、胃管注入、灌肠）给药，以肠道排气、日通便 1 ~ 3 次，腹胀消退为度，结合支持疗法、抗菌等多种西医手段，包括少数中转手术，结果取得痊愈率达 93.1% 的疗效，死亡率仅 6.89%。这显示了中医药在重症胰腺炎治疗上的良好前景，值得进一步深入研究。总之，不论是治疗水肿型还是出血坏死型，以中医药维持患者大便畅通，有着非常重要的临床价值，可视为取得疗效的关键性措施。

对重症出血坏死型，掌握好手术时机甚为重要。对较危重者，目前国内一般主张以早期择机手术为宜，有助于阻断病理损害，降低病死率，可供参考。

（二）关于慢性胰腺炎

慢性胰腺炎病程迁延，主要为胰腺内外分泌功能不全的种种表现。以消化系统症状及营养不良最为多见。辨证多属中焦虚弱、运化失司，含（湿）浊不化、气阴两虚等。西医采用替代疗法，治标不治本。本病宜以中医药施治为佳。温中补虚，以调理脾胃功能为中心，俾脾运得健，脾胃调和，中焦气、湿、痰、瘀得化。有助于缓解症状，多可取得较好疗效，唯常需较长的疗程。若并发假性囊肿，可结合软坚消瘕等方法内服外治。有时腹痛极为顽固，必要时可转手术治疗。

（三）如何防止复发

当胰腺炎急性期过后，部分可再次复发，复发率高达 32% ~ 63%。为减少及防止复发，应切实做到饮食有节制，勿暴饮暴食，绝对禁止饮酒，保持情志轻松愉快，不随意激动。对胆道疾患须加强治疗，急性胰腺炎因胆道病引起者超过 50%。尤其是胆石症，胆石性胰腺炎复发率更高。故在急性胰腺炎治愈后，彻底解除胆道疾患对防止复发有重要意义。对胆石症，可用中医药溶石排石或采用声波碎石治疗，目前在部分医院开展的经皮穿刺胆道镜下碎石排石治疗，排石效果较好，手术较简单，患者痛苦少，易于接受。同时对胆囊炎、胆道蛔虫症均应积极治疗。只有消除了胰腺炎的发病根源，方可有效地防止再复发。

十一、饮食调养

本病的起因与饮食不慎关系极密切，经统计，60% ~ 80% 的发病皆由暴饮暴食或嗜酒所引发。因此，不论曾经发病与否，均须切实注意饮食调摄。而对曾有过本病病史者，因胰腺内外分泌功能有所损伤，尤须注意。

一般来说，在急性发作期宜禁食 1 ~ 2 天，以后给予无脂流食，如米粥、浓米汤、藕粉、果汁、无脂菜汁等，在恢复期给予无脂半流食，少食多餐。病愈后饮食仍宜保持清淡，少吃刺激性食物，每餐不宜过饱，忌饮酒类，切实做到饮食有节。同时平常宜多吃一些富含纤维素的食物，有助于降低血中脂质，后者为胆石症的重要成因，胰腺炎因胆石症引起者几占一半。良好的饮食习惯有助于防止胆石症，最终对降低胰腺炎发病率将大有裨益。

以下食疗方可供参考。

胰菜汤：猪胰 1 条、淡菜 60 g。将猪胰洗净切条，洗净淡菜，以清水浸泡 20 分钟。先将淡菜放入瓦罐内加水适量煮开 10 分钟后，再入猪胰同煮至熟，调味服用，可以佐餐。猪胰性味甘平，和淡菜同用，以脏补脏，且有疏理气机的功用，可常食用。

（朱彦生）

第三节　泌尿系结石症

泌尿系结石是指晶体物质在肾和膀胱内形成及下移所引起的一组疾病，为泌尿外科常见病、多发病，根据结石在泌尿系统停留的部位不同，临床分为包括肾和输尿管的上尿路结石和包括膀胱和尿道的下尿路结石。本病发病率高达 4% ~ 13%，并呈上升趋势，多见于 20 ~ 40 岁，以成年男子为主。

在中医学中泌尿系结石属"石淋""砂淋""血淋""腰痛"等范畴。目前，西医对于上尿路结石患者多采用体外冲击波碎石和腔内及外科手术治疗，但有相关并发症，中医药在泌尿系结石的防治方面具有无创、高效及副作用少的优点，在泌尿系结石形成的早期，合理运用中医药辨证治疗进行溶石、排石疗效确切，是中医药治疗泌尿系结石的特色与优势。

一、病因病机

（一）中医

泌尿系结石病位主要在肾与膀胱，临床表现主要为尿血、尿频、尿涩痛或排出砂石，或腰腹痛等。中医学认为，本病因正气不足，感受外邪，饮食不洁，情志失调，致湿热蕴阻、气滞血瘀而发为本病。

1. 湿热

湿热蕴结是结石形成的主要病理基础，多由于嗜食肥甘厚味及辛辣酒热之品，湿热内生，或久居湿地，感受湿热之邪，湿热下注，煎熬尿液，干扰膀胱气化，久而结聚成石。临床可见小便短数、灼热刺痛，溺色黄赤；或腰腹绞痛难忍，尿中带血，小便艰涩或排尿时有中断，小腹拘急胀痛或尿中时夹砂石等症状。

2. 气滞血瘀

气滞血瘀是泌尿系结石形成过程的主要病理改变，尿路结石病程绵长，结石羁留，阻遏脉络，容易导致气滞血瘀。加之在治疗过程中，由于湿热胶滞难解，大量应用清热利湿之品，寒性凝滞，寒凝血脉，利多伤阴，阴血亏虚，血涩不行，亦可阻滞气机而形成瘀血停滞。

3．正虚

先天禀赋不足或久病体虚或年迈体弱致肾气虚，膀胱气化失调，水道不得通利，水结石聚而成石淋，疾病后期湿热毒邪壅滞下焦且迁延日久，热郁伤阴，湿遏阳或阴伤及气，肾气亏虚，精气受损，膀胱气化无权，患者表现石淋日久，砂石未去，淋漓不已，时作时止，面色少华，精神萎靡不振，少气乏力，腰腹隐痛，手足心热，遇劳即发，腰膝酸软等症。

本病的一般演变规律多为湿热之邪蕴结下焦或邪气化火，移热于肾，日久伤及肾阴，阴损及阳，或过用清利之品，损伤阳气，肾阳虚不能温煦脾阳，使脾肾两虚，而出现正虚邪实的症状。发病早期以实证表现为主，后期以虚实夹杂表现为主。

（二）西医

泌尿系结石的成因十分复杂。尿中形成结石晶体的盐类呈超饱和状态，尿中抑制晶体形成物质不足和核基质的存在是形成结石的主要因素。结石的主要成分为草酸钙、磷酸钙、尿酸盐、胱氨酸、磷酸镁钙等。根据结石的形成机制不同，可大致分为外部因素、代谢因素、感染因素。

1．外部因素

研究发现，尿量过少、尿液滞留是泌尿系结石形成的一个最主要和最常见的原因。尿量少致尿液浓缩、尿液的浑浊度和尿盐沉淀增加、尿盐结晶形成增多而促使结石的形成。高动物蛋白和动物内脏摄入过多及常饮酒、喝浓茶也是尿石症发病率高的个重要原因。

2．代谢和遗传因素

草酸、钙、磷代谢异常在泌尿系结石形成中占有重要地位，尤其是钙代谢异常。某些遗传病如胱氨酸尿症和原发性高草酸尿症的泌尿系结石发病率明显增高。此外，甲状旁腺功能亢进、皮质醇、骨髓病等疾病可使骨质脱钙而致高血钙和高尿钙，肠大部切除、肠吻合短路及慢性消化道疾病可使草酸吸收过多而致高草酸尿，痛风患者的嘌呤代谢异常形成痛风性结石。

3．尿路感染

泌尿系感染时细菌将尿素分解为氨和二氧化碳，增加尿 pH，此时尿中的镁与磷酸根结合形成磷酸镁铵，尿中的钙与磷酸根和尿素分解产生的二氧化碳结合形成磷酸磷灰石，这些物质在尿液中过饱和即析出而形成结石。

二、临床症状及诊断依据

（1）疼痛：发作时腰腹绞痛，痛及前阴，面色苍白，冷汗淋漓，恶心呕吐，可伴有发热恶寒，小便涩痛频急，或有排尿中断。

（2）血尿：肉眼可见血尿，小便颜色像红茶或酱油一样，有的血尿要在显微镜下检查才能发现。尿检有红细胞。

（3）排尿异常：结石病还有尿频、尿痛等症状。

（4）做肾系 B 超检查或 X 线，腹部平片，肾盂造影等可明确结石部位和大小。必要时做膀胱镜逆行造影。

三、治疗

（一）一般措施

泌尿系结石的患者应多饮水，饮水量每日 1500～3000 mL。这样可使尿液高度稀释，增加尿量，提高内冲洗力，减少沉淀，促进结石的排出。可以用金钱草、车前草煎水代茶。控制钙、磷、草酸的摄入量，少食菠菜、肉类、蛋黄等食品，最好可根据结石的性质、尿的酸碱度合理调节食物，任何性质的结石，都应慎用磺胺类药物。

症状发作时，应限制患者活动，多休息。病情稳定后，应指导患者做主动或被动运动。患者在服中药排石时，卧位要正确，特别是肾下盂的结石，因肾盂开口在肾中部，结石排出较困难，此时应采取头低脚高位，嘱患者去枕平卧，将床位抬高约 50 cm 以利于结石排出。肾盂结石可采用侧卧位，右肾结石取左侧卧位，左肾结石取右侧卧位；同时，根据结石的位置，配合局部叩击即将手掌放在患者腰背部结石的解剖位置体表投影，有节奏地轻叩击，频率为每分钟 45 次，持续约 30 分钟，每日 3 次。在服中药排石时，结石易随尿液移动，易损伤排尿器官的黏膜或因结石嵌顿于输尿管等引起血尿、腰腹痛、排尿困难、甚至尿闭等，此时应向患者做好必要的解释工作。

做好情志护理，对结石患者的治疗和预后都有着非常重要的意义。尿石症患者常因疼痛、血尿等原因，而产生紧张、焦虑、恐惧等情绪表现，这对本病的治疗及预后可产生不良影响。因此，必须针对不同患者的不同心理状态，利用语言等手段，因势利导，使其对疾病有正确的认识和态度，指出治疗的具体措施和治疗过程中可能出现的变化和预后，并努力解决好患者现存的各种生活问题，树立起战胜疾病的信心，以积极的态度配合医生的治疗。

（二）中医治疗

1. 辨证论治

中医学认为本病是由于下焦湿热熏蒸，灼伤阴液，以致肾虚阴伤，尿液涩结，煎熬尿液，结为砂石阻滞尿道，损伤血络。也可因素体阴亏，阴虚内热，热灼津伤，气化不利，煎熬阴液结为砂石，阻滞肾络，更伤肾阴。病变日久，则可形成气滞血瘀。

（1）湿热蕴结。

主证：腰酸时痛，或腰腹绞痛难忍，小便涩滞不畅，或排尿时突然中断，刺痛灼热，或尿中时夹砂石，尿色黄赤，或尿中带血，口臭口苦，便秘，舌红，苔黄腻，脉滑数。

治法：清热利湿，通淋排石。

方药：石韦散合八正散、三金汤加减。

冬葵子、萹蓄、瞿麦、滑石、海金沙各 15 g，金钱草、车前子（包煎）各 30 g，鸡内金、栀子、川木通、甘草各 10 g。

腰腹绞痛者，加白芍 30 g，以缓急止痛；小便涩滞不畅者，加泽泻、猪苓、茯苓各 12 g，以淡渗利湿；尿中带血者，加大蓟草、小蓟草、生地黄各 12 g，以凉血止血；口臭口苦者，加黄连 3 g，黄芩、黄柏各 9 g，以清热化湿；便秘者，加大黄（后下）9 g，以泻火通便。

（2）气滞血瘀。

主证：腰部或下腹部阵发绞痛、刺痛，或有血尿，或仅见腰或少腹胀痛，尿涩滴沥不尽，症状时重时轻，舌质暗红或有瘀点，苔薄白，脉弦涩。

治法：化瘀行气、渗湿排石。

方药：金铃子散合石韦散加减。

金铃子、延胡索、三棱、莪术、皂角刺、牛膝、丹参、滑石、枳壳、厚朴、赤芍各 10 g，乌药、车前子（包煎）各 15 g，广金钱草 30 g。

血尿者加白茅根 30 g，仙鹤草 20 g，以收涩止血；疼痛剧烈，肾积水重者加三棱、莪术各 12 g，延胡索、白芍各 30 g，以利水止痛；大便秘结者加大黄（后下）10 g 以泻下通便。

"久患者络，久病多瘀"，结石停留必使气血阻遏，而结石之排出又必赖气血之宣通以推动之。因而在使用清利湿热之剂时，应伍以枳壳、乌药、王不留行等行气活血、软坚化积之品。行气活血药可增加输尿管蠕动，改善局部血液循环，减少结石粘连，促进结石排出，尤其对结石伴积水者有显著疗效。

（3）肾气亏虚。

主证：久病之后，神疲乏力，腰腹隐痛，喜揉喜按，遇劳则甚，尿涩不显，尿出无力，少腹坠胀，尿中时夹砂石。纳差。便溏。面色少华，苔薄，舌淡边有齿印，脉细无力。

治法：补肾益气，通淋排石。

方药：济生肾气丸合三金汤加减。

黄芪、党参、山药、茯苓、泽泻、熟地黄各 15 g，山茱萸、杜仲、巴戟天、牛膝、菟丝子各 10 g，金钱草 30 g，海金沙、滑石各 12 g。

尿出无力、少腹坠胀者，加升麻 6 g，葛根 9 g 以升举阳气；纳差者，加鸡内金 6 g，生山楂、神曲各 9 g，以消食开胃；便溏者，加薏苡仁 15 g、白扁豆 9 g，以健脾止泻。

（4）肾阴亏虚

主证：结石日久，腰痛绵绵，小溲微涩，滴沥不尽，尿血鲜红。潮热盗汗，五心烦热。口干咽燥，头晕耳鸣。舌红少苔，脉细数。

治法：益气滋阴，通淋消石。

方药：知柏地黄丸合石韦散加减。

生地黄、熟地黄各 9 g，知母、山药、泽泻、茯苓、猪苓、石韦、滑石各 15 g，山茱萸、牡丹皮、黄柏、甘草各 10 g，黄芪 30 g。

尿血鲜红者，加大蓟草、小蓟草各 15 g，阿胶 9 g、白茅根 30 g，以养阴清热止血；潮热盗汗、口干咽燥、头晕耳鸣者，加龟甲、鳖甲各 12 g，石斛、枸杞子各 9 g，以养阴清热。以上方药，每日 1 剂，分 2 次温服。

2．中医特色专方

（1）排石汤：金钱草、海金沙藤、益母草各 30 g，三棱、莪术、厚朴、川楝子各 10 g，石韦、牛膝、枳壳、栀子各 15 g，甘草 6 g，水煎。日 1 剂，分早、晚服。本方具有行气化瘀、通淋排石、兼化湿热功效。临床使用可随症加减。

（2）补脾益肾排石汤：金钱草、海金沙藤、玉米须、黄芪各 30 g，木通、石韦、栀子、白术各 15 g，菟丝子 20 g，甘草 6 g，水煎，日 1 剂，分早晚服。本方具有补益脾肾、清利通淋功效，临床使用可随症加减。

（3）三金三子二石汤：车前子、金钱草、丹参、海金沙、鸡内金、滑石各 30 g，王不留行 20 g，牛膝、续断、延胡索各 15 g，石韦、冬葵子、川楝子、赤芍各 10 g，水煎，日 1 剂，分早、晚服。本方具有清热利湿、通淋排石、行气化瘀功效，临床使用可随症加减。

（三）西医药常规治疗

泌尿系结石的治疗应注意解除炎症、梗阻，保护肾脏功能，尽可能找到并解除病因。根据每个患者的全身情况、结石大小、结石成分、有无梗阻、感染、积水、肾功能损害程度及结石复发趋势等制订方案。肾绞痛严重的患者应立即给予解痉止痛类药物，如阿托品、山莨菪碱、哌替啶、吗啡、异丙嗪等。并发感染的患者，给予抗生素控制感染。对于结石直径 > 1.0 cm 者，需行体外碎石治疗；肾绞痛反复发作，存在梗阻性少尿无尿，畸形狭窄或感染严重并发症者，仍应外科治疗。

（李其信）

第十六章

中医康复

第一节 骨折

一、概述

骨折是指骨的完整性和连续性中断，可由创伤和骨骼疾病所致。骨折的分类方法很多，如根据骨折的原因，可分为外伤性骨折、病理性骨折、疲劳性骨折；按照骨折处皮肤、筋膜或骨膜的完整性，可分为闭合性骨折、开放性骨折；根据骨折的程度和形态，可分为不完全骨折、完全骨折；根据骨折断端稳定程度，可分为稳定性骨折、不稳定性骨折。

（一）临床表现

大多数骨折一般只引起局部症状，严重骨折和多发性骨折可导致全身反应。全身表现多为休克和发热，局部表现包括局部疼痛、肿胀、功能障碍、畸形、异常活动、骨擦音。在一些复杂的损伤中，骨折伴有或所致的重要组织或重要器官损伤，如血管、神经、脊髓损伤，以及在治疗过程中出现的一些并发症，如下肢深静脉血栓、创伤性骨关节炎、缺血性骨坏死、关节僵硬、骨不连、畸形愈合，对患者的康复及预后有着重大的影响，我们在临床诊治过程中尤其要引起注意。

（二）骨折的愈合

1. 骨折愈合过程

骨折愈合过程是一个连续而复杂的过程，从组织学和细胞学的变化，通常将其分为三期：血肿炎症机化期、原始骨痂形成期、骨痂改造塑形期。在康复治疗中，我们多应用基于瘢痕形成的骨折康复分期，即急性肿胀期（损伤/手术后2周）、炎症期（损伤/术后2～6周）、纤维化期（损伤/术后6～12周）、晚期（损伤/术后3～6月）。了解骨折康复分期，对损伤或术后的康复治疗具有指导作用。

2. 骨折愈合时间

影响骨折愈合的因素很多，包括全身因素，如年龄、健康状况；局部因素，如骨折的类型、骨折部位的血液供应、软组织损伤程度、软组织嵌入、感染；治疗方法的影响，如反复多次的手法复位、术中软组织或骨膜剥离过多、骨质缺损、骨牵引力量过大、骨折固定不牢、不恰当的功能训练。受上述因素的影响，骨折愈合时间各异。不同部位骨折愈合时间有所差异。

3. 临床愈合标准

骨折断端无压痛，无纵向叩击痛；局部无异常活动；X线显示骨折处有连续性骨痂，骨折线模糊；

在解除外固定的情况下，上肢平举 1 kg 重物达 1 分钟；平地连续独立行走 3 分钟，不少于 30 步。

（三）治疗原则

1. 复位

复位是骨折治疗的首要步骤，也是骨折固定和康复治疗的基础，复位方法有手法复位和切开复位。

2. 固定

固定是骨折愈合的关键，固定方法包括外固定和内固定。

3. 康复治疗

康复治疗是恢复肢体功能的重要保证。鼓励患者早期进行康复治疗，在医务人员指导下，充分发挥患者的积极性，采用综合治疗手段，循序渐进，促进骨折愈合和功能恢复，防止并发症发生。

二、康复评定方法

1. 骨折愈合情况

了解是否有延迟愈合或不愈合，有无假关节形成、畸形愈合，有无感染、血管神经损伤、骨化性肌炎、关节僵硬挛缩等。

2. 疼痛的评估

常用疼痛评估包括视觉模拟评分法（VAS）、语言描述评分法（VRS）、麦－吉疼痛问卷（MPQ）、数字强度量表（NRS），一般采用 VAS。具体方法见"感觉功能评定"（见 P418）。

3. 关节活动度

除了通过关节量角法进行骨折相邻关节活动度测量外，上肢骨折可测量上肢功能性活动时各关节的协调运动，下肢骨折可测量步行时各关节的协调运动，此工作可通过计算机三维运动分析完成。

4. 肌力

进行骨折部位手法肌力评估，也可以用测力器检测力量大小。

5. 肢体长度及周径

骨折后因损伤严重、骨缺损过多或手术治疗不当等，可导致肢体长度发生改变。下肢肢体长度的改变影响了站立、步行姿态，导致骨盆、躯干的继发性病变。肢体长度的测量主要是以身体骨性标志为标记进行测量。肢体周径的测量则可以反映肢体有无肿胀、软组织缺损或萎缩。

6. 感觉功能评定

对于骨折伴有神经损伤的患者，应详细评定肢体感觉功能，这对了解神经恢复情况和指导康复治疗有重要作用。感觉方面的检查主要进行痛温觉和本体觉测定。

7. 日常生活活动能力

对上肢骨折患者重点评定生活自理能力情况，如穿衣、洗漱、清洁进餐、写字等。下肢骨折患者重点评定步行、负重等功能障碍情况。

8. 精神心理评估

对身体创伤可能引起的心理上的急性应激障碍、创伤后应激障碍、适应障碍、人格障碍、睡眠障碍、情绪问题、心理压力和脑心理活动状态进行评估，能完成问卷填写者进行生活质量评定。

三、中医康复治疗

中医学对骨折早有认识，甲骨文中已有"疾骨""疾胫"等病名，《周礼·天官》有"疡医掌折疡祝药刮杀之齐"的记载。晋代《肘后备急方》中首次介绍了用牵引等手法整复关节脱位《理伤续断方》中记载的揣、摸、拔伸等正骨手法和肩、髋关节脱位的复位手法，首次运用杠杆力学原理，对后世影响深远。清代《医宗金鉴》总结前人正骨手法的经验，概括出摸、接、端、提、按、摩、推、拿 8 种手法。1949 年后，中医与中西医结合工作者提出"动静结合、筋骨并重、内外兼治、医患合作"原则，采用中药治疗、手法整复、功能锻炼等，在促进骨折的愈合和功能恢复方面积累了丰富的经验。

（一）中药治疗

1. 中药内服

应分三期辨证治疗。早期宜活血化瘀，行气止痛；中期应和营生新，接骨续筋；晚期则补养气血，补益肝肾。

具体治则：①攻下逐瘀法；②行气消瘀法；③清热凉血法；④和营止痛法；⑤接骨续筋法；⑥舒筋活络法；⑦补气养血法；⑧补养脾肾法；⑨补益肝肾法；⑩温经通络法。剂型以中药煎剂为主，还可以是丸药、散剂、片剂、颗粒剂、胶囊等。

2. 中药外用

常以中药水煎取汁，局部熏洗，为热敷熏洗法，古称"淋拓""淋洗""淋渫"。先用热气熏蒸患处，待水温稍减后用药水浸洗患处。每天 2 次，每次 15～30 分钟。热敷熏洗法具有活血止痛、舒筋活络、滑利关节、增加关节活动度的作用，适用于骨折后期、骨痂形成、外固定拆除后、关节僵硬及屈伸活动不利者。如四肢损伤洗方，或艾叶、细辛、炙川草乌、伸筋草、透骨草、海桐皮、山柰等，水煎取汁局部熏洗。热敷熏洗后，配合体育疗法和手法治疗，可大大增加疗效，对骨折周围邻近关节僵硬，活动范围减少者效果显著。也可将中药用乙醇、醋浸泡，取汁外擦患处关节和肌肉。本法具有活血止痛、舒筋活络、追风祛寒的作用。

（二）针灸治疗

骨折的针灸治疗在古医籍中未见记载。现代临床报道始于 20 世纪 60 年代，其后广泛应用于骨折及相关病症的治疗。除传统针灸外，尚有电针、拔罐及穴位注射等。

（三）推拿疗法

1949 年后提出的新正骨八法，分别为"手摸心会""拔伸牵引""旋转屈伸""提按端挤""摇摆触碰""夹击分骨""折顶回旋""按摩推拿"，为现代临床正骨的基本方法。

按摩推拿是骨折后期功能恢复的一种重要的康复措施，主要用于骨折后期、外固定已拆除后、关节僵硬、肌肉萎缩等。任何一种手法都能不同程度地影响肌肉，并能反射性调节和改善中枢神经系统的功能，且能使肌肉毛细血管开放增多，局部血液循环加速，从而改善组织营养，促进关节滑液的分泌和关节周围血液、淋巴液循环，使局部温度升高，因而推拿按摩具有活血化瘀、消肿止痛、舒筋活络、缓解痉挛、松解粘连、祛风散寒、蠲痹除湿的作用。推拿按摩手法按其主要作用部位、功用及操作的不同可分为舒筋通络法和活络关节法两大类。

1. 舒筋通络法

本法是术者施用一定的手法作用于肢体，从而达到疏通气血、舒筋活络、消肿止痛的目的。常用手法有以下几个。

（1）按摩法：①轻度按摩法。具有消瘀退肿、镇静止痛、缓解肌肉痉挛的功能，适用于全身各部。②深度按摩法。包括一指禅推法，具有舒筋活血、祛瘀生新的作用。对消肿和减轻患部的疼痛很有效，还可以解除痉挛，使粘连的肌腱、韧带及瘢痕组织软化、分离和松解。本法常由轻度按摩法转入，或在点穴法前后，或结合点穴法进行，是骨折后期康复的最基本手法之一。

（2）揉擦法：具有活血化瘀、消肿止痛、温经通络、缓解痉挛、松解粘连、软化瘢痕的作用，本法常用于四肢骨折后期肌肉、肌腱僵硬者。

（3）拿捏法（包括弹筋法和捻法）：具有缓解肌肉痉挛、松解粘连、活血消肿、祛瘀止痛等作用，本法常用于关节筋腱部的治疗。

（4）点穴法：点穴按摩与针刺疗法有类似的作用。通过点穴按摩可以疏通经络、调和气血和增强脏腑功能，适用于骨折后期，是脏腑气血功能失调而采取的主要治疗手法之一。

（5）抖法和搓法：常运用于手法的结束阶段，整理收功时使用，具有进一步放松肢体、舒筋活血、理顺经络的作用，同时还可以缓解强手法的刺激，能很好地调节关节功能。

2. 活络关节法

本法是术者运用手法作用于关节处，从而促使关节功能改善的一种方法。本法常在舒筋活络手法施用的基础上进行，常用的方法有以下几种。

（1）屈伸关节法（包括内收外展法）：对各种骨折后期造成的关节屈伸收展功能障碍者均可应用。屈伸关节法对筋络挛缩、韧带及肌腱粘连、关节强直均有松解作用，多用于膝、踝、肩、肘等关节，若能在熏洗疗法之后应用此法疗效更佳，但使用屈伸关节法时，要遵循"循序渐进"的原则，切忌暴力屈伸，以防再骨折。

（2）旋转摇晃法：具有松解关节滑膜、韧带及关节囊粘连的作用，尤其适用于关节僵硬，功能障碍尚未完全定型及关节错缝者，对骨折尚未愈合者忌用。本法和关节屈伸法是治疗关节粘连的主要手法，常配合应用。使用旋转摇晃法，动作要协调，力度要适中，对有明显骨质疏松的关节要慎重，防止骨折的发生。

（3）拔伸牵引法：具有松解挛缩的肌腱和关节囊的作用，从而达到疏松筋脉、行气活血的目的。本法常用于骨折后期关节、肌腱、筋膜挛缩、关节粘连而导致功能障碍的治疗。

（四）传统体育疗法

导引和功能锻炼是中医骨伤特色之一。传统体育疗法能促进骨折的愈合和肢体功能的康复，具有良好的效果。

1. 四肢骨折小夹板固定后的康复练功

四肢的康复练功以恢复原有的生理功能为主，上肢的康复练功以增强手的握力为主，下肢以增强负重步行能力为主，在练功中要注意循序渐进。由于小夹板的应用，在骨折后 1 ~ 2 周即可开始练功，但应按照骨折部位的稳定程度，逐步增加活动量和活动范围，同时必须严格避免对骨折愈合不利的各种活动。具体的练功方法按骨折愈合的不同阶段进行，注意以健肢带动患肢，使动作协调，相称自如。

（1）第一阶段：骨折后 1 ~ 2 周，骨折处疼痛、肿胀尚未完全消退，练功的目的是促进血脉流通，使肿胀消退，防止肌肉萎缩和关节粘连僵硬。

练功的主要方式：①上肢。以练握拳、吊臂、提肩和一定范围的关节伸屈活动为主，如桡骨、尺骨骨折后的关节屈伸活动，可做小云手、大云手、反转手等。②下肢。可做踝关节的背屈、股四头肌的等长收缩活动，带动整个下肢用力，而后再放松，如胫、腓骨骨干骨折后的练功以抬腿、屈膝为主。

（2）第二阶段：骨折后 3 ~ 4 周，骨折处肿胀、疼痛已消失，上肢伤者可用力握拳，进行关节屈伸活动，下肢伤者可下床扶拐缓缓步行。

（3）第三阶段：骨折后 5 ~ 10 周，骨折已逐渐愈合，可逐步加大关节活动量，到 7 周后进行正常的体操活动。

2. 太极拳

如上肢骨折后，在骨折 6 周后可选练简化太极拳，可反复多练上肢的招式，如云手、倒卷肱等。如下肢骨折者，一般 8 周后脱拐行走时可开始练，运动量和活动范围由小到大。同时结合散步等活动，下肢的功能基本恢复后可进行上楼梯、登山等锻炼。

（林　俊）

第二节　骨质疏松症

一、概述

骨质疏松症（osteoporosis，OP）是一种以骨量减少，骨组织的微细结构破坏，导致骨质脆性增加和易于发生骨折的全身性疾病。临床以老年人最为常见，发病率女性高于男性，女性多见于绝经期后，男性在 55 岁后。据流行病学研究报告，随着年龄增长，骨质疏松症发病率递增。OP 一般可分为原发性及继发性两种，原发性又可分为Ⅰ型、Ⅱ型和特发性骨质疏松（包括青少年型）。Ⅰ型 OP 主要是指绝经后 OP，大多由于进入老年后卵巢功能衰减，雌激素水平下降所致。Ⅱ型 OP 亦称为老年型 OP，多见于 60 岁以上老年人。特发性骨质疏松症多见于 8 ~ 14 岁的青少年或成年人。继发性 OP 常见于某些疾病导致骨代谢异常引发 OP。这里主要介绍原发性骨质疏松。

中医学认为骨质疏松症应隶属中医学"骨痿""骨枯""骨痹"范畴，主要病因是肾阳亏虚、肾阴不足，其次是脾气亏虚、痰瘀阻络。肾为先天之本，主藏精，主骨生髓，骨的生长、发育、强劲、衰弱与肾精盛衰关系密切，肾精充足则髓生化有源，骨骼得到滋养强健有力，否则肾精亏虚则骨髓生化乏源，骨骼失养，骨矿物质含量下降，易发生骨质疏松症。气血不和，停滞成瘀，阻于脉络，骨失所养，亦可导致骨痿的发生。若脾胃功能衰惫，气化失司，血不化精，则骨骼因精微不能灌溉，血虚不能营养，气虚不能充达，无以生髓养骨，而致骨痿。

现代医学认为绝经后骨质疏松症主要是由于妇女体内雌激素水平的急剧下降所引起，老年性骨质疏松症主要是由于增龄导致的成骨能力的显著降低所促成的。

二、康复评定方法

1. 评定方法

（1）危险因素：人种、年龄、女性绝经、有母系家族史、低体重、性激素水平低、吸烟、过度饮酒或咖啡、缺乏体育锻炼、营养失衡、蛋白质摄入过多或不足、高钙饮食、有影响骨代谢的疾病和应用影响骨代谢的药物。

（2）骨质疏松症的风险评估及预测：临床评估骨质疏松症风险的方法较多，较常用的有国际骨质疏松基金会（IOF）骨质疏松症 1 分钟测试法、亚洲人骨质疏松自我筛查工具（osteop-orosis self-assessment tool for Asian，OSTA）。

（3）跌倒及其危险因素评估：①环境因素；②健康因素；③神经肌肉因素。

2. 临床分级

以汉族妇女 DEXA 测值峰值骨量（M±SD）为正常参考值，规定：> M−1SD 正常；M−1SD ～ M−2.5SD 为骨量减少；< M−2.5SD 以上为骨质疏松；< M−3SD 以上无骨折，或< M−2.5SD 以上并伴有一处或多处骨折，为严重骨质疏松。

3. 原发性骨质疏松症患者生活质量量表

该量表包含 75 个条目，其中疾病维度 20 条目，生理维度 17 条目，社会维度 17 条目，心理维度 13 条目，满意度维度 8 条目，覆盖了与生活质量有关的 5 个维度（疾病、生理、社会、心理、满意度）和 10 个方面。

4. 骨质疏松症患者中医评价量表

对骨质疏松症患者常见中医证型，包括痰浊证、肾虚证、脾虚证、血瘀证，进行综合评价，采用等级选项记分，按患者症状体征的程度深浅，分 1 ～ 5 个等级，分别取 1 ～ 5 分，依照受试者的主观感受或体验进行自评。量表总分越高表示其患者病情越重、生活质量越差。量表得分分为四个等级：34 ～ 68 为较好，69 ～ 102 为中等，103 ～ 136 为较差，137 ～ 170 为差。

三、中医康复疗法

本病患者多年老体虚，故康复医疗需较长时间，康复医疗当侧重于扶正补虚，具体可采用传统体育、药物、针灸推拿，以及饮食和康复等方法。

（一）中药疗法

1. 肾阴不足

滋阴壮骨，益肾填精。方选左归丸或滋阴大补丸加减，熟地黄、山药、山茱萸、枸杞子、鹿角胶、龟甲胶、菟丝子、牛膝、知母、黄柏等。

2. 肾阳虚损

宜温肾助阳补虚。方选右归丸加减，熟地黄、制附子、肉桂、山药、菟丝子、鹿角胶、枸杞子、杜仲炭、山茱萸、当归等。

3. 肾精不足

宜滋肾填精补血。方选河车大造丸加减，紫河车、熟地黄、杜仲、天冬、麦冬、龟甲、黄柏、牛膝等。

4. 脾气虚衰

宜健脾益气，温阳补肾。方选参苓白术散加减，莲子肉、薏苡仁、砂仁、桔梗、白扁豆、茯苓、人参、甘草、白术、山药、陈皮等。

5. 气滞血瘀

宜行气活血化瘀。方用身痛逐瘀汤加减，秦艽、川芎、桃仁、红花、甘草、羌活、没药、香附、五灵脂、牛膝、地龙、当归等。

（二）针灸疗法

1. 取穴

肾俞、命门、关元、气海、太溪。

2. 加减

偏阴虚者，加照海、三阴交、肝俞，以补养阴血；偏阳虚者，加腰阳关、神阙、脾俞、膏肓俞，刺灸并用以扶助肾中真阳；气血两虚，加脾俞、胃俞、章门、中脘；气血瘀滞取血海、膈俞、三阴交；腰背酸痛明显者，再取夹脊、身柱、委中、阿是穴等，疏通局部筋脉之气血；两膝酸软者，则配以犊鼻、梁丘、阳陵泉。

3. 操作

除活血化瘀用泻法外，针刺手法均施以补法，温补肾阳可加灸。每天或隔天1次，每次施治留针15～20分钟，10次为1个疗程，2个疗程之间休息3～7天。

（三）推拿疗法

推拿手法治疗，操作部位以足太阳膀胱经及足阳明胃经为主，手法包括滚法、按揉法和拿法等操作组合。

（1）俯卧位，医者掌心对患者命门穴，双手叠掌按揉腰部2分钟，滚法施术于腰背部两侧膀胱经（大杼→会阳，附分→秩边）各5次，按揉脾俞、胃俞、肾俞约5分钟。

（2）俯卧位，滚法施术于双下肢膀胱经（会阳→承山）各3次，拿下肢各3次，约3分钟。

（3）俯卧位，双手掌擦膈俞、肾俞、八髎，以热透腹胸部，约3分钟。

（4）仰卧位，按揉合谷、曲池、手三里，拿双上肢各3次，约2分钟。

（5）仰卧位，滚法施术于双下肢足阳明胃经各5次，按揉足三里、伏兔、太溪，拿下肢各3次，约5分钟。

手法必须轻柔、缓和持久，切忌用力过猛，手法治疗每次约20分钟，10次为1个疗程，2个疗程之间休息3～7天。

（四）传统功法训练

由于骨质疏松症的严重后果是跌跤导致的骨折，因此，对患者平衡功能的训练是防治本病的关键。同时，骨折好发部位如髋部、脊柱、前臂远端等处的肌力训练也非常重要。此外，患者心肺功能和有氧能力的提高也有助于延缓骨量和骨质量的衰减。从中国传统功法中选择有针对性的训练动作防治本病将是中医康复学研究的重点。

针对不同患者，应该从运动的方式、强度、时间、频率及运动的疗程等方面综合考虑，制订适合的运动处方，常用的传统功法有以下几种。

1. 易筋经

"易"为改变、变换、增强之意，"筋"指经络、筋骨、肌肉等软组织，"经"则指方法，其名称即为改变和增强经络、筋骨、肌肉等软组织的训练方法。它是以"静力性"下肢档势练习为主，结合上肢动作的一种练功方法，锻炼时强调下实上虚，着重于强身壮力，特别适宜于改善体质、增强体力，具有强筋、坚骨、丰肌之功效，久练可使筋骨强健、脏腑坚固。

2. 太极拳

太极拳是中国拳术的一种，为"练身""练意""练气"相结合的整体运动。其重点是以意念引导动作，意动身随，动作柔中有刚，拳姿优美。它既要练筋、骨、皮，又要练精、气、神，做到内外兼修，形神合一，达到人体的平衡发育，和谐成长。练太极拳，如能持之以恒，坚持不懈，会收到多种功效。患者可以从练单个动作开始，如揽雀尾、单鞭、云手等，逐步过渡到练全套，可因人因病情不同灵活掌握下肢档势的高低及训练次数。已有研究证实每周 5 次，坚持 1 年的太极拳训练可以提高绝经后骨质疏松症患者的骨量。

3. 五禽戏

五禽戏是由东汉名医华佗根据导引、吐纳之术，仿效虎之威猛、鹿之安详、熊之沉着、猿之灵巧、鸟之轻捷的动作特点，并结合人体脏腑、经络和气血功能所创编的一套强身健体、防病治病、延年益寿的自我锻炼功法。

五禽戏整套功法简便易学，练习时应把握正确的动作要领，力求表现出五禽之神韵。根据体质可练整套，亦可选练某一式，运动量以身体微微出汗为宜。

（林　俊）

第三节　面瘫

面瘫是指支配面部肌肉的神经受到损伤而引起的面部肌肉瘫痪，也称面神经麻痹，中医称为"口癖"或"口眼喎斜"。本节我们主要关注特发性面神经麻痹的康复治疗，而由于颅内炎症、肿瘤、血管病变、外伤等多种原因病变累及面神经所致的继发性面神经麻痹与前者不同，不作为本节讨论的对象。

特发性面神经麻痹又称面神经炎或贝尔麻痹，是指因茎乳孔内非特异性炎症引起的周围性面瘫。

一、概述

周围性面神经麻痹时，引起病灶同侧全部颜面肌肉瘫痪。任何年龄均可发病，多见于 20 ~ 40 岁，男性多于女性。通常急性起病，面神经麻痹在数小时至数天达到高峰。部分患者麻痹前 1 ~ 2 天有病侧耳后持续性疼痛和乳突部压痛。其主要表现为患者面部表情肌瘫痪，额纹消失，小能皱额蹙眉，眼裂不能闭合或者闭合不全。闭眼时双眼球向外上方转动，露出白色巩膜，称为贝尔征；鼻唇沟变浅，口角下垂，露齿时口角歪向健侧；由于口轮匝肌瘫痪，鼓气、吹口哨漏气；颊肌瘫痪食物易滞留病侧齿龈；面瘫多见单侧，若为双侧则需考虑是否为吉兰 – 巴雷综合征（Guillain–Barre syndrome，GBS）。此外，面神经炎还可因面神经受损部位不同而出现其他一些临床表现，如鼓索以上面神经病变可出现同侧舌前 2/3 味觉消失；出现镫骨肌神经以上部位受损则同时有舌前 2/3 味觉消失及听觉过敏；膝状神经节受累时，除有周围性面瘫舌前 2/3 味觉消失及听觉过敏外，还有患者乳突部疼痛，耳郭、外耳道感觉减退和外耳道、鼓膜疱疹，称为拉姆齐·亨特综合征。

中医学认为本病是人体正气不足，络脉空虚，风邪乘虚侵袭太阳经，经入少阳经，殃及阳明经；风为阳邪，其性喜上，致面部三阳经经气阻滞不通，筋脉失养，导致颜面一侧肌肉弛缓不收，受对侧牵拉，而成口喎僻。其病因以风邪为主，风为百病之长，风邪入中经络，每为寒、热、瘀相夹为患。若久病则外邪内居筋肉，与痰湿相杂，成瘀滞内阻之证。

现代医学研究面神经炎病因未明。由于骨性面神经管只能容纳面神经通过，所以面神经一旦缺血、水肿必然导致神经受压。病毒感染、自主神经功能不稳等均可导致局部神经营养血管痉挛，神经缺血、水肿出现面积瘫痪。其早期病理改变主要为神经水肿和脱髓鞘，严重者可出现轴索变性，以茎乳孔和面神经管内部分尤为显著。

周围性面瘫诊断并不困难，需注意与以下疾病相鉴别。

1. 中枢性面神经麻痹

可因脑血管疾病或脑肿瘤引起，仅限于眼睑下部的肌肉瘫痪，故额纹不消失，眼睑能闭合，且伴有偏瘫；或有脑血管症状体征，如意识障碍、偏瘫、偏盲、偏身感觉障碍、病理征等。

2. 吉兰-巴雷综合征

多为双侧周围性面瘫，伴对称性四肢迟缓性瘫和感觉障碍。脑脊液检查有特征性的蛋白-细胞分离。

3. 耳源性面神经麻痹

中耳炎、迷路炎、乳突炎常并发耳源性面神经麻痹，也可见于腮腺炎、肿瘤和化脓性下颌淋巴结炎等，常有明确的原发病史及特殊症状。

4. 颅后窝肿瘤或脑膜炎

周围性面瘫起病缓慢常伴有其他脑神经受损症状及各种原发病的特殊表现。

5. 神经莱姆病

为单侧或双侧面神经麻痹。常伴发热皮肤游走性红斑，常可累及其他脑神经。

二、康复评定方法

（一）改良 Portmann 评分

比较患者两侧面部 6 种运动，即抬眉、闭眼、鼓腮、噘嘴、示齿、张大鼻孔。记录患侧减弱程度，每项满分 3 分，分别为运动正常 3 分、运动减弱 2 分、运动明显减弱 1 分、运动消失 0 分。另外，评估安静状态的面部情况，正常 2 分，轻度不对称 1 分，明显不对称 0 分，满分共计 20 分。

（二）HB 面神经功能评分

HB 面神经功能评分标准见表 16-1。

表 16-1 HB 面神经功能评分标准

级别	类别	临床特征
Ⅰ	正常	两侧对称，面部各区功能正常
Ⅱ	轻度功能障碍	大体：仔细检查时面部轻度无力，轻轻用力时眼睑能完全闭合；可有非常轻微的连带运动。 静止状态：面部对称，张力正常 运动状态：额部，功能中度至良好；眼部，稍用力可闭眼完全；嘴部，轻度不对称
Ⅲ	中度功能障碍	大体观察：面部两侧有明显差异，面容较前明显可见不严重的连带运动，痉挛 静止状态：面部对称，肌张力正常 运动状态：额部，运动减弱，轻度到中度；眼部，用力可完全闭合眼睑；嘴部，用最大力时可见两侧轻度不对称
Ⅳ	中-重度功能障碍	大体观察：明显的面肌无力、有损面容，或影响外观的不对称 静止状态：面部对称，张力正常 运动状态：额部、无运动，不能抬眉；眼部，用力时眼不能达到完全闭合；嘴部，用力时口周运动有力，但明显不对称，可见连带运动和痉挛
Ⅴ	重度功能障碍	大体观察：仅有或者几乎不能观察到面部运动 静止状态：不对称 运动状态：额部，无运动；眼部，闭合不完全；嘴部，仅有轻微运动
Ⅵ	完全无功能	面部完全不能运动，张力消失，无连带运动，牵缩和痉挛

（三）Burres-Fisch 面神经评分

Burres-Fisch 面神经功能评分标准见表 16-2。

表 16-2　Burres-Fisch 面神经功能评分标准

	静息对称性评价		自主运动对称性测量	
鼻唇沟	正常	0	由面神经功能指数（FNFI）转化而来	
	不明显	1	正常 ——→	完全瘫痪
	缺失	2	角膜暴露宽度	0 1 2 3 4 5
颊部	正常	0	皱额头	0 1 2 3 4 5
	肥大	1	皱眉	0 1 2 3 4 5
口角	正常	0	紧闭双眼	0 1 2 3 4 5
	下垂	1	皱鼻	0 1 2 3 4 5
面肌抽搐	无	0	闭口大笑	0 1 2 3 4 5
	轻度	1	噘嘴	0 1 2 3 4 5
	重度	2		
静息对称性得分：			自主运动对称性得分：	
姓名：			静息对称性得分 + 自主运动对称性得分 =	
性别：				
填表日期：			（说明：得分越高，面瘫程度越重；得分越低，面瘫程度越轻）	
调查人：				

（四）面部残疾指数 FDI

面部残疾指数评分标准见表 16-3。

表 16-3　FDI 面部残疾指数评分标准

1. 您在吃东西的时候嘴里含着食物，将食物固定于一侧颊内的困难程度
通常情况下：5 没有困难；4 稍有困难；3 有些困难；2 非常困难
通常不吃东西是因为：1 健康原因；0 其他原因

2. 您用杯子喝饮料的困难程度
通常情况下：5 没有困难；4 稍有困难；3 有些困难；2 非常困难
通常不喝饮料是因为：1 健康原因；0 其他原因

3. 在特殊发音的困难程度
通常情况下：5 没有困难；4 稍有困难；3 有些困难；2 非常困难
通常不进行特殊发音是因为：1 健康原因；0 其他原因

4. 您有一侧眼睛流泪过多或发干的问题及其程度
通常情况下：5 没有；4 稍有；3 偶尔有；2 常有
通常不流泪是因为：1 健康原因；0 其他原因

5. 您在刷牙和漱口的困难程度
通常情况下：5 没有困难；4 稍有困难；3 有些困难；2 非常困难
通常不刷牙漱口是因为：1 健康原因；0 其他原因

总分 =（5 题累计得分 - 5）×5

（五）预后判定

约 80% 患者可在数周或 1 ~ 2 个月恢复，1 周内味觉恢复提示预后良好。不完全性面瘫 1 ~ 2 个月可恢复或痊愈。年轻患者预后好，老年患者伴乳突疼痛或合并糖尿病、高血压、动脉硬化、心肌梗死等

预后较差。完全性面瘫患者一般需要 2 ~ 8 个月甚至 1 年时间恢复，且常遗留后遗症。对于预后，也可进行必要的检查或评估，进一步判断。

1. F 波

发病 14 ~ 21 天内 F 波存在，预后好；F 波消失，预后差。

2. 面神经电图

发病 7 ~ 21 天测量较准确，发病 14 天，面神经电图（ENOG）100% 变性则预后差。

3. 眨眼反射

刺激眶上神经，测量两侧眼轮匝肌闭目反射的潜伏期，有一定的早期评估作用，但三叉神经有病变时其结果不准确。

4. 预后评估界值的制订

可根据面瘫评分进行预后评估，分为 4 个等级，界值的制订参见表 16-4。

表 16-4 面瘫评分与预后评判标准

评分方法	预后好		预后差	
	痊愈	显效	好转	无效
Portmann 评分	20 分	17 ~ 19 分	14 ~ 16 分	≤ 13 分
HB 面神经功能评分	一级	二级	二级	≥ 三级
患者自评	非常满意	非常满意	一般	不满意

三、中医康复方法

（一）中药疗法

中医学认为，该病多由正气虚弱，面部感受风寒之邪，气血阻滞，面不养筋所致，3 治疗以牵正散加味组方，君药为白附子、僵蚕、制全蝎。初起者加疏散风寒，可用牵正散合桂枝加葛根汤加减；恢复期加活血行气药，如全当归、白芍、川芎、青皮、姜黄等，可用牵正散合补阳还五汤加减；久治未愈者，可用顺风匀气散加减。

（二）针灸疗法

急性期治疗患处局部不宜针刺。

1. 治则

初期祛邪以祛风散寒、清热活血为主，中期扶正祛邪以养血祛风为主，后期扶正以益气养血为主。

2. 取穴

（1）主穴：风池、完骨、颊车、迎香、合谷。穴位加减：风寒伤络加大椎、曲池、足三里，风热中络者加大椎、太阳、支沟、内庭，风痰阻络者加耳门、听宫、丰隆、内关、足三里，气血双亏者加足三里、三阴交，肝气郁结者加太冲、三阴交、阳陵泉，人中沟㖞斜者加水沟，颏唇沟㖞斜者加承浆，耸鼻困难者加上迎香，闭眼困难者加鱼腰、丝竹空。

操作及疗程：初期局部用平刺透穴法或斜刺法，刺激宜轻；中、后期可适当加大刺激量，同时可以配合电针治疗，根据病情每次 2 ~ 3 对穴，采用连续波或疏密波，刺激强度以患者面肌出现抽动、能耐受、无胀痛感为宜。1 次 / 天，每次 20 分钟，10 次为 1 个疗程，2 个疗程间隔 3 ~ 5 天。

（2）主穴：翳风、下关。配穴：地仓、颊车、大迎、迎香、四白、阳白、攒竹。

操作：针刺得气后加以电针治疗，采用断续波连接地仓和迎香，攒竹和阳白，可观察到口角及额肌的收缩。

（3）主穴：侧三里、侧下三里，足三重穴。可配合口腔内侧黏膜刺血。

（4）主穴：足三里、上巨虚。操作以 2 寸针呈 45° 向上斜刺，长留针。

（5）浮针治疗。

3. 注意事项

（1）电针通电后会产生肌收缩，需事先告诉患者，让其思想上有所准备，以便能更好地配合治疗，电针刺激强度应逐渐从小到大；不要突然加强，以免出现晕厥、弯针、断针等异常现象。

（2）患有严重心脏病者，在应用电针时应严加注意，避免电流回路经过心脏。在邻近延髓、脊髓部位使用电针时，电流的强度要小，切不可做强电刺激，以免发生意外。

（3）急性期针灸不宜用强刺激。

（三）推拿疗法

针刺结束后进行，患者取仰卧位，医者先用揉法揉患者病侧面部、颊部，使面部肌肉放松，然后以拇指和中指点按上述穴位，最后沿口角→耳后→眉弓→发际方向施以推法。

1. 治则

疏通经络，活血祛风，濡养经筋。

2. 取穴及部位

印堂、睛明、阳白、四白、太阳、迎香、下关、颊车、地仓、风池、合谷。

3. 手法

一指禅推法、按法、揉法、擦法、拿法。

4. 操作

患者取仰卧位或坐位，以患侧颜面部为主。

（1）按揉三线：按揉印堂及双侧睛明，按揉印堂→百会、睛明→头顶督脉及双侧膀胱经5遍。

（2）推小"∞"字：一指禅推睛明（患侧）→攒竹（患侧）→鱼腰（患侧）→丝竹空（患侧）→太阳（患侧）→四白（患侧）→睛明（患侧）→睛明（健侧）→攒竹（健侧）→鱼腰（健侧）→丝竹空（健侧）→太阳（健侧）→四白（健侧）→（健侧）睛明→睛明（患侧），共3遍。

（3）推大"∞"字：一指禅推睛明（患侧）→攒竹（患侧）→阳白（患侧）→太阳（患侧）→下关（患侧）→颊车（患侧）→地仓（患侧）→迎香（患侧）→睛明（患侧）→睛明（健侧）→攒竹（健侧）→阳白（健侧）→太阳（健侧）→下关（健侧）→颊车（健侧）→地仓（健侧）→迎香（健侧）→睛明（健侧）→睛明（患侧），共5遍。

（4）鱼际揉面部：鱼际揉额部、颜面部，配合擦法治疗，以透热为度。

（5）按揉颈项：用按揉法施于风池及项部，随后拿风池、肩井、合谷穴结束治疗。

5. 疗程

1次/天，每次20分钟，10次为1个疗程，2个疗程间隔3～5天。

6. 注意事项

上述面部一指禅推途中经过相关穴位和阳性反应点时可稍作停留，重点治疗；手法操作时应轻柔、防止颜面破皮。

（林　俊）

第四节　糖尿病

随着社会经济的发展，人们生活水平的提高和生活方式的改变，糖尿病的发病率在逐年增加，造成了家庭和社会沉重的经济负担，其并发症已成为重要且日益严重的健康问题。

一、概述

（一）定义

糖尿病（diabetes mellitus）是胰岛素分泌的缺陷和胰岛素作用障碍，以及蛋白质和脂肪代谢异常，导致的一组以慢性高血糖为特征的代谢性疾病。根据目前对糖尿病病因的认识，将糖尿病分为四大类型：即1型糖尿病（T1DM）、2型糖尿病（T2MD）、特殊类型糖尿病和妊娠糖尿病。慢性高血糖可引起多系统损害，如眼、肾、神经、血管等慢性进行性病变，严重时可出现急性代谢紊乱，如糖尿病酮症酸中毒、高渗性昏迷等。中医学称糖尿病为消渴，其主要病机是禀赋不足、阴津亏损、燥热偏盛，是以多尿、多饮、多食、乏力、消瘦或尿有甜味为主要临床表现的病证。

（二）病因及发病机制

糖尿病的病因复杂，不同类型、不同人群可有明显的差异。T1MD 是一种多基因的遗传病，以遗传易感性为基础，在某些环境因素作用下诱发。此外高血脂、高血压、肥胖及妊娠高血糖等与 T2DM 有关。T2DM 也与患儿的年龄有关。

中医学认为，消渴病多因素体阴虚、五脏虚弱，饮食不节、形体肥胖，精神刺激、情志失调，外感六淫、毒邪侵害，久服丹药、化燥伤津，长期饮酒、房劳过度等多种因素造成脏腑功能失常和阴阳失调。其病机关键在阴津亏损、燥热偏盛，又以阴虚为本，燥热为标，两者互为因果，且多与血瘀密切相关。

糖尿病是慢性终身性疾病，目前尚不能从根本上达到治愈。然而只要及早发现、积极合理地治疗，完全可以将病情控制住，达到减少并发症的发生和发展的目的，并能维持正常的工作和生活。但伴有大血管病变（脑卒中、冠心病、动脉硬化等）、微血管病变（如视网膜病、肾病）及外周神经病变，常可导致患者残疾和死亡。

（三）临床特征

1. 表现复杂，特异性不强

除 T1DM 起病急外，T2DM 起病缓慢，且早期发病症状不明显，由于早期病情隐匿，症状不典型，不少患者以并发症为首发症状。

2. 广泛影响身体结构和功能

长期的碳水化合物，以及脂肪和蛋白质代谢紊乱引起多系统损害，导致眼、肾、神经、心脏、血管等组织器官的慢性进行性改变、功能减退。病情严重可发生急性严重代谢紊乱。其并发症是致残、致死的原因。

3. 综合因素对糖尿病的发生、发展有较大的影响

生活方式、饮食习惯、其他健康状况、教育水平、整体的行为方式、个体的心理素质等个人因素及自然环境、家庭和社会的支持、社会提供的服务、政策等综合因素对糖尿病患者的血糖控制有较大的影响，并且这些因素可能成为血糖控制不良及并发症的危险因素，影响康复治疗的效果。

4. 心理障碍严重

糖尿病心理障碍主要表现为焦虑症、强迫症、恐惧症及抑郁症等，糖尿病患者的心理障碍的发生率可达 30% ~ 50%，生活质量明显降低。心理因素控制不好，还会加重社会、家庭的负担。

二、康复评定方法

糖尿病可以采用多种评定方法，如采集病史和谈话的方式或采用量表的方式进行个人及环境因素的评定，通过各种临床检查、检测、检验的方式评定身体结构与功能的损伤。严重的并发症、并发症可引起患者活动能力受限及参与能力的局限性，影响患者生活质量，可根据具体需要评定。

（一）运动能力评定

1. 运动单位

1 个运动单位相当于消耗 335 kJ（80 kcal）热量。每消耗 1 个运动单位热量，不同的运动项目，所需运动时间不同，对应的运动强度也不同。

2. 最大摄氧量

最大摄氧量是指单位时间内运送到活动肌肉而被肌肉所利用的最大氧量，用于有氧耐力的评价。人体进行有氧耐力运动时，最大摄氧量（VO_2max）反映机体呼吸、循环系统氧的运输能力。只有当运动强度达到 40% ~ 60%VO_2max 时，才能改善代谢和心血管功能。

3. 运动中的心率

由于在有效的运动范围内，运动强度的大小与心率的快慢呈线性相关，因此，常采用运动中的心率

作为评定运动强度大小的指标。运动中的心率可通过自测脉率的方法来测定，也可应用心率检测仪检测。一般采用停止运动后立即测10秒脉搏，然后乘以6表示1分钟脉率。测脉率的部位常用桡动脉或颞动脉。这种方法测得的脉率和运动中的心率比较接近。

4. 靶心率

临床上将能获得较好的运动效果，并能保证安全的运动心率称为靶心率（THR）。靶心率的确定最好通过运动试验获得，即取运动试验中最高心率的60%～85%作为靶心率，简单地用170或180减去患者年龄数后的余数作为运动时的靶心率。可以用下列公式进行推算：

靶心率＝安静心率＋安静心率×（50%～70%）

（二）临床疗效评定

糖尿病康复临床疗效评定见表16-5。

表16-5 糖尿病控制目标

	理想控制	一般控制	控制不良
血糖（mmol/L）			
FPG	4.4～6.1	≤ 7.0	> 7.0
2 h PG	4.4～8.0	≤ 10.0	> 10.0
HbA1c（%）	< 6.2	6.2～8.0	> 8.0
总胆固醇（mmol/L）	< 4.5	4.5～6.0	> 6.0
LDL-C（mmol/L）	< 2.5	2.5～4.4	> 4.5
HDL-C（mmol/L）	> 1.1	0.9～1.1	< 0.9
三酰甘油（mmol/L）	< 1.5	1.6～2.2	> 2.2
BMI（kg/m^2）			
男	< 25	< 27	≥ 27
女	≤ 24	< 26	≥ 26
血压（mmHg）	< 130/80	130/80～160/95	> 160/95

（三）日常生活能力的评定——Barthel 指数

Barthel 指数内容包括进食、洗澡、修饰、穿衣、大便控制、小便控制、如厕、床椅转移、平地行走、上下楼梯等10项内容，根据是否需要帮助及帮助程度的多少将其分为15、10、5、0四个等级。各项评分相加。完全正常为100分，表示患者基本的日常生活活动能力良好，不需要他人的帮助。0分表示患者没有独立能力，其基本日常生活均需要他人帮助完成。

（四）参与能力的评定

糖尿病患者参与局限性的主要原因是严重并发症、并发症，如抑郁症、脑血管病、视力障碍等。家庭生活能力、人际交往和相处关系能力、接受教育和工作能力、参与社会和社区生活能力等方面，可根据患者的具体情况进行评定。社会生活能力的评定可选用参与活动问卷（表16-6）、社会功能缺陷筛选表。

表16-6 参与活动问卷（问患者家属）

	正常或从未做过，但能做（0分）	困难，但可单独完成或从未做过（1分）	需要帮助（2分）	完全依赖他人（3分）
1. 每月平衡收支的能力，算账的能力				
2. 患者的工作能力				
3. 能否到商店买衣服、杂货和家庭用品				
4. 有无爱好？会不会下棋和打扑克？				
5. 会不会做简单的事，如点炉子，泡茶等？				

续表

	正常或从未做过,但能做(0分)	困难,但可单独完成或从未做过(1分)	需要帮助(2分)	完全依赖他人(3分)

6. 会不会准备饭菜?

7. 能否了解最近发生的事件(时事)?

8. 能否参加讨论和了解电视、书和杂志的内容?

9. 能否记住约会时间、家庭节目和吃药?

10. 能否拜访邻居、自己乘公共汽车?

注: ≤ 5 分为正常; > 5 分表示该患者在家庭和社区中不可能独立

三、中医康复治疗

(一)中药疗法

1. 上消

肺热津伤。

(1)方药:消渴方加减。天花粉、黄连、生地黄、葛根、麦冬、藕汁。

(2)加减:肺胃热盛者加石膏、知母,热伤肺阴者加沙参、玉竹。

2. 中消

(1)胃热炽盛。

①方药:玉女煎加减。石膏、知母、麦冬、栀子、牛膝、黄连、熟地黄、藕汁。

②加减:火旺伤阴者加石斛、玉竹,肠燥伤津者加玄参、大黄、芒硝。

(2)气阴亏虚。

①方药:七味白术散加减。黄芪、党参、茯苓、木香、藿香、葛根、白术、山药、天冬、麦冬。

②加减:气短汗多者加五味子、山茱萸,食少腹胀者加砂仁、鸡内金。

3. 下消

(1)肾阴亏虚。

①方药:六味地黄丸加减。山药、山茱萸、茯苓、牡丹皮、熟地黄、泽泻。

②加减:腰膝酸软者加桑寄生、杜仲,精关不固者加芡实、金樱子。

(2)阴阳两虚。

①方药:金匮肾气丸加减。山药、山茱萸、牡丹皮、附子、肉桂、熟地黄、泽泻、茯苓。

②加减:腰膝酸软者加桑寄生、杜仲,精关不固者加芡实、金樱子,尿多浑浊者如膏加益智仁、桑螵蛸、覆盆子,阳痿者加巴戟天、淫羊藿、肉苁蓉。

(二)针灸疗法

(1)头针:取穴为头针感觉区上 1/5,中 2/5。患者采取坐位或卧位;每天 1 次,10 次为 1 个疗程。每个疗程后休息 2 天再进行下一个疗程。

(2)电针:①中脘、天枢、足三里、太冲;②脾俞、胃俞、胃俞。两组穴位交替使用。每天 1 次,5 次为 1 个疗程。每个疗程后休息 2 天再进行下一个疗程,共治疗 3 个疗程。

(3)耳针:根据耳穴国际标准化方案选取胰、胆、内分泌及压痛点为主穴,余穴辨症加减。每天 1 次,每次 30 分钟,10 天为 1 个疗程。

(4)体针与灸法:可选三阴交、足三里、太冲、太溪、复溜、阳池、外关、胰俞、脾俞、胃俞、肝俞、肾俞等穴,采用针法或灸法,每天或隔天 1 次,1 个月为 1 个疗程。

(三)拔罐疗法

可选背部肺俞、脾俞、肾俞或腹部中脘、天枢、水道等穴位,涂上润滑剂,采用火罐法吸拔留罐或走罐 5 ~ 10 分钟,每天或隔天 1 次,1 个月为 1 个疗程。

（四）按摩疗法

（1）可选腰背、腹部、上肢、下肢等部位，左、右手交替或两手重叠进行，使用适宜力量，先顺时针按摩 50 圈，再逆时针按摩 50 圈，每天或隔天 1 次，以 1 个月为 1 个疗程。

（2）足部反射区按摩，足部反射区取穴：肾、肾上腺、输尿管、膀胱、甲状腺、胰腺、胃。每次按摩 40 分钟，每周治疗 3 次。原饮食量，药物不变。12 次为 1 个疗程。

（五）全息疗法

在第 2 掌骨侧用按摩法，同时下肢在同侧股骨内侧找出相关穴位压痛点，用拇指指尖以压痛点为圆心，做小环绕运动或揉动，揉压力量以穴位深处组织有酸麻肿胀感觉为度。

（林　俊）

第五节　痴呆症

痴呆症是一种慢性或进行性综合征，通常是认知功能出现比正常年老过程更严重的衰退，会影响记忆、思考、定向、理解、计算、学习、语言和判断能力。需要说明的是，痴呆症主要影响老年人，但并不是年老的正常情况，更不是老年期才有的病证。老年性痴呆又称早老性痴呆，是临床上一组以智能显著减低为特征的神经精神科疾病的总称。

一、概述

老年性痴呆主要表现为进入老年期或老年前后期，记忆力、智能、语言、认知能力、计算力、判断力等机能全面低下，大脑高级神经系统功能全面障碍，但不影响意识。现代研究发现，老年性痴呆是以大脑萎缩和变性为主要病理变化，出现记忆与处理事件的能力、感觉与运动的技能、社会交往和语言沟通，以及情绪自我控制等方面的功能障碍，本病严重影响工作、社交及生活自理能力。由于本病发病隐匿，早期不易发现，病程迁延日久，不易控制，疾病晚期，患者生活不能自理，需要长期专人护理，给患者和家庭及社会造成极大的痛苦和负担。因此，老年性痴呆是老龄化社会面临的重要的卫生、经济和社会问题。

老年期发生的痴呆至少包括 4 种类型，包括阿尔茨海默病（alzheimer disease，AD）、血管性痴呆（vascular dementia，VD）、混合性痴呆（AD + VD）和由全身性疾病引发者如帕金森病、获得性免疫缺陷综合征、糖尿病、药物滥用和酗酒等导致的痴呆。其中，阿尔茨海默病和血管性痴呆是老年期痴呆的主要类型，患病率占所有老年性痴呆的 90% 以上。我国老年性痴呆的发病率也在逐年增加，严重威胁到老年人的生存质量。

老年性痴呆在中医学中无直接论述，可能与"呆病"（《景岳全书》）"神呆"（《临证指南医案》）及健忘、癫狂等病症有一定联系。脑为奇恒之腑，具有藏精髓和主运化功能。人的记忆和判断力等与脑髓充盈与否关系密切，清代王清任《医林改错》记载"灵机记性，不在心在脑……小儿无记性者，脑髓未满；高年无记性者，脑髓渐空"。过食肥甘厚味导致痰湿内生，或情志不舒而血阻脑络亦可发病。《景岳全书·杂证谟》云，"痴呆证，凡平素无痰而或以郁结……但查其形体强壮，饮食不减，别无虚脱等证"。中风后血气逆乱，亦可致神呆善忘，《素问·调经论》云，"血并于上，气并于下，心烦惋善怒；血并于下，气并于上，乱而喜忘"。清代医家叶天士敏锐观察到长者中风后会出现神呆症状，"中风初起，神呆遗尿，长者厥中显然"（《临证指南医案》）。总之，本病病位在脑，与心、肾、肝、脾等脏腑功能有关，多实虚夹杂。

二、康复评定方法

（一）临床评定

1. 人格方面

人格方面表现为郁郁寡欢，生活刻板怪异，或情绪急躁，易因小事与人冲突，或善疑多虑，语言增多，啰唆重复等。

2. 智力方面

智力方面表现为记忆力、定向力、判断力、计算力、理解力衰退，思维迟缓，难以胜任工作和家务，生活自理困难等。

3. 生活自理评定

分为 3 级。①轻度：工作和社交能力有所下降，但能独立生活。②中度：除进食、穿衣及排便可自理外，其余均需他人帮助。③重度：个人生活完全不能自理。短期记忆缺损，即近事遗忘。抽象概括能力明显减退；判断能力明显减退，甚至出现其他高级皮质功能障碍，如失语、失用等。

（二）认知功能评定

通过对总体认知功能的评估，全面了解患者的认知状态、认知特征，对认知障碍和痴呆的诊断及病因分析有重要作用。常用的痴呆量表有简明精神状态量表（MMSE）、长谷川痴呆量表（HDS）和长谷川改良痴呆量表（HDS-R）、阿尔茨海默病评估量表认知部分（alaheimer disease assessment scale-cog，ADAS-cog）、Hachinski 缺血记分法（HIS）、临床痴呆评定表（CDR）等，常用的记忆评定量表包括韦氏记忆量表（WMS）、临床记忆量表。

（三）日常生活功能评定

日常生活能力包括独立生活所必需的基本功能，基本日常生活能力（BADI），如穿衣、吃饭、如厕等，以及复杂的日常或社会活动能力，工具性日常生活能力（IADL），如出访、工作、家务能力等，需要更多认知功能的参与。常用量表包括阿尔茨海默病协作研究日常能力量表（ADCS-ADL）、社会功能问卷（FAQ）和痴呆残疾评估（DAD）等。

（四）精神行为症状评定

精神行为症状指痴呆患者经常出现的紊乱的知觉、思维内容、心境及行为等，可采用痴呆行为评定量表（BEHAVE-AD）等量表进行评定。

（五）躯体功能评定

对老年人的身体状况，无论是脏器疾病，还是神经系统疾病，或肌肉骨关节疾病，均应进行全面评估。针对老年痴呆患者神经功能缺损的症状，如言语、平衡、步态等，选择相应的量表进行评定。

（六）生活质量评定

老年性痴呆患者的生活质量研究始于 20 世纪 90 年代，国外已开发出多种测量痴呆患者生活质量的量表，如阿尔茨海默病生活质量量表（QOL-AD）等。

（七）疗效标准（全国中医学会老年医学会 1990 年修订）

1. 治愈

自觉症状完全消失，神志意识清楚，定向健全，回答问题正确，反应灵敏，生活自理，能参加社会活动。

2. 显效

主要症状基本消失，神志清醒，定向健全，回答问题基本正确，反应较为灵敏，生活自理，能进行一般的社会活动。

3. 有效

主要精神症状有所减弱或部分消失，生活自理，回答问题基本正确，但反应迟钝，智力与人格仍有部分障碍。

4. 无效

主要临床症状无改变或病情仍有发展，生活不能自理，回答问题不正确，神志痴呆。

三、中医康复治疗

本病康复应以扶正为主，辅以祛邪。扶正应予养肝、益脾、养肾，尤重补肾填精，益智醒脑；祛邪当理气、化痰、逐瘀。

（一）饮食康复

营养摄入平衡是饮食康复的关键，多食大豆及豆制品，多吃鱼和新鲜蔬菜、水果，减少铝、铜的摄入，少吃肥肉、盐和糖。由于老年性痴呆患者多由精气不足、情志损伤所致，而从脏腑辨证来说，则与脾胃失调、肝肾亏虚、痰湿阻络和气血凝滞等有关，故饮食调养应根据患者的不同情况，给予健脾祛湿、滋养肝肾、补脑益髓、化痰宁心和益气活血的食物兹介绍数种于下，可依据病情选服。

1. 菖蒲醒脑茶

石菖蒲 250 g，郁金 200 g，普洱茶 150 g。上药焙干，制成粗末，滤纸袋分装，每袋重 20 g，备用，每天泡饮 1～2 剂。菖蒲醒脑茶可化痰涤浊，开窍醒脑。

2. 丹参茶

丹参 20 g，红花 100 g，菊花 50 g。上药焙干，研碎，滤纸袋分装，每袋重 15 g，备用。每天泡饮 1～2 剂。丹参茶可行气活血，通窍健脑。

3. 苍术川芎三宝茶

苍术 30 g，川芎 150 g，红茶 20 g。上药焙干，研碎，滤纸袋分装，每袋重 15 g，备用。每天泡饮 1～2 剂。苍术川芎三宝茶能燥湿化痰，开郁醒神。

（二）行为康复

1. 理解与沟通

医护人员和亲属照料老年性痴呆患者要秉持"三心二意"，即爱心、耐心、信心、诚意、敬意。对待长者要像对待成年人一样，平等、尊重，亲切胜于亲热，态度胜于技巧，多听胜于多说，理解胜于同情，开导胜于教训，启发胜于代劳。

2. 痴呆症患者行为康复类型

因患者病情进展而有所差异，如对早期患者侧重记忆训练，以提高他们的记忆力并增加其社会交往机会；中期患者加强现实导向训练，增加其对周围环境和事物的认识，减少他们因记忆力渐衰而带来的焦虑；而对于晚期患者则多做一些能够维持感官功能的训练。

（三）药物康复

1. 中药辨证

（1）髓海不足证：治宜滋补肝肾，填髓健脑，方用七福饮加减，或大补阴丸合参茸地黄丸加减。

（2）肝肾亏虚证：治宜滋补肝肾，填精健脑，方用还少丹加减。

（3）脾肾两虚证：治宜补肾益脾，生髓充脑，方用孔圣枕中丹加减。

（4）心肝火盛证：治宜清心泻肝，方用黄连解毒汤加减。

（5）痰浊阻窍证：治宜理气健脾，化痰宣窍，方用茯苓丸或涤痰汤加减。

（6）气滞血瘀证：治宜活血化瘀，开窍通络，方用通窍活血汤或复元活血汤加减。

2. 常用中成药

（1）春回胶囊：由人参、鹿茸、补骨脂、淫羊藿、玉竹、山楂等药物组成，具有温肾填精益气的功效。每次 3～4 片，每天 2 次。

（2）清宫长春丹：由生地黄、熟地黄、人参、五味子、枸杞子、山萸肉、石菖蒲、益智仁等药物组成，具有补肾健脾、益心开窍的功效。每次 3～4 粒，每天 3 次。

（3）健脑益智胶囊：由何首乌、黄芪、天麻、石菖蒲、益智仁等药物组成，具有补肾益气、醒脑开窍的功效。每次 1～3 粒，每天 3 次。

（4）通心络胶囊：由水蛭、地龙、土鳖虫、赤芍等药物组成，具有活血、化瘀、通络功效。每次 2～3 粒，每天 3 次。

（四）针灸康复

1. 头针

额中线、额旁 1 线、顶中线。髓海不足加额旁 3 线、顶颞前斜线，肝肾亏虚加额旁 2 线、额旁 3 线，痰浊阻窍加额旁 2 线。平针刺，虚证用补法，实证用泻法，每天 1 次，10 次为 1 个疗程。

2. 体针

可选川大椎、安眠、神门、合谷、足三里、水沟、印堂、百会、内关、气海，备用穴选鸠尾、巨阙、中脘、肾俞、心俞、丰隆、太冲、涌泉。毫针刺，每天或隔天1次，10次为1个疗程，休息3～4天后进行下一个疗程。

3. 耳针

取脑、神门、皮质下、枕、心、肾、脾、肝，每次选2～4个穴，用0.5寸毫针针刺，留针15～20分钟，每天或隔天1次，10～15次为1个疗程。或将王不留行籽用胶布固定于耳穴，每天按压数次。

4. 水针疗法

取双侧肾俞（主穴）、足三里、三阴交、合谷（配穴），每穴注入75%复方当归注射液0.5 mL，隔天1次，10次为1个疗程。或取神门、百会、神庭、角孙等穴，每次2穴，交替使用，每穴注入醋谷胺注射液和呋喃硫胺注射液各0.5 mL，隔天1次，10次为1个疗程。

5. 刺络放血

取中冲、天枢为主穴，涌泉、劳宫为配穴。以三棱针直刺皮下1分，放出4～5滴血，隔天放血1次。

（五）推拿疗法

推拿手法可起到振奋心阳、舒展心气、安神健脑的作用。对于轻症可由患者自我推拿，或在家属帮助下进行，而中重症患者则可由医者施术。

1. 医者推拿

①点按颅点、天窗；②点按颞点；③点推、点拨枕旁点、天窗，点按阳明点；④点按内眉点，从内眉点推上阳明点。

2. 自我推拿

（1）抹额：以两手示指屈成弓状，第二节的内侧面，紧贴印堂，由眉间向前额两侧抹，40次左右。

（2）抹颞：以两手拇指，紧按两侧鬓发处，由前向后往返用力抹，30次左右，酸胀为宜。

（3）按摩脑后：以双手拇指先后按压风池和脑空穴，施以旋转按摩手法，30次左右，酸胀为宜。

（4）拍击头顶：患者正坐，睁眼前视，闭紧牙关，用掌心有节奏地拍击囟门，10次左右，然后可做头顶热敷。同时，还可辅以鸣天鼓、搓手浴面、揉内关、按摩胸部等手法。上述推拿可在每天清晨施行，30天为1个疗程，连续2～3个疗程。

（六）养生康复

1. 太极拳

太极拳能延缓体力及智能的衰老，强化心、肺及消化功能，增加脑部血液循环，有助于老年性痴呆的康复。

2. 气功

气功锻炼可使脑内活性物质大为增加，大脑有序活动加强。临床可据情选练益智功。具体功法如下所述。

（1）功法1：姿势不限，以自然舒适为度。两眼微闭，舌抵上颚，用意念引导及眼内视和耳听引导（三位一体），从上而下，再由下而上让全身各关节肌肉放松。做3～5分钟，采用自然呼吸，然后将手指展开，手心置于丹田两侧，腹式呼吸。吸气时腹部隆起，手指向上翘起；呼气时腹部内收，手指落下贴腹，反复100次。

（2）功法2：姿势不限，两眼微闭，屏除杂念，全身放松。当吸气沉至丹田时，稍停，然后配合舌抵上颚及腹式呼吸动作。眼内视，用追加吸气法，使腹部内气鼓荡，并驱其做波浪式运动。用力提肛，使内气沿督脉上行，再做舌抵上颚，眼略紧闭，双目上视，待内气达到"玉枕"时，再追加一次吸气，旋即以意念领气，使内气对准大脑额叶做波浪式灌注，反复36次。

（林　俊）

第六节　高血压

高血压是一种老年病，为常见病，是多种心脑血管疾病的重要病因和危险因素，也是心脑血管疾病死亡的主要原因之一。高血压的康复治疗能使轻度血压得到控制，并且能最大限度地降低心血管疾病的发病率和死亡率，提高患者的身体素质和生活质量。

一、概述

根据病因，高血压可分为原发性高血压和继发性高血压。其中以原发性高血压较为常见，它是指因动脉血管硬化及血管运动中枢调节异常所致的动脉血压持续性增高的一种常见疾病。高血压的诊断标准为：在未服用抗高血压药的情况下，至少3次非同日血压，收缩压（SBP）≥ 18.6 kPa（140 mmHg）或舒张压（DBP）≥ 12.0 kPa（90 mmHg）。不可根据某一次血压检查即确认为原发性高血压。初次检查的高血压至少要得到相隔1周至数周后的第二次测定的证实，除非收缩压 > 23.9 kPa（180 mmHg）、舒张压 > 14.6 kPa（110 mmHg）。患者既往有高血压病史，目前正在使用药物治疗，血压虽小于140/90 mmHg，也诊断为高血压。

本病发病率随年龄增高而有明显增加，而且还是脑卒中和冠心病的常见发病基础。60% 的脑卒中患者曾有高血压病史，而高血压患者的心绞痛型冠心病和急性心肌梗死发病率也较正常血压者高3 ~ 5倍。

现代研究尚未明确原发性高血压的发病机制。但外界不良刺激所引起的长时间、强烈及反复的精神紧张、焦虑和烦躁等情绪波动会加重高血压，此外与遗传、饮食也相关。原发性高血压具有明显的家族遗传倾向，若父母均有高血压，则子女患原发性高血压的概率可达46%，且约60% 的高血压患者可询问到高血压家族史。钠盐和高蛋白质的摄入及饮酒都与高血压有关，但并非绝对。有随着老年期的到来，身体器官功能均有减退，并可能同时合并有多种器官疾病。在老年期如发生高血压并发症，其后果比较严重，康复能力也低于年轻患者。同时发现，具有高血压合并心脑血管意外及猝死家族史者，出现脑血管和心血管意外的概率较高。

原发性高血压与中医学的"眩晕""头痛"等关系密切。其病位主要在肝、肾，并涉及心、脾，其病因常见有年老体虚、劳倦久病、情志失调、饮食偏嗜等，其病理主要是阴阳失调、本虚标实，临床多见肝肾阴亏、肝阳上亢的下虚上实证，并可兼挟风、火、痰、瘀等。

二、康复评定方法

（一）高血压分级及危险因素分层

高血压及血压水平是影响心血管事件发生和预后的独立危险因素，但并非唯一决定因素。因此，高血压患者的诊断和治疗不能只根据血压水平，必须对患者进行血管风险的评估并分层。对于高血压的心血管危险分层见表 16-7。

表 16-7　高血压的心血管危险分层

危险因素和病史	血压值（mmHg）		
	高血压 I 级（轻度） 收缩压（140 ~ 159）mmHg 舒张压（90 ~ 99）mmHg	高血压 II 级 收缩压（160 ~ 179）mmHg 舒张压（100 ~ 109）mmHg	高血压 III 级 ≥ 180/110 mmHg
无危险因素	低危	中危	高危
1 ~ 2 个危险因素	中危	中危	极高危
≥ 3 个危险因素或靶器官损害	高危	高危	极高危
并存临床并发症	极高危	极高危	极高危

注：单纯性收缩期高血压，收缩压 ≥ 140 mmHg 和舒张压 < 90 mmHg。当收缩压和舒张压分数不同级别时，以较高的分级为准。

（二）临床评定

高血压临床评定的重点是全面了解患者的病史，包括家族史及既往史、病程，生活方式，以及是否有继发性高血压症状、是否由药物引起高血压及心理社会因素等。可通过饮食、体格检查、实验室检查对心、脑、肾、眼底、血管等靶器官损害程度进行检查。

（三）功能评定

根据高血压的个体情况评定，包括肢体的功能评定、认知功能评定、自理能力评定、职业能力评定，以及相关器官功能评定（如心功能、肺功能、自主神经功能等），制定而调整康复计划、评定康复效果、确定安排回归家庭或就业。

三、中医康复方法

针对本病阴阳失调，本虚标实，本虚为主的主要病理，康复当以调和阴阳、扶助正气为原则，采用综合方法，以达到身心康复的目的。

（一）中药疗法

1. 辨证选方

（1）肝阳上亢：症见头晕胀痛，眩晕，面红目赤，急躁易怒，遇烦劳或欲怒而加重，甚至扑倒，颜面潮红，急躁易怒，肢麻震颤，舌红苔黄，脉弦或数，治以平肝潜阳，清火息风，方用天麻钩藤饮加减。

（2）痰湿中阻：症见眩晕，头重昏蒙，或伴视物旋转，胸闷恶心，呕吐痰涎，食少多寐，舌苔白腻，脉濡滑。方用半夏白术天麻汤加减。

（3）瘀血阻窍：症见眩晕，头痛，健忘失眠，心悸，精神不振，耳鸣耳聋，面唇紫暗，舌暗有瘀斑，脉涩或细涩。治以祛瘀生新，活血通窍。方用通窍活血汤加减。

（4）气血亏虚：症见眩晕动则加剧，劳累即发，面色㿠白，神疲乏力，倦怠懒言，唇甲不华，发色少泽，心悸少寐，纳少腹胀，舌淡苔薄白，脉细弱。治以补益气血，调养心脾。方用归脾汤加减。

（5）肝风内动：实风治以清热凉肝，平肝息风。方用羚角钩藤汤。虚风治以滋阴平肝、平肝息风，方用三甲复脉汤加减。

2. 食疗方

（1）肝肾阴虚。

炖海参：水发海参30g，加水适量，文火炖烂，加入适量冰糖融化，即可食用，用于肝肾阴虚型高血压。

老醋花生：红皮花生米250g，加老陈醋适量，浸泡5~7天，每天3次，每次适量用于肝肾阴虚型高血压。

双耳汤：银耳、黑木耳各9~12g，以温水浸泡，洗净放入碗中，加适量水和冰糖，置入锅中蒸1小时后取出，吃银耳、黑木耳，饮汤。

（2）肝阳上亢：菊花醪。甘菊花10g，糯米酒适量，放入锅内煮沸，顿服，每天2次。

（3）肝风内动：天麻炖鸡蛋。天麻9g，先煎1小时，去渣后，加鸡蛋2枚炖，内服。

（4）山楂菊花茶饮：山楂12g，菊花9g，开水沏，代茶饮可治高血压兼高脂血症，肝火上炎，阴虚阳亢型高血压也可用。

3. 外治方

（1）敷贴法：吴茱萸末适量，醋调贴脚心涌泉穴处，每天更换1次。

（2）中药足浴疗法：独活18g，磁石、石决明、党参、黄芪、当归、桑枝、枳壳、乌药、蔓荆子、白蒺藜、白芍、炒杜仲、牛膝各6g。水煎取汁，泡脚1小时，每天1次。

（3）药枕疗法：野菊花、淡竹叶、冬桑叶、生石膏、白芍、川芎、磁石、蔓荆子、蚕沙，制成药枕。亦可用绿豆壳作枕。

（二）针灸疗法

（1）头针：可根据国际针灸标准线选取顶中线。斜刺，快速捻转，每天1次，每次留针30分钟。

（2）体针：以风池、曲池、内关、合谷、足三里、阳陵泉、三阴交为基础穴。肝阳上亢、肝火上炎者可加行间、侠溪、太溪，痰湿中阻者加中脘、丰隆、阴陵泉，阴虚阳亢者加阳陵泉、悬钟、通里、神门、百会、太冲、人迎，阴阳两虚者加太溪、复溜、阴陵泉、血海、关元，痰盛者可加丰隆、中脘、解溪。每天或隔天1次，7次为1个疗程。

（3）耳针：取皮质下、降压沟、脑干、内分泌、交感、神门、心、肝、眼等，每天或隔火1次，每次选1～2穴，留针30分钟。亦可用埋针法，或用王不留行籽外贴。

（4）皮肤针：部位以后颈部及腰骶部的脊椎两侧为主，结合乳突区和前臂掌面正中线，轻刺激，先从腰骶部脊椎两侧自上而下，先内后外，再刺后颈部、乳突区及前臂掌面正中线，每天或隔天1次，每次15分钟。

（5）穴位注射：取足三里、内关，或三阴交、合谷，或太冲、曲池二三组穴位交替使用，每穴注射0.25%盐酸普鲁卡因1 mL，每天1次，或取痪脉穴，每穴注射维生素B_{12} 1 mL，每天1次，7次为1个疗程。

（6）穴位埋线：取心俞、血压点（第六颈椎棘突旁开3寸），或曲池、足三里，以0～1号羊肠线按穴位埋线操作方法埋入，每次埋一组穴位，两组交替使用，15～20天埋线1次。

（7）拔罐：取膀胱经背部第一侧线俞穴和肩髃、曲池、手三里、委中、承筋、足三里、丰隆、风池等穴。每次取10穴左右，拔罐时间为10～15分钟。

（三）推拿疗法

一般以自我推拿为主，常用方法如揉攒竹、擦鼻、鸣天鼓、手梳头、揉太阳、抹额、按揉脑后、搓手柔面、揉腰眼、擦涌泉等，并辅以拳掌拍打。

（四）传统体育疗法

传统体育是高血压康复的有效手段，既可起到一定的降压效果，又能调整机体对运动的反应性，从而促使患者康复。

1. 太极拳

以动作柔和，姿势放松，动中有静为特点的太极拳对高血压较为合适，体质较好者可打全套24式简化太极拳，体力较差者可打半套，或选练若干招式，如选练野马分鬃、揽雀尾、云手和收势，每节重复10次左右。

2. 气功

气功的调心、调息和调神可起到辅助减压的效果，能稳定血压、稳定心率及呼吸频率，调节神经系统。一般以静功为主，辅以动功。初始阶段可取卧式、坐式，然后过渡到立式、行式，每次30分钟，每天1～2次，意念部位以下半身为主，一般患者意守丹田，阴虚阳亢者可加守涌泉、大敦，阴阳两虚者加守命门。

此外，还可结合步行和慢跑等。步行可选择在清晨，肢体需放松，速度要适中。慢跑则在步行基础上过渡，最初可与步行交替，然后逐渐加大运动量，延长距离并增加速度。

在锻炼时应注意：①无论何种运动，头的位置不应低于心脏水平，以免加重头部症状；②不宜选择竞赛项目，以免情绪激动；③不宜做负重活动，以免因屏气而引起反射性血压升高

（林　俊）

第七节　单纯性肥胖症

随着全球经济的快速发展，群众生活水平的日益提高，饮食结构的变化，体力劳动的减少，肥胖症的发病率与日俱增，已成为仅次于吸烟之后的第二个可以预防的危险因素。肥胖症与获得性免疫缺陷综合征、吸毒、酗酒并列为世界性四大医学社会问题。

一、概述

肥胖症指体内脂肪堆积过多和（或）分布异常、体重增加，是包括遗传和环境因素在内的多种因素相互作用所引起的慢性代谢性疾病。根据病因可将肥胖分为单纯性肥胖和继发性肥胖两类。医学上，将形体发胖（体重超过标准 20% 以上），且无明显内分泌代谢病因者称为单纯性肥胖。

单纯性肥胖是临床上较为常见的类型，可伴有脂肪与糖代谢调节障碍。一般把超过标准体重 10% 者视为过重，超过 20% 者视为轻度肥胖，超过 30% 者视为中度肥胖，超过 40% 者视为重度肥胖。超重和肥胖症在一些发达国家和地区人群中的患病情况已达到流行程度。随着我国改革开放后经济的迅速发展，膳食结构的变化和体力活动的减少，我国肥胖症患者的患病率也迅速上升。据报道，我国成人超重率约为 22.8%，肥胖率约为 7.1%，估计超重和肥胖人数分别为 2.0 亿和 6000 多万。

肥胖对人体的健康影响较大，特别是重度肥胖，因大量脂肪聚积，增加机体的额外负担。轻度肥胖者可无自觉症状，重度肥胖者常有头痛头晕、动作迟缓、疲倦乏力、多汗气短、不耐高温、腰背及下肢疼痛、腹胀便秘，甚或情绪压抑、性功能减退等症状。当脂肪沉积于实质脏器时，对身体的危害会更大，可引起动脉粥样硬化、脂肪肝等。另外，还可导致诸如原发性高血压、高脂血症、冠心病和糖尿病等多种并发症。由于老年人活动较少，热量容易相对过剩，再加之代谢降低，所以单纯性肥胖的发生率较年轻人高。

二、康复评定方法

判断肥胖的科学方法是准确测定机体脂肪或脂肪组织的量，临床上衡量肥胖程度最为简易的方法是体重测量和皮下脂肪厚度测量。

1. 体重测量

在测量时，受试者应当空腹、脱鞋、只穿轻薄的衣服。称量体重最好用经过校正的体重秤，受试者全身放松，直立在秤底盘的中部。测量人员准确读取体重秤上的读数。通常将个人实际体重与标准体重进行比较，如超过标准体重 10% 即为过重，应引起足够关注；若超过 20% 即可诊断为肥胖。该方法在测量评定时应排除肌肉发达和水钠潴留等因素。

目前，成人标准体重的计算方法主要为：①标准体重（kg）＝身高（cm）－ 105（男）；标准体重（kg）＝身高（cm）－ 107.5（女）。②标准体重（kg）＝[身高（cm）－ 100]×0.9（男）；标准体重（kg）＝[身高（cm）－ 100]×0.85（女）。

超重百分比＝（实际体重－标准体重）/ 标准体重 ×100%。

2. 皮下脂肪厚度

应用带压力表的皮皱卡尺进行测定。一般以右上臂背侧中点及右肩胛下 1 cm 处最为常用，两部位厚度相加，男性超过 4 cm，女性超过 5 cm 者为肥胖。也可选择 CT 或 MRI 计算皮下脂肪厚度或内脏脂肪量，此法是评估体内脂肪分布最准确的方法，但不作为常规检查。

3. 体重指数（BMI）

BMI ＝体重（kg）/ 身高^2（m^2）。国内参考标准为：24 ～ 27.9 为超重，＞ 28 为肥胖。

4. 脂肪分布标准

（1）腰围和臀围比（WHR）：男性＞ 0.9，女性＞ 0.8，则为中心型肥胖，糖尿病、高脂血症、原发性高血压和冠心病的发病率较高。

（2）腰围值：对于国内绝大多数人群而言，男性＞ 90 cm，女性＞ 85 cm 则应当考虑腹型肥胖。

单纯性肥胖的评定应具备以下依据：①病史、体检和实验室检查可除外症状性肥胖（继发性肥胖）。②实测体重超过标准体重的 20% 以上，脂肪百分率超过 30%，体重指数超过 26 以上者，3 项均符合者或其中有 2 项符合者即可确诊。

三、中医康复治疗

中医学认为，单纯性肥胖的发生，一般多因嗜食肥甘，痰湿内蕴，气虚失于运化所致。或因禀禀，多见于自幼肥胖，食欲亢奋，在其家族成员中大致相同，此外，久卧、久坐、多逸少劳亦是致肥的原因之一。其病机则归结为脏腑气虚，多痰多湿，即所谓"肥人多痰"。痰湿蕴结日久，可见寒化或热化，还可见有损伤阳气、灼耗阴液之机转。病久不复，则易并发消渴、中风、胸痹、痿厥诸疾。总之，单纯性肥胖乃本虚标实之证，即以脾肾之虚为本，痰湿水瘀之实为标。

（一）中药疗法

1. 辨证论治

（1）脾胃积热：治以清热泻火，可选防风通圣丸，亦可汤药煎服。

（2）痰湿内盛：治以化痰利湿，可选防己黄芪汤合二陈汤加减。

（3）肝郁气滞：治以疏肝理气，可选柴胡疏肝散或逍遥散加减。

（4）脾胃气虚：治以健脾益气，兼化寒湿，可选参苓白术散或香砂六君子汤加减。

（5）脾肾阳虚：治以温肾健脾，可选肾气丸加减。

2. 食疗药膳

（1）荷叶薏苡仁汤：荷花叶 30 g，茯苓 15 g，猪苓 12 g，白术、泽泻各 10 g，煎汤服，适用于寒湿及湿热证者。

（2）茯苓茶：茯苓 5 g，陈皮 2 g，花茶 2 g。茯苓、陈皮先水煎 20 分钟，再以此冲泡花茶，代茶饮适用于痰湿内盛者。

（3）降脂饮：枸杞子 10 g，何首乌 15 g，草决明 15 g，山楂 15 g，丹参 20 g。文火水煎 500 mL，代茶饮，适用于气滞血瘀者。

（4）三花减肥方：玫瑰花、茉莉花各 0.3 g，玳玳花 0.5 g，全瓜蒌、佛耳草、玉竹各 12 g，荷叶 10 g，郁李仁、火麻仁各 5 g，川芎 1.5 g，参三七、通草各 1 g，浓煎喷洒在荷叶上，焙干泡茶，每天 2 包，3 个月为 1 个疗程，适用于痰湿内困、气血不畅者。

（二）针灸疗法

1. 毫针

（1）取穴：穴位选取以任脉、足太阴、足阳明经腧穴为主。中脘、水分、关元、天枢、大横、曲池、支沟、内庭、丰隆、上巨虚、三阴交、阴陵泉。

（2）加减：痰湿内阻加内关、足三里，胃肠腑热加合谷，脾肾阳虚加气海、脾俞、肾俞、足三里。

（3）操作：脾俞穴、肾俞穴不可直刺、深刺，脾胃虚弱者可灸天枢、上巨虚、阴陵泉、三阴交、气海、关元、脾俞、肾俞、足三里，其他穴位视患者情况可较常规刺 0.5 ～ 1.5 寸。

2. 电针

在上述针灸处方基础上，针刺得气后连接电针治疗仪，用连续波或疏密波刺激 30 ～ 40 分钟。每人或 2 天 1 次。

3. 耳针

（1）以饥点为主穴，另外从三阴交、内分泌、交感、口、食管、胃、贲门、肺、脾、肾门、零点等穴中，选取 1 ～ 3 对穴。采用埋皮内针或压丸法，7 天更换 1 次，连续 1 ～ 3 个月。食欲亢进者可在贲门、食道、胃、内分泌、脾、神门等点埋针，饥饿时按压之。

（2）在口、食道、十二指肠、胃 4 穴中任选 1 穴，消毒局部麻醉后置入不锈钢"U"形针或小银环，连用 3 天抗生素，待局部疼痛或其他反应消失后，于进食前用手指按压之。7 天更换 1 次，连续 1 ～ 3 个月。

（3）在口、零点（在耳轮角切迹处，相当于膈区的部位）处埋皮内针，7 天更换 1 次，进食前按压 2 ～ 3 分钟。

（4）取两耳胃穴，用生理盐水、维生素 B_{12} 或维生素 B_1 注射液穴位注射，每穴 0.5 mL。第一周隔天

1次，第二周注射1次，第三周起置入"U"形针。

4. 皮肤针

自剑突下2寸起，沿胁肋下分别向两侧肝脾区用皮肤针叩刺至腹股沟止，然后再由巨阙沿任脉叩打至中极止，并可同时加叩两侧三阴交、足三里、内关及大椎等穴。每天1次，10次为1个疗程。

（三）推拿疗法

本病推拿疗法可拍打两胸、中脘、关元、两胁、少腹，捶背俞，拍腹腰与下肢，拿合谷。腰、腹、臀部特别肥胖者，可在每晚就寝前平卧床上进行自我按摩，通常采用推、揉、按、拍等手法。

（四）传统体育疗法

研究表明，传统体育可增进脏腑和经络的气化功能，加速水谷和津液的代谢，在减肥、预防并发症及恢复工作能力等方面有良好的作用。一般在晨起后，先行走或慢跑，然后选练五禽戏、八段锦或太极拳。运动量要逐渐加大，以微汗出、不太累为度。此外，运动后食欲可能增加，此刻要坚持饮食康复的原则。

关于减肥速度，不要急于求成。一般认为，急速减肥会给身体带来过重负担，降低患者生活质量，既难以坚持又容易反弹。合理的减肥应控制在每月1～2 kg为宜。

（林　俊）

第十七章

中医护理技术

第一节 耳针法（耳穴贴压）

一、概念

耳穴贴压是耳针的一种，是通过在耳部穴位上贴压各种药豆，使局部产生酸、麻、胀、痛等刺激的反应，从而达到防治疾病的一种科学实用疗法。

二、基本知识

1. 操作目的

（1）解除或缓解各种急、慢性疾病的临床症状。

（2）通过疏通经络，调整脏腑气血功能，促进机体的阴阳平衡，达到防治疾病的目的。

2. 操作前准备

（1）思想准备：在治疗前，医者和患者双方都必须做好思想准备，才可以进行治疗。

（2）选择用物：治疗盘、王不留行籽或莱菔子等丸状物、胶布、75% 乙醇、棉签、探棒、止血钳或镊子、弯盘、污物碗，必要时可备耳穴模型。

（3）选择体位：协助患者取合理、舒适体位，坐位或仰卧位。

（4）消毒：75% 乙醇自上而下、由内到外、从前到后消毒耳部皮肤。

3. 操作重点步骤

（1）评估患者当前主要症状、临床表现、既往史及有无感觉迟钝/障碍，实施耳针处的皮肤有无破损和伤口，以及心理状况，对疼痛的耐受程度、女性患者的生育史，有无流产史，当前是否妊娠。

（2）根据病情选择舒适体位、合适的穴位或反应点、针的种类、埋豆用物等，实施操作。

（3）一手固定耳郭，另一手进针，其深度以刺入软骨，但不透过对侧皮肤为度，留针。

（4）起针后，用无菌干棉球轻压针孔片刻，以防出血。涂以碘酒或乙醇消毒，预防感染。

（5）告知患者留针或埋豆期间注意事项，观察患者有无晕针。

三、适用范围

（1）各种疼痛性病症。

（2）各种炎症性病症。

（3）功能紊乱性病症。
（4）过敏及病态反应性病症。
（5）内分泌代谢性疾病等。

四、护理评估及观察要点

（1）当前主要症状、临床表现及既往史，有无胶布过敏史。
（2）耳针部位的皮肤情况。
（3）女性患者的生育史，有无流产史，当前是否妊娠。
（4）对疼痛的耐受程度。

五、告知及注意事项

（1）耳穴贴压的局部感觉：热、麻、胀、痛，如有不适及时通知护士。
（2）每日自行按压 3 ～ 5 次，每次每穴 1 ～ 2 分钟。
（3）耳穴贴压脱落后，应通知护士。

六、操作流程图

耳针法操作流程及要点说明见图 17-1。

核对：1. 患者姓名、年龄、性别、住院号/ID号
2. 医嘱、诊断、耳针部位、留针时间

↓

评估：1. 患者当前主要症状、临床表现、既往史及有无感觉迟钝/障碍
2. 患者体质及耳针取穴部位的皮肤情况
3. 患者的心理状态及对疼痛的耐受程度
4. 女性患者的生育史，有无流产史，当前是否妊娠

→ 禁忌：
耳部炎症、冻伤的部位，以及习惯性流产史的孕妇禁用

↓

告知：1. 操作目的及过程
2. 可能出现的不适、并发症及注意事项

→ 局部会有热、麻、胀、痛感

↓

准备：1. 操作者：洗手，戴口罩
2. 环境：符合无菌技术操作条件，温度适合
3. 物品：菜籽、皮肤消毒液、棉签、探棒、胶布、镊子、抹手消毒液等
4. 患者：取合理体位

↓

实施：1. 遵医嘱选择穴位。手持探棒自耳轮后上方由上而下在选区内寻找耳穴的敏感点
2. 消毒局部（穴位）皮肤，消毒范围视耳郭大小而定，消毒时应自上而下、由内到外、从前到后
3. 一手固定耳郭，另一手压贴，用菜籽、小方块胶布固定在耳穴部位，酌情留置数日
4. 观察患者有否晕针、疼痛等不适情况
5. 压籽结束，揭起胶布，用皮肤消毒液消毒，防止感染
6. 检查压籽数量，防遗漏
7. 整理床单位，协助患者取舒适卧位，清理物品

→ 1. 严格无菌技术操作，起针后如针孔发红，应及时处理
2. 在压贴期间，患者感到局部热、麻、胀、痛或感觉循经络放射传导为“得气”，应密切观察有无不适情况
3. 对疲乏、饥饿、精神高度紧张者及年老体弱者的高血压患者和动脉硬化患者，要适当休息，最好取平卧位。进针手法要轻，留针时间要短
4. 对治疗扭伤及肢体活动障碍者，埋针后待耳郭充血具有发热感觉时。嘱患者适当活动患部，并配合患部按摩、艾条灸等，以提高疗效
5. 压贴期间，每隔4小时左右用手指按压理针处，进行压迫刺激，以加强疗效

↓

记录：1. 患者的一般情况和耳针治疗局部皮肤情况
2. 留针时间、针数
3. 患者的反应及病情变化
4. 异常情况、处理措施及效果

图 17-1　耳针法操作流程及要点说明

（徐小丽）

第二节　耳尖放血法

一、概念

耳尖放血疗法是中医学的一种针灸疗法，用三棱针点刺耳尖，放出血液的方法。

二、基本知识

1. 操作目的

（1）具有祛风清热、清脑明目、退热消炎、镇痛、降压之功效。

（2）通过疏通经络，调整脏腑气血功能，促进机体的阴阳平衡，达到防治疾病的目的。

2. 操作前准备

（1）思想准备：在治疗前，医者和患者双方都必须做好思想准备，才可以进行操作。

（2）选择用物：治疗盘、治疗卡、弯盘、手套、皮肤消毒液、棉签、三棱针、免洗手消毒液、锐器盒、污物桶。

（3）选择体位：协助患者取舒适体位，暴露局部皮肤，注意保暖。

（4）消毒：在针刺治疗前必须进行严格消毒，消毒包括针具及器械的消毒、医者手指及消毒耳郭皮肤，消毒范围视耳郭大小而定。

3. 操作重点步骤

（1）评估患者当前主要临床表现、既往史，局部皮肤情况，有无感觉迟钝/障碍，对疼痛的耐受程度、心理状态。

（2）确定穴位后，一手持三棱针及棉签，另一手固定耳郭，对准穴位迅速刺入 1～2 mm 深，随即出针，弃针至锐器盒内。

（3）放血：用双手拇指从远端向近端轻轻挤压，使其自然出血，继而用棉签吸收血滴，出血量一般根据病情、体质而定，每次放血约 20 滴。放血过程中观察患者有无不适。

（4）操作完毕，按压至不出血。整理用物，取下手套、口罩，关闭污物桶，用免洗手消毒液清洁双手。

三、适用范围

（1）年龄在 18～70 岁的原发性高血压患者。

（2）中医辨证为肝阳上亢证的患者。它主要表现为头痛，眩晕，面红目赤，或者面部烘热，烦躁易怒，口苦而渴，脉弦等。

四、护理评估及观察要点

（1）当前主要症状、临床表现及既往史。

（2）耳针部位的皮肤情况。

（3）女性患者的生育史，有无流产史，当前是否妊娠。

（4）对疼痛的耐受程度。

（5）心理状况。

五、告知及注意事项

（1）放血过程中出现头昏、眼花、恶心、颜面苍白、心慌出汗等不适现象，应及时告知护士。

（2）个别患者在治疗过程中耳尖部位可能出现瘀青。

（3）放血后耳部注意清洁，饮食宜清淡。

（4）放血部位会出现疼痛、酸胀的感觉属于正常现象，如有不适及时告知护士。

六、操作流程图

耳尖放血法操作流程及要点说明见图17-2。

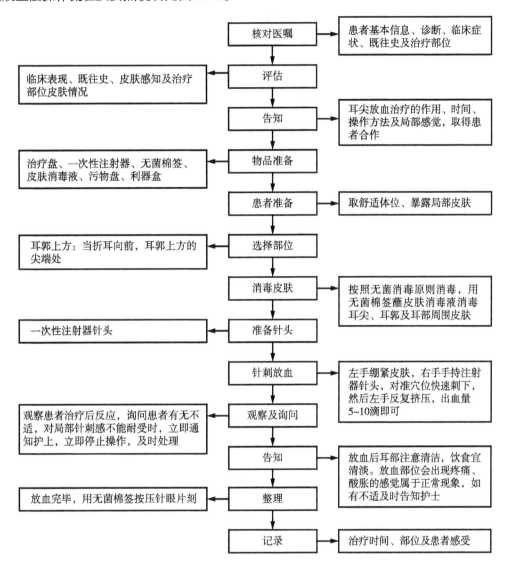

图 17-2　耳尖放血法操作流程及要点说明

（徐小丽）

第三节　穴位按摩

一、概念

穴位按摩是在中医基础理论指导下，运用手法作用于人体穴位。通过局部刺激，可疏通经络，调动机体抗病能力，从而达到防病治病，保健强身目的的一种技术操作。

二、基本知识

1. 基本手法

（1）推法：用指、掌或肘部着力于一定部位，并进行单方向的直线摩擦。

（2）一指禅推法：用拇指指腹或指端着力于推拿部位，腕部放松，沉肩、垂肘、悬腕，以肘部为支点，前臂做主动摆动，带动腕部摆动和拇指关节做屈伸活动。手法频率为每分钟 120～160 次，压力、频率、摆动幅度要均匀，动作要灵活，操作时要求患者有灼热感。

（3）揉法：用手掌大鱼际、掌跟或拇指指腹着力，腕关节或掌指做轻柔缓和的摆动。操作时压力要轻柔，动作要协调而有节律，一般速度为每分钟 120～160 次。

（4）摩法：用手掌掌面或手指指腹附着于一定部位或穴位，以腕关节连同前臂做节律性的环旋运动。操作时肘关节自然弯曲，腕部放松，指掌自然伸直，动作要缓和而协调，频率每分钟 120 次左右。

（5）擦法：又称平推法，用手掌大鱼际、掌根或小鱼际附着在一定部位，进行直线来回摩擦。操作时手指自然伸开，整个指掌要贴在患者体表治疗部位，以肩关节为支点，上臂主动带动手掌做前后或上下往返移动。动作均匀连续，推动幅度要大，呼吸自然，不可逆气，频率为每分钟 100～120 次。

（6）搓法：用双掌面夹住一定部位，相对用力做快速搓揉，同时做上下往返运动。操作时双手用力要对称，搓动要快，移动要慢。手法由轻到重，再由重到轻，由慢到快，再由快到慢。

（7）抹法：用单手或双手拇指指腹紧贴皮肤，做上下或左右往返运动。操作时用力要轻而不浮，重而不滞。

（8）振法：用手指指端或手掌着力于体表，前臂和手部肌肉静止性强力地用力，产生震颤动作。操作时力量要集中在指端或手掌上，振动的频率较高，着力较重。

（9）按法：用拇指指端、指腹、单掌或双掌（双掌重叠）按压体表，并稍留片刻。操作时着力部位要紧贴体表，不可移动，用力要由轻到重，不可暴力猛然按压。

（10）捏法：用拇指与示、中指或拇指与其余四指将患处皮肤、肌肉、肌腱捏起，相对用力挤压。操作时要连续向前提捏推行，均匀而有节律。

（11）拿法：用拇指与示、中两指或拇指与其余四指相对用力，在一定部位或穴位上进行节律性地提捏。操作时用力要由轻到重，不可突然用力，动作要和缓而有连贯性。

（12）弹法：用一手指指腹紧压另一手指指甲，受压手指端用力弹出，连续弹击治疗部位。操作时弹击力要均匀，频率为每分钟 120～160 次。

（13）掐法：用拇指指甲重刺穴位。掐法是强烈刺激手法之一，操作时要逐渐用力，达深透为止，不要掐破皮肤。掐后轻揉皮肤，以缓解不适。

2. 常见病症穴位按摩

（1）头痛、头晕。

取穴：印堂、太阳、攒竹、鱼腰、百会、四白、迎香等头部穴位。

手法：揉法、抹法。

（2）牙痛。

取穴：合谷、颊车、内庭、下关。

手法：一指禅推法、掐法、揉法。

（3）腹胀。

取穴：中脘、天枢、脾俞、大肠俞等穴。

手法：摩法、推法、按法、揉法。

（4）便秘。

取穴：中脘、天枢、关元、大肠俞等。

手法：摩法、按法、揉法。

（5）颈部痛。

取穴：肩井、风池等穴。

手法：拿法、揉法。

3. 常用穴位

（1）印堂：位于额部，两眉头之间。

（2）鱼腰：位于额部瞳孔直上眉毛中。

（3）攒竹：位于面部，眉头陷中，眶上切迹处。

（4）百会：位于头部，两耳尖连线中点处。

（5）太阳：位于颞部，眉梢与目外眦间，向后约一横指凹陷处。

（6）风池：位于项部，枕骨下，与风府相平，胸锁乳突肌与斜方肌上端凹陷处。

（7）肩井：位于肩上，前直乳中，大椎与肩峰端连线中点。

（8）迎香：位于鼻翼外缘中点旁，鼻唇沟中。

（9）四白：位于面部，目正视瞳孔直下，眶下凹陷处。

三、适用范围

1. 适应证

（1）骨外科疾病：颈椎病、落枕、腰椎间盘脱出、肩周炎、软组织扭伤等。

（2）普外科疾病：术后肠粘连、慢性前列腺炎、慢性阑尾炎、下肢静脉曲张、乳痈等。

（3）内科疾病：胃脘痛、失眠、头痛、感冒、久泻、中风后遗症、尿潴留等。

（4）妇科疾病：月经失调、痛经、闭经、慢性盆腔炎、产后耻骨分离症等。

（5）儿科疾病：小儿发热、腹泻、疳积、惊风、便秘、脱肛、肠套叠、哮喘、遗尿、夜啼、小儿麻痹后遗症等。

（6）五官科疾病：鼻炎、耳聋、耳鸣、斜视、近视等。

2. 禁忌证

（1）未确诊的急性脊柱损伤。

（2）各种骨折、骨质疏松、骨结核。

（3）严重心、脑、肺疾病。

（4）有出血倾向者。

（5）手法部位有皮损。

（6）急性传染病。

（7）妊娠妇女、精神病患者。

四、护理评估及观察要点

（1）评估病室环境；当前主要症状，临床表现及既往史，是否月经或妊娠期；体质及按摩部位局部皮肤情况；对疼痛的耐受程度；心理状况。

（2）仔细观察患者对治疗手法的反应，若有不适，应及时调整手法或停止操作并做相应处理。

五、告知及注意事项

1. 告知

按摩时及按摩后局部可能出现酸胀的感觉，如有不适及时告知护士；按摩前后局部注意保暖，可喝温开水。

2. 注意事项

（1）保持诊室内空气新鲜，温度适宜。注意保暖，防止受凉。

（2）做好解释工作。消除患者紧张情绪，安排舒适而便于操作的体位。

（3）操作前应剪指甲，取下手表，以防损伤患者皮肤。

（4）在行腹、腰部穴位按摩前，嘱患者排空二便。

（5）操作时手法用力要均匀、柔和、有力、持久。勿用暴力、相反力，以防组织损伤。

（6）行小儿穴位按摩时，要视患儿的病情、体质来决定力度的大小，治疗后应安静休息15～20分钟，避免吹风受凉，不要立即进食、哺乳。

（7）年老体衰、久病体虚或极度疲劳、剧烈运动后，过饱、过饥、醉酒均不宜或慎用；妇女孕期和月经期腰骶、腹部和下肢不宜穴位按摩。

（8）操作后协助患者衣着，安排舒适卧位。

六、操作流程图

穴位按摩操作流程及要点说明见图17-3。

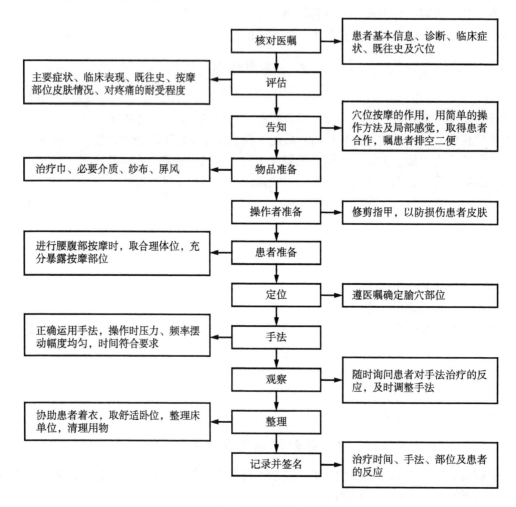

图17-3　穴位按摩操作流程及要点说明

（徐小丽）

第四节　刮痧法

一、概念

刮痧法是应用边缘钝滑的器具，如牛角刮板、瓷匙、砭石等物，在患者体表一定部位反复刮动，使局部皮下出现瘀斑或瘀痕，从而达到疏通腠理、逐邪外出目的的一种技术操作。

二、基本知识

1. 刮痧器具

刮痧器具很多，有刮痧板、瓷匙、古钱、玉石片、金属针具等光滑的硬物。常用的刮痧板因材质不同，由檀香木、沉香木、小水牛角板、玉石及泗滨砭石制成，要求板面洁净，棱角光滑。一般认为泗滨砭石刮痧板效果最好。

2. 刮痧方法

（1）直接刮法：指被刮部位的皮肤均匀涂上刮痧介质，用刮痧工具直接接触患者皮肤，体表的特定部位反复进行刮拭，直到皮下出现痧痕为止。

（2）间接刮法：指在刮拭的部位放一层薄布类物品，然后再用刮痧工具在布上间接刮拭，此法有保护皮肤的作用；主要用于儿童、高热、年老体弱和某些皮肤病患者。

（3）撮痧方法：根据不同的手法大致可分为夹痧、扯痧、挤痧、揪痧、撮痧等几种。

①夹痧法：施术者五指屈曲，用示、中指的第二指节对准撮痧的部位，把皮肤与肌肉挟起，然后松开，这样一挟一放，反复进行，在同一部位连续操作 6 ~ 7 遍，这时被挟起的部位就会出现痧痕。

②扯痧法：施术者用大拇指与食指用力扯提患者的撮痧部位，使小血管破裂，以扯出痧点来。主要部位在头额、项背、颈部、面额的太阳穴和印堂处。

③挤痧法：施术者用两手拇指，或单手示、拇两指，在疼痛的部位，用力挤压，连挤出一块块或小排紫红痧斑为止。

④揪痧法：施术者用右手示、中指拳曲，指背蘸清水或低度酒使其润泽，在患者的喉咙两旁，或第 6 ~ 7 颈椎上下用力揪拔，并连连发出"巴巴"声响为止。

⑤撮痧法：施术者用双手拇指，从患者两眉间（上丹田）开始，沿正中线往上推至前发际，然后分别向左右外侧分抹至太阳穴，绕过耳后至双侧后发际，并用手指勾点风池穴，抓双侧肩板筋，再沿背部督脉和足太阳经从上向下抓至腰为止；胸部则从胸骨沿左右第 2 肋间隙，一左一右地对称撮，一般撮出 5 ~ 7 道痧痕即可；上肢的操作是从腋前开始，先抓手三阳经一侧，后再抓手三阴经的另一侧，最后分别拔伸双手五指，掐虎口。

⑥拍痧法：指用虚掌拍打或用刮痧板拍打患者身体某部位，一般为痛痒、胀麻的部位。

⑦点揉法：指用手指在患者身体的一定部位或穴位上进行点压，同时做圆形或螺旋形的揉动，是点压与指揉的复合手法。该法不属于刮痧手法而属于按摩手法，在治疗和保健中常与刮痧法配合应用，可起到增强疗效和弥补刮痧疗法不足的作用。刮痧治疗中主要用于头面部、腹部、肢体关节及手足部。

⑧挑痧法：指刮拭者用针刺挑患者体表的一定部位，以达到治疗疾病的方法。本法主要用于治疗暗痧、宿痧、郁痧、闷痧等病症。

⑨放痧法：可分为泻血法和点刺法。与挑痧法基本相似，但刺激性更强，多用于重症急救。

a. 泻血法：消毒被刺部位，左手拇指压其下端，上端用橡皮管扎紧，右手持消毒的三棱针或注射针头对准被刺部位静脉，迅速刺入脉中 0.5 mm 深后出针，使其流出少量血液，以消毒棉球按压针孔。用于肘窝、腋窝及太阳穴等处的浅表静脉。

b. 点刺法：针刺前挤按被刺部位，使血液积聚于针刺部位，常规消毒后，左手拇、示、中三指夹紧被刺部位，右手持消毒的三棱针或注射针头对准被刺部位迅速刺入皮肤 1 ~ 2 mm 深后出针。轻轻挤压针孔周围，使其少量出血，然后用消毒棉球按压针孔。此法多用于手指或足趾末端穴位。

三、适用范围

1. 适应证

感冒、发热、中暑、头痛、肠胃病、落枕、肩周炎、腰肌劳损、风湿性关节炎等病症。

2. 禁忌证

（1）孕妇的腹部、腰骶部，妇女的乳头，小儿囟门未合者禁刮。

（2）白血病，血小板减少性紫癜等有凝血功能障碍者或危重者慎刮。

（3）心脏病出现心力衰竭者、肾功能衰竭者、肝硬化腹水者，以及其他原因引起全身重度浮肿者禁刮。

（4）凡刮治部位的皮肤有溃烂、损伤、炎症都不宜用本法，大病初愈、重病（痧证急症表现）、气虚血亏及饱食、饥饿状态下也不宜刮痧。

四、护理评估及观察要点

（1）评估患者的临床表现、既往史、对疼痛的耐受程度及心理状况、有无感觉迟钝 / 障碍，患者体质及实施刮痧处的皮肤有无破损和伤口，女性患者必须了解月经情况。

（2）根据病情选择合适的刮具、刮痧的部位、体位及手法。

（3）检查刮具边缘有无缺损，蘸湿刮具，在选定部位从上至下刮擦，方向单一，用力均匀，禁用暴力。如皮肤干涩，随时蘸湿再刮，直至皮肤出现红、紫痧点为宜。

（4）随时询问患者有无不适，观察病情及局部皮肤颜色变化，调节手法力度。

（5）记录患者的一般情况和刮痧局部皮肤情况，异常情况的处理措施及效果。

五、告知及注意事项

1. 告知

刮痧部位出现红紫色痧点或瘀斑，数日后方可消失；刮痧部位皮肤有疼痛、灼热的感觉。

2. 注意事项

（1）了解病情，辨证施治，确定刮拭的部位。

（2）根据患者的虚实、寒热、表里、阴阳，采取不同手法。

（3）下肢静脉曲张，刮拭方向应从下向上刮，用轻手法。

（4）刮痧治疗时应注意室内保暖，尤其是在冬季应避寒冷与风口，夏季时避免风扇直接吹刮拭部位。

（5）刮痧后，会使汗孔扩张，半小时内不要用冷水洗澡。

（6）刮痧后喝一杯热（温）开水，以补充体内消耗的津液，促进新陈代谢，加速代谢产物的排出。

（7）头面部刮痧不必涂抹油。治病出痧，必须使用油。刮完在痧退后再刮，平时可以补刮，以加强退痧作用。

（8）保健刮痧，不必涂抹油，不必刮出痧来，从头到足每个部位，每条经脉刮拭 8 ~ 10 次，每天 3 ~ 10 分钟，自然达到强身健体、延年益寿的目的。

（9）操作中用力均匀，勿损伤皮肤。

（10）刮痧过程中随时观察病情变化，发现异常，立即停刮，报告医师，配合处理。

（11）使用过的刮具，应消毒后备用。

六、操作流程图

刮痧法操作流程及要点说明见图 17-4。

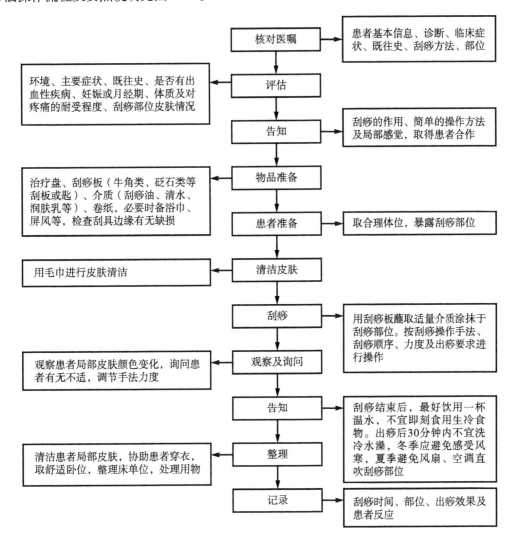

```
                    核对医嘱  ──────▶  患者基本信息、诊断、临床症
                      │                状、既往史、刮痧方法、部位
 环境、主要症状、既往史、是否有出      │
 血性疾病、妊娠或月经期、体质及对  ◀──  评估
 疼痛的耐受程度、刮痧部位皮肤情况      │
                      │
                    告知  ──────▶  刮痧的作用、简单的操作方法
                      │              及局部感觉，取得患者合作
 治疗盘、刮痧板（牛角类、砭石类等     │
 刮板或匙）、介质（刮痧油、清水、 ◀──  物品准备
 润肤乳等）、卷纸，必要时备浴巾、     │
 屏风等，检查刮具边缘有无缺损        │
                    患者准备  ──────▶  取合理体位，暴露刮痧部位
                      │
 用毛巾进行皮肤清洁  ◀──  清洁皮肤
                      │
                    刮痧  ──────▶  用刮痧板蘸取适量介质涂抹于
                      │              刮痧部位。按刮痧操作手法、
 观察患者局部皮肤颜色变化，询问患 ◀── 观察及询问    刮痧顺序、力度及出痧要求进
 者有无不适，调节手法力度           │    行操作
                      │
                    告知  ──────▶  刮痧结束后，最好饮用一杯
                      │              温水，不宜即刻食用生冷食
                      │              物。出痧后30分钟内不宜洗
 清洁患者局部皮肤，协助患者穿衣， ◀── 整理        冷水澡，冬季应避免感受风
 取舒适卧位，整理床单位，处理用物    │           寒，夏季避免风扇、空调直
                      │              吹刮痧部位
                    记录  ──────▶  刮痧时间、部位、出痧效果及
                                    患者反应
```

图 17-4　刮痧法操作流程及要点说明

（徐小丽）

参考文献

[1] 冯翠军. 实用中医内科诊疗 [M]. 天津：天津科学技术出版社，2018.

[2] 谭元生，周德生. 新编中医手册 [M]. 长沙：湖南科学技术出版社，2017.

[3] 郑世章. 中医内科疾病诊治思维 [M]. 北京：科学技术文献出版社，2019.

[4] 张聿涛. 现代中医诊疗指南 [M]. 天津：天津科学技术出版社，2018.

[5] 徐承德. 实用中医内科诊疗学 [M]. 上海：上海交通大学出版社，2018.

[6] 苏振州，孟文高，李继龙. 中医内科临床诊疗 [M]. 南昌：江西科学技术出版社，2018.

[7] 文清华，龙富立，张毅. 现代中医疾病特色治疗学 [M]. 天津：天津科学技术出版社，2018.

[8] 吕允涛，李青. 临床中医诊疗应用 [M]. 北京：科学技术文献出版社，2018.

[9] 程丑夫，谭圣娥. 中医内科临证诀要 [M]. 长沙：湖南科学技术出版社，2015.

[10] 任宪雷. 现代中医临床诊疗 [M]. 北京：科学技术文献出版社，2019.

[11] 张云霞. 实用临床中医内科诊断治疗学 [M]. 西安：西安交通大学出版社，2015.

[12] 苏小军. 新编中医内科学 [M]. 上海：上海交通大学出版社，2018.

[13] 孙自学，庞保珍. 中医生殖医学 [M]. 北京：人民卫生出版社，2017.

[14] 冯宗文. 中医妇科诊治辑要 [M]. 北京：中国中医药出版社，2018.

[15] 中华中医药学会. 中医儿科临床诊疗指南 [M]. 北京：中国中医药出版社，2019.

[16] 徐荣谦，蔡江，刘尚建. 中医儿科临证必备 [M]. 北京：人民军医出版社，2015.

[17] 李曰庆，李海松. 新编实用中医男科学 [M]. 北京：人民卫生出版社，2018.

[18] 刘健，纵瑞凯. 风湿病中医证治 [M]. 北京：科学出版社，2017.

[19] 郁东海，王澎，徐中菊，等. 治未病学 [M]. 上海：上海科学技术出版社，2018.

[20] 李广明. 中医治未病新悟 [M]. 兰州：甘肃文化出版社，2015.

[21] 郭桂珍. 实用临床中西医结合内科学 [M]. 西安：西安交通大学出版社，2018.

[22] 唐强，王玲姝. 中医康复辨治思路与方法 [M]. 北京：科学出版社，2018.

[23] 雷胜龙，戴其军，瞿联霞. 中医康复性理论研究 [M]. 昆明：云南科技出版社，2017.

[24] 包月. 临床中医护理技术操作指南 [M]. 济南：山东科学技术出版社，2019.